MEDICINA DO ESTILO DE VIDA

EDITORES

Arthur Hirschfeld Danila • Renata Fáro Guerra
André Luiz Moschetta • Hermano Tavares

MEDICINA DO ESTILO DE VIDA

EVIDÊNCIAS E PRÁTICAS PARA A SAÚDE FÍSICA E MENTAL

manole
editora

Produção editorial: Juliana Waku
Pré-produção: Vanessa Pimentel
Projeto gráfico: Departamento Editorial da Editora Manole
Editoração eletrônica e ilustrações: Formato Editoração
Capa: Ricardo Y. Nitta Rodrigues
Imagens da capa: Freepik

CIP-BRASIL. CATALOGAÇÃO NA PUBLICAÇÃO
SINDICATO NACIONAL DOS EDITORES DE LIVROS, RJ

M442

Medicina do estilo de vida : evidências e práticas para a saúde física e mental / editores Arthur Hirschfeld Danila ... [et al.]. - 1. ed. - Barueri [SP] : Manole, 2025.
; 24 cm

Inclui bibliografia e índice
ISBN 978-65-5576-590-8

1. Medicina - Estilo de vida. 2. Bem-estar. 3. Qualidade de vida. 4. Mudança de hábitos. 5. Saúde mental. I. Danila, Arthur Hirschfeld.

CDD: 613
25-99066.2 CDU: 613

Carla Rosa Martins Gonçalves - Bibliotecária - CRB-7/4782

Edição – 2025

Editora Manole Ltda.
Alameda Rio Negro, 967 – cj 717
Alphaville – Barueri/SP
CEP 06454-000
Fone: (11) 4196-6000
www.manole.com.br | https://atendimento.manole.com.br/

Impresso no Brasil | *Printed in Brazil*

Editores

Arthur Hirschfeld Danila

Médico formado e com Residência em Psiquiatria pela Faculdade de Medicina da Universidade de São Paulo (FMUSP). Especialista em Psiquiatria Forense e Psicoterapia pela Associação Brasileira de Psiquiatria. Master Educator pela Association for Academic Psychiatry (AAP). Formação em Medicina do Estilo de Vida pela Harvard Medical School (EUA). Certificado em Medicina do Estilo de Vida pelo CBMEV/IBLM. Coordenador do Programa de Mudança de Hábito e Estilo de Vida (PROMEV) do Instituto de Psiquiatria do Hospital das Clínicas da FMUSP (IPq-HCFMUSP). Membro da Coordenação Executiva do Fórum Nacional de Serviços de Apoio ao Estudante de Medicina (FORSA). Membro da Comissão de Assistência à Saúde Mental do Médico da Associação Brasileira de Psiquiatria. Ex-diretor nacional do CBMEV em 2022, Ex-vice-presidente nacional do CBMEV no biênio 2023/24.

Renata Fáro Guerra

Médica Psiquiatra. Mestra em Psiquiatria pela Faculdade de Medicina da Universidade de São Paulo (FMUSP). Formação em Facilitação da Terapia Meditativa Mystic Rose no OIMR – OSHO International Meditation Resort – Pune (Índia). Cuidadora Integrativa – Universidade Federal de São Paulo (UNIFESP). Certificada em Medicina do Estilo de Vida pelo CBMEV/IBLM. Coordenadora do Programa de Mudança de Hábito e Estilo de Vida (PROMEV) do Instituto de Psiquiatria do Hospital das Clínicas da FMUSP (IPq-HCFMUSP). Docente nas Faculdades de Medicina São Camilo e da Universidade da Cidade de São Paulo. Sócia Cofundadora Diretora do Lótus – Terapias e Meditação. Criadora da Psiquiatria Somatopsíquica.

André Luiz Moschetta

Médico pela Universidade Federal de Pelotas. Residência em Clínica Médica pelo HNSC de Porto Alegre. Residência em Geriatria pelo HSL - PUCRS. Pós-graduado em Nutrologia pela ABRAN. Certificado em Medicina do Estilo de Vida pelo CBMEV/IBLM. Coordenador da tradução para a língua portuguesa do livro *Foundations of Lifestyle Medicine Board Review/Fundamentos da Medicina do Estilo de Vida – Manual de revisão do ACLM*. Ex-diretor nacional do CBMEV no biênio 2022/23 e Ex-coordenador da Certificação em Medicina do Estilo de Vida pelo CBMEV/

IBLM no Brasil. Professor dos programas de Pós-graduação em Medicina da Longevidade (Academia Brasileira de Medicina e Tecnologia), em Medicina do Estilo de Vida (Instituto Adapta), em Estilo de Vida e *Coaching* de Saúde (Instituto Israelita de Ensino e Pesquisa Albert Einstein), e em Medicina do Estilo de Vida aplicada à Saúde Mental (Plenitude Educação).

Hermano Tavares

Livre-docente e Professor Associado do Departamento de Psiquiatria da Faculdade de Medicina da Universidade de São Paulo (FMUSP). Fundador e Coordenador do PRO-AMITI (Programa Ambulatorial Integrado dos Transtornos do Impulso) e do PRO-AMJO (Programa Ambulatorial do Jogo), e Cofundador e Coordenador Acadêmico do Programa de Mudança de Hábito e Estilo de Vida (PROMEV) do Instituto de Psiquiatria do Hospital das Clínicas da FMUSP (IPq-HCFMUSP).

Autores

Alessandra Bueno Pereira

Profissional de Educação Física pela Escola de Educação Física e Esporte da Universidade de São Paulo. Pós-graduada em Estilo de Vida e *Coaching* de Saúde pelo Instituto Israelita de Ensino e Pesquisa Albert Einstein. Certificada em Medicina do Estilo de Vida pelo CBMEV/IBLM.

Alexander Daudt

Médico Oncologista. Mestrado e Doutorado sanduíche pela Universidade Federal do Rio Grande do Sul (UFRGS) e Johns Hopkins University (EUA). Certificado em Medicina do Estilo de Vida pelo CBMEV/IBLM. Preceptor de Residência Médica do Centro de Oncologia do Hospital Moinhos de Vento. Formação em Medicina Interna, Oncologia Clínica e Epidemiologia.

Aline Kirjner

Nutricionista. Especialista em Nutrição Oncológica pelo INCA. Mestra e Doutora em Ciências Cirúrgicas pela Universidade Federal do Rio Grande do Sul. Nutricionista no Núcleo Mama do Hospital Moinhos de Vento.

Aline Marcilio Alves

Médica. Residência em Cirurgia do Aparelho Digestivo pela Faculdade de Medicina da Universidade de São Paulo (FMUSP). Voluntária do Programa de Mudança de Hábito e Estilo de Vida (PROMEV) do Instituto de Psiquiatria do Hospital das Clínicas da FMUSP (IPq-HCFMUSP).

Ana Maria Kemp

Médica formada e com Residência em Ginecologia e Mastologia pela Santa Casa de São Paulo. Certificada em Medicina do Estilo de Vida pelo CBMEV/IBLM. Certificada no Programa SMART de Redução de Estresse e Treinamento da Resiliência pelo Benson-Henry Institute.

Ana Paula da Silva Bornhausen

Cirurgiã-dentista graduada pela Universidade Regional de Blumenau. Especialista em Dentística. Pós-graduada em Estilo de Vida e *Coaching* de Saúde pelo Instituto Israelita de Ensino e Pesquisa Albert Einstein. Certificada em Medicina do Estilo de Vida pelo CBMEV/IBLM. MBA em Gestão Empresarial (FGV). Cofundadora e conselheira estratégica da Clear Inovação.

Ana Thereza Mazzi

Médica. Psiquiatra pelo Hospital do Servidor Público do Estado de São Paulo. Especialista em Psiquiatria pela Associação Brasileira de Psiquiatria. Colaboradora do Programa de Mudança de Hábito e Estilo de Vida (PROMEV) do Instituto de Psiquiatria do Hospital das Clínicas da Faculdade de Medicina da Universidade de São Paulo (IPq-HCFMUSP).

André Luiz da Silva

Médico de Família e Comunidade. Certificado em Medicina do Estilo de Vida pelo CBMEV/IBLM. Professor da Universidade Federal de Ciências da Saúde de Porto Alegre e da Escola de Saúde La Salle. Coordenador médico da Atenção Primária à Saúde da Santa Casa de Porto Alegre. Conselheiro do CREMERS. Membro da equipe de certificação do CBMEV. Monge Zen Budista.

André Luiz Moschetta

Médico pela Universidade Federal de Pelotas. Residência em Clínica Médica pelo HNSC de Porto Alegre. Residência em Geriatria pelo HSL - PUCRS. Pós-graduado em Nutrologia pela ABRAN. Certificado em Medicina do Estilo de Vida pelo CBMEV/IBLM. Coordenador da tradução para a língua portuguesa do livro *Foundations of Lifestyle Medicine Board Review/Fundamentos da Medicina do Estilo de Vida – Manual de revisão do ACLM*. Ex-diretor nacional do CBMEV no biênio 2022/23 e Ex-coordenador da Certificação em Medicina do Estilo de Vida pelo CBMEV/IBLM no Brasil. Professor dos programas de Pós-graduação em Medicina da Longevidade (Academia Brasileira de Medicina e Tecnologia), em Medicina do Estilo de Vida (Instituto Adapta), em Estilo de Vida e *Coaching* de Saúde (Instituto Israelita de Ensino e Pesquisa Albert Einstein), e em Medicina do Estilo de Vida aplicada à Saúde Mental (Plenitude Educação).

André Malbergier

Médico pela Faculdade de Medicina da Universidade de São Paulo (FMUSP). Mestre em Saúde Pública pela Faculdade de Saúde Pública da Universidade de Illinois em Chicago (EUA). Doutorado e Professor colaborador médico no Departamento de Psiquiatria da FMUSP. Coordenador Executivo do Grupo Interdisciplinar de Estudos de Álcool e Drogas (GREA) do Instituto de Psiquiatria do Hospital das Clínicas da FMUSP (IPq-HCFMUSP). Gerente médico do Serviço de Álcool e Drogas do Instituto Perdizes - HCFMUSP.

Andrea Moreira Sacay

Profissional de Educação Física pela Faculdades Metropolitanas Unidas. Especialista em Fisiologia e Metodologia de Atividade Física Personalizada pela Universidade Federal de São Paulo (UNIFESP). Especialização Multiprofissional em Saúde Mental e Psiquiatria pela Faculdade de Medicina da Universidade de São Paulo (FMUSP).

Angela Suemi Shimuta

Médica. Especialista em Otorrinolaringologia pelo Hospital Beneficência Portuguesa de São Paulo. Especialista em Cirurgia Plástica da Face pela Faculdade de Medicina da Universidade de São Paulo (FMUSP). Pós-graduada em Estilo de Vida e Coaching de Saúde pelo Instituto Israelita de Ensino e Pesquisa Albert Einstein. Certificada em Medicina do Estilo de Vida pelo CBMEV/IBLM. Palestrante.

Annie Bello

Nutricionista clínica. Professora associada de Nutrição clínica da Universidade do Estado do Rio de Janeiro. Doutora em Fisiopatologia clínica pela Universidade do Estado do Rio de

Janeiro. Certificada em Medicina do Estilo de Vida pelo CBMEV/IBLM. Diretora da Escola de Nutrição Baseada em Evidências.

Arthur Guerra de Andrade

Médico pela Faculdade de Medicina do ABC. Doutorado pela Faculdade de Medicina da Universidade de São Paulo (FMUSP). Pós-doutorado na School of Public Health, Johns Hopkins University (EUA). Livre-docência e Professor Associado do Departamento de Psiquiatria da FMUSP. Professor Titular da Cadeira de Psicologia Médica e Psiquiatria da Faculdade de Medicina do ABC. Presidente do Conselho Diretor do Instituto Perdizes - HCFMUSP.

Arthur Hirschfeld Danila

Médico formado e com Residência em Psiquiatria pela Faculdade de Medicina da Universidade de São Paulo (FMUSP). Especialista em Psiquiatria Forense e Psicoterapia pela Associação Brasileira de Psiquiatria. Master Educator pela Association for Academic Psychiatry (AAP). Formação em Medicina do Estilo de Vida pela Harvard Medical School (EUA). Certificado em Medicina do Estilo de Vida pelo CBMEV/IBLM. Coordenador do Programa de Mudança de Hábito e Estilo de Vida (PROMEV) do Instituto de Psiquiatria do Hospital das Clínicas da FMUSP (IPq-HCFMUSP). Membro da Coordenação Executiva do Fórum Nacional de Serviços de Apoio ao Estudante de Medicina (FORSA). Membro da Comissão de Assistência à Saúde Mental do Médico da Associação Brasileira de Psiquiatria. Ex-diretor nacional do CBMEV em 2022, Ex-vice-presidente nacional do CBMEV no biênio 2023/24.

Bianca Naves

Nutricionista. Certificada em Medicina do Estilo de Vida pelo CBMEV/IBLM. Especialista em Nutrição Esportiva pela Escola de Educação Física e Esporte da Universidade de São Paulo. Especialista em Cardiologia pelo Instituto do Coração do Hospital das Clínicas da Faculdade de Medicina da Universidade de São Paulo. Comunicadora da área da saúde.

Bruno A. Colontoni

Médico pela Faculdade de Medicina de Marília. Residências em Clínica Médica e Cardiologia pela Unicamp. Especialista em Cardiologia pela SBC. Especialista em Ecocardiografia pela DIC/SBC. Formação em Lifestyle Medicine pela Harvard Medical School (EUA). Certificado em Medicina do Estilo de Vida pelo CBMEV/IBLM. Presidente nacional do CBMEV no biênio 2025/26. Idealizador do programa HealPro. Youtuber fundador do Meu Coração Saudável. Autor dos livros "Viva a Sua Cura" e "Reaja! No seu ritmo".

Bruno Gualano

Bacharel em Educação Física. Doutor pela Escola de Educação Física e Esporte da Universidade de São Paulo. Pós-doutor em Clínica Médica pela Faculdade de Medicina da Universidade de São Paulo (FMUSP). Presidente do Centro de Medicina do Estilo de Vida da FMUSP. Professor Associado do Departamento de Clínica Médica da FMUSP.

Caio Marcos Ribeiro Gonçalves

Médico de Família e Comunidade. Certificado em Medicina do Estilo de Vida pelo CBMEV/IBLM. Pesquisador em Intervenções baseadas em valores.

Camila Dias Moretti

Médica cirurgiã geral. Pós-graduada em Coloproctologia pelo Instituto Israelita de Ensino e Pesquisa Albert Einstein. Pós-graduada em Nutrologia e Nutrologia Esportiva pela ABRAN. Certificada em Medicina do Estilo de Vida pelo CBMEV/IBLM. CEO do Stelis Instituto de Medicina do Estilo de Vida.

Carolina Thomaz da Fonseca

Psicóloga pelo Centro Universitário São Camilo. Especialista em Bioética pela Faculdade de Medicina da Universidade de São Paulo (FMUSP). Pós-graduada em Sexualidade Humana pelo Instituto de Psiquiatria do Hospital das Clínicas da FMUSP (IPq-HCFMUSP). Certificada em atenção humanizada a idosos em residências pelo Centro de Humanización de la Salud. Certificada em TCC pelo CETCC e Terapia do Esquema pela Faculdade IENH. Colaboradora do Programa de Mudança de Hábito e Estilo de Vida (PROMEV) do IPq-HCFMUSP.

Carolina Vieira de Mello Barros Pimentel

Nutricionista. Mestra e Doutora em Ciências pela Faculdade de Saúde Pública da Universidade de São Paulo. Certificada em Medicina do Estilo de Vida pelo CBMEV/IBLM. Diretora de Saúde do Programa Mais Saúde da RD Saúde.

Cíntia Bloise Hochmüller (Dayita)

Terapeuta corporal integrativa. Arte-educadora. Cofundadora e Diretora do Lótus – Terapias e Meditação. Cocriadora da Terapia Corporal Meditativa (TCM) e da Biomeditação Ativa®. Graduada pela Universidade Federal do Rio Grande do Sul (UFRGS). Pós-graduada em Cuidados Integrativos pela Universidade Federal de São Paulo (UNIFESP). Professora responsável pela meditação na equipe transdisciplinar do Ambulatório de Cuidados Integrativos do Departamento de Neurologia e Neurocirurgia da UNIFESP. Criadora do Programa Multiplicadores. Certificada em Meditação Ativa e Terapia Meditativa - OSHO (Índia).

Clauciane Gomes Angelim

Psicóloga pela Universidade Federal do Ceará. Pós-graduada em Psicopatologia e Certificada em TCC nos Transtornos de Ansiedade pelo Instituto de Psiquiatria do Hospital das Clínicas da Faculdade de Medicina da Universidade de São Paulo (IPq-HCFMUSP). Especialista em Neuroeducação e em TCC pela Faculdade Unichristus. Pós-graduanda em Psicologia Baseada em Evidências pelo Grupo PBE. Aluna do curso TCC para Ansiedade com Judith Beck - Beck Institute for Cognitive Behavior Therapy (EUA) e Artmed. Colaboradora do Programa de Mudança de Hábito e Estilo de Vida (PROMEV) do IPq-HCFMUSP.

Claudia Terzian

Médica especialista em Pediatria e Hematologia. Doutora em Ciências da Saúde. Especialista em Neurociência Aplicada à Educação. Especialista em Educação na Área da Saúde. Especialista em Acompanhamento e Orientação Parental. Certificada em Medicina do Estilo de Vida pelo CBMEV/IBLM. Ex-diretora nacional do CBMEV no biênio 2021/22.

Daniel J. M. Medeiros Lima

Fisioterapeuta (UniFOA). Mestre e Doutor em Farmacologia Cardiovascular (UERJ). Pós-doutor (UFRJ). Certificado em Medicina do Estilo de Vida pelo CBMEV/IBLM. Professor de Fisiologia, Farmacologia e Medicina do Estilo de Vida. Membro da SBC, CBMEV e ACLM.

Daniela Lé Tassinari

Médica pela Faculdade de Medicina de Santo Amaro. Residência em Psiquiatria pela Faculdade de Medicina do ABC. Médica assistente do Instituto Perdizes - Hospital das Clínicas da Faculdade de Medicina da Universidade de São Paulo (HCFMUSP).

Daniela Panisi de Oliveira
Psicóloga. Especialista em Esporte, Práticas Psicológicas Institucionais e Transtornos do Impulso. Certificada em Medicina do Estilo de Vida pelo CBMEV/IBLM.

Débora Pinto Gapanowicz
Nutricionista clínica. Mestra em Alimentação, Nutrição e Saúde pelo Instituto de Nutrição da Universidade do Estado do Rio de Janeiro.

Deborah Leibel Sant'Anna Stanzani
Fisioterapeuta pela UniSales. Osteopata D.O. pelo Instituto Brasileiro de Osteopatia. Co-dirigente da Clínica de MEV Vertebrale - Centro de Cuidado Integrado. Certificada em Medicina do Estilo de Vida pelo CBMEV/IBLM.

Diogo R. Lara
Médico Psiquiatra. PhD. Fundador e CEO da terapia digital Cingulo e do método INSIDELIC.

Eduardo de Castro Humes
Médico formado, com residência em Psiquiatria e Doutorado pela Faculdade de Medicina da Universidade de São Paulo (FMUSP). Master Educator pela Association for Academic Psychiatry (AAP). Professor do Departamento de Psiquiatria da FMUSP. Coordenador Médico do Grupo de Assistência Psicológica ao Aluno da FMUSP. Membro da Comissão Executiva do Fórum Nacional de Serviços de Apoio ao Estudante de Medicina (FORSA). Vice-coordenador da Comissão de Assistência à Saúde Mental do Médico e da Comissão da Associação Brasileira de Psiquiatria (ABP) e Vice-coordenador do Projeto ABP com as Ligas Acadêmicas de Medicina do Brasil. Chair do Comitê de Comunicação da AAP. Representante Internacional da Association for College Psychiatry.

Fabiano Moulin de Moraes
Médico pela Universidade Federal do Espírito Santo. Residência Médica, Mestre, Doutor e Pós-doutor em Neurologia e Neurociências pela Universidade Federal de São Paulo (UNIFESP). Certificado em Medicina do Estilo de Vida pelo CBMEV/IBLM. Membro do CBMEV.

Fabrícia Dias Maciel
Médica especialista em Gastroenterologia e Endoscopia. *Fellow* de Cuidado Centrado na Pessoa pelo Planetree Internacional. Certificada em Medicina do Estilo de Vida pelo CBMEV/IBLM. Vice-presidente nacional do CBMEV no biênio 2025/26. Responsável técnica do Stelis Instituto de Medicina do Estilo de Vida.

Fabricio Nagatani Passos
Médico formado pela Faculdade de Medicina da Universidade de São Paulo. Residente do Programa de Residência Médica em Psiquiatria do Hospital do Servidor Público Estadual (IAMSPE-SP).

Felipe Chaves Duarte Barros
Médico Neurologista. Doutorando em Ciências pela Universidade Federal de São Paulo. Certificado em Medicina do Estilo de Vida pelo CBMEV/IBLM.

Fernanda Brenneisen Mayer
Psicóloga pela Universidade Tuiuti do Paraná. Doutora em Ciências, na área de Educação e Saúde, pela Faculdade de Medicina da Universidade de São Paulo (FMUSP). Diplom-Psychologin (equivalente a mestre) pela Goethe-Universität Frankfurt am Main (Alemanha). Especialista em Educação na Saúde pela FMUSP. Professora e membro do Núcleo de Excelência Pedagógica do curso de Medicina da Escola de Medicina e Ciências

da Vida da PUCPR. Membro da Comissão Executiva do Fórum Nacional de Serviços de Apoio ao Estudante de Medicina (FORSA).

Fernanda Cocolichio

Médica pela PUCRS. Residência em Medicina Interna e Geriatria pelo Hospital de Clínicas de Porto Alegre - Universidade Federal do Rio Grande do Sul (UFRGS). Especialista em Cuidados Paliativos pelo Instituto Paliar. Formação complementar em Neuropsiquiatria Geriátrica pela Faculdade de Medicina da Universidade de São Paulo (FMUSP).

Fernanda Dias Weiler

Médica formada e com Residências em Clínica Médica e Cardiologia pela Universidade de Brasília. Especialista em Cardiologia pela SBC. Formação em Lifestyle Medicine pela Harvard Medical School (EUA). Certificada em Medicina do Estilo de Vida pelo CBMEV/IBLM. Diretora nacional do CBMEV no biênio 2025/26. Cofundadora do Programa de MEV Atingindo a Meta.

Fernanda Kraemer

Médica pela Fundação Universidade Federal de Ciências da Saúde de Porto Alegre. Residência Médica em Radiologia e Diagnóstico por Imagem pela Santa Casa de Misericórdia de Porto Alegre e pela Irion Radiologia. Médica radiologista do Hospital Moinhos de Vento. Especialista em Psicologia Positiva.

Fernanda Lasakosvitch Castanho

Graduação em Biologia e Nutrição. Doutora em Ciências pela Universidade Federal de São Paulo (UNIFESP). Pós-doutora em Biologia Molecular pelo Instituto de Ciências Biomédicas da Faculdade de Medicina da Universidade de São Paulo (FMUSP). Sócia Fundadora da CGCG Genômica Nutricional/SP.

Fernanda Maria Barreto Bornhausen

Psicóloga pela Universidade Federal de Santa Catarina. Especialista em Neurociências e Comportamento pela PUCRS. MBA em Administração Global pela Universidade do Estado de Santa Catarina. Certificada em Medicina do Estilo de Vida pelo CBMEV/IBLM. Fundadora e CEO da Clear Inovação.

Flávia Regina de Oliveira

Médica pela Fundação ABC. Residências em Pediatria e em Neonatologia pela Faculdade de Medicina da Universidade de São Paulo (FMUSP). Pós-graduada pelo Instituto Israelita de Ensino e Pesquisa Albert Einstein em Estilo de Vida e *Coaching* de Saúde, e em Comunicação. Pós-graduada em Nutrologia pela Boston University (EUA). Certificada em Medicina do Estilo de Vida pelo CBMEV/IBLM. Autora do livro Pediatria 2.0: Como os pilares da MEV podem transformar a pediatria. Coautora dos livros *Médicos Atletas* e *Médicos na Cozinha*. Diretora do CBMEV-SP em 2025.

Franciele Torrezan Pedrotti

Médica pela Universidade do Oeste Paulista. Pós-graduada em Dermatologia Clínica pela Faculdade Souza Marques (RJ). Membro do American College of Lifestyle Medicine. Membro do CBMEV. Colaboradora do Programa de Mudança de Hábito e Estilo de Vida (PROMEV) do Instituto de Psiquiatria do Hospital das Clínicas da Faculdade de Medicina da Universidade de São Paulo (IPq-HCFMUSP).

Gisele Lobato

Médica com formação em Medicina Interna e Nefrologia. Mestra e Doutora em Ciências Médicas pela Universidade Federal do Rio Grande do Sul.

Guilherme Anchieta da Silva Gomes
Médico pela PUC-Campinas. Residências em Clínica Médica e Cardiologia pela FAMERP. Especialista em Cardiologia pela SBC. Pós-graduado em Medicina do Estilo de Vida. Certificado em Medicina do Estilo de Vida pelo CBMEV/IBLM. Professor Colaborador e Preceptor de Clínica Médica – FAMERP.

Gustavo Rubio Cesta
Graduado em Medicina pelo Centro Universitário Barão de Mauá – Ribeirão Preto – SP. Especialista em Clínica Médica. Pós-graduado lato sensu em Medicina do Exercício e Esporte – Instituto BWS/Cefit – Universidade Federal de São Paulo (UNIFESP). Especialista em Endocrinologia e Metabologia – Faculdades Primum.

Hamilton Roschel
Nutricionista e Fisiologista. Professor Associado na Escola de Educação Física e Esporte da Universidade de São Paulo (EEFEUSP). Diretor Científico/Executivo do Centro de Medicina do Estilo de Vida da Faculdade de Medicina da Universidade de São Paulo (FMUSP). Coordenador do Grupo de Pesquisa em Fisiologia Aplicada e Nutrição da EEFEUSP. Co-coordenador do Laboratório de Avaliação e Condicionamento em Reumatologia do Hospital das Clínicas da FMUSP. Orientador nos programas de pós-graduação da FMUSP e da EEFEUSP. Pesquisador do Núcleo de Pesquisa sobre o Envelhecimento e o Idoso (NAPENV) e do Núcleo de Pesquisas Avançadas em Alimentos e Nutrição (NAPAN), ambos da USP. Membro do International Protein Board. Membro do Comitê Consultor do International Life Sciences Institute (ILSI).

Hermano Tavares
Livre-docente e Professor Associado do Departamento de Psiquiatria da Faculdade de Medicina da Universidade de São Paulo (FMUSP). Fundador e Coordenador do PRO-AMITI (Programa Ambulatorial Integrado dos Transtornos do Impulso) e do PRO-AMJO (Programa Ambulatorial do Jogo), e Cofundador e Coordenador Acadêmico do Programa de Mudança de Hábito e Estilo de Vida (PROMEV) do Instituto de Psiquiatria do Hospital das Clínicas da FMUSP (IPq-HCFMUSP).

Isabella de Rezende Pezente
Fisioterapeuta pela UniSales. Osteopata D.O. pelo Instituto Brasileiro de Osteopatia. Co-dirigente da Clínica de MEV Vertebrale – Centro de Cuidado Integrado. Certificada em Medicina do Estilo de Vida pelo CBMEV/IBLM.

Isadora Moraes Marchesi
Médica pela Universidade São Francisco. Pós-graduada em Psiquiatria pela Faculdade de Ciências Médicas da Santa Casa de São Paulo e em Psiquiatria Nutricional e do Estilo de Vida pela Plenitude Educação. Certificada em Medicina do Estilo de Vida pelo CBMEV/IBLM. Colaboradora do Programa de Mudança de Hábito e Estilo de Vida (PROMEV) do Instituto de Psiquiatria do Hospital das Clínicas da Faculdade de Medicina da Universidade de São Paulo (IPq-HCFMUSP).

Ivana Lie Makita Abe
Graduação e Doutorado pela Faculdade de Medicina da Universidade de São Paulo (FMUSP). Residência em Medicina de Família e Comunidade pela Faculdade de Medicina de Ribeirão Preto - USP. Certificada em Medicina do Estilo de Vida pelo CBMEV/IBLM. Atua como referência técnica em clínica de Atenção Primária à Saúde do Hospital Israelita Albert Einstein.

Jéssica Tioma Nakayama
Médica graduada com Residência em Clínica Médica e em Geriatria pela Faculdade

de Medicina da Universidade de São Paulo. Certificada em Medicina do Estilo de Vida pelo CBMEV/IBLM.

José Gilberto Prates

Enfermeiro. Mestre em Enfermagem Psiquiátrica pela Escola de Enfermagem da Universidade de São Paulo (EEUSP). Doutor em Ciências da Saúde pela EEUSP. Especialista em Saúde Mental e Psiquiatria pela Faculdade Albert Einstein. Enfermeiro Coordenador do Departamento de Educação Permanente da Divisão de Enfermagem do Instituto de Psiquiatria do Hospital das Clínicas da Faculdade de Medicina da Universidade de São Paulo (IPq-HCFMUSP). Coordenador Técnico do Programa de Residência Uniprofissional IPq-HCFMUSP.

José Henrique Silva Neto

Médico pela FAMERP. Pós-graduado em Estilo de Vida e Coaching de Saúde pelo Instituto Israelita de Ensino e Pesquisa Albert Einstein. Certificado em Medicina do Estilo de Vida pelo CBMEV/IBLM. Ex-colaborador do Programa de Mudança de Hábito e Estilo de Vida (PROMEV) do Instituto de Psiquiatria do Hospital das Clínicas da FMUSP (IPq-HCFMUSP). Aluno do Curso de Certificação Internacional em Medicina Esportiva da Science Play. Médico na Human Clinic (SP e RJ) e Clínica Gianoto (SP). Conselheiro Fiscal do CBMEV.

Jouce Gabriela de Almeida

Graduação pela Escola de Enfermagem e Obstetrícia da Universidade de São Paulo (USP). Mestra pela Escola de Enfermagem da USP. Especialista em TCC. Ex-diretora Técnica de Serviços de Saúde (2007-2012). Enfermeira-chefe do Laboratório de Neurociências do Instituto de Psiquiatria do Hospital das Clínicas da Faculdade de Medicina da USP (IPq-HCFMUSP) – LIM-27 e do Serviço de Educação Permanente em Enfermagem.

Juliana A. Plens

Médica formada, Residência Médica em Psiquiatria e Doutorado em Psiquiatria e Psicologia Médica pela Escola Paulista de Medicina da Universidade Federal de São Paulo. Atua em Medicina do Estilo de Vida e Saúde Mental da Mulher.

Juliana Hirschfeld Goldbach

Psicóloga. Pós-graduanda em TCC pela Faculdade de Medicina da Universidade de São Paulo (FMUSP) e em Psicologia Positiva pela PUCRS. Especialista em Desenvolvimento Infantil pelo Child Behaviour Institute of Miami (EUA). Colaboradora do Programa de Mudança de Hábito e Estilo de Vida (PROMEV) do Instituto de Psiquiatria do Hospital das Clínicas da FMUSP (IPq-HCFMUSP) e da área de Saúde Mental do Sistema Comunitário de Apoio em Emergências (FISESP).

Kelly Biancardini Gomes Barbato

Médica pela UFRJ. Residência em Clínica Médica pela Universidade do Estado do Rio de Janeiro (UERJ). Especialista em Medicina do Exercício, Geriatria e Medicina do Estilo de Vida. Mestra e Doutora em Ciências pela UERJ, com segundo Mestrado em Saúde e Ciência do Exercício pela Wake Forest University. Docente e pesquisadora no INTO. Colaboradora do The Osteoarthritis Prevention Study.

Lázaro Batista de Azevedo Medeiros

Nutricionista pela Universidade Federal do Rio Grande do Norte. Mestre em Bioquímica e Biologia Molecular pelo Programa de Pós-graduação em Bioquímica da Universidade Federal do Rio Grande do Norte. Certificado em Nutrigenômica: Genetic Testing for Personalized Nutrition – Dietitians of Canada. Consultor em Genômica Nutricional.

Leandro da Costa Lane Valiengo

Médico Psiquiatra do Instituto de Psiquiatria da Faculdade de Medicina da Universidade de São Paulo (FMUSP). Certificado em Medicina do Estilo de Vida pelo CBMEV/IBLM. Doutor em Ciências Médicas pela FMUSP. Chefe do SIN e do Setor de Cetamina do Instituto de Psiquiatria do Hospital das Clínicas da FMUSP.

Leonardo Ciciarelli Pereira Lima

Médico Psiquiatra pela Irmandade da Santa Casa de Misericórdia de São Paulo. Colaborador do Programa de Mudança de Hábito e Estilo de Vida (PROMEV) do Instituto de Psiquiatria do Hospital das Clínicas da Faculdade de Medicina da Universidade de São Paulo (IPq-HCFMUSP). Formação em Psicodrama Clínico e Análise Psicodramática pela Escola Paulista de Psicodrama. Professor de Psiquiatria da Pós-graduação de Sexualidade Humana do Instituto CETRUS. Cofundador do Descomplicando a Psiquiatria.

Lidia Pagni

Psicóloga. Especialista em Psicologia Positiva e Terapia Cognitivo-comportamental. Coach de Saúde e Bem-estar. Instrutora de *Mindfulness* e mentora na formação de Psicologia Positiva no Wholebeing Institute Brasil. Professora de Psicologia Positiva aplicada à Saúde no Programa de Pós-graduação em Estilo de Vida e *Coaching* de Saúde do Instituto Israelita de Ensino e Pesquisa Albert Einstein. Colaboradora do Programa de Mudança de Hábito e Estilo de Vida (PROMEV) do Instituto de Psiquiatria do Hospital das Clínicas da Faculdade de Medicina da Universidade de São Paulo (IPq-HCFMUSP). Especialista em Terapia de Esquema. Pós-graduanda em Medicina Comportamental pela Universidade Federal de São Paulo (UNIFESP).

Lígia Misurini

Médica graduada pela Primeira Universidade de Medicina de Moscou IM Sechenov, com revalidação pela Universidade Federal do Paraná. Especialista em Medicina de Família e Comunidade pela Universidade Federal de Santa Catarina. Pós-graduada em Estilo de Vida e Coaching de Saúde pelo Instituto Israelita de Ensino e Pesquisa Albert Einstein. Certificada em Medicina do Estilo de Vida pelo CBMEV/IBLM.

Lorena Caleffi

Médica pela Universidade Federal do Rio Grande do Sul (UFRGS). Psiquiatra e Especialista em Dor pelo Hospital de Clínicas de Porto Alegre - UFRGS. Psiquiatra do Núcleo Mama, da Clínica de Dor e do Centro de Medicina de Estilo de Vida e Longevidade Saudável do Hospital Moinhos de Vento. Vice-diretora do Corpo Clínico do Hospital Moinhos de Vento. Vice-coordenadora do Departamento de Psiquiatria e Espiritualidade da Associação de Psiquiatria do Rio Grande do Sul.

Louise de Toledo Montesanti

Médica Geriatra. Membra da Sociedade Brasileira de Geriatria e Gerontologia. Certificada em Medicina do Estilo de Vida pelo CBMEV/IBLM. Pós-graduada em Psicanálise, Conflito e Sintoma pelo Instituto Sedes Sapientiae. Pós-graduada em Promoção à Saúde e Prevenção de Doenças pela Faculdade de Medicina da Universidade de São Paulo (FMUSP). Mestra em Medicina Preventiva pela Faculdade de Ciências Médicas da Santa Casa de São Paulo.

Lucas Maria Sobrinho Hapner

Médico graduado pela Universidade Positivo. Psiquiatra pelo Programa de Residência Médica da Secretaria Municipal de Saúde de São José dos Pinhais. Psicoterapeuta pelo Instituto de Psiquiatria do Hospital das Clínicas da Faculdade de Medicina da Universidade de São Paulo (IPq-HCFMUSP). Pós-graduado em Terapia Cognitivo-comportamental pela PUCRS. Colaborador do Programa de Mudança de Hábito e Estilo de Vida (PROMEV) do IPq-HCFMUSP.

Lucas Nóbrega

Médico pela Faculdade de Medicina da Universidade de São Paulo. Administrador de Empresas pela Faculdade de Economia, Administração, Contabilidade e Atuária da Universidade de São Paulo (FEA-USP). Possui cursos executivos em Inovação e Value-based Health Care, realizados no Massachusetts Institute of Technology e na Harvard Business School (EUA). Colaborador do Programa de Mudança de Hábito e Estilo de Vida (PROMEV) do Instituto de Psiquiatria do Hospital das Clínicas da Faculdade de Medicina da Universidade de São Paulo (IPq-HCFMUSP).

Lucas Pereira Jorge de Medeiros

Médico. PhD em neurociências. Pós-graduado em Psiquiatria pela IBCMD e em Clínica Médica pela UNIRIO. Professor da Universidade Federal do Estado do Rio de Janeiro (UNIRIO) e da Pós-graduação em Estilo de Vida e Coaching de Saúde pelo Instituto Israelita de Ensino e Pesquisa Albert Einstein. Membro fundador do CBMEV.

Lucas Porto Santos

Bacharel em Educação Física pela Escola de Educação Física, Fisioterapia e Dança da Universidade Federal do Rio Grande do Sul (UFRGS). Doutor pela Faculdade de Medicina da UFRGS. Pós-doutorado pelo Centro de Medicina do Estilo de Vida da Faculdade de Medicina da USP.

Luciana Diniz Santos Ferreira

Nutricionista pelo Centro Universitário São Camilo. Pós-graduada em Nutrição Clínica Funcional pela Faculdade de Ciências Médicas da Santa Casa (SP). Cozinheira com formação técnica em Gastronomia pelo Senac (SP) e Cozinha Natural pela Escola Wilma Kovesi. Curso em CHEFCoach e Lifestyle Medicine pela Harvard Medical School (EUA). Coordenadora do grupo Medicina Culinária do Programa de Mudança de Hábito e Estilo de Vida (PROMEV) do Instituto de Psiquiatria do Hospital das Clínicas da FMUSP (IPq-HCFMUSP).

Luciana Volkmann

Médica psiquiatra pela Faculdade de Medicina da Universidade Federal do Rio Grande do Sul (UFRGS) e Instituto Abuchaim de Porto Alegre. Especialista em Psicoterapia de Orientação Analítica pelo CELG – UFRGS. Certificada em Medicina do Estilo de Vida pelo CBMEV/IBLM.

Lucio Huebra Pimentel Filho

Neurologista e Médico do Sono. Mestre em Ciências pela Universidade Federal de São Paulo (UNIFESP). Membro da diretoria do Núcleo do Sono do Hospital Sírio-Libanês. Membro do Conselho Administrativo da Academia Brasileira do Sono.

Lucy Bonazzi Daudt

Psicóloga. Especialista em Psicoterapia Psicanalítica de adultos, família e casal. Psicóloga clínica e Psico-oncologista na equipe do Núcleo Mama do Hospital Moinhos de Vento. Coordenadora de grupos de pacientes com câncer de mama. Vice-presidente do Instituto da Mama do Rio Grande do Sul (Imama). Coordenadora do Projeto Navegação de Pacientes do Imama.

Luísa Pretto Comerlato
Médica especialista em Clínica Médica. Certificada em Medicina do Estilo de Vida pelo CBMEV/IBLM. Atua com foco em promoção de saúde e prevenção de doenças crônicas não transmissíveis por meio da abordagem integrada do estilo de vida.

Luiz Carlos de Oliveira Júnior
Médico psiquiatra. Doutor em Ciências da Saúde. Professor da Universidade Federal de Uberlândia. Chefe do Setor de Gestão de Pesquisa e Inovação Tecnológica em Saúde do HC-UFU/EBSERH (2022/2025). Fundador da MEVBrasil – Escola Brasileira de Medicina do Estilo de Vida.

Maiara Andréa Fugió
Médica pela Universidade Estácio de Sá/RJ. Pós-graduada em Psiquiatria pelo Albert Einstein/SP. Colaboradora do Programa de Mudança de Hábito e Estilo de Vida (PROMEV) do Instituto de Psiquiatria do Hospital das Clínicas da Faculdade de Medicina da Universidade de São Paulo (IPq-HCFMUSP) - Protocolo de Atividade Física.

Marcelo Fiszman
Médico pela Universidade do Estado do Rio de Janeiro (UERJ). Residência em Clínica Médica pela Faculdade de Medicina da Universidade de São Paulo (FMUSP). Doutor em Informática Biomédica pela Universidade de Utah (EUA). *Fellow* do American College of Medical Informatics. Membro Médico do American College of Lifestyle Medicine. Cientista de IA em saúde do National Institutes of Health (EUA) por 15 anos. Professor do Departamento de Medicina e Saúde da PUCRJ.

Marcelo Rezende Young Blood
Médico neurologista pela Universidade Federal do Paraná (UFPR). Mestre em Ciências Biomédicas pela Universidade Estadual de Ponta Grossa. Certificado em Medicina do Estilo de Vida pelo CBMEV/IBLM. Chefe do Serviço de Neurologia do HU-UEPG. Diretor nacional do CBMEV no biênio 2025/26.

Maria Amália Accari Pedrosa
Médica pela Universidade Federal de Ciências da Saúde de Porto Alegre. Residência em Psiquiatria e em Psicoterapia com Ênfase em Transtornos Alimentares pelo Instituto de Psiquiatria da Universidade Federal do Rio de Janeiro. Mestra em Política e Gestão em Saúde Coletiva pela Universidade Federal do Espírito Santo. Psiquiatra assistente no Ambulatório de Álcool e Drogas do Instituto Perdizes – Hospital das Clínicas da Faculdade de Medicina da Universidade de São Paulo (HCFMUSP).

Maria Cecilia Borges Bittencourt
Médica onco-hematologista pela Faculdade de Medicina da Universidade de São Paulo (FMUSP). Graduada em Psicologia pela PUCSP. Certificada em Medicina do Estilo de Vida pelo CBMEV/IBLM. Médica do programa OC sobreVIVER no Centro Paulista de Oncologia, do Grupo Oncoclínicas. Colaboradora do Programa de Mudança de Hábito e Estilo de Vida (PROMEV) do Instituto de Psiquiatria do Hospital das Clínicas da FMUSP (IPq-HCFMUSP).

Mariana Bendlin Calzavara
Médica Psiquiatra, PhD e Neurocientista.

Mariana Mendes Benaducci
Gerontóloga (USP). Atua na coordenação do cuidado na Clínica Médica Bela Vista e Goki Geriatria. Atende em domicílio na saúde suplementar, com foco em avaliações funcionais e cognitivas visando o bem-estar da população 60+.

Mariana Rebêlo César Cavalcanti

Médica com Residência em Acupuntura pelo Hospital das Clínicas da Faculdade de Medicina da Universidade de São Paulo (HCFMUSP). Pós-graduada em Medicina Chinesa e Fitoterapia, Avaliação e Tratamento da Dor Crônica – HCFMUSP, Ortomolecular e Nutrigenômica, e em Avaliação Metabólica e Nutricional. Certificada em Medicina do Estilo de Vida pelo CBMEV/IBLM. Professora na Pós-graduada em Medicina Integrativa. Diretora regional do CBMEV-SP.

Marina Cunha Silva Pazolini

Médica pela Universidade Federal do Rio de Janeiro (UFRJ). Residência em Endocrinologista e Doutorado em Ciências da Saúde pela Faculdade de Medicina da Universidade de São Paulo (FMUSP). Certificada em Medicina do Estilo de Vida pelo CBMEV/IBLM. Professora adjunta do Departamento de Clínica Médica na UFES. Diretora nacional do CBMEV nos biênios 2023/24 e 2025/26.

Nancy Huang

Médica com Residência em Neurologia, Mestra e Doutora pela Faculdade de Medicina da Universidade de São Paulo. Certificada em Medicina do Estilo de Vida pelo CBMEV/IBLM. Editora-chefe da Brazilian Journal of Lifestyle Medicine. Ex-diretora nacional do CBMEV no biênio 2023/24.

Natália Magno Araújo Ferreira

Médica pela Universidade de Taubaté. Residência em Psiquiatria pelo CAISM Philippe Pinel. Pós-graduada em Neurociência, Psicologia Positiva e Mindfulness pela PUCPR. Colaboradora do Programa de Mudança de Hábito e Estilo de Vida (PROMEV) do Instituto de Psiquiatria do Hospital das Clínicas da FMUSP (IPq-HCFMUSP) e do Protocolo de Psiquiatria Positiva.

Patricia Baines Gracitelli

Médica especialista em Clínica Médica e Endocrinologia e Metabologia, com formação pela Faculdade de Ciências Médicas da Santa Casa de São Paulo. Certificada em Medicina do Estilo de Vida pelo CBMEV/IBLM.

Paula Abreu

Graduada em Direito pela URRJ. Mestrado em Direito pela Columbia University School of Law. Mestranda em Medicina do Estilo de Vida pela University of Thessaly (Grécia) em parceria com a European Lifestyle Medicine Organization. Estuda a interseção entre Direitos Humanos e Medicina Preventiva, com foco na promoção de estratégias não farmacológicas para a saúde pública.

Paula de Mello Ribas Borine

Fisioterapeuta pela Universidade Católica Dom Bosco. Especialista em Reeducação Postural Global. Pós-graduada em Medicina do Estilo de Vida. Voluntária no Programa de Mudança de Hábito e Estilo de Vida (PROMEV) do Instituto de Psiquiatria do Hospital das Clínicas da FMUSP (IPq-HCFMUSP).

Paula Flores Schlickmann

Médica pela PUCRS. Anatomopatologista pelo Hospital de Clínicas de Porto Alegre - Universidade Federal do Rio Grande do Sul (UFRGS). Pós-graduada em Estilo de Vida e Coaching de Saúde pelo Instituto Israelita de Ensino e Pesquisa Albert Einstein. Certificada em Medicina do Estilo de Vida pelo CBMEV/IBLM. Pós-graduada em TCC pela UNESC. MBA em Gestão, Inovação e Serviços de Saúde pela PUCRS.

Paula Guimarães

Psicóloga. Doutora em Psiquiatria e Ciências do Comportamento pela Universidade Federal do Rio Grande do Sul (UFRGS). Especialista em Terapia Cognitivo-comportamental e Psicologia Positiva. Fundadora do método terapêutico Psicoaceitação.

Paula Pinhão Coelho de Paula

Médica pela Faculdade de Medicina de Marília. Especialista em Doenças Infecciosas pelo Instituto de Infectologia Emílio Ribas. Certificada em Medicina do Estilo de Vida pelo CBMEV/IBLM. Coach em saúde e bem-estar. Diretora nacional do CBMEV no biênio 2025/2026.

Queila Da Luz Samistraro

Cirurgiã-dentista pela Universidade Tuiuti do Paraná. Mestra em Biotecnologia. Certificada em Medicina do Estilo de Vida pelo CBMEV/IBLM.

Rafael Hofmann

Médico neurologista pela Universidade Estadual de Ponta Grossa. Médico do sono pela Universidade de São Paulo - Ribeirão Preto. Membro titular da Academia Brasileira de Neurologia.

Rafael Luís Marchetti

Médico pela Faculdade Evangélica do Paraná. Residência em Clínica Médica e Cardiologia. Especialista em Cardiologia pela SBC. Pós-graduado em Medicina do Exercício e do Esporte. Certificado em Medicina do Estilo de Vida pelo CBMEV/IBLM. Preceptor da Residência Médica em Cardiologia do Hospital INC.

Rafaela Sales Medeiros

Enfermeira Mestra em Ciências da Saúde pela Escola de Enfermagem da Universidade de São Paulo (EEUSP). Especialista em Enfermagem em Saúde Mental e Psiquiatria pela Universidade Federal de São Paulo (UNIFESP). Enfermeira-chefe psiquiátrica do Instituto de Psiquiatria do Hospital das Clínicas da Faculdade de Medicina da Universidade de São Paulo (IPq-HCFMUSP). Coordenadora Pedagógica e Preceptora nos cursos de Especialização, Aprimoramento e Residência Uniprofissional.

Renata Fáro Guerra

Médica Psiquiatra. Mestra em Psiquiatria pela Faculdade de Medicina da Universidade de São Paulo (FMUSP). Formação em Facilitação da Terapia Meditativa Mystic Rose no OIMR – OSHO International Meditation Resort – Pune (Índia). Cuidadora Integrativa – Universidade Federal de São Paulo (UNIFESP). Certificada em Medicina do Estilo de Vida pelo CBMEV/IBLM. Coordenadora do Programa de Mudança de Hábito e Estilo de Vida (PROMEV) do Instituto de Psiquiatria do Hospital das Clínicas da FMUSP (IPq-HCFMUSP). Docente nas Faculdades de Medicina São Camilo e da Universidade da Cidade de São Paulo. Sócia Cofundadora Diretora do Lótus – Terapias e Meditação. Criadora da Psiquiatria Somatopsíquica.

Renato Corrêa Baena

Médico. Especialista em Clínica Médica, Nutrologia, Medicina e Fisiologia do Esporte. Diplomado em Nutrição Clínica e Metabolismo pela European Society for Clinical Nutrition and Metabolism. Doutorado em Ciências na Universidade de São Paulo. Pós-doutorado na National Parkinson Foundation e Jackson Memorial Hospital, Miami (EUA). Ex-professor do Departamento de Clínica Médica da Faculdade de Medicina da Universidade de São Paulo (FMUSP). Fundador Presidente do CBMEV.

Ricardo Kobayashi

Médico Ortopedista pela SBOT. Acupunturista pelo CMBA. Área de Atuação em Dor pela

AMB. Doutorado em Ciências pela Faculdade de Medicina da Universidade de São Paulo (FMUSP). Professor Colaborador do Centro de Dor do Hospital das Clínicas da FMUSP.

Ricardo Sadriano

Graduação em Medicina e Residência em Medicina de Família e Comunidade pela Faculdade de Medicina da Universidade de São Paulo (FMUSP). Especialista em Abordagem Multiprofissional na Obesidade pela Universidade Federal de São Paulo (UNIFESP). Certificado em Medicina do Estilo de Vida pelo CBMEV/IBLM.

Roberta Amaral

Psicóloga pela PUCSP. Especialista em Psicodrama pelo COGEAE. Psicodramatista didata e supervisora pela SOPSP. Mestra em Educação pela PUCSP. Coordenadora da equipe de Relacionamentos Saudáveis no Programa de Mudança de Hábito e Estilo de Vida (PROMEV) do Instituto de Psiquiatria do Hospital das Clínicas da Faculdade de Medicina da Universidade de São Paulo (IPq-HCFMUSP).

Roberto de Almeida

Médico especialista em Medicina Intensiva. Pós-graduado em Gestão Hospitalar e Educação Médica. Certificado em Medicina do Estilo de Vida pelo CBMEV/IBLM. Professor do curso de Medicina da UNILA. Membro fundador do CBMEV. Sócio-fundador do MEVIDA. Diretor do Instituto Ideia Ambiental.

Rodrigo C. Vicente

Médico ortopedista. Especialista em Cirurgia de pé e tornozelo. Especialista em Medicina Regenerativa. Membro das Academias Brasileiras e Americanas de Cirurgiões de pé e tornozelo (ABTPé/AOFAS) e de Medicina Regenerativa (ABPMR/AARM).

Rodrigo Menezes Machado

Médico psiquiatra. Pesquisador e colaborador do Ambulatório Integrado dos Transtornos do Impulso (PRO-AMITI) do Instituto de Psiquiatria do Hospital das Clínicas da Faculdade de Medicina da Universidade de São Paulo (IPq-HCFMUSP). Coordenador do Grupo de Dependências Tecnológicas do PRO-AMITI. Membro da Associação Brasileira de Psiquiatria. Membro da International Society for the Study of Behavioral Addictions.

Sergio dos Anjos Garnes

Médico Nutrólogo. Mestre em Ciências pela Universidade Federal de São Paulo (UNIFESP). Coordenador do setor de Nutrologia PROATA-UNIFESP. Diretor Médico da Funzionali Clínica de Nutrologia. Sócio-fundador CGCG Genômica Nutricional.

Sergio Pedro Baldassin

Médico psiquiatra e Professor do Departamento de Neurociências da Faculdade de Medicina do ABC, Centro Universitário FMABC. Coordenador do Fórum Nacional de Serviços de Apoio ao Estudante de Medicina (FORSA). Mestre pela Faculdade de Medicina da Universidade de São Paulo (FMUSP) e Doutor em saúde e comportamento de estudantes de Medicina pela Universidade Federal de São Paulo (UNIFESP).

Silvia Lagrotta

Médica especialista em Geriatria, Gerontologia e Medicina do Exercício e do Esporte. Certificada em Medicina do Estilo de Vida pelo CBMEV/IBLM. MBA em Gestão e Inovação de Processos em Saúde (PUCRS). Cofundadora, e Conselheira do CBMEV. Signatária da "Declaração de Doha" (LMGA). Membro do Comitê médico da International Longevity Alliance. Fundadora e diretora médica da Clínica Take Care. Coordenadora do programa de treinamento Impact Longevity (ABMed).

Sley Tanigawa Guimarães

Médica especialista em Acupuntura e Medicina Preventiva e Social. Certificada pelo CBMEV/IBLM. Cofundadora e Ex-presidente do CBMEV. Líder de Curso na Harvard Medical School/Emeritus (EUA). Coordenadora das Pós-graduações em Medicina do Estilo de Vida do Hospital Israelita Albert Einstein e do Instituto Adapta. Mestranda em Educação em Saúde pelo Instituto Israelita de Ensino e Pesquisa Albert Einstein. Embaixadora do Programa PAVING no Brasil.

Tassiane Oliveira Alvarenga

Médica pela Universidade Federal de Uberlândia. Endocrinologista pela Faculdade de Medicina da Universidade de São Paulo (FMUSP). Certificada em Medicina do Estilo de Vida pelo CBMEV/IBLM. Criadora do método M.A.N.T.E.R - curso focado na perda e manutenção do peso perdido para pacientes com obesidade.

Tatiana Marins Farias

Médica pela Escola Bahiana de Medicina e Saúde Pública. Residência em Medicina Preventiva e Medicina do Trabalho e Mestra em Medicina e Saúde pela Universidade Federal da Bahia. Especialista em Psiquiatria. Certificada em Medicina do Estilo de Vida pelo CBMEV/IBLM. Perita Médica Federal concursada. Professora da Graduação em Medicina da UNIFAS. Diretora nacional do CBMEV no biênio 2025/26.

Tatiane Martins de Barros

Médica neurologista radicada em Lisboa (Portugal). Mestra em Ciências Médicas pela Universidade Federal de São Paulo (UNIFESP). Pós-graduada em Dor pela Faculdade de Medicina da Universidade de São Paulo (FMUSP) e Envelhecimento Saudável. Certificada em Medicina do Estilo de Vida pelo CBMEV/IBLM. Membro da Academia Brasileira de Neurologia e da Sociedade Brasileira de Cefaleia. Atuante em consultório, equipes clínicas e projetos educacionais no Brasil e em Portugal.

Thaís Monteiro Salán

Psiquiatra pela Universidade Estadual de Campinas (UNICAMP). Especialista em Infância e Adolescência pela Universidade Federal de São Paulo (UNIFESP)e Paris 13. Certificada em Medicina do Estilo de Vida pelo CBMEV/IBLM. Esportista, alia experiência em maratonas e triatlo à prática clínica no atendimento em saúde mental de atletas amadores e profissionais.

Tulio Tomaz Richinho

Médico graduado pela Universidade Federal do Triângulo Mineiro. Residência em Psiquiatria pela Universidade Federal do Rio de Janeiro. *Fellow* da American Psychiatric Association. Certificado em Medicina do Estilo de Vida pelo CBMEV/IBLM.

Vania Assaly

Médica pela Universidade Estadual Paulista. Especialista em Endocrinologia e Metabologia pela Universidade de São Paulo. Especialista em Nutrologia pela Associação Médica Brasileira. Membra fundadora da Latin American Lifestyle Medicine Association, da qual foi Presidente 2022/2024. Diretora do Instituto Assaly.

Victor Valente Lopes

Médico pela Universidade Federal do Ceará. Psiquiatra pelo Instituto de Psiquiatria do Hospital das Clínicas da Faculdade de Medicina da Universidade de São Paulo (IPq--HCFMUSP). Colaborador no ambulatório de neuropsiquiatria PROJEPSI e no Serviço Interdisciplinar de Neuromodulação no IPq-HCFMUSP. Especialista em Análise do Comportamento pelo Instituto PAR.

Vinícius de Pádua Sanders Medeiros
Estudante de Medicina na Universidade Federal do Espírito Santo. Participante do Programa Institucional de Bolsas de Iniciação Científica da UFES. Monitor de Semiologia. Atuante em projetos de Promoção da Saúde e Educação Médica.

Viviane Christina de Oliveira
Médica Endocrinologista e Metabologista pela Universidade do Estado do Rio de Janeiro (UERJ). Mestra em Medicina pela UERJ. Certificada em Medicina do Estilo de Vida pelo CBMEV/IBLM. Diretora clínica e fundadora da EndoQuali. Professora, Mentora e Palestrante.

Viviane Machado Lima
Médica formada e com Residência em Psiquiatria pela Escola Paulista de Medicina da Universidade Federal de São Paulo (EPM--UNIFESP). Mestre em Psiquiatria e Psicologia Clínica pela UNIFESP.

Sumário

PARTE II – OS PILARES ASSISTENCIAIS DA MEDICINA DO ESTILO DE VIDA

Seção III – Nutrição

Seção IV – Atividade Física

Seção V – Sono

Seção VI – Estresse e saúde mental

Seção VII – Substâncias de risco

Seção VIII – Conexão

PARTE III – MEDICINA DO ESTILO DE VIDA APLICADA

Seção IX – Prevenção e tratamento de problemas clínicos relacionados ao estilo de vida

Seção X – Medicina do Estilo de Vida em populações e cenários específicos

Seção XI – Profissões da saúde e Medicina do Estilo de Vida

Seção XII – Ensino e Pesquisa em Medicina do Estilo de Vida

Seção XIII – Serviços de saúde e estratégias de negócio em Medicina do Estilo de Vida

Prefácio

É com imenso orgulho e entusiasmo que apresentamos esta obra de referência nas áreas Medicina do Estilo de Vida e Psiquiatria. *Medicina do Estilo de Vida: Evidências e Práticas para a Saúde Física e Mental* representa não apenas uma importante contribuição à literatura científica, mas também um marco histórico na consolidação da Medicina do Estilo de Vida no Brasil. Trata-se da primeira publicação abrangente sobre o tema no contexto brasileiro, com potencial para tornar-se referência na formação médica, na prática clínica e na pesquisa.

Vivemos um momento de convergência entre avanços científicos e inovação clínica, no qual a integração de intervenções baseadas em estilo de vida com a prevenção e o tratamento de condições de saúde física e mental se mostra cada vez mais essencial. Como profissionais engajados na pesquisa e no desenvolvimento da Psiquiatria do Estilo de Vida, testemunhamos o impacto transformador dessas intervenções – tanto em nível individual quanto nos sistemas de saúde em que são aplicadas.

Nossa atuação na área envolve pesquisa primária, metanálises e revisões sistemáticas, desenvolvimento de modelos de cuidado clínico, manuais assistenciais e diretrizes baseadas em evidências. Hoje, há um corpo robusto de evidências demonstrando que comportamentos como alimentação balanceada, prática regular de atividade física, sono de qualidade, estratégias de manejo do estresse, vínculos sociais significativos e abstinência de substâncias nocivas exercem impacto direto sobre a saúde cerebral e mental[1,2]. Esses dados incluem desde estudos epidemiológicos e ensaios clínicos randomizados até investigações em neurociência básica, reforçando a importância de fatores modificáveis de estilo de vida como componentes essenciais do cuidado psiquiátrico[3].

Este livro está inserido em um cenário de crescente reconhecimento internacional dos efeitos profundos que os hábitos de vida exercem sobre a saúde física e mental. O aumento expressivo dos transtornos mentais – como depressão, ansiedade e transtornos relacionados ao estresse –, aliado à maior compreensão da relação entre estilo de vida e doenças crônicas, aponta para a necessidade urgente de modelos assistenciais mais abrangentes. No contexto da medicina de precisão, a Medicina do Estilo de Vida (MEV) deixa de ser mero coadjuvante e passa a ocupar um lugar central no cuidado integral à saúde.

Os Editores desta obra, majoritariamente vinculados ao Programa de Mudança de Hábito e Estilo de Vida do Instituto de Psiquiatria do Hospital das Clínicas da Faculdade de Medicina da Universidade de São Paulo, representam a vanguarda desse movimento no Brasil. Sua *expertise* em ensino, assistência e pesquisa os posiciona como líderes nacionais na área. Esta publicação reforça a relevância crescente da MEV no país e contribui para o debate global sobre como os pilares da MEV – nutrição, atividade física, sono, estresse e saúde mental, substâncias de risco e conexão – podem melhorar os desfechos em saúde mental e aliviar a sobrecarga dos sistemas de saúde.

Esta obra busca não apenas informar e inspirar profissionais brasileiros, como também mobilizar pesquisadores e clínicos ao redor do mundo. A implementação de intervenções no estilo de vida baseadas em evidências representa uma estratégia transformadora, especialmente frente ao aumento das doenças crônicas e à crise nos serviços de saúde, com impacto particular sobre as gerações mais jovens, vulneráveis às pressões do estilo de vida moderno. Integrar a MEV à prática clínica permite prevenir condições evitáveis, melhorar resultados em saúde e promover o protagonismo dos pacientes no autocuidado.

Ao abordar conjuntamente saúde física e mental sob a perspectiva da Medicina do Estilo de Vida, este livro oferece uma abordagem integral e sistêmica ao cuidado, superando paradigmas biomédicos tradicionais. Reforça-se aqui a indissociabilidade entre corpo e mente e a potência das mudanças comportamentais como ferramenta terapêutica. Diretrizes internacionais recentes – como as dos Estados Unidos, Reino Unido e Austrália – já reconhecem que nutrição, atividade física e sono não devem ser meramente complementares, mas sim componentes centrais do tratamento em Psiquiatria[4].

Em síntese, é uma honra contribuir com este campo vibrante e em plena transformação. A publicação deste livro constitui um marco na literatura médica brasileira e um lembrete poderoso sobre a relevância dos fatores de estilo de vida na promoção da saúde. Esperamos que seus leitores – sejam profissionais da saúde, pesquisadores ou estudantes – sintam-se motivados a incorporar esses princípios em sua prática, aprofundar seus conhecimentos e expandir as fronteiras da atuação clínica e científica. A Medicina do Estilo de Vida e a Psiquiatria vivem um momento promissor, e esta obra certamente ocupará papel fundamental na construção do futuro da saúde.

Douglas L. Noordsy, MD
Clinical Professor of Psychiatry, Stanford University School of Medicine

Joseph Firth, PhD
Professor of Psychology & Mental Health, University of Manchester

REFERÊNCIAS BIBLIOGRÁFICAS

1. Noordsy DL, editor. Lifestyle Psychiatry. Washington: American Psychiatric Association Publishing; 2019.
2. Firth J, Wootton RE, Vancampfort D, et al. A meta-review of "lifestyle psychiatry": the role of exercise, smoking, diet, and sleep in the prevention and treatment of mental disorders. World Psychiatry. 2020;19(3):360-380.
3. Firth J, Teasdale SB, Firth J, et al. Priorities and opportunities for lifestyle psychiatry: consensus from the LifePsych Society. World Psychiatry. 2025;24(2):277-286.

Prefácio

Nos últimos anos, a bidirecionalidade entre saúde física e mental tem transformado profundamente a maneira como concebemos a prevenção, o tratamento e o manejo das doenças crônicas. A Medicina do Estilo de Vida, há muito reconhecida por seu papel na abordagem de doenças crônicas, tornou-se um marco conceitual fundamental para compreender a interação entre estilo de vida, saúde e adoecimento. É nesse cenário em evolução que o livro *Medicina do Estilo de Vida: Evidências e Práticas para a Saúde Física e Mental* se consolida como uma realização histórica: a primeira obra abrangente sobre o tema publicada no Brasil.

Por meio do meu trabalho junto à American Psychiatric Association e ao American College of Lifestyle Medicine, voltado ao avanço da saúde mental dentro da Medicina do Estilo de Vida (MEV), a disciplina da Psiquiatria do Estilo de Vida se desenvolveu de forma estruturada. Como editor do livro *Lifestyle Psychiatry: Through the Lens of Behavioral Medicine*, venho abordando a bidirecionalidade entre saúde mental e física, alertando médicos que atuam com MEV sobre a importância de reconhecer e tratar questões de saúde mental em seus pacientes, dado o alto grau de comorbidade entre manifestações físicas e sintomas psiquiátricos. Essa relação é indissociável, e este livro chega em boa hora para reforçar e aprofundar esse debate. Além disso, meu interesse em aplicar os princípios da MEV a diversas profissões da saúde culminou na publicação de *Lifestyle Nursing* em 2022. É com satisfação que vejo que os autores deste livro também contemplaram o papel das diferentes profissões da saúde na promoção de estilos de vida saudáveis.

Esta obra reúne práticas baseadas em evidências em uma abordagem integrada e multidisciplinar, com foco no cuidado centrado na pessoa. O objetivo é redefinir o significado de promoção da saúde no século XXI.

A equipe editorial – Drs. Arthur Hirschfeld Danila, Renata Fáro Guerra, André Luiz Moschetta e Hermano Tavares – representa a liderança brasileira em MEV, reunindo ampla experiência em ensino, prática clínica e pesquisa. Os Drs. Arthur, Renata e Hermano, todos psiquiatras, destacam-se pela atuação pioneira no Programa de Mudança de Hábito e Estilo de Vida (PROMEV) do Instituto de Psiquiatria do Hospital das Clínicas da Faculdade de Medicina da Universidade de São Paulo – referência nacional em saúde mental, ciências do comportamento e Medicina do Estilo de Vida. O Dr. André, geriatra e expoente na prática clínica em MEV, agrega à obra uma perspectiva valiosa sobre saúde física, prevenção de doenças crônicas e promoção da longevidade com qualidade. A atuação conjunta dessa equipe garante uma abordagem abrangente e equilibrada entre saúde física e mental em toda a obra, contribuindo para a consolidação do campo no Brasil.

O PROMEV é reconhecido por suas intervenções estruturadas e baseadas em evidências, que contemplam todos os pilares da MEV (nutrição, atividade física, sono, manejo do estresse e saúde mental, prevenção do uso de substâncias de risco e conexão) e podem ser aplicadas tanto na saúde mental quanto no gerenciamento de doenças crônicas. Essa atuação não apenas fortalece a MEV como estrutura clínica, mas também impulsiona uma mudança cultural em direção a um cuidado mais sustentável, centrado na pessoa e com relevância local e global.

É especialmente encorajador ver, neste livro, a atenção dedicada à saúde mental e à aplicação de habilidades práticas e ferramentas derivadas da MEV, da educação e da pesquisa científica. Esses temas, frequentemente marginalizados na medicina tradicional, são essenciais para a cura e a resiliência em longo prazo. Ao abordar tópicos como desprescrição, medicina culinária e o papel das conexões sociais nos processos de recuperação, a obra reforça a compreensão de que a mudança de estilo de vida não é um esforço isolado – trata-se de um processo relacional e coletivo.

À medida que a Medicina do Estilo de Vida se expande além dos modelos tradicionais, acredito que este livro se tornará referência para futuros trabalhos no Brasil, na América Latina e, potencialmente, em escala global. Com profundo respeito aos autores e entusiasmo pelo futuro da área, ofereço este Prefácio na esperança de que esta obra inspire profissionais, educadores e agentes de mudança a transformar os sistemas de saúde, reconhecendo a complexidade e o potencial da saúde humana em todas as suas dimensões.

Gia Merlo, MD, MBA, MEd
Clinical Professor of Psychiatry, NYU Grossman School of Medicine
Associate Editor, American Journal of Lifestyle Medicine
Distinguished Fellow, American Psychiatric Association
Fellow, American College of Lifestyle Medicine
Founding Chair, Lifestyle Psychiatry Caucus, American Psychiatric Association

Apresentação

Estamos diante de um momento histórico. Nunca a ciência produziu tantas evidências sobre o impacto de escolhas cotidianas em desfechos físicos e mentais. Nos tempos atuais, transformar esse conhecimento em rotinas clínicas, ações educativas e políticas públicas capazes de efetivamente modificar a realidade das pessoas tornou-se um desafio ainda maior e mais impactante.

As doenças crônicas não transmissíveis (DCNT) e os transtornos mentais atingem proporções epidêmicas. Segundo a Organização Mundial da Saúde, as DCNT já correspondem a cerca de 71% das mortes no mundo e 72% no Brasil. Ao mesmo tempo, cresce o reconhecimento de que a saúde mental e a saúde física estão profundamente interligadas. Nesse contexto, a Medicina do Estilo de Vida (MEV) - abordagem que prioriza intervenções comportamentais baseadas em evidências - assume papel estratégico e transformador. De acordo com a *Lifestyle Medicine Global Alliance* - uma organização global que reúne associações profissionais de MEV de diversos países - a MEV consiste no "uso de intervenção terapêutica no estilo de vida baseada em evidências como modalidade primária, para prevenir, tratar e muitas vezes reverter doenças crônicas". Essa prática se estrutura em seis pilares fundamentais: nutrição, atividade física, sono, estresse e saúde mental, substâncias de risco e conexão.

Ao mesmo tempo, reconhecemos que o movimento da MEV no Brasil ainda carece de referências estruturadas que sirvam de apoio ao estudo, à formação de pessoal e à prática interdisciplinar. Queríamos criar um material que ajudasse a suprir essa lacuna, oferecendo conteúdo técnico confiável e adaptado à realidade brasileira.

É com imensa alegria - e a nítida sensação de estarmos diante de um ponto de virada - que apresentamos o livro *Medicina do Estilo de Vida: Evidências e Práticas para a Saúde Física e Mental.*

As páginas que seguem resultam da convergência de inúmeras trajetórias distintas, mas unidas por uma mesma convicção: promover um cuidado em saúde que reconheça a indissociabilidade entre corpo, mente, relações e ambiente. Foi para diminuir essa distância entre "saber" e "fazer" que reunimos mais de uma centena de especialistas de todo o Brasil, dispostos a compartilhar conhecimentos, ferramentas e histórias inspiradoras. A curadoria deste livro reflete essa união de olhares complementares, que ao se entrelaçarem, ampliam em profundidade, coerência e propósito o escopo do livro.

Três dos editores – Arthur Hirschfeld Danila, Renata Fáro Guerra e Hermano Tavares – compartilham sólida formação em Psiquiatria e protagonizam uma atuação pioneira no Instituto de Psiquiatria do Hospital das Clínicas da Faculdade de Medicina da Universidade de São Paulo (IPq-HCFMUSP), onde lideram iniciativas que integram saúde mental, mudança de comportamento e intervenções terapêuticas baseadas em estilo de vida. Esse trabalho se materializa no Programa de Mudança de Hábito e Estilo de Vida (PROMEV) do IPq-HCFMUSP, iniciativa inovadora que tem redesenhado o cuidado em saúde mental por meio de estratégias interdisciplinares e multiprofissionais ancoradas nos pilares da MEV. Com foco na prevenção, no autocuidado e no bem-estar sustentável, o PROMEV visa não apenas a redução de sintomas psiquiátricos, mas também a melhora de parâmetros metabólicos e o fortalecimento da autonomia comportamental, rompendo ciclos de polifarmácia e recaídas. Somando a esse núcleo com precisão, densidade e uma perspectiva igualmente essencial, André Luiz Moschetta – médico geriatra e referência nacional em longevidade e atenção integral à saúde – contribui com sua experiência nos desafios clínicos da saúde física e nos cuidados preventivos voltados a doenças crônicas. A articulação dessas expertises, marcada pela diversidade de formações e campos de atuação, sustenta a proposta central desta obra: apresentar uma visão abrangente, aplicada e rigorosamente embasada da Medicina do Estilo de Vida, adaptada aos contextos e desafios do cenário brasileiro.

ESTRUTURA E CONTEÚDO DA OBRA

A organização deste livro segue um percurso intencional e progressivo, estruturado em três movimentos complementares: fundamentos, pilares assistenciais e aplicação clínica. O leitor transitará por temas que vão da epigenética e salutogênese à medicina culinária, da conexão com a natureza às estratégias digitais de apoio à mudança comportamental. Cada capítulo nasce do encontro entre o rigor acadêmico e o pragmatismo clínico – entre revisões sistemáticas e metanálises, e a experiência concreta de quem atua à beira-leito ou em grupos comunitários, apoiando trajetórias reais de mudança.

Parte I – Introdução à Medicina do Estilo de Vida

A primeira seção apresenta as bases conceituais e metodológicas da Medicina do Estilo de Vida. São exploradas as distinções entre salutogênese e patogênese, os mecanismos epigenéticos que conectam estilo de vida e doença, e o papel da clínica centrada na pessoa como eixo da prática. Também são discutidas ferramentas fundamentais para a atuação profissional, como Entrevista Motivacional, Psicologia Positiva, Comunicação Não Violenta, elaboração de metas com plano de ação, manejo do tempo e estratégias para conduzir lapsos e recaídas. Essa introdução estabelece o alicerce técnico e ético para as intervenções que se desdobram nas seções seguintes.

Parte II – Os pilares assistenciais da Medicina do Estilo de Vida

Nesta etapa, a obra aprofunda os principais domínios de intervenção clínica representados pelos seis pilares da MEV. São discutidos temas como padrões alimentares saudáveis, microbioma intestinal, alimentação baseada em plantas, nutrição culinária e uso racional de nutracêuticos; princípios da ciência da atividade física e recomendações específicas para diferentes grupos populacionais; sono saudável, seus distúrbios mais prevalentes e estratégias comportamentais para sua regulação; intervenções para o manejo do estresse, promoção do bem-estar e abordagem de dependências comportamentais; discussões sobre os aspectos históricos, biológicos e sociais relacionados ao uso problemático de substâncias psicoativas e seu tratamento; e a importância da conexão interpessoal e com o ambiente natural. Todos os tópicos são apresentados com base em evidências científicas atualizadas e ilustrados por práticas clínicas ou comunitárias. Entre as intervenções inovadoras discutidas, destacam-se a desprescrição medicamentosa, o uso terapêutico da meditação, ferramentas tecnológicas para promoção da atividade física e estratégias de reconexão social – ampliando significativamente o repertório de atuação dos profissionais de saúde.

Parte III – Medicina do Estilo de Vida aplicada

A seção final traduz os fundamentos e pilares em aplicações clínicas específicas. São discutidas condições como obesidade, diabetes, dislipidemias, doenças cardiovasculares, câncer, demências, dores crônicas e distúrbios imunológicos, sempre sob a ótica da modificação de hábitos como eixo terapêutico. Em seguida, o foco se volta para populações e contextos específicos, incluindo saúde da mulher, infância e adolescência, envelhecimento, cuidados paliativos, reabilitação e práticas corporais com impacto na saúde emocional. A abordagem multiprofissional também é contemplada, com capítulos dedicados à atuação de fisioterapeutas, educadores físicos, psicólogos, dentistas e profissionais da enfermagem. Por fim, discutem-se aspectos estruturantes da implementação da MEV: inserção nos currículos de graduação, programas de pós-graduação, pesquisa translacional, inovação em saúde, modelos assistenciais e integração com o Sistema Único de Saúde (SUS) por meio de programas sustentáveis de cuidado longitudinal.

Cada capítulo foi escrito por especialistas com sólida atuação em seus campos, o que garante profundidade técnica, atualização científica e relevância prática. O leitor encontrará conteúdos ancorados na realidade brasileira, orientações aplicáveis à rotina profissional, exemplos de protocolos clínicos, checklists de avaliação de estilo de vida e reflexões sobre o papel transformador da MEV. Assim, o livro se configura tanto como ferramenta de consulta objetiva quanto como obra de referência para formação e aprofundamento técnico na área.

CONTRIBUIÇÕES PARA PROFISSIONAIS DE SAÚDE E IMPACTO

Esta obra se destaca por integrar, de forma sólida e prática, os domínios da saúde física e mental sob o mesmo guarda-chuva. Os prefácios internacionais que acompanham o livro enfatizam com clareza: saúde mental e saúde física são dimensões inseparáveis, e intervenções baseadas em mudanças de comportamento têm o potencial de promover efeitos profundos no bem-estar global do indivíduo. Tal afirmação não é retórica – há hoje evidências robustas, provenientes de estudos epidemiológicos, ensaios clínicos randomizados e neurociência translacional, que sustentam a eficácia de estratégias como atividade física regular, alimentação saudável, sono adequado, manejo do estresse, cessação do uso de substâncias e fortalecimento das conexões sociais, espirituais e com a natureza. Ignorar esses fatores modificáveis seria negligenciar uma das frentes mais promissoras da medicina contemporânea.

Nesse contexto, a obra se propõe a oferecer aos profissionais de saúde no Brasil um conjunto consistente de ferramentas práticas, sensíveis às particularidades locais e aos desafios da clínica cotidiana. Em vez de limitar a atuação à prescrição medicamentosa, médicos, psicólogos, nutricionistas, fisioterapeutas, enfermeiros e demais profissionais da saúde são convocados a assumir o papel de facilitadores da mudança, acompanhando pacientes em percursos graduais de transformação de hábitos e promovendo sua autonomia e senso de autoeficácia. Em consonância com as diretrizes internacionais mais recentes, o livro reafirma que as intervenções em estilo de vida não devem ser encaradas como adjuvantes, mas como pilares centrais na abordagem terapêutica. Além disso, destaca a relevância do autocuidado entre os próprios profissionais da saúde e a urgência de integrar, de forma efetiva, os determinantes sociais da saúde à prática clínica diária.

Essa abordagem torna-se ainda mais urgente diante do momento crítico vivido pelos sistemas de saúde. A sobrecarga assistencial, o aumento das condições crônicas e a alta demanda por cuidados em saúde mental – especialmente no contexto do SUS – exigem um novo paradigma assistencial: preventivo, centrado na pessoa e baseado em evidências de efetividade comportamental. Incorporar os princípios da MEV à rotina clínica pode representar um divisor de águas, contribuindo para a redução da incidência de doenças evitáveis, a melhora de desfechos em saúde e a construção de sistemas mais sustentáveis e resolutivos.

Não se trata apenas de um compêndio técnico, mas de um chamado à ação. Que este livro inspire médicos, nutricionistas, educadores físicos, psicólogos, fisioterapeutas, enfermeiros, gestores e pesquisadores a prescreverem atividade física, alimentação saudável, sono, vínculos e propósito com a mesma seriedade com que prescrevem medicamentos. Que motive serviços de saúde a redesenharem fluxos centrados na singularidade de cada pessoa. E que convide estudantes a enxergarem a clínica como espaço de criação e promoção de saúde, e não apenas de reprodução de protocolos de tratamento de doenças.

Medicina do Estilo de Vida: Evidências e Práticas para a Saúde Física e Mental conecta-se, com maturidade científica e pertinência prática, às grandes discussões mundiais sobre prevenção, promoção e cuidado integral. Ao aliar ciência de ponta e sensibilidade humana, esta obra oferece um caminho viável, ético e necessário para o futuro da medicina.

A ciência já aponta caminhos promissores. Cabe agora aos profissionais da saúde percorrê-las com competência, criatividade e coragem – sem jamais esquecer que a empatia continua sendo o ingrediente mais essencial de todo cuidado verdadeiramente transformador. Que cada página deste livro fortaleça essa jornada.

Arthur Hirschfeld Danila
Renata Fáro Guerra
André Luiz Moschetta
Hermano Tavares

SEÇÃO I

Fundamentos da Medicina do Estilo de Vida e atitudes na promoção da mudança comportamental em saúde

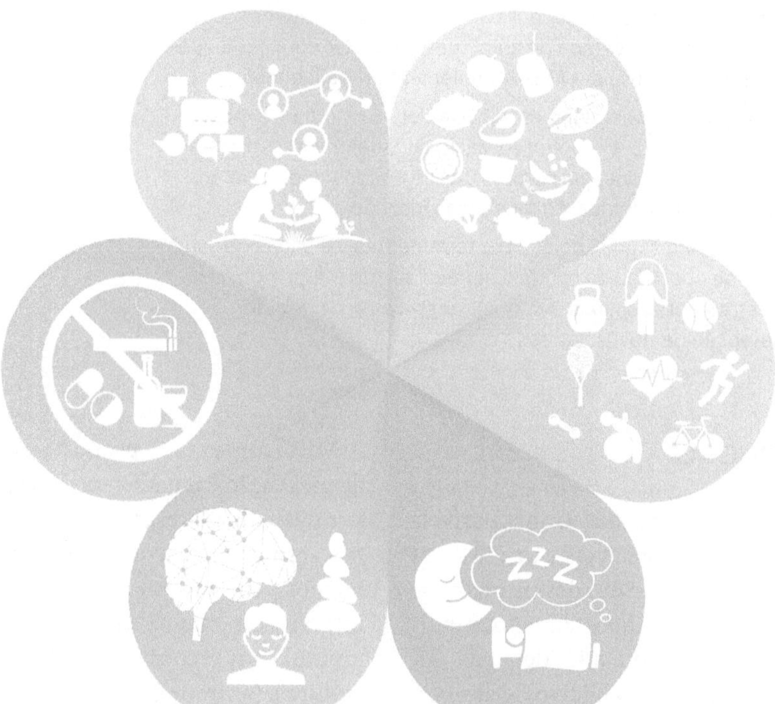

1

Estilo de vida, salutogênese, patogênese e antropogênese

Arthur Hirschfeld Danila
Renato Corrêa Baena

Pontos-chave

- A Medicina do Estilo de Vida (MEV) integra os paradigmas salutogênico, patogenético e antropogênico para compreender o continuum saúde-doença[1,2].
- O "senso de coerência" (*sense of coherence*, SOC) é o núcleo operacional da salutogênese e se relaciona positivamente com indicadores de saúde mental, adesão terapêutica e longevidade[3,4].
- Patogênese continua indispensável para orientar diagnóstico e terapêutica, porém carece de amplitude para lidar com condições crônicas e pluricausais; a MEV complementa essa lacuna[5].
- Antropogênese lembra que escolhas coletivas moldam exposições ambientais (p. ex., poluição, desigualdade) que reverberam sobre padrões de doença; portanto, intervenções populacionais são tão importantes quanto mudanças individuais[6].
- Assistência em saúde apoiada por ferramentas validadas de estilo de vida, de *coaching* de saúde e bem-estar, entrevista motivacional e ferramentas digitais personalizadas elevam a taxa de manutenção de novos hábitos[7-13].

INTRODUÇÃO

Doenças crônicas não transmissíveis (DCNT) são responsáveis por 75% das mortes globais, e até 80% desses óbitos se associam a quatro comportamentos modificáveis: tabagismo, dieta inadequada, sedentarismo e consumo nocivo de álcool[14]. A MEV surge como proposta estruturada de prevenção e tratamento, apoiando-se em seis pilares basilares (alimentação, atividade física, sono, manejo do estresse, relacionamentos e substâncias de risco)[1,2]. Contudo, intervir somente na superfície comportamental sem reconhecer as forças socioculturais (antropogênese) ou sem cultivar os recursos de saúde presentes mesmo em circunstâncias adversas (salutogênese) limita o alcance clínico. Este capítulo aprofunda a interação entre esses três eixos conceituais, graficamente ilustrados na Figura 1, oferecendo arcabouço prático para profissionais de saúde.

ESTILO DE VIDA: CONCEITO, AVALIAÇÃO E APLICAÇÃO CLÍNICA

Definição operacional

Estilo de vida é o somatório de comportamentos rotineiros quantificáveis -alimentação, atividade física, sono, manejo de estresse, uso de substâncias e participação social - moldados por fatores socioculturais, econômicos e ambientais, que podem ser mensurados, modificados e que influenciam diretamente o risco de adoecer, o prognóstico e a longevidade, e que refletem valores, oportunidades e restrições de indivíduos ou grupos[15]. Sua modificação mensurável (por exemplo, por minutos de atividade, porções alimentares ou escores de apoio) influencia comprovadamente o risco, a evolução e a reversibilidade de DCNT[16]. A epidemiologia comportamental demonstra correlação dose-resposta entre adesão a estilo de vida saudável e redução de mortalidade por DCNT[17].

Ferramentas de avaliação clínica

Instrumentos validados no Brasil, como o Questionário Internacional de Atividade Física (IPAQ)[18] e o Índice de Alimentação Saudável adaptado para a realidade brasileira (IAS-BR)[19,20], viabilizam a triagem rápida em consultório. Escalas de prontidão para mudança (Modelo Transteórico) auxiliam o planejamento de intervenções personalizadas[21]. A discussão sobre instrumentos de avaliação clínica do estilo de vida estará presente em diversos capítulos desta obra.

Aplicação de intervenções de estilo de vida na prática clínica

Programas de mudança de estilo de vida que incorporam intervenções comportamentais de aconselhamento em saúde têm mostrado eficácia na promoção de hábitos saudáveis. Uma revisão sistemática de 113

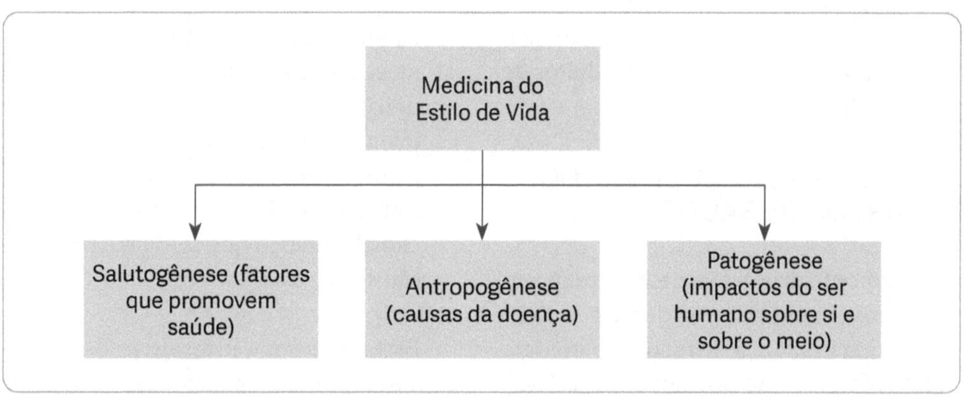

FIGURA 1 Ilustração esquemática dos três eixos conceituais subjacentes à Medicina do Estilo de Vida.

ensaios clínicos randomizados (ECR) (n = 129.993 adultos) mostrou que intervenções breves de aconselhamento em dieta e atividade física reduziram de forma estatisticamente significativa a pressão arterial sistólica (–0,8 mmHg), diastólica (–0,4 mmHg), o LDL-colesterol (–2,2 mg/dL) e o IMC (–0,3 kg/m^2), além de aumentar a adesão a padrões alimentares saudáveis e aos níveis de atividade física em 6-18 meses22. Uma revisão sistemática recente de 94 ECR (> 52.000 adultos com hipertensão ou dislipidemia) demonstrou que intervenções de aconselhamento dietético e de atividade física com contato ≥ 31 minutos (média-alta intensidade) reduziram o risco de eventos cardiovasculares em 20% (RR 0,80; IC 95% 0,73-0,87) e produziram quedas pequenas, porém significativas, na pressão arterial sistólica (–1,3 mmHg), LDL-colesterol (–2,6 mg/dL) e índice de massa corporal (–0,3 kg/m^2) em até 24 meses23. Uma declaração científica da American Heart Association (AHA) de 2021 sintetizou intervenções de mudança de comportamento em cuidados primários e parcerias comunitárias, mostrando que programas com pelo menos 12 sessões geraram reduções médias de 3-5 kg no peso corporal e de 3-4 mmHg na pressão arterial sistólica, além de ganhos sustentados na qualidade da dieta e nos níveis de atividade física em adultos de meia-idade e idosos24.

SALUTOGÊNESE: CULTIVANDO RECURSOS DE SAÚDE

O conceito de salutogênese foi proposto por Aaron Antonovsky na década de 1970 como uma mudança de foco da patologia para os fatores que promovem a saúde[3]. A pergunta central da salutogênese é: "O que cria saúde?". Em vez de compreender apenas as causas das doenças, a abordagem salutogênica explora como os indivíduos mantêm ou recuperam a saúde em contextos adversos.

Senso de coerência

O senso de coerência (SOC) é composto por três dimensões: compreensibilidade, manejabilidade e significância, que conferem resiliência diante de estressores. Estudos demonstram que altos níveis de SOC estão associados a melhores indicadores de saúde física e mental[4].

Recursos generalizados de resistência

Os recursos generalizados de resistência (RGR) são fatores que fortalecem a capacidade de um indivíduo ou grupo para lidar com estressores e manter a saúde, conforme descrito no modelo salutogênico de Antonovsky[25]. Esses recursos englobam:

- Fatores biológicos: como a variabilidade da frequência cardíaca, que indica a capacidade do sistema nervoso autônomo em regular o equilíbrio entre os sistemas simpático e parassimpático.
- Fatores materiais: como a segurança alimentar, que garante o acesso a alimentos nutritivos e suficientes, essencial para a manutenção da saúde física e mental.
- Fatores psicossociais: como o apoio social, que envolve redes de suporte emocional e prático que ajudam na adaptação ao estresse.

Esses recursos interagem de forma complexa, influenciando a capacidade de uma pessoa ou comunidade para manter a saúde e o bem-estar diante de adversidades.

Incorporar estratégias que promovam e fortaleçam os RGR é fundamental na prática da medicina do estilo de vida, visando à prevenção e manejo de doenças de forma holística e eficaz. Por exemplo, intervenções de MEV que incluem *mindfulness* aumentam RGR ao modular eixos autonômico e HPA, reduzindo o cortisol basal[26].

Aplicações clínicas da salutogênese na Medicina do Estilo de Vida

A perspectiva da salutogênese é especialmente relevante na MEV, pois enfatiza os recursos e as capacidades individuais e comunitárias que contribuem para a saúde, promovendo autonomia e protagonismo dos pacientes no cuidado com sua própria saúde.

Estudos indicam que programas com foco na salutogênese podem resultar em melhorias significativas nos comportamentos de saúde, como aumento da atividade física e adesão a dietas saudáveis, embora as taxas de retenção e conclusão possam variar dependendo do estudo e da população atendida[27]. Programas de prescrição social, como jardinagem e arte, mostraram benefícios para a saúde mental e o bem-estar, com evidências sugerindo redução na demanda por consultas de atenção primária[28,29].

PATOGÊNESE: MECANISMOS E LIMITES DO MODELO BIOMÉDICO

A patogênese, em contraste com a salutogênese, é a abordagem tradicional da medicina centrada na identificação, na prevenção e no tratamento das causas da doença. Essa perspectiva biomédica tem sido o alicerce do modelo clássico de formação médica e de intervenções terapêuticas por décadas[5]. A visão patogenética permitiu conquistas como antibióticos e vacinas, reduzindo drasticamente a mortalidade por doenças infecciosas[30].

Embora eficaz no tratamento de condições agudas e infecciosas, o modelo patogenético mostra-se limitado diante das doenças crônicas e multifatoriais, cuja etiologia está fortemente ligada ao estilo de vida[31]. Ainda assim, a compreensão dos mecanismos fisiopatológicos é essencial para a abordagem clínica integrada proposta pela MEV.

Inflamação crônica de baixo grau

A inflamação crônica de baixo grau, também conhecida como "meta-inflamação", é um estado persistente e sutil de ativação do sistema imunológico, caracterizado por níveis elevados e sustentados de marcadores inflamatórios, como a proteína C-reativa ultrassensível (PCR-us). Esse fenômeno está amplamente presente em indivíduos com doenças crônicas não transmissíveis (DCNT), como diabetes tipo 2, doenças cardiovasculares e obesidade[32]. Estudos demonstram que dietas ricas em açúcares adicionados podem elevar significativamente os níveis de PCR-us, indicando um aumento na inflamação sistêmica. Estudos demonstraram que a dieta mediterrânea tem um impacto positivo na redução de fatores de risco cardiovascular, incluindo a inflamação, embora a comparação específica com dietas ricas em açúcares não tenha sido discutida[33]. Essas evidências reforçam a importância de padrões alimentares saudáveis na modulação da inflamação sistêmica e na prevenção de DCNT.

Epigenética e exposoma

Exposições ambientais (poluentes, disruptores endócrinos) induzem modificações epigenéticas transmissíveis por gerações, afetando o risco de obesidade infantil[34]. A integração patogênese-antropogênese reforça a responsabilidade coletiva na prevenção.

Limitações no ensino de abordagens de estilo de vida para DCNT

Ensinos médicos centrados exclusivamente em patogênese dedicam menos de 25 horas curriculares à nutrição clínica, contribuindo para a lacuna de competências profissionais[35].

ANTROPOGÊNESE: A SAÚDE COMO CONSTRUÇÃO SOCIOCULTURAL

Evolução, dieta e *mismatch* contemporâneo

A teoria do "descompasso evolutivo" propõe que genomas adaptados a caçadores-coletores enfrentam ambiente alimentar hipercalórico, resultando em epidemia de obesidade[36]. Nesse sentido, dietas paleolíticas demonstraram reduzir a pressão arterial sistólica em 5 mmHg em comparação com dietas controle em metanálise de 11 ECR[37].

Poluição e metabolismo

Partículas finas (PM2,5) elevam a incidência de diabetes tipo 2 independentemente do IMC, com aumento de 11% por cada 10 μg/m^3.[38] Políticas de redução de emissões podem, portanto, atuar como "intervenções de estilo de vida" em escala populacional.

TABELA 1 Comparação entre os modelos salutogênico e patogenético

Aspecto	Salutogênese	Patogênese
Pergunta central	"O que promove saúde?"	"O que causa a doença?"
Foco	Recursos e potencialidades	Déficits e disfunções
Estratégia terapêutica	Fortalecimento do senso de coerência	Eliminação ou controle do agente patológico
Base de atuação	Psicossocial, ambiental e comportamental	Biomédica e clínica
Papel do paciente	Protagonista ativo no cuidado	Receptor de diagnóstico e tratamento

Determinantes sociais da saúde

Os determinantes sociais da saúde (DSSS), definidos pela Organização Mundial da Saúde (OMS)[39] e iniciativa Healthy People 2030[40] como condições econômicas, educacionais, ambientais e comunitárias que moldam riscos e oportunidades ao longo da vida, influenciam diretamente a adoção de comportamentos saudáveis. Estudos brasileiros e internacionais mostram que renda e escolaridade mais baixas se associam a maior consumo de alimentos ultraprocessados, agravando disparidades dietéticas e metabólicas[14].

Os DSSS podem ser agrupados em cinco domínios[40], conforme ilustra a Figura 2:

- Estabilidade econômica.
- Acesso e qualidade da educação.
- Acesso e qualidade da assistência à saúde.
- Vizinhança e ambiente construído.
- Contexto social e comunitário.

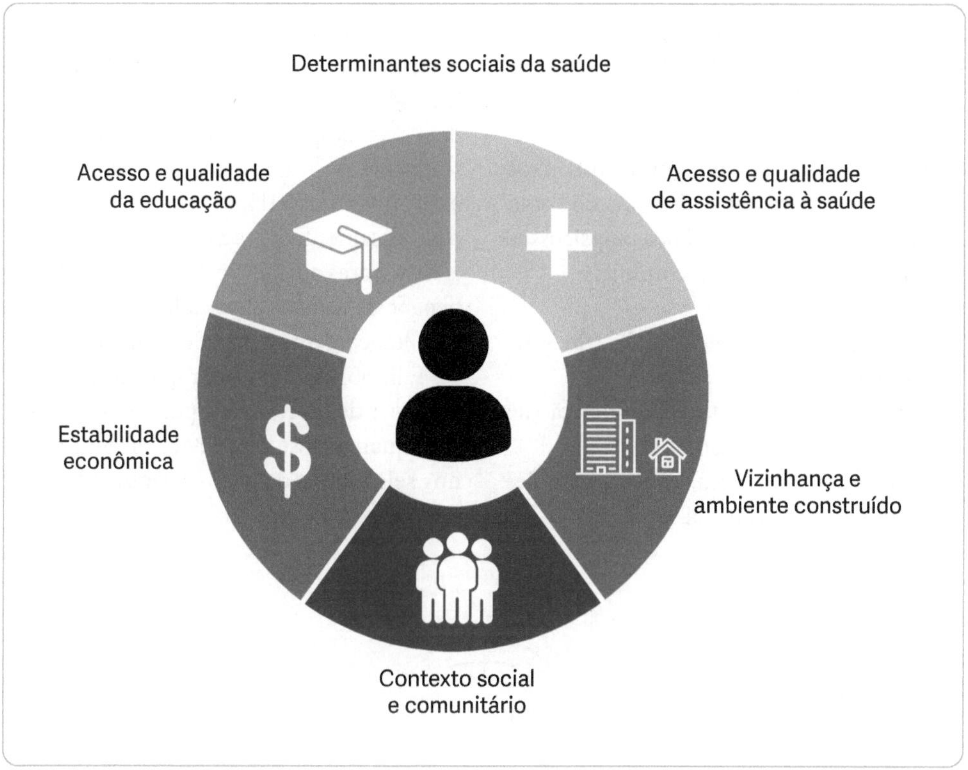

FIGURA 2 Cinco domínios contribuintes para os determinantes sociais da saúde, segundo a iniciativa *Healthy People* 2030[40].

Políticas estruturais podem reverter parte desse quadro: tributos sobre bebidas adoçadas comprovadamente reduzem compras e ingestão calórica, sendo recomendados como medida de enfrentamento das DCNT[41-44].

No domínio do ambiente construído, intervenções de urbanismo tático (ciclovias permanentes, programas de "ruas livres", corredores de transporte ativo e expansão de áreas verdes) elevam a atividade física populacional, melhoram a qualidade do ar e estão ligadas a menor mortalidade cardiovascular e por câncer[45-51]. Esses dados sustentam a abordagem antropogênica: apenas combinando ações fiscais, nutricionais e de desenho urbano é possível mitigar desigualdades estruturais e promover saúde em escala populacional.

Do ponto de vista de inequidades e justiça de saúde, a expectativa de vida saudável no Brasil nas áreas mais ricas é consideravelmente mais longa do que nas regiões mais pobres, com uma diferença de até 20% entre os quintis mais ricos e os mais pobres das unidades federativas brasileiras[52]. Nesse sentido, a prática da MEV de maneira consciente do contexto socioeconômico deve priorizar a acessibilidade cultural e econômica das recomendações de estilo de vida.

INTEGRAÇÃO PRÁTICA: DA CONSULTA INDIVIDUAL À SAÚDE PLANETÁRIA

Com o objetivo de integrar os três eixos conceituais subjacentes à Medicina do Estilo de Vida em uma prática clínica biopsicossocial ampliada, é essencial combinar:

- Avaliação salutogênica: análise do SOC e dos RGR.
- Anamnese patogenética: identificação de sintomas e antecedentes clínicos.
- Leitura antropogênica: avaliação dos determinantes sociais da saúde.

Essa abordagem proporciona uma visão holística do paciente, permitindo a construção de um "mapa 360°" que orienta decisões terapêuticas mais precisas e personalizadas[5,53]. É importante ressaltar que esse "inventário triplo" deve ser revisado periodicamente, pois a exposição contínua a estressores sociais pode comprometer os benefícios clínicos alcançados, caso não seja simultaneamente considerada e abordada[54].

É importante ressaltar que reduções expressivas de mortalidade por DCNT só surgem quando esse mapa 360° orienta metas nos seis pilares da MEV a seguir, também ilustrados na Figura 3.

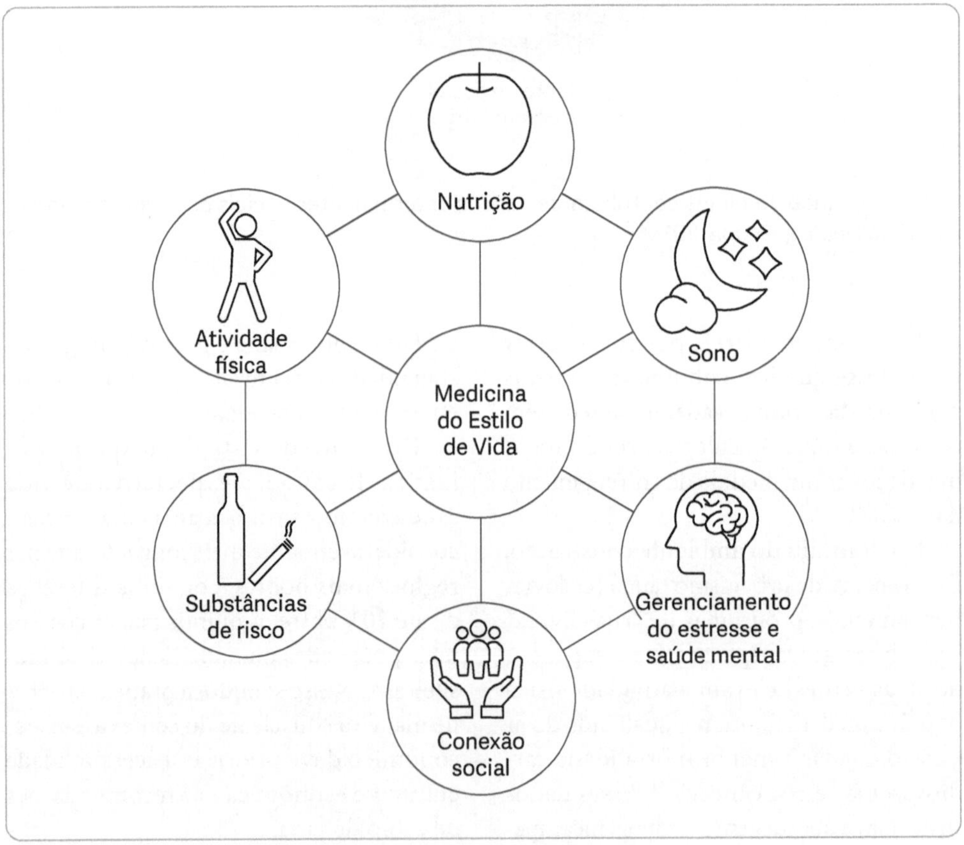

FIGURA 3 Seis Pilares da Medicina do Estilo de Vida (MEV).

- Atividade física.
- Nutrição.
- Sono.
- Gerenciamento do estresse e saúde mental.
- Conexão social.
- Substâncias de risco.

Para capturar o componente salutogênico, é necessário fazer uso de instrumentos validados para SOC e RGR, enquanto a dimensão antropogênica requer rastrear condições como insegurança alimentar, baixo capital social e violência doméstica e de vizinhança, conforme recomenda a Comissão da OMS sobre DSSS[39] e ferramentas de triagem primária recomendadas e apresentadas na Tabela 2. O rastreio de SDDD deve ser parte de um fluxo de trabalho multiprofissional, evitando sobrecarga exclusiva para o médico e integrando o gerenciamento de casos atendidos.

CONCLUSÃO

A tríade salutogênese-patogênese-antropogênese fornece lente ampliada para que a MEV transcenda a simples prescrição de condutas e se torne projeto social de promoção de saúde. Profissionais que integram esses paradigmas tendem a gerar planos terapêuticos mais aderentes, equitativos e sustentáveis.

Para se aprofundar

Livro: Antonovsky A. Health, stress and coping. San Francisco: Jossey-Bass; 1979.

Artigo: World Health Organization. Global status report on noncommunicable diseases 2022. Geneva: WHO; 2022.

Artigo: Lianov LS, Adamson K, Kelly JH, Matthews S, Palma M, Rea BL. Lifestyle medicine core competencies: 2022 update. Am J Lifestyle Med. 2022;16(6):734-9.

TABELA 2 Ferramentas de triagem primária de determinantes sociais da saúde

Ferramenta	Número de perguntas	Idiomas disponíveis	Forma de aplicação
PRAPARE (*Protocol for Responding to and Assessing Patients' Assets, Risks, and Experiences*)	15 perguntas centrais + 5 suplementares	> 25 idiomas, inclusive português	Autopreenchimento ou aplicação por equipe clínica/não clínica durante a visita
AHC HRSN (*CMS Accountable Health Communities – Health Related Social Needs*)	10 perguntas	Inglês + 11 idiomas, inclusive português	Preferencialmente autopreenchimento; pode ser aplicado por *staff*
AAFP Social Needs Screening Tool (The EveryONE Project)	Versão curta: 11 perguntas Versão longa: 15 perguntas	Inglês e espanhol	Autopreenchimento ou aplicação por qualquer membro da equipe

REFERÊNCIAS BIBLIOGRÁFICAS

1. Lianov L. Physician competencies for prescribing lifestyle medicine. JAMA. 2010;304(2):202.
2. Lianov LS, Adamson K, Kelly JH, Matthews S, Palma M, Rea BL. Lifestyle medicine core competencies: 2022 update. Am J Lifestyle Med. 2022;16(6):734-9.
3. Antonovsky A. Health, stress and coping. San Francisco: Jossey-Bass; 1979.
4. Eriksson M. Antonovsky's sense of coherence scale and the relation with health: a systematic review. J Epidemiol Community Health (1978). 2006;60(5):376-81.
5. Engel GL. The need for a new medical model: a challenge for biomedicine. Science (1979). 1977;196(4286):129-36.
6. Marmot M, Wilkinson R. Social determinants of health, 2nd ed. Oxford: Oxford University Press; 2006.
7. Kang E, Park SM, Lee K, Lee EB, Yim JJ, Lee J, et al. Efficacy of health coaching and an electronic health management program: randomized controlled trial. J Gen Intern Med. 2021;36(9):2692-9.
8. Di Martino G, della Valle C, Centorbi M, Buonsenso A, Fiorilli G, Calcagno G, et al. Enhancing behavioural changes: a narrative review on the effectiveness of a multifactorial APP-based intervention integrating physical activity. Int J Environ Res Public Health. 2024;21(2):233.
9. Conroy MB, McTigue KM, Bryce CL, Tudorascu D, Gibbs BB, Arnold J, et al. Effect of electronic health record: based coaching on weight maintenance. Ann Intern Med. 2019;171(11):777-84.
10. Breeman LD, Janssen VR, Kraaijenhagen RA, Al-Dhahir I, IJzerman RVH, Wolstencroft K, et al. Lifestyle behaviour change of patients following cardiac rehabilitation: the BENEFIT intervention study with one-year follow-up. Eur J Prev Cardiol. 2025.
11. Huffman M. Health coaching: a new and exciting technique to enhance patient self-management and improve outcomes. Home Healthcare Nurse: The Journal for the Home Care and Hospice Professional. 2007;25(4):271-4.
12. Miller W, Rollnick S. Motivational interviewing: helping people change and grow, 4th ed. New York: Guilford; 2023.
13. Rollnick S, Miller WR, Butler CC. Motivational interviewing in health care: helping patients change behavior, 2nd ed. New York: Guilford Press; 2022.
14. World Health Organization. Noncommunicable diseases [internet]. Geneva: WHO. Geneva; 2024 [cited 2025 Apr 26]. Disponível em: https://www.who.int/news-room/fact-sheets/detail/noncommunicable-diseases
15. Bauman AE, Reis RS, Sallis JF, Wells JC, Loos RJF, Martin BW, et al. Correlates of physical activity: why are some people physically active and others not? Lancet. 2012;380(9838):258-71.
16. Lippman D, Stump M, Veazey E, Guimarães ST, Rosenfeld R, Kelly JH, et al. Foundations of lifestyle medicine and its evolution. Mayo Clin Proc Innov Qual Outcomes. 2024;8(1):97-111.
17. Li Y, Schoufour J, Wang DD, Dhana K, Pan A, Liu X, et al. Healthy lifestyle and life expectancy free of cancer, cardiovascular disease, and type 2 diabetes: prospective cohort study. BMJ. 2020;l6669.
18. Matsudo S, Araújo T, Matsudo V, Andrade D, Andrade E, Oliveira LC, et al. Questionário Internacional de Atividade Física (IPAQ): estudo de validade e reprodutibilidade no Brasil. Rev Bras Ativ Fís Saúde. 2001;6(2):5-18.
19. Bressiani J, Martins L, Honicky M, Mazur C. Índices de qualidade da dieta oral: uma revisão bibliográfica. Revista Interdisciplinar de Estudos em Saúde. 2017;6(2):94-102.
20. Mello AV de, Pereira JL, Leme ACB, Goldbaum M, Cesar CLG, Fisberg RM. Social determinants, lifestyle and diet quality: a population-based study from the 2015 Health Survey of São Paulo, Brazil. Public Health Nutr. 2020;23(10):1766-77.
21. Prochaska JO, DiClemente CC. Stages of change in the modification of problem behaviors. Prog Behav Modif. 1992;28:183–218.
22. Patnode CD, Redmond N, Iacocca MO, Henninger M. Behavioral counseling interventions to promote a healthy diet and physical activity for cardiovascular disease prevention in adults without known cardiovascular disease risk factors. JAMA. 2022;328(4):375.
23. O'Connor EA, Evans C V., Rushkin MC, Redmond N, Lin JS. Behavioral counseling to promote a healthy diet and physical activity for cardiovascular disease prevention in adults with cardiovascular risk factors. JAMA. 2020;324(20):2076.

24. Laddu D, Ma J, Kaar J, Ozemek C, Durant RW, Campbell T, et al. Health behavior change programs in primary care and community practices for cardiovascular disease prevention and risk factor management among midlife and older adults: a scientific statement from the American Heart Association. Circulation. 2021;144(24).
25. Pérez-Wilson P, Marcos-Marcos J, Morgan A, Eriksson M, Lindström B, Álvarez-Dardet C. A synergy model of health: an integration of salutogenesis and the health assets model. Health Promot Int. 2021;36(3):884-94.
26. Pascoe MC, Thompson DR, Jenkins ZM, Ski CF. Mindfulness mediates the physiological markers of stress: Systematic review and meta-analysis. J Psychiatr Res. 2017;95:156-78.
27. Lin J, O'Connor E, Evans C, Senger C, Rowland M, Groom H. Behavioral counseling to promote a healthy lifestyle for cardiovascular disease prevention in persons with cardiovascular risk factors: an updated systematic evidence review for the U.S. Preventive Services Task Force. Rockville: Agency for Healthcare Research and Quality; 2014.
28. Howarth M, Griffiths A, da Silva A, Green R. Social prescribing: a "natural" community-based solution. Br J Community Nurs. 2020;25(6):294-8.
29. Trupp MD, Howlin C, Fekete A, Kutsche J, Fingerhut J, Pelowski M. The impact of viewing art on well-being: a systematic review of the evidence base and suggested mechanisms. J Posit Psychol. 2025;1-25.
30. Pachón-Ibáñez ME, Smani Y, Pachón J, Sánchez-Céspedes J. Perspectives for clinical use of engineered human host defense antimicrobial peptides. FEMS Microbiol Rev. 2017;41(3):323-42.
31. Booth FW, Chakravarthy M V., Gordon SE, Spangenburg EE. Waging war on physical inactivity: using modern molecular ammunition against an ancient enemy. J Appl Physiol. 2002;93(1):3-30.
32. Furman D, Campisi J, Verdin E, Carrera-Bastos P, Targ S, Franceschi C, et al. Chronic inflammation in the etiology of disease across the life span. Nat Med. 2019;25(12):1822-32.
33. Estruch R, Ros E, Salas-Salvadó J, Covas MI, Corella D, Arós F, et al. Primary prevention of cardiovascular disease with a mediterranean diet. N Engl J Med. 2013;368(14):1279-90.
34. Heindel JJ, Blumberg B. Environmental obesogens: mechanisms and controversies. Annu Rev Pharmacol Toxicol. 2019;59(1):89-106.
35. Devries S, Agatston A, Aggarwal M, Aspry KE, Esselstyn CB, Kris-Etherton P, et al. A deficiency of nutrition education and practice in cardiology. Am J Med. 2017;130(11):1298-305.
36. Lieberman D. The story of the human body: evolution, health, and disease. New York: Vintage; 2013.
37. Manheimer EW, van Zuuren EJ, Fedorowicz Z, Pijl H. Paleolithic nutrition for metabolic syndrome: systematic review and meta-analysis. Am J Clin Nutr. 2015;102(4):922-32.
38. Eze IC, Hemkens LG, Bucher HC, Hoffmann B, Schindler C, Künzli N, et al. Association between ambient air pollution and diabetes mellitus in Europe and North America: systematic review and meta-analysis. Environ Health Perspect. 2015;123(5):381-9.
39. World Health Organization. Social determinants of health. Geneva: WHO [cited 2025 May 9]. Disponível em: https://www.who.int/health-topics/social-determinants-of-health
40. United States Department of Health and Human Services O of DP and HP. Social determinants of health [internet]. Healthy People 2030. Washington: ODPHP; [cited 2025 May 9]. Disponível em: https://odphp.health.gov/healthypeople/priority-areas/social-determinants-health
41. Roberto CA, Swinburn B, Hawkes C, Huang TTK, Costa SA, Ashe M, et al. Patchy progress on obesity prevention: emerging examples, entrenched barriers, and new thinking. Lancet. 2015;385(9985):2400-9.
42. Knox MA, Jones-Smith JC. Consumption responses to sweetened beverage taxes by household income in four U.S. cities. Health Econ. 2025;34(1):154-74.
43. Redondo M, Hernández-Aguado I, Lumbreras B. The impact of the tax on sweetened beverages: a systematic review. Am J Clin Nutr. 2018;108(3):548-63.
44. Altman E, Schillinger D, Villas-Boas S, Schmidt L, Falbe J, Madsen KA. De-normalizing sugar-sweetened beverage consumption: effects of tax measures on social norms and attitudes in the California Bay Area. BMC Public Health. 2024;24(1):3263.

45. Rock CL, Thomson C, Gansler T, Gapstur SM, McCullough ML, Patel A V., et al. American Cancer Society guideline for diet and physical activity for cancer prevention. CA Cancer J Clin. 2020;70(4):245-71.
46. Stankov I, Garcia LMT, Mascolli MA, Montes F, Meisel JD, Gouveia N, et al. A systematic review of empirical and simulation studies evaluating the health impact of transportation interventions. Environ Res. 2020;186:109519.
47. Zhang Y, Koene M, Reijneveld SA, Tuinstra J, Broekhuis M, van der Spek S, et al. The impact of interventions in the built environment on physical activity levels: a systematic umbrella review. Int J Behavioral Nutrition and Physical Activity. 2022;19(1):156.
48. Rajagopalan S, Ramaswami A, Bhatnagar A, Brook RD, Fenton M, Gardner C, et al. Toward heart-healthy and sustainable cities: a policy statement from the American Heart Association. Circulation. 2024;149(15).
49. Gianfredi V, Buffoli M, Rebecchi A, Croci R, Oradini-Alacreu A, Stirparo G, et al. Association between urban greenspace and health: a systematic review of literature. Int J Environ Res Public Health. 2021;18(10):5137.
50. Keith RJ, Hart JL, Bhatnagar A. Greenspaces and cardiovascular health. Circ Res. 2024;134(9):1179-96.
51. Montes F, Sarmiento OL, Zarama R, Pratt M, Wang G, Jacoby E, et al. Do health benefits outweigh the costs of mass recreational programs? An economic analysis of four ciclovia programs. J Urban Health. 2012;89(1):153-70.
52. Szwarcwald CL, Almeida W da S de, Souza Júnior PRB de, Rodrigues JM, Romero DE. Socio-spatial inequalities in healthy life expectancy in the elderly, Brazil, 2013 and 2019. Cad Saúde Pública. 2022;38(suppl 1).
53. Bodai BI, Nakata TE, Wong WT, Clark DR, Lawenda S, Tsou C, et al. Lifestyle medicine: a brief review of its dramatic impact on health and survival. Perm J. 2018;22(1).
54. Grega ML, Shalz JT, Rosenfeld RM, Bidwell JH, Bonnet JP, Bowman D, et al. American College of Lifestyle Medicine Expert Consensus Statement: lifestyle medicine for optimal outcomes in primary care. Am J Lifestyle Med. 2024;18(2):269-93.

2

Epigenética e fisiopatologia na relação entre estilo de vida, saúde e doença

Sergio dos Anjos Garnes
Fernanda Lasakosvitch Castanho

Pontos-chave

- Os mecanismos epigenéticos no controle da expressão gênica como base para o entendimento do impacto do estilo de vida para saúde e doença.
- O impacto da alimentação na fisiopatologia das doenças e a importância de boas escolhas alimentares para a promoção de saúde e auxílio ao tratamento de doenças.
- Ser ativo fisicamente e sua ação de controle gênico para o bem-estar físico global.
- A regulação metabólica e manutenção da fisiologia pelo sono adequado no ciclo circadiano.
- O estresse crônico de baixo grau como moldador negativo para a fisiopatologia de problemas de saúde.
- A sobrecarga do sistema redox e vias de detoxificação de substâncias estranhas ao organismo e o prejuízo corporal.
- O ser humano como mamífero social e a saúde através de boas relações sociais.

INTRODUÇÃO

A relação entre estilo de vida e doença tem sido amplamente estudada, mas avanços recentes na biologia molecular demonstram que mecanismos epigenéticos desempenham um papel fundamental nessa interação.

A epigenética refere-se ao mecanismo no qual um único genoma desenvolve múltiplos tecidos diferentes por meio de marcas moleculares detectáveis estabelecidas, estas relativamente estáveis nas próximas gerações – indicando alterações hereditárias na estrutura da organização do DNA que não envolvem alterações na sequência de bases nitrogenadas e que moldam o fenótipo, processo importante para adaptação ao ambiente[1].

As marcas moleculares podem propiciar a ativação dos genes e consequentemente sua expressão, além de causar o silenciamento ou a supressão da expressão do gene. Essas modificações são influenciadas por fatores como dieta, nível de atividade física, qualidade do sono, exposição a tóxicos, estresse e interações sociais[2].

Compreender os mecanismos epigenéticos abre caminho para novas abordagens na prevenção e no tratamento de doenças crônicas, permitindo intervenções baseadas no estilo de vida para modular a expressão gênica de forma benéfica.

FUNDAMENTOS DA EPIGENÉTICA

A epigenética envolve mecanismos que regulam a expressão gênica sem alterar a sequência do DNA. Os principais mecanismos estão descritos a seguir.

Metilação do DNA

A metilação do DNA é uma modificação bioquímica que, nas células humanas, afeta principalmente as citosinas que fazem parte do dinucleotídeo CpG (citosina-guanina) do sítio promotor dos genes. A metilação é a adição de grupamentos metil (-CH3) à citosina do dinucleotídeo CpG. A metilação das ilhas CpG pode prejudicar a ligação do fator de transcrição ao sítio promotor, recrutar proteínas repressivas de ligação de metil e silenciar estavelmente a expressão gênica. É provável que a metilação do DNA tenha evoluído originalmente para silenciar elementos repetitivos e que essa propriedade de silenciamento também foi usada em situações em que o silenciamento transcricional é necessário, como o *imprinting* genômico (processo pelo qual um dos dois alelos de um gene é inativado permanentemente, dependendo de qual progenitor o alelo foi herdado) e a inativação do cromossomo X. Anomalias genéticas na metilação do DNA (ou mecanismos associados) levam a várias doenças do desenvolvimento em humanos[3].

As enzimas que estabelecem, reconhecem e removem a metilação do DNA são divididas em três classes: escritores, apagadores e leitores. Os escritores são as enzimas que catalisam a adição de grupos metil em resíduos de citosina e pertencem à classe das DNA-metiltransferases (DNMTs). Os apagadores modificam e removem o grupo metil e são representados pelas enzimas desmetilases. Os leitores reconhecem e se ligam aos grupos metil para influenciar a expressão genética. Essas proteínas têm a capacidade de se ligarem diretamente ao DNA metilado e, por meio do domínio de repressão transcricional (DRT), ligadoras de complexos repressores, reprimem a transcrição de uma maneira dependente da metilação do DNA[4].

A ativação e inibição de DNMTs são os principais reguladores da metilação e desmetilação de sítios CpG e não CpG. O padrão de metilação do DNA pode ser considerado um equilíbrio dinâmico entre metilação e desmetilação, e o desarranjo desse mecanismo pode ser associado a condições patológicas. A desmetilação global e a instabilidade genômica resultante são consideradas uma marca registrada do envelhecimento e do câncer, enquanto o aumento do nível de metilação é observado na presença de defeitos congênitos, como síndrome de Down e diabetes gestacional[5].

Acetilação de histonas

A metilação do DNA interfere nas modificações de histona e microRNA (miRNA) para regular a transcrição. Em eucariotos, o DNA está associado a proteínas histonas que ajudam a empacotar os longos filamentos de DNA no pequeno compartimento nuclear. Estendendo-se de cada uma das histonas está uma "cauda" N-terminal que pode sofrer modificações pós-traducionais (MPT), as quais incluem metilação, acetilação, ubiquitinação e fosforilação. Os diferentes tipos de modificações, chamados de "código de histonas", são implementados por uma variedade de enzimas diferentes, muitas das quais ainda não foram totalmente caracterizadas[6].

As modificações nas caudas de histona participam de várias funções da cromatina e influenciam não apenas como os filamentos de DNA são empacotados, também sua atividade transcricional, uma vez que alteram a acessibilidade dos fatores de transcrição ao sítio promotor no DNA. A acetilação de histonas ocorre pela adição de grupos acetila (-COCH3) às lisinas das histonas, promovendo a abertura da cromatina e facilitando o acesso da RNA polimerase ao sítio promotor de genes sujeitos à transcrição gênica. Esse processo altera a carga elétrica das histonas, reduzindo a atração entre estas e o DNA, resultando em maior expressão dos genes.

A metilação do DNA interfere nas modificações de histona e miRNA para regular a transcrição. As proteínas de ligação a metil-CpG podem recrutar complexos de histona desacetilase (HDAC) para desacetilar caudas de histona, de modo que as caudas se tornem adequadas para servir como substratos para a metilação. Alternativamente, também é possível que proteínas que se liguem a caudas de histonas metiladas recrutem DNMT para metilar sequências CpG adjacentes. Isso mostra uma relação direta entre a metilação do DNA e a desacetilação das histonas, promovendo a compactação da cromatina e, logo, o silenciamento gênico[7].

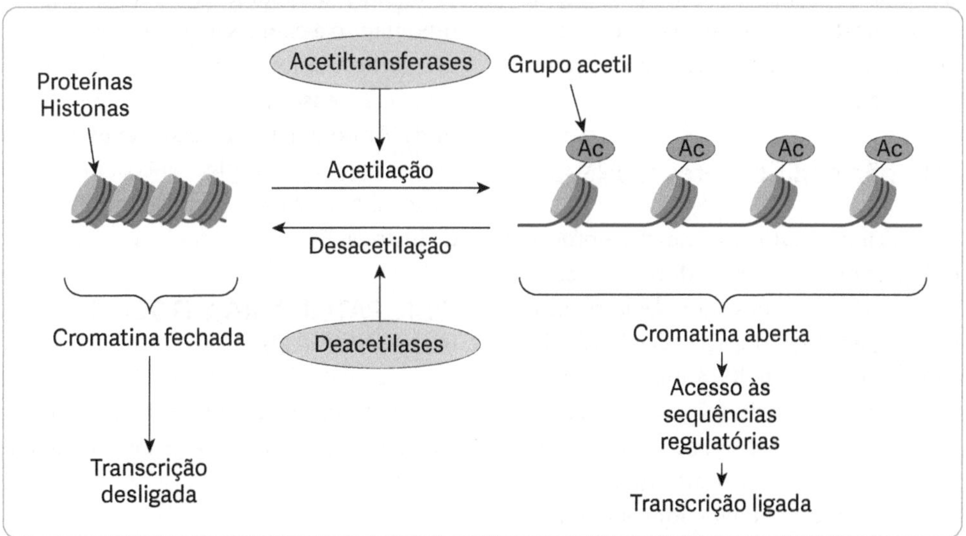

FIGURA 1 Acetilação e desacetilação de histonas. Ao adicionar grupos acetil (em verde) às proteínas histonas ocorre a abertura da cromatina (acetilação). Quando esses grupos acetil são retirados das histonas (desacetilação) ocorre o fechamento da cromatina.

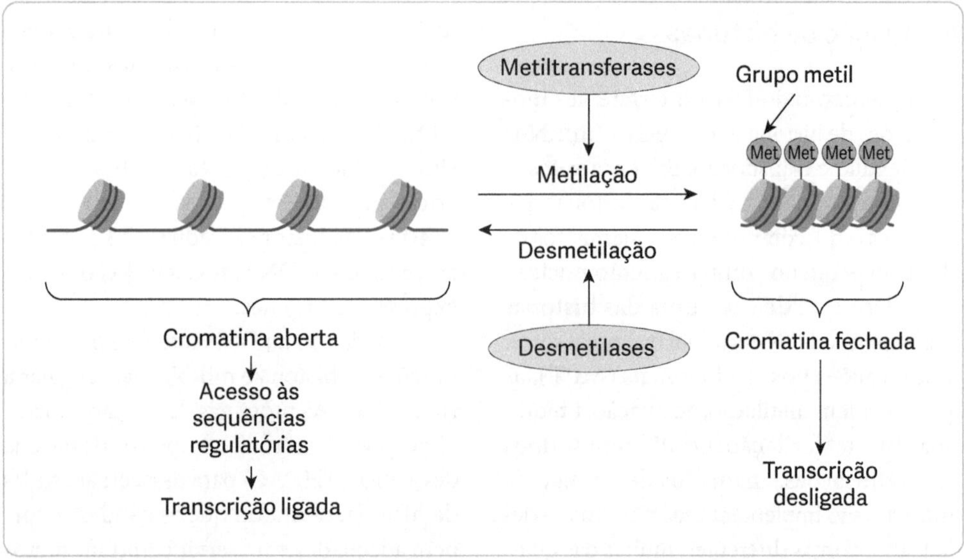

FIGURA 2 Metilação e desmetilação do DNA. As enzimas metiltransferases, ao adicionarem grupo metil em regiões promotoras do gene ricas em dinucleotídeos C e G (ilhas CpG), promovem o fechamento da cromatina. Quando as enzimas desmetilases retiram esses grupos, a cromatina se abre e, assim, há a transcrição gênica.

Embora a metilação do DNA seja relativamente estável, as modificações pós-traducionais da histona mudam rapidamente em resposta a estímulos internos e externos. Várias substâncias afetam a epigenética das histonas, como fumaça de tabaco, cádmio e chumbo[8].

RNA não codificadores (ncRNA)

O genoma humano é capaz de produzir milhares de RNA reguladores não codificadores de proteínas (ncRNA), incluindo miRNA, RNA de interferência, PIWI-RNA e várias classes de ncRNA longos. Tais RNA cumprem papéis críticos como reguladores transcricionais e pós-transcricionais e como guias de complexos modificadores de cromatina. Eles estão envolvidos na homeostasia, mas, quando disfuncionais, sustentam a doença. Um dos grupos mais estudados contempla os miRNA, moléculas curtas de RNA de 19 a 25 nucleotídeos de tamanho que regulam o silenciamento pós-transcricional de genes alvo. Eles atuam degradando ou inibindo a tradução do RNA mensageiro, modulando a expressão gênica em resposta a fatores ambientais[9]. Além de regular circuitos transcricionais e traducionais, os miRNAs podem influenciar a expressão de outros reguladores epigenéticos, incluindo vários DNMTs e enzimas de modificação de histonas[10].

FISIOPATOLOGIA E DOENÇAS RELACIONADAS

As modificações epigenéticas estão envolvidas na fisiopatologia de diversas doenças crônicas:

- Obesidade e diabetes tipo 2: fatores como dietas ricas em gorduras saturadas e sedentarismo afetam a metilação do DNA em genes associados ao metabolismo, aumentando a suscetibilidade à resistência à insulina e inflamação crônica.

- Câncer: o silenciamento de genes supressores de tumor por metilação aberrante e alterações em histonas podem contribuir para a progressão tumoral.
- Doenças cardiovasculares: a inflamação crônica e alterações epigenéticas em genes que regulam a pressão arterial e metabolismo lipídico são fatores importantes na patogênese dessas condições.

ESTILO DE VIDA E MODULAÇÃO EPIGENÉTICA

Estudos mostram que mudanças no estilo de vida podem reverter modificações epigenéticas prejudiciais.

Alimentação

A dieta é capaz de alterar o fenótipo do indivíduo e apresenta um papel fundamental no binômio saúde-doença de todos os organismos vivos. Antes do advento da epigenética, não se tinha a compreensão exata de como os componentes da dieta modulavam a função celular e por que as pessoas respondiam de maneira diferente a esses nutrientes, nem como as diferenças na dieta poderiam exercer mudanças fenotípicas aparentemente estáveis em longo prazo. O conceito da epigenética trouxe um novo olhar sobre esse assunto, explicando como a dieta e outros fatores exógenos podem induzir mudanças genômicas estáveis e mitoticamente hereditárias, capazes de interagir com a maquinaria transcricional para modificar a expressão gênica sem modificar o código genético. As mudanças epigenéticas induzidas pelo ambiente são agora propostas como responsáveis por uma parcela significativa das diferenças fenotípicas normais e relacionadas a doenças que não podem ser explicadas por diferenças na sequência de DNA[11].

A metilação, bem como a desmetilação de proteínas de DNA e histona, precisa da disponibilidade de moléculas específicas capazes de doar ou aceitar grupos metil, respectivamente. Um exemplo dessas moléculas é a S-adenosilmetionina (SAM) – esse é o doador do grupo metil necessário para a metilação de DNA e histonas. A síntese de SAM requer a presença de metionina e, portanto, está conectada ao metabolismo do folato e da homocisteína. A restrição de metionina da dieta resulta em diminuição da metilação global em células tumorais, o que favorece a transcrição de genes envolvidos na progressão e malignância do tumor[12]. Além do folato, o metabolismo de 1-carbono depende também de nutrientes como vitamina B6, B12, riboflavina, betaína, folato e colina, aminoácidos metionina, cisteína, serina e glicina que participam da biossíntese de SAM; acredita-se que sejam capazes de afetar sua concentração.

Já as desmetilases requerem alfa cetoglutarato (α-KG) como cofator, um intermediário do ciclo de Krebs, mas também sintetizado pela transaminação da glutamina, aminoácidos de cadeia ramificada e serina[13]. A disponibilidade desses elementos, bem como a eficiência do ciclo de Krebs, pode depender de fatores externos, como o fornecimento de nutrientes, assim o epigenoma depende da disponibilidade das moléculas doadoras e receptoras de grupamento metil.

Muitas outras moléculas foram identificadas por serem capazes de alterar o epigenoma. O galato de epigalocatequina (EGCG) do chá-verde é um inibidor de DNMT e HDAC. Muitos efeitos biológicos positivos foram associados ao tratamento com EGCG, como prevenção do câncer, prevenção do diabetes e prevenção de doenças cardiovasculares. O fitoquímico isotiocianato de fenetila, indol-3-carbinol e diindolilmetano, encontrados em crucíferas (brócolis, couve-flor) e repolho, também apresentam ação sobre essas enzimas[14]. O resveratrol (3,5,4'-tri-hidroxi-trans-estilbeno) presente em uvas, vinho, especialmente tinto, e frutas vermelhas também mostrou modular o epigenoma. A suplementação dietética foi associada à diminuição do nível de marcadores inflamatórios e ao aumento da sensibilidade à insulina. O mecanismo envolve a modificação de histona, metilação de DNA e expressão de miRNA, principalmente por meio da modulação da atividade de sirtuína 1 (SIRT1), uma deacetilase dependente de NAD+ (nicotinamida adenina dinucleotídeo) capaz de retirar grupamentos acetil das histonas e diminuir a expressão de genes relacionados à morte celular, ao mesmo tempo que aumenta sua capacidade de induzir a parada do ciclo celular e resistência ao estresse oxidativo. A SIRT1 também exerce efeitos anti-inflamatórios por meio da inibição da via NF-κB, fator de transcrição responsável pela ativação de genes relacionados à inflamação. Essa propriedade categoriza tal enzima como chave importante para a longevidade[15].

A ativação de sirtuínas pode ocorrer também na restrição calórica, uma vez que nessa condição são observados níveis elevados de NAD+, favorecendo a regulação da expressão de genes-chave envolvidos em vias metabólicas, na regulação da apoptose e senescência, favorecendo o aumento da expectativa de vida[16].

Por outro lado, dietas ricas em gorduras e açúcar estão associadas a padrões anormais de metilação de genes codificadores de neuropeptídeos que controlam a ingestão de alimentos e participam da fisiopatologia da obesidade. Uma dieta prolongada rica em gordura induz alterações graduais e específicas na metilação de genes relacionados ao metabolismo e que regulam a homeostase energética, secreção hormonal e inflamação no tecido adiposo branco.

A acetil coenzima A (acetil-CoA) constitui bloco de construção para lipídios, corpos cetônicos e síntese de aminoácidos e é gerada pela degradação dos aminoácidos, incluindo leucina, isoleucina e triptofano, além de estar envolvida na quebra de carboidratos e ácidos graxos por meio da glicólise e betaoxidação. O acetil-CoA é produzido por ácidos graxos que se quebram por meio da betaoxidação e entram diretamente no ciclo de Krebs, produzindo intermediários como succinato e alfacetoglutarato. A dieta rica em gordura provê um fornecimento aumentado de grupamento acetil, levando à modificação das histonas, alterando a estrutura da cromatina e favorecendo a ativação de genes pró-inflamatórios[17]. Além disso, dietas ricas em calorias diminui a razão NAD+/NADH, comprometendo a atividade da SIRT1 e levando ao envelhecimento[18].

Alguns eventos moduladores do epigenoma são reversíveis. Sob esse contexto, um estilo de vida pouco saudável, como excesso alimentar associado à inatividade física, ao longo de muitos anos, leva à alteração do padrão de metilação, acetilação/deacetilação das histonas, bem como mudanças no padrão de produção de miRNAs dos tecidos metabólicos, levando à doença. Esse processo de programação epigenética resulta em uma memória epigenética de células em resposta ao aumento da exposição à glicose.

A "memória hiperglicêmica" pode levar a um risco aumentado de complicações e danos aos órgãos, mesmo anos após o início da terapia hipoglicêmica. Dessa forma, apenas uma mudança significativa no estilo de vida que leve à reprogramação do componente dinâmico do epigenoma tem o potencial de reverter a condição da doença. Além disso, o epigenoma do músculo esquelético e do tecido adiposo é capaz de memorizar a disponibilidade de nutrientes e o estado energético do corpo e se adaptar adequadamente. Isso significa que esses tecidos "memorizam" e integram, por meio de mudanças nos padrões epigenéticos, o quanto comemos e quanta atividade física realizamos[19].

Atividade física e exercício físico

Nos anos 1980, entidades de saúde norte-americana, como os Centers for Disease Control and Prevention (CDC), definiram que qualquer movimento corporal produzido pelos músculos esqueléticos que resultam em gasto energético acima do repouso poderia ser considerado atividade física. Posteriormente, a Organização Mundial da Saúde (OMS) determinou o tempo mínimo de 75 minutos para atividades vigorosas e 150 minutos de atividade moderada com predomínio aeróbio por semana como benéfico para saúde, distinguindo pessoas que não possuem ao menos esse tempo e esforço semanal como sedentárias. O exercício físico é uma subcategoria da atividade física que é planejada, estruturada, repetitiva e realizada com o objetivo de melhorar ou manter um ou mais componentes da aptidão física[20].

A prática de atividade física, mas principalmente de exercício físico, nos dias atuais, é fundamental para a manutenção e restauração da homeostase do organismo, papel que se deve à capacidade do tecido muscular de responder ao estímulo ambiental exercido e adaptar-se através de modulações epigenéticas. Os músculos têm a plasticidade metabólica e exercem papel central nessa regulação, ação muito além da sua função clássica de promover movimento. Essa adaptação é causada pelo tipo de esforço sobre a musculatura, sendo possível dividir em dois modelos de exercício: exercícios de resistência, caracterizados por baixas cargas repetidas, com predomínio de trabalho cardiorrespiratório e metabolismo predominante aeróbico; e exercícios de força ou resistidos com cargas altas e baixas repetições, com estímulo neuromuscular promovendo ganho de força. Boa parte das atividades físicas diárias tem um fator misto, combinando resistência e força, e que, sendo rotineiro, promove a melhor adaptação metabólica e está associado a maior longevidade, como mostrado em regiões do Globo com populações mais longevas, denominadas "*blue zones*".

A modulação genômica produzida pelo esforço muscular se dá pelos três principais mecanismos de controle: modulação de metilação, padrão de acetilação e alterações em miRNAs. O tipo de esforço e a intensidade promovem padrões de desmetilação de genes para adaptação muscular e metabólica. Quando o gene é desmetilado e suas proteínas histonas acetiladas, ele está pronto para ser transcrito e há um aumento na síntese do RNA mensageiro para a sua tradução em proteínas relacionadas. Um exemplo é o aumento de uma proteína transmembrana GLUT4, uma permease, que aumenta a captação muscular de glicose para via oxidativa e a produção de ATP. Também são estimulados genes de betaoxidação lipídica, de biogênese mitocondrial, de síntese de enzimas antioxidantes para quelar espécies reativas de oxigênio (EROS), entre outros. O processo de desmetilação é estimulado por influxo de cálcio intrassarcoplasmático, a geração de adenosina monofosfato (AMP) pelo consumo energético que culmina na ativação de enzimas desmetilases.

Contrariamente ao indivíduo que tem prática regular de exercício físico, o sedentário tem manutenção de síntese de citocinas inflamatórias de maneira crônica, o que contribui para a fisiopatologia de doenças crônicas não transmissíveis. Entretanto, quando esse indivíduo realiza o esforço muscular, há uma desmetilação aguda de genes de citocinas pró-inflamatórias, como IL-6 e TNF-alfa, que podem gerar dor local. Porém, com a persistência do estímulo e a geração de EROS, além da adaptação de vias antioxidantes, há um estímulo genômico diferenciado que promove a síntese de SAM, a principal fonte doadora de grupamentos metil, proporcionando aumento no padrão de metilação e, com isso, o silenciamento gênico das regiões CGs dos sítios promotores das mesmas citocinas inflamatórias (IL-6 e TNF- alfa). Isso justifica o impacto positivo da atividade/exercício físico frequente e, em longo prazo, na redução da inflamação e, logo, na dor[21].

A célula muscular esquelética possui a capacidade de sintetizar miRNAs, reguladores epigenéticos pós-transcricionais que desempenham papel fundamental no crescimento, desenvolvimento muscular e regulação metabólica. São capazes de influenciar o perfil lipídico, a sensibilidade à insulina, a angiogênese, a resposta imune inata, incluindo a regulação da inflamação vascular por meio do controle da expressão de moléculas de adesão celular[22]. Entre os diversos miRNAs regulados pelo exercício, o miR-126 ocupa lugar de destaque por sua expressão abundante nas células endoteliais e sua atuação na manutenção da integridade vascular.

Indivíduos sedentários ou em desuso muscular podem apresentar diminuição do miR-126 e, em contrapartida, um aumento em outros miRNAs, como o miR-203a-3p. Durante o desuso muscular há produção e liberação do miR-203a-3p para a corrente sanguínea, que pode ser captado pelo hepatócito e alterar a expressão gênica de maneira variável. Esse regulador induz aumento na síntese de proteína C reativa, citocinas pró-inflamatórias como IL-6 e TNF-alfa, além de favorecer a síntese lipídica. Por outro lado, o miR-203a-3p pode regular de maneira negativa genes musculares envolvidos na biogênese mitocondrial, como a via da proteína quinase ativada por AMP (AMPK) e do coativador 1-alfa do receptor gama ativado por proliferador de peroxissoma (PGC-1α), impactando no metabolismo energético e na homeostase da glicose. A inibição da via AMPK induz à alteração de mobilização de GLUTs e consequentemente a captação de glicose circulante, favorecendo o surgimento de resistência insulínica[23].

Em relação ao exercício físico, indivíduos que praticam modalidades aeróbicas de moderada a alta intensidade aumentam os níveis de miR-126 circulante. Esse aumento está associado a angiogênese, melhora do fluxo sanguíneo, resiliência vascular e redução de processos inflamatórios locais, contribuindo para a redução da lesão endotelial e progressão da aterosclerose[24]. Diante desse cenário, o papel do exercício físico é evidente na regulação de mecanismos epigenéticos importantes na homeostase metabólica, contribuindo para a saúde global do indivíduo.

Sono

O impacto fisiológico da insônia está associado ao envelhecimento prematuro.

Dois conceitos diferentes de envelhecimento foram definidos ao longo dos anos: o envelhecimento cronológico e o biológico. O envelhecimento cronológico se refere ao tempo decorrente desde o nascimento até o momento em que o indivíduo se encontra. Já o biológico faz referência a todas as alterações fisiológicas e patológicas do indivíduo em determinado momento de sua idade cronológica[25]. Esses relógios regulam inúmeras funções fisiológicas realizadas durante o dia e a noite (por exemplo, alimentação, exercício físico, sono etc.) e interrupções em seu funcionamento afetam a fisiologia, aumentam a suscetibilidade a doenças, promovem o envelhecimento e diminuem a expectativa de vida[26].

Distúrbios do sono podem ser um fator de risco para o desenvolvimento de doenças inflamatórias crônicas e maior taxa de mortalidade. Os sintomas de insônia podem acelerar a senescência biológica por meio de fatores imunológicos. A privação de sono de curto prazo tem sido associada à hipometilação do DNA no plasma de adultos jovens saudáveis, possivelmente devido à ativação de vias de sinalização do estresse oxidativo e à diminuição do ATP. Uma noite de privação aguda de sono pode induzir alterações nos perfis de metilação do DNA em todo o genoma de leucócitos em indivíduos saudáveis. Os sintomas de insônia foram associados, também, a uma alteração no padrão de ativação de células T, indicando um sistema imunológico envelhecido e evidenciando a progressão para a senescência celular[27]. Dessa forma, o relógio epigenético de indivíduos que apresentam privação de sono e hábitos alimentares pouco saudáveis pode se encontrar acelerado, evidenciando o impacto negativo do estilo de vida no processo de envelhecimento.

Estresse

Ambientes sociais podem influenciar a expressão gênica por meio de processos psicológicos (por exemplo, experiências de ameaça ou medo) que desencadeiam respostas neurais e endócrinas (por exemplo, ativação do sistema nervoso simpático). Tais respostas modulam a atividade de fatores de transcrição envolvidos na transcrição de genes pró-inflamatórios. Mediadores bioquímicos, como hormônios ou neurotransmissores, envolvem sistemas de receptores celulares, que ativam cascatas bioquímicas intracelulares que culminam na ativação de fatores de transcrição que se ligam ao DNA e levam à sua transcrição para o RNA. Sob estresse ambiental, o sistema endócrino libera glicocorticoides (ou seja, cortisol) e o sistema nervoso simpático libera catecolaminas, como a norepinefrina. Essas substâncias químicas são detectadas por receptores celulares que iniciam uma cascata de reações intracelulares, resultando na ativação de fatores de transcrição que então se ligam às regiões "reguladoras" do DNA que se encontram a montante da porção codificadora de proteínas de um gene. Assim, no mundo social moderno, a regulação da expressão gênica pelo sistema nervoso central em resposta a estressores sociais reais ou imaginários leva ao aumento da atividade inflamatória e aumenta a suscetibilidade de desenvolvimento de doenças crônicas[28].

A transdução de sinais sociais é o processo pelo qual o sistema nervoso central (SNC) monitora e avalia o ambiente social, interpreta sinais e comportamentos sociais e define se o ambiente circundante é socialmente seguro ou ameaçador. Quando uma ameaça é percebida subjetivamente, o cérebro ativa uma resposta multinível mediada por diversas vias de transdução de sinais sociais: o sistema nervoso simpático (SNS), o eixo hipotálamo-hipófise-adrenal (HPA), o nervo vago e os vasos linfáticos meníngeos. Essas vias permitem que o cérebro altere a expressão gênica de tecidos periféricos, como os leucócitos. Em resposta à adversidade social, os principais produtos finais do SNS, epinefrina e norepinefrina, suprimem a transcrição de genes de interferon do tipo antiviral e aumentam a transcrição de genes de resposta imune pró-inflamatória, como interleucina 1B (IL-1B), interleucina 6 (IL-6) e fator de necrose tumoral (TNF). Esse tipo de resposta é denominada resposta transcricional conservada à adversidade. O principal produto final do eixo HPA, o cortisol, reduz a expressão gênica antiviral e inflamatória de maneira aguda. O cortisol atua ligando-se ao seu receptor citosólico, que pode suprimir a transcrição gênica por interação direta com o coativador, e essa interação inibe a atividade da histona acetiltransferase, resultando no recrutamento ativo da histona desacetilase e inibição da resposta imunológica[29]. Já o estresse social crônico é capaz de desencadear insensibilidade a glicocorticoides, o que pode permitir o aumento da expressão de genes pró-inflamatórios. Os vasos linfáticos meníngeos possibilitam que mediadores imunológicos originários do SNC sejam transportados para a periferia, onde podem exercer efeitos sistêmicos[30].

Dessa forma, o estresse modifica as assinaturas epigenéticas, desempenhando um papel importante na sua adaptação. A diminuição da metilação do DNA em indivíduos sob estresse está associada à maior quantidade de IL-6, logo o padrão epigenético e a desregulação imunológica estão associados ao sofrimento psicossocial. Nos últimos anos, a epigenética mudou completamente a compreensão de como o ambiente de uma pessoa, incluindo o social, afeta a regulação gênica e como isso impacta na saúde do indivíduo ao longo da vida e até mesmo na saúde das gerações futuras. Os processos epigenéticos explicam como o contexto social e as experiências adversas alteram as respostas inflamatórias relacionadas ao estresse ao longo da vida, levando ao desenvolvimento de doenças crônicas. Esse conhecimento é fundamental para a tomada de decisões clínicas baseadas na modificação do estilo de vida, a fim de reduzir o estresse subjacente às vias fisiopatológicas que levam a doenças[31].

Xenobióticos

Substâncias químicas estranhas ao metabolismo humano e com potencial lesivo ao DNA são consideradas xenobióticos. Estes podem ser comuns, a depender dos hábitos de vida, e têm como principais exemplos o uso de bebida alcoólica frequente, a exposição contínua ao fumo e o consumo demasiado de alimentos ultraprocessados, grelhados e defumados. A toxicidade dos xenobióticos é decorrente da necessidade de vias antioxidantes complexas e sujeitas a variações genéticas individuais conhecidas como polimorfismos genéticos. As enzimas dessa reação devem ser eficientes o suficiente para fazer a depuração do agressor e sua eliminação do corpo de forma eficaz; entretanto, se houver um excesso de agressores e uma insuficiência de resposta detoxificantes, há um acúmulo e potencial toxicidade ao material genético nuclear e risco mutacional, provocando lesões no DNA que, se não reconhecidas e corrigidas, podem tornar-se um câncer.

Outro risco da exposição constante aos xenobióticos é o potencial inflamatório crônico e risco ao desenvolvimento de outras doenças crônicas não transmissíveis. O álcool gera a produção de acetaldeídos e EROS, e a exposição ao fumo e ingestão de grelhados, aos policíclicos aromáticos[32].

O álcool é capaz de produzir compostos acetaldeídos que necessitam de vias antioxidantes que consomem a glutationa, o principal antioxidante intracelular. A quantidade e a capacidade antioxidante podem estar em desequilíbrio, o que favorece o surgimento de EROS que permeiam a membrana nuclear e interagem com o material genético, provocando lesões. As lesões podem interferir na afinidade da molécula de DNA como substrato para DNMTs e provocar hipometilação global. O próprio EROS pode estimular vias inflamatórias e proporcionar estímulo à metilação e silenciamento seletivo e aberrante de genes supressores de tumor, impactando na fisiopatologia de cânceres com associação direta ao consumo da bebida[33].

Hidrocarbonetos aromáticos policíclicos (HAPs) são um grande grupo de compostos orgânicos com dois ou mais anéis aromáticos fundidos. Eles têm uma solubilidade relativamente baixa em água, mas são altamente lipofílicos. As principais fontes dessas substâncias são processos industriais associados à queima de petróleo e carvão, incluindo poluição ambiental de escape de veículos automotores e do tabaco. Os HAPs são xenobióticos com alta afinidade lipídica, capazes de permear membranas celulares com potencial risco de interação com o DNA, formando adutos, resultado da ligação covalente com as bases nitrogenadas – essa formação tem potencial mutagênico e carcinogênico. A geração de adutos é uma alteração pré-mutação e, na maioria dos casos, é reconhecida e processada por sistemas de reparo. No entanto, adutos não removidos podem iniciar uma mutação pontual na forma de substituição ou deleção, considerada o primeiro passo no desenvolvimento do câncer.

A detoxificação do HAPs começa pela adição de molécula de oxigênio através da família citocromo p450, posteriormente reagindo o composto formado com antioxidantes como a glutationa, proporcionando a transformação de uma molécula lipofílica em hidrofílica para eliminação através dos rins ou sistema digestório. A toxicidade dos HAPs é progressiva e depende da quantidade exposta e duração da exposição[34].

CONCLUSÃO

A compreensão dos mecanismos epigenéticos para moldagem da expressão gênica e o fenótipo do indivíduo é de suma importância para o desenvolvimento de estratégias terapêuticas, que podem envolver o desenvolvimento de medicações mais específicas, abordagens mais personalizadas e principalmente auxiliar no planejamento de propostas de promoção de saúde e prevenção de doenças baseados em mudanças ambientais e do estilo de vida. Estratégias personalizadas são necessárias para controle e prevenção de doenças hereditárias, entretanto medidas de saúde pública devem ser definidas para impacto à promoção de saúde populacional. Com base nesses conhecimentos, o estilo de vida que promoveria uma melhora reprogramação gênica deve ser:

- Baseado em uma alimentação sem exageros, com a quantidade de energia adequada para o nível de atividade física exercida, com fontes de carboidratos complexos e fibras como tubérculos, cereais integrais, frutas e verduras, baixo em gordura e proteína equilibrada entre proteína vegetal e animal magra.

- Ser ativo, com mistura de exercícios mistos e de forma contínua.
- Promover ações para baixar o estresse, entre as quais um bom convívio social, para sensação de pertencimento a um grupo e segurança, e tempo de sono adequado, proporcionando o dormir à noite.
- Evitar contato prolongado ou desnecessário com xenobióticos com potencial risco à saúde.

A visão epigenética pode auxiliar o profissional de saúde a ser mais preciso, embasado em uma ciência contemporânea e mais efetivo em suas ações.

Para se aprofundar

Artigo: Jabeen A, Malik G, Mir J, Rasool R. Nutrigenomics: linking food to genome. Ital J Food Sci. 2023.

Artigo: Plaza-Diaz J, Izquierdo D, Torres-Martos A, Baig AT, Aguilera CM, Ruiz-Ojeda FJ. Impact of physical activity and exercise on the epigenome in skeletal muscle and effects on systemic metabolism. Biomedicines. 2022;10(1):126.

Artigo: Smeeth D, Beck S, Karam EG, Pluess M. The role of epigenetics in psychological resilience. Lancet Psychiatry. 2021;8(7):620-9.

REFERÊNCIAS BIBLIOGRÁFICAS

1. Reggie GR, Andrea ARP, Velásquez PB, Paola S. Epigenética: definición, bases moleculares e implicaciones en la salud y en la evolución humana. Rev Cienc Salud. 2012;10(1):59-71.
2. Ciaglia E, Montella F, Lopardo V, Basile C, Esposito RM, Maglio C, et al. The genetic and epigenetic arms of human ageing and longevity. Biology (Basel). 2025;14(1):92.
3. Zamudio NM, Scott HS, Wolski K, Lo CY, Law C, Leong D, et al. DNMT3L is a regulator of X chromosome compaction and post-meiotic gene transcription. PLoS One. 2011;6:e18276.
4. Moore LD, Le T, Fan G. DNA methylation and its basic function. Neuropsychopharmacology. 2013;38(1):23-38.
5. Martin EM, Fry RC. Environmental influences on the epigenome: exposure-associated DNA methylation in human populations. Annu Rev Public Health. 2018:39:309-33.
6. Bu S, Ye T, Gao H, Song H, and Zhu Y. Histone methylation and acetylation in cancer: mechanism, progression, and targets. Oncologie. 2025;27(1):29-43.
7. Zhang Y, Reinberg D. Transcription regulation by histone methylation: interplay between different covalent modifications of the core histone tails. Genes Dev. 2001;15(18):2343-60.
8. Genchi G, Sinicropi MS, Lauria G, Carocci A, Catalano A. The effects of cadmium toxicity. Int J Environ Res Public Health. 2020;17(11):3782.
9. Bushati N, Cohen SM. microRNA functions. Annu Rev Cell Dev Biol. 2007;23:175-205.
10. Sato F, Tsuchiya S, Meltzer SJ, Shimizu K. 2011. MicroRNAs and epigenetics. FEBS J 278(10):1598-609.
11. Oestreich AK, Moley KH. Developmental and transmittable origins of obesity-associated health disorders. Trends Genet. 2017;33(6):399-407.
12. Higuchi T, Han Q, Sugisawa N, Yamamoto J, Yamamoto N, Hayashi K, et al. Combination methionine-methylation-axis blockade: a novel approach to target the methionine addiction of cancer. Cancer Genomics Proteomics. 2021;18(2):113-20.
13. Wang Z, Long H, Chang C, Zhao M, Lu Q. Crosstalk between metabolism and epigenetic modifications in autoimmune diseases: A comprehensive overview. Cell Mol Life Sci. 2018;75(18):3353-69.
14. Mirisola MG. The nutriepigenome. Genes (Basel). 2023;14(11):1997.
15. Zhong Y, Lee K, He JC. SIRT1 is a potential drug target for treatment of diabetic kidney disease. Front Endocrinol (Lausanne). 2018;9:624.
16. Li Y, Tollefsbol TO. p16(INK4a) suppression by glucose restriction contributes to human cellular lifespan extension through SIRT1-mediated

epigenetic and genetic mechanisms. PLoS ONE. 2011;6(2):e17421.

17. Rai V. High-fat diet, epigenetics, and atherosclerosis: a narrative review. Nutrients. 2025;17(1):127.
18. Levine DC, Kuo HY, Hong HK, Cedernaes J, Hepler C, Wright AG, et al. NADH inhibition of SIRT1 links energy state to transcription during time-restricted feeding. Nat Metab. 2021;3(12):1621-32.
19. Klotz LO, Carlberg C. Nutrigenomics and redox regulation: concepts relating to the special issue on nutrigenomics. Redox Biol. 2023;68:102920.
20. Centers for Disease Control and Prevention (CDC). Physical activity and health: a report of the Surgeon General. Atlanta: U.S. Department of Health and Human Services; 1996.
21. Plaza-Diaz J, Izquierdo D, Torres-Martos A, Baig AT, Aguilera CM, Ruiz-Ojeda FJ. Impact of physical activity and exercise on the epigenome in skeletal muscle and effects on systemic metabolism. Biomedicines. 2022;10(1):126.
22. Silva DCP, Carneiro FD, Almeida KC, Fernandes-Santos C. Papel dos miRNAs na fisiopatologia das doenças cardiovasculares. Arq Bras Cardiol. 2018;111(5):738-46.
23. Graham ZA, Lavin KM, O'Bryan SM, Thalacker-Mercer AE, Buford TW, Ford KM, et al. Mechanisms of exercise as a preventative measure to muscle wasting. Am J Physiol Cell Physiol. 2021;321(1):C40-C57.
24. Ma Y, Liu H, Wang Y, Xuan J, Gao X, Ding H, et al. Roles of physical exercise-induced MiR-126 in cardiovascular health of type 2 diabetes. Diabetol Metab Syndr. 2022;14(1):169.
25. Ries W, Pöthig D. Chronological and biological age. Exp Gerontol. 1984;19(2):211-6.
26. Lananna BV, Musiek ES. The wrinkling of time: aging, inflammation, oxidative stress, and the circadian clock in neurodegeneration. Neurobiol Dis. 2020;139:104832.
27. Carroll JE, Irwin MR, Levine M, Seeman TE, Absher D, Assimes T, et al. Epigenetic aging and immune senescence in women with insomnia symptoms: findings from the Women's Health Initiative Study. Biol Psychiatry. 2017;81(2):136-44.
28. Neuhaus EC, Slavich GM. Behavioral psychedelics: integrating mind and behavior to improve health and resilience. Front Psychiatry. 2022;13:821208.
29. Biondi M. Effects of stress on immune functions: an overview. In: Ader R, Cohen N, editores. Psychoneuroimmunology. 3. New York: Academic Press; 2001. p. 189-226.
30. Slavich GM. Social safety theory: a biologically based evolutionary perspective on life stress, health, and behavior. Ann Rev Clin Psychol. 2020;16:265-95.
31. Saban KL, Mathews HL, DeVon HA, Janusek LW. Epigenetics and social context: implications for disparity in cardiovascular disease. Aging Dis. 2014;5(5):346-55.
32. Organização Pan-Americana da Saúde. Fatores de risco para doenças crônicas não transmissíveis nas Américas: considerações sobre o fortalecimento da capacidade regulatória. Documento de Referência Técnica REGULA. Washington: OPAS; 2016.
33. Dumitrescu RG. Alcohol-induced epigenetic changes in cancer. In: Dumitrescu R, Verma M. Cancer epigenetics for precision medicine. New York: Humana Press; 2018. (Methods in Molecular Biology, v. 1856).
34. Ewa B, Danuta MŠ. Polycyclic aromatic hydrocarbons and PAH-related DNA adducts. J Appl Genet. 2017;58(3):321-30.

3

Competências fundamentais de médicos e profissionais de saúde e competências de médicos intensivistas em Medicina do Estilo de Vida

André Luiz Moschetta
Fabrícia Dias Maciel
Sley Tanigawa Guimarães

Pontos-chave

- A atuação em Medicina do Estilo de Vida (MEV) requer conhecimentos, habilidades, atributos e valores específicos.
- A MEV estruturou níveis de competência – do generalista ao intensivista – com base no preenchimento de requisitos envolvendo conhecimento e habilidades específicas.
- A prática em MEV exige avaliação de comportamentos, aplicação de diretrizes clínicas, trabalho em equipe e uso de ferramentas como PDSA e telemedicina.
- Estratégias como entrevista motivacional, *coaching* em saúde e modelos psicológicos são essenciais para facilitar a adesão às mudanças e o bem-estar do paciente.
- Médicos certificados como intensivistas aplicam intervenções rigorosas, coordenam cuidados complexos e lideram em prol do manejo de doenças crônicas com base nos seis pilares da MEV.

INTRODUÇÃO

A Medicina do Estilo de Vida (MEV) emergiu como abordagem baseada em evidências para a prevenção, tratamento e, em alguns casos, remissão de doenças crônicas, por meio da modificação de hábitos[1]. Com o crescimento dessa área, diferentes níveis de atuação foram estabelecidos, culminando na necessidade de definições claras de competências fundamentais para médicos e profissionais de saúde e médicos intensivistas em MEV[2,3].

As competências para médicos e profissionais de saúde que aplicam intervenções de estilo de vida (MEV) foram inicialmente publicadas em 2010, no *Journal of the American Medical Association* (JAMA)[4]. Em

2022, foram atualizadas e publicadas no *American Journal of Lifestyle Medicine* (AJLM), para refletir os avanços em seu entendimento e prática[5]. Paralelamente, em 2023, um grupo de especialistas desenvolveu um conjunto expandido de competências para definir o nível de intensivista em MEV, refletindo o escopo mais amplo e profundo da prática clínica desses profissionais, concentrados na estratégia intensiva de tratamento[6].

A publicação do JAMA em 2010 foi direcionada a médicos e profissionais de saúde de atenção primária, que desejassem incorporar princípios da MEV em sua prática. Elas foram organizadas em cinco áreas principais[4]:

Liderança e promoção da saúde: identificar oportunidades de melhoria e incentivar mudanças comportamentais nos pacientes e na comunidade.

Conhecimento científico: compreender as evidências sobre o impacto dos estilos de vida na saúde.

Habilidades de avaliação: identificar riscos e predisposições para doenças relacionadas ao estilo de vida.

Gestão clínica: implementar intervenções baseadas em diretrizes nacionais e internacionais.

Uso de recursos comunitários: trabalhar com equipes interdisciplinares e referenciar pacientes para suporte contínuo. Identificar recursos da comunidade que apoiem os pacientes na melhoria do estilo de vida.

A revisão de 2022 as expandiu para abranger avanços em pesquisa e prática clínica, incluindo novas áreas, como Saúde Planetária – Reconhecimento do impacto ambiental das escolhas alimentares e do estilo de vida; Neurociência e Psicologia Positiva – Aplicação de técnicas de pPsicologia Positiva para promover adesão ao tratamento; e Uso de Tecnologia na MEV – Integração de dados digitais e telemedicina para acompanhamento remoto. Essa versão também reforçou a necessidade de habilidades de coaching em saúde, uso de medidas de adesão a mudanças de estilo de vida e implementação de protocolos interdisciplinares[5].

COMPETÊNCIAS DE PROFISSIONAIS DE SAÚDE[5]

Processos clínicos e abordagens terapêuticas

A MEV propõe uma abordagem prática que prioriza a avaliação de comportamentos e que inclui os chamados "sinais vitais de estilo de vida", permitindo uma compreensão mais abrangente da saúde sem prescindir de sistematização. Devem ser competentes em analisar, implementar as diretrizes clínicas baseadas em MEV, rastrear, diagnosticar, monitorar e descrever o tratamento das doenças. Para que essa abordagem seja eficaz, modelos de cuidado colaborativo, que envolvam equipes interdisciplinares, são essenciais.

A implementação de estratégias para melhoria da qualidade na prática clínica da MEV pode ser facilitada pelo uso de ferramentas como os ciclos Planejar-Fazer-Estudar-Agir (PDSA), os quais possibilitam ajustes progressivos com base na resposta dos pacientes. Além disso, a integração de dados do prontuário eletrônico permite uma personalização mais eficiente do tratamento e melhora a adesão às recomendações[7].

O treinamento no uso da telemedicina e das consultas em grupo surge como estratégias eficazes para ampliar o acesso ao atendimento e fortalecer a adesão dos pacientes às mudanças propostas, aumentando o impacto da MEV na saúde populacional.

Mudança comportamental e psicologia da saúde

A mudança de comportamento é um dos maiores desafios na promoção da saúde, exigindo estratégias que considerem a complexidade da motivação humana e das barreiras individuais. Modelos teóricos, como o modelo transteórico da mudança e a teoria da autodeterminação, oferecem *insights* valiosos sobre os estágios pelos quais os pacientes passam ao tentar modificar hábitos, permitindo intervenções mais eficazes e personalizadas[8,9].

São muitas as ferramentas para a promoção de mudança de hábito e comportamento. Como exemplos de abordagens de alta efetividade, destacam-se a entrevista motivacional e o *coaching* em saúde[10,11]. Intervenções desse tipo ajudam a aumentar a adesão às recomendações e promover um senso de autonomia e autoeficácia nos pacientes[12-14].

Saúde do profissional e promoção da MEV

Profissionais de saúde que adotam hábitos saudáveis exercem um impacto mais significativo ao orientar seus pacientes. Evidências indicam que aqueles que vivem de acordo com os princípios da MEV transmitem mensagens mais autênticas e persuasivas, aumentando a chance de adesão às recomendações. Nesse contexto, fomentar uma cultura pessoal que valorize e modele esses comportamentos potencializa o alcance de suas intervenções[14].

O bem-estar do profissional deve ser tratado como pilar da prática clínica, pois a sobrecarga e o estresse prolongado contribuem para o esgotamento profissional (*burnout*), comprometendo a qualidade do atendimento. Incorporar estratégias de autocuidado e autoavaliação no cotidiano dos profissionais melhora a sua saúde e fortalece a sua atuação na assistência, tornando-os exemplos positivos para seus pacientes[15].

Os médicos e profissionais de saúde também devem atuar como defensores dos princípios da MEV, ampliando sua influência para além do consultório. Ao engajar pacientes, famílias e comunidade, podem contribuir para a formulação de políticas públicas que incentivem escolhas mais saudáveis, promovendo transformações sustentáveis em nível coletivo[16].

Nutrição e alimentação saudável

Nesse contexto, espera-se que o profissional seja capaz de avaliar a alimentação de forma abrangente, identificando padrões dietéticos e possíveis déficits nutricionais. O conhecimento sobre a composição dos alimentos é essencial para orientar escolhas mais saudáveis, incluindo a análise de rótulos e a compreensão dos impactos do processamento alimentar. Também deve ser apto a resumir os principais estudos de nutrição, aplicar prescrições nutricionais baseadas na ciência e utilizar as diretrizes globais pertinentes[17].

A Medicina Culinária surge como abordagem inovadora ao integrar conhecimento nutricional à prática diária, capacitando os pacientes a prepararem refeições equilibradas, dentro de sua realidade socioeconômica e cultural. Sempre que necessário, o encaminhamento para nutricionistas deve ser considerado para um acompanhamento mais detalhado, garantindo um suporte contínuo e eficaz.

Atividade física e exercício

Os profissionais de MEV devem ser capazes de avaliar os diferentes domínios da aptidão física, utilizando ferramentas consolidadas e, com base nos melhores níveis de evidência científica, orientar e acompanhar intervenções. Conhecendo as diretrizes específicas para cada faixa etária e condição clínica, devem-se garantir a segurança e a efetividade do plano de exercícios, quando indicado.

A utilização de ferramentas para avaliar a aptidão física e o nível de sedentarismo é essencial para a personalização das recomendações. Além disso, encaminhar pacientes a profissionais especializados, como educadores físicos e fisioterapeutas, pode ser necessário para um acompanhamento mais detalhado.

Sono

Espera-se que os profissionais da MEV sejam capazes de identificar padrões inadequados de sono e seus impactos fisiológicos, propondo estratégias baseadas no estilo de vida, como a adoção de medidas de higiene do sono e a regulação do ciclo circadiano, adaptadas caso a caso. Em casos mais graves ou refratários, o encaminhamento para especialistas em sono pode ser preciso.

Controle de substâncias de risco

O diagnóstico e o desenvolvimento de planos de tratamento personalizados, que combinem suporte comportamental, estratégias de mudança de hábito e, quando necessário, intervenções farmacológicas, aumentam as taxas de sucesso na cessação. Diretrizes clínicas recomendam abordagens integradas, que levem em conta não apenas os aspectos biológicos, mas também o contexto social e psicológico do indivíduo, garantindo um suporte mais amplo e sustentável para a mudança de comportamento.

Saúde emocional e mental

Ferramentas de rastreamento para a identificação de estresse, depressão e ansiedade permitem intervenções precoces e resolutivas. Identificam-se estressores, elementos controláveis e reações patogênicas de estresse. A relação entre emoções e doenças crônicas deve ser compreendida, para que estratégias eficazes possam ser implementadas.

Métodos de gerenciamento do estresse, como *mindfulness* e técnicas de resiliência, têm se mostrado eficazes na regulação emocional e promoção do bem-estar, compondo também as competências fundamentais.

Conexão social e bem-estar psicológico

Aos profissionais de MEV cabe saber avaliar a saúde social do indivíduo e utilizar estratégias que apoiem atitudes de conexão positiva. Devem estar aptos a propor estratégias para promover conexões significativas e fortalecer redes de apoio. Também devem ser capazes de cocriar e incentivar planos de melhoria para a vida social, com base no melhor conhecimento científico vigente[18].

Competências de Médicos Intensivistas em MEV[6]

Este título significa um nível avançado de habilidades e conhecimento para praticar tratamento intensivo de estilo de vida, com o objetivo clínico de reverter doenças e restaurar a saúde ideal, reservado a médicos que comprovam 1.200 horas de atuação clínica e acadêmica na área, além de outros pré-requisitos. Tal formação permite que os médicos intensivistas em MEV desempenhem um papel destacado no manejo avançado de pacientes que necessitam de intervenções terapêuticas mais focadas e intensas, para reverter ou controlar doenças crônicas relacionadas ao estilo de vida[19]. O conceito de Mudança Terapêutica Intensiva de Estilo de Vida (ITLC – *Intensive Therapeutic Lifestyle Change*) diz respeito à aplicação rigorosa e supervisionada dos seis pilares da MEV em pacientes que apresentam maior complexidade clínica[6].

Em 2023, foi realizada a atualização das características essenciais dos intensivistas, consolidando 46 competências organizadas em seis grandes áreas, que servem como guia para a sua prática, certificação e formação[6].

Aprendizagem e melhoria baseada na prática

Os intensivistas de MEV devem monitorar e avaliar sistematicamente a eficácia das intervenções terapêuticas intensivas e aplicar novas evidências científicas à prática clínica. O uso de tecnologia para rastreamento de progresso, além da integração de dados de saúde digital, é essencial para otimizar os desfechos dos pacientes.

Atendimento ao paciente e habilidades procedurais

Os intensivistas devem demonstrar capacidade avançada de realizar intervenções intensivas para reverter doenças crônicas, ajustando tratamentos de acordo com a gravidade da condição do paciente. Além disso, precisam estar preparados para manejar a desprescrição segura de medicamentos, à medida que os pacientes melhoram por meio da MEV.

TABELA 1 Aprendizagem e melhoria baseada na prática

Competência	Descrição
Monitoramento de tratamento	Uso de dados clínicos para avaliar a evolução das mudanças no estilo de vida e ajustar a abordagem terapêutica.
Uso de tecnologia	Aplicação de plataformas digitais para acompanhar progressos e oferecer suporte remoto aos pacientes.
Pesquisa e inovação	Desenvolvimento e implementação de pesquisas clínicas para validar novas estratégias de intervenção intensiva.

TABELA 2 Atendimento ao paciente e habilidades procedurais

Competência	Descrição
Manejo avançado de doenças crônicas	Aplicação de intervenções intensivas para tratar obesidade, diabetes tipo 2, hipertensão e outras doenças relacionadas ao estilo de vida.
Desprescrição de medicamentos	Redução ou retirada segura de fármacos conforme os pacientes adotam hábitos saudáveis e apresentam melhora clínica.
Individualização do tratamento	Personalização das intervenções terapêuticas conforme as necessidades e condições de cada paciente.

Prática baseada em sistemas

A prática dos intensivistas envolve um modelo multidisciplinar de assistência, exigindo habilidades de coordenação entre diferentes profissionais de saúde para garantir adesão e acompanhamento sustentável das mudanças no estilo de vida.

Conhecimento médico

Os intensivistas devem ter conhecimento aprofundado da fisiopatologia das doenças crônicas e das abordagens terapêuticas intensivas para a sua reversão por meio de intervenções baseadas na MEV.

Habilidades interpessoais e de comunicação

A comunicação eficaz é fundamental para auxiliar os pacientes na adesão e manutenção das mudanças no estilo de vida, exigindo dos intensivistas técnicas avançadas de motivação e *coaching*.

TABELA 3 Prática baseada em sistemas

Competência	Descrição
Coordenação multidisciplinar	Integração de equipes interprofissionais (médicos, nutricionistas, psicólogos, fisioterapeutas etc.)
Sustentabilidade do tratamento	Desenvolvimento de estratégias para manter a adesão do paciente às mudanças implementadas.
Implementação de telessaúde	Uso de ferramentas digitais para acompanhamento remoto e suporte contínuo ao paciente.

TABELA 4 Conhecimento médico

Competência	Descrição
Compreensão da fisiopatologia	Aplicação de princípios da MEV no controle e na reversão de doenças metabólicas, cardiovasculares e autoimunes.
Aplicação de evidências científicas	Atualização contínua para garantir que as intervenções intensivas sejam fundamentadas em estudos científicos robustos.
Estratégias para mudança de estilo de vida	Desenvolvimento de protocolos personalizados para cada paciente, considerando fatores genéticos, ambientais e comportamentais.

TABELA 5 Habilidades interpessoais e de comunicação

Competência	Descrição
Comunicação motivacional	Uso de técnicas como entrevista motivacional e psicologia positiva para fortalecer o engajamento dos pacientes.
Apoio psicológico	Identificação de barreiras emocionais para mudanças no estilo de vida e suporte contínuo aos pacientes.
Educação do paciente	Desenvolvimento de materiais educativos e estratégias para melhorar a compreensão e adesão dos pacientes às recomendações.

Profissionalismo

Os intensivistas devem atuar como modelos e líderes na promoção da saúde, garantindo uma prática ética e baseada em evidências.

TABELA 6 Profissionalismo

Competência	Descrição
Promoção da saúde baseada em evidências	Divulgação da MEV como estratégia primária para a reversão de doenças crônicas.
Liderança na equipe de saúde	Coordenação de equipes interdisciplinares para oferecer o melhor suporte ao paciente.
Educação contínua	Compromisso com a atualização científica e participação em programas de certificação e treinamento.

CONCLUSÃO

A consolidação das competências fundamentais em MEV, tanto para médicos e profissionais de saúde quanto para médicos intensivistas, sinaliza a maturidade crescente dessa abordagem como eixo estruturante da assistência à saúde contemporânea. Ao integrar conhecimentos científicos atualizados, habilidades interpessoais, atributos éticos e atuação centrada no paciente, a MEV expande significativamente o escopo da prática clínica e o impacto do profissional na promoção da saúde[5,20]. A definição clara de competências para distintos níveis de atuação, do generalista ao intensivista, contribui para a qualificação da formação, a padronização da prática e o fortalecimento da articulação com políticas públicas. Além disso, esse referencial orienta o desenvolvimento de currículos acadêmicos, programas de educação continuada e modelos de avaliação profissional, consolidando a MEV como estratégia clínica robusta, capaz de responder de forma integrada, personalizada e sustentável aos desafios epidemiológicos e sociais do século XXI[20].

Para se aprofundar

Artigo: Lianov LS, Adamson K, Kelly JH, Matthews S, Palma M, Rea BL. Lifestyle medicine core competencies: 2022 update. Am J Lifestyle Med. 2022;16(6):734-9.

Artigo: Kelly JH, Lianov L, Shurney D, Guimarães ST, Palma M, Esselstyn C, et al. Lifestyle medicine intensivist competencies: 2023 Expert Consensus Update. Am J Lifestyle Med. 2023;18(1):141-9.

Livro: Clayton JS, Bonnet J. Foundations of lifestyle medicine board review manual, 4. ed. American College of Lifestyle Medicine; 2023.

REFERÊNCIAS BIBLIOGRÁFICAS

1. Clayton JS, Bonnet J. Foundations of lifestyle medicine board review manual, 4. ed. American College of Lifestyle Medicine; 2023.
2. Kelly J, Karlsen MC, Lianov L. Establishing competencies for physicians who specialize in the practice of lifestyle medicine. Am J Lifestyle Med. 2020;14(2):150-4.
3. Lianov L, Rosenfeld R. The case for physician training and certification in lifestyle medicine. Am J Lifestyle Med. 2022;17(2):326-30.
4. Lianov L, Johnson M. Physician competencies for prescribing lifestyle medicine. JAMA. 2010;304(2):202-3.
5. Lianov LS, Adamson K, Kelly JH, Matthews S, Palma M, Rea BL. Lifestyle medicine core competencies: 2022 update. Am J Lifestyle Med. 2022;16(6):734-9.

6. Kelly JH, Lianov L, Shurney D, Guimarães ST, Palma M, Esselstyn C, et al. Lifestyle medicine intensivist competencies: 2023 expert consensus update. Am J Lifestyle Med. 2023;18(1):141-9.
7. Sagner M, Rossner S, Binns A, Egger G. Lifestyle Medicine: Lifestyle, the Environment and Preventive Medicine in Health and Disease. 3. ed. Academic Press; 2017.
8. Feldman MD, Christensen JF, Satterfield JM. Behavioral medicine: a guide for clinical practice, 5. ed. Nova Iorque: McGraw-Hill Education; 2019.
9. Prochaska JO, Velicer WF. The transtheoretical model of health behavior change. Am J Health Promot. 1997;12(1):38-48.
10. Deci EL, Ryan RM. Self-determination theory: a macrotheory of human motivation, development, and health. Can Psychol. 2008;49(3):182-5.
11. Fagerlin A, Zikmund-Fisher BJ, Ubel PA. Helping patients decide: ten steps to better risk communication. J Natl Cancer Inst. 2011;103(19):1436-43.
12. Rees S, Williams A. Promoting and supporting self-management for adults living in the community with physical chronic illness: a systematic review of the effectiveness and meaningfulness of the patient-practitioner encounter. JBI Libr Syst Rev. 2009;7(13):492-582.
13. Burgess E, Hassmén P, Welvaert M, Pumpa KL. Behavioral treatment strategies improve adherence to lifestyle intervention programmes in adults with obesity: a systematic review and meta-analysis. Clin Obes. 2017;7(2):105-14.
14. Hardcastle SJ, Hancox J, Hattar A, Maxwell-Smith C, Thøgersen-Ntoumani C, Hagger MS. Motivating the unmotivated: How can health behavior be changed in those unwilling to change? Front Psychol. 2015;6:835.
15. West CP, Dyrbye LN, Shanafelt TD. Physician burnout: contributors, consequences and solutions. J Intern Med. 2018;283(6):516-29.
16. Durrwachter N, Ames ML, Gittelsohn J, Hemmingson TA, Reznar MM, Staffier KL, et al. Role of workplace culture in successful lifestyle medicine implementation: a qualitative case series among health systems in the USA. BMJ Open. 2025;15(3):e087184.
17. GBD 2017 Diet Collaborators. Health effects of dietary risks in 195 countries, 1990-2017: a systematic analysis for the Global Burden of Disease Study 2017. Lancet. 2019;393(10184):1958-72.
18. Khoury B, Sharma M, Rush SE, Fournier C. Mindfulness-based stress reduction for healthy individuals: A meta-analysis. J Psychosom Res. 2015;78(6):519-28.
19. Ornish D, Scherwitz LW, Billings JH, Brown SE, Gould KL, Merritt TA, et al. Intensive lifestyle changes for reversal of coronary heart disease. JAMA. 1998;280(23):2001-7. Erratum in: JAMA. 1999;281(15):1380.
20. Rippe JM. Physician education and lifestyle medicine: a key to the future. Am J Lifestyle Med. 2024;18(6):724-6.

4

O desafio do *gap* intenção-mudança e as teorias para a promoção da mudança comportamental

Daniela Panisi de Oliveira

Pontos-chave

- Mudanças comportamentais enfrentam um obstáculo significativo entre a intenção e a execução, influenciado por fatores emocionais, hábitos automáticos e contextos ambientais.
- Teorias como a do comportamento planejado, transteórico, autodeterminação e HAPA ajudam a entender e intervir em diferentes fases da mudança, cada qual com forças e limitações.
- As emoções influenciam profundamente a tomada de decisão, sendo essencial trabalhar a consciência emocional e a autorregulação para sustentar mudanças.
- Estratégias como planos de implementação, construção de hábitos, apoio social e uso de tecnologia aumentam a eficácia da mudança, especialmente quando integradas a abordagens psicocorporais.

INTRODUÇÃO

Hoje em dia, um dos grandes desafios clínicos é a mudança de comportamento. As informações são acessíveis, e, muitas vezes, as pessoas recebem as orientações dos profissionais de saúde, fazem seus planos para mudar, mas, quando chega o momento de colocar a ação planejada em prática, a maioria desses planos vai por água abaixo. Como as resoluções de ano-novo, que mal duram o primeiro mês, testemunhamos nossos pacientes voltarem aos seus hábitos automáticos mais rápido do que eles mesmos gostariam. Muitas vezes a frustração é tamanha que acabam desistindo de uma mudança que seria extremamente benéfica, não apenas para a sua longevidade, mas, principalmente, para a sua qualidade de vida ao longo dos anos.

Por vezes, acreditamos que o comportamento humano é o alicerce das escolhas relacionadas à saúde. Entretanto, esquecemos de levar em consideração a subjetividade e o histórico de vida de cada pessoa com quem trabalhamos, os quais podem contribuir ou atrapalhar nesse processo.

Podemos dizer que existe um desafio significativo entre a intenção e a mudança real. Podemos querer muitas coisas nessa vida, mas de fato fazê-las exige esforço. Este capítulo explora as bases psicológicas da lacuna entre a intenção de mudança e a real ação. Apresenta teorias-chave e oferece práticas embasadas cientificamente para promover mudanças sustentáveis.

Podemos começar na tentativa de compreender essa lacuna. Sheeran[1] aponta um fato interessante: 50% das intenções saudáveis não se traduzem em ações. Segundo a pesquisa, os desafios mais relevantes para não ação são:

- Falta de planejamento: intenções gerais como "comer mais saudável" carecem de estratégias concretas.
- Hábitos estabelecidos: padrões automáticos muitas vezes sobrepõem-se à motivação consciente.
- Fatores emocionais: estresse, ansiedade e outras emoções podem minar a capacidade de autocontrole.
- Contextos ambientais: ambientes que promovem escolhas não saudáveis dificultam a adoção de novos hábitos.

Diante desses desafios, podemos deduzir que não basta mudar o ambiente, como também não basta trabalhar motivação e sentido da mudança. Precisamos trabalhar na conscientização, na voluntariedade das atitudes e na relação do sujeito consigo mesmo e com o ambiente que o cerca.

TEORIAS SOBRE MUDANÇA DE COMPORTAMENTO

Atualmente as pesquisas nos oferecem algumas teorias que têm sido bem aceitas no campo da mudança de comportamento. Vamos passar brevemente por cada uma delas e fazer uma pequena análise crítica de cada uma.

Teoria do comportamento planejado de Ajzen[2]

Propõe que o principal determinante de um comportamento é a intenção. Esta pode ser influenciada por três componentes principais:

- Atitude em relação ao comportamento: são as crenças da pessoa a respeito das consequências de um comportamento. Elas podem ter uma avaliação positiva ou negativa. Por exemplo, se uma pessoa acredita que comer verduras melhora a saúde e que isso seja algo positivo, terá uma atitude favorável a comer mais verduras. Entretanto, todos já vivemos e testemunhamos exemplos em nossas vidas que nos mostram que as atitudes formadas nas relações que estabelecemos ao longo de nossa história pessoal são mais fortes em predizer comportamentos do que a realidade das informações[3].
- Normas subjetivas: é a percepção da pessoa sobre a aprovação ou desaprovação de outras pessoas importantes em sua vida sobre um determinado comportamento (o famoso "mas o que vão pensar?"). Esse componente destaca como a influência social pode afetar os processos de tomada de decisão e as inten-

ções. Uma pesquisa realizada por Ybarra e Trafimow[4] indica que normas subjetivas têm maior impacto em culturas coletivistas (em que é valorizada a conformidade com expectativas sociais). Já em culturas individualistas, esse efeito é mais moderado.

- Controle comportamental percebido: é a percepção da pessoa sobre sua capacidade de realizar um comportamento, levando em consideração tanto fatores internos (como habilidades, motivação, força de vontade) quanto externos (ambiente, recursos, tempo etc.). Um conceito similar ao da autoeficácia de Bandura[5], porém enfatizando os desafios ambientais. Armitage e Conner[6] apontam que esse componente, além de influenciar a intenção, tem impacto direto sobre o comportamento, principalmente em situações em que fatores externos limitam o controle (Figura 1).

Embora a intenção explique aproximadamente 28% da variação de comportamento, a lacuna entre intenção e ação é ainda significativa, especialmente nas áreas da saúde[7]. Estratégias como planos de ação podem reduzir essa lacuna, ajudando a automatizar comportamentos em contextos específicos[8].

Entretanto, devemos considerar que os planos de ação raramente conseguem prever todas as situações possíveis – em sua maioria, imprevisíveis. O modelo parece subestimar a influência emocional em nossos comportamentos e tomada de decisão.

Lieberman[9] sugere que fatores automáticos superam a intenção consciente em ambientes de alta pressão (lembrando que a sociedade pós-moderna em que vivemos é uma sociedade que exerce constante pressão por desempenho). Precisamos também considerar que o contexto cultural também pode modificar significativamente a relação entre normas subjetivas e comportamento[10]. Assim, é preciso aplicar a teoria adaptando-a culturalmente.

Modelo transteórico de mudança[11]

Este modelo descreve a mudança como um processo cíclico que acontece em estágios. Cada estágio sugere um nível de pron-

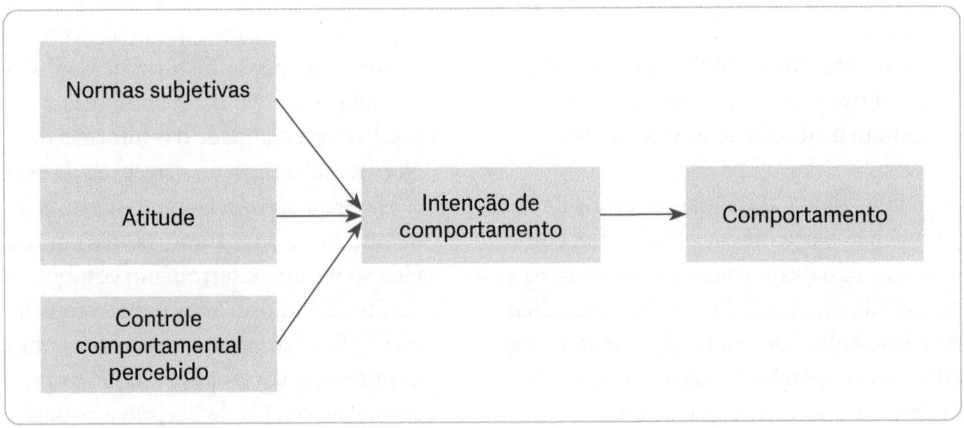

FIGURA 1 Imagem ilustrativa da teoria do comportamento planejado de Ajzen.
Fonte: Ajzen, 1991[2].

tidão para mudança, o quanto a pessoa está preparada para realmente mudar. A seguir, apresentamos os cinco estágios contemplados pelo modelo transteórico:

- Pré-contemplação: nesse estágio, as pessoas não consideram nenhuma mudança em um futuro próximo (consideramos o tempo de 6 meses como futuro próximo). Muitas vezes o comportamento nem é reconhecido como prejudicial, com alta resistência à mudança, e a consciência dos benefícios desta é baixa. Os autores[12] sugerem intervenções focadas na sensibilização e educação sobre as consequências do comportamento atual. São exemplos: campanhas de conscientização; educação sobre os impactos negativos de determinado comportamento; compartilhamento de exemplos reais de mudanças e histórias inspiradoras.
- Contemplação: aqui as pessoas começam a perceber que existe um prejuízo e consideram a possibilidade de mudança. Existe a intenção da mudança, entretanto o compromisso ainda não é firme o suficiente. Nessa fase, é comum o conflito entre os custos e benefícios, gerando muitas vezes confusão. São importantes estratégias motivacionais para ajudar a superar a hesitação e fortalecer os benefícios da mudança[13]. Por exemplo: entrevistas motivacionais para explorar e resolver ambivalências; reforçar benefícios da mudança dando exemplos possíveis personalizados; criar lista de prós e contras.
- Preparação: nessa fase, as pessoas têm a intenção de agir em breve (dentro de no máximo 1 mês) e já existe uma preparação. São feitas formulações de ação e algumas pequenas ações iniciais em direção à mudança. Norcross et al.[14] sugerem que nessa fase o profissional pode oferecer suporte e ajudar a estabelecer planos de ação concretos envolvendo metas SMART (específicas, mensuráveis, alcançáveis, relevantes e com tempo/prazos); incentivar a busca de recursos e suporte social; detalhar o máximo possível o início do comportamento desejado (podendo, inclusive, usar técnicas de visualização).
- Ação: aqui acontecem as mudanças concretas de comportamento. Essa fase exige esforço e empenho significativo, e, muitas vezes, recaídas acontecem. A continuidade do processo é o mais importante nessa fase, e, para isso, são fundamentais apoio social, reforço positivo e estratégias de enfrentamento das adversidades (que sempre estarão presentes). Aqui podemos utilizar estratégias, como sempre reconhecer os progressos, fazendo uma lista dos pequenos passos alcançados; apoio social contínuo; treinamento de habilidades para superar desafios e evitar recaídas.
- Manutenção: essa fase é alcançada quando o comportamento desejado é sustentado por pelo menos 6 meses. É preciso se concentrar na consolidação dos novos hábitos e na prevenção de recaídas. Nessa fase é importante desenvolver resiliência em relação aos gatilhos ambientais e emocionais que possam levar a recaídas. As redes de suporte e o reforço contínuo são fundamentais para garantir a estabilidade em longo prazo[15]. Enquanto estratégia, podemos continuar com o uso de planos de ação para lidar com situações de risco; monitorar e ajustar os planos e as metas; incentivar o envolvimento em comunidades ou redes que promovam o comportamento saudável.

Devemos considerar que a transição entre os estágios, apesar de ser descrita de maneira linear, não acontece dessa forma. As pessoas podem recair muito antes de chegar ao estágio de manutenção, da mesma maneira que podem estar na ação e retornar à contemplação ou pré-contemplação (Figura 2)[13]. Segue gráfico ilustrativo do modelo:

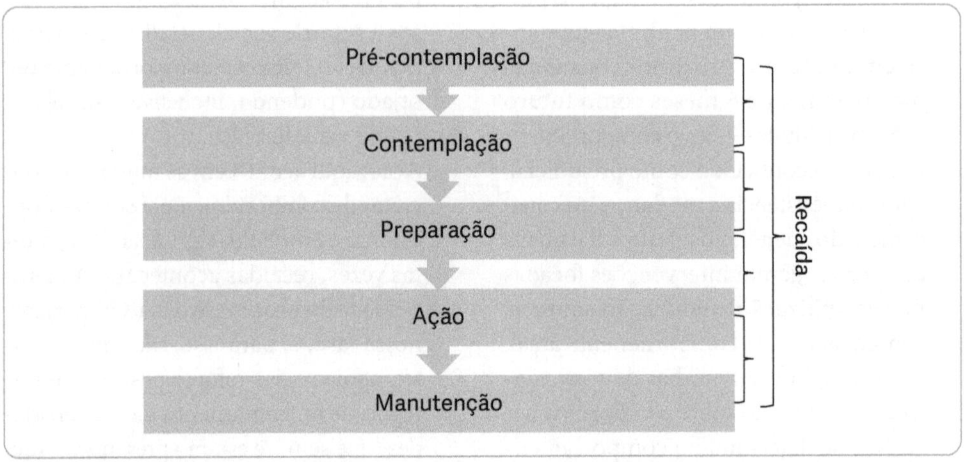

FIGURA 2 **Gráfico ilustrativo do modelo transteórico de mudança.**

O modelo transteórico de mudança tem sua eficácia comprovada por diversos estudos empíricos para comportamentos específicos, como em programas de cessação de tabagismo e perda de peso. Brug et al.[15] apontam para uma eficácia menor do modelo em mudanças multifacetadas como melhora de saúde mental ou bem-estar geral. Outra crítica comum é a dependência de autorrelatos para a classificação dos estágios, pois pode induzir a vieses.

Teoria da autodeterminação[16,17]

Essa teoria propõe a motivação em um contínuo:

- Desmotivação: a pessoa não possui intenção ou energia para agir.
- Motivação extrínseca: subdividida em quatro formas de regulação:
  - Externa: o comportamento é controlado por recompensas ou punições externas.
  - Introjetada: há uma internalização parcial dos valores externos, mas a pessoa age movida por pressões internas como culpa ou necessidade de aprovação.
  - Identificada: a pessoa reconhece e aceita os valores externos, mesmo que a atividade não seja agradável.
  - Integrada: os valores estão completamente alinhados com o objetivo e a identidade pessoal. É a forma mais autônoma de motivação extrínseca.
- Motivação intrínseca: ocorre quando a pessoa faz a atividade pelo prazer e satisfação que o comportamento proporciona. É o extremo mais autodeterminado do contínuo.

Os autores destacam três necessidades psicológicas básicas que promovem a motivação intrínseca e o bem-estar:

- Autonomia: trata-se da percepção de controle sobre as próprias ações e decisões. Se as pessoas sentem que suas escolhas são voluntárias e autênticas, ficam mais predispostas a se engajar em atividades com dedicação em longo prazo.
- Competência: relacionada à sensação de eficácia e capacidade de realizar tarefas. As atividades que fornecem oportunidades para dominar habilidades e apresentam *feedback* positivo aumentam a motivação intrínseca. Nesse sentido, estabelecer metas progressivas e alcançáveis oferece a experiência de sucesso em diferentes etapas de uma construção de um novo hábito.
- Relacionamento: envolve a conexão social e a valorização por outras pessoas. Existe um aumento na probabilidade de manutenção de um comportamento desejado quando as pessoas participam de grupos de suporte ou estão em ambientes que promovam apoio social.

A Figura 3 apresenta o gráfico ilustrativo da teoria.

Ng et al.[18] destacam que pessoas cujas necessidades psicológicas básicas (autonomia, competência e relacionamento) são atendidas têm maior probabilidade de manter comportamentos saudáveis, provavelmente por experimentarem satisfação intrínseca que colabora na manutenção do comportamento mesmo na ausência de recompensas externas. Esse estudo também mostra que a motivação extrínseca (baseada em reforços externos) pode levar a mudanças de curto prazo, mas é menos eficaz na sustentação em longo prazo.

Um dos principais desafios percebidos na aplicação dessa teoria são as condições sociais e econômicas discrepantes que impactam diretamente as oportunidades de satisfação das necessidades psicológicas básicas. Ryan e Deci[19] demonstram que pessoas em situações de vulnerabilidade econômica enfrentam desafios estruturais que limitam a autonomia e a possibilidade de desenvolvimento de competências, dificultando o engajamento em comportamentos saudáveis. Em sociedades coletivistas, o relacionamento com outros pode ter mais relevância do que a autonomia, exigindo adaptações culturais para aplicação da teoria[20].

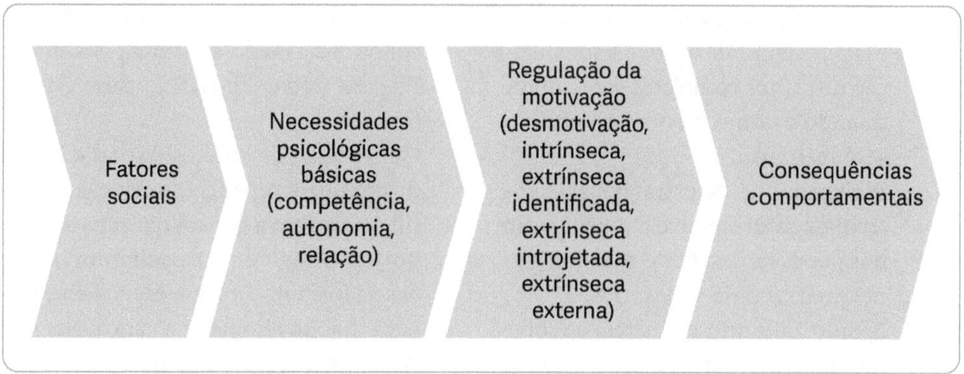

FIGURA 3 Teoria da autodeterminação.

Health Action Process Approach (HAPA)[21]

Este modelo tenta preencher a lacuna entre a intenção e a ação da mudança e é usado para explicar como as intenções se transformam em ações. Para isso, destaca o papel do planejamento e da autoeficácia. O modelo foca em dois estágios principais:

- Fase motivacional: a pessoa avalia a possibilidade de mudança. Esta é influenciada por três fatores:
  - Risco percebido: para despertar a intenção de agir, é necessária a conscientização dos riscos associados ao comportamento e aos benefícios da mudança.
  - Expectativas de resultado: as intenções para mudança serão mais fortes se a pessoa acreditar que os resultados da mudança serão positivos e superarão os esforços e custos necessários.
  - Autoeficácia: nessa fase, estratégias como dividir metas em etapas menores e alcançáveis podem aumentar a confiança na capacidade pessoal.
- Fase volitiva: envolve o planejamento e a execução do comportamento. São destacados dois processos principais:
  - Planejamento de ação: é a formulação de planos completos sobre onde, quando e como o comportamento será realizado.
  - Planejamento de estratégias de enfrentamento: envolve a antecipação dos possíveis desafios e as estratégias necessárias para superá-los.
  - Monitoramento e ajustes: envolve acompanhar continuamente as ações e ajustar planos.

Nessa fase, reconhece-se que, mesmo após a formação da intenção, desafios e imprevistos fazem parte do processo e podem impedir a ação. Reforço positivo, suporte social e uso de tecnologias como aplicativos de monitoramento podem ser de grande valia para superação desses desafios[22].

A Figura 4 mostra o gráfico ilustrativo do modelo.

Esse modelo é amplamente reconhecido por sua aplicação prática e flexibilidade. Entretanto, desconsidera fatores emocionais e contextuais que podem influenciar ambas as fases do modelo. Além disso, a transição entre as fases raramente ocorre de maneira linear. As complexidades assinalam a necessidade de adaptações personalizadas que possam integrar suporte emocional e contexto ambiental.

ESTRATÉGIAS BASEADAS EM EVIDÊNCIA

Podemos perceber que todas as teorias têm aspectos em comum. Podemos destacar algumas intervenções baseadas em evidência que podem ser utilizadas dentro dos modelos:

- Planejamento de implementação: desenvolvido por Gollwitzer[23], essa estratégia transforma intenções em planos concretos usando a fórmula "se-então". Ex.: "Se estiver chovendo, farei exercícios em casa".
- Construção de hábitos: Wood e Neal[24] dizem que a repetição e criação de gatilhos ajudam a consolidar novos comportamentos, como associar um hábito desejado a um contexto específico e tornar o hábito simples e alcançável.
- Apoio social: o suporte de amigos e comunidades é parte essencial para au-

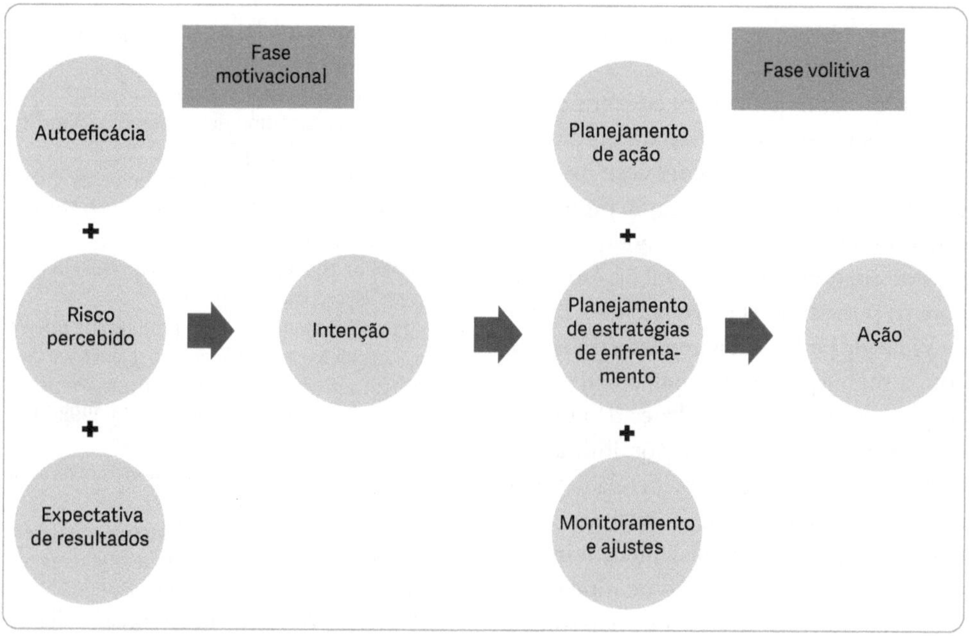

FIGURA 4 *Health Action Process Approach* (HAPA).
Fonte: Schwarzer, 2008[21].

mento de adesão e continuidade de novos comportamentos[25].

- Uso de *feedback* e monitoramento: usar a tecnologia com aplicativos e diários pode ajudar as pessoas a monitorar o progresso, desenvolvendo a conscientização e o engajamento[26].
- Prevenção de recaídas: identificar gatilhos e planejar respostas específicas para os gatilhos.

DISCUSSÃO E CONCLUSÃO

Embora cada teoria contribua significativamente para ajudar na mudança comportamental, todas apresentam limitações se empregadas de maneira isolada. Não conseguem abarcar a complexidade das relações entre subjetividade humana e ambiente e falham veementemente em considerar o alicerce da mudança de comportamento: a regulação emocional[27].

Atualmente, muitos autores em Neurociências e Psicologia reconhecem a importância quase mandatória das emoções na tomada de decisões. Damásio[28] diz que as emoções são processos biológicos, acontecem em nosso corpo e comunicam estados internos, fornecendo-nos sinais do que devemos fazer conosco (atacar, proteger, encolher, ir em direção ao mundo). Essa atitude é que nos levará a determinados comportamentos. Portanto, devemos aprender, e ensinar nossos clientes, a ter consciência desses processos internos para, assim, influenciar sua duração e intensidade. Essa influência é o que chamamos de regulação emocional[29]. Diversas abordagens podem trabalhar fornecendo suporte para a mudança de comportamento, como *tai chi chuan*[30,31], EMDR[32,33], prática formativa[34], entre outras[35-37].

Assim, juntamente com educar nossos pacientes sobre o processo de mudança, personalizar as intervenções com base no estágio de mudança de cada um, promover a autonomia e incorporar tecnologias para suporte contínuo, seria de vital importância para os profissionais de Medicina e Estilo de Vida que pudessem aprender a trabalhar com a regulação emocional. Abrir espaço para as emoções e padrões de atitude que a pessoa experiencia, possibilitando gentilmente que a relação correlacionada com o novo comportamento apareça e seja trabalhada, pode diminuir significativamente a lacuna entre a intenção de mudar e a ação real. Keleman nos diz que não somos aquilo que dizemos ou pensamos sobre nós, mas aquilo que fazemos conosco. Como profissionais, precisamos trabalhar para ampliar nossos recursos internos e, assim, poder dar suporte para que nossos pacientes consigam usar as teorias apresentadas de maneira integrada e compreendendo como regular suas emoções, a fim de alcançarem seus objetivos.

Para se aprofundar

Livro: Feldman MD, Christensen JF, Satterfield JM. Behavioral medicine: a guide for clinical practice, 5. ed. New York: McGraw-Hill Education; 2019.

Livro: Michie S, Atkins L, West R. The behaviour change wheel: a guide to designing interventions, 1. ed. London: Silverback Publishing; 2014.

Artigo: Sheeran P. Intentionehavior relations: a conceptual and empirical review. Eur Rev Soc Psychol. 2002;12(1): 1-36.

REFERÊNCIAS BIBLIOGRÁFICAS

1. Sheeran P. Intention-behavior relations: a conceptual and empirical review. Eur Rev Soc Psychol. 2002;12(1):1-36.
2. Ajzen I. The theory of planned behavior. Organ Behav Hum Decis Process. 1991;50(2):179-211.
3. Fishbein M, Ajzen I. Predicting and changing behavior: the reasoned action approach. New York: Psychology Press; 2010.
4. Ybarra O, Trafimow D. How priming the private self or collective self affects the relative weights of attitudes and subjective norms. Personality and Social Psychology Bulletin. 1998;24(4): 408-18.
5. Bandura A. Self-efficacy: the exercise of control. New York: W.H. Freeman; 1997.
6. Armitage CJ, Conner M. Efficacy of the theory of planned behaviour: a meta-analytic review. Br J Soc Psychol. 2001;40(Pt 4):471-99.
7. Sheeran P, Webb TL. The intention–behavior gap. Soc Pers Psychol Compass. 2016;10(9): 503-18.
8. Gollwitzer PM, Sheeran P. Implementation intentions and goal achievement: a meta-analysis of effects and processes. Adv Exp Soc Psychol. 2006;38:69-119.
9. Lieberman MD, Eisenberger NI, Crockett MJ, Tom SM, Pfeifer JH, Way BM. Putting feelings into words: affect labeling disrupts amygdala activity in response to affective stimuli. Psychol Sci. 2007;18(5):421-28.
10. Conner M, Grogan S, West R, et al. Effectiveness and cost-effectiveness of repeated implementation intentions interventions to reduce alcohol consumption: a phase II randomized controlled trial. Psychol Sci. 2019;30(5):725-36.
11. Prochaska JO, Norcross JC, DiClemente CC. Changing for good: a revolutionary six-stage program for overcoming bad habits and moving your life positively forward. HarperCollins; 1983.
12. Prochaska JO, DiClemente CC. Stages and processes of self-change of smoking: toward an integrative model of change. J Consult Clin Psychol. 1983;51(3):390-5.
13. Velicer WF, Prochaska JO, Fava JL, Norman GJ, Redding CA. Smoking cessation and stress management: applications of the transtheoretical model of behavior change. Homeost Health Dis. 1998;38(5):216-33.

14. Norcross JC, Krebs PM, Prochaska JO. Stages of change. J Clin Psychol. 2011;67(2):143-54.
15. van der Brug W, Popa S, Hobolt SB, Schmitt H. Democratic support, populism, and the incumbency effect. J Democr. 2021;32(4):131-45.
16. Deci EL, Ryan RM. Intrinsic motivation and self-determination in human behavior. Springer; 1985.
17. Deci EL, Ryan RM. The "what" and "why" of goal pursuits: human needs and the self-determination of behavior. Psychol Inq. 2000;11(4):227-68.
18. Ng JYY, Ntoumanis N, Thøgersen-Ntoumani C, Deci EL, Ryan RM, Duda JL, et al. Self-determination theory applied to health contexts: a meta-analysis. Pers Soc Psychol Bull. 2012;38(9):1250-78.
19. Ryan RM, Deci EL. Brick by brick: The origins, development, and future of self-determination theory. In: Elliot AJ, editor. Advances in Motivation Science. Cambridge: Elsevier; 2019. p. 111-56.
20. Chirkov V, Ryan RM, Kim Y, Kaplan U. Differentiating autonomy from individualism and independence: a self-determination theory perspective on internalization of cultural orientations and well-being. J Pers Soc Psychol. 2003;84(1):97-110.
21. Schwarzer R. Modeling health behavior change: how to predict and modify the adoption and maintenance of health behaviors. Appl Psychol Int Rev. 2008;57(1):1-29.
22. Sniehotta FF, Scholz U, Schwarzer R. Bridging the intention – behaviour gap: planning, self-efficacy, and action control in the adoption and maintenance of physical exercise. Psychol Health. 2005;20(2):143-60.
23. Gollwitzer PM. Implementation intentions: strong effects of simple plans. Am Psychol. 1999;54(7):493-503.
24. Wood W, Neal DT. A new look at habits and the habit-goal interface. Psychol Rev. 2007;114(4):843-63.
25. DiMatteo MR. Social support and patient adherence to medical treatment: a meta-analysis. Health Psychol. 2004;23(2):207-18.
26. Fogg BJ. A behavior model for persuasive design. In: Proceedings of the 4th International Conference on Persuasive Technology. ACM; 2009.
27. Sniehotta FF, Presseau J, Araújo-Soares V. Time to retire the theory of planned behaviour. Health Psychol Rev. 2014;8(1):1-7.
28. Damasio A. O erro de Descartes: emoção, razão e o cérebro humano, 1. ed. Rio de Janeiro: Rocco; 1994.
29. Thompson RA. Emotional regulation and emotional development. Educ Psychol Rev. 1991;3:269-307.
30. Kong J, Wilson G, Park J, Pereira K, Walpole C, Yeung A. Treating depression with tai chi: state of the art and future perspectives. Front Psychiatr. 2019;10:237.
31. Zhang S, Zou L, Chen LZ, Yao Y, Loprinzi PD, Siu PM, et al. The effect of tai chi chuan on negative emotions in non-clinical populations: a meta-analysis and systematic review. Int J Environ Res Public Health. 2019;16(17):3033.
32. Van Der Kolk BA. Beyond the talking cure: Somatic experience and subcortical imprints in the treatment of trauma. In: Shapiro F, editor. EMDR as an integrative psychotherapy approach: experts of diverse orientations explore the paradigm prism. Washington: American Psychological Association; 2002. p. 57-83.
33. Scelles C, Bulnes LC. EMDR as treatment option for conditions other than PTSD: a systematic review. Front Psychol. 2021;12:644369.
34. Keleman S. More or less muscular effort. Berkeley; 2003.
35. Winblad NE, Changaris M, Stein PK. Effect of somatic experiencing resiliency-based trauma treatment training on quality of life and psychological health as potential markers of resilience in treating professionals. Front Neurosci. 2018;12:70.
36. Morrison R, Paz-Díaz C, Gutiérrez P, Frías C, Espinosa A, Soto P, et al. Effects of active meditation on physical and psycho-emotional stress indicators in Chilean health sciences students: a pilot study. Rev Fac Med. 2020;68(4):505-11.
37. Light A. Precarity, affect, and the moving body. Body Mov Dance Psychother. 2023;18(4):246-60.

5

A importância do autocuidado do profissional de saúde e o impacto na saúde dos pacientes

Arthur Hirschfeld Danila
Sergio Pedro Baldassin
Eduardo de Castro Humes
Fernanda Brenneisen Mayer

Pontos-chave

- A saúde física e mental dos profissionais de saúde é crucial para a prestação de cuidados de alta qualidade aos pacientes.
- Problemas de saúde nos profissionais de saúde podem levar a erros, diminuindo a eficácia dos sistemas de saúde.
- Alta prevalência de estresse, *burnout*, depressão e ansiedade é encontrada em profissionais de saúde, afetando negativamente suas vidas pessoais e laborais.
- Há uma correlação direta entre os hábitos de autocuidado dos profissionais de saúde e a saúde de seus pacientes.
- Médicos que não cuidam da própria saúde tendem a negligenciar aconselhamentos sobre estilo de vida saudável aos pacientes.
- Estratégias individuais e organizacionais são necessárias para promover o autocuidado entre os profissionais de saúde.

INTRODUÇÃO

Os profissionais de saúde são pilares essenciais nos sistemas de saúde em todo o mundo. No entanto, o estresse inerente à profissão e mal gerenciado pode levar a problemas como abuso de substâncias, dificuldades de relacionamento, depressão e até suicídio[1]. Evidências científicas apontam que muitos profissionais de saúde enfrentam problemas de saúde significativos, incluindo estresse patológico, fadiga, *burnout*, depressão e dependência química. Esses problemas não apenas afetam o bem-estar deles, como também têm implicações diretas na qualidade do atendimento prestado aos pacientes[2] e no desempenho dos sistemas de saúde[3].

Este capítulo aborda a importância do autocuidado entre os profissionais de saúde e como isso impacta a saúde dos pacientes. Exploraremos a visão dos profissionais de saúde também como seres humanos, a relação entre seu trabalho e a saúde mental, o impacto de seus hábitos em sua saúde e na de seus pacientes e estratégias para promover mudanças positivas.

A VISÃO DO PROFISSIONAL DE SAÚDE COMO TRABALHADOR E SER HUMANO

Expectativas sociais e a realidade do profissional de saúde

Historicamente, a sociedade construiu uma imagem idealizada dos médicos - e, de maneira ampliada, dos profissionais de saúde - como seres infalíveis, sempre disponíveis e emocionalmente inabaláveis para cuidar dos enfermos. Essa expectativa criou uma pressão significativa sobre os profissionais, levando-os a negligenciar seu próprio bem-estar em prol do cuidado aos outros. A cultura muitas vezes reforça essa visão, tratando qualquer sinal de fraqueza como incapacidade para o exercício adequado da profissão.

O arquétipo do curador ferido

Para desafiar essa visão, o psiquiatra Carl Gustav Jung introduziu o conceito do "curador ferido", baseado no mito de Quíron, um centauro que, apesar de sua própria ferida incurável, tornou-se um curador sábio. Esse arquétipo sugere que profissionais de saúde podem, por meio de sua própria vulnerabilidade e experiência de dor, desenvolver empatia e compaixão mais profundas por seus pacientes[4].

Reconhecendo a vulnerabilidade e promovendo o autocuidado

Ao aceitar a vulnerabilidade como parte inerente da condição humana, os profissionais de saúde podem quebrar o estigma associado ao autocuidado. Isso permite que eles reconheçam a importância de cuidarem de si mesmos, não apenas para seu próprio bem-estar, mas também para melhorar a qualidade do atendimento aos pacientes, como se pode observar na Figura 1[5].

TRABALHO E SAÚDE MENTAL

O trabalho como fonte de identidade e sofrimento

O trabalho desempenha um papel central na formação da identidade pessoal. Para os profissionais de saúde, a prática clínica envolve interações constantes com situações de sofrimento, medo, falhas e morte, o que pode levar ao esgotamento emocional. Além disso, a sobrecarga de trabalho e as demandas cognitivas intensas podem contribuir para o desenvolvimento de transtornos mentais[6].

Estressores específicos da prática clínica

Os profissionais de saúde enfrentam estressores únicos, como a necessidade de tomar decisões críticas rapidamente, lidar com situações de alta carga emocional e interagir com pacientes e familiares em momentos de crise. Além disso, mudanças recentes na prática profissional, como aumento das demandas burocráticas, de comunicação imediata, e conflitos entre as necessidades organizacionais e dos pacientes, aumentam o risco de sofrimento psíquico[2].

Falta de estratégias coletivas de defesa

A tendência individualista da sociedade contemporânea enfraqueceu as estratégias

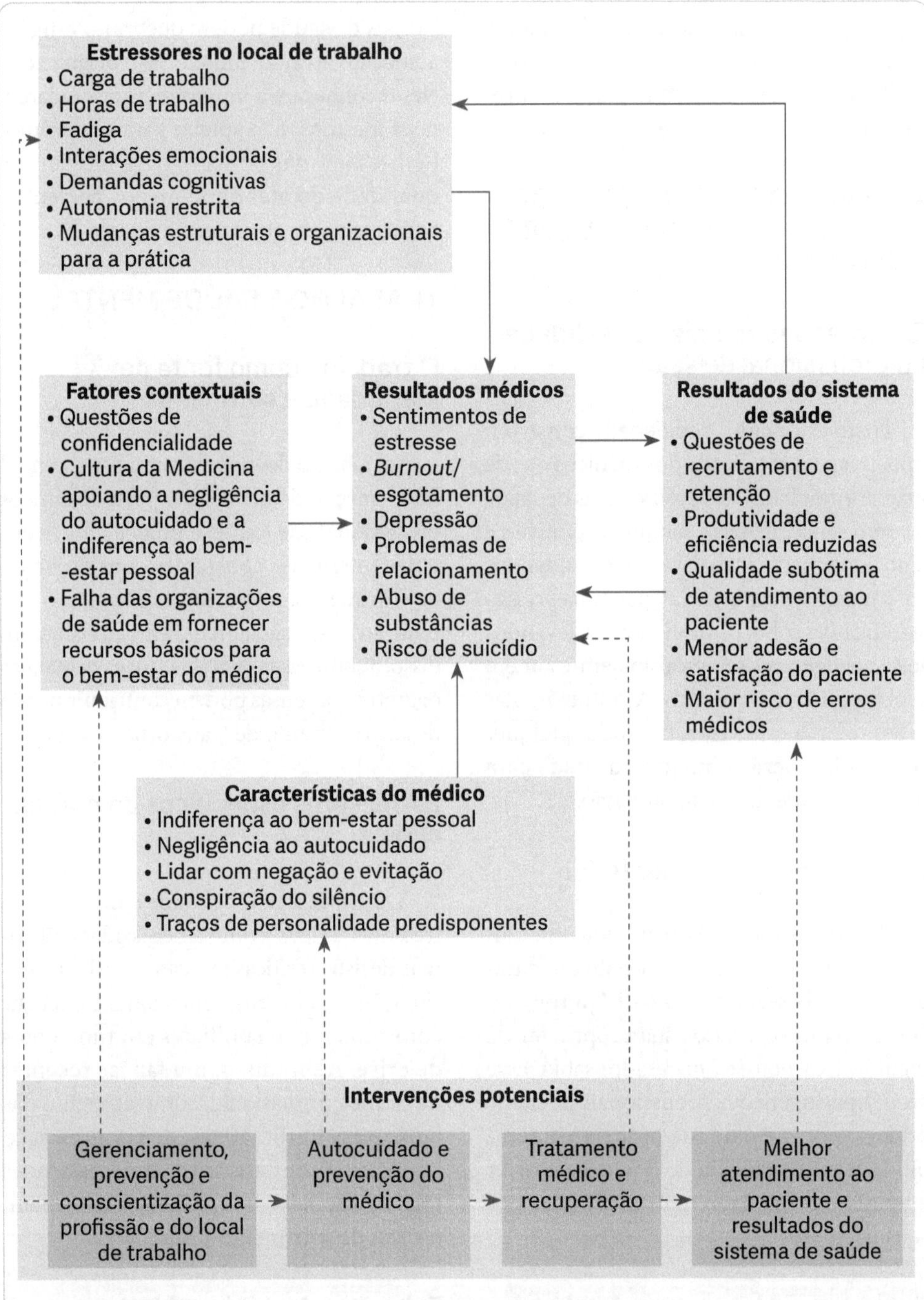

FIGURA 1 Modelo de saúde do médico: fatores que influenciam o bem-estar médico, resultados individuais e sistêmicos, e intervenções propostas para melhorar a saúde dos profissionais e a qualidade do atendimento. Linhas sólidas são suportadas empiricamente; linhas quebradas são links em potencial.

Fonte: adaptada de Wallace, 2009[5].

coletivas de defesa contra o sofrimento no trabalho[7]. A ausência de apoio coletivo torna os profissionais de saúde mais vulneráveis ao estresse e ao *burnout*, pois perdem recursos importantes para proteger sua saúde mental.

O IMPACTO DOS HÁBITOS DOS PROFISSIONAIS DE SAÚDE EM SUA SAÚDE E NA DE SEUS PACIENTES

Negligência do autocuidado

Os profissionais de saúde são estimulados a ter tenacidade, determinação e resiliência; no entanto, quando enfrentam algum sofrimento emocional, essas qualidades diminuem substancialmente[8,9]. Nessas circunstâncias, eles frequentemente negligenciam suas próprias necessidades em prol do cuidado aos pacientes. Estudos mostram que muitos apresentam hábitos de vida inadequados, como má alimentação, sedentarismo e privação de sono[10,11]. Essa negligência contribui para o aumento de doenças crônicas, transtornos mentais e redução da qualidade de vida.

Prevalência de doenças mentais entre médicos e estudantes de Medicina

A incidência de transtornos mentais é alta entre médicos – incluindo os residentes – e estudantes de Medicina[12,15]. No Brasil, uma metanálise encontrou prevalências preocupantes de depressão (30,6%), ansiedade (32,9%) e estresse patológico (49,9%) entre estudantes de Medicina[16]. Internacionalmente, a prevalência de sintomas depressivos entre estudantes de Medicina é de 27,2%, com uma taxa de ideação suicida de 11,1%[17].

Síndrome de *burnout*

A síndrome de *burnout* é um problema significativo entre médicos – incluindo os residentes – caracterizada por exaustão emocional, despersonalização e sensação de reduzida realização pessoal[18]. O *burnout* pode acometer de 45 a 80% dos médicos em algum momento de suas carreiras, variando conforme a especialidade[19-22]. Isso tem implicações diretas na segurança do paciente, aumentando o risco de erros médicos e diminuindo a satisfação do paciente[23].

TABELA 1 Componentes da síndrome de *burnout*

Componentes	Descrição
Exaustão emocional	Sensação de esgotamento emocional e falta de energia
Reduzida realização pessoal	Sentimentos de incompetência e falta de realização profissional
Despersonalização	Desenvolvimento de atitudes cínicas ou indiferentes em relação aos pacientes

Fonte: Maslach et al., 1982[18].

Em meio às altas taxas de *burnout* entre médicos, ligadas ao excesso de demandas e conflitos trabalho-família, o modelo disposto na Figura 3 procura explicar como essas dinâmicas afetam exaustão emocional, satisfação e engajamento profissional. Com isso, estratégias e intervenções – como ajustes na carga horária, flexibilidade nas escalas e promoção de ambientes saudáveis – podem ser organizadas visando mitigar o *burnout* e promover o bem-estar médico de forma sustentável.

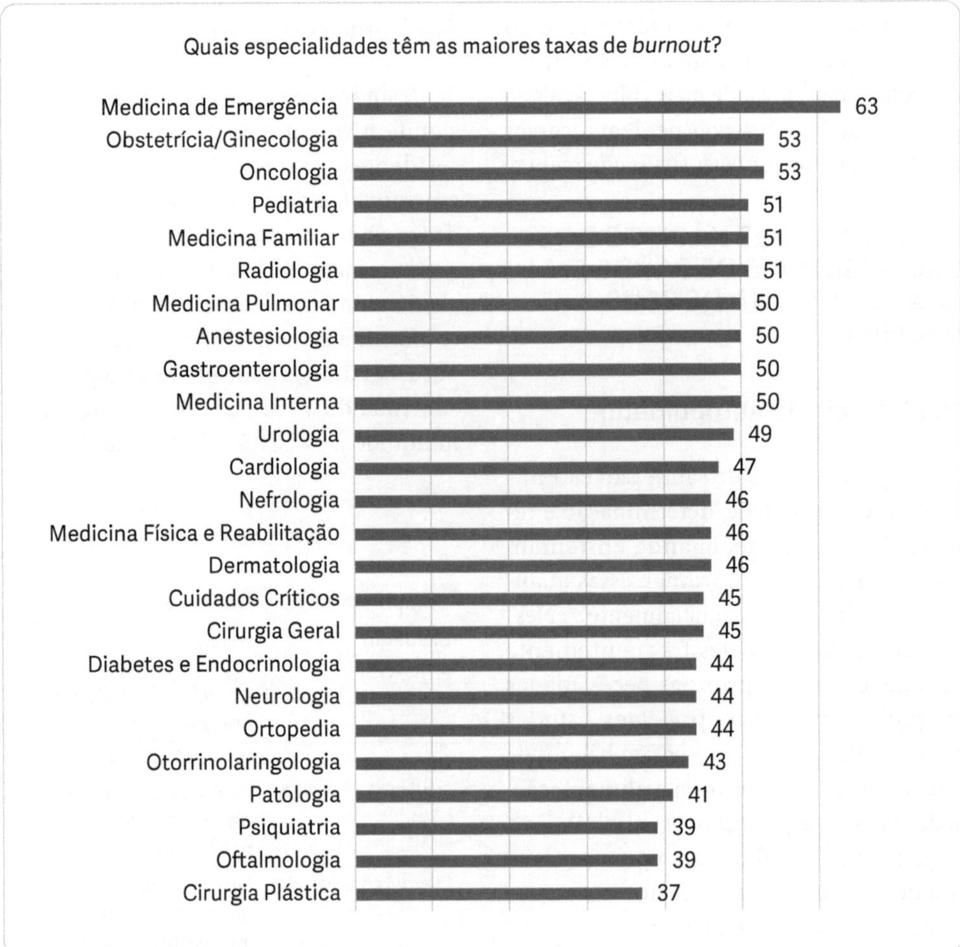
Quais especialidades têm as maiores taxas de *burnout*?
Medicina de Emergência 63
Obstetrícia/Ginecologia 53
Oncologia 53
Pediatria 51
Medicina Familiar 51
Radiologia 51
Medicina Pulmonar 50
Anestesiologia 50
Gastroenterologia 50
Medicina Interna 50
Urologia 49
Cardiologia 47
Nefrologia 46
Medicina Física e Reabilitação 46
Dermatologia 46
Cuidados Críticos 45
Cirurgia Geral 45
Diabetes e Endocrinologia 44
Neurologia 44
Ortopedia 44
Otorrinolaringologia 43
Patologia 41
Psiquiatria 39
Oftalmologia 39
Cirurgia Plástica 37

FIGURA 2 Especialidades médicas que apresentam maiores taxas de *burnout*.
Fonte: Medscape[24].

A promoção do bem-estar médico deve começar ainda na graduação, com programas institucionais que fomentem o autocuidado e se articulem a intervenções individuais e sistêmicas. Medidas de nível individual – como *mindfulness*, prática regular de exercícios físicos e terapia cognitivo-comportamental – demonstram eficácia na redução do *burnout*, evidenciando que a sinergia entre mudanças estruturais e fortalecimento pessoal é essencial[26]. Concomitantemente, ações organizacionais – como redução de carga horária, oferta de suporte administrativo e reconfiguração dos fluxos de trabalho – mitigam a sobrecarga e permitem que o profissional concentre sua energia no cuidado ao paciente. Essas estratégias não apenas promovem a saúde mental dos profissionais, mas também diminuem a incidência de erros e complicações, evitam tratamentos subótimos, elevam a satisfação dos pacientes e reduzem

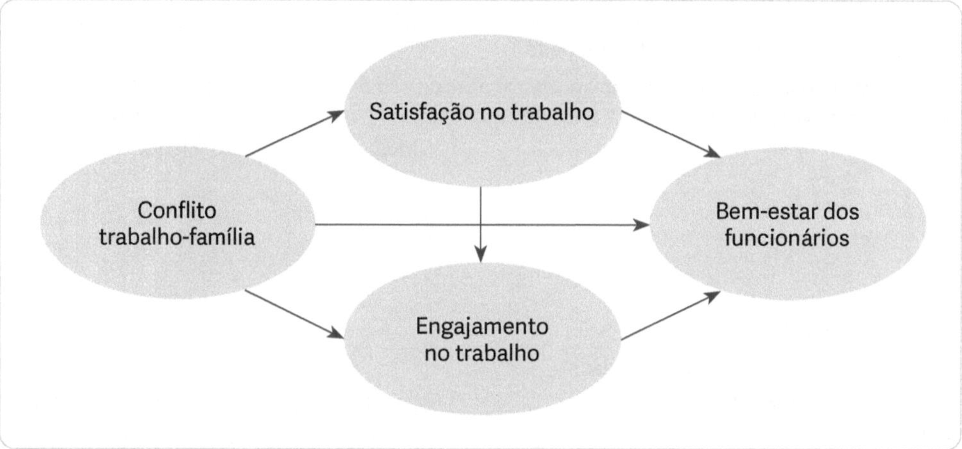

FIGURA 3 Modelo teórico que explora o impacto do conflito trabalho-família no bem-estar dos médicos, destacando os papéis mediadores da satisfação no trabalho e do engajamento no trabalho.

Fonte: Yang et al., 2024[25].

os custos dos sistemas de saúde públicos e privados[27–29].

IMPACTO NA MORTALIDADE DOS MÉDICOS

No estado de São Paulo, um estudo revelou que médicos têm idade média de óbito menor do que a população geral, com causas de morte relacionadas principalmente a doenças cardiovasculares e suicídio[30]. Isso reflete a falta de autocuidado e os efeitos nocivos do estresse crônico na profissão médica e da saúde. Entre estudantes de Medicina brasileiros e internacionais, encontram-se taxas maiores de suicídio do que as respectivas populações de mesma idade. Entre médicos-residentes dos Estados Unidos, um estudo recente mostrou que a principal causa de morte é o suicídio, seguida por neoplasias, acidentes, outras doenças médicas e cirúrgicas e envenenamento acidental por substâncias[15].

INFLUÊNCIA NOS PACIENTES

Os hábitos pessoais dos profissionais de saúde influenciam diretamente suas práticas clínicas. Profissionais com estilos de vida saudáveis têm maior probabilidade de aconselhar pacientes sobre mudanças no estilo de vida, são percebidos como mais críveis e acabam servindo como modelos positivos pelos pacientes[10,31]. Por outro lado, médicos que não cuidam de si tendem a subestimar a importância de orientar os pacientes sobre hábitos saudáveis.

Dados relevantes dos estudos sobre o tema apontam que 53% dos médicos primários relataram sobrepeso ou obesidade em um estudo de 2012[10]. Apenas 36% dos estudantes canadenses de Medicina atenderam às diretrizes de atividade física em 2013[32], e, em uma metanálise, médicos fisicamente ativos apresentaram de 1,4 a 5,7 vezes mais probabilidade de orientar pacientes sobre exercício[33].

TABELA 2 Relação entre o índice de massa corporal (IMC) do médico e a probabilidade de aconselhamento sobre perda de peso

Perspectiva do médico sobre o peso corporal apropriado do paciente para diagnóstico de obesidade e aconselhamento para perda de peso por *status* de peso corporal pessoal, %							
		Imagem do IMC do paciente					
		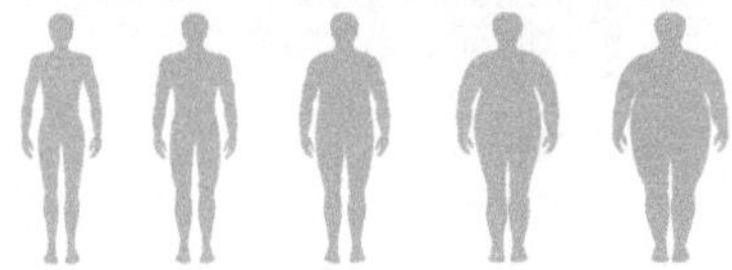					Valor p
Limiar do paciente para...							
Registrar um diagnóstico de obesidade							
IMC do médico	IMC normal (230)	1,6%	0,1%	36,0%	55,0%	6,4%	0,506
	Sobrepeso ou obesidade (N = 267)	0,1%	1,5%	42,0%	50,0%	5,6%	
Iniciar uma conversa sobre perda de peso							
IMC do médico	IMC normal (230)	-	9,3%	72,0%	18,0%	1,1%	0,024
	Sobrepeso ou obesidade (N = 267)	-	5,1%	64,0%	30,0%	1,4%	

Os pesos dos pacientes (da esquerda para a direita) correspondem às seguintes categorias de IMC: IMC normal (18,5-24,9 kg/m^2), sobrepeso (25,0-29,9 kg/m^2), obesidade classe I (30,0-34,9 kg/m^2), obesidade classe 2 (35,0-39,9 kg/m^2) e obesidade classe III (≥ 40,0 kg/m^2). Valor de $p < 0,05$.
Fonte: Bleich SN et al., 2012[10].

ESTRATÉGIAS PARA A MUDANÇA

Estratégias de autocuidado devem ser implementadas já no período da graduação, estimuladas tanto pela prática dos estudantes quanto por programas institucionais[34]. Além disso, essas estratégias devem constar nas diretrizes curriculares nacionais.

Por sua vez, para os profissionais em atuação, as estratégias de autocuidado devem integrar dimensões como alimentação, movimento, sono e práticas mentais, personalizadas de acordo com a motivação e a gravidade do quadro clínico, o que aumenta a adesão e a eficácia.

O autocuidado é um processo contínuo com múltiplas camadas interconectadas. Sua integração à rotina pessoal e profissional previne transtornos, fortalece a resiliência e melhora o bem-estar físico, mental e social, impactando positivamente tanto os profissionais quanto os pacientes.

O cuidado em saúde mental no estilo de vida do profissional de saúde exige uma abordagem cumulativa, em que diferentes domínios se complementam. Quanto maior a integração desses elementos na vida do indivíduo, maior a prevenção de doenças, o fortalecimento da resiliência e a promoção do bem-estar geral, como se pode verificar na analogia do queijo suíço, proposto na Figura 4.

Ambiente

Implementação de programas de bem-estar

A promoção de ambientes de trabalho que incentivem hábitos saudáveis é essencial. Essa preocupação já está presente inclusive durante a formação médica. Programas de acreditação voltados à melhoria da educação médica têm incorporado a segurança emocional como parte de seus requisitos[36].

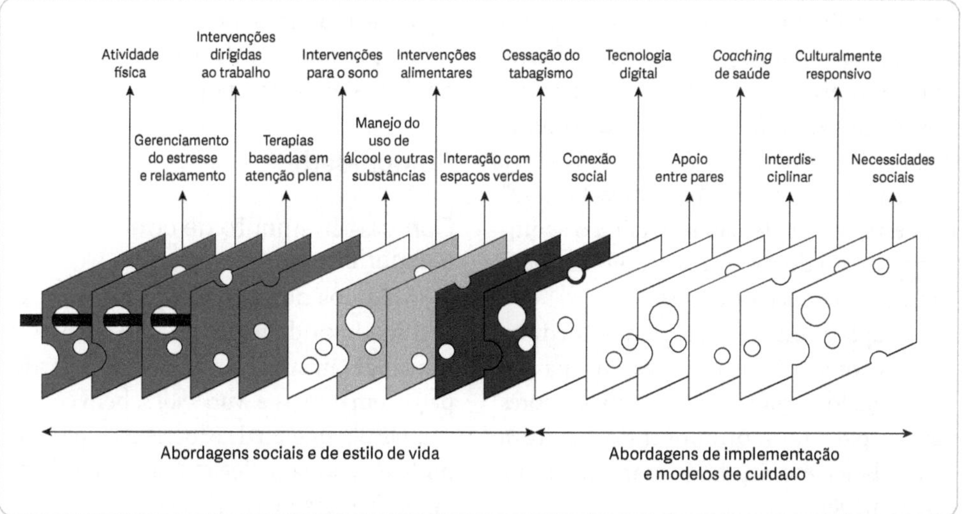

FIGURA 4 Modelo do "queijo suíço" para saúde mental baseada no estilo de vida. O cuidado em saúde mental combina múltiplas abordagens integradas, incluindo mudanças no estilo de vida, equipes interdisciplinares e tecnologia digital. Quanto mais essas camadas são incorporadas, maior a prevenção de doenças, fortalecimento da resiliência e melhoria do bem-estar. A progressão da doença é mitigada por essas intervenções, classificadas por nível de evidência (cinza escuro = B; cinza claro = C; preto = opinião de especialistas; o manejo do uso de álcool e outras substâncias não foi classificado nessa publicação).

Fonte: Marx et al., 2023[35].

Isso inclui oferecer opções alimentares nutritivas nos locais de trabalho, facilitar o acesso a atividades físicas e implementar práticas de redução do estresse, como meditação e yoga[37,38].

Incentivo à atividade física

Programas institucionais que promovem a atividade física, como desafios de passos ou grupos de corrida, podem aumentar a participação dos médicos em exercícios regulares. O uso de tecnologia, como aplicativos e dispositivos vestíveis, também pode incentivar hábitos mais ativos[33].

Pessoal

Para promover mudanças sustentáveis, estratégias baseadas no reconhecimento do estágio de prontidão para mudança e no estabelecimento de metas claras são indispensáveis. O Modelo Transteórico da Mudança[39], por exemplo, oferece uma abordagem estruturada para compreender e orientar as transformações nos hábitos dos médicos. Ele descreve seis estágios: desde a pré-contemplação, na qual não há intenção de mudar, até a manutenção, que envolve sustentar novos comportamentos por períodos prolongados. Essa estrutura permite que os médicos identifiquem em que ponto estão em sua jornada de mudança e adotem estratégias adequadas, considerando suas circunstâncias e desafios específicos.

Outra ferramenta essencial é o uso de metas SMART[40,41]. Essas metas, que devem ser Específicas, Mensuráveis, Atingíveis, Relevantes e Temporais, ajudam a dar clareza e direcionamento ao processo de mudança. Em vez de estipular objetivos vagos, como "fazer mais exercícios", um médico pode definir: "caminhar 30 minutos, três vezes por semana, durante os próximos 3 meses". Essa especificidade não só facilita o acompanhamento do progresso como também aumenta a chance de sucesso.

Ao aplicar essas estratégias, os médicos fortalecem seus recursos pessoais para o autocuidado e criam exemplos inspiradores para os pacientes, promovendo a cultura de mudança em saúde de maneira ampla e sustentável.

Avaliação e planejamento

É importante que os médicos avaliem seu nível de confiança e percebam a importância das mudanças em sua vida. Utilizar ferramentas de autoavaliação pode auxiliar na identificação de obstáculos e no planejamento de estratégias para superá-los[37].

Para verificar se as metas estão bem definidas, é essencial analisar se são mensuráveis e realizáveis dentro do prazo estabelecido. Caso não atendam a esses critérios, devem ser ajustadas. Quando a confiança para atingir a meta é superior a 70%, ela pode ser considerada inteligente e viável. Além disso, é necessário identificar recursos disponíveis, prever desafios e elaborar estratégias para superá-los, conforme representado na Figura 5.

Mesmo para profissionais de saúde, é crucial buscar o apoio de grupos especializados e colegas para criar redes de suporte e monitoramento. Esse acompanhamento regular, aliado à personalização das estratégias de mudança, proporciona uma base sólida para desenvolver e manter hábitos saudáveis em longo prazo.

Comunidade

Compartilhamento de conhecimento e experiências

Médicos que adotam práticas de autocuidado podem atuar como agentes de mudança em suas comunidades. A participação em cursos e *workshops*, bem como o compartilhamento de experiências pessoais, pode incentivar colegas e pacientes a adotarem hábitos mais saudáveis.

Advocacia por políticas de saúde

Profissionais de saúde têm um papel importante na promoção de políticas que incentivem estilos de vida saudáveis na comunidade. Isso pode incluir iniciativas de saúde pública, programas de prevenção e educação sobre saúde[42].

CONCLUSÃO

A promoção do autocuidado desde a graduação é fundamental para a saúde dos profissionais de saúde e tem impacto direto na qualidade do atendimento aos pacientes. Reconhecer a importância de cuidar de si mesmo não é um ato egoísta, mas uma necessidade para garantir a eficácia e a sustentabilidade dos sistemas de saúde. Estratégias que promovam o bem-estar dos médicos beneficiam não apenas os profissionais individualmente, mas também os pacientes e a comunidade em geral.

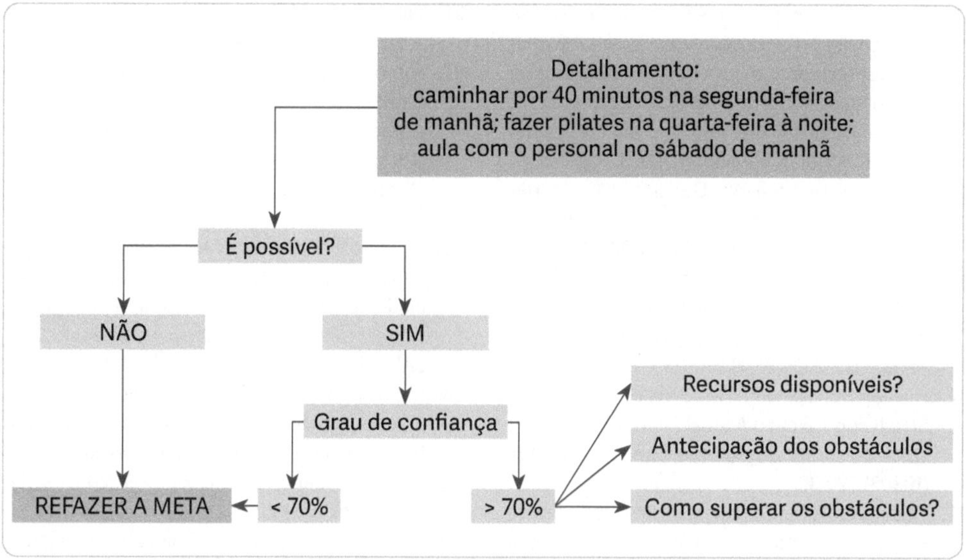

FIGURA 5 **Fluxograma para avaliação da qualidade de metas SMART, considerando mensurabilidade, viabilidade, confiança e estratégias de superação de desafios.**

Para se aprofundar

Livro: Humes EC, Baldassin S, Mayer FB, Danila AH, editores. Manual prático de saúde mental do estudante de medicina. Barueri: Manole; 2024. 204 p.

Explora a importância da discussão sobre saúde mental desde a graduação médica.

Capítulo de livro: Danila AH, Baldassin S. Burnout em estudantes e profissionais da área de saúde. In: Carvalho APL, Mameri-Trés LMA, editores. Burnout na prática clínica, 1. ed. Barueri: Manole; 2022. 288 p.

Aprofunda a discussão sobre *burnout* em estudantes e profissionais da saúde.

Artigo: Guille C, Sen S. Burnout, depression, and diminished well-being among physicians. N Engl J Med. 2024;391(16):1519-27.

Aborda como o bem-estar dos médicos afeta a qualidade do atendimento e propõe intervenções sistêmicas e individuais para mitigar *burnout* e depressão.

REFERÊNCIAS BIBLIOGRÁFICAS

1. Arnetz BB. Psychosocial challenges facing physicians of today. Soc Sci Med. 2001;52:203-13.
2. Levin S, Aronsky D, Hemphill R, Han J, Slagle J, France D. Shifting toward balance: measuring the distribution of workload among emergency physician teams. Ann Emerg Med. 2007;50:419-23.
3. Dunstone DC, Reames HR. Physician satisfaction revisited. Soc Sci Med. 2001;52(6):825-37.
4. Groesbeck CJ. The archetypal image of the wounded healer. J Anal Psychol. 1975;20(2):122-45.
5. Wallace JE, Lemaire JB, Ghali WA. Physician wellness: a missing quality indicator. Lancet. 2009;374(9702):1714-21.
6. Danila AH. A saúde mental do médico jovem. In: Cordeiro Q, Razzouk D, Lima MGA, editores. Trabalho e Saúde Mental dos Profissionais da Saúde. São Paulo: CREMESP; 2015.
7. Arendt H. Origens do totalitarismo. São Paulo: Companhia das Letras; 2013.
8. Calo M, Peiris C, Chipchase L, Blackstock F, Judd B. Grit, resilience and mindset in health students. Clin Teach. 2019;16(4):317-22.

9. Siva N, Martins-da-Silva AS, Galvão LP, Torales J, Ventriglio A, Castaldelli-Maia JM, et al. Exploring depressive and anxiety symptoms among employees from a general hospital in need of mental health treatment: a cross-sectional study. Rev Colomb Psiquiatr. 2023.
10. Bleich SN, Bennett WL, Gudzune KA, Cooper LA. Impact of physician BMI on obesity care and beliefs. Obesity. 2012;20(5):999-1005.
11. Bazargan M, Makar M, Bazargan-Hejazi S, Ani C, Wolf KE. Preventive, lifestyle, and personal health behaviors among physicians. Academic Psychiatry. 2009;33(4):289-95.
12. Harvey SB, Epstein RM, Glozier N, Petrie K, Strudwick J, Gayed A, et al. Mental illness and suicide among physicians. Lancet. 2021;398 (10303):920-30.
13. Baldassin SP, Danila AH, Pereira-Lima K, Humes E de C. Comportamento suicida em estudantes universitários. In: Correa H, editor. Tratado de suicidologia. Belo Horizonte: Ampla; 2022. p. 262–73.
14. Eley DS, Slavin SJ. Medical student mental health – the intransigent global dilemma: contributors and potential solutions. Med Teach. 2024;46(2):156-61.
15. Yaghmour NA, Bynum WE, Hafferty FW, Könings KD, Richter T, Brigham TP, et al. Causes of death among US medical residents. JAMA Netw Open. 2025;8(5):e259238.
16. Pacheco JP, Giacomin HT, Tam WW, Ribeiro TB, Arab C, Bezerra IM, et al. Mental health problems among medical students in Brazil: a systematic review and meta-analysis. Rev Bras Psiquiatria. 2017;39(4):369-78.
17. Rotenstein LS, Ramos MA, Torre M, Segal JB, Peluso MJ, Guille C, et al. Prevalence of depression, depressive symptoms, and suicidal ideation among medical students. JAMA. 2016;316 (21):2214.
18. Maslach C, Zimbardo P. Burnout: the cost of caring. Englewood Cliffs: Prentice-Hall; 1982.
19. Fahrenkopf AM, Sectish TC, Barger LK, Sharek PJ, Lewin D, Chiang VW, et al. Rates of medication errors among depressed and burnt out residents: prospective cohort study. BMJ. 2008; 336(7642):488–91.
20. Rotenstein LS, Torre M, Ramos MA, Rosales RC, Guille C, Sen S, et al. Prevalence of burnout among physicians. JAMA. 2018;320(11):1131.
21. Taking Action against clinician burnout. Washington: National Academies Press; 2019.
22. Junior J, Baldassin S, Humes E, Rocha R, Fernandes C. Burnout em obstetras e ginecologistas. In: Urbanetz A, Luz S, editors. PROAGO – Programa de Atualização em Ginecologia e Obstetrícia. Porto Alegre: Artmed; 2019. p. 75–103.
23. Panagioti M, Geraghty K, Johnson J, Zhou A, Panagopoulou E, Chew-Graham C, et al. Association between physician burnout and patient safety, professionalism, and patient satisfaction. JAMA Intern Med. 2018;178(10):1317.
24. Medscape National Physician Burnout & Suicide Report 2024: the generational divide. [internet]. [cited 2025 Jul 1]. Disponível em: https://www.medscape.com/slideshow/2020-lifestyle-burnout-6012460
25. Yang X, Kong X, Qian M, Zhang X, Li L, Gao S, et al. The effect of work-family conflict on employee well-being among physicians: the mediating role of job satisfaction and work engagement. BMC Psychol. 2024;12(1):530.
26. Guille C, Sen S. Burnout, depression, and diminished well-being among physicians. N Engl J Med. 2024;391(16):1519-27.
27. West CP, Shanafelt TD, Kolars JC. Quality of life, burnout, educational debt, and medical knowledge among internal medicine residents. JAMA. 2011;306(9).
28. Grant A, Rix A, Mattick K, Winterm P, Jones D. Identifying good practice among medical schools in the support of students with mental health concerns. London; 2013.
29. Grant A, Rix A, Winter P, Mattick K, Jones D. Support for medical students with mental health problems: a conceptual model. Academic Psychiatry. 2015;39(1):16–21.
30. Sanchez ZM, Alves HNP, Nogueira-Martins LA, Prado MCO. Estudo da mortalidade dos médicos no Estado de São Paulo, Brasil, no período 2000-2009. Cad Saúde Pública. 2013;29(7):1461-6.
31. Frank E, Wright EH, Serdula MK, Elon LK, Baldwin G. Personal and professional nutrition-related practices of US female physicians. Am J Clin Nutr. 2002;75(2):326-32.
32. Holtz KA, Kokotilo KJ, Fitzgerald BE, Frank E. Exercise behaviour and attitudes among fourth-year medical students at the University of British Columbia. Can Fam Physician. 2013; 59(1):e26-32.

33. Lobelo F, de Quevedo IG. The evidence in support of physicians and health care providers as physical activity role models. Am J Lifestyle Med. 2016 Jan 21;10(1):36–52.
34. Marx W, Manger SH, Blencowe M, Murray G, Ho FYY, Lawn S, et al. Clinical guidelines for the use of lifestyle-based mental health care in major depressive disorder: World Federation of Societies for Biological Psychiatry (WFSBP) and Australasian Society of Lifestyle Medicine (ASLM) Taskforce. World J Biological Psychiatry. 2022;1-54.
35. Knight AP, Rea M, Allgood JA, Sciolla AF, Haywood A, Stephens MB, et al. Bringing needed change to medical student well-being: a call to expand accreditation requirements. Teach Learn Med. 2023;35(1):101-7.
36. Frates B, Bonnet JP, Joseph R, Peterson JA. Lifestyle medicine handbook: an introduction to the power of healthy habits. Newton: Healthy Living; 2018.
37. Kancherla BS, Upender R, Collen JF, Rishi MA, Sullivan SS, Ahmed O, et al. Sleep, fatigue and burnout among physicians: an American Academy of Sleep Medicine position statement. J ClinSleep Medicine. 2020;16(5):803-5.
38. Prochaska JO, Velicer WF. The Transtheoretical model of health behavior change. Am J Health Promotion. 1997;12(1):38-48.
39. Drucker P. Classic Drucker. Boston: Harvard Business Press; 2006.
40. Doran GT. There's a S.M.A.R.T. way to write management's goals and objectives. Manage Rev. 1981;70(11):35-6.
41. Danila AH, Alves AM. A importância do autocuidado médico e como isso pode impactar a saúde dos pacientes. In: Katekawa A, Pimentel CV de MB, Ganimi DC, Martinez D, Machado G, Watanabe J, et al., editors. Medicina do estilo de vida, 1a ed. São Paulo: Editora dos Editores; 2022.

6

O chamado do profissional na defesa dos direitos humanos e de melhorias na saúde pública

André Luiz da Silva

Pontos-chave

- A Medicina do Estilo de Vida (MEV) integra o cuidado clínico com os direitos humanos e a saúde coletiva.
- Profissionais de MEV são promotores da equidade, justiça social e dignidade no cuidado.
- Os pilares da MEV são impactados e atuam sobre os determinantes sociais da saúde.
- A MEV deve estar presente em políticas públicas e práticas intersetoriais.
- *Advocacy*, ética, formação e ação comunitária são dimensões fundamentais da atuação profissional.

INTRODUÇÃO

Vivemos uma pandemia de doenças crônicas não transmissíveis (DCNT), responsáveis por mais de 70% das mortes no mundo[1]. Essas enfermidades são, em sua maioria, resultado de fatores modificáveis do estilo de vida, como má alimentação, sedentarismo, estresse crônico, sono inadequado e uso de substâncias de risco[2].

A MEV, disciplina médica baseada em evidências, propõe a atuação sistematizada sobre esses fatores, por meio de seis pilares fundamentais: alimentação saudável, atividade física regular, sono reparador, manejo do estresse e das emoções, conexões sociais saudáveis e cessação de substâncias nocivas[3].

No entanto, escolhas de estilo de vida não são feitas em vazio. Elas estão condicionadas por fatores econômicos, ambientais, políticos e culturais, conhecidos como determinantes sociais da saúde[4]. Assim, promover um estilo de vida saudável é também promover equidade, justiça social e direitos humanos[5].

Este capítulo propõe um olhar ampliado sobre a atuação do profissional de MEV como defensor de direitos, agente de transformação social e colaborador de políticas públicas.

DETERMINANTES SOCIAIS DA SAÚDE E OS PILARES DA MEV

Os determinantes sociais da saúde – condições em que as pessoas nascem, crescem, vivem, trabalham e envelhecem – explicam entre 30% e 55% das variações de saúde entre indivíduos e populações[6]. Cada pilar da MEV sofre interferência direta desses determinantes:

- O acesso a alimentos saudáveis está associado a políticas de segurança alimentar, educação nutricional e presença ou ausência de desertos alimentares[7].
- A prática de atividade física depende de ambientes seguros, espaços públicos adequados, tempo livre e cultura comunitária[8].
- O sono pode ser afetado por sobrecarga de trabalho, violência urbana, moradias precárias e estresse financeiro[9].
- O gerenciamento do estresse exige acesso a espaços de escuta, serviços de saúde mental e vínculos sociais sólidos[10].
- Conexões sociais e espiritualidade estão relacionadas a estrutura familiar, ambiente comunitário e liberdade de expressão[11].
- O uso de substâncias está ligado a vulnerabilidades sociais e à ausência de políticas preventivas eficazes[12].

A MEV COMO PROMOTORA DE DIREITOS HUMANOS

O artigo 25 da Declaração Universal dos Direitos Humanos afirma que toda pessoa tem direito a um padrão de vida adequado para garantir saúde e bem-estar[13]. O direito à alimentação, ao lazer, ao descanso, à saúde mental, à liberdade, à segurança e à moradia são todos elementos transversais à prática da MEV.

A MEV pode ser, portanto, compreendida como um instrumento de efetivação desses direitos. Ao atuar sobre escolhas de vida, o profissional promove a autonomia, a dignidade e o protagonismo do sujeito[14].

INTERSEÇÕES ENTRE MEV, SAÚDE COLETIVA E POLÍTICAS PÚBLICAS

A MEV pode ser integrada à saúde coletiva por meio da Estratégia de Saúde da Família (ESF), do Programa Saúde na Escola (PSE), das academias da saúde e de ações

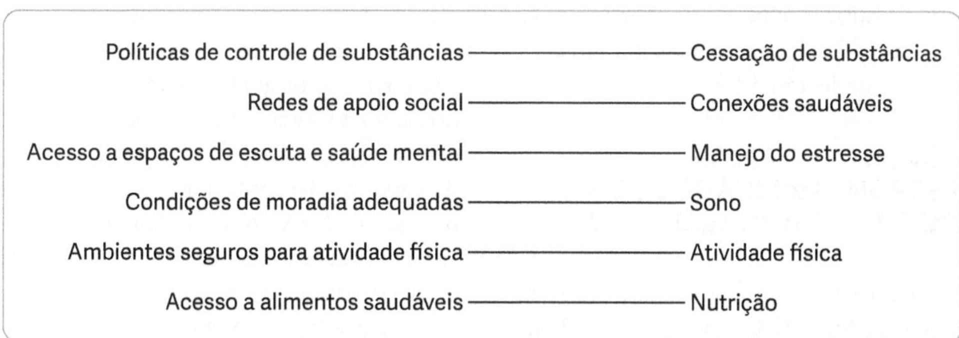

FIGURA 1 Relação entre determinantes sociais da saúde e pilares da Medicina do estilo de vida.
Fonte: adaptada do modelo da Organização Mundial da Saúde, 2008[6].

TABELA 1 Convergências entre os pilares da Medicina do Estilo de Vida e os direitos humanos

Pilar da Medicina do Estilo de Vida	Direito humano relacionado	Exemplo de ação
Alimentação	Direito à alimentação adequada	Implantação de hortas comunitárias
Atividade física	Direito ao lazer e à mobilidade	Criação de ciclovias e espaços públicos de lazer
Sono	Direito à moradia digna	Políticas de redução de ruídos urbanos
Estresse	Direito à saúde mental	Programas de *mindfulness* e escuta nas unidades básicas de saúde
Conexões sociais	Direito à convivência comunitária	Apoio a grupos de idosos, redes solidárias e iniciativas de cuidado
Substâncias nocivas	Direito à proteção contra danos	Ações antitabagismo e álcool em escolas e comunidades

intersetoriais com educação, urbanismo e assistência social[15].

As Diretrizes da Política Nacional de Promoção da Saúde (PNPS) orientam que as ações em saúde devem ser baseadas em evidências, dialogar com os territórios e ter equidade como princípio norteador[16]. A MEV contribui com ferramentas clínicas e comunitárias que materializam essas diretrizes.

Projetos como "Cidades Saudáveis", da Organização Pan-Americana da Saúde/Organização Mundial da Saúde (OPAS/OMS), ou *Blue Zones Project*, nos Estados Unidos, evidenciam que ambientes planejados, políticas públicas e hábitos coletivos saudáveis são determinantes poderosos da saúde populacional[17,18].

ADVOCACY, ÉTICA E RESPONSABILIDADE SOCIAL DO PROFISSIONAL DE MEV

A atuação do profissional de MEV transcende a clínica. O Código de Ética Médica brasileiro reconhece que o médico deve atuar para transformar condições sociais adversas à saúde, denunciar situações de injustiça e contribuir para a construção de *advocacy* em saúde, definida como "a combinação de ações individuais e coletivas destinadas a mudar atitudes, políticas e práticas públicas para promover saúde"[20]. O profissional de MEV é, por natureza, um defensor da vida com qualidade e da dignidade humana.

FORMAÇÃO PROFISSIONAL E INCLUSÃO DA MEV NAS ESCOLAS MÉDICAS

A formação em MEV deve incluir competências clínicas, interprofissionais, comunitárias e ético-políticas[21]. Instituições como o American College of Lifestyle Medicine (ACLM) e o Colégio Brasileiro de Medicina do Estilo de Vida (CBMEV) já estruturam certificações, materiais didáticos e políticas de capacitação continuada[22]. Sugere-se a inclusão da MEV como conteúdo obrigatório na graduação médica e nas residências de Medicina de Família e Comunidade, Clínica Médica, com suas especialidades afins (Endocrinologia, Pneumologia etc.) e Saúde Coletiva, bem como nas formações multiprofissionais[23].

CONCLUSÃO

O profissional de MEV é um agente ético, clínico e social. Seu chamado não é apenas para promover saúde individual, mas para enfrentar iniquidades, transformar realidades e contribuir com um mundo mais justo, saudável e sustentável. A MEV é, assim, uma medicina da esperança e uma abordagem inovadora e disruptiva do futuro da saúde: uma prática baseada em evidências que devolve às pessoas e às comunidades o protagonismo sobre seus corpos, seus vínculos e seus territórios.

Para se aprofundar

Livro: Egger G, Binns A, Rossner S. Lifestyle medicine, 3. ed. Academic Press; 2020.

Livro: Frates EP. Lifestyle medicine handbook: an introduction to the power of healthy habits. CRC Press; 2021.

Artigo: World Health Organization (WHO). WHO Commission on Social Determinants of Health. Closing the gap in a generation. Geneva: WHO; 2008.

REFERÊNCIAS BIBLIOGRÁFICAS

1. World Health Organization. Noncommunicable diseases: key facts. Geneva: WHO; 2023.
2. Katz DL, Frates EP, Bonnet JP, Gupta SK, Vartiainen E, Carmona RH. Lifestyle as medicine. Am J Health Promot. 2018;32(6):1452-8.
3. Egger G, Binns A, Rossner S. Lifestyle medicine. 3. ed. Academic Press; 2020.
4. Braveman P, Gottlieb L. The social determinants of health: it's time to consider the causes of the causes. Public Health Rep. 2014;129(Suppl 2):19-31.
5. Marmot M. Social determinants and the health gap. Lancet. 2015;386(10011):2442-4.
6. World Health Organization (WHO). WHO Commission on Social Determinants of Health. Closing the gap in a generation: health equity through action on the social determinants of health. Geneva: WHO; 2008.
7. Franco M, Diez Roux AV, Glass TA, Caballero B, Brancati FL. Neighborhood characteristics and availability of healthy foods. Am J Prev Med. 2008;35(6):561-7.
8. Srinivasan S, O'Fallon LR, Dearry A. Creating healthy communities. Am J Public Health. 2003;93(9):1446-50.
9. Hale L, Troxel W, Buysse DJ. Sleep health: an opportunity for public health to address health equity. Annu Rev Public Health. 2020; 41:81-99.
10. World Health Organization (WHO). Stress at the workplace. Geneva: WHO; 2019.
11. Holt-Lunstad J, Smith TB, Layton JB. Social relationships and mortality risk: a meta-analytic review. PLoS Med. 2010;7(7):e1000316.
12. Brasil. Ministério da Saúde (MS). Política Nacional sobre Drogas. Brasília: MS; 2020.
13. United Nations. Universal Declaration of Human Rights. 1948.
14. Kickbusch I. The food system: a prism of present and future challenges. BMJ. 2010;361:k242.
15. Brasil. Ministério da Saúde (MS). Estratégia Saúde da Família. Brasília: MS; 2022.
16. 16. Brasil. Ministério da Saúde (MS). Política Nacional de Promoção da Saúde, 3. ed. Brasília: MS; 2020.
17. Organização Pan-Americana da Saúde (OPAS). Projeto Cidades Saudáveis. OPAS/OMS; 2019.
18. Buettner D. The Blue Zones: lessons for living longer from the people who've lived the longest, 2. ed. Washington: National Geographic; 2012.
19. Conselho Federal de Medicina. Código de ética médica. Resolução CFM n. 2.217/2018.
20. World Health Organization (WHO). Advocacy strategies for health and development. Geneva: WHO; 1995.
21. Lianov L, Johnson M. Physician competencies for prescribing lifestyle medicine. JAMA. 2010;304(2):202-3.
22. American College of Lifestyle Medicine. About certification. [acesso em junho de 2025]. Disponível em: https://lifestylemedicine.org
23. Colégio Brasileiro de Medicina do Estilo de Vida. Guia oficial de certificação. São Paulo: CBMEV; 2023.

7

Medicina do Estilo de Vida e Saúde Planetária

Roberto de Almeida

Pontos-chave

- A integração da Medicina do Estilo de Vida com a Saúde Planetária é uma resposta aos desafios sistêmicos da saúde no século XXI.
- A Saúde Planetária reconhece a interdependência entre a saúde humana e a vitalidade dos ecossistemas da Terra, ampliando o paradigma biomédico tradicional.
- O estilo de vida moderno, caracterizado por consumo excessivo e desconexão com a natureza, é um vetor significativo do adoecimento planetário e das desigualdades em saúde.
- A abordagem salutogênica, centrada no fortalecimento de recursos individuais, sociais e ambientais para gerar saúde, oferece uma alternativa à abordagem patogênica, centrada no modelo biomédico curativo.
- A abordagem dos "cobenefícios" mostra como hábitos saudáveis podem simultaneamente promover a saúde humana e mitigar impactos ambientais de alcance planetário.

INTRODUÇÃO

A articulação entre a Medicina do Estilo de Vida (MEV) e a Saúde Planetária configura uma mudança paradigmática na forma como se compreende, promove e sustenta a saúde no século XXI. Ambas as abordagens transcendem o modelo biomédico, que considera a saúde como ausência de doenças e é centrado na identificação, diagnóstico e tratamento das enfermidades a partir de uma perspectiva biológica, individualista e curativa. A MEV e a Saúde Planetária apresentam uma visão ampliada e integrativa da saúde humana como fenômeno complexo, enraizado em múltiplas dimensões biológicas, comportamentais, sociais, ecológicas e civilizatórias.

A Saúde Planetária amplia essa base ao reconhecer a interdependência profunda entre os estilos de vida humanos e a vitalidade dos sistemas naturais da Terra. Nesse contexto, a integração entre MEV e Saúde Planetária não representa apenas uma nova abordagem clínica, mas sim uma reconstrução paradigmática orientada pela saúde civilizatória e pela corresponsabilidade coletiva para que pessoas saudáveis possam viver, de forma equitativa e sustentável, em um planeta também saudável. A proposta deste capítulo é compreender como ainda é possível salvaguardar a saúde humana e a vida na Terra na era do Antropoceno, caracterizada pelos grandes impactos das atividades humanas na biosfera[1].

CONTEXTOS SISTÊMICOS PARA MEV E SAÚDE PLANETÁRIA

A carga global de doenças

O conceito de carga global de doença (*global burden of disease* - GBD) contribui para uma compreensão sistêmica da saúde populacional. A abordagem analítica GBD classifica as doenças e agravos à saúde em três grandes grupos: doenças transmissíveis, maternas, neonatais e nutricionais; doenças crônicas não transmissíveis (DCNT); e causas externas (como acidentes e violências). Segundo a Organização Mundial da Saúde (OMS), as DCNT foram responsáveis por 75% das mortes globais em 2021[2]. Os principais fatores de risco se dividem em categorias comportamentais, metabólicas e ambientais.

A MEV se propõe a mitigar riscos comportamentais e metabólicos; no entanto, a integração com a Saúde Planetária permite também abordar os riscos ambientais sistêmicos por meio de mudanças estruturais nos estilos de vida coletivos e nas políticas públicas. Os esforços para aliviar a carga global das DCNT, agravada pelo adoecimento planetário, dependem de uma nova consciência sistêmica ampliada sobre a importância de cada hábito que compõe o estilo de vida de mais de oito bilhões de pessoas na Terra e, principalmente, sobre como as empresas, instituições, organizações e governos, através de mídias, marketing, políticas e burocracias, influenciam coletivamente os hábitos de estilo de vida da humanidade. A integração entre MEV e Saúde Planetária constitui um imperativo ético para o século XXI[3].

Relatório Lalonde e Carta de Ottawa

O Relatório Lalonde, fundamentado na proposta de Laframboise de dividir o campo da saúde em biologia, estilo de vida, serviços de saúde e ambiente, ampliou o conceito de saúde ao reconhecer que fatores como estilo de vida e ambiente de vida são tão ou mais relevantes que o acesso a serviços médicos[4-6]. Nesse contexto, entende-se por ambiente de vida (*living environment*) a combinação do ambiente socioeconômico e cultural (condições de vida) com o ambiente físico onde moram as pessoas (moradia, transporte, saneamento, áreas verdes, arborização, parques, relações entre áreas urbanas e rurais nos municípios). Essa visão de ambiente de vida é essencial para a interface entre MEV e Saúde Planetária, especialmente nos contextos urbanos onde vive a maioria da população atualmente.

A Carta de Ottawa, documento elaborado durante a Primeira Conferência Internacional sobre Promoção da Saúde, realizada em Ottawa no ano de 1986, foi influenciada pelo Relatório Lalonde e consolidou essa perspectiva ao destacar os determinantes sociais e ambientais como pilares da promoção da saúde. Também propôs estratégias como a criação de ambientes saudáveis e o desenvolvimento de habilidades para a vida, superando os limites do modelo biomédico tradicional[7].

Salutogênese

O conceito de salutogênese, apresentado por Aaron Antonovsky em 1979, propõe uma mudança no paradigma de saúde ao focar na origem da saúde, e não da doença[8]. Em oposição à visão patogênica predominante, Antonovsky introduziu o contínuo saúde-doença (*ease-disease*) no conceito de senso de coerência (SOC), que representa a capacidade de perceber a vida como compreensível, gerenciável e significativa. A salutogênese busca compreender os fatores que movem os indivíduos em direção ao polo da saúde, promovendo uma abordagem centrada no fortalecimento dos recursos internos e externos que sustentam o bem-estar ao longo da vida[9].

Na prática, a salutogênese propõe mobilizar recursos individuais, sociais e ambientais para enfrentar adversidades e promover saúde de forma integral. Essa perspectiva amplia o cuidado em saúde pública e coletiva ao reconhecer que estilos de vida saudáveis precisam estar alinhados a ambientes de vida favoráveis. Assim, a criação de contextos ambientais e comportamentais salutogênicos, que promovam bem-estar físico, mental, social, ecológico e espiritual, torna-se essencial para a prática da MEV integrada à Saúde Planetária, reforçando a corresponsabilidade entre indivíduos, comunidades e instituições.

Hipócrates – precursor da MEV

Hipócrates (460-370 a.C.), considerado o "pai da Medicina", também é reconhecido como precursor da MEV por enfatizar a alimentação e o ambiente como fatores centrais para a saúde, conforme expresso na obra *Sobre Ares, Águas e Lugares*[10]. Embora a famosa frase "Que seu alimento seja seu remédio" não tenha comprovação histórica, ela sintetiza essa visão naturalista, que se opunha às explicações sobrenaturais predominantes à época. Por isso, a MEV ampliada pela Saúde Planetária e integrada à noção de epigenética representa a continuidade do processo de secularização e racionalização iniciado há cerca de 2.500 anos. O comportamento de muitos "pacientes" esperando a cura somente pelos medicamentos e procedimentos ainda representa barreiras socioculturais para um novo patamar de saúde.

Principais críticas à MEV

Culpando a vítima

Apesar do avanço proposto pela MEV, críticas importantes apontam seus limites quando aplicada de forma isolada. Desde 1977, autores como Robert Crawford alertam para o risco de "culpabilização da vítima" nas abordagens preventivas e promotoras de saúde, quando se transfere ao indivíduo toda a responsabilidade pelo cuidado da própria saúde, desconsiderando determinantes sociais e ambientais mais amplos[11]. Mesmo o Relatório Lalonde foi criticado por essa visão reducionista ao tratar os riscos de saúde como autoimpostos[6]. Garry Egger propõe que as causas das doenças crônicas não devem ser atribuídas apenas a comportamentos individuais, mas aos "antropógenos" – fatores sociais e ambientais resultantes de processos históricos como urbanização e desigualdade[12].

Subvalorização dos determinantes sociais e inequidades em saúde

Michael Marmot destaca que as desigualdades sociais, mais do que a pobreza absoluta, são determinantes centrais na disparidade de saúde e longevidade entre populações[13]. A MEV, ao não incorporar plenamente os determinantes sociais da saúde (como renda, escolaridade, insegurança alimentar e mobilidade), torna-se limitada em sua efetividade. Intervenções centradas exclusivamente na mudança de hábitos podem fracassar ou reforçar desigualdades se não considerarem essas barreiras estruturais que limitam o acesso a práticas saudáveis[14].

Subvalorização dos determinantes ambientais e injustiças ambientais

Outro ponto crítico é a subvalorização dos determinantes ambientais. A exposição a poluição, agentes tóxicos, más condições habitacionais e os efeitos das mudanças climáticas contribui significativamente para a carga global de doenças, sendo responsável por até 13 milhões de mortes anuais evitáveis[15,16]. A invisibilidade desses fatores no atendimento clínico, aliada à formação biomédica centrada no indivíduo, impede uma abordagem sistêmica integrada[17]. Grupos mais vulneráveis sofrem com desnutrição, insegurança alimentar e exposição ambiental desproporcional, agravando a sindemia de doenças crônicas e mudanças climáticas[18]. Portanto, é urgente a necessidade de incorporar uma perspectiva ecológica e sistêmica à prática da MEV.

O estilo de vida é chave para saúde humana integrada com Saúde Planetária

O estilo de vida adotado pelas sociedades modernas, caracterizado por padrões de consumo intensivos e insustentáveis, tem sido identificado como um dos principais vetores da degradação ambiental e ameaça à Saúde Planetária. Especialmente a partir da "Grande Aceleração", iniciada na década de 1950, marcada por urbanização desordenada, uso de combustíveis fósseis e produção excessiva de resíduos, que levaram à ultrapassagem de limites ecológicos do planeta[19]. Para além de estilos de vida sustentáveis, torna-se urgente adotar práticas regenerativas, baseadas no cuidado com a vida em todas as suas formas[20]. Nesse contexto, a MEV, integrada à perspectiva da Saúde Planetária, oferece um caminho estratégico para mitigar impactos, fortalecer a resiliência e promover a saúde humana de forma sistêmica e adaptativa aos desafios do século XXI, transformando as ameaças em oportunidades[21].

O PARADIGMA DA SAÚDE PLANETÁRIA

Referências precursoras da Saúde Planetária

A construção do conceito de Saúde Planetária tem raízes históricas que remontam às expansões do entendimento sobre saúde propostas desde meados do século XX. A OMS, em 1948, já propunha a saúde como estado de completo bem-estar físico, mental e social, e não apenas a ausência de doença. Em 1959, Halbert L. Dunn introduziu a ideia de "bem-estar de alto nível", que integra corpo, mente, espírito e ambiente[22].

Ao longo dos anos 1970 e 1980, surgem contribuições fundamentais, como a de Frederick Sargent II, que associou diretamente os sistemas planetários de suporte à vida à saúde humana, e a do grupo Friends of the Earth, que propôs uma expansão da definição da OMS, incluindo explicitamente o bem-estar ecológico. Paralelamente, saberes indígenas e a Medicina holística reforçavam que a interdependência entre seres humanos e natureza é um conhecimento ancestral, resgatado no contexto contemporâneo do movimento da Saúde Planetária como resposta à crise ambiental e ao distanciamento da vida moderna em relação aos ecossistemas[23].

James Lovelock, a partir da teoria de Gaia, propôs a Medicina planetária[24]. Pensadores como Thomas Berry e Per Fugelli alertaram sobre os limites da Medicina tecnológica diante da crise ecológica, enfatizando que não é possível haver humanos saudáveis em um planeta doente. Trevor Hancock, em 1997, formalizou a Saúde Planetária como o determinante máximo do desenvolvimento humano, chamando atenção para a teia de interdependências entre bem-estar social, saúde ambiental, equidade e economia[25].

A ciência do sistema da terra

Os limites do crescimento

Em 1972, o relatório *Os limites do crescimento*, elaborado por uma equipe do MIT para o Clube de Roma, alertou que o modelo econômico baseado em crescimento contínuo poderia levar ao esgotamento dos recursos naturais e a um colapso ambiental no século XXI. Utilizando a dinâmica de sistemas, os autores demonstraram que a biosfera tem limites para sustentar o crescimento populacional, econômico e de poluição, gerando debates intensos e resistência à época[26].

O Antropoceno

Em 2002, Paul Crutzen popularizou o termo "Antropoceno" para definir uma nova era geológica, caracterizada pelo impacto significativo das atividades humanas sobre o sistema terrestre, especialmente desde a Revolução Industrial. A análise de gases aprisionados em geleiras revelou aumentos nas concentrações de dióxido de carbono e metano, indicando que as emissões antropogênicas alteraram drasticamente o clima global, rompendo a estabilidade do Holoceno – período que havia sustentado o florescimento das civilizações humanas por cerca de 12 mil anos[27]. Essa nova época é marcada por padrões humanos de produção, consumo e geração de resíduos intensivos, que ultrapassam os limites de resiliência da biosfera. Ou seja, o estilo de vida da humanidade é insustentável.

A pegada ecológica da humanidade e a biocapacidade do planeta

No Antropoceno, o estilo de vida humano é caracterizado por consumo excessivo, uso intensivo de energia e geração abundante de resíduos. O conceito de pegada ecológica quantifica o uso dos recursos naturais e a produção de resíduos convertidos em hectares globais de solo necessários para regenerar esses recursos e absorver os resíduos gerados. A biocapacidade representa a capacidade do planeta de regenerar esses recursos e absorver os impactos. Em 2010, estimou-se que a pegada ecológica da humanidade era 1,5 vez superior à biocapacidade da Terra, evidenciando um padrão de vida insustentável. Isso significa que estamos consumindo recursos mais rapidamente do que o planeta pode repor, comprometendo a disponibilidade para as futuras gerações[28].

Os limites planetários

Em 2009, Johan Rockström e cientistas do Stockholm Resilience Centre propuseram o conceito de "limites planetários" para definir valores críticos de variáveis que delimitam uma zona segura para a humanidade operar dentro da resiliência do sistema terrestre. Esses nove limites incluem: (1) mudança climática, (2) perda da biodiversidade, (3) alterações nos ciclos de nitrogênio e fósforo, (4) uso da água doce, (5) mudanças no uso do solo, (6) acidificação dos oceanos, (7) destruição da camada de ozônio, (8) poluição química e (9) concentração de aerossóis atmosféricos. Desde então, avaliações científicas indicam que vários desses limites já foram ultrapassados (ver Figura 1), ameaçando a estabilidade ambiental do planeta[30].

A ultrapassagem dos limites planetários reflete a persistência do modelo de "negócios como sempre" (*business as usual*), que ignora os limites ecológicos do crescimento econômico, mantém pegadas ecológicas insustentáveis e demonstra a dinâmica da Grande Aceleração ou a trajetória característica do Antropoceno. Apesar do desafio, a transformação é viável, sendo necessárias políticas públicas inteligentes em todos os sistemas humanos que respeitem os limites planetários para evitar os pontos de não retorno nos ecossistemas[29].

Pontos de não retorno

As mudanças associadas ao Antropoceno, com a progressiva ultrapassagem dos limites planetários, aumentam o risco de atingirmos pontos de não retorno (*tipping points*) – limiares após os quais os sistemas naturais podem entrar em estados irreversíveis, sem possibilidade de retorno às condições estáveis do Holoceno. A superação desses limites pode desencadear efeitos em cascata, desestabilizando outros sistemas interdependentes e agravando a crise ecológica global[29].

Saúde Planetária

A Saúde Planetária surge a partir de um paradigma ampliado de saúde, que integra contribuições históricas sobre a relação entre ambiente e saúde humana com os avanços da ciência dos sistemas da Terra e os estudos sobre limites planetários. Para aprofundar esse entendimento, é essencial considerar também o paradoxo ambientalista e o processo de adoecimento planetário, que fornecem a base conceitual para suas definições e propostas.

Paradoxo ambientalista

Desde a década de 1970, ambientalistas vêm alertando que não é possível haver saúde humana em um planeta ecologicamente doente. Esse alerta era para ser reforçado pelo Millennium Ecosystem Assessment (MEA), conduzido entre 2001 e 2005, que avaliou os impactos das mudanças nos ecossistemas sobre o bem-estar humano e popularizou o conceito de serviços ecossistêmicos – como água limpa, alimentos e regulação climática[31]. No entanto, o MEA revelou um paradoxo: apesar da crescente degradação ambiental, houve avanços no bem-estar humano e no crescimento econômico. As hipóteses para esse paradoxo incluem: (1) medidas imprecisas de bem-estar; (2) dependência de serviços alimentares em expansão; (3) tecnologias que desacoplam

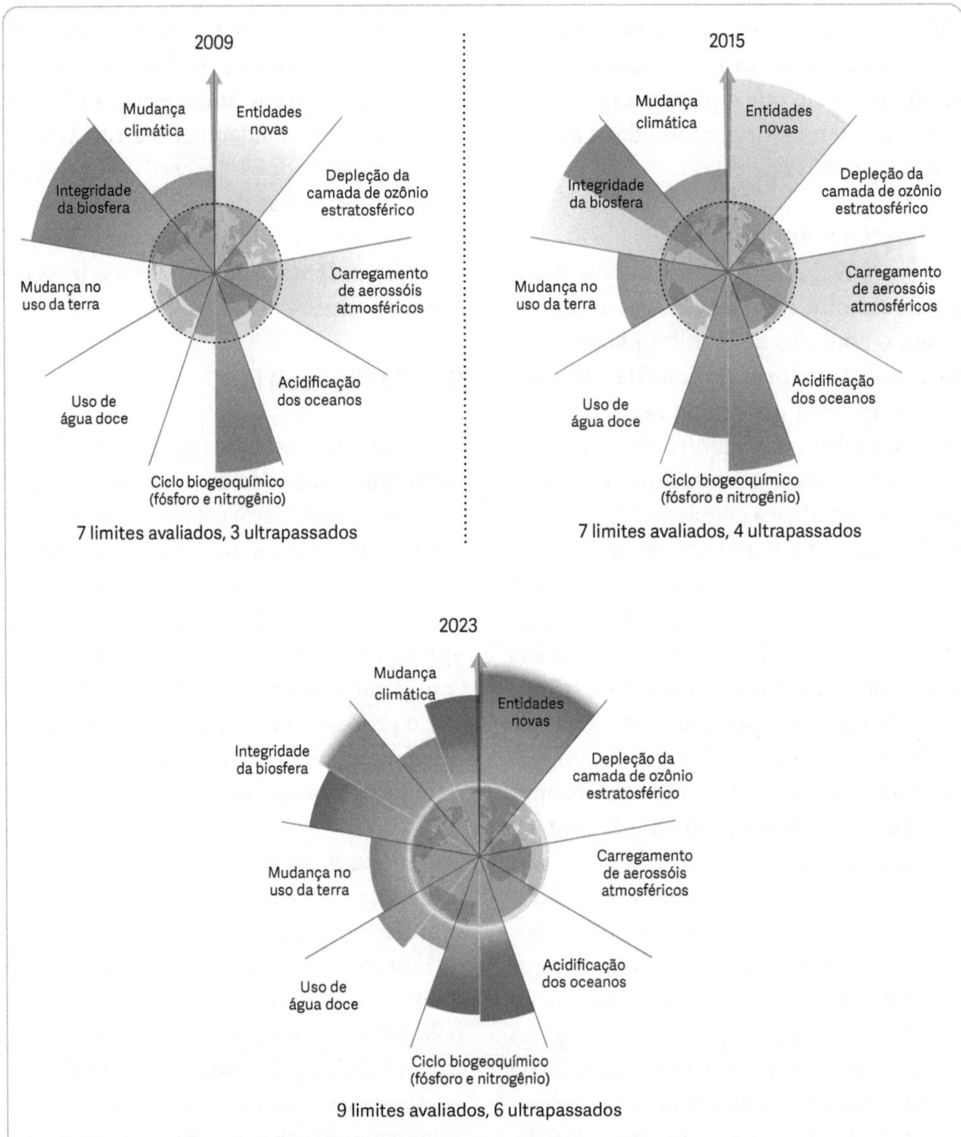

FIGURA 1 **Evolução dos limites planetários.**
Fonte: Azote for Stockholm Resilience Centre, Stockholm University.

o bem-estar da natureza; (4) atrasos nos efeitos das degradações ambientais, que podem impactar o bem-estar futuramente. Todas as hipóteses podem ter seu percentual de veracidade e contribuição na explicação desse paradoxo do bem-estar humano desconectado da saúde dos ecossistemas planetários[32].

Adoecimento planetário

O progresso global em saúde humana nas últimas décadas – evidenciado pelo aumento da expectativa de vida, redução da mortalidade infantil e queda da pobreza extrema – tem ocorrido à custa de uma exploração intensa dos ecossistemas naturais. Esse avanço revela o paradoxo ambientalista: enquanto a saúde humana melhora, o planeta adoece. Em 2015, a Comissão Rockefeller-Lancet sobre Saúde Planetária alertou que essa dinâmica representa uma ameaça à saúde das futuras gerações, pois mudanças climáticas, perda de biodiversidade e escassez de água doce podem reverter os avanços conquistados e aprofundar as desigualdades globais de saúde se não forem enfrentadas de forma urgente e sistêmica[1]. Esse cenário exige uma abordagem compassiva e crítica sobre o comportamento antropocêntrico, característico do Antropoceno, que rompeu a conexão humana com a natureza e comprometeu as redes de interdependência essenciais à vida na Terra.

O pesquisador Daniel Christian Wahl, em seu livro *Design de culturas regenerativas*, propõe que o reconhecimento do parentesco e da profunda comunhão da humanidade com os processos da vida como um todo pode desencadear uma mudança de consciência capaz de aprimorar significativamente tanto a qualidade de vida humana quanto a saúde dos ecossistemas, promovendo uma integração indissociável entre saúde humana e Saúde Planetária[20].

Definições de Saúde Planetária

Em 2014, o manifesto *Da Saúde Pública à Saúde Planetária* (*From Public to Planetary Health*) reintroduziu o conceito de Saúde Planetária como uma filosofia de vida e atitude ética que reconhece a interdependência entre a saúde humana, o bem-estar coletivo e a integridade dos sistemas naturais[33]. Em 2015, a definição amplamente adotada foi apresentada pela Comissão Rockefeller-Lancet, descrevendo Saúde Planetária como: "[...] a conquista do mais alto padrão possível de saúde, bem-estar e equidade em todo o mundo por meio de uma atenção criteriosa aos sistemas humanos — políticos, econômicos e sociais — que moldam o futuro da humanidade, bem como aos sistemas naturais da Terra que definem os limites ambientais seguros dentro dos quais a humanidade pode florescer. Em termos simples, Saúde Planetária é a saúde da civilização humana e o estado dos sistemas naturais dos quais ela depende" (tradução livre)[1].

A *Planetary Health Alliance* complementa essa visão, apresentando que "a Saúde Planetária é um campo transdisciplinar e um movimento social voltado para soluções, que busca compreender e enfrentar os impactos das atividades humanas sobre os sistemas naturais da Terra e suas consequências para a saúde humana e de toda a vida no planeta" (tradução livre). Essas definições revelam um ciclo vicioso: as perturbações humanas no planeta geram desequilíbrios ecológicos que, por sua vez, impactam negativamente a saúde humana.

A Declaração de Canmore, elaborada em 2018 pela rede inVIVO Planetary Health durante um encontro em Canmore (Canadá), propõe como princípio central da Saúde Planetária a vitalidade sustentável de todos os sistemas – naturais, sociais e econômicos –, reconhecendo a interdependência entre eles e o bem-estar humano[34]. Nesse contexto, a Saúde Planetária emerge como resposta à crescente desconexão ecológica causada por atividades humanas, exigindo políticas públicas intersetoriais que integrem determinantes ambientais, como mudanças climáticas, perda de biodiversidade e escassez de recursos, aos cuidados com a saúde coletiva[35].

Quais são as principais ações e iniciativas estratégicas necessárias para apoiar e promover a Saúde Planetária?

Estratégias apoiadoras e promotoras da Saúde Planetária

Uma chamada para profissionais de saúde agirem em prol da Saúde Planetária

Diante das crescentes evidências dos impactos ambientais sobre a saúde, a iniciativa *Clinicians for Planetary Health* propõe o engajamento ativo de profissionais da saúde como agentes de transformação[36]. Os praticantes da MEV estão numa posição estratégica para divulgar essa noção de saúde humana integrada com Saúde Planetária, fortalecendo uma massa crítica capaz de transformar o atual "Antropoceno maligno" em um "Antropoceno benigno", ajudando a humanidade a reconhecer-se como parte do problema, mas também como parte da solução.

Sétimo pilar da MEV – natureza como medicamento

Desde 2016, o movimento da MEV tem adotado a lente da Saúde Planetária com o objetivo de promover "pessoas saudáveis em um planeta saudável". Nesse contexto, a abordagem *nature as medicine* propõe um sétimo pilar não oficial da MEV, baseado no impacto positivo da natureza sobre o bem-estar físico e mental, resgatando o princípio hipocrático da *vis medicatrix naturae* – o poder curativo da natureza. Evidências mostram que a exposição regular à natureza é essencial para a saúde integral e estimula o cuidado empático com os ecossistemas naturais[37].

A noção de cobenefícios é central nessa abordagem, pois integra saúde humana e Saúde Planetária em práticas cotidianas sustentáveis. Um exemplo ilustrativo ocorreu durante a pandemia: ao mudar-se para perto do hospital, o autor passou a correr diariamente até o trabalho, melhorando sua saúde física e, simultaneamente, reduzindo o uso de combustíveis fósseis – uma ação com impacto positivo também para o planeta. Essa experiência concreta exemplifica os cobenefícios gerados por escolhas alinhadas a essa nova perspectiva de saúde integrativa[38].

Cobenefícios: integrando MEV com Saúde Planetária

Os profissionais da saúde do estilo de vida podem utilizar a lente da Saúde Planetária para promover as mudanças no pilar da MEV, enfatizando os cobenefícios para a saúde humana e Saúde Planetária. Na Tabela 1 estão exemplos de cobenefícios nos pilares da MEV e Saúde Planetária.

Daniel Schmachtenberger propõe três cenários futuros, ou "atratores", que representam possíveis destinos da humanidade diante das crises ecológicas, sociais e tecnológicas. O primeiro é o atrator catastrófico, resultado da continuidade do modelo atual (*business as usual*), que leva a riscos como colapso ambiental, guerras e descontrole tecnológico. O segundo é o atrator das distopias controladas, em que, para evitar o colapso, surgem regimes autoritários que priorizam a estabilidade em detrimento das liberdades, mas permanecem frágeis diante da corrupção e da concentração de poder. Como alternativa, Schmachtenberger defende um terceiro atrator, com base na regeneração civilizacional, que requer uma transformação ética, cultural e tecnológica em direção a uma "vitória *omni*", integrando prosperidade humana e equilíbrio ecológico, alinhado aos princípios da Saúde Planetária[39].

TABELA 1 Cobenefícios nos pilares da Medicina do Estilo de Vida e saúde planetária

Pilar da MEV	Benefícios para a saúde humana (exemplos)	Benefícios para a saúde planetária (exemplos)	Ações/exemplos de cobenefícios
1. Nutrição (alimentos integrais baseados predominantemente em plantas)	Redução do risco de doenças crônicas (cardíacas, diabetes tipo 2, certos cânceres), controle de peso, melhora da saúde intestinal.	Redução das emissões de gases de efeito estufa (menor criação de gado), menor uso de terra e água, redução da poluição agrícola por fertilizantes e agrotóxicos.	Adotar uma dieta rica em vegetais, frutas, legumes, grãos integrais; reduzir o consumo de carne vermelha e processada; preferir alimentos locais e sazonais, orgânicos.
2. Atividade física regular	Melhora da saúde cardiovascular, fortalecimento muscular e ósseo, controle do peso, redução do estresse, melhora do humor e sono.	Redução da poluição do ar e emissões de carbono (ao optar por transporte ativo), menor dependência de combustíveis fósseis.	Caminhar ou pedalar em vez de carro particular com combustível fóssil; praticar exercícios ao ar livre (parques, praças).
3. Sono reparador	Melhora da concentração e memória, regulação hormonal, recuperação física e mental, fortalecimento do sistema imunológico.	Usar a noite para dormir com potencial redução do consumo de energia (menos tempo de tela/luzes acesas à noite).	Estabelecer rotinas regulares de sono; criar um ambiente escuro e silencioso; reduzir a exposição a telas antes de dormir.
4. Manejo do estresse	Redução da pressão arterial, melhora do sono, fortalecimento do sistema imunológico, melhora da saúde mental (redução de ansiedade/depressão).	Potencial redução do consumismo (muitas vezes usado como fuga do estresse) ao ter maior apreciação pelas atividades de conexão com a natureza; promoção de comunidades locais mais resilientes e sustentáveis.	Utilizar a conexão com ambientes naturais para terapia e cultivo de bem-estar, através de atividades como banho de floresta, contemplação, atenção plena, meditação, iogas; sair da "correria" e "aceleração" e valorizar o ritmo da natureza, a conexão e a ressonância.

(continua)

TABELA 1 Cobenefícios nos pilares da Medicina do Estilo de Vida e saúde planetária (*continuação*)

Pilar da MEV	Benefícios para a saúde humana (exemplos)	Benefícios para a saúde planetária (exemplos)	Ações/exemplos de cobenefícios
5. Relacionamentos saudáveis (conexão social)	Aumento da longevidade, melhora da saúde mental, maior resiliência ao estresse, sensação de pertencimento e propósito.	Fortalecimento de comunidades locais, maior probabilidade de ações coletivas pró-ambientais (hortas comunitárias, mutirões de limpeza), compartilhamento de recursos (reduzindo o consumo individual).	Fortalecimento de comunidades para ações ambientais coletivas como valorização de áreas verdes, parques, limpeza de rios; praticar empatia e colaboração voluntária em prol de causas da natureza (animais, árvores, pássaros).
6. Evitar o uso de substâncias nocivas (tabaco, álcool em excesso etc.)	Redução drástica do risco de cânceres, doenças pulmonares e cardíacas (tabaco); redução do risco de doenças hepáticas, acidentes (álcool).	Redução do desmatamento, do uso de solo, de água e de agrotóxicos (associados ao cultivo e descarte de tabaco); menor pegada hídrica e energética (associada à produção de álcool); menos lixo com produtos de bebida e cigarro.	Buscar ajuda para abandonar o uso de outras substâncias de risco que diminuam a alienação e desconexão social e com a natureza. Cultivar o estado natural de sobriedade como base para maior consciência de si, das conexões com os outros e com a natureza.
7. Conexão com a natureza (natureza como remédio [***nature as medicine***] – 7º pilar não oficial)	Melhora o bem-estar físico e mental; controle da hipertensão.	Maior valorização, empatia por outras formas de vida e proteção do meio ambiente, influenciando comportamentos pró-ambientais.	Incluir rotinas diárias e semanais de atividades ao ar livre, no sol, em áreas verdes, passeios na natureza.
8. Espiritualidade (reverência pela Vida, conexão com a natureza) - 8º possível pilar não oficial	Promove bem-estar mental e emocional, incluindo senso de significado, propósito e sentido de vida. Fomenta conexões emocionais positivas com a Terra e a natureza e as experiências de transcendência e imanência.	Leva a maior valorização e cuidado com o meio ambiente e respeito pela sua biodiversidade, motivando ações individuais e coletivas em prol da saúde planetária.	Reservar tempo para observar o céu à noite, o cosmos, praticar contemplação na natureza; refletir sobre a complexa interconexão sistêmica entre todos os seres vivos. Sentir-se parte da natureza.

A educação para a Saúde Planetária, baseada no livro *O foco triplo*, busca desenvolver competências para autocuidado, empatia social e responsabilidade ecológica sistêmica, promovendo uma consciência ampliada capaz de sustentar tanto o bem-estar humano quanto a integridade do planeta[40]. A Figura 2 apresenta uma visão esquemática inspirada nessa proposta, aplicada em um projeto de educação ambiental com professores do ensino fundamental em 55 municípios do oeste do Paraná, que adaptou os focos para uma abordagem integrada baseada em valores: autofoco (autoconsciência e autocuidado), heterofoco (relações interpessoais saudáveis) e holofoco (responsabilidade ecológica e cuidado com o planeta), promovendo uma educação orientada à saúde individual, coletiva e planetária[41].

CONCLUSÃO

Profissionais da saúde do estilo de vida (médicos, psicólogos, nutricionistas, educadores físicos, dentistas, fisioterapeutas, farmacêuticos, terapeutas ocupacionais, *coachs* de saúde), enfim, todos são convidados a ampliar o olhar para o estilo de vida com lente da Saúde Planetária. O desafio é imenso, mas precisamos colaborar para criar um terceiro atrator, com um número crescente de pessoas que vivem melhor e se tornam exemplos para atrair mais pessoas.

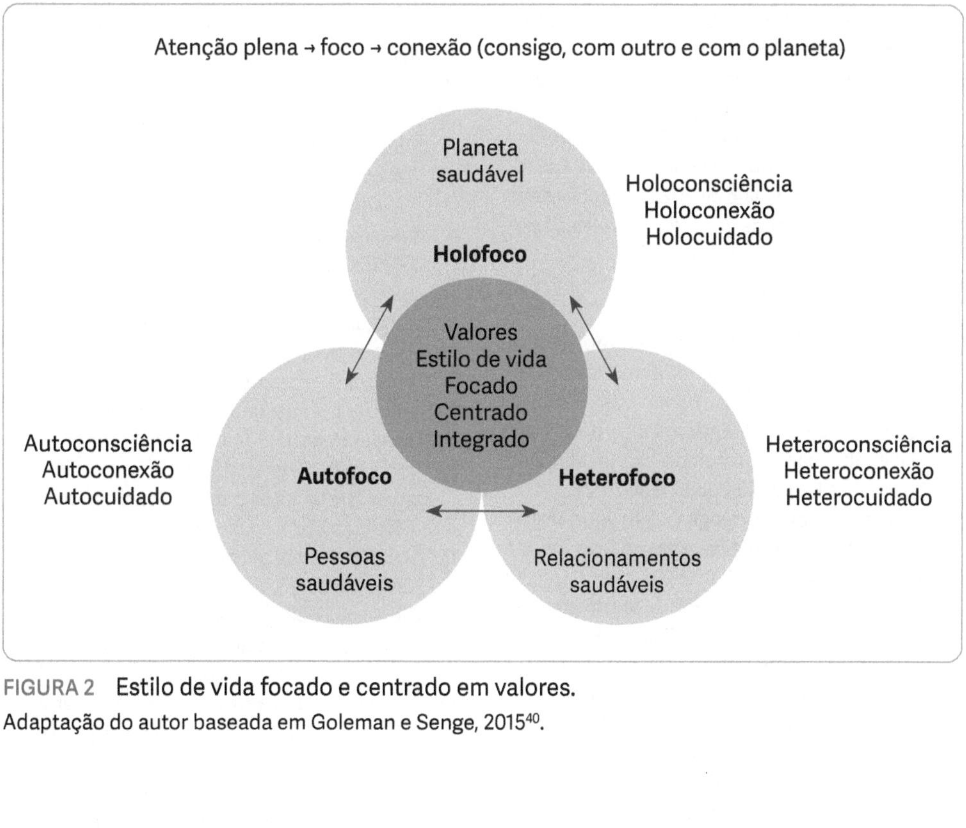

FIGURA 2 Estilo de vida focado e centrado em valores.
Adaptação do autor baseada em Goleman e Senge, 2015[40].

REFERÊNCIAS BIBLIOGRÁFICAS

1. Whitmee S, Haines A, Beyrer C, et al. Safeguarding human health in the anthropocene epoch: report of The Rockefeller Foundation – Lancet Commission on planetary health. Lancet. 2015;386(10007):1973-2028.
2. World Health Organization. Noncommunicable diseases. Genebra: WHO; 2023. [acesso em julho de 2025]. Disponível em: https://www.who.int/news-room/fact-sheets/detail/noncommunicable-diseases
3. Logan AC, Prescott SL, Katz DL. Golden age of medicine 2.0: lifestyle medicine and planetary health prioritized. J Lifestyle Med. 2019;9(2):75-91.
4. Laframboise HL. Health policy: breaking the problem down into more manageable segments. Can Med Assoc J. 1973;108:388-393.
5. Lalonde M. A new perspective on the health of Canadians: a working document. Ottawa: Minister of National Health and Welfare; 1981.
6. Hancock T. Lalonde and beyond: Looking back at "A New Perspective on the Health of Canadians". Health Promot. 1986;1(1):93-100.
7. Organização Mundial da Saúde. Carta de Ottawa para promoção da saúde: primeira Conferência Internacional sobre Promoção da Saúde; novembro de 1986. Brasília: Ministério da Saúde; 1986. [acesso em julho de 2025. Disponível em: https://bvsms.saude.gov.br/bvs/publicacoes/carta_ottawa.pdf
8. Antonovsky A. Health, Stress, and Coping. San Francisco: Jossey-Bass; 1979.
9. Antonovsky A. The salutogenic model as a theory to guide health promotion. Health Promot Int. 1996;11(1):11-18.
10. Lemery J, Auerbach P. Enviromedics: the impact of climate change on human health. Lanham: Rowman & Littlefield Publishers; 2017.
11. Crawford R. You are dangerous to your health: the ideology and politics of victim blaming. Int J Health Serv. 1977;7(4):663-80.
12. Egger G, Colquhoun D, Dixon J. "Anthropogens" in lifestyle medicine. Am J Lifestyle Med. 2013.
13. Marmot M. The health gap: the challenge of an unequal world. London: Bloomsbury; 2015.
14. Shurney D, Webb D. Optimizing health and well-being: the interplay between lifestyle medicine and social determinants of health. J Fam Pract. 2022;71(1 Suppl):eS78-eS82.
15. Egger G, Binns A, Rössner S. Health and the environment: clinical implications for lifestyle medicine. In: Sagner M, editor. Lifestyle Medicine, 1. ed. Elsevier; 2017. p. 309-15.
16. Prüss-Üstün A, Bonjour S, Corvalán C. The impact of the environment on health by country: a meta-synthesis. Environ Health. 2008;7:7.
17. Zandavalli RB, Camargo TS, Stein AT, et al. Pessoa e clínica sob as lentes da Saúde Planetária: roteiro para educação na graduação da área da saúde, Vol. 1. Porto Alegre: Edição dos Autores; 2022. 72p.
18. Swinburn BA, Kraak VI, Allender S, et al. A sindemia global da obesidade, da desnutrição e das mudanças climáticas: o relatório da Comissão The Lancet. Lancet. 2019.
19. Mago A, Dhali A, Kumar H, et al. Planetary health and its relevance in the modern era: A topical review. SAGE Open Med. 2024;12:1-9.
20. Wahl DC. Design de culturas regenerativas. São Paulo: Bambual Editora; 2020.
21. Pathak N, McKinney A. Planetary health, climate change, and lifestyle medicine: threats and opportunities. Am J Lifestyle Med. 2021;15(5):541-51.
22. Dunn HL. High-level wellness for man and society. Am J Public Health Nations Health. 1959;49(6):786-92.
23. Prescott SL, Logan AC. Planetary health: from the wellspring of holistic medicine to personal and public health imperative. Explore (NY). 2019;15(2):98-106.
24. Lovelock JE. Gaia: the practical science of planetary medicine. Oxford: Oxford University Press; 2000.
25. Hancock T. Ecosystem health, ecological iatrogenesis, and sustainable human development. Ecosyst Health. 1997;3:229-34.
26. Nørgård JS, Ragnarsdóttir KV, Peet J. The history of the limits to growth. Solutions Journal. 2010;1(2):59-63.
27. Crutzen PJ. Geology of mankind. Nature. 2002;415(6867):23.
28. The Royal Society. People and the planet. Londres: The Royal Society Science Policy Centre Report 01/12; 2012. 134 p.
29. Rockström J, Steffen W, Noone K, et al. A safe operating space for humanity. Nature. 2009;461(7263):472-5.
30. Randers J, Rockström J, Stoknes PE, et al. Transformation is feasible: how to achieve the

sustainable development goals within planetary boundaries. a report to the Club of Rome. Stockholm Resilience Centre & BI Norwegian Business School; 2018. [acesso em julho de 2025]. Disponível em: https://clubofrome.org/publication/transformation-is-feasible/

31. Millennium Ecosystem Assessment. Ecosystems and human well-being: synthesis. Washington: Island Press; 2005. [acesso em julho de 2025]. Disponível em: https://www.millenniumassessment.org/documents/document.356.aspx.pdf
32. Raudsepp-Hearne C, Peterson GD, Tengö M, et al. Untangling the environmentalist's paradox: why is human well-being increasing as ecosystem services degrade? BioScience. 2010;60(8):576-89.
33. Horton R, Beaglehole R, Bonita R, et al. From public to planetary health: a manifesto. Lancet. 2014;383(9920):847.
34. Prescott SL, Logan AC, Albrecht G, et al. The Canmore declaration: statement of principles for planetary health. Challenges. 2018;9(2):31.
35. Myers SS. Planetary health: protecting human health on a rapidly changing planet. Lancet. 2017;390(10114):2860-8.
36. Veidis EM, Myers SS, Almada AA, et al. A call for clinicians to act on planetary health. Lancet. 2019;393(10183):2021.
37. Sundermann M, Chielli D, Spell S. Nature as medicine: the 7th (unofficial) pillar of lifestyle medicine. Am J Lifestyle Med. 2023;17(5):717-29.
38. Smirmaul BPC, Chamon RF, de Moraes FM, et al. Lifestyle medicine during (and after) the COVID-19 Pandemic. Am J Lifestyle Med. 2020;11(1):60-7.
39. Schmachtenberger D. In search of the third attractor, Part 1. [Internet]. [acesso em julho de 2025]. Disponível em: https://www.youtube.com/watch?v=8XCXvzQdcug
40. Goleman D, Senge P. O foco triplo: uma nova abordagem para a educação. Rio de Janeiro: Objetiva; 2015.
41. Almeida R, Carvalho PGS. Healthy people living on a healthy planet: the role of education of consciousness for integration as an instrument of health promotion. In: Azeiteiro UM, Akerman M, Leal Filho W, Setti AFF, Brandli LL, editores. Lifelong learning and education in healthy and sustainable cities. World Sustainability Series. Cham: Springer; 2018. p. 299-322.

SEÇÃO II

Habilidades e ferramentas úteis à Medicina do Estilo de Vida

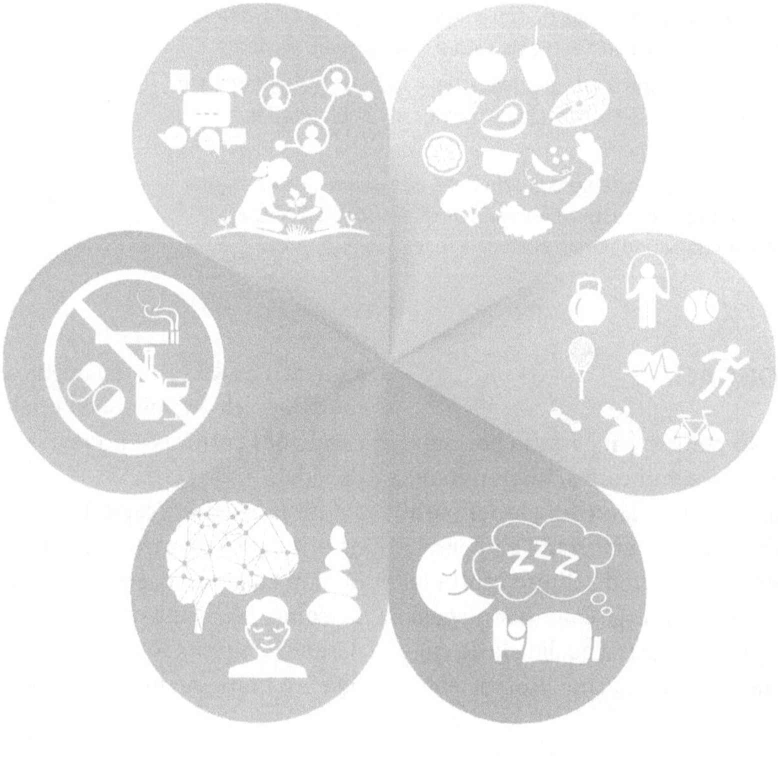

8

Método clínico centrado na pessoa

Camila Dias Moretti
Fabrícia Dias Maciel

Pontos-chave

- O cuidado centrado melhora a qualidade da assistência, fortalece a relação médico-paciente e aumenta a adesão ao tratamento.
- O envolvimento ativo do paciente nas decisões de saúde aumenta o engajamento e promove melhores desfechos clínicos.
- O apoio ao autocuidado capacita os pacientes a gerenciarem suas condições de saúde, reduzindo a progressão de doenças crônicas.
- O envolvimento da família no tratamento melhora a sustentabilidade das mudanças no estilo de vida e o suporte ao paciente.
- Métodos como entrevista motivacional e metas SMART facilitam a implementação de mudanças e melhoram os resultados clínicos.
- Incorporar a equidade ao cuidado centrado na pessoa assegura intervenções mais justas, sensíveis às diferenças e eficazes na promoção da saúde para todos.

INTRODUÇÃO

A prática clínica tem passado por uma transformação significativa, migrando de um modelo biomédico tradicional para um enfoque mais humanizado e integral. Nesse contexto, o método clínico centrado na pessoa (MCCP) surge como abordagem essencial para melhorar a qualidade do cuidado, fortalecer a relação médico-paciente, aumentar a adesão ao tratamento e aprimorar os desfechos clínicos, especialmente em condições crônicas e no manejo do estilo de vida[1].

Ao longo deste capítulo, exploraremos os princípios do método, suas estratégias de implementação, sua interseccionalidade com a Medicina do Estilo de Vida e os desafios enfrentados na prática clínica. O objetivo é fornecer um panorama detalhado, permitindo que profissionais de saúde incorporem essa abordagem de forma prática e eficaz em sua rotina assistencial.

DEFINIÇÃO DO MÉTODO CENTRADO NA PESSOA

O cuidado centrado na pessoa é um modelo de assistência que coloca o paciente no centro do processo de tomada de decisões, valorizando sua individualidade, crenças, preferências e contexto de vida. Essa abordagem transforma a relação entre profissional de saúde e paciente em uma parceria ativa, em que as decisões clínicas são guiadas pelos valores do paciente, sempre alinhadas à melhor evidência científica disponível[2]. Em 2017, a National Academy of Medicine[3] ampliou esse conceito, definindo o cuidado centrado na pessoa como:

"Um cuidado planejado, gerenciado e continuamente aprimorado em parceria ativa com os pacientes e seus familiares (ou parceiros de cuidado, conforme definido pelo próprio paciente), garantindo a integração de seus objetivos, preferências e valores na tomada de decisões. Esse modelo inclui a definição explícita e compartilhada de metas e opções terapêuticas, além de uma avaliação contínua do cuidado em relação aos objetivos do paciente."

Essa nova perspectiva reforça a importância de não apenas cuidar do paciente, mas cuidar com o paciente, promovendo um modelo de atenção que respeita a singularidade de cada indivíduo. Além disso, enfatiza a necessidade de um aprimoramento contínuo no nível organizacional, garantindo que a assistência esteja sempre alinhada ao que é significativo para a pessoa em sua jornada de saúde.

PILARES DO MÉTODO CLÍNICO CENTRADO NA PESSOA

Explorar a saúde, a doença e a experiência do paciente

A compreensão da experiência única do paciente em relação à sua condição de saúde significa ir além da identificação de sintomas físicos, explorando a percepção do paciente sobre sua doença, seu sofrimento, suas expectativas e crenças sobre o próprio corpo e bem-estar.

TABELA 1 Elementos fundamentais da exploração da doença e experiência do paciente

História da doença	Como o paciente percebe sua condição? Há alguma crença pessoal sobre sua causa e evolução?
Impacto na vida diária	Como os sintomas afetam sua rotina, trabalho, lazer e relações?
Dimensão emocional	Quais sentimentos emergem em relação à doença? Há medo, frustração ou aceitação?
Expectativas	O que o paciente espera do tratamento? Há crenças em soluções rápidas ou um entendimento sobre mudanças graduais?

Fonte: Stewart et al., 2023[1].

Compreender a pessoa como um todo

Ampliar a visão sobre o paciente, considerando não apenas a doença, mas também toda a sua vida, seu ambiente e os fatores que influenciam sua saúde. Uma pesquisa realizada com mais de 8 mil pacientes em 16 países demonstrou que 63% dos pacientes crônicos acreditam que suas expectativas e preocupações não são totalmente levadas em consideração pelos médicos durante as consultas[4]. Esse desalinhamento pode resultar em menor adesão ao tratamento e em piores desfechos clínicos.

TABELA 2 **Elementos fundamentais da compreensão de contexto social**

História pessoal e social	Quem é essa pessoa além do diagnóstico? Qual sua trajetória de vida e quais fatores influenciaram sua saúde até aqui?
Contexto familiar e comunitário	A família apoia ou dificulta mudanças de estilo de vida? Há suporte para mudanças na alimentação e prática de atividades físicas?
Condições socioeconômicas	O paciente tem acesso a alimentos saudáveis, espaços para atividade física e tempo para autocuidado? Tem dificuldade para comprar alimento? Comprar remédios?
Fatores psicológicos e espirituais	Há aspectos emocionais ou crenças que influenciam sua relação com a saúde e o autocuidado?

Fonte: Stewart et al., 2023[1].

Construir um plano conjunto de manejo das condições de saúde

A centralidade do paciente significa que ele é um participante ativo na construção do plano terapêutico, negando a posição de mero receptor passivo. A decisão compartilhada melhora o conhecimento, reduz o dilema na tomada de decisão e aumenta a satisfação do paciente, promovendo decisões mais alinhadas com seus valores[5].

TABELA 3 **Passos fundamentais para um plano conjunto eficaz**

Definição compartilhada dos problemas	O paciente e o profissional identificam juntos as questões prioritárias a serem trabalhadas.
Estabelecimento de metas realistas	Utilização da metodologia SMART (específicas, mensuráveis, atingíveis, relevantes e temporais) para criar objetivos concretos e adaptáveis.
Distribuição de papéis	Quem fará o quê? O paciente assume o protagonismo, enquanto o profissional de saúde atua como guia e facilitador.
Acompanhamento e ajustes contínuos	Planos devem ser flexíveis, permitindo ajustes conforme as necessidades e os desafios do paciente.

Fonte: Stewart et al., 2023[1].

Fortalecer a relação entre paciente e profissional de saúde

O relacionamento positivo entre médico e paciente, baseado em escuta ativa, empatia e apoio contínuo, está associado a maior adesão ao tratamento e melhor satisfação com o cuidado. Na Medicina do Estilo de Vida, em que mudanças comportamentais sustentadas são essenciais, essa aliança terapêutica é um dos pilares para o sucesso clínico[6]. Pacientes cujos médicos demonstram boa comunicação, incluindo escuta ativa, empatia e clareza nas informações, têm 2,16 vezes mais chances de aderir corretamente ao tratamento prescrito, segundo uma ampla metanálise com mais de 45 mil pacientes[7].

TABELA 4 **Elementos para fortalecimento da relação médico-paciente**

Escuta ativa e empatia	Demonstrar real interesse pelo que o paciente sente e pensa, sem interrupções ou julgamentos.
Construção de confiança	Ser transparente sobre o tratamento, envolver o paciente nas decisões e respeitar suas escolhas.
Comunicação clara e acessível	Evitar jargões médicos e garantir que o paciente compreenda sua condição e os passos do tratamento.
Acompanhamento próximo	Criar oportunidades para *feedback* contínuo, por meio de consultas regulares, suporte remoto ou telemedicina.

Fonte: Stewart et al., 2023[1].

PRINCÍPIOS QUE SUSTENTAM O MÉTODO CENTRADO NA PESSOA

O MCCP baseia-se em quatro princípios fundamentais, definidos pela Health Foundation[8]:

- Dignidade, respeito e compaixão: o atendimento deve ir além da técnica, garantindo que cada paciente seja tratado com humanidade.
- Coordenação do cuidado: os serviços de saúde devem ser integrados e organizados para evitar experiências fragmentadas e confusas.
- Personalização: o plano de cuidado deve ser adaptado às necessidades, preferências e valores individuais de cada paciente.
- Empoderamento e autonomia: o paciente deve ser incentivado a participar ativamente das decisões sobre sua saúde, recebendo suporte para desenvolver habilidades de autocuidado.

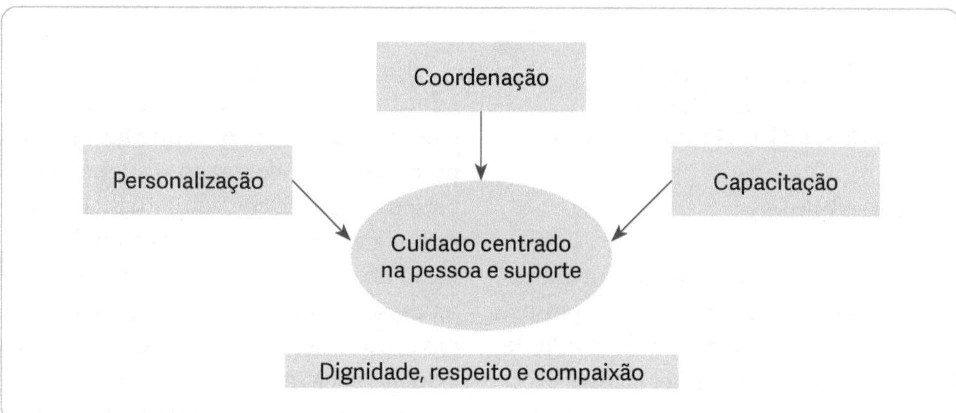

FIGURA 1 **Modelo teórico adaptado que explica os princípios fundamentais do método clínico centrado na pessoa.**
Fonte: Collins, 2014[9].

IMPACTO DO CUIDADO CENTRADO NA GESTÃO DE DOENÇAS CRÔNICAS NÃO TRANSMISSÍVEIS

O MCCP é uma das competências essenciais do profissional que atua com Medicina do Estilo de Vida[10]. Ao valorizar a motivação intrínseca do paciente, seus objetivos individuais e a corresponsabilidade no plano terapêutico, esse modelo favorece mudanças comportamentais sustentáveis, como a adoção de uma alimentação saudável, a prática regular de atividade física, o manejo eficaz do estresse e a redução de fatores de risco, como o tabagismo e o consumo excessivo de álcool[11]. Evidências demonstram que programas estruturados baseados nessa abordagem, como o modelo *patient-centered medical home*, estão associados a melhorias clínicas significativas: melhor controle glicêmico, redução da pressão arterial e maior adesão ao tratamento medicamentoso em indivíduos com doenças crônicas[12]. Além disso, observam-se a redução de hospitalizações evitáveis e a otimização do cuidado em pacientes com multimorbidades[13].

PRÁTICAS DE CUIDADO CENTRADO QUE APOIAM A MEDICINA DO ESTILO DE VIDA

Encontro clínico

O encontro clínico é um momento essencial para o cuidado centrado na pessoa, especialmente na Medicina do Estilo de Vida. A maioria dos encontros clínicos ocorre na interseção entre o compartilhamento de informações baseadas em evidências e o apoio à mudança de comportamento. Assim, a relação médico-paciente transcende a mera transmissão de conhecimento e se transforma em uma parceria terapêutica, essencial para mudanças sustentáveis no estilo de vida[9].

A Medicina do Estilo de Vida depende de um vínculo clínico baseado na confiança, na comunicação empática e na tomada de decisão compartilhada. Para que a mudança de comportamento ocorra de forma significativa, o paciente precisa se sentir compreendido e encorajado a participar ativamente de seu plano terapêutico. Os encontros clínicos eficazes combinam o suporte na compreensão dos riscos com a autonomia do paciente no gerenciamento da própria saúde. Quando o profissional adota essa abordagem, ele aumenta a adesão ao tratamento e fortalece a autoconfiança do paciente na implementação de hábitos saudáveis. Dessa forma, o cuidado centrado na pessoa se concretiza, transformando os encontros clínicos em verdadeiras oportunidades de mudança e impacto positivo na saúde global.

Práticas do método centrado

A implementação do modelo exige a adoção de estratégias que promovam o engajamento ativo dos indivíduos em sua própria saúde, reforçando a autonomia e a personalização do cuidado. A Tabela 5 reúne estratégias práticas voltadas à implementação dos domínios do cuidado centrado na pessoa e delineia os principais desafios envolvidos nesse processo, com base em evidências da literatura especializada e na experiência acumulada da prática clínica[2,4,8,9,14-18].

TABELA 5 **Objetivos, estratégias de implantação, reflexões e desafios das práticas de cuidado centrado**[2,4,8,9,14-18]

Domínio	Objetivo	Estratégias utilizadas para implantação	Reflexões e desafios
Apoio ao autocuidado	Capacitar o paciente a assumir um papel ativo no gerenciamento de sua saúde	Uso de entrevista motivacional, escuta ativa, diários de alimentação e atividade física, criação de planos de individualizados, educação digital de doenças crônicas, acompanhamento remoto via aplicativos	Como garantir que o paciente compreenda e utilize as ferramentas de autocuidado de forma eficaz? Como incentivar o uso contínuo dessas ferramentas sem gerar sobrecarga?
Tomada de decisões compartilhada	Garantir que o paciente participe das decisões terapêuticas de forma informada	Aplicação do modelo OARS (perguntas abertas, afirmações, escuta reflexiva, resumos) e entrevista motivacional, uso de decisões compartilhadas com ferramentas de apoio visual, treinamento dos profissionais, simulações para melhorar a comunicação entre médico e paciente.	Como equilibrar a autonomia do paciente com a necessidade de orientação profissional? Quais são as melhores ferramentas para auxiliar os pacientes no processo de decisão?
Cuidado centrado na pessoa e na família	Integrar a família no processo terapêutico para reforçar a adesão ao tratamento	Reuniões familiares para definir estratégias de mudança coletiva, apoio psicológico e orientação para cuidadores de pacientes com doenças crônicas, promoção de grupos de apoio comunitário para fortalecer mudanças de hábitos	Quais estratégias podem ser adotadas para engajar a família sem comprometer a independência do paciente? Como lidar com conflitos familiares que impactam na adesão ao tratamento?
Construção de projetos terapêuticos personalizados	Personalizar o plano terapêutico de acordo com o perfil e estágio de prontidão do paciente	Classificação do paciente pelo modelo transteórico de mudança, estabelecimento de metas SMART, criação de check-ins periódicos para revisão do plano terapêutico	Como adaptar os projetos terapêuticos a diferentes perfis socioeconômicos e culturais? Como garantir que a personalização não torne o processo mais complexo e difícil de ser seguido?
Fortalecimento da relação paciente-profissional de saúde	Criar um vínculo de confiança entre paciente e profissional para melhorar a adesão ao tratamento	Técnicas de comunicação empática e reforço positivo durante as consultas, criação de *feedback* contínuo, maior duração de consultas, uso da telemedicina e plataformas digitais para acompanhamento remoto	De que maneira podemos fortalecer a relação terapêutica?

MEDINDO O CUIDADO CENTRADO E A VALORIZAÇÃO DA PERCEPÇÃO DOS PACIENTES

Os *patient-reported outcome measures* (PROM) são instrumentos validados que captam diretamente a percepção do paciente sobre sua saúde, funcionalidade e qualidade de vida. Sua aplicação sistemática tem demonstrado impacto positivo na qualidade assistencial, favorecendo a tomada de decisão compartilhada, a personalização do cuidado e a melhora na adesão terapêutica. Além disso, os PROM possibilitam comparações entre provedores de saúde, promovendo melhoria contínua e transparência. A integração desses instrumentos à prática clínica, especialmente no manejo de condições crônicas, contribui para a consolidação de modelos assistenciais baseados em valor, centrados em desfechos relevantes para os pacientes[19].

TABELA 6 Exemplos de *patient-reported outcome measures* (PROM)

PROM	Objetivo
SF-36 (*Short Form-36 Health Survey*)	Avaliar a qualidade de vida relacionada à saúde em 8 domínios, como vitalidade, dor, saúde mental e funcionamento físico[20]
EQ-5D (*EuroQol-5 Dimensions*)	Medir o estado geral de saúde com base em 5 dimensões: mobilidade, autocuidado, atividades habituais, dor/desconforto, ansiedade/depressão[21]
PROMIS	Avaliar aspectos da saúde física, mental e social com tecnologia adaptativa e banco de dados padronizado[22]
PHQ-9	Avaliar a presença e severidade de sintomas depressivos com base nos critérios do DSM[23]
Oswestry Disability Index (ODI)	Medir a limitação funcional causada por dor lombar, avaliando o impacto em atividades diárias[24]

EQUIDADE EM SAÚDE COMO FUNDAMENTO ÉTICO DO CUIDADO CENTRADO NA PESSOA

A implementação do cuidado centrado na pessoa exige a incorporação de princípios de equidade como componente estruturante da prática clínica e organizacional. O reconhecimento da singularidade do paciente torna-se insuficiente se desconsiderar os determinantes sociais da saúde, as barreiras estruturais ao acesso e as desigualdades históricas que afetam grupos populacionais específicos[25].

A equidade pressupõe a provisão diferenciada de recursos, tempo e atenção, conforme as necessidades de cada indivíduo ou grupo, com o objetivo de compensar disparidades sistêmicas[26]. Essa perspectiva é particularmente relevante em contextos de atenção primária e no tratamento de doenças crônicas não transmissíveis, em que fatores extrínsecos ao adoecimento desempenham papel determinante nos desfechos clínicos.

A literatura aponta que práticas clínicas desprovidas de sensibilidade à diversidade cultural, racial, de gênero e de condição socioeconômica contribuem para a reprodução de iniquidades, ainda que involuntariamente[27]. A ausência de abordagens equitativas pode comprometer a adesão ao tratamento, a satisfação com o cuidado recebido e, de maneira mais ampla, os indicadores de saúde populacional.

A operacionalização efetiva desse modelo requer o desenvolvimento de competências culturais e estruturais, a reformulação de processos assistenciais, a promoção da segurança cultural e psicológica e o fortalecimento de mecanismos institucionais de escuta e participação social[28].

A equidade deve ser compreendida como condição indispensável para a efetivação do cuidado centrado na pessoa, pois representa o eixo que alinha a prática clínica às exigências éticas da justiça social em saúde. Sem a incorporação de uma perspectiva equitativa, o modelo centrado na pessoa corre o risco de se restringir a uma abordagem normativa e abstrata, dissociada da complexidade dos determinantes sociais do processo saúde-doença.

CONCLUSÃO

O MCCP representa uma abordagem estruturada, respaldada por evidências, que qualifica a prática assistencial ao fortalecer a relação terapêutica, favorecer a adesão ao tratamento e contribuir para melhores desfechos em saúde, especialmente no cuidado de doenças crônicas e na Medicina do Estilo de Vida.

Na prática, esse modelo se traduz em escuta qualificada, construção compartilhada de planos terapêuticos, apoio efetivo ao autocuidado e valorização da percepção do paciente, especialmente por meio de instrumentos como os PROM. A incorporação da equidade como princípio ético e operacional amplia ainda mais seu potencial transformador, ao adaptar o cuidado às necessidades reais de cada pessoa.

A consolidação dessa abordagem requer investimento na formação de profissionais, revisão dos processos assistenciais e um compromisso institucional com modelos de cuidado orientados por valor, centrados nas pessoas e focados em resultados sustentáveis.

Para se aprofundar

Livro: Stewart M, Brown JB, Weston WW, McWhinney IR, McWilliam CL, Freeman TR. Patient-centered medicine: transforming the clinical method, 3. ed. Radcliffe Publishing; 2014. Um dos livros mais influentes sobre o tema, abordando os princípios do cuidado centrado na pessoa, sua implementação na prática clínica e seu impacto na qualidade do cuidado.

Livro digital: Institute of Medicine. Crossing the quality chasm: a new health system for the 21st century. Washington: National Academies Press; 2001. [acesso em maio de 2025]. Disponível em: https://nap.nationalacademies.org/read/10027/chapter/1

Artigo: Simon M, Baur C, Guastello S, Ramiah K, Tufte J, Wisdom K, et al. Patient and family engaged care: an essential element of health equity. NAM Perspect. 2020;2020:10.31478/202007a.

REFERÊNCIAS BIBLIOGRÁFICAS

1. Stewart M, Brown JB, Weston WW, Freeman TR, Ryan BL, McWilliam CL, et al. Patient-centered medicine: transforming the clinical method, 4. ed. Boca Raton: CRC Press; 2023.
2. Fuzikawa AK. O método clínico centrado na pessoa. Belo Horizonte: Nescon/UFMG; 2012. p. 12. [acesso em maio de 2025]. Disponível em: https://www.nescon.medicina.ufmg.br/biblioteca/imagem/3934.pdf
3. Frampton SB, Guastello S, Hoy L, Naylor M, Sheridan S, Johnston-Fleece M. Harnessing evidence and experience to change culture: a guiding framework for patient and family engaged care. Discussion Paper. Washington: National Academy of Medicine; 2017.

4. Wolf JA. The State of Patient Experience 2019: a call to action for the future of human experience. The Beryl Institute; 2019. p. 15.
5. Stacey D, Légaré F, Col NF, Bennett CL, Barry MJ, Eden KB, et al. Decision aids for people facing health treatment or screening decisions. Cochrane Database Syst Rev. 2017;4(4):CD001431.
6. American Diabetes Association. Standards of medical care in diabetes – 2022. Diabetes Care. 2022;45(Suppl 1):S1-S264.
7. Haskard Zolnierek KB, DiMatteo MR. Physician communication and patient adherence to treatment: a meta-analysis. Med Care. 2009;47(8):826-34.
8. Coulter A, Oldham J. Person-centred care made simple: what everyone should know about person-centred care. Londres: The Health Foundation; 2016.
9. Collins A. Measuring what really matters: Towards a coherent measurement system to support person-centred care. Londres: The Health Foundation; 2014. [acesso em maio de 2025]. Disponível em: https://www.health.org.uk/sites/default/files/MeasuringWhatReallyMatters.pdf
10. Raaijmakers LHA, Schermer TR, Wijnen M, van Bommel HE, Michielsen L, Boone F., et al. Development of a person-centred integrated care approach for chronic disease management in Dutch primary care: a mixed-method study. Int J Environ Res Public Health. 2023;20(5):3824.
11. Fortin M, Stewart M. Implementing patient--centred integrated care for multiple chronic conditions: evidence-informed framework. Can Fam Physician. 2021;67(4):235-8.
12. Schuttner L, Wong ES, Rosland A-M, Nelson K, Reddy, A. Association of the patient-centered medical home implementation with chronic disease quality in patients with multimorbidity. J Gen Intern Med. 2020;35(10):2932-8.
13. Michielsen LHA, Bischoff EWMA, Schermer TR, Laurant M. Primary healthcare competencies needed in the management of person-centred integrated care for chronic illness and multimorbidity: results of a scoping review. BMC Prim Care. 2023;24(1):98.
14. Epstein RM, Street RL. The values and value of patient-centered care. Ann Fam Med. 2011;9(2):100-3.
15. Prochaska JO, Velicer WF. The transtheoretical model of health behavior change. Am J Health Promot. 1997;12(1):38-48.
16. Bodenheimer T, Sinsky C. From triple to quadruple aim: care of the patient requires care of the provider. Ann Fam Med. 2014;12(6):573-6.
17. Kvedar JC, Coye MJ, Everett W. Connected health: a review of technologies and strategies to improve patient care with telemedicine and telehealth. Health Affairs (Millwood). 2014;33(2):194-9.
18. Shaw J, Agarwal P, Desveaux L, Palma DC, Stamenova V, Jamieson T, et al. Beyond "implementation": digital health innovation and service design. NPJ Digit Med. 2018:1:48.
19. Black N. Patient reported outcome measures could help transform healthcare. BMJ. 2013;346:f167.
20. Ware JE, Sherbourne CD. The MOS 36-item short-form health survey (SF-36). Med Care. 1992;30(6):473-83.
21. EuroQol Group. EuroQol - a new facility for the measurement of health-related quality of life. Health Policy. 1990;16(3):199-208.
22. Cella D, Yount S, Rothrock N, Gershon R, Cook K, Reeve B, et al. The Patient-Reported Outcomes Measurement Information System (PROMIS): progress of an NIH Roadmap cooperative group during its first two years. Med Care. 2007;45(5 Suppl 1):S3-11.
23. Kroenke K, Spitzer RL, Williams JB. The PHQ-9: validity of a brief depression severity measure. J Gen Inter Med. 2001;16(9):606-13.
24. Fairbank JC, Pynsent PB. The Oswestry Disability Index. Spine (Phila Pa 1976). 2000;25(22):2940-52.
25. Organização Mundial da Saúde (OMS). Cuidado centrado na pessoa em serviços de saúde: transformando os serviços de saúde para pessoas com doenças não transmissíveis. Genebra: OMS; 2022. p. 5.
26. Marmot M. The health gap: the challenge of an unequal world. London: Bloomsbury; 2015. p. 254.
27. Beach MC, Sugarman J, Johnson RL, Arbelaez JJ, Duggan PS, Cooper LA. Do patients treated with dignity report higher satisfaction, adherence, and receipt of preventive care? Ann Fam Med. 2005;3(4):331-8.
28. Betancourt JR, Green AR, Carrillo JE, Park ER. Cultural competence and health care disparities: key perspectives and trends. Health Aff (Millwood). 2005;24(2):499-505.

9

Instrumentos de avaliação do estilo de vida

Arthur Hirschfeld Danila
Fabricio Nagatani Passos

Pontos-chave

- Questionários de autopreenchimento sobre estilo de vida são de baixo custo, fáceis de aplicar e úteis em estudos populacionais. Eles podem avaliar múltiplos domínios simultaneamente, permitindo triagem rápida do perfil de saúde do paciente e identificação, na clínica, de quais pilares da MEV exigem intervenção
- No Brasil, combinam-se escalas multidimensionais (FANTÁSTICO, PEVI, IGRS) com domínios específicos (como IPAQ, PSQI, AUDIT, MSPSS) para cobrir lacunas em sono, estresse e conexão social
- Validade de construto, confiabilidade ≥ 0,70 e pontos de corte claros são indispensáveis para que questionários distingam mudança real de "ruído" de medida e sustentem decisões clínicas
- A falta de adaptação cultural de mais de 60% dos instrumentos estrangeiros compromete a comparabilidade de estudos e a elaboração de diretrizes nacionais.
- Seis passos práticos – objetivo, população, recursos, domínios, propriedades psicométricas e teste-piloto – devem sempre guiar a seleção do instrumento ideal.
- Escalas de bem-estar (PERMA-Profiler), *mindfulness* (FFMQ) e resiliência (RS-14), entre outros, acrescentam dimensões psicológicas essenciais à avaliação do estilo de vida e explicam parte da adesão às mudanças de comportamento.
- Poucos instrumentos brasileiros medem se pequenas mudanças (ex.: 1.000 passos/dia) são captadas nas escalas – lacuna que gera falsas conclusões de ineficácia terapêutica e pode levar à subestimação de mudanças clínicas sutis, mas relevantes no contexto individual

INTRODUÇÃO

O estilo de vida (EV) é reconhecido como determinante-chave da saúde. A Organização Mundial da Saúde (OMS) descreve-o como "o modo de viver baseado em padrões identificáveis de comportamento, determinados pela interação entre características pessoais, relações sociais e condições socioeconômicas e ambientais"[1]. Esses hábitos influenciam diretamente a ocorrência e a evolução das doenças crônicas não transmissíveis (DCNT), responsáveis por 71 % das mortes globais e 72 % das mortes no Brasil[2].

A Medicina do Estilo de Vida (MEV) agrupa os principais hábitos em seis pilares: nutrição, atividade física, sono, manejo do estresse, uso de substâncias de risco e conexão social. Modificações nesses comportamentos previnem, tratam ou até revertem DCNT já instaladas[3-6]. Uma avaliação estruturada do EV é, portanto, essencial para orientar intervenções preventivas e terapêuticas em clínica e pesquisa.

Os benefícios dos comportamentos saudáveis são sinérgicos. Metanálise de 18 coortes (~530 mil participantes; acompanhamento médio = 13 anos) demonstrou que quatro ou mais hábitos saudáveis reduziram a mortalidade geral em 66%[7]. Outra síntese, com 71 coortes, apontou redução de 55 % na mortalidade cardiovascular da população geral e de 67 % entre sobreviventes de doença cardiovascular; cada hábito saudável adicional diminuiu o risco em 19%[8].

Apesar da relevância, ainda não existe um padrão-ouro para aferir todos os pilares da MEV. Pesquisadores frequentemente utilizam instrumentos autoconstrutivos, sem validação formal, o que dificulta comparações e aplicação clínica[9]. Este capítulo descreve os principais critérios usados em questionários de EV, revisa os instrumentos multidimensionais disponíveis – especialmente aqueles traduzidos ou desenvolvidos para o Brasil – e discute suas vantagens e limitações práticas.

REALIDADE DOS INSTRUMENTOS DE AVALIAÇÃO DO ESTILO DE VIDA NO BRASIL

A literatura nacional mostra um retrato desigual da mensuração de EV. Em uma revisão sistemática com 35 estudos brasileiros[9], os domínios mais avaliados continuam sendo atividade física, tabagismo, alimentação e álcool; já pilares igualmente decisivos – sono, estresse/bem-estar emocional e relações sociais – aparecem em menos de um terço dos trabalhos (Figura 1). Essa lacuna se agrava porque, em 75% dos casos, os autores recorrem a questionários autoconstrutivos, o que inviabiliza comparações entre pesquisas, dificulta uso clínico e compromete a qualidade psicométrica dos resultados.

Instrumentos autoconstrutivos (sem validação formal) consistem em listas de perguntas elaboradas pelos autores do estudo. Embora customizados para populações específicas, carecem de métrica comprovada e podem perder comparabilidade externa. Em suma, a escolha do questionário deve equilibrar abrangência e praticidade, preferindo sempre os validados.

Uma outra revisão brasileira, cobrindo 16 estudos[10], revelou:

- Predomínio de WHOQOL e variantes (BREF, OLD, HIV) como medida "substitutiva" de EV, embora originalmente avaliem qualidade de vida.
- Ausência de padrão-ouro nacional, forçando combinação de escalas ge-

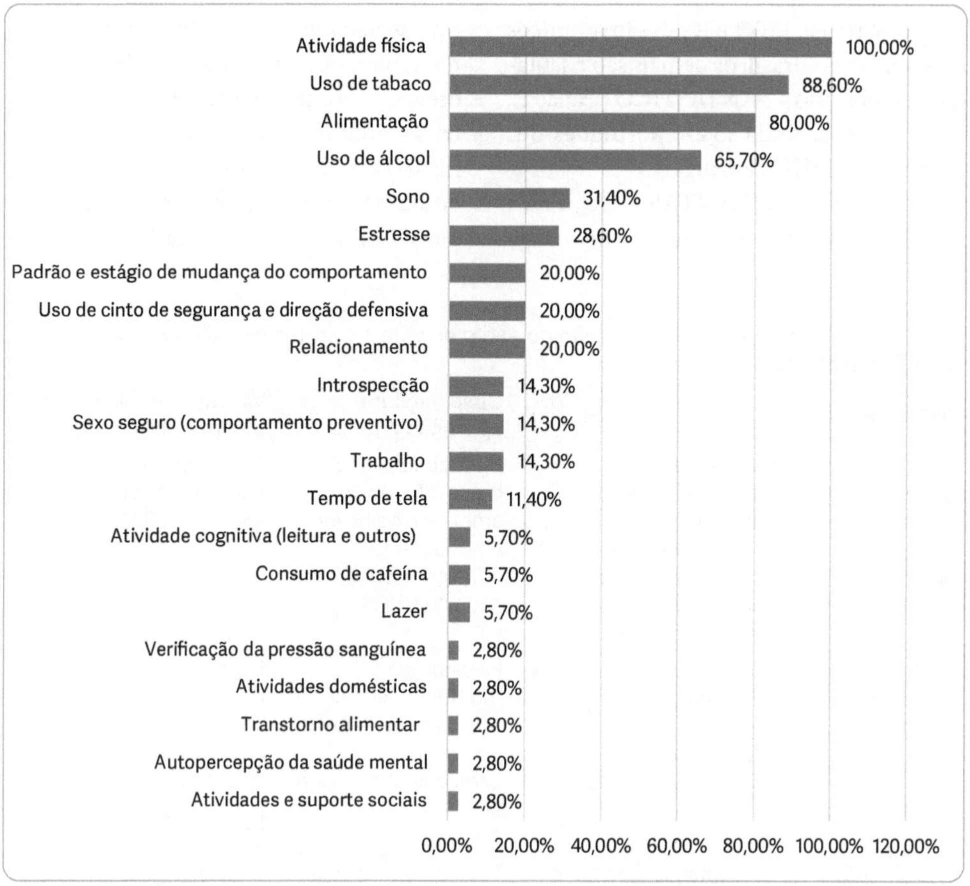

FIGURA 1 **Frequência de avaliação em diferentes domínios comportamentais no Brasil.**
Fonte: Barbisan et al., 2025[9].

rais (WHOQOL) a questionários focais (FANTÁSTICO, PEVI) para cobrir múltiplos domínios.

- Surgimento de seis instrumentos emergentes – MEDLIFE, MLCDP, PVS-SQ, MOCHAD-10, KomPAN e CHAT – que, embora promissores, ainda carecem de tradução e validação brasileiras.

Dessa maneira, a avaliação do EV no Brasil e no mundo ainda permanece fragmentada, sendo esse um dos grandes entraves para a maior intercambialidade transcultural dessa literatura científica.

Instrumentos multidimensionais validados em português

Entre os instrumentos multidimensionais validados e já aplicados em português, seja do Brasil ou de Portugal, apenas cinco possuem alguma evidência psicométrica: FANTÁSTICO, Perfil do Estilo de Vida Individual (PEVI), *Health Habits Questionnaire* (HHQ), *General Lifestyle Questionnaire* (GLQ) e Instrumento Geral de Rastreamento de Saúde (IGRS). Nenhum completou avaliação COSMIN[11] e todos apresentam lacunas, sobretudo na consistência interna dos domínios sono e suporte social. PEVI e IGRS são os únicos concebidos no Brasil; os demais são adaptações estrangeiras – FANTÁSTICO (Canadá), GLQ (França, ainda só em português-de-Portugal) e HHQ (Portugal).

Só três escalas (FANTÁSTICO, PEVI e IGRS) contam com validação brasileira razoável, e mesmo estas precisam de refinamentos. A consolidação de ferramentas breves, culturalmente adaptadas e psicometricamente robustas é crucial para padronizar a pesquisa, apoiar a prática clínica e embasar políticas públicas de prevenção das DCNT, como se Tabela 1.

TABELA 1 Questionários de avaliação do estilo de vida e o status de validação para a população adulta brasileira

Instrumento	Domínios avaliados	Observações e aplicação prática	Validação publicada para o Português do Brasil?
FANTÁSTICO (Questionário de Estilo de Vida Fantástico)[12]	Família e amigos, atividade física, nutrição, tabaco/drogas, álcool, sono/segurança/ estresse/sexo, tipo de comportamento, introspecção, carreira	Multidimensional e breve (25 itens); amplamente usado em triagem; limitações em sono e suporte social	Tradução + validação para o Brasil com adultos jovens (α = 0,69; ICC = 0,92) em 2008[12]
PEVI (Perfil do Estilo de Vida Individual)[13]	Nutrição, atividade física, comportamento preventivo, relacionamentos, controle do estresse	Ferramenta multidimensional brasileira de 15 itens; fácil pontuação; carece de itens sobre sono	Instrumento desenvolvido no Brasil. Validade de construto confirmada (n = 1.606; α ≥ 0,70)[13]; estudos posteriores de ajuste por TRI[14,15]
Health Habits Questionnaire (Questionário de Hábitos de Saúde)[16]	Alimentação, consumo de substâncias, comportamentos de saúde	Foco cardiovascular; pouco usado fora de reabilitação cardíaca	Versão original (Portugal); nenhuma publicação de adaptação/validação brasileira até 07/2025[16]
GLQ (Questionário Geral de Estilo de Vida)[17]	Sono, dieta, atividade física, álcool, tabaco, atividades cognitivas e sociais	Instrumento extenso (46 itens); ainda não validado no Brasil	Desenvolvido na França; sem versão brasileira validada/adaptada até 07/2025[17]
IGRS (Instrumento Geral de Rastreamento de Saúde)	Saúde geral, nutrição, atividade física, sono, saúde mental/equilíbrio emocional	Questionário multidimensional brasileiro de 29 itens, derivado de versões abreviadas de escalas já validadas. Útil para triagem populacional e autocontrole de hábitos, mas requer validação adicional em amostras maiores e com homens.	Estudo piloto com 71 mulheres brasileiras adultas, mas recomenda-se validação adicional em outros grupos populacionais para ampliar valores normativos[18,19]

(continua)

TABELA 1 Questionários de avaliação do estilo de vida e o status de validação para a população adulta brasileira (*continuação*)

Instrumento	Domínios avaliados	Observações e aplicação prática	Validação publicada para o Português do Brasil?
MEDLIFE (Estilo de Vida Mediterrâneo)	Dieta mediterrânea, atividade física, sono, lazer, estresse, trabalho, relações sociais	Adapta conceito mediterrâneo; requer validação cultural ampla	Índice criado na Espanha; apenas traduções espanhol/inglês[20-22]; não há estudo validado/ adaptado para o português brasileiro até 07/2025
MLCDP (Perfil de decisão importante que muda a vida)	Educação, trabalho, família, hábitos (fumar, beber), lazer, viagens, saúde	Avalia impacto de decisões na vida; útil em *coaching* e aconselhamento	Instrumento britânico (Cardiff)[23]; sem validação/ adaptação ao contexto brasileiro até 07/2025
PVS-SQ (Prescrever Vida Saudável)	Atividade física, consumo de frutas/legumes, tabagismo	Triagem rápida em APS; boa para tabagismo e dieta, menos precisa para AF	Existe versão em espanhol[24]; não há validação/adaptação publicada em amostras brasileiras até 07/2025
MOCHAD-10 (Motivação para mudar o estilo de vida e reduzir o risco de demência – 10 itens)	Motivação e sentimentos para reduzir risco de demência	Instrumento curto (10 itens); adequado em programas de prevenção cognitiva	Produzido no Reino Unido[25]; nenhuma tradução, validação/ adaptação à realidade brasileira identificada até 07/2025
KomPAN (Questionário de Crenças, Hábitos Alimentares e Nutrição)	Hábitos alimentares, tabaco, álcool/ energéticos, tempo de tela, af, sono, morbidades	Questionário detalhado; exige > 15 min; bom para estudos nutricionais	Questionário polonês; apenas versões polaco-inglês[26]; não validado/ adaptado no Brasil até 07/2025
CHAT (Ferramenta de busca de casos e avaliação de ajuda)	Inatividade física, tabagismo, álcool, drogas, depressão, ansiedade, estresse	Instrumento multi-comportamental e de saúde mental; útil em atenção primária	Ferramenta neozelandesa[27]; sem adaptação/validação brasileira publicada até 07/2025

FANTÁSTICO: Questionário de Estilo de Vida Fantástico; PEVI: Perfil do Estilo de Vida Individual; GLQ: *General Lifestyle Questionnaire*; IGRS: Instrumento Geral de Rastreamento de Saúde; MEDLIFE = *Mediterranean Lifestyle Index*; MLCDP: *Major Life-Changing Decision Profile*; PVS-SQ: Prescrever Vida Saudável – *Screening Questionnaire*; MOCHAD-10: *Motivation to Change Lifestyle and Reduce Dementia Risk* – 10 itens; KomPAN: Questionário de Crenças, Hábitos Alimentares e Nutrição; CHAT: *Case-finding and Help Assessment Tool*; α: Alfa de Cronbach; ICC: coeficiente de correlação intraclasse, kappa: coeficiente kappa; TRI: Teoria da Resposta ao Item; APS: Atenção Primária à Saúde.

Escalas domínio-específicas validadas em português do Brasil

Quando o objetivo é monitorar um aspecto isolado do EV – p.ex., atividade física, sono ou consumo de álcool – recorre-se a questionários focais já traduzidos, adaptados e testados em amostras brasileiras. Esses instrumentos largamente utilizados em diversos estudos globalmente fornecem métricas refinadas para desfechos pontuais da MEV e complementam as escalas multidimensionais, com boa capacidade de interpretação – ou seja, os escores possam ser contextualizados e utilizados para tomada de decisão – e de valores normativos, já que os dados de referência são obtidos a partir de amostras populacionais amplas e representativas. A Tabela 2 sintetiza os questionários mais utilizados em pesquisa e na prática clínica, destacando suas principais propriedades psicométricas em populações nacionais, e incluindo as várias dimensões dos seis pilares da MEV.

TABELA 2 **Escalas específicas do estilo de vida validadas em português do Brasil, organizadas por pilar comportamental**

Domínio	Instrumento	Característica e evidência de validação no Brasil
Atividade física	IPAQ (Questionário Internacional de Atividade Física)	Validado para estimar níveis de atividade física em diversos contextos populacionais[28], com reprodutibilidade em idosos[29]
	SIMPAQ (*Simple Physical Activity Questionnaire*)	Tradução cultural e adaptação para o Brasil[30]
Alimentação	FFQ (Questionário de Frequência Alimentar do ELSA-Brasil – 114 itens)	Validade relativa para macro/micronutrientes em comparação com o recordatório de 24h. Usado para estimar consumo de alimentos e nutrientes, fundamental em estudos nutricionais e clínicos[31]
	IQD-R (Índice de Qualidade da Dieta – Revisado)	Correlação significativa com densidade de micronutrientes. Usado para avaliar adesão ao guia alimentar brasileiro e monitorar padrões alimentares[32]
	MDS-BRASIL (Escala da Dieta Mediterrânea)	Adaptação da escala MEDAS (*Mediterranean Diet Adherence Screener*); validado em dissertação de mestrado. Avalia adesão à dieta mediterrânea em indivíduos brasileiros, com enfoque na relação entre dieta e saúde cardiovascular[33]
	TFEQ-R21(Questionário de alimentação de três fatores)	Validado e traduzido com propriedades psicométricas adequadas. Boa aplicabilidade para identificação de comportamentos de restrição cognitiva, alimentação emocional e descontrole alimentar[34]
	24HFR (Recordatório 24 horas)	Instrumento universal de avaliação dietética considerado método de referência para coleta de dados quantitativos absolutos e relativos de grupos de alimentos e nutrientes[35-37]

(continua)

TABELA 2 Escalas específicas do estilo de vida validadas em português do Brasil, organizadas por pilar comportamental (*continuação*)

Domínio	Instrumento	Característica e evidência de validação no Brasil
Sono	PSQI (Índice de Qualidade do Sono de Pittsburgh)	Validado e traduzido como instrumento de avaliação da qualidade de sono. Usado em populações clínicas e não clínicas, útil para estratificar risco de ter a qualidade do sono afetada por transtorno[38]
	ESS (Escala de Sonolência de Epworth)	Sugestão de texto: Instrumento válido e confiável traduzido do original para avaliação de sonolência diurna. Usado na pesquisa e prática clínica sem necessidade de grandes adaptações culturais e modificações estruturais[39]
	IGI (Índice de Gravidade de Insônia)	Versão brasileira de ferramenta traduzida e validada para triagem e avaliação de insônia e da insatisfação com o sono em diversos contextos[40]
	STOP-BANG (Ronco, Cansaço, Apneia observada, Pressão alta, Índice de massa corporal, Idade, Circunferência do pescoço e Sexo)	Questionário de 8 itens para diagnóstico de apneia do sono; ferramenta de referência para encaminhar à polissonografia[41]. Ferramenta de triagem eficaz, utilizada em clínicas de otorrinolaringologia e unidades de saúde ocupacional.
	SHI (Índice de Higiene do Sono)	Avalia 13 comportamentos que pioram a higiene do sono; orienta educação sobre hábitos noturnos em atenção primária[42]. Utilizado para intervenções educacionais e clínicas em atenção básica.
	MSQ (*Mini-Sleep Questionnaire*)	Questionário breve de 10 itens que avalia queixas de insônia e sonolência diurna; apresenta adequadas propriedades psicométricas em amostra brasileira[43]
Tabagismo	FTND (Teste de Fagerström para dependência de nicotina)	Instrumento de referência para diagnóstico de dependência de nicotina em clínicas de cessação tabágica[44]. Validação ambulatorial com dois fatores (dependência física e comportamental) replicados[45].
	HSI (Índice de Gravidade de Tabagismo)	Versão abreviada do FTND validada no Brasil, composta por 2 itens. Usado como triagem breve para identificar dependência de nicotina com boa sensibilidade e especificidade[46].
Álcool	AUDIT/AUDIT-C (Teste de Identificação de Transtornos por Uso de Álcool)	Análise de sensibilidade e especificidade para uso nocivo[47]. Usado em hospitais e serviços de saúde pública para triagem de abuso de álcool.
	CAGE	Triagem rápida (4 itens) para detecção de consumo problemático; indicada em consultório geral[48]. Questionário simples e eficaz, ideal para médicos de atenção primária.

(*continua*)

TABELA 2 Escalas específicas do estilo de vida validadas em português do Brasil, organizadas por pilar comportamental (*continuação*)

Domínio	Instrumento	Característica e evidência de validação no Brasil
Álcool	ASSIST (módulo álcool)	Instrumento de triagem construído em projeto multicêntrico coordenado pela OMS. Usado para avaliação do uso de álcool e outras substâncias psicoativas. Obteve boa sensibilidade e especificidade, com propriedades psicométricas satisfatórias para aplicação em serviços de atenção primária/secundárial[49].
Estresse	PSS-10 (Escala de Estresse Percebido)	Adaptação brasileira com invariância por sexo[50]. Usado para medir o nível de estresse percebido em pesquisas e intervenções de saúde mental.
	DASS-21 (Escala de Depressão, Ansiedade e Estresse)	Estrutura trifatorial confirmada. Versão curta (21 itens) separa estresse, ansiedade e depressão. Utilizada para rastreamento de transtornos emocionais em ambientes clínicos e comunitários51.
	ISSL (Inventário de Sintomas de Stress de Lipp)	Avalia estágios do estresse (alerta, resistência e exaustão); utilizado para monitoramento em psicoterapia[52]. Ferramenta essencial em práticas clínicas que lidam com doenças relacionadas ao estresse.
	BRS (*Brief Resilience Scale*)	Escala de 6 itens para medir a capacidade de "*bounce back*" ou recuperação após situações estressantes, validada no Brasil[53,54].
	CD-RISC-10 (Escala de resiliência de Connor--Davidson)	Ferramenta traduzida para o português de Portugal[55]. Usada para avaliação de níveis de resiliência individual já utilizada em população brasileira com boas propriedades psicométricas[56].
Conexão social	MSPSS (*Multidimensional Scale of Perceived Social Support*)	Traduzida, adaptada transculturalmente e validada para o português brasileiro, com propriedades psicométricas satisfatórias para aferição do apoio social[57].
	UCLA (*UCLA Loneliness Scale*) (versão abreviada)	Ferramenta traduzida e validada para a população brasileira, com qualidade psicométrica adequada para avaliar a solidão. Usada em contextos clínicos e de pesquisa em estudos de solidão, envelhecimento e saúde mental[58].
	LSNS-6 (*Lubben Social Network Scale-6*)	Estudo de validação apenas em português de Portugal, mas já aplicado no Brasil[59]. Ponto de corte ≤ 12 identifica isolamento social. Aplicada em estudos de saúde pública para identificar indivíduos em risco de isolamento social.
Conexão natural	CNS (*Connectedness to Nature Scale*)	Modelo unifatorial ajustado[60]. Usado em estudos ambientais e de saúde pública para avaliar a relação entre os indivíduos e o meio ambiente natural.

(continua)

TABELA 2 Escalas específicas do estilo de vida validadas em português do Brasil, organizadas por pilar comportamental (*continuação*)

Domínio	Instrumento	Característica e evidência de validação no Brasil
Conexão espiritual	DUREL (*Duke Religion Index*)	Estrutura trifatorial confirmada[61]. Usado para avaliar a religiosidade e o impacto espiritual na saúde mental.
	WHOQOL-SRPB-Bref (Domínio Espiritualidade, Religião e Crenças Pessoais)	Validade de construto satisfatória em população geral[62]. Instrumento do WHOQOL, validado para avaliar o impacto da espiritualidade e religião na qualidade de vida.

IPAQ: Questionário Internacional de Atividade Física; SIMPAQ: *Simple Physical Activity Questionnaire*; FFQ: Questionário de Frequência Alimentar; IQD-R: Índice de Qualidade da Dieta – Revisado; MDS-BRASIL: Escala da Dieta Mediterrânea; TFEQ-R21: *Three-Factor Eating Questionnaire – Revised 21*; 24HFR: Recordatório Alimentar de 24 Horas; PSQI: Índice de Qualidade do Sono de Pittsburgh; ESS: Escala de Sonolência de Epworth; IGI: Índice de Gravidade de Insônia, STOP-BANG: Questionário STOP-Bang; SHI: Índice de Higiene do Sono; MSQ: *Mini-Sleep Questionnaire*; FTND: Teste de Fagerström para Dependência de Nicotina; HSI: *Heaviness of Smoking Index*; AUDIT: *Alcohol Use Disorders Identification Test*; AUDIT-C: *Alcohol Use Disorders Identification Test* – versão de consumo; CAGE: Questionário CAGE; ASSIST: *Alcohol, Smoking and Substance Involvement Screening Test*; PSS-10: *Perceived Stress Scale* – 10 itens; DASS-21 = *Depression, Anxiety and Stress Scale* – 21 itens; ISSL: Inventário de Sintomas de Stress de Lipp; BRS: *Brief Resilience Scale*; CD-RISC-10: *Connor-Davidson Resilience Scale* – 10 itens; MSPSS: *Multidimensional Scale of Perceived Social Support*; UCLA: UCLA *Loneliness Scale* (versão abreviada); LSNS-6: *Lubben Social Network Scale* – 6 itens; CNS: *Connectedness to Nature Scale*; DUREL: *Duke Religion Index*; WHOQOL-SRPB-Bref: Domínio Espiritualidade, Religião e Crenças Pessoais – versão breve do WHOQOL.

O *Lifestyle Assessment* do Colégio Americano de MEV

O *Lifestyle Assessment* (Avaliação de Estilo de Vida) reúne duas versões: a Short Form (LASF), com 14 itens, e a Long Form (LALF), com cerca de 160 itens. Ambas foram desenvolvidas pelo Colégio Americano de Medicina do Estilo de Vida em parceria com a Universidade de Loma Linda para rastrear, em diferentes níveis de detalhe, os seis pilares da MEV.

Até julho de 2025 não há estudos revisados por pares que descrevam a validade de construto, confiabilidade ou responsividade de nenhuma das duas versões em inglês; os poucos trabalhos que as utilizaram citam essa lacuna como limitação metodológica[63]. Também não foram encontradas traduções, adaptações ou validações em português (Brasil ou Portugal).

Portanto, qualquer uso local deve seguir todo o fluxo COSMIN – tradução direta, retrotradução, comitê de especialistas, pré-teste e estudo psicométrico – antes de aplicação clínica ou epidemiológica. Sem pontos de corte validados, LASF e LALF permanecem instrumentos exploratórios, sem substituir questionários brasileiros já consolidados para cada domínio. Ainda assim, a brevidade do LASF e a profundidade do LALF indicam bom potencial para triagem inicial e avaliação detalhada, desde que futuras pesquisas confirmem sua robustez psicométrica.

CRITÉRIOS DE ESCOLHA DOS INSTRUMENTOS

Propriedades psicométricas essenciais

Um instrumento ideal de avaliação do EV deve ser breve, confiável e validado psicometricamente. A validação está relacionada à precisão do questionário em medir o que se propõe. Ferramentas validadas trazem objetividade e rapidez no levantamento de vulnerabilidades do paciente, garantindo confiabilidade estatística. Na prática clínica, isso permite estruturar as informações do paciente, prever riscos e direcionar ações preventivas.

Em contraste, questionários autoconstrutivos (sem validação formal) costumam ser longos e avaliar separadamente cada comportamento, sem critérios uniformes de intensidade ou frequência. Preferencialmente, recomenda-se o uso de escalas validadas que cubram múltiplos domínios de forma concisa. Revisões sugerem que ferramentas multidimensionais curtas (p. ex., escalas Likert abrangentes) favorecem a aplicabilidade clínica[64].

A seleção de um instrumento de avaliação do EV deve começar pela análise de suas propriedades psicométricas[65], pois a qualidade dos dados clínicos e epidemiológicos depende diretamente da robustez dessas evidências[66].

Validade

A validade indica se o questionário realmente mede o que pretende. Ela pode ser verificada de três maneiras complementares:

- Validade de conteúdo: avalia se os itens cobrem todos os aspectos essenciais do comportamento em estudo, como conferir se uma prova contempla todo o conteúdo da disciplina.
- Validade de construto: examina se as perguntas se organizam de acordo com a teoria que sustenta o instrumento, geralmente por meio de análises fatoriais (Análise Fatorial Exploratória/Confirmatória).
- Validade de critério – compara o novo instrumento com um padrão externo confiável, como exames laboratoriais ou registros clínicos.

Confiabilidade

Confiabilidade responde à pergunta: "Se eu aplicar este instrumento amanhã, receberei praticamente o mesmo resultado?" Ela se expressa em três dimensões complementares.

- Consistência interna: indica se os itens que compõem um mesmo domínio "falam a mesma língua". Usa-se o alfa (α) de Cronbach; valores ≥ 0,70 sugerem que as perguntas medem o mesmo conceito.
- Estabilidade teste-reteste: verifica se o escore permanece semelhante quando o respondente refaz o teste em curto intervalo, assumindo que seu estilo de vida não mudou. O parâmetro é a Correlação Intraclasse (ICC); quanto mais próximo de 1, melhor.
- Equivalência entre avaliadores ou formas paralelas: avalia se diferentes profissionais ou versões geram resultados semelhantes. Aplica-se o coeficiente Kappa; valores > 0,80 indicam acordo quase perfeito.

Sensibilidade à mudança

Sensibilidade à mudança (ou responsividade) indica se o instrumento consegue detectar, ao longo do tempo, alterações clinicamente relevantes no estilo de vida – por exemplo, quando um paciente passa de sedentário a fisicamente ativo.

- Como se mede? Estudos de acompanhamento calculam indicadores como tamanho do efeito (TE), média de resposta padronizada (MRP) ou mínima mudança detectável (MMD). Valores de TE ou MRP ≥ 0,50 já indica uma mudança clinicamente relevante, enquanto MMD é o menor valor capaz de assegurar que a diferença observada não se deve apenas ao erro de medida do questionário.

- Por que importa? Sem responsividade confirmada, o profissional corre o risco de concluir que um programa falhou quando, na verdade, o questionário é que não "enxerga" pequenas melhorias.

Interpretação clínica

Para aplicação prática, recomenda-se que os instrumentos disponibilizem "marcos" numéricos bem definidos, ou pontos de corte claros - que digam, por exemplo, se o resultado do paciente está bom, intermediário ou ruim. Assim, o profissional pode:

- Classificar o risco imediatamente (ex.: escore abaixo de 60 - comportamento de alto risco).
- Dar *feedback* claro ao paciente na mesma consulta ("Seu estilo de vida entrou na faixa amarela; precisamos melhorar sono e atividade física").
- Guiar a conduta: cada faixa de cor ou categoria de risco pode ter um protocolo de ação (educação breve, encaminhamento ao nutricionista etc.).

Sem esses pontos de corte, o resultado torna-se apenas um número difícil de interpretar, e o paciente não entende o que precisa mudar.

Critérios para escolha na prática clínica

A Figura 2 resume a escolha do instrumento para pesquisa, em cinco passos simples:

- Objetivo da avaliação (rastreamento rápido *vs.* monitoramento detalhado *vs.* pesquisa epidemiológica).
- População-alvo (adultos jovens, idosos, pacientes com multimorbidades, contexto cultural/idioma).
- Recursos disponíveis (tempo de consulta, equipe, formato digital ou papel).
- Domínios prioritários (dieta, atividade física, sono, saúde mental, uso de substâncias, relações sociais).
- Seleção do instrumento considerando:
  - o Consistência interna ≥ 0,70.
  - o Evidência de validade de conteúdo/construto.
  - o Pontos de corte clínicos ou escore de risco.
  - o Versão linguística/cultural adequada.

Exemplo de aplicação: em consulta de atenção primária de 15 minutos, para triagem inicial de comportamentos-alvo pode-se optar pelo PVS-SQ ou CHAT. Para acompanhamento multiprofissional ou programas de mudança de EV, MEDLIFE ou KomPAN oferecem visão holística, desde que adaptados culturalmente à população atendida.

OUTROS QUESTIONÁRIOS CORRELACIONADOS À MEV

Além dos hábitos mensuráveis, a MEV reconhece que emoções positivas, propósito e consciência corporal modulam adesão e eficácia das intervenções. Escalas de Psicologia Positiva e de marcadores somáticos preenchem essa lacuna, oferecendo indicadores breves que se integram aos seis pilares da MEV.

1. Definir objetivo clínico-epidemiológico

↓

2. Identificar população (faixa etária, contexto, cultura)

↓

3. Recursos disponíveis (tempo de consulta, equipe, formato digital ou papel

↓

4. Mapear domínios necessários

- Alimentação
- Atividade física
- Sono
- Relações sociais
- Contato com a natureza
- Manejo do estresse (Costa & Silva, 2020)

↓

5. Seleção do instrumento ao conferir propriedades psicométricas

- Validade (conteúdo, construto, critério)
- Confiabilidade (α-Cronbach, κ, ICC)
- Sensibilidade/especificidade

↓

6. Teste-piloto

- Aplicar em amostra-alvo
- Ajustar linguagem/tempo
- Avaliar clareza e perdas

FIGURA 2 **Fluxograma de escolha do instrumento de avaliação do estilo de vida.**

Esses instrumentos ampliam a avaliação clássica de comportamento da MEV, incluindo dimensões subjetivas críticas, apoiadas pela Psicologia Positiva. Eles se integram conceitualmente aos pilares de estilo de vida ao refletirem como fatores internos (emoções, significado, crenças pessoais) interagem com fatores comportamentais. Por exemplo, intervenções de MEV voltadas ao movimento ou alimentação ganham eficácia quando consideram o nível de satisfação de vida e resiliência do paciente, pois bem-estar psicológico eleva a motivação e a capacidade de aderir a mudanças.

Além disso, medidas como MAIA e FFMQ sustentam a visão somatopsíquica da MEV, demonstrando que treinamento mental (*mindfulness*) modifica percepções corporais e regulação emocional, o que por sua vez influencia a saúde física, e vice-versa. Em última análise, essas escalas fornecem evidências mensuráveis de aspectos subjetivos de saúde e bem-estar – como felicidade, propósito, autocontrole e consciência cor-

TABELA 3 Outros questionários correlacionados à Medicina do Estilo de Vida

Foco	Instrumento	Característica e evidência de validação no Brasil
Satisfação global	SWLS (Escala de Satisfação com a Vida)	Mensura em 5 itens o julgamento cognitivo da própria vida; pontuações baixas antecipam menor adesão às mudanças de estilo de vida e maior estresse percebido[67]
Felicidade subjetiva	SHS (Escala de Felicidade Subjetiva)	Quatro itens que capturam a experiência afetiva de felicidade; aumenta após prática regular de atividade física e sono adequado, servindo como indicador motivacional[68]
Bem-estar multidimensional	PERMA Profiler	Avalia Emoções positivas, Engajamento, Relações, Sentido e Realizações; útil para planejar intervenções centradas em propósito e motivação de longo prazo[69]
Recursos psicológicos	PCQ-12 (Questionário de Capital Psicológico) e NGSE (Nova Escala Geral de Autoeficácia)	PCQ-12 mede esperança, otimismo, resiliência e autoeficácia em 12 itens; altos escores predizem persistência em dietas e programas de cessação de tabagismo[70]. NGSE apresenta seis itens que estimam a crença do indivíduo em executar ações de mudança; boa para monitorar confiança antes e depois de intervenções[71]
Consciência corpo-mente	MAIA (Multidimensional Assessment of Interoceptive Awareness) e FFMQ (*Five Facet Mindfulness Questionnaire*)	MAIA é utilizada de maneira clínico-exploratória para avaliação da consciência interoceptiva; com tradução brasileira, mas ainda sem validação psicométrica publicada em amostra brasileira[72]. FFMQ avalia cinco facetas de *mindfulness*; pontuações mais altas associam-se a menor estresse e melhor autorregulação alimentar[73]
Resiliência	RS-14 (Escala de Resiliência-14)	Versão de 14 itens que quantificam a capacidade de "voltar ao equilíbrio"; escores altos vinculam-se a melhor manutenção de peso e controle glicêmico[74]
Qualidade de vida	WHOQOL-BREF (*World Health Organization Quality of Life* – abreviado)	Questionário de 26 itens que cobre 4 domínios (físico, psicológico, relações sociais e ambiente). Útil para estabelecer linha de base e monitorar o efeito global de intervenções de estilo de vida sobre bem-estar percebido, pois detecta mudanças sensíveis em saúde física/mental, suporte social e fatores ambientais[75]
	SF-36 (Brasil SF-36) (*Medical Outcomes Study 36-Item Short Form Health Survey*)	Instrumento de 36 itens que gera 8 escores (funcionamento físico, limitações por aspectos físicos, dor, estado geral de saúde, vitalidade, aspectos sociais, limitações emocionais, saúde mental). Amplamente usado para avaliar impacto de programas em capacidade funcional, vitalidade e saúde mental, permitindo comparações populacionais e econômicas[76]

SWLS: Escala de Satisfação com a Vida (*Satisfaction With Life Scale*); SHS: Escala de Felicidade Subjetiva (*Subjective Happiness Scale*); PERMA Profiler: Questionário PERMA Profiler (*Positive Emotion, Engagement, Relationships, Meaning, Accomplishment*); PCQ-12: Questionário de Capital Psicológico – 12 itens (*Psychological Capital Questionnaire-12*); NGSE: Nova Escala Geral de Autoeficácia (*New General Self-Efficacy Scale*); MAIA: Avaliação Multidimensional da Consciência Interoceptiva (*Multidimensional Assessment of Interoceptive Awareness*); FFMQ: Questionário de *Mindfulness* de Cinco Facetas (*Five Facet Mindfulness Questionnaire*); RS-14: Escala de Resiliência – 14 itens; WHOQOL-BREF: Questionário de Qualidade de Vida da OMS – versão abreviada (*World Health Organization Quality of Life-BREF*); SF-36: Questionário de Saúde SF-36 – Forma Curta de 36 itens (*Medical Outcomes Study 36-Item Short Form Health Survey*).

poral – servindo como ferramentas complementares valiosas na prática da MEV.

Por fim, embora MEV e qualidade de vida não sejam construtos equiparáveis, certamente a construção de uma vida com escolhas saudáveis aumenta a chance de desfechos positivos na qualidade de vida, daí a importância dessa análise ocorrer de maneira conjunta.

CONCLUSÃO

O EV é fator determinante na saúde e na evolução das DCNT. Embora os pilares comportamentais principais sejam bem conhecidos (nutrição, atividade física, sono, estresse, tabaco, álcool, conexão), ainda não existe padronização na forma de mensurá-los. Nos últimos anos, identificaram-se alguns instrumentos validados de aplicação geral no Brasil (FANTÁSTICO, PEVI) ou em língua portuguesa (HHQ e GLQ). Entretanto, a maior parte dos estudos opta por questionários próprios não validados, reforçando a necessidade de ferramentas mais abrangentes, breves, validadas e adaptadas ao contexto brasileiro.

Desenvolver e validar instrumentos adequados é essencial para melhorar a triagem e o diagnóstico do EV. Escalas confiáveis permitem avaliar com precisão o impacto de cada comportamento na saúde do paciente. Metodologias consistentes e baseadas em evidências facilitarão intervenções clínicas mais eficazes na promoção da saúde e na prevenção de doenças crônicas.

Independentemente dos questionários ou avaliações utilizados, ter métodos consistentes para mensurar e monitorar a mudança de comportamento no EV do paciente ao longo do tempo é fundamental para garantir que o paciente esteja recebendo a dosagem ideal de MEV, capaz de alcançar os resultados de saúde desejados. Pesquisas futuras focadas na validação de avaliações e ferramentas de triagem específicas para MEV serão um complemento benéfico às opções atualmente disponíveis para profissionais da MEV.

Para se aprofundar

Artigo: Barbisan JRC, Silva AMG, Bellinati NV da C. Instrumentos de avaliação do estilo de vida: uma revisão sistemática. Acta Fisiátrica. 2025;32(1):43-52.

Revisão sistemática abrangente que rastreia e compara todos os questionários de estilo de vida usados recentemente, detalhando domínios, validade e confiabilidade; leitura indispensável para selecionar, de forma crítica, o instrumento mais sólido para pesquisa ou clínica.

Artigo: Bernadis JPG, Carneiro RHC, Ávila LK de. Avaliação do estilo de vida: uma revisão dos instrumentos no Brasil. Psicologia e Saúde em Debate. 2025;11(1):416-39.

Análise focada no cenário brasileiro que descreve passo a passo a tradução, adaptação e uso de escalas como FANTÁSTICO, PEVI, IPAQ e AUDIT, ajudando o profissional a escolher ferramentas já validadas e compreender seus limites em populações locais.

Artigo: Marx W, Manger SH, Blencowe M, Murray G, Ho FYY, Lawn S, et al. Clinical guidelines for the use of lifestyle-based mental health care in major depressive disorder: World Federation of Societies for Biological Psychiatry (WFSBP) and Australasian Society of Lifestyle Medicine (ASLM) taskforce. World J Biological Psychiatry. 2022;1-54.

Diretriz internacional que resume evidências de intervenções em sono, atividade física, alimentação, álcool/

tabaco e estresse, explicando como aplicar escores de questionários multidimensionais para planejar e monitorar tratamentos de depressão, reforçando o valor clínico dessas avaliações.

REFERÊNCIAS BIBLIOGRÁFICAS

1. World Health Organization, Regional Office for the Eastern Mediterranean. Promotion of healthy lifestyles in the Eastern Mediterranean Region: technical paper EM/RC48/5. Cairo: WHO; 2001.
2. de Faria RR, de Siqueira SF, Haddad FA, Del Monte Silva G, Spaggiari CV, Martinelli M. Os seis pilares da medicina do estilo de vida no manejo de doenças não transmissíveis: as lacunas nas diretrizes atuais. Arq Bras Cardiol. 2023;120(12).
3. Danila AH, Assinari D, Ciciarelli L, Guariento G, Huang N, Guerra RF, et al. Programa de mudança de hábito e estilo de vida. Congresso Brasileiro de Medicina do Estilo de Vida. 2022;5:1.
4. Lianov L. Physician competencies for prescribing lifestyle medicine. JAMA. 2010;304(2):202.
5. Lianov LS, Adamson K, Kelly JH, Matthews S, Palma M, Rea BL. Lifestyle Medicine core competencies: 2022 update. Am J Lifestyle Med. 2022;16(6):734-9.
6. Lippman D, Stump M, Veazey E, Guimarães ST, Rosenfeld R, Kelly JH, et al. Foundations of lifestyle medicine and its evolution. Mayo Clin Proc Innov Qual Outcomes. 2024;8(1):97-111.
7. Loef M, Walach H. The combined effects of healthy lifestyle behaviors on all cause mortality: a systematic review and meta-analysis. Prev Med (Baltim). 2012;55(3):163-70.
8. Wu J, Feng Y, Zhao Y, Guo Z, Liu R, Zeng X, et al. Lifestyle behaviors and risk of cardiovascular disease and prognosis among individuals with cardiovascular disease: a systematic review and meta-analysis of 71 prospective cohort studies. Int J Behavioral Nutrition and Physical Activity. 2024;21(1):42.
9. Barbisan JRC, Silva AMG, Bellinati NV da C. Instrumentos de avaliação do estilo de vida: uma revisão sistemática. Acta Fisiátrica. 2025;32(1):43-52.
10. Bernadis JPG, Carneiro RHC, Ávila LK de. Avaliação do estilo de vida: uma revisão dos instrumentos no Brasil. Psicologia e Saúde em Debate. 2025;11(1):416-39.
11. Mokkink LB, Terwee CB, Patrick DL, Alonso J, Stratford PW, Knol DL, et al. The COSMIN checklist for assessing the methodological quality of studies on measurement properties of health status measurement instruments: an international Delphi study. Quality of Life Research. 2010;19(4):539-49.
12. Rodriguez Añez CR, Reis RS, Petroski EL. Versão brasileira do questionário "estilo de vida fantástico": tradução e validação para adultos jovens. Arq Bras Cardiol. 2008;91(2).
13. Both J, Borgatto AF, Nascimento JV do, Sonoo CN, Lemos CAF, Nahas MV. Validação da Escala "Perfil do Estilo de Vida Individual." Rev Bras Ativ Fís Saúde. 2008;13(1):5-14.
14. Silveira PM, Borgatto AF, Andrade DF de, Both J, Nascimento JV do. Escala de avaliação do perfil do estilo de vida por meio da teoria da resposta ao item. Revista da Educação Física/UEM. 2015;26(4):519.
15. Modenutte GS, Martins J, Hotta GH, Oliveira AS de. Confiabilidade intra e interexaminador do questionário Perfil do Estilo de Vida Individual (PEVI) em indivíduos com dor musculoesquelética. Fisioterapia e Pesquisa. 2019;26(1):71–7.
16. Fernandes AC, McIntyre T, Coelho R, Prata J, Maciel MJ. Impact of a brief psychological intervention on lifestyle, risk factors and disease knowledge during phase I of cardiac rehabilitation after acute coronary syndrome. Revista Portuguesa de Cardiologia. 2019;38(5):361-8.
17. Lopez-Fontana I, Perrot A, Krueger KR, Le Scanff C, Bherer L, Castanier C. A global lifestyle assessment: psychometric properties of the General Lifestyle Questionnaire. Psychologie Française. 2020;65(4):311-23.
18. Pimentel CV de MB, Tarifa AFC, Pereira-Lancha L, Ribeiro JPN. Development of a General Health Tracking Instrument for the Brazilian Population. Int J Health Sci (Qassim). 2023;11(2):96-100.
19. Pimentel CV de MB, Andrade MF, Coêlho M de C, Pereira-Lancha L, Tarifa AFC, Ribeiro JPN, et al. Development of a health-tracking tool for the Brazilian population: a pilot study with Brazilian women. BMC Public Health. 2025;25(1):860.
20. Hershey MS, Fernandez-Montero A, Sotos-Prieto M, Kales S, Gea A, Ruiz-Estigarribia L, et al.

The association between the mediterranean lifestyle index and all-cause mortality in the seguimiento Universidad de Navarra cohort. Am J Prev Med. 2020;59(6):e239-48.

21. Sotos-Prieto M, Moreno-Franco B, Ordovás JM, León M, Casasnovas JA, Peñalvo JL. Design and development of an instrument to measure overall lifestyle habits for epidemiological research: the Mediterranean Lifestyle (MEDLIFE) index. Public Health Nutr. 2015;18(6):959-67.
22. Sotos-Prieto M, Santos-Beneit G, Bodega P, Pocock S, Mattei J, Peñalvo JL. Validation of a questionnaire to measure overall Mediterranean lifestyle habits for research application: the MEDiterranean LIFEstyle index (MEDLIFE). Nutr Hosp. 2015;32(3):1153-63.
23. Bhatti ZU, Salek SS, Bolton CE, George L, Halcox JP, Jones SM, et al. The development and validation of the major life changing decision profile (MLCDP). Health Qual Life Outcomes. 2013;11(1):78.
24. Bully P, Sanchez A, Grandes G, Pombo H, Arietalenizbeaskoa MS, Arce V, et al. Metric properties of the "prescribe healthy life" screening questionnaire to detect healthy behaviors: a cross-sectional pilot study. BMC Public Health. 2016 Dec 7;16(1):1228.
25. Oliveira D, Aubeeluck A, Stupple E, Kim S, Orrell M. Factor and reliability analysis of a brief scale to measure motivation to change lifestyle for dementia risk reduction in the UK: the MOCHAD-10. Health Qual Life Outcomes. 2019;17(1):75.
26. Kowalkowska J, Wadolowska L, Czarnocinska J, Czlapka-Matyasik M, Galinski G, Jezewska-Zychowicz M, et al. Reproducibility of a Questionnaire for Dietary Habits, Lifestyle and Nutrition Knowledge Assessment (KomPAN) in Polish Adolescents and Adults. Nutrients. 2018;10(12):1845.
27. Goodyear-Smith F, Arroll B, Coupe N. Asking for help is helpful: validation of a Brief Lifestyle and Mood Assessment Tool in Primary Health Care. The Annals of Family Medicine. 2009 May 1;7(3):239-44.
28. Matsudo S, Araújo T, Matsudo V, Andrade D, Andrade E, Oliveira LC, et al. Questionário Internacional de Atividade Física (IPAQ): estudo de validade e reprodutibilidade no Brasil. Rev Bras Ativ Fís Saúde. 2001;6(2):5–18.
29. Benedetti TRB, Antunes P de C, Rodriguez-Añez CR, Mazo GZ, Petroski ÉL. Reprodutibilidade e validade do Questionário Internacional de Atividade Física (IPAQ) em homens idosos. Rev Bras Med Esporte. 2007;13(1):11-6.
30. Rosenbaum S, Morell R, Abdel-Baki A, Ahmadpanah M, Anilkumar T V., Baie L, et al. Assessing physical activity in people with mental illness: 23-country reliability and validity of the simple physical activity questionnaire (SIMPAQ). BMC Psychiatry. 2020 Dec 6;20(1):108.
31. Molina M del CB, Benseñor IM, Cardoso L de O, Velasquez-Melendez G, Drehmer M, Pereira TSS, et al. Reprodutibilidade e validade relativa do Questionário de Frequência Alimentar do ELSA-Brasil. Cad Saude Publica. 2013 Feb;29(2):379–89.
32. Previdelli ÁN, Andrade SC de, Pires MM, Ferreira SRG, Fisberg RM, Marchioni DM. Índice de Qualidade da Dieta Revisado para população brasileira. Rev Saude Publica. 2011 Aug;45(4):794–8.
33. Teixeira RLL. Avaliação das propriedades de medida da versão brasileira do questionário Mediterranean Diet Scale (MDS-BRASIL) em indivíduos com diabetes mellitus. [Tese de Mestrado]. [Belo Horizonte]: Universidade Federal de Minas Gerais; 2019.
34. Natacci LC, Ferreira Júnior M. The three factor eating questionnaire - R21: tradução para o português e aplicação em mulheres brasileiras. Revista de Nutrição. 2011 Jun;24(3):383–94.
35. Neri D, Gabe KT, Costa CDS, Martinez Steele E, Rauber F, Marchioni DM, et al. A novel web-based 24-h dietary recall tool in line with the Nova food processing classification: description and evaluation. Public Health Nutr. 2023 Oct 7;26(10):1997–2004.
36. Rodrigues RM, De Carli E, Araújo MC, Junior EV, Marchioni DML, Bezerra IN, et al. Limitações na comparação dos Inquéritos Nacionais de Alimentação de 2008–2009 e 2017–2018. Rev Saude Publica. 2021 Dec 8;55(Supl.1):1–10.
37. Lins ILL, Bueno NB, Grotti Clemente AP, Pfrimer K, Sawaya AL, de Menezes Toledo Florêncio TM. Energy Intake in Socially Vulnerable Women Living in Brazil: Assessment of the Accuracy of Two Methods of Dietary Intake Recording Using Doubly Labeled Water. J Acad Nutr Diet. 2016 Oct;116(10):1560–7.
38. Bertolazi AN, Fagondes SC, Hoff LS, Dartora EG, da Silva Miozzo IC, de Barba MEF, et al. Va-

lidation of the Brazilian Portuguese version of the Pittsburgh Sleep Quality Index. Sleep Med. 2011 Jan;12(1):70–5.
39. Bertolazi AN, Fagondes SC, Hoff LS, Pedro VD, Menna Barreto SS, Johns MW. Portuguese-language version of the Epworth sleepiness scale: validation for use in Brazil. Jornal Brasileiro de Pneumologia. 2009 Sep;35(9):877–83.
40. Castro L de S. Adaptação e Validação do Índice de Gravidade de Insônia (IGI): Caracterização Populacional, Valores Normativos e Aspectos Associados [Tese de Mestrado]. [São Paulo]: Universidade Federal de São Paulo; 2011.
41. Fonseca LB de M, Silveira EA, Lima NM, Rabahi MF. STOP-Bang questionnaire: translation to Portuguese and cross-cultural adaptation for use in Brazil. J Bras Pneumologia. 2016 Aug;42(4):266–72.
42. Tonon AC, Amando GR, Carissimi A, Freitas JJ, Xavier NB, Caumo GH, et al. The Brazilian-Portuguese version of the Sleep Hygiene Index (SHI): validity, reliability and association with depressive symptoms and sleep-related outcomes. Sleep Sci. 2020;13(1):37–48.
43. Falavigna A, de Souza Bezerra ML, Teles AR, Kleber FD, Velho MC, da Silva RC, et al. Consistency and reliability of the Brazilian Portuguese version of the Mini-Sleep Questionnaire in undergraduate students. Sleep and Breathing. 2011 Sep 24;15(3):351–5.
44. Carmo J, Pueyo A. A adaptação ao português do Fagerström Test for Nicotine Dependence (FTND) para avaliar a dependência e tolerância à nicotina em fumantes brasileiros. Rev Bras Med. 2002;59(1-2):73-80.
45. Meneses-Gaya IC, Zuardi AW, Loureiro SR, Crippa JA de S. Psychometric properties of the Fagerström Test for Nicotine Dependence. J Bras Pneumologia. 2009;35(1):73-82.
46. de Meneses-Gaya C, Zuardi AW, de Azevedo Marques JM, Souza RM, Loureiro SR, Crippa JAS. Psychometric qualities of the Brazilian versions of the Fagerström Test for Nicotine Dependence and the Heaviness of Smoking Index. Nicotine & Tobacco Research. 2009 Jul;11(10):1160-5.
47. de Meneses-Gaya C, Zuardi AW, Loureiro SR, Crippa JAS. Alcohol Use Disorders Identification Test (AUDIT): an updated systematic review of psychometric properties. Psychol Neurosci. 2009;2(1):83-97.
48. Masur J, Monteiro MG. Validation of the "CAGE" alcoholism screening test in a Brazilian psychiatric inpatient hospital setting. Braz J Med Biol Res. 1983;16(3):215-8.
49. Henrique IFS, De Micheli D, Lacerda RB de, Lacerda LA, Formigoni MLO de S. Validação da versão brasileira do teste de triagem do envolvimento com álcool, cigarro e outras substâncias (ASSIST). Rev Assoc Med Bras. 2004;50(2):199-206.
50. Luft CDB, Sanches S de O, Mazo GZ, Andrade A. Versão brasileira da Escala de Estresse Percebido: tradução e validação para idosos. Rev Saude Publica. 2007;41(4):606-15.
51. Vignola RCB, Tucci AM. Adaptation and validation of the depression, anxiety and stress scale (DASS) to Brazilian Portuguese. J Affect Disord. 2014;155:104-9.
52. Lipp MEN. Manual do Inventário de Sintomas de Stress para Adultos de Lipp (ISSL). São Paulo: Casa do Psicólogo; 2000.
53. Martins Barroso S. Evidences of validity of the Brief Resilience Scale for Brazil. Rev Latinoam Psicol. 2021;53.
54. da Silva-Sauer L, de la Torre-Luque A, Smith BW, C. M. C. Lins M, Andrade S, Fernández-Calvo B. Brief Resilience Scale (BRS) Portuguese Version: validity and metrics for the older adult population. Aging Ment Health. 2021;25(8):1554-63.
55. Faria Anjos J, Heitor dos Santos MJ, Ribeiro MT, Moreira S. Connor-Davidson Resilience Scale: validation study in a Portuguese sample. BMJ Open. 2019;9(6):e026836.
56. Lopes VR, Martins M do CF. Validação fatorial da escala de resiliência de connor-davidson (CD-RISC-10) para brasileiros. Revista Psicologia Organizações e Trabalho. 2011;11-2.
57. Sousa WP da S. Adaptação transcultural da Multidimensional Scale of Perceived Social Support (MSPSS) para o português (Brasil) [Tese de Doutorado em Psicologia]. [Natal]: Universidade Federal do Rio Grande do Norte; 2019.
58. Barroso SM, Andrade VS, Midgett AH, Carvalho RGN de. Evidências de validade da Escala Brasileira de Solidão UCLA. J Bras Psiquiatr. 2016;65(1):68-75.
59. Ribeiro O, Teixeira L, Duarte N, Azevedo MJ, Araújo L, Barbosa S, et al. Versão Portuguesa da Escala Breve de Redes Sociais de Lubben (LSNS-6). Kairós-Gerontologia. 2012;15(1):217-34.

60. Pessoa VS, Gouveia VV, Soares AKS, Vilar R, Freires LA. Escala de conexão com a natureza: evidências psicométricas no contexto brasileiro. Estudos de Psicologia (Campinas). 2016;33(2):271-82.
61. Moreira-Almeida A, Peres MF, Aloe F, Lotufo Neto F, Koenig HG. Versão em português da Escala de Religiosidade da Duke: DUREL. Arch Clin Psychiatry (São Paulo). 2008;35(1):31-2.
62. Zimpel RR, Panzini RG, Bandeira DR, Fleck MP, da Rocha NS. Psychometric properties of the WHOQOL-SRPB BREF, Brazilian Portuguese version. Braz J Psychiatry. 2019;41(5):411-8.
63. Kovács E, Rekenyi V, Nánási A, Szepesi CI, Indrayathi PA, Horváth N, et al. Lifestyle medicine in focus: a cross-sectional study comparing domestic and international students. Healthcare. 2024;12(11):1151.
64. Grega ML, Shalz JT, Rosenfeld RM, Bidwell JH, Bonnet JP, Bowman D, et al. American College of Lifestyle Medicine Expert Consensus Statement: lifestyle medicine for optimal outcomes in primary care. Am J Lifestyle Med. 2024;18(2):269-93.
65. Pasquali L. Psicometria: teoria dos testes na psicologia e na educação, 5a ed. Petrópolis: Vozes; 2013.
66. Carvalho IS, Borges JWP, Moreira TMM, Salles DL. Elementos constituintes e validade dos instrumentos avaliativos do estilo de vida em adultos: revisão integrativa. Gestão & Cuidado em Saúde. 2023;e11132.
67. Zanon C, Bardagi MP, Layous K, Hutz CS. Validation of the satisfaction with life scale to brazilians: evidences of measurement noninvariance across Brazil and US. Soc Indic Res. 2014;119(1):443-53.
68. Damásio BF, Zanon C, Koller SH. Validation and psychometric properties of the brazilian version of the subjective happiness scale. Universitas Psychologica. 2014;13(1).
69. de Carvalho TF, de Aquino SD, Natividade JC. Flourishing in the Brazilian context: evidence of the validity of the PERMA-profiler scale. Current Psychology. 2023;42(3):1828-40.
70. Kamei H, Ferreira MC, Valentini F, Peres MFP, Kamei PT, Damásio BF. Psychological Capital Questionnaire - Short Version (PCQ-12): evidence of Validity of The Brazilian Version. Psico-USF. 2018;23(2):203-14.
71. Balsan LAG, Carneiro LL, Bastos AVB, Cost VMF. Adaptação e Validação da Nova Escala Geral de Autoeficácia. Rev Avaliação Psicológica. 2020.
72. Canales J. PROGRUDA-USP. 2013 [cited 2025 Jul 1]. Multidimensional Assessment of Interoceptive Awareness (MAIA-VB2): Brazilian Portuguese translation. Available from: https://osher.ucsf.edu/sites/osher.ucsf.edu/files/inline-files/MAIA_Brazilian_Portuguese.pdf
73. Barros VV, Kozasa EH, Souza ICW, Ronzani TM. Validity evidence of the brazilian version of the five facet mindfulness questionnaire (FFMQ). Psicologia: Teoria e Pesquisa. 2014;30(3):317-27.
74. Damásio BF, Borsa JC, da Silva JP. 14-Item Resilience Scale (RS-14): Psychometric Properties of the Brazilian Version. J Nurs Meas. 2011;19(3):131-45.
75. Fleck MP, Louzada S, Xavier M, Chachamovich E, Vieira G, Santos L, et al. Aplicação da versão em português do instrumento abreviado de avaliação da qualidade de vida "WHOQOL-bref." Rev Saúde Pública. 2000;34(2):178-83.
76. Ciconelli RM, Ferraz MB, Santos W, Meinão I, Quaresma MR. Tradução para a língua portuguesa e validação do questionário genérico de avaliação de qualidade de vida SF-36 (Brasil SF-36). Rev Bras Reumatol. 1999;39(3):143-50.

10

Psicologia Positiva para autoeficácia comportamental

Arthur Hirschfeld Danila
Juliana Hirschfeld Goldbach
Clauciane Gomes Angelim

Pontos-chave

- Psicologia Positiva investiga forças pessoais e emoções positivas (otimismo, esperança, gratidão, resiliência), deslocando o foco da psicologia da doença para o florescimento humano.
- Autoeficácia: crença de que se é capaz de executar ações para atingir metas. Origina-se de quatro fontes: experiências de domínio, modelagem vicária, persuasão social/verbal e estados fisiológicos-afetivos, e é fator decisivo para iniciar e manter hábitos saudáveis.
- Esperança, autoeficácia, resiliência e otimismo compõem o capital psicológico, núcleo motivacional que sustenta mudanças de comportamento.
- Emoções positivas elevam a autoeficácia e, reciprocamente, pequenos sucessos reforçam estados afetivos favoráveis, estabelecendo um ciclo virtuoso para adoção e manutenção de hábitos saudáveis.
- Evidências mostram que intervenções de Psicologia Positiva – diário de gratidão, uso intencional de forças pessoais, visualização do "melhor eu" e *micro-coaching* – aumentam o bem-estar, reduzem sintomas depressivos e melhoram a adesão ao exercício, o autocuidado do diabetes, a reabilitação cardíaca e a cessação do tabagismo.
- Na ampliação sociocognitiva de Bandura, autoeficácia, metas, expectativas de resultado e condições ambientais atuam em causação recíproca; resultados duradouros exigem, além do fortalecimento individual, modificar normas e recursos do contexto por meio de agência por procuração e eficácia coletiva.

INTRODUÇÃO

A Medicina do Estilo de Vida (MEV) visa promover saúde física e mental por meio de mudanças comportamentais. No entanto, colocar em prática recomendações de estilo de vida muitas vezes esbarra em desafios motivacionais e psicológicos.

Nesse contexto, a Psicologia Positiva – ramo da psicologia introduzido por Martin Seligman e colegas no final da década de 1990 – mostra-se relevante. Diferentemente do enfoque tradicional em psicopatologias, a Psicologia Positiva foca em forças pessoais, emoções positivas e virtudes, investigando cientificamente aspectos como bem-estar subjetivo, esperança, otimismo, espiritualidade, gratidão, compaixão, resiliência e bem-estar[1]. A ideia central é que cultivar esses atributos positivos pode prevenir doenças, melhorar a qualidade de vida e potencializar a capacidade de mudança dos indivíduos.

Paralelamente, o conceito de autoeficácia – proposto por Albert Bandura em 1977 – refere-se à crença do indivíduo em sua capacidade de organizar e executar as ações necessárias para atingir determinados objetivos ou desempenhar tarefas específicas[2]. Trata-se de um construto fundamental da Teoria Social Cognitiva e fortemente correlacionado ao sucesso em mudanças comportamentais. Por exemplo, uma pessoa com alta autoeficácia para atividade física sente-se capaz de seguir um programa de exercícios mesmo diante de dificuldades, ao passo que alguém com autoeficácia baixa tende a desistir facilmente frente a obstáculos[2]. Isso é fundamental no processo de mudança de comportamento.

Estudos indicam que intervenções voltadas a aumentar emoções positivas e virtudes pessoais podem, direta ou indiretamente, elevar a autoeficácia e a adesão a comportamentos saudáveis[3]. Estados afetivos positivos (como entusiasmo, satisfação, otimismo) parecem ampliar a perspectiva cognitiva e construir recursos psicológicos (conforme postula a teoria do "ampliar e construir" de Barbara Fredrickson), o que ajuda o indivíduo a encontrar soluções e se sentir mais confiante para agir[4]. Além disso, há evidências de que pessoas otimistas e esperançosas apresentam maior persistência em metas de saúde e melhor enfrentamento de desafios, o que frequentemente se traduz em melhores indicadores clínicos[5]. Dessa forma, a incorporação de estratégias da Psicologia Positiva na prática clínica pode ser uma via promissora para fortalecer a autoeficácia comportamental, agregando valor aos programas de mudança de estilo de vida.

Este capítulo explora fundamentos teóricos, evidências científicas e aplicações práticas da Psicologia Positiva para fortalecer a autoeficácia comportamental.

FUNDAMENTOS TEÓRICOS

Psicologia Positiva

O marco inicial da psicologia positiva deu-se em 1998, quando Martin Seligman, então presidente da Associação Americana de Psicologia (American Psychological Association), propôs redirecionar o foco da psicologia das doenças para a investigação científica do que torna a vida digna de ser vivida[6]. Em 2000, Seligman e Mihaly Csikszentmihalyi publicaram o artigo seminal "Positive Psychology: An Introduction", conclamando à pesquisa sobre construtos virtuosos como bem-estar subjetivo, otimismo, esperança, gratidão, sabedoria e amor[1]. Esses autores argumentaram que, por décadas, a ciência psicológica manteve um "viés negativo", concentrando-se quase exclusivamente em psicopatologias e fatores de risco, enquanto aspectos saudáveis e fortalezas humanas ficavam negligenciados. A Psicologia Positiva surge, portanto, para complementar (e não invalidar) os avanços da psicologia clínica tradicional, trazendo uma visão equilibrada que inclui a compreensão das condições que levam pessoas, comunidades e organizações a florescer[7].

Alguns conceitos centrais emergiram nesse movimento. Bem-estar subjetivo diz respeito à percepção que o indivíduo tem de sua própria vida, englobando satisfação com a vida e predomínio de afetos positivos sobre negativos[8]. Otimismo abrange duas vertentes complementares. No estilo explicativo de Peterson e Seligman[9-11], indivíduos que atribuem contratempos a causas externas, passageiras e específicas, apresentam menor risco prospectivo de adoecimento e morte precoce. Já o otimismo disposicional, de Scheier e Carver[12-14], expressa a expectativa estável de que o futuro trará bons resultados. Embora partam de pressupostos distintos, ambos os construtos se associam, em estudos longitudinais, a melhor enfrentamento de estressores, menor morbidade e recuperação mais rápida após cirurgias cardíacas, indicando mecanismos parcialmente diferentes que convergem para benefícios clínicos semelhantes. Esperança, segundo C. R. Snyder[15], combina o conceito de agência – motivação e determinação para perseguir metas – com a capacidade de traçar caminhos alternativos diante de obstáculos. Gratidão, entendida como reconhecimento e valorização dos aspectos positivos da vida e dos gestos alheios, demonstrou ser capaz de, por meio do registro regular de "bênçãos", elevar o bem-estar subjetivo, melhorar o sono e reduzir queixas físicas[16,17]. Resiliência é a habilidade de recuperar-se de adversidades de forma saudável[18,19]. Forças de caráter – como coragem, empatia e perseverança –podem ser cultivadas para enfrentar desafios[20,21].

Todos esses construtos originados da Psicologia Positiva, associados ao conceito de autoeficácia que será discutido na próxima seção, articulam-se e formam o capital psicológico – combinação de esperança, autoeficácia, resiliência e otimismo, também referidos pelo acrônimo em inglês HERO (*hope, efficacy, resilience, optimism*) – passível de ser desenvolvido, mensurado e aplicado para impulsionar desempenho e bem-estar[22].

A Tabela 1 resume alguns construtos da Psicologia Positiva, indicando sua definição e impacto na mudança de saúde e servindo como guia para alguns recursos psicológicos que podem ser mobilizados ou treinados em intervenções da MEV.

Autoeficácia

O termo autoeficácia foi introduzido por Albert Bandura em 1977, no contexto da teoria social cognitiva, para explicar diferenças de desempenho em mudanças comportamentais[2]. Bandura define autoeficácia como "a crença nas próprias capacidades de organizar e executar os cursos de ação requeridos para manejar situações futuras"[34]. Essa crença influencia diretamente o comportamento humano: pessoas com maior autoeficácia tendem a estabelecer metas desafiadoras, persistir mais diante de dificuldades e se recuperar mais rápido de fracassos, enquanto pessoas com baixa autoeficácia frequentemente evitam tarefas exigentes, têm menor comprometimento com objetivos e são facilmente dominadas por estresse e derrotismo diante de obstáculos[35]. Bandura teorizou quatro principais fontes de autoeficácia:

TABELA 1 **Principais conceitos da Psicologia Positiva e sua relevância para mudança comportamental em saúde**

Construto	Definição	Relevância na MEV
Bem-estar subjetivo (felicidade)[8]	Nível de satisfação com a vida + predominância de emoções positivas sobre negativas.	Mais que um desfecho, o bem-estar atua como recurso: indivíduos com alto bem-estar apresentam menor uso de estratégias de enfrentamento prejudiciais (álcool, *"junk food"*) e maior envolvimento em atividades preventivas[5]. Além disso, bem-estar elevado atenua efeitos do estresse, auxiliando na manutenção de mudanças[23,24].
Otimismo disposicional[12-14]	Expectativa generalizada de resultados positivos no futuro (tendência a ver "o copo meio cheio").	Otimistas lidam melhor com estresse e seguem recomendações de saúde com mais diligência; estudos longitudinais mostram que alto otimismo está ligado a menor risco cardiovascular e maior longevidade[25].
Esperança[15]	Motivação orientada a objetivos, envolvendo agência (determinação) e planejamento de caminhos para alcançá-los	Pessoas esperançosas definem metas saudáveis e buscam alternativas diante de obstáculos (ex.: reenquadram deslizes na dieta como aprendizados e retomam o plano); a esperança elevada correlaciona-se com melhor recuperação em reabilitações físicas[26-28].
Gratidão[16,17]	Reconhecimento e apreciação das coisas boas da vida e dos atos de terceiros.	Sentimentos de gratidão reduzem emoções tóxicas (raiva, ressentimento) e se associam a comportamentos saudáveis. Intervenções de gratidão melhoraram qualidade do sono, parâmetros inflamatórios e até adesão medicamentosa em estudos clínicos[29-33].
Resiliência[18,19]	Capacidade de se recuperar de adversidades, adaptando-se positivamente.	Crucial para manter mudanças diante de recaídas ou eventos estressores. Uma pessoa resiliente consegue retornar à dieta após um deslize ou retomar exercícios após um período doente, sem abandonar a meta de longo prazo. Programas de intervenção que incluem treinamento de resiliência mostram maior manutenção de perda de peso e abstinência de tabaco.

- Experiências de domínio (ou desempenho bem-sucedido): sucesslos prévios reforçam a crença de capacidade.
- Experiência vicária (modelagem): ver pessoas similares terem sucesso inspira confiança de que "se elas conseguem, eu também posso"[36].
- Persuasão social/verbal: encorajamentos de terceiros podem aumentar a crença de eficácia, embora resultados concretos tenham impacto mais duradouro.
- Estados fisiológicos e afetivos (ativação emocional): ansiedade elevada pode minar a autoconfiança, ao passo que emoções positivas a elevam.

Essas quatro fontes estão sintetizadas na Tabela 2, que também apresenta os modos

TABELA 2 Fontes de autoeficácia e modos de indução

Fonte de autoeficácia	Modos de indução
Experiências de domínio (desempenho bem-sucedido)	Modelagem participante (o aprendiz executa junto com o modelo)
	Dessensibilização baseada no desempenho (quebrar a tarefa em passos graduais)
	Exposição ao desempenho (prática repetida em situação real)
	Desempenho autoinstruído
Experiências vicárias (modelagem)	Modelagem ao vivo (observar alguém semelhante executar a tarefa)
	Modelagem simbólica (vídeos, histórias, simulações)
Persuasão social/ verbal	Sugestão (*feedback* encorajador e específico)
	Exortação (mensagens motivacionais)
	Autoinstrução (*scripts* internos orientadores)
	Intervenções interpretativas (*reframing*, reatribuição cognitiva)
Estados fisiológicos e afetivos (ativação emocional)	Reatribuição (interpretação funcional de sinais corporais)
	Relaxamento/*biofeedback*
	Dessensibilização simbólica (imagética)
	Exposição simbólica (visualização gradual da situação temida)

Fonte: adaptada de Bandura, 1977[2].

de indução – procedimentos indicados por Bandura para reforçar a crença de autoeficácia a partir de cada fonte.

Bandura posteriormente ampliou o modelo de autoeficácia ao inseri-lo num sistema de causação recíproca triádica, no qual fatores pessoais (cognitivos, afetivos e biológicos), comportamento e ambiente se influenciam de forma contínua[37]. Nesse enquadre, a adoção e a manutenção de hábitos saudáveis dependem de quatro determinantes sociocognitivos que operam de modo articulado:

- Autoeficácia: quanto maior a convicção d1 "eu dou conta", mais esforço, persistência e resiliência o indivíduo emprega.
- Metas pessoais: objetivos claros convertem intenção em ação direcionada.
- Expectativas de resultado: acreditar que o esforço produzirá benefícios confere valor ao comportamento.
- Condições ambientais: normas, incentivos e recursos materiais podem facilitar ou dificultar a prática.

Para ampliar o controle sobre a própria saúde, o autor introduz dois mecanismos adicionais: a agência por procuração (influenciar outras pessoas ou instituições para obter apoio) e a eficácia coletiva (agir em grupo para transformar os contextos que moldam estilos de vida). Dessa forma, intervenções efetivas precisam fortalecer simultaneamente a confiança individual e modificar o contexto social – por exemplo, aliando treinamento de habilidades a políticas que tornem escolhas saudáveis mais acessíveis[37].

Essa lógica sustenta a recomendação de programas multicomponentes (campanhas de mídia, políticas públicas e redes comunitárias) capazes de agir sobre todos os quatro determinantes sociocognitivos. Como sintetizado na Figura 1, a autoeficácia afeta o comportamento tanto de forma direta quanto indiretamente, mediada por metas, expectativas e fatores socioestruturais, compondo um modelo integrado que articula autorregulação pessoal e transformação ambiental para prevenção e promoção da saúde.

No contexto da MEV, a autoeficácia tem se mostrado um previsor chave de diversos comportamentos, independentemente de fatores sociodemográficos ou de letramento em saúde: aderir a programas de reabilitação[38], manter dieta e exercício após alta hospitalar[39], parar de fumar[40], entre outros. Por exemplo, em pacientes diabéticos, a crença de autoeficácia para manejar a dieta correlaciona-se com melhor controle glicêmico e bem-estar[41,42], e menor abandono do tratamento[43,44]. Já em cardiopatas, a autoeficácia para atividade física prediz quais pacientes seguirão praticando após a fase supervisionada da reabilitação cardíaca[45]. Essas observações corroboram a importância de intervir na autoeficácia como parte das estratégias de mudança comportamental.

ARTICULAÇÃO ENTRE PSICOLOGIA POSITIVA E AUTOEFICÁCIA

Estados emocionais positivos e crenças de autoeficácia formam um ciclo de reforço mútuo: afetos favoráveis aumentam a confiança para agir, enquanto pequenos sucessos elevam a própria eficácia e geram novas emoções positivas[46]. Essa sinergia sustenta mudanças de comportamento em saúde, da adoção de exercício ao manejo de doenças crônicas.

Evidência empírica

Forças de caráter em universitários predizem autoeficácia acadêmica e geral, su-

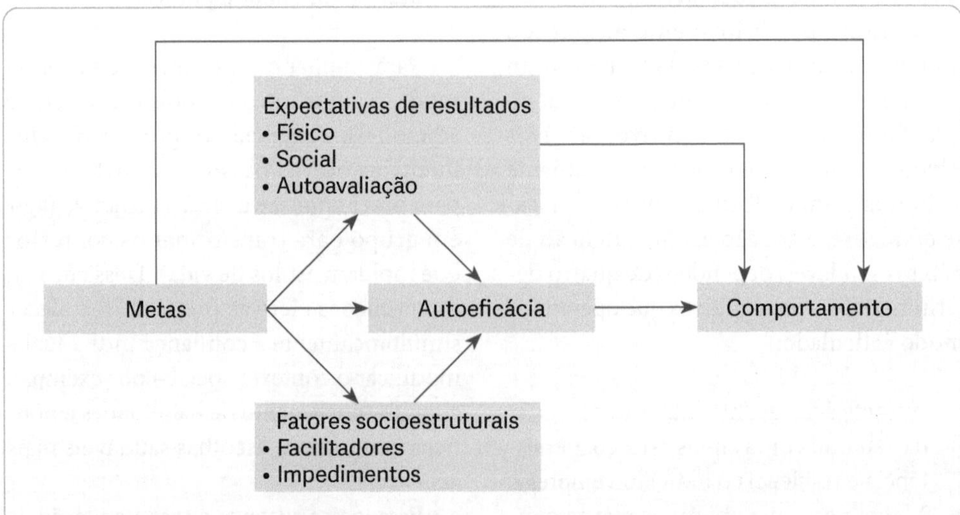

FIGURA 1 Caminhos estruturais pelos quais a autoeficácia percebida influencia os hábitos de saúde, de forma direta e mediada por metas, expectativas de resultado e percepção de facilitadores ou impedimentos socioestruturais.
Fonte: adaptada de Bandura, 2004[37].

gerindo um caminho direto entre atributos positivos e crenças de capacidade[47]. Entre adolescentes, o chamado *strength-based parenting* – ou parentalidade baseada nas forças de caráter – eleva a felicidade e reduz a ansiedade e a depressão porque intensifica a autoeficácia, confirmando-a como elo crucial entre intervenção e bem-estar[48]. A crença de saber regular emoções positivas relaciona-se a mais afeto positivo e maior satisfação com a vida em diferentes idades[49], enquanto em pacientes cardiovasculares o otimismo melhora a qualidade de vida por meio da autoeficácia[50]. Em idosos, autoeficácia e felicidade caminham juntas[51].

Intervenções

Micro-coaching focado em pontos fortes do indivíduo – uma intervenção da Psicologia Positiva – aumenta o capital psicológico e a autoeficácia para atingir metas pessoais e profissionais[52]; esse ganho de eficácia eleva a sensação subjetiva de energia, motor motivacional que mantém o engajamento[53]. No trabalho, componentes do capital psicológico – autoeficácia, esperança e otimismo – produzem ganhos longitudinais em bem-estar[54], e a autoeficácia medeia a relação entre otimismo, resiliência e saúde mental em diferentes culturas[55]. Em cardiopatas agudos, intervenções de psicologia positiva que cultivam afeto ou otimismo melhoram a adesão médica via elevação simultânea da autoeficácia[56].

Em síntese, a Psicologia Positiva fornece o combustível emocional e a autoeficácia, o motor cognitivo: juntos, impulsionam a adoção e a manutenção de comportamentos saudáveis em qualquer faixa etária ou contexto clínico.

CONCLUSÃO

A integração entre Psicologia Positiva e autoeficácia oferece um eixo teórico-prático sólido para a MEV: o cultivo de emoções positivas como otimismo, esperança, gratidão e resiliência alimentam a crença de que "eu sou capaz", enquanto sucessos graduais reforçam esses estados positivos, criando um ciclo que sustenta mudanças de comportamento.

Evidências experimentais e longitudinais mostram que intervenções simples, de baixo custo e culturalmente adaptáveis – diários de gratidão, identificação de forças pessoais, metas orientadas e *feedback* de progresso – aumentam o bem-estar, reduzem sintomas depressivos, elevam passos diários, melhoram a adesão medicamentosa e até modulam os marcadores biológicos.

Quando articuladas a políticas públicas e ambientes facilitadores, tais estratégias ampliam a agência individual, a eficácia coletiva e tornam escolhas saudáveis mais acessíveis. Assim, a Psicologia Positiva não é mera "inspiração", mas um conjunto de ferramentas empiricamente validadas que, ao fortalecer a autoeficácia, converte conhecimento em ação duradoura e amplia o escopo preventivo e terapêutico da prática clínica.

Para se aprofundar

Artigo: Seligman MEP, Csikszentmihalyi M. Positive psychology: an introduction. American Psychologist. 2000;55(1):5-14.

Marco conceitual que inaugura a Psicologia Positiva como campo científico; delimita suas três frentes (experiências subjetivas positivas, traços individuais positivos e instituições que promovem cidadania); revisa evidências emergentes de que esses fatores favorecem qualidade de vida e potencialmente previnem psicopatologias; convoca a disciplina a ir além da ênfase exclusiva na patologia e a investigar como indivíduos e comunidades podem florescer.

Artigo: Bandura A. Self-efficacy: toward a unifying theory of behavioral change. Psychol Rev. 1977;84(2):191-215.

Fundamento teórico clássico da autoeficácia: apresenta o construto, explicando como as crenças de capacidade modulam a motivação, o afeto e o desempenho; descreve suas quatro fontes (experiência de domínio, experiência vicária, persuasão social e estados fisiológicos); integra evidências de diferentes contextos clínicos e experimentais mostrando que níveis mais altos de autoeficácia se associam à adoção e à persistência de novos comportamentos.

Metanálise: Bolier L, Haverman M, Westerhof GJ, et al. Positive psychology interventions: a meta-analysis. BMC Public Health. 2013;13:119.

Metanálise que agregou 39 ensaios controlados de intervenções de Psicologia Positiva (p. ex., registrar gratidão, praticar atos de gentileza, usar forças pessoais). Encontrou efeitos pequenos, porém significativos, no aumento do bem-estar subjetivo e psicológico e na redução de sintomas depressivos.

REFERÊNCIAS BIBLIOGRÁFICAS

1. Seligman MEP, Csikszentmihalyi M. Positive psychology: an introduction. Am Psychologist. 2000;55(1):5-14.
2. Bandura A. Self-efficacy: toward a unifying theory of behavioral change. Psychol Rev. 1977;84(2):191-215.
3. Seligman MEP, Steen TA, Park N, Peterson C. Positive psychology progress: empirical validation of interventions. Am Psychologist. 2005;60(5):410-21.
4. Fredrickson BL. What good are positive emotions? Rev Gen Psychol. 1998;2(3):300-19.
5. Bolier L, Haverman M, Westerhof GJ, Riper H, Smit F, Bohlmeijer E. Positive psychology interventions: a meta-analysis of randomized controlled studies. BMC Public Health. 2013;13(1):119.
6. Seligman MEP. The President's address. Am Psychologist. 1998;54:559-62.
7. Seligman MEP. Florescer: uma nova compreensão sobre a natureza da felicidade e do bem-estar, 1a ed. Rio de Janeiro: Objetiva; 2012.
8. Ferraz RB, Tavares H, Zilberman ML. Felicidade: uma revisão. Arch Clin Psychiatry (São Paulo). 2007;34(5):234-42.
9. Peterson C, Seligman MEP. Explanatory style and illness. J Pers. 1987;55(2):237-65.
10. Peterson C, Seligman ME, Vaillant GE. Pessimistic explanatory style is a risk factor for physical illness: a thirty-five-year longitudinal study. J Pers Soc Psychol. 1988;55(1):23-7.
11. Peterson C, Seligman MEP, Yurko KH, Martin LR, Friedman HS. Catastrophizing and untimely death. Psychol Sci. 1998;9(2):127-30.
12. Scheier MF, Carver CS. Optimism, coping, and health: assessment and implications of generalized outcome expectancies. Health Psychol. 1985;4(3):219-47.
13. Scheier MF, Carver CS. Optimism, coping, and health: assessment and implications of generalized outcome expectancies. Health Psychol. 1985;4(3):219-47.
14. Scheier ME, Carver CS. Dispositional optimism and physical wellbeing: the influence of generalized outcome expectancies on health. J Pers. 1987;55(2):169-210.
15. Snyder CR, Harris C, Anderson JR, Holleran SA, Irving LM, Sigmon ST, et al. The will and the ways: development and validation of an individual-differences measure of hope. J Pers Soc Psychol. 1991;60(4):570-85.
16. Emmons RA, McCullough ME. Counting blessings versus burdens: an experimental investigation of gratitude and subjective well-being

in daily life. J Pers Soc Psychol. 2003;84(2):377-89.

17. Wood AM, Joseph S, Maltby J. Gratitude predicts psychological well-being above the Big Five facets. Pers Individ Dif. 2009;46(4):443-7.
18. Rutter M. Psychosocial resilience and protective mechanisms. Am J Orthopsychiatry. 1987;57(3):316-31.
19. Luthar SS, Cicchetti D, Becker B. The construct of resilience: a critical evaluation and guidelines for future work. Child Dev. 2000;71(3):543-62.
20. Park N, Peterson C, Seligman MEP. Strengths of character and well-being. J Soc Clin Psychol. 2004;23(5):603-19.
21. Peterson C, Ruch W, Beermann U, Park N, Seligman MEP. Strengths of character, orientations to happiness, and life satisfaction. J Posit Psychol. 2007;2(3):149-56.
22. Luthans F, Avolio BJ, Avey JB, Norman SM. Positive psychological capital: Measurement and relationship with performance and satisfaction. Pers Psychol. 2007;60(3):541-72.
23. DuPont CM, Weis TM, Manuck SB, Marsland AL, Matthews KA, Gianaros PJ. Does well-being associate with stress physiology? A systematic review and meta-analysis. Health Psychology. 2020;39(10):879-90.
24. Tory Toole J, Rice MA, Cargill J, Craddock TJA, Nierenberg B, Klimas NG, et al. Increasing resilience to traumatic stress: understanding the protective role of well-being. Methods Mol Biol. 2018;1781:87-100.
25. Boehm JK, Kubzansky LD. The heart's content: The association between positive psychological well-being and cardiovascular health. Psychol Bull. 2012;138(4):655-91.
26. Sun B, Wang N, Li K, Yang Y, Zhang F. The mediating effects of hope on the relationships of social support and self-esteem with psychological resilience in patients with stroke. BMC Psychiatry. 2024;24(1):340.
27. Kortte KB, Stevenson JE, Hosey MM, Castillo R, Wegener ST. Hope predicts positive functional role outcomes in acute rehabilitation populations. Rehabil Psychol. 2012;57(3):248-55.
28. Brazeau H, Davis CG. Hope and psychological health and well-being following spinal cord injury. Rehabil Psychol. 2018;63(2):258-66.
29. Redwine LS, Henry BL, Pung MA, Wilson K, Chinh K, Knight B, et al. Pilot randomized study of a gratitude journaling intervention on heart rate variability and inflammatory biomarkers in patients with stage B heart failure. Psychosom Med. 2016;78(6):667-76.
30. Cousin L, Buck H, Benitez B, Mills P, Redwine L. A structural equation model of gratitude, self-efficacy, and medication adherence in patients with stage B heart failure. J Cardiovasc Nurs. 2020;35(6):E18-24.
31. Wang X, Song C. The impact of gratitude interventions on patients with cardiovascular disease: a systematic review. Front Psychol. 2023;14.
32. Chen Y, Okereke OI, Kim ES, Tiemeier H, Kubzansky LD, VanderWeele TJ. Gratitude and mortality among older US female nurses. JAMA Psychiatry. 2024;81(10):1030.
33. Hazlett LI, Moieni M, Irwin MR, Haltom KEB, Jevtic I, Meyer ML, et al. Exploring neural mechanisms of the health benefits of gratitude in women: A randomized controlled trial. Brain Behav Immun. 2021;95:444-53.
34. Bandura A. Self-efficacy in changing societies. Bandura A, editor. Cambridge: Cambridge University Press; 1995.
35. Bandura A. Self-efficacy: the exercise of control. New York: W.H. Freeman; 1997.
36. Ashford S, Edmunds J, French DP. What is the best way to change self-efficacy to promote lifestyle and recreational physical activity? A systematic review with meta-analysis. Br J Health Psychol. 2010;15(2):265-88.
37. Bandura A. Health promotion by social cognitive means. Health Education & Behavior. 2004;31(2):143-64.
38. Yang Z, Jia H, Wang A. Predictors of home-based cardiac rehabilitation exercise adherence among patients with chronic heart failure: a theory-driven cross-sectional study. BMC Nurs. 2023;22(1):415.
39. Tippinit S, Polsook R. The impact of a self-management program on exercise adherence among patients discharged after coronary artery bypass grafts: a quasi-experimental study in Thailand. Belitung Nurs J. 2023;9(4):322-30.
40. Schnoll RA, Martinez E, Tatum KL, Glass M, Bernath A, Ferris D, et al. Increased self-efficacy to quit and perceived control over withdrawal symptoms predict smoking cessation following nicotine dependence treatment. Addictive Behaviors. 2011;36(1-2):144-7.
41. Ataya J, Soqia J, Albani N, Tahhan NK, Alfawal M, Elmolla O, et al. The role of self-efficacy in

managing type 2 diabetes and emotional well-being: a cross sectional study. BMC Public Health. 2024;24(1):3471.

42. Hamidi S, Gholamnezhad Z, Kasraie N, Sahebkar A. The effects of self-efficacy and physical activity improving methods on the quality of life in patients with diabetes: a systematic review. J Diabetes Res. 2022;2022:1-14.
43. Nouwen A, Ford T, Balan AT, Twisk J, Ruggiero L, White D. Longitudinal motivational predictors of dietary self-care and diabetes control in adults with newly diagnosed type 2 diabetes mellitus. Health Psychology. 2011;30(6):771-9.
44. S A, S S, TS A, Mahadevan S. Diabetes self-efficacy on glycemic control and well-being of patients with type 2 diabetes mellitus: an analytical cross-sectional study. Cureus. 2024.
45. Huffman JC, Feig EH, Millstein RA, Freedman M, Healy BC, Chung WJ, et al. Usefulness of a positive psychology-motivational interviewing intervention to promote positive affect and physical activity after an acute coronary syndrome. Am J Cardiol. 2019;123(12):1906-14.
46. Bandura A, Adams NE, Beyer J. Cognitive processes mediating behavioral change. J Pers Soc Psychol. 1977;35(3):125-39.
47. García-Álvarez D, Cobo-Rendón R, Lobos K. Character strengths as predictors of general and academic self-efficacy in university students. Front Psychol. 2024;15.
48. Loton DJ, Waters LE. The mediating effect of self-efficacy in the connections between strength-based parenting, happiness and psychological distress in teens. Front Psychol. 2017;8.
49. Caprara M, Gerbino M, Mebane ME, Ramirez-Uclés IM. Self-efficacy beliefs in managing positive emotions: associations with positive affect, negative affect, and life satisfaction across gender and ages. Front Hum Neurosci. 2022;16.
50. Tabernero C, Caprara G, Gutiérrez-Domingo T, Cuadrado E, Castillo-Mayén R, Arenas A, et al. Positivity and self-efficacy beliefs explaining health-related quality of life in cardiovascular patients. Psicothema. 2021;3(33):433-41.
51. Babazadeh T, Ranjbaran S, Pourrazavi S, Maleki Chollou K, Nadi A, Tazekand ES. Self-efficacy, self-esteem, and happiness in older adults: a cross-sectional study. PLoS One. 2025;20(3): e0319269.
52. Corbu A, Peláez Zuberbühler MJ, Salanova M. Positive psychology micro-coaching intervention: effects on psychological capital and goal-related self-efficacy. Front Psychol. 2021;12.
53. Phan HP, Ngu BH, Chen SC, Lin RY, Wang HW, Shih JH, et al. Empirical validation of the psychological concept of a perceived feeling of "energy": Advancement into the study of positive psychology. PLoS One. 2021;16(11):e0259762.
54. Heinitz K, Lorenz T, Schulze D, Schorlemmer J. Positive organizational behavior: Longitudinal effects on subjective well-being. PLoS One. 2018;13(6):e0198588.
55. Sabouripour F, Roslan S, Ghiami Z, Memon MA. Mediating role of self-efficacy in the relationship between optimism, psychological well-being, and resilience among iranian students. Front Psychol. 2021;12.
56. Duque L, Brown L, Celano CM, Healy B, Huffman JC. Is it better to cultivate positive affect or optimism? Predicting improvements in medical adherence following a positive psychology intervention in patients with acute coronary syndrome. Gen Hosp Psychiatry. 2019;61:125-9.

11

Entrevista Motivacional

Arthur Hirschfeld Danila
Maria Cecilia Borges Bittencourt
Carolina Thomaz da Fonseca

Pontos-chave

- A Entrevista Motivacional (EM) é uma abordagem colaborativa centrada na pessoa, com foco na resolução da ambivalência e promoção do comportamento saudável.
- Possui ampla validação empírica em diversas áreas da Medicina do Estilo de Vida (MEV), como cessar tabagismo, aumento de atividade física, adesão a dietas e controle de uso de substâncias.
- Baseia-se em quatro processos fundamentais: engajamento, focalização, evocação e planejamento.
- O "espírito" da EM envolve parceria, aceitação, compaixão e empoderamento.
- A eficiência da EM decorre de sua capacidade de aumentar a fala de mudança e reduzir a fala de sustentação.
- A EM pode ser integrada a outras abordagens terapêuticas, potencializando seus efeitos.
- É uma abordagem especialmente eficaz em populações ambivalentes ou resistentes à mudança.
- A aplicação da EM requer capacitação técnica e supervisão constante para garantir fidelidade ao modelo.

INTRODUÇÃO

A promoção da saúde e a prevenção de doenças crônicas não transmissíveis (DCNT) requerem, invariavelmente, mudanças significativas no estilo de vida dos pacientes. Entretanto, motivar mudanças duradouras em hábitos profundamente arraigados é um desafio comum entre profissionais da saúde. Nesse contexto, a Entrevista Motivacional (EM) surgiu como uma abordagem estruturada e eficaz, baseada em evidências, que visa apoiar indivíduos a resolver sua ambivalência quanto à mudança, estimulando motivação intrínseca e autonomia[1,2].

A EM tem sido amplamente adotada em contextos da Medicina do Estilo de Vida (MEV) em decorrência de sua natureza centrada na pessoa e da capacidade de promover mudanças comportamentais sustentadas em curto espaço de tempo. Além disso, apresenta boa aceitabilidade entre os pacientes e pode ser aplicada tanto em consultas individuais quanto em contextos grupais ou familiares[3].

FUNDAMENTOS TEÓRICOS DA ENTREVISTA MOTIVACIONAL

Origem e evolução

A EM foi inicialmente descrita por William R. Miller em 1983, em um contexto de tratamento para dependência de álcool, e posteriormente desenvolvida em parceria com Stephen Rollnick[1]. Atualmente em sua quarta edição, a obra *Motivational interviewing: helping people change and grow* consolida os avanços metodológicos, empíricos e conceituais da abordagem[1].

A abordagem evoluiu de uma intervenção breve centrada em substâncias para um modelo flexível aplicável às mais diversas áreas da saúde. Estudos mostram que sua utilização potencializa a adesão terapêutica e reduz a resistência ao tratamento[4]. A distinção entre abordagens tradicionais de aconselhamento e a EM em aspectos fundamentais da relação clínica é evidenciada na Tabela 1.

O espírito da Entrevista Motivacional

Mais do que um conjunto de técnicas, a Entrevista Motivacional é fundamentada em um "espírito" que orienta a postura do profissional durante toda a interação com o paciente. Segundo Miller e Rollnick[1], esse espírito é composto por quatro elementos inter-relacionados que formam a base filosófica da abordagem:

- Parceria: a relação entre profissional e paciente é colaborativa, não hierárquica. O profissional caminha ao lado do paciente, valorizando seus conhecimentos, suas experiências e perspectivas. A mudança não é imposta, mas construída conjuntamente.
- Aceitação: inclui quatro dimensões: valor incondicional da pessoa (valor pessoal), empatia precisa, apoio à autonomia e afirmação. Trata-se de respeitar a dignidade do paciente e reconhecê-lo como agente ativo de sua própria mudança.
- Compaixão: refere-se ao compromisso genuíno de priorizar as necessidades e o bem-estar do outro. O profissional

TABELA 1 Diferenças entre Entrevista Motivacional e aconselhamento tradicional

Característica	Entrevista Motivacional	Aconselhamento tradicional
Foco	Motivação interna	Prescrição externa
Linguagem	Colaborativa	Diretiva
Papel do paciente	Ativo	Passivo
Objetivo	Explorar ambivalência	Corrigir comportamentos

Fonte: elaborada pelos autores.

age com empatia e interesse autêntico, buscando compreender e aliviar o sofrimento do paciente.

- Evocação (empoderamento): parte do princípio de que a motivação e os recursos para a mudança estão presentes dentro do próprio paciente. O papel do profissional é ajudar a evocar essas forças internas, em vez de fornecer soluções prontas.

Essa postura humanista aproxima a EM da abordagem centrada na pessoa de Carl Rogers, fortalecendo a aliança terapêutica, elemento reconhecidamente crucial para resultados positivos em intervenções de saúde. O "espírito" da EM não é um acessório, mas a essência que dá coerência e eficácia às técnicas utilizadas.

Modelos de mudança e ambivalência

Um dos pilares conceituais da Entrevista Motivacional é o reconhecimento da ambivalência como um estado psicológico natural e comum nos processos de mudança. Ambivalência ocorre quando o indivíduo experimenta, simultaneamente, motivos para mudar e motivos para manter o comportamento atual. Esse estado de conflito interno é frequentemente interpretado como resistência, mas na perspectiva da EM, trata-se de uma oportunidade para exploração empática e evocatória[2].

A EM não busca convencer ou confrontar o paciente, mas sim ajudá-lo a resolver sua ambivalência por meio da fala de mudança (*change talk*), que emerge ao longo da conversa terapêutica quando o profissional utiliza escuta reflexiva, reforça declarações pró-mudança e valida os valores do paciente.

Miller e Rollnick comparam a Entrevista Motivacional a uma dança entre profissional e paciente – e não a uma luta. Nessa metáfora, ambos estão envolvidos em uma interação ritmada, sensível e responsiva. Assim como em uma dança, o progresso requer sincronia, escuta e adaptação mútua. Quando o profissional tenta "empurrar" ou conduzir à força, quebra-se a harmonia do processo.

Essa perspectiva também se conecta ao conceito de "acompanhar a resistência" (do inglês "*rolling with resistance*"), que consiste em não confrontar diretamente atitudes defensivas ou ambivalentes, mas acolhê-las, refletindo sobre elas com empatia. Ao invés de gerar confronto, o profissional "acompanha o movimento" do paciente, o que frequentemente leva a uma redução natural da resistência e favorece o engajamento.

Esse processo é especialmente compatível com o Modelo Transteórico de Mudança proposto por Prochaska e DiClemente, o qual descreve cinco estágios: Pré-contemplação, Contemplação, Preparação, Ação e Manutenção, discutidos em outro capítulo desta obra. A EM é particularmente eficaz nos estágios iniciais, quando o paciente ainda não está pronto para agir, pois favorece o avanço de um estágio ao outro, ao reforçar a motivação e apoiar a autonomia.

Assim, a EM pode ser vista como uma ferramenta estratégica para promover progressão nos estágios de mudança, auxiliando o paciente a superar a inércia, explorar suas ambivalências com segurança e construir seu próprio caminho em direção à saúde e ao bem-estar.

ESTRUTURA E PROCESSOS DA ENTREVISTA MOTIVACIONAL

Os quatro processos

Segundo Miller e Rollnick[1], a EM é conduzida por meio de quatro processos fundamentais, que seguem uma sequência lógica e flexível, representados esquematicamente na Figura 1. Cada processo representa uma etapa essencial na condução de uma conversa que favorece a mudança de comportamento:

- Engajamento: construção de uma relação terapêutica baseada na empatia, na aceitação e no respeito mútuo. É o alicerce para os demais processos e visa gerar conexão e segurança.
- Foco: direcionamento conjunto da conversa para um objetivo claro e relevante de mudança. Profissional e paciente negociam o foco da intervenção, alinhando expectativas.
- Evocação: coração da EM. Trata-se de evocar os próprios motivos do paciente para mudar, por meio de perguntas abertas, escuta reflexiva e reforço da fala de mudança ("*change talk*").
- Planejamento: consolidação do compromisso com a mudança. Inclui definição de metas, estratégias, próximos passos e antecipação de possíveis barreiras, sempre com apoio à autonomia do paciente.

O uso de perguntas, afirmações e reflexões

O uso estratégico da linguagem e da escuta ativa na EM é central para favorecer a mudança de comportamento. Um conjunto essencial de habilidades é tradicionalmente conhecido pelo acrônimo OARS, do inglês:

- O - *Open questions* (perguntas abertas).
- A - *Affirmations* (afirmações).
- R - *Reflective listening* (escuta reflexiva).
- S - *Summarizing* (sumarizações).

Miller e Rollnick[1] utilizam o acrônimo OARS também como uma metáfora: *oars* em inglês pode ser traduzido por "remos" da entrevista, que permitem navegar com o paciente em direção à mudança. Assim como dois remadores precisam trabalhar em harmonia para mover o barco, o profissional da saúde utiliza essas habilidades para avançar suavemente junto ao paciente, respeitando seu ritmo, sem forçar a direção. Essa imagem simboliza o espírito colaborativo e compassivo da EM, reforçando o papel do profissional como guia e facilitador, não como instrutor ou controlador do processo (Figuras 2 e 3).

Essas habilidades foram adaptadas para o contexto da língua portuguesa e da prática clínica brasileira por meio do acrônimo PARR, que organiza as principais técnicas utilizadas pelos profissionais durante a entrevista:

- P – Perguntas abertas: fazer perguntas que incentivem o paciente a explorar seus sentimentos e pensamentos, evitando respostas simples de "sim" ou "não". Isso ajuda a criar um espaço para a reflexão e o diálogo sobre a mudança.
- A – Afirmações: refletir e reforçar os aspectos positivos do paciente, destacando suas forças e motivação para a mudança. As afirmações ajudam a aumentar a autoestima e a confiança do paciente no processo.
- R – Reflexões: o profissional faz uma reflexão sobre o que o paciente disse, buscando amplificar ou reformular suas palavras de maneira a clarificar seu pen-

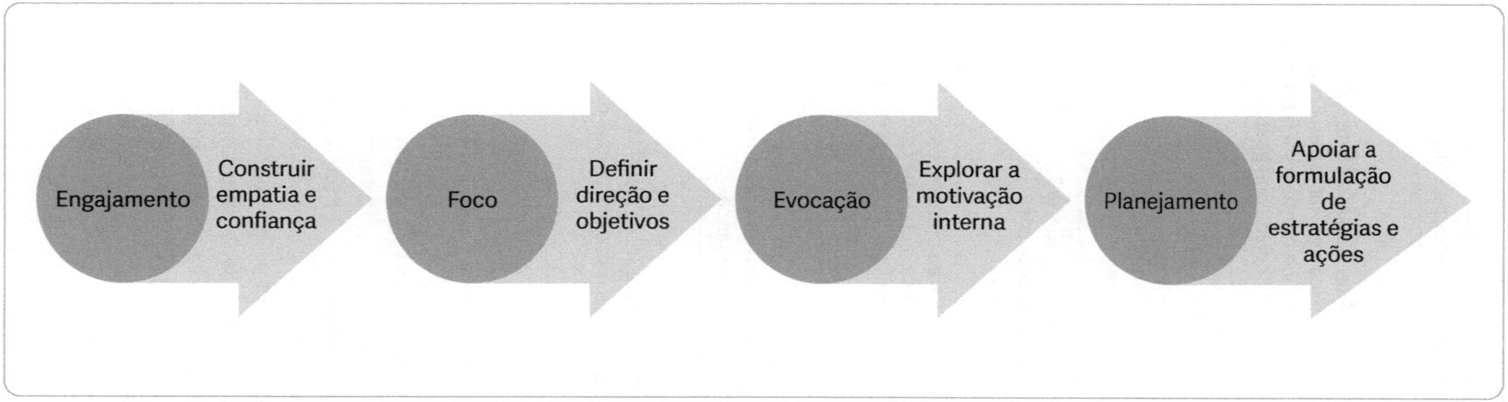

FIGURA 1 Representação sequencial dos quatro processos da Entrevista Motivacional.
Fonte: adaptada de Miller & Rollnick, 2023.

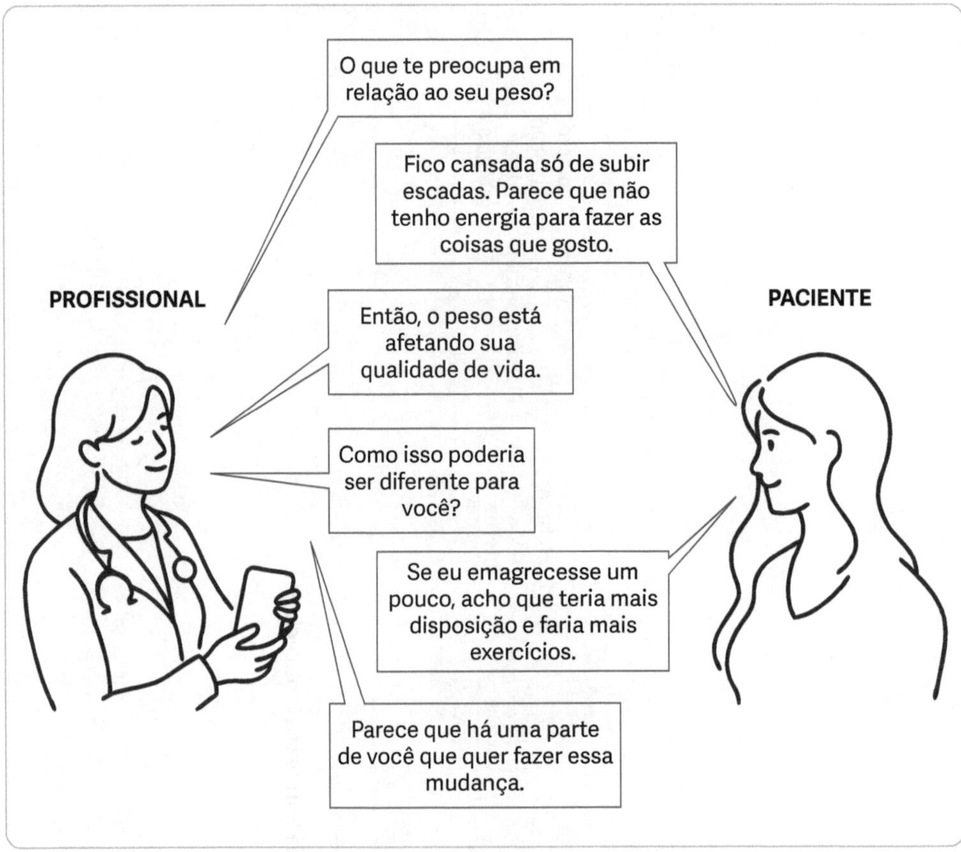

FIGURA 2 Simulação de diálogo com Perguntas abertas, Afirmações, Escuta reflexiva e Evocação entre profissional e paciente com uso de técnicas da Entrevista Motivacional.
Fonte: elaborada pelos autores.

samento e seus sentimentos. Isso promove uma maior compreensão do paciente sobre si mesmo e sobre os desafios que enfrenta.

- R – Resumos: são usados para condensar e reiterar o que foi discutido durante a entrevista, ajudando o paciente a ver as conexões entre suas palavras e identificar temas recorrentes. O resumo serve para reforçar a ideia de que o profissional está atento e compreende as dificuldades e motivações do paciente.

Uma simulação de diálogo entre profissional e paciente com uso de técnicas da EM, como escuta reflexiva, afirmações, reforço da fala de mudança e evocação de metas, pode ser ilustrado na Tabela 2.

Essas habilidades são aplicadas de maneira integrada para evocar a fala de mudança (*change talk*) e reduzir a fala de sustentação (*sustain talk*), contribuindo para o fortalecimento da motivação e do comprometimento com a mudança. Outros exemplos clínicos de uso de Perguntas, Afir-

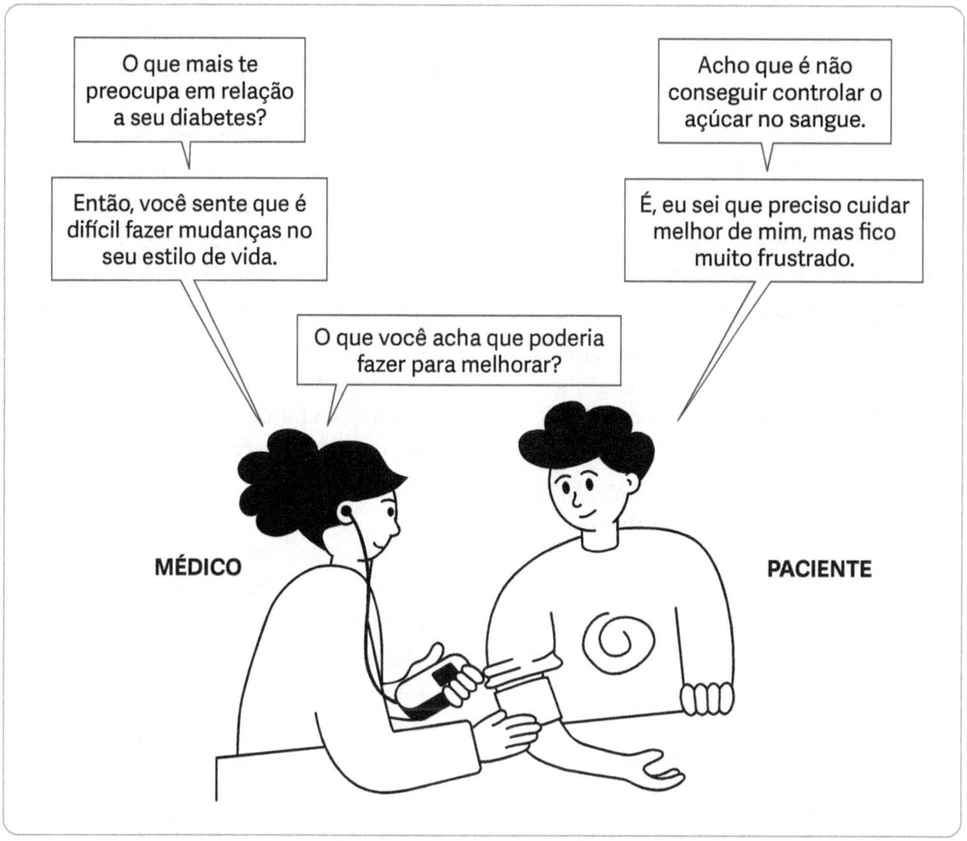
O que mais te preocupa em relação a seu diabetes?
Acho que é não conseguir controlar o açúcar no sangue.
Então, você sente que é difícil fazer mudanças no seu estilo de vida.
É, eu sei que preciso cuidar melhor de mim, mas fico muito frustrado.
O que você acha que poderia fazer para melhorar?
MÉDICO
PACIENTE

FIGURA 3 Simulação de diálogo com Perguntas abertas, Afirmações e Escuta reflexiva entre profissional e paciente com uso de técnicas da Entrevista Motivacional.
Fonte: elaborada pelos autores.

TABELA 2 Simulação de diálogo entre profissional e paciente com uso de técnicas da Entrevista Motivacional

Paciente: *Sinto que preciso fazer algo pela minha saúde, mas estou sempre tão ocupado que não consigo começar.*
Profissional: *Você percebe que a mudança é necessária, mas sua rotina tem sido um obstáculo até agora.* (Reflexão simples)
Paciente: *Exato. Eu queria começar a me exercitar, mas acabo priorizando o trabalho.*
Profissional: *Apesar dos compromissos, parece que você valoriza cuidar da sua saúde e quer encontrar um equilíbrio.* (Reflexão complexa + afirmação positiva)
Paciente: *Sim, gostaria de ter mais energia e dormir melhor.*
Profissional: *Esses são motivos importantes. O que você já pensou em tentar como primeiro passo?* (Evocação da fala de mudança + Pergunta aberta)
Paciente: *Talvez caminhar com meu cachorro no fim do dia.*
Profissional: *Essa parece uma ideia prática e realista. Caminhar com seu cachorro pode ser um ótimo começo. O que acha de iniciarmos com 15 minutos de caminhada diários antes do jantar?* (Afirmação + reforço de autoeficácia + elaboração de meta)

mações e Reflexões segundo as estratégias da EM estão ilustrados nas Figuras 2 e 3. Exemplos práticos de comparação entre falas de sustentação e falas de mudança são encontrados na Tabela 3.

TABELA 3 Comparativo entre fala de sustentação e fala de mudança

Fala de sustentação	Fala de mudança
"Já tentei antes e nunca consegui manter."	"Quero ter mais energia para brincar com meus filhos."
"Não tenho tempo para exercícios."	"Se eu me organizar, posso caminhar 30 minutos por dia."
"Minha família não colabora."	"Vou conversar com eles sobre isso."
"Comida saudável é cara."	"Posso começar trocando o refrigerante por água."
"Nunca gostei de academias."	"Prefiro caminhar ao ar livre."
"Fumar me ajuda a relaxar."	"Quero aprender outras formas de lidar com o estresse."
"Não sou bom em seguir dietas."	"Posso tentar ajustar minha alimentação aos poucos."
"Não vejo problema em beber socialmente todo fim de semana."	"Tenho pensado em reduzir para não prejudicar minha saúde."
"Não consigo dormir cedo."	"Talvez, se eu diminuir o uso de telas à noite, consiga dormir melhor."

Fonte: adaptada de Miller & Rollnick, 2023.

APLICABILIDADE NA MEDICINA DO ESTILO DE VIDA

A EM tem sido amplamente aplicada em diversos pilares da MEV, com evidências robustas de sua eficácia tanto em contextos preventivos quanto terapêuticos. Sua flexibilidade, aliada ao foco na autonomia do paciente, torna a abordagem particularmente útil em situações em que a mudança de comportamento é um componente central da estratégia clínica.

As principais áreas de aplicabilidade incluem:

- Cessação do tabagismo: diversos ensaios clínicos e revisões sistemáticas demonstram que a EM melhora significativamente as taxas de abandono do tabaco, especialmente quando combinada com outras intervenções como farmacoterapia ou aconselhamento estruturado[7].
- Redução do uso de álcool e outras substâncias psicoativas: a EM foi inicialmente desenvolvida nesse contexto e mantém até hoje ampla evidência de eficácia. Sua aplicação é recomendada em protocolos de atenção primária e saúde mental para usuários em estágio de contemplação[8].
- Promoção de atividade física e alimentação saudável: a abordagem tem se mostrado eficaz para incentivar mudanças sustentáveis no estilo de vida, como aumento da atividade física regular, adoção de padrões alimentares mais saudáveis e controle do peso corporal. Intervenções baseadas em EM tendem a gerar maior engajamento e menor taxa de desistência em programas de reeducação alimentar e exercícios[9,10].

- Adesão ao tratamento em doenças crônicas: pacientes com hipertensão, diabetes, dislipidemia e outras condições crônicas frequentemente enfrentam desafios relacionados à motivação e adesão. A EM contribui para melhorar a comunicação profissional-paciente e aumentar o comprometimento com o plano terapêutico, inclusive no uso adequado de medicamentos e monitoramento clínico[11].

Além desses domínios, há crescente interesse na aplicação da EM em áreas como saúde do sono, manejo do estresse, cessação do uso de dispositivos eletrônicos e promoção da saúde mental. Sua natureza centrada na pessoa permite que seja integrada a múltiplos contextos clínicos, respeitando a singularidade de cada paciente e adaptando-se a diferentes perfis motivacionais.

DESAFIOS NA PRÁTICA CLÍNICA

Apesar da comprovada eficácia da Entrevista Motivacional, sua implementação ampla na prática clínica enfrenta uma série de desafios estruturais, institucionais e de formação. Um dos principais obstáculos relatados é o tempo reduzido das consultas, especialmente em serviços públicos ou de alta demanda, o que pode dificultar a aplicação plena dos processos da EM, que requerem escuta ativa e construção gradual da motivação.

Outro desafio frequente é a falta de capacitação adequada dos profissionais. Embora treinamentos introdutórios sejam relativamente acessíveis, estudos indicam que o desenvolvimento real de competência em EM exige formação continuada, prática supervisionada e *feedback* estruturado[12]. A habilidade de evocar fala de mudança e manejar a resistência de forma empática demanda refinamento técnico ao longo do tempo.

Há também barreiras institucionais, como modelos assistenciais centrados na prescrição, metas quantitativas de produtividade e cultura organizacional que valoriza intervenções diretivas. Esses fatores reduzem a valorização de abordagens centradas na pessoa e limitam o espaço para práticas baseadas em comunicação empática e colaborativa.

Além disso, profissionais de saúde frequentemente relatam dificuldade em manter o "espírito" da EM diante de situações clínicas complexas, como pacientes muito ambivalentes, com baixa prontidão para a mudança ou com múltiplas comorbidades. Nesses casos, o risco de recaída em abordagens prescritivas aumenta.

Superar esses desafios requer não apenas formação técnica individual, mas também mudanças sistêmicas nos serviços de saúde, com incorporação da EM em protocolos clínicos, incentivo institucional, avaliação de desempenho qualitativo e criação de espaços de prática supervisionada.

A literatura destaca que a fidelidade à abordagem – isto é, a aplicação consistente dos princípios e habilidades da EM – é um preditor chave de seus efeitos positivos[13,14]. Portanto, investir em ambientes que favoreçam a aprendizagem contínua e a reflexão clínica é essencial para o sucesso sustentável da Entrevista Motivacional na prática cotidiana.

Entre os desafios estão o tempo curto em consultas, a falta de capacitação e a resistência institucional. A formação continuada e supervisão são recomendadas para manter a qualidade da prática clínica[12-14].

CONSIDERAÇÕES SOBRE FORMAÇÃO E IMPLEMENTAÇÃO

A efetividade da Entrevista Motivacional na prática clínica está diretamente relacionada ao grau de preparo dos profissionais e ao ambiente institucional em que é aplicada. Embora treinamentos introdutórios de curta duração possam aumentar o conhecimento teórico sobre a abordagem, estudos apontam que apenas programas de formação estruturados com prática supervisionada são eficazes para o desenvolvimento de habilidades clínicas reais[15].

Treinamentos mais robustos geralmente incluem: exposições teóricas, demonstrações em vídeo, simulações com *feedback*, sessões supervisionadas e, idealmente, avaliação da fidelidade à abordagem com base em instrumentos padronizados, como o MITI (*Motivational Interviewing Treatment Integrity*)[16,17]. Esse tipo de formação favorece a internalização dos princípios da EM e aumenta a confiança do profissional na aplicação das técnicas.

Do ponto de vista institucional, a implementação bem-sucedida da EM depende de ações coordenadas. Isso inclui:

- Inserção da abordagem nos protocolos assistenciais e fluxos clínicos.
- Capacitação contínua das equipes multiprofissionais.
- Supervisão regular com *feedback* estruturado.
- Utilização da EM em registros no prontuário eletrônico (ex.: identificação do estágio de mudança, fala de mudança relatada, plano de ação motivacional).
- Monitoramento de indicadores de processo e desfecho relacionados à comunicação clínica e adesão.

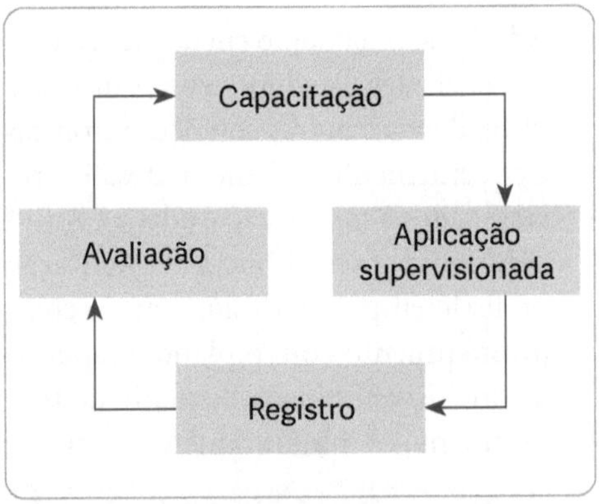

FIGURA 4 Ciclo de implementação da Entrevista Motivacional em serviços de saúde.
Fonte: elaborada pelos autores.

Além disso, iniciativas de formação em cascata – em que profissionais previamente treinados capacitam seus colegas – têm demonstrado bons resultados em ambientes com recursos limitados, desde que haja suporte técnico e supervisão.

A cultura organizacional também desempenha papel decisivo. Ambientes que valorizam a escuta, o respeito à autonomia do paciente e a tomada de decisão compartilhada tendem a incorporar a EM de forma mais orgânica e sustentável. Portanto, para que a Entrevista Motivacional seja aplicada de maneira eficaz e contínua, é fundamental que as instituições de saúde invistam não apenas em treinamentos pontuais, mas em estratégias duradouras de mudança organizacional.

CONCLUSÃO

A Entrevista Motivacional é uma ferramenta poderosa para fomentar mudanças sustentáveis no estilo de vida, com ampla aplicabilidade na prática clínica. Sua efetividade e viabilidade operacional fazem dela um recurso indispensável para a Medicina do Estilo de Vida.

Para se aprofundar

Livro: Miller WR, Rollnick S. Motivational Interviewing: helping people change and grow, 4th ed. New York: Guilford Press; 2023.

Obra seminal que apresenta os fundamentos teóricos e práticos da EM, descrevendo o "espírito" colaborativo, as técnicas OARS/PARR e os quatro processos (engajamento, foco, evocação, planejamento). A edição mais recente integra quase quatro décadas de pesquisa, mostrando como a EM melhora adesão, reduz resistência e pode ser adaptada a qualquer contexto clínico, da dependência química ao manejo de doenças crônicas.

Manual clínico: Rollnick S, Miller WR, Butler CC. Entrevista Motivacional no cuidado da saúde: ajudando pacientes a mudar o comportamento, 1ª ed. Porto Alegre: Artmed; 2009.

Guia voltado a consultas de rotina: traz scripts de diálogo, perguntas-chave e quadros de tomada de decisão que ajudam profissionais a explorar ambivalências, reforçar fala de mudança e acordar metas realistas em poucos minutos. Inclui capítulos específicos sobre cessação do tabagismo, dieta, atividade física e adesão medicamentosa.

Artigo científico: Almansour M, AlQurmalah SI, Abdul Razack HI. Motivational interviewing: an evidence--based, collaborative, goal-oriented communication approach in lifestyle medicine: a comprehensive review of the literature. J Taibah Univ Med Sci. 2023;18(5):1170-1178.

Revisão abrangente abrangente que explora a aplicação da Entrevista Motivacional (EM) nos seis pilares da Medicina do Estilo de Vida. Mostra ganhos consistentes em redução de tabagismo, controle glicêmico, perda de peso e adesão a exercícios, mesmo com intervenções breves. Destaca a EM como ferramenta de baixo custo, alta aceitabilidade e aplicável tanto em atenção primária quanto em programas especializados de estilo de vida.

REFERÊNCIAS BIBLIOGRÁFICAS

1. Miller WR, Rollnick S. Motivational interviewing: helping people change and grow, 4th ed. New York: Guilford Press; 2023.
2. Burke BL, Lundahl B, Arkowitz H, eds. Motivational interviewing in the treatment of psychological problems, 3rd ed. New York: Guilford Press; 2024.
3. Lundahl B, Moleni T, Burke BL, Butters R, Tollefson D, Butler C, Rollnick S. Motivational interviewing in medical care settings: a systematic review and meta-analysis of randomized controlled trials. Patient Educ Couns. 2013;93(2):157-68.
4. Hettema J, Steele J, Miller WR. Motivational interviewing. Annu Rev Clin Psychol. 2005;1:91-111.
5. Martins RK, McNeil DW. Review of motivational interviewing in promoting health behaviors. Clin Psychol Rev. 2009;29(4):283-93.
6. Rubak S, Sandbaek A, Lauritzen T, Christensen B. Motivational interviewing: a systematic review and meta-analysis. Br J Gen Pract. 2005;55(513):305-12.
7. Lindson-Hawley N, Thompson TP, Begh R. Motivational interviewing for smoking cessation. Cochrane Database Syst Rev. 2015;(3):CD006936.
8. Smedslund G, Berg RC, Hammerstrøm KT, Steiro A, Leiknes KA, Dahl HM, Karlsen K. Motivational interviewing for substance abuse. Cochrane Database Syst Rev. 2011;(5):CD008063.
9. Armstrong MJ, Mottershead TA, Ronksley PE, Sigal RJ, Campbell TS, Hemmelgarn BR. Motivational interviewing to improve weight loss in overweight and/or obese patients: a systematic review and meta-analysis of randomized controlled trials. Obes Rev. 2011;12(9):709-23.
10. Greaves CJ, Sheppard KE, Abraham C, Hardeman W, Roden M, Evans PH, Schwarz P. Systematic review of reviews of intervention compo-

nents associated with increased effectiveness in dietary and physical activity interventions. BMC Public Health. 2011;11:119.

11. Knight KM, McGowan L, Dickens C, Bundy C. A systematic review of motivational interviewing in physical health care settings. Br J Health Psychol. 2006;11(Pt 2):319-32.
12. Naar S, Suarez M. Motivational Interviewing with adolescents and young adults, 2nd ed. New York: Guilford Press; 2021.
13. VanBuskirk KA, Wetherell JL. Motivational interviewing with primary care populations: a systematic review and meta-analysis. J Behav Med. 2014;37(4):768-80.
14. Söderlund LL, Madson MB, Rubak S, Nilsen P. A systematic review of motivational interviewing training for general health care practitioners. Patient Educ Couns. 2011;84(1):16-26.
15. Madson MB, Loignon AC, Lane C. Training in motivational interviewing: a systematic review. J Subst Abuse Treat. 2009;36(1):101-9.
16. Moyers TB, Rowell LN, Manuel JK, Ernst D, Houck JM. The Motivational Interviewing Treatment Integrity Code (MITI 4): rationale, preliminary reliability and validity. J Subst Abuse Treat. 2016;65:36-42.
17. Schmidt LK, Andersen K, Nielsen AS, Moyers TB. Lessons learned from measuring fidelity with the Motivational Interviewing Treatment Integrity code (MITI 4). J Subst Abuse Treat. 2019;97:59-67.

12

Elaboração de metas inteligentes e plano de ação com pontos de verificação

Paula Flores Schlickmann

Pontos-chave

- Definir metas de forma estruturada aumenta a clareza, a motivação e a adesão dos pacientes às mudanças de estilo de vida.
- Profissionais que utilizam essa abordagem conseguem personalizar estratégias, monitorar progressos e ajustar intervenções de forma eficaz, promovendo um atendimento mais centrado no paciente.
- A transformação de metas gerais em micrometas progressivas facilita o engajamento do paciente, permitindo ajustes conforme desafios surgem ao longo do processo.
- *Checkpoints* regulares são fundamentais para avaliar avanços, reforçar hábitos positivos e reestruturar o plano quando necessário, garantindo que o paciente se mantenha no caminho certo.
- Quando o paciente participa ativamente da definição e do acompanhamento de suas metas, ele se sente mais confiante e responsável pelo próprio progresso, aumentando suas chances de sucesso em longo prazo.
- O papel do médico e de outros profissionais vai além da prescrição: atuar como facilitadores e guias do processo de mudança torna a jornada do paciente mais motivadora e eficaz.
- Pequenos ajustes ao longo do tempo garantem que as estratégias permaneçam alinhadas às necessidades do paciente, tornando as mudanças mais duradouras e efetivas.

INTRODUÇÃO

A Medicina do Estilo de Vida (MEV) é uma abordagem centrada na promoção da saúde e na prevenção de doenças por meio de mudanças sustentáveis nos hábitos e comportamentos dos pacientes. O sucesso dessa prática está intimamente ligado à capacidade do profissional de saúde de guiar seus pacientes na construção de ações concretas que levem à transformação desejada[1].

Para que um objetivo não seja apenas uma intenção vaga, mas sim uma direção estratégica e alcançável, há um arsenal de ferramentas essenciais com que o profissional de saúde deve estar familiarizado para ajudar o paciente a estruturar objetivos de forma clara, mensurável e ajustada à sua realidade, promovendo maior adesão às intervenções propostas.

Este capítulo explora como médicos e outros profissionais da saúde podem elaborar metas inteligentes e planos de ação eficazes, bem como implementar pontos de verificação regulares para garantir o acompanhamento e a sustentabilidade dessas mudanças.

ELABORANDO METAS POR MEIO DO MÉTODO SMART

O que são as metas SMART?

A abordagem SMART surgiu no final da década de 1980 como uma ferramenta de gerenciamento que buscava ajudar os profissionais a definir e alcançar objetivos de maneira mais eficaz. O conceito foi popularizado pelo consultor de gestão George T. Doran em seu artigo intitulado *There's a S.M.A.R.T. Way to Write Management's Goals and Objectives*, publicado em 1981[2]. Doran enfatizava a necessidade de que os objetivos gerenciais fossem claros e compreensíveis, a fim de assegurar o alinhamento das equipes e o sucesso organizacional.

Com o passar do tempo, a estrutura SMART foi adaptada para diversas áreas, incluindo a saúde, onde se mostrou particularmente eficaz na criação de metas claras e alcançáveis para pacientes[3]. Essa evolução demonstra a versatilidade e a relevância da abordagem SMART em diferentes cenários, oferecendo uma base sólida para alcançar resultados mensuráveis e sustentáveis.

O acrônimo SMART representa cinco critérios essenciais que garantem o sucesso na formulação de metas: específico (*specific*), mensurável (*measurable*), atingível (*achievable*), relevante (*relevant*) e com prazo definido (*time-bound*).

Específico

Para uma meta ser eficaz, ela deve ser clara e específica, evitando ambiguidades. Uma meta específica descreve exatamente o que se deseja alcançar, por que é importante e como será possível realizá-la. Exemplo na prática médica:

Vago: "O paciente deve melhorar sua alimentação."

Específico: "O paciente deve incluir pelo menos 5 porções de frutas e vegetais na dieta diária."

A especificidade ajuda o profissional e o paciente a manterem o foco no objetivo, eliminando interpretações subjetivas que possam comprometer o progresso[4].

Mensurável

Uma meta mensurável permite monitorar o progresso e determinar se ela foi alcançada. Para isso, é necessário estabelecer critérios objetivos de avaliação, como números, porcentagens e frequências[4]. Exemplo na prática médica:

Vago: "A pressão arterial deve melhorar."

Mensurável: "A pressão arterial deve atingir níveis inferiores a 130/80 mmHg em 3 meses."

A mensuração é crucial para monitorar o progresso ou evidenciar as dificuldades.

Atingível

Metas precisam ser desafiadoras, ao mesmo tempo que realistas. Objetivos muito ambiciosos podem gerar frustração, enquanto metas fáceis demais não promovem crescimento. É importante avaliar as condições do paciente, como recursos disponíveis, rotina e limitações físicas ou emocionais. Exemplo na prática médica:

Irrealista: "O paciente deve perder 10 kg em um mês."

Atingível: "O paciente deve perder 2 kg por mês, totalizando 6 kg em 3 meses, com ajustes na dieta e atividade física."

Ao alinhar as expectativas com a realidade, o profissional cria um ambiente de confiança e suporte ao paciente.

Relevante

Uma meta relevante está alinhada com os valores e prioridades do paciente. Isso garante motivação e comprometimento ao longo do processo. Aqui, é fundamental compreender o contexto individual, os desafios e as aspirações pessoais. Exemplo na prática médica:

Pouco relevante: "Perder peso vai reduzir meu risco de desenvolver doenças crônicas." Para o paciente, pode ser um conceito vago e com pouco sentido.

Relevante: "Perder peso vai melhorar minha mobilidade para sair de casa sozinha." O resgate da autonomia é o que faz sentido para essa paciente.

No âmbito da MEV, a relevância também se relaciona com a promoção da saúde em longo prazo, focando em metas que tragam benefícios significativos.

Prazo definido

Definir um prazo claro para alcançar uma meta é fundamental para criar senso de urgência e estabelecer uma linha do tempo para ações específicas. O prazo ajuda o profissional e o paciente a organizarem os esforços e permite ajustes quando necessário. Exemplo na prática médica:

Sem prazo: "O paciente deve adotar um estilo de vida saudável, adotando uma rotina de caminhadas."

Com prazo definido: "O paciente deve caminhar pelo menos 30 minutos, 5 vezes por semana, dentro de 4 semanas."

Os prazos ajudam a segmentar os objetivos maiores em marcos menores, facilitando o acompanhamento e promovendo a sensação de realização.

Integração dos critérios SMART

Uma meta bem estruturada deve combinar todos os critérios do modelo SMART.

Exemplo integrado: "Em 3 meses, o paciente deve reduzir 5% do peso corporal inicial (de 100 kg para 95 kg), praticando atividade física por 150 minutos semanais (caminhada de 30 minutos, de segunda a sexta-feira) e adotando uma dieta equilibrada com supervisão nutricional."

Essa meta é:

- Específica: detalha o que será feito e o objetivo final.
- Mensurável: define números concretos (5% de redução de peso).
- Atingível: está dentro de um intervalo realista.
- Relevante: está alinhada com as necessidades de saúde do paciente.
- Com prazo definido: deve ser alcançada em 3 meses.

Benefícios no contexto da saúde

O planejamento de metas e ações alinhados aos objetivos de saúde permite aos profissionais de saúde auxiliarem seus pacientes a implementarem mudanças comportamentais de forma estruturada e sustentável, aumentando as chances de sucesso em longo prazo. Assim, a integração do método SMART no processo de mudança de estilo de vida representa um poderoso aliado na promoção do bem-estar e da saúde integral. Nesta seção, exploramos os principais benefícios de utilizar essas ferramentas no contexto de mudanças comportamentais e promoção da saúde.

- Clareza e direcionamento: metas SMART fornecem um roteiro claro, eliminando ambiguidades sobre o que precisa ser feito, como e quando. Essa clareza é essencial na prática clínica, especialmente em cenários nos quais os pacientes precisam implementar mudanças em múltiplos domínios, como alimentação, atividade física e gerenciamento do estresse.
- Monitoramento e mensuração do progresso: ao serem mensuráveis, as metas permitem um acompanhamento mais objetivo e estruturado. Isso beneficia tanto o profissional quanto o paciente, pois possibilita ajustes em tempo real e fortalece a sensação de progresso. Com metas mensuráveis, é possível utilizar ferramentas como pedômetros ou aplicativos para acompanhar os resultados, promovendo maior engajamento.
- Engajamento e motivação do paciente: metas atingíveis e relevantes para o paciente criam um senso de controle e realização. Pacientes que percebem que podem alcançar os objetivos estabelecidos tendem a se engajar mais no processo, reduzindo a frustração e o abandono de tratamentos. Estudos demonstram que pequenos sucessos iniciais são poderosos para aumentar a motivação[5]. Por exemplo, pacientes sedentários que começam com 10 minutos de caminhada diária sentem-se mais confiantes em aumentar gradualmente o tempo ou intensidade das atividades físicas.
- Promoção do autocuidado e empoderamento do paciente: um ponto importante no processo de mudança de comportamento na MEV é o fortalecimento da autonomia do paciente para assumir o controle de sua saúde. Metas e planos de ação claros são ferramentas valiosas nesse contexto, pois permitem que o paciente compreenda seu papel ativo no processo de mudança. Ao estabelecer metas específicas e alcançáveis, o paciente se sente capacitado a dar pequenos passos que geram resultados significativos. Essa abordagem transforma o paciente de um receptor passivo de cuidados em um agente ativo na promoção de sua própria saúde[3].
- Personalização do cuidado: o modelo SMART é altamente flexível e pode ser adaptado às necessidades, preferências e barreiras individuais dos pacientes. Isso permite um cuidado mais centrado na pessoa, alinhado aos princípios da MEV. Exemplo: paciente com limitações de mobilidade, no estágio de prontidão, está na preparação para incluir atividade física na sua rotina – seu plano pode incluir ações específicas sobre alterações no ambiente para facilitar mobilidade, que profissional irá auxiliá-lo, se ele fará em casa ou se deslocará e tudo mais que possam ser barreiras para ação.
- Adesão e sustentabilidade: metas específicas, mensuráveis e com prazo definido ajudam os pacientes a criarem hábitos sustentáveis, promovendo mudanças comportamentais duradouras.

Essa abordagem é essencial na MEV, em que o foco está na transformação de estilo de vida em longo prazo[6]. Um estudo revisado por Bailey e Wolfe (2020) mostrou que o uso de metas claras e alcançáveis aumenta significativamente a adesão a programas de atividade física e alimentação saudável[7].

- Facilitação do trabalho interdisciplinar: as metas podem ser compartilhadas e discutidas em equipes multiprofissionais, como médicos, nutricionistas, psicólogos e educadores físicos. Isso garante que todos os profissionais estejam alinhados quanto aos objetivos do paciente, otimizando os resultados.

CONSTRUINDO UM PLANO DE AÇÃO EFICAZ

Metas SMART fornecem o direcionamento necessário para atingir objetivos de saúde, mas sua implementação prática depende de um plano de ação bem estruturado. Um plano de ação detalhado ajuda o paciente a transformar intenções em ações concretas, estabelecendo os passos necessários para alcançar as metas de forma organizada e sustentável. A elaboração do plano de ação deve considerar em que estágio de mudança está o paciente, seu nível de confiança para a mudança e sua percepção do quanto essa mudança impactará sua vida[8-11].

A conversa de planejamento começa com o que importa para a pessoa, as coisas que tornam a vida boa. Isso pode incluir informações sobre pessoas importantes, rotinas e rituais significativos e posses importantes. A conversa também deve incluir as coisas que o preocupam sobre suas condições e como ele as administra. Durante a conversa, a pessoa é ouvida e compreendida de uma forma que constrói um relacionamento confiável e eficaz, levando em consideração as suas habilidades, o conhecimento em saúde e o grau de confiança da pessoa no processo[12].

Componentes essenciais de um plano de ação

- Micrometas: desenvolver pontos concretos por meio da divisão da meta principal em tarefas menores e mais gerenciáveis, transformando-a em pequenas etapas que, somadas, levam ao objetivo maior.
- Recursos necessários: definir os recursos (tempo, dinheiro, materiais, suporte social etc.) necessários para cada etapa.
- Cronograma: definir prazos realistas para cada etapa ou micrometa do plano de ação.
- Identificação de barreiras e estratégias de enfrentamento: antecipar possíveis desafios e elaborar planos de contingência para superar obstáculos potenciais.
- Pontos de verificação: avaliações periódicas para ajustar o plano, se necessário.

Construção de um plano de ação na prática

Passo 1: definir micrometas claras e progressivas

As metas maiores podem parecer intimidadoras, especialmente para pacientes com resistência ou medo de falhar. Dividi-las em micrometas ajuda a criar um caminho tangível.

Exemplo de meta maior: "Reduzir o peso corporal em 5% em 3 meses."

Plano de ação com micrometas:

- Ajustar o café da manhã para incluir frutas frescas nos primeiros 10 dias.

- Caminhar 3 vezes por semana por 15 minutos, durante as primeiras 2 semanas.
- Aumentar gradualmente a duração das caminhadas para 30 minutos após 1 mês.

Passo 2: mapear recursos e estratégias

Após a definição das micrometas, o passo é identificar os recursos necessários e planejar como acessá-los.

Exemplo: um paciente que precisa melhorar sua alimentação pode precisar de consulta com um nutricionista; ferramentas de planejamento de refeições, como um aplicativo ou cardápios personalizados; apoio familiar para comprar e preparar alimentos mais saudáveis.

Passo 3: criar um cronograma realista

Um cronograma organiza o plano em etapas, definindo prazos que ajudem o paciente a manter o foco. Exemplo:

- Semana 1 a 2: introduzir atividade física leve.
- Semana 3 a 4: ajustar a alimentação com supervisão nutricional.
- Semana 5: reavaliar o progresso e ajustar o plano.

Passo 4: identificar barreiras e propor soluções

Barreiras são inevitáveis, mas antecipá-las e planejar soluções podem minimizar seu impacto. Exemplos de barreiras comuns:

- Tempo limitado: estimular exercícios de curta duração, como HIIT.
- Falta de motivação: implementar estratégias de reforço positivo, como recompensas não alimentares.

Passo 5: implementar pontos de verificação regulares

Checkpoints são fundamentais para avaliar o progresso e ajustar o plano. Eles ajudam o paciente a perceber suas conquistas e corrigir desvios.

PONTOS DE VERIFICAÇÃO E MONITORAMENTO

Pontos de verificação (ou *checkpoints*) são momentos planejados para avaliar o progresso em direção às metas estabelecidas. Eles desempenham um papel essencial no processo de mudança comportamental, considerando que imprevistos e novos obstáculos podem surgir, levando o paciente a repensar os planos e prioridades[13,14].

Essas avaliações regulares são fundamentais para garantir que o paciente permaneça no caminho certo e para identificar desafios antes que se tornem barreiras intransponíveis. Além disso, o acompanhamento contínuo ajuda a criar um senso de parceria entre o profissional e o paciente, promovendo um relacionamento baseado em suporte e confiança.

Estabelecimento de pontos de verificação

A frequência dos *check-ins* varia conforme o tipo de meta e o perfil do paciente. Essa frequência será determinada integrada ao plano de ação para monitorar o progresso. Dessa forma, é possível fazer ajustes com regularidade e manter uma regularidade e constância de *feedback*. Algumas orientações gerais:

- Mudanças comportamentais iniciais: *check-ins* semanais ou quinzenais ajudam a criar hábitos.

- Manutenção de metas: após estabelecer um progresso consistente, as avaliações podem ser mensais ou trimestrais.
- Condições específicas:
  - Perda de peso: medições semanais ou quinzenais.
  - Atividade física: relatórios semanais de passos ou exercícios.
  - Gestão do estresse: *check-ins* mensais com escalas subjetivas de bem-estar.

Métodos de avaliação de progresso

Utilizar ferramentas e técnicas para registrar e monitorar o progresso (diários, aplicativos de celular, planilhas etc.). Os *check-ins* podem ser conduzidos de várias maneiras, dependendo das preferências do paciente e da disponibilidade do profissional. Seguem algumas alternativas:

- Consultas presenciais ou telemedicina: oportunas para discussão direta sobre progresso, barreiras e ajustes necessários, bem como para revisão de dados objetivos (peso, exames laboratoriais) e subjetivos (relato de bem-estar).
- Monitoramento digital: por meio de aplicativos para registro de atividades físicas, diário alimentar ou sono (MyFitnessPal®, Fitbit®, Calm® etc.) e de relatórios automáticos que geram gráficos de evolução.
- Ferramentas práticas de autoavaliação: por exemplo, um diário do paciente, com anotações sobre hábitos, dificuldades e sentimentos. Outra possibilidade é o uso de escalas de percepção, como a escala de esforço percebido para atividade física e escala de estresse ou qualidade do sono (0-10).

É importante ressaltar que esse é o momento de avaliar a necessidade de flexibilizar o plano de ação, baseando-se nos dados de monitoramento e nas mudanças das circunstâncias.

EXEMPLOS PRÁTICOS DE UM PLANO DE AÇÃO COM METAS SMART E PONTOS DE VERIFICAÇÃO

Caso 1: paciente com hipertensão

- Meta maior: reduzir a pressão arterial para níveis normais (abaixo de 130/80 mmHg) em 3 meses.
- Plano de ação:
  - Micrometa 1: reduzir o consumo de alimentos ultraprocessados na 1ª semana.
  - Micrometa 2: aumentar a ingestão de frutas e vegetais, como bananas e folhas verdes, na 2ª semana.
  - Micrometa 3: realizar caminhadas de 20 minutos, 5 vezes por semana, ao longo do 1º mês.
  - *Checkpoints*: medir a pressão arterial semanalmente e ajustar o plano com base nos resultados.

Caso 2: paciente com obesidade e insônia

- Meta maior: perder 4 kg em 2 meses e melhorar a qualidade do sono.
- Plano de ação:
  - Micrometa 1: estabelecer um horário fixo para dormir e acordar, começando na 1ª semana.
  - Micrometa 2: reduzir a ingestão de cafeína após as 14 horas, iniciando na 2ª semana.

- Micrometa 3: realizar 20 minutos de atividade física matinal, 3 vezes por semana, a partir da 3ª semana.
- *Checkpoints*: acompanhar a evolução do peso e o uso de um diário de sono a cada 15 dias.

CONCLUSÃO

A definição de metas SMART, o desenvolvimento de planos de ação estruturados e a implementação de pontos de verificação são estratégias essenciais para a promoção de mudanças sustentáveis na MEV. No entanto, para que essas abordagens sejam eficazes, é fundamental que o profissional de saúde não apenas prescreva recomendações, mas atue como facilitador do processo de transformação do paciente.

O maior desafio na implementação dessas estratégias está na individualização do cuidado. Cada paciente traz consigo um contexto único, com motivações, crenças, barreiras e aspirações próprias. Cabe ao profissional de saúde transformar o conhecimento técnico em um plano acessível e aplicável, respeitando o tempo, os limites e o potencial de cada indivíduo.

Agora, a reflexão final é: como você pode aplicar essas estratégias na sua prática clínica? Pequenas mudanças na abordagem podem gerar um grande impacto na vida dos pacientes. Cada ajuste representa um passo em direção a um atendimento mais humano, eficaz e transformador.

A mudança de hábitos é um processo contínuo e dinâmico, e o sucesso depende muito do quanto afinada está a relação de parceria entre profissional e paciente nessa jornada. Incentive, inspire e capacite. O objetivo final é ajudarmos nossos pacientes a cuidarem melhor de si mesmos, de forma que tomem as melhores decisões de forma natural e prazerosa, transformando-se, também, em agentes de mudança para uma sociedade mais saudável, resiliente e equilibrada.

Para se aprofundar

Livro: Clayton JS, Bonnet J. Foundations of lifestyle medicine board review manual, 4th ed. American College of Lifestyle Medicine; 2023.

Livro de referência internacional atualizada que integra, de forma sistemática e baseada em evidências, a aplicação clínica de metas SMART, planos de ação e *checkpoints* dentro das competências da MEV.

Livro: Frates B. Lifestyle medicine handbook: an introduction to the power of healthy habits. Healthy living; 2018.

Frates é uma das maiores referências internacionais em MEV. O manual apresenta fundamentos práticos de mudança comportamental, com enfoque no uso de metas SMART e estratégias de *coaching* para engajamento do paciente.

Livro: Moore M, Tschannen-Moran B. Coaching psychology manual, 2. ed. Lippincott Williams & Wilkins; 2015.

Obra para compreender a lógica dos planos de ação estruturados, micrometas e *checkpoints* dentro do processo de *coaching* de saúde baseado em evidências.

REFERÊNCIAS BIBLIOGRÁFICAS

1. American College of Lifestyle Medicine. Lifestyle medicine core competencies curriculum. 2020.
2. Doran GT. There's a S.M.A.R.T. Way to write management's goals and objectives. Manag Rev. 1981;70(11):35-6.

3. Sallis JF, Owen N, Fisher EB. Ecological models of health behavior. In: Glanz K, Rimer BK, Viswanath K, editores. Health behavior: theory, research, and practice, 5. ed. Jossey-Bass; 2015. p. 43-64.
4. Rollnick S, Miller WR, Butler CC. motivational interviewing in health care: helping patients change behavior. Guilford Press; 2008.
5. Shilts MK, Horowitz M, Townsend MS. Goal setting as a strategy for dietary and physical activity behavior change: a review of the literature. Am J Health Promot. 2004;19(2):81-93.
6. Prochaska JO, DiClemente CC. Stages and processes of self-change of smoking: toward an integrative model of change. J Consult Clin Psychol. 1983;51(3):390-5.
7. Bailey RR, Wolfe KT. Fostering adherence to physical activity goals and plans. Am J Lifestyle Med. 2020;14(6):611-7.
8. Di Clemente CC. Addiction and change: how addictions develop and addicted people recover. New York: Guilford Press; 2003.
9. Prochaska JO, Di Clemente CC. The transtheoretical approach: crossing the traditional boundaries of therapy. Malabar: Krieger; 1984.
10. Di Clemente CC, Prochaska JO. Toward a comprehensive, transtheoretical model of change: stages of change and addictive behavior. In: Miller WR, Heather N, editores. Treating addictive behaviors, 2. ed. New York: Plenum; 1998. p. 3-24.
11. Prochaska JO, Di Clemente CC, Norcross J. In search of how people change. Am Psychol. 1992;47:1101-14.
12. NHS England. Personalised care and support planning: a brief summary guide. 2023. [acesso em maio de 2025]. Disponível em: https://www.england.nhs.uk/long-read/personalised-care-and-support-planning-a-brief-summary-guide/
13. Shull J, Kelly J. Foundations of lifestyle medicine: the lifestyle medicine board review manual, 4. ed. American College of Lifestyle Medicine; 2023.
14. Frates B, Bonnet JP, Joseph R, Peterson JA. Lifestyle medicine handbook: an introduction to the power of healthy habits. Newton: Healthy Living; 2018.
15. Prochaska JO, Velicer WF. The transtheoretical model of health behavior change. Am J Health Promot. 1997;12(1):38-48.
16. Fifield P, Susuki J, Minski S, Carty J. Motivational interviewing and lifestyle change. In: Rippe JM. Lifestyle Medicine. 3. ed. Boca Raton: CRC Press; 2019. p. 207-17.
17. Kallas DB, Romano FRS, Lima ACR, Rosolen CDAC, Filho DD, Pegorini JC, et al. Coaching de saúde e bem-estar. In: Guimarães ST, Romano FRS. Estilo de vida e coaching de saúde, 1. ed. Barueri: Manole; 2025. p. 154-82.
18. Prochaska JO, Norcross JC, DiClemente CC. Changing for Goo: a revolutionary six-stage program for overcoming bad habits and moving your life positively forward. Harper Collins; 2010.
19. Rollnick S, Manson P, Butler C. Health behavior change: a guide for practitioners. 2002.
20. Moore M, Moran BT. Coaching psychology manual. 2009.

13

Condução de lapsos e recaídas

Luiz Carlos de Oliveira Júnior
Caio Marcos Ribeiro Gonçalves

Pontos-chave

- A adesão a mudanças de estilo de vida é o problema central da saúde global em nossos dias e o desafio que a Medicina do Estilo de Vida se propõe a resolver.
- A compressão dos mecanismos comportamentais relacionados com a adesão, controle dos comportamentos ligados à saúde e do processo psicológico da recaída formam a base da boa intervenção quando o objetivo é aumento de adesão.
- O manejo dos lapsos e recaídas pode ser feito pelo aumento de repertório comportamental do paciente. A recaída é inevitável, e o paciente precisa saber disso.
- As estratégias de manejo têm como objetivo evitar o lapso pelo controle dos determinantes imediatos e dos antecedentes ocultos. Se o lapso acontece com o objetivo da intervenção, deve-se evitar que a recaída definitiva aconteça pelo gerenciamento do efeito de violação da abstinência.

INTRODUÇÃO

A adesão a mudanças no estilo de vida é um dos maiores desafios da prática médica contemporânea, sendo a principal barreira para o sucesso terapêutico em diversas condições crônicas. Entre os obstáculos enfrentados, os lapsos e as recaídas são fenômenos inevitáveis e recorrentes no processo de modificação comportamental, exigindo dos profissionais de saúde estratégias eficazes de manejo. Este capítulo explora a compreensão teórica e prática desses eventos, abordando modelos clássicos como o de Marlatt e Gordon, que identifica os determinantes da recaída e propõe estratégias para a sua prevenção, bem como o modelo transteórico de mudança, que enfatiza a importância de reconhecer a recaída como parte natural do processo de transformação. Além disso, são discutidas intervenções baseadas em psicoeducação, identificação de situações de risco, treinamento de enfrentamento, técnicas de reestruturação cognitiva e suporte social contínuo.

O PROBLEMA DA ADESÃO

A adesão ao tratamento é um tema central na Medicina. Talvez o mais importante de todos, uma vez que um bom diagnóstico e uma prescrição acertada perdem totalmente sua importância se o paciente não adere às recomendações médicas. A adesão, definida como a medida da concordância do comportamento do paciente com a recomendação do médico, é baixa em toda a Medicina. Em torno de 30% dos pacientes em tratamento para doenças crônicas têm adesão adequada aos medicamentos, o que custa mais de 120 bilhões de euros para a União Europeia e 105 bilhões de dólares nos Estados Unidos[1,2]. A adesão às mudanças de estilo de vida não segue regra diferente e é alcançada em um número pequeno de pacientes, variando de apenas 9,4% a no máximo em torno de 20%[3,4]. Considerando que 38,5% da mortalidade pode ser atribuída a baixa adesão a um estilo de vida saudável, isso representa um grande desafio em saúde[5].

Entender o que está relacionado à baixa adesão a tratamentos e estilo de vida é estratégico na Medicina do Estilo de Vida. A adesão parece ser um traço, uma característica do indivíduo, e não um estado, o que é demonstrado pelo fenômeno do "aderente saudável", em que o paciente que adere ao uso de medicações também tem alta adesão a mudanças de estilo de vida[6]. Mesmo eventos dramáticos, como o diagnóstico de um câncer, que deveriam levar a aumento da adesão a medidas preventivas, não provocam grandes mudanças: apenas 11% dos sobreviventes aderem a um baixo consumo de álcool, interrompem o uso de tabaco, praticam atividade física e comem frutas e vegetais, estes dois últimos os hábitos com menor adesão[7].

Alguns modelos teóricos, como o de crenças de saúde, são adequados para explicar a iniciação da mudança a um comportamento mais saudável, mas falham na tentativa de explicar, prever e, por fim, fornecer ferramentas de influência sobre o fenômeno da adesão. É preciso recorrer a teorias mais adequadas para o estudo da manutenção de comportamentos em longo prazo, como o modelo CEOS de Borland, em muito semelhante às ideias de Daniel Kahneman, que descreve a existência de dois sistemas cognitivos ou formas de determinar o comportamento, envolvidos nos hábitos de saúde: um sistema automático, "rápido", e outro reflexivo, "lento", que planeja o comportamento.

Os comportamentos que formam o estilo de vida estão divididos em duas categorias. Uma é a dos comportamentos difíceis de sustentar, aqueles que em geral são complexos e precisam ter sua frequência aumentada, como praticar atividade física e comer frutas. Esses comportamentos exigem muito do sistema reflexivo, são dispendiosos no uso de recursos cognitivos e não se tornam hábitos, na correta acepção da palavra, com facilidade. A outra é dos comportamentos difíceis de reduzir, como uso de tabaco e álcool, fáceis de serem condicionados e com alta recompensa hedônica imediata, sob controle do sistema automático. O grande desafio da adesão à Medicina do Estilo de Vida é fazer aumentar a frequência dos comportamentos difíceis de manter, reduzir aqueles outros automáticos e manter por tempo suficiente para que efeitos clínicos ocorram[8].

ENTENDENDO O FENÔMENO DOS LAPSOS E DAS RECAÍDAS

A recaída é definida como o retorno de um padrão de comportamento indesejado após um período de interrupção prolongado, enquanto o lapso é um retorno temporário ou quebra do período de abstinência sem necessariamente significar uma recaída completa. Esses dois termos fazem muito sentido e explicam melhor o fenômeno observado na trajetória de interrupção do uso de álcool, tabaco, drogas e outros comportamentos compulsivos. No modelo transteórico de mudança (MTT), por exemplo, a recaída é prevista como um dos estágios possíveis e muito prováveis de ocorrer no processo de mudança. Prochaska, um dos criadores do MTT, inclusive afirma que o paciente que tem sucesso em alcançar a mudança é aquele que sabe que a recaída é possível[9,10].

Lidar com lapsos e recaídas é uma das habilidades centrais na Medicina do Estilo de Vida. Um dos modelos usados para explicar esse fenômeno e dar pistas sobre como manejá-lo para que as chances de mudança aumentem é o modelo de prevenção de recaída de Marlatt e Gordon, baseado na teoria cognitivo-social[11]. Embora seja um modelo criado para o manejo de recaída em dependência química, tem sido usado para a compreensão do fenômeno em outras dimensões do estilo de vida, como prática de atividade física[12].

Segundo o modelo de Marlatt e Gordon, a recaída ocorre por duas principais categorias de determinantes, os imediatos e os antecedentes ocultos. Os determinantes imediatos são os "gatilhos" da recaída. Podem ser estados emocionais negativos, como raiva, tristeza, ansiedade e tédio, mas podem ser também emoções positivas, como estar em celebrações e o desejo do paciente de testar seus limites e sua capacidade de autocontrole. O contexto social também é um determinante imediato importante, por ser fonte de emoções positivas e negativas e de uma pressão social explícita ou não para o retorno ao comportamento anterior à mudança.

Embora os determinantes imediatos sejam os disparadores da recaída, outros fatores têm forte influência no processo e receberam atenção na formulação desse modelo, sendo chamados de antecedentes ocultos. Esses antecedentes, podemos dizer, fazem uma "preparação" para a recaída, aumentando a vulnerabilidade do paciente ao determinante imediato. Entre esses antecedentes estão o estresse, um dos mais importantes elementos de recaída, e aspectos cognitivos como uso excessivo de racionalização, negação e menor tolerância à frustração ou da necessidade de postergar a gratificação.

O aspecto de "preparação" para a recaída, criado pelos antecedentes ocultos, fica claro por uma série de escolhas tomadas pelo paciente que não são visivelmente para ele, ligados a uma recaída e que o colocam no limiar dela. Essas escolhas foram chamadas pelos autores, com toda a razão, de "decisões aparentemente irrelevantes". São exemplos desse tipo de preparação a decisão de manter álcool ou tabaco em casa quando se está tentando interromper o uso e ter alimentos não compatíveis com o novo padrão alimentar desejado.

Com esse terreno preparado e diante de uma situação de alto risco, em que está presente o determinante imediato, o elemento crítico para o início da recaída são as habilidades de enfrentamento, as estratégias cognitivas e comportamentais que ele pode utilizar para evitar o retorno ao padrão de comportamento indesejado. Quando o paciente tem sucesso em usar essas habilidades, a serem discutidas adiante, a recaída não ocorre e a autoeficácia do paciente cresce, aumentando a chance de que ela não venha a ocorrer no futuro. Quando a resposta é inefetiva, ocorre o lapso, que não é necessariamente a recaída, mas pode funcionar como um determinante imediato dela. Os comportamentos-problema que impactam a saúde em geral são comportamentos impulsivos e sob controle de pistas contextuais, como discutido no início deste capítulo. Eles representam, na verdade, um baixo repertório de resposta comportamental do paciente diante de situações desafiadoras. O aumento do repertório dá opções de resposta mais adaptativas para o paciente.

Diante de um lapso, o paciente usará novamente estratégias de enfrentamento que podem impedir ou não a repetição do comportamento caracterizando a recaída verdadeira. O que, segundo a teoria de Marlatt e Gordon, leva à recaída é a inabilidade de lidar com o "efeito da violação de abstinência", estado emocional negativo por uma interpretação catastrófica do evento, sensação de perda de controle e crenças disfuncionais que gera uma situação de mais risco para a repetição do comportamento-problema em uma escalada que leva à recaída. O mérito desse modelo está em permitir a identificação e a intervenção nos elementos principais ligados à recaída.

LIDANDO COM LAPSOS E RECAÍDAS

Como fica claro, pelo estudo do processo de recaída, há dois momentos de intervenção nesse processo. O primeiro momento é a prevenção do lapso, e o segundo é evitar que a recaída aconteça após o primeiro lapso. As intervenções possíveis na prática serão destinadas a esses dois momentos.

Psicoeducação

Como toda abordagem envolvendo fatores psicológicos, o primeiro passo é a psicoeducação. O principal foco dessa intervenção deve ser a explicação do modelo teórico de prevenção de recaída para que o paciente entenda como funciona a recaída, as situações de risco, habilidades que precisa desenvolver e como lidar com cada fase. Compreender que a recaída é algo sempre esperado reduz as expectativas erradas de que a mudança é algo fácil e, assim, minimiza o efeito da violação de abstinência.

Identificação das situações de alto risco

O paciente deve ser treinado a identificar as situações em que o risco de recaída é maior: estresse, tristeza, ansiedade, estar na companhia de amigos que mantêm o comportamento-problema, conflitos interpessoais, estados físicos desconfortáveis como dores, insônia, cansaço e eventos positivos como celebrações, onde ocorre o afrouxamento da vigilância. Isso deve levar o paciente a construir o "mapa de recaída" que marca as "bandeiras vermelhas" para as quais deve ficar atento e evitar se possível.

Planejamento de respostas de enfrentamento

Com um mapa de recaída em mãos, é possível, agora, criar um plano de enfrentamento. Utilizando o modelo de implementação de intenção de Gollwitzer, para cada situação de risco é criada uma série de possíveis respostas, antecipando a ocorrência e a ação correspondente em um modelo "se... então...", como no exemplo a seguir: "se eu for a uma festa onde existe o risco de comer muitos doces, então vou fazer uma refeição antes para ter sensação de saciedade durante a festa" [13].

Treinamento de habilidades de manejo de fissura

A fissura, ou *craving*, é o estado emocional de desejo intenso pelo comportamento-problema. Ela é desencadeada pelos determinantes imediatos da recaída e coloca a pessoa diante de um risco intenso de recair. Várias técnicas podem ser treinadas para seu manejo. O *urge surfing* (surfar a fissura) é uma abordagem que usa *mindfulness* para auxiliar o indivíduo a identificar, observar e resistir à "onda" emocional da fissura sabendo que ela cresce e decresce. Outra abordagem interessante é a técnica dos 4 Ds, das palavras em inglês *delay* (atrasar - adiar a resposta ao desejo, esperando 10 minutos antes de agir diante do desejo), *distract* (distração - fazer outra atividade que desvie o foco da fissura), *deep breathing* (respiração profunda - respirar para reduzir a ansiedade e o impulso) e *drink water* (beber água - tomar um copo de água pelo efeito fisiológico de quebrar o padrão de resposta automático à fissura e dando sensação de alívio).

Treinamento de habilidades de recusa e assertividade

Trata-se de treinar a capacidade de dizer "não" em situações sociais em que o comportamento-problema pode ocorrer. O déficit nessas habilidades sociais é muitas vezes responsável pelo lapso quando o paciente se preocupa em não ser indelicado ao recusar uma oferta. Ensaios de um roteiro de frases estruturadas, que deem segurança ao paciente de que ele será educado, podem evitar muitos episódios de recaída.

Reestruturação cognitiva

Os lapsos podem estar associados a pensamentos e expectativas irreais em que o paciente pode superestimar sua capacidade de resistir à tentação e subestimar a importância de uma situação desencadeante, por exemplo. Identificar essas crenças e pensamentos desadaptativos é importante. Esses pensamentos devem ser desafiados e reestruturados substituindo-os por pensamentos mais adequados. Um exemplo é treinar a substituição do pensamento "só um pouquinho de doce não vai me prejudicar" por "mesmo esse pedaço de doce vai prejudicar minha saúde agora". A reestruturação cognitiva é particularmente importante para evitar o efeito de violação da abstinência que ocorre quando pensamentos catastróficos e de impotência surgem após o lapso como "eu sou um caso perdido" ou "nunca vou conseguir mudar mesmo, não adianta tentar". Nesse caso, técnicas de autocompaixão são interessantes para que o paciente aprenda a não se punir e deixar de usar a linguagem autodepreciativa.

Reestruturação ambiental e controle de estímulos

O paciente deve aprender a evitar a exposição a gatilhos, ficando longe de situações tentadoras, e remover pistas no ambiente que estejam ligados ao comportamento-problema. A principal mudança ambiental é aproximar-se de grupos sociais que apoiam sua mudança e que avaliam de forma negativa o comportamento-problema.

Plano de manejo do lapso

Ter um plano de ação para lidar com o lapso é fundamental. Isso reforça para o paciente que o lapso é natural e esperado e dá sensação de controle caso aconteça. O plano deve ser como um guia de "primeiros-socorros comportamentais": interromper o comportamento assim que possível, sair do contexto de recaída o mais rápido (rota de fuga), ligar para alguém que possa ajudá-lo, usar uma estratégia de compensação saudável do comportamento (comer somente alimentos de uma lista de alimentos saudáveis por 1 semana após o lapso, por exemplo).

Essas são algumas das técnicas úteis para o manejo de lapsos e recaídas na prática. Mas uma ferramenta fundamental, apontada tanto por Marlatt e Gordon quanto por Prochaska e outros autores, é a importância do suporte social. O acompanhamento regular com monitoramento frequente do paciente, seja através de consultas formais, ou de monitoramento a distância por ligações telefônicas ou mensagens, é essencial para o paciente sentir que não está desacompanhado no trajeto de mudança. Esse acompanhamento próximo permite implementar uma mentalidade de aprendizado e entender que o lapso e a recaída podem ser oportunidades de aperfeiçoamento do tratamento.

CONCLUSÃO

O manejo de lapsos e recaídas na Medicina do Estilo de Vida exige uma abordagem estruturada, baseada em modelos comportamentais sólidos e estratégias personalizadas para cada paciente. O objetivo central do manejo de lapsos e recaídas não é inicialmente evitá-los a todo custo, mas reforçar a autoeficácia pelo desenvolvimento de habilidades de gerenciamento das recaídas. Técnicas como a identificação de situações de alto risco, o desenvolvimento de habilidades de enfrentamento, a reestruturação cognitiva e o suporte social contínuo são fundamentais para minimizar lapsos e evitar que evoluam para recaídas completas. A Medicina do Estilo de Vida, ao incorporar esse conhecimento, fortalece seu papel na promoção da saúde e na capacitação dos pacientes para manter escolhas mais saudáveis ao longo do tempo.

Para se aprofundar

Livro: O livro *Changing to Thrive*, de James e Janice Prochaska mostra a aplicação prática do modelo transteórico em diversos pilares do estilo de vida e como lidar com o lapso e a recaída na visão de um dos mais importantes nomes da psicologia mundial.

Livro: O livro *Relapse prevention: maintenance strategies in the treatment of addictive behaviors*, de G. Alan Marlatt e Denis Donovan, é a obra de referência em prevenção de recaídas.

Vídeo: Uma TED Talk muito interessante para entender a visão de um paciente sobre a prevenção de recaída compartilha a história de recuperação de Adam Gunton. Ela pode ser assistida no canal do TED no YouTube® pelo *link*: https://youtu.be/EuvHBlyLTro?si=1V2OPYY-7qU8YIMF0

REFERÊNCIAS BIBLIOGRÁFICAS

1. Stewart SJF, Moon Z, Horne R. Medication nonadherence: health impact, prevalence, correlates and interventions. Psychol Health. 2023;38(6):726-65.
2. Tavares NUL, Bertoldi AD, Mengue SS, Arrais PSD, Luiza VL, Oliveira MA, et al. Factors asso-

ciated with low adherence to medicine treatment for chronic diseases in Brazil. Rev Saúde Pública. 2016;50(suppl 2).

3. Rodríguez-López MR, Varela AMT, Rincón-Hoyos H, Velasco PMM, Caicedo BDM, Méndez PF, et al. Prevalencia y factores asociados a la adherencia al tratamiento no farmacológico en pacientes con hipertensión y diabetes en servicios de baja complejidad. Rev Fac Nac Salud Pública. 2015;33(2):192-9.
4. Li Y, Xia PF, Geng TT, Tu ZZ, Zhang YB, Yu HC, et al. Trends in self-reported adherence to healthy lifestyle behaviors among US adults, 1999 to March 2020. JAMA Netw Open. 2023;6(7):e2323584.
5. Zhu N, Yu C, Guo Y, Bian Z, Han Y, et al. Adherence to a healthy lifestyle and all-cause and cause-specific mortality in Chinese adults: a 10-year prospective study of 0.5 million people. Int J Behav Nutr Phys Act. 2019;16(1):98.
6. Ladova K, Vlcek J, Vytrisalova M, Maly J. Healthy adherer effect: the pitfall in the interpretation of the effect of medication adherence on health outcomes. J Eval Clin Pract. 2014;20(2):111-6.
7. Kanera IM, Bolman CAW, Mesters I, Willems RA, Beaulen AAJM, Lechner L. Prevalence and correlates of healthy lifestyle behaviors among early cancer survivors. BMC Cancer. 2016;16(1):4.
8. Borland R. Understanding hard to maintain behaviour change: a dual process approach. Hoboken: Wiley-Blackwell, Addiction Press; 2014.
9. Prochaska JM. Changing to thrive: using the stages of change to overcome the top threats to your health and happiness. Center City: Hazelden; 2016. 1 p.
10. Prochaska JO, Velicer WF, Rossi JS, Goldstein MG, Marcus BH, Rakowski W, et al. Stages of change and decisional balance for 12 problem behaviors. Health Psychol. 1994;13(1):39-46.
11. Marlatt GA, Donovan DM, Marlatt GA, organizadores. Relapse prevention: maintenance strategies in the treatment of addictive behaviors, 2. ed., paperback ed. Guilford; 2008. 416 p.
12. Stetson BA, Beacham AO, Frommelt SJ, Boutelle KN, Cole JD, Ziegler CH, et al. Exercise slips in high-risk situations and activity patterns in long-term exercisers: an application of the relapse prevention model. Ann Behav Med. 2005;30(1):25-35.
13. Gollwitzer PM. Implementation intentions: strong effects of simple plans. Am Psychol. 1999;54(7):493-503.

14

Despresscrição

Ivana Lie Makita Abe
Lígia Misurini

Pontos-chave

- A polifarmácia, comum em idosos, pode levar a efeitos adversos, interações medicamentosas, quedas, hospitalizações e menor qualidade de vida.
- Mudanças no estilo de vida (alimentação, exercícios, sono, controle do estresse) podem prevenir e tratar doenças crônicas, reduzindo a necessidade de medicamentos.
- O processo de desprescrição envolve a revisão dos medicamentos, identificação dos que podem ser retirados, tomada de decisão compartilhada com o paciente e monitoramento contínuo.
- A intensidade da desprescrição deve ser proporcional à intensidade da intervenção adotada para mudança do estilo de vida.

CASO CLÍNICO

Dona Maria, 78 anos, trata regularmente, com seu médico, hipertensão, diabetes tipo 2, osteoartrite e insônia. Faz uso de sete medicamentos e se sente cada vez mais sobrecarregada com a quantidade de comprimidos que precisa tomar diariamente. Nas últimas consultas, tem reclamado de câimbras, tontura ao se levantar e mal-estar quando demora para comer. Quer saber se pode tomar as vitaminas que a vizinha tem tomado, para se sentir mais forte.

INTRODUÇÃO

O aumento da expectativa de vida e a crescente prevalência de múltiplas comorbidades tornaram a polifarmácia um desafio de saúde pública. Embora a prescrição de múltiplos fármacos seja necessária para o tratamento de diversas condições, essa prática pode trazer riscos significativos, como reações adversas, interações medicamentosas indesejadas, maior incidência de quedas, elevação das taxas de hospitalizações, comprometimento da qualidade de vida e aumento dos custos com saúde[1].

Nesse cenário, a Medicina do Estilo de Vida (MEV) se apresenta como uma abordagem promissora para reduzir esses riscos. Evidências crescentes demonstram que a adoção de hábitos saudáveis pode não apenas complementar, mas, em alguns casos, substituir o uso de determinados medicamentos, promovendo benefícios duradouros à saúde[2]. Este capítulo explora como intervenções no estilo de vida podem ser um caminho viável para a redução do uso de fármacos e como conduzir a desprescrição de forma efetiva e segura.

POLIFARMÁCIA

Embora não haja um consenso absoluto, a maioria dos estudos define a polifarmácia como o uso concomitante de cinco ou mais medicamentos. Em determinadas situações, a polifarmácia pode ser indispensável e benéfica, mas o uso excessivo e indiscriminado de fármacos levanta preocupações consideráveis[3].

- Polifarmácia adequada: considera-se que a polifarmácia é adequada quando todos os medicamentos têm um objetivo terapêutico bem definido, os benefícios superam os riscos e o paciente está motivado e se sente capaz de seguir o regime proposto. Por exemplo, na prevenção secundária de infarto do miocárdio, é indicado o uso de quatro classes de medicamentos (betabloqueadores, estatinas, agente antiplaquetário e inibidor da enzima conversora de angiotensina), todos necessários e benéficos.
- Polifarmácia inapropriada: por outro lado, a polifarmácia torna-se inadequada quando um ou mais medicamentos deixam de ser necessários, eficazes ou seguros, ou quando o paciente não consegue ou não deseja aderir ao regime proposto.

Impactos e riscos da polifarmácia

O uso excessivo de medicamentos é uma preocupação crescente, especialmente em populações idosas com múltiplas doenças crônicas. Estima-se que, em países desenvolvidos, entre 40 e 50% dos idosos fazem uso regularmente de cinco ou mais medicamentos[4]. No entanto, a polifarmácia não se restringe à população idosa: o aumento da prescrição de fármacos para condições como depressão, ansiedade e distúrbios do sono tem levado a uma prevalência significativa também em adultos jovens[5,6].

Apesar de ser necessária em determinados casos, a polifarmácia pode acarretar riscos importantes. Entre os principais problemas, destacam-se:

- Interações medicamentosas indesejadas, que podem comprometer a eficácia dos tratamentos ou potencializar efeitos adversos.
- Efeitos colaterais graves, que variam de sintomas leves, como náuseas e sonolência, a complicações mais sérias, como insuficiência renal, disfunção hepática, sangramento gastrintestinal ou comprometimento cognitivo.
- Impacto na qualidade de vida, devido aos efeitos adversos recorrentes e à complexidade dos esquemas terapêuticos, que podem tornar a adesão ao tratamento mais difícil, reduzindo sua eficácia.
- Quedas, hospitalizações e aumento no custo com saúde.

A gestão inadequada da polifarmácia representa um desafio tanto para os pacientes quanto para os sistemas de saúde, aumentando a necessidade de estratégias para otimizar o uso de medicamentos e minimizar riscos.

O PAPEL DA MEDICINA DO ESTILO DE VIDA NA POLIFARMÁCIA

Uma perspectiva nova e eficiente, capaz de atuar diretamente sobre as causas subjacentes das doenças crônicas e reduzir a dependência de medicamentos, é a MEV. Fundamentada em seis pilares (alimentação saudável, atividade física regular, sono de qualidade, manejo do estresse, eliminação de substâncias nocivas e fortalecimento das conexões sociais), a MEV não apenas auxilia na prevenção e no controle de doenças crônicas, mas também pode desempenhar papel fundamental na prevenção da polifarmácia e na facilitação da desprescrição em pacientes que já fazem uso excessivo de medicamentos[2].

IMPACTO DA MEDICINA DO ESTILO DE VIDA NOS NÍVEIS DE ATENÇÃO À SAÚDE

Prevenção primária: prevenir o estabelecimento de doenças

Na prevenção primária, o objetivo principal é evitar o desenvolvimento de doenças crônicas que frequentemente levam à polifarmácia. A adoção precoce dos pilares da MEV pode reduzir significativamente os fatores de risco para condições como diabetes tipo 2, hipertensão arterial, obesidade e doenças cardiovasculares, evitando a necessidade de medicações para essas condições[7]. Exemplos:

- Diabetes: estudos indicam que uma alimentação rica em vegetais e com baixo consumo de produtos de origem animal reduz em cerca de 20% o risco de desenvolver diabetes tipo 2. Quando essa dieta inclui grãos integrais, frutas, vegetais e oleaginosas, essa redução pode chegar a 34%. Além disso, essa abordagem alimentar contribui para a melhora do perfil lipídico e do controle do peso corporal[7].
- Hipertensão: a adoção da dieta DASH (*Dietary Approaches to Stop Hypertension*), rica em vegetais e com baixo teor de sódio, associada à prática de exercícios aeróbicos e treinamento isométrico, tem demonstrado grande potencial na prevenção da hipertensão[8].
- Doenças cardiovasculares: uma dieta baseada em vegetais, frutas e grãos integrais, combinada à prática regular de exercícios físicos, reduz significativamente o risco de hipertensão e doenças cardíacas[7].
- Obesidade: a alimentação baseada em alimentos integrais e vegetais (*whole food plant-based* – WFPB) auxilia no controle do peso corporal, reduzindo a necessidade futura de medicamentos para condições associadas à obesidade[9].

Prevenção secundária: identificar precocemente doenças assintomáticas e intervir

Na prevenção secundária, o foco está no diagnóstico precoce das doenças e na adoção de estratégias que impeçam a sua progressão. A MEV pode ser uma intervenção eficaz para tratar condições diagnosticadas precocemente, reduzindo a necessidade ou prevenindo o uso de medicamentos. Exemplos:

- Diabetes tipo 2: o estudo *Diabetes Prevention Program* (DPP) demonstrou que mudanças no estilo de vida, incluindo alimentação saudável (WFPB) e atividade física regular, foram mais eficazes que o uso da metformina na prevenção do diabetes. Após 10 anos, as intervenções no estilo de vida reduziram o risco da doença em 34%, enquanto a metformina resultou em redução inferior a 18%. Após 15 anos, os efeitos das mudanças no estilo de vida continuaram superiores[10].
- Hipertensão arterial: a adesão à dieta DASH e a prática regular de exercícios podem levar a reduções significativas na pressão arterial, permitindo controlar ou até reduzir a necessidade de anti-hipertensivos[8].
- Perfil lipídico: mudanças alimentares como a redução do consumo de gorduras saturadas, associados ao aumento da atividade física, podem melhorar os níveis de colesterol LDL e HDL, reduzindo a dependência de estatinas[11].
- Qualidade do sono: medidas como higiene do sono adequada e prática regular de atividade física podem melhorar significativamente a qualidade do sono sem a necessidade de hipnóticos de uso prolongado.

Prevenção terciária: controlar as doenças crônicas e reduzir complicações de doenças

Na prevenção terciária, o objetivo é minimizar as complicações decorrentes das doenças crônicas já estabelecidas. A MEV pode auxiliar no controle dessas condições, evitando sua progressão ou agravamento, permitindo o uso de doses menores ou até a suspensão de alguns medicamentos. Exemplos:

- Diabetes: um estudo randomizado com duração de 22 semanas revelou que 43% dos participantes que seguiram uma dieta WFPB conseguiram reduzir o uso de medicamentos para diabetes. Em contraste, somente 25% dos participantes que seguiram a dieta convencional da American Diabetes Association (ADA) obtiveram resultados semelhantes. Além disso, dietas à base de plantas estão associadas à redução dos sintomas da neuropatia diabética[7,12].
- Doença cardiovascular: intervenções estruturadas no estilo de vida em pacientes com doença arterial coronariana demonstraram reduzir o risco relativo de eventos cardiovasculares fatais em 18%[13]. Outro estudo observou que a abordagem conhecida como "*Portfolio Diet*" reduziu os níveis de colesterol LDL em até 35%, diminuindo a necessidade do uso contínuo de estatinas. Em relação à pressão arterial, dietas à base de plantas também têm mostrado benefícios.

Prevenção quaternária: identificar indivíduos em risco de tratamento excessivo e protegê-los de novas intervenções médicas desnecessárias

A prevenção quaternária procura evitar intervenções médicas desnecessárias ou excessivas. A MEV desempenha um papel crucial nesse contexto ao oferecer alternativas não farmacológicas para tratar a raiz das condições crônicas, reduzindo a necessidade de novos medicamentos e prevenindo a cascata iatrogênica. Exemplos:

- A adoção de hábitos de vida mais saudáveis pode reduzir o risco de mortalidade em idosos com múltiplas comorbidades e já em uso de polifarmácia.
- Pacientes idosos frequentemente recebem prescrições de múltiplos especialistas sem a devida coordenação, o que aumenta o risco de cascata iatrogênica, em que novos medicamentos são introduzidos para tratar efeitos colaterais de outros fármacos. Profissionais de saúde que aplicam abordagens baseadas na MEV podem auxiliar na:
  - Identificação de medicamentos desnecessários ou redundantes.
  - Substituição de tratamentos farmacológicos por intervenções no estilo de vida sempre que possível.
  - Coordenação do cuidado centrado no paciente para evitar tratamentos excessivos.

A MEV oferece uma abordagem poderosa para enfrentar os desafios da polifarmácia. Ao atuar sobre as causas subjacentes das doenças crônicas por meio dos seus pilares fundamentais, a MEV não somente promove saúde geral, mas também reduz a dependência excessiva ou desnecessária de medicamentos. Integrando essa abordagem nos diferentes níveis da atenção à saúde, desde a prevenção até a proteção contra intervenções médicas desnecessárias, é possível transformar o modelo tradicional de cuidado em uma estratégia mais sustentável, centrada no paciente e focada na promoção da saúde.

DESPRESCRIÇÃO: UMA ABORDAGEM PRÁTICA

A desprescrição é o processo de revisão e suspensão de medicamentos com base em uma avaliação cuidadosa dos riscos e benefícios para o paciente. Essa prática visa reduzir o uso de medicamentos potencialmente desnecessários ou prejudiciais, especialmente em pacientes em polifarmácia, considerando a saúde geral, condições médicas e interações medicamentosas[1].

Fatores que influenciam a desprescrição

Fatores relacionados ao paciente

A adesão ao processo de desprescrição depende de diversos aspectos individuais[15]:

- Crenças e medos: alguns pacientes veem os medicamentos como uma segurança para a saúde, enquanto outros os associam a fragilidade ou dependência.
- Experiências passadas: a percepção sobre o uso ou suspensão de medicamentos pode influenciar a aceitação de novas mudanças.
- Metas e expectativas: o paciente pode ter dificuldade em compreender a necessidade de ajustar metas terapêuticas com o avanço da idade ou a presença de novas comorbidades.
- Aspectos emocionais, culturais e psicossociais: medicamentos podem representar alívio emocional ou um lembrete constante da condição de saúde.

Fatores relacionados ao profissional de saúde

Mesmo reconhecendo a importância da desprescrição, diversos fatores podem dificultar sua implementação[16]:

- Falta de conhecimento e treinamento sobre desprescrição.
- Medo de complicações ao interromper medicamentos, especialmente cardiovasculares e antidiabéticos.

- Tempo limitado nas consultas para revisar todas as medicações.
- Falta de comunicação entre especialidades, dificultando a redução de medicamentos prescritos por outros profissionais.

Desprescrição e Medicina do Estilo de Vida

A MEV desempenha um papel essencial no sucesso da desprescrição. Mudanças no estilo de vida, como alimentação saudável, prática regular de exercícios e manejo do estresse, podem não somente controlar doenças crônicas, mas também permitir a redução progressiva da carga medicamentosa.

Quanto mais intensivas e consistentes forem essas mudanças, maior será a necessidade de reavaliação e ajuste dos medicamentos, especialmente em condições como diabetes tipo 2 e hipertensão arterial, visando evitar hipoglicemias, hipotensão e quedas. No entanto, para garantir um processo seguro e eficaz, a desprescrição deve ser conduzida com um acompanhamento estruturado e embasado em evidências. Principais desafios:

- Falta de diretrizes sobre a interrupção de medicamentos[17].
- Pouca evidência científica sobre desprescrição associada a tratamentos baseados no estilo de vida.
- Poucos estudos focados em polifarmácia na população geral, por serem frequentemente dirigidos para reações adversas graves, transição de cuidado, envelhecimento ou menor expectativa de vida.
- Necessidade de mais pesquisas sobre os efeitos das intervenções terapêuticas no estilo de vida sobre medicamentos específicos.

O American College of Lifestyle Medicine já reconhece e incentiva pesquisas sobre desprescrição em contextos de mudanças no estilo de vida[2].

Desprescrição na prática: comunicação e tomada de decisão compartilhada

A desprescrição é parte essencial da prescrição[18] e deve ser realizada colaborativamente. O paciente e seus cuidadores precisam compreender e participar ativamente do processo[19]. O processo de desprescrição contém quatro etapas[20]:

- Revisar todos os medicamentos em uso.
- Identificar medicamentos inadequados, desnecessários ou prejudiciais.
- Planejar a desprescrição junto ao paciente.
- Revisar regularmente a necessidade de cada medicamento.

Aspectos a considerar na comunicação com o paciente e cuidadores

Antes de iniciar a desprescrição, é fundamental[21]:

- Compreender as condições de saúde e experiências do paciente com os medicamentos.
- Discutir efeitos colaterais, eficiência percebida e dificuldades de adesão.
- Entender expectativas e objetivos de cuidado do paciente.
- Abordar receios sobre a interrupção de medicamentos.

Tomada de decisão compartilhada

- Avaliar individualmente os benefícios e riscos de cada medicamento.

- Explicar claramente os motivos para a descontinuação.
- Reforçar que o objetivo é otimizar o tratamento e melhorar a qualidade de vida.
- Esclarecer a falta de evidências sobre o uso prolongado de certos fármacos.

Condução da desprescrição

- Apresentar a desprescrição como um teste, permitindo a retomada do medicamento se necessário.
- Planejar uma redução gradual da dose.
- Avaliar a intensidade das mudanças no estilo de vida adotadas pelo paciente.
- Destacar a importância da manutenção dos hábitos saudáveis para o sucesso da desprescrição.
- Oferecer alternativas não farmacológicas para o controle de sintomas.
- Definir um plano de monitoramento e acompanhamento, incluindo orientações sobre sintomas.

Comunicação com outros profissionais de saúde

- Empoderar o paciente para gerenciar a sua lista de medicamentos.
- Compartilhar claramente o plano de desprescrição com outros profissionais envolvidos no cuidado.
- Colaborar ativamente para evitar contradições nas orientações.
- Recomendar a interrupção de medicamentos inapropriados sempre que necessário.
- Considerar o envolvimento de um farmacêutico clínico para suporte.

CONCLUSÃO

A desprescrição deve ser vista como uma prática fundamental para um tratamento mais seguro, eficaz e personalizado. Ao integrar a revisão medicamentosa com mudanças no estilo de vida, os profissionais de saúde podem reduzir a polifarmácia e promover maior autonomia e qualidade de vida para os pacientes. A MEV se destaca como uma ferramenta poderosa nesse processo, ao permitir abordar as causas subjacentes das doenças e reduzir a dependência de medicamentos.

No entanto, a implementação da desprescrição exige conhecimento técnico, boa comunicação e uma abordagem centrada no paciente, com tomada de decisão compartilhada e monitoramento contínuo. A falta de diretrizes e evidências sobre o desmame de medicamentos ainda representa um desafio, mas a crescente valorização da MEV pode impulsionar novas pesquisas e diretrizes para tornar esse processo mais seguro e acessível.

A desprescrição representa um avanço significativo para um modelo de cuidado mais sustentável e humanizado, alinhado às melhores evidências e às necessidades individuais dos pacientes. Incorporá-la na prática clínica, associada à MEV, pode transformar a maneira como lidamos com doenças crônicas e a prescrição medicamentosa, priorizando sempre o bem-estar e a segurança dos indivíduos.

Para se aprofundar

Artigo: Fields D. A lifestyle medicine approach to medication deprescribing: an introduction. J Fam Pract. 2022;71(Suppl 1 Lifestyle):eS100-eS104.

Artigo: World Health Organization. Medication safety in polypharmacy. Genebra: WHO; 2019.

REFERÊNCIAS BIBLIOGRÁFICAS

1. Reeve E, Gnjidic D, Long J, Hilmer S. A systematic review of the emerging definition of 'deprescribing' with network analysis: implications for future research and clinical practice. Br J Clin Pharmacol. 2015;80:1254.
2. Fields D. A Lifestyle medicine approach to medication deprescribing: an introduction. J Fam Pract. 2022;71(Suppl 1 Lifestyle):eS100-eS104.
3. World Health Organization. Medication safety in polypharmacy. Genebra: WHO; 2019.
4. Steinman MA, Landefeld CS, Rosenthal GE, Berthenthal D, Sem S, Kaboli PJ. Polypharmacy and prescribing quality in older people. J Am Geriatr Soc. 2006;54(10):1516-23.
5. Freitas F, Amarante P. Medicalização em psiquiatria. Fiocruz; 2017.
6. Bury M. The Medicalization of society: on the transformation of human conditions into treatable disorders- by Conrad, P. Sociol Health Illn. 2009;31(1):147-8.
7. Hauser ME. Nutrition: an evidence-based, practical approach to chronic disease prevention and treatment. J Fam Pract. 2022;71(1 Suppl Lifestyle).
8. Fu J, Liu Y, Zhang L, Zhou L, Li D, Quan H, et al. Nonpharmacologic interventions for reducing blood pressure in adults with prehypertension to established hypertension. J Am Heart Assoc. 2020;9(19):e016804.
9. Moore WJ, McGrievy ME, Turner-McGrievy GM. Dietary adherence and acceptability of five different diets, including vegan and vegetarian diets, for weight loss: The New DIETs study. Eat Behav. 2015;19:33-8.
10. Patel D, Ayesha IE, Monson N, Klair N, Patel U, Saxena A, et al. The effectiveness of metformin in diabetes prevention: a systematic review and meta-analysis. Cureus. 2023;15(9).
11. Sanllorente A, Soria-Florido MT, Castañer O, Lassale C, Salas-Salvadó J, Martínez-González MA, et al. A lifestyle intervention with an energy-restricted Mediterranean diet and physical activity enhances HDL function: a substudy of the PREDIMED-Plus randomized controlled trial. Am J Clin Nutr. 2021;114(5):1666-74.
12. National Institute of Diabetes and Digestive and Kidney Diseases. Diabetes Prevention Program (DPP). [acesso em abril de 2025]. Disponível em: https://www.niddk.nih.gov/about-niddk/research-areas/diabetes/diabetes-prevention-program-dpp
13. de Waure C, Lauret GJ, Ricciardi W, Ferket B, Teijink J, Spronk S, et al. Lifestyle interventions in patients with coronary heart disease. Am J Prev Med. 2013;45(2):207-16.
14. Martinez-Gomez D, Guallar-Castillon P, Higueras-Fresnillo S, Banegas JR, Sadarangani KP, Rodriguez-Artalejo F. A healthy lifestyle attenuates the effect of polypharmacy on total and cardiovascular mortality: a national prospective cohort study. Sci Rep. 2018;8(1):12615.
15. Zechmann S, Trueb C, Valeri F, Streit S, Senn O, Neuner-Jehle S. Barriers and enablers for deprescribing among older, multimorbid patients with polypharmacy: an explorative study from Switzerland. BMC Fam Pract. 2019;20(1).
16. Abou J, Crutzen S, Tromp V, Heringa M, Van Marum R, Elders P, et al. Barriers and enablers of healthcare providers to deprescribe cardiometabolic medication in older patients: a focus group study. Drugs Aging. 2022;39(3):209-21.
17. Langford AV, Warriach I, McEvoy AM, Karaim E, Chand S, Turner JP, et al. What do clinical practice guidelines say about deprescribing? A scoping review. BMJ Qual Saf. 2025;34:28-39.
18. Farrell B, Mangin D. Deprescribing is an essential part of good prescribing. Am Fam Physician. 2019;99(1):7-9.
19. Scott IA, Hilmer SN, Reeve E, Potter K, Le Couteur D, Rigby D, et al. Reducing inappropriate polypharmacy: the process of deprescribing. JAMA Intern Med. 2015;175(5):827-34.
20. Endsley S. Deprescribing unnecessary medications: a four-part process. Fam Pract Manag. 2018;25(3):28-32.
21. Scott I, Anderson K, Freeman C. Review of structured guides for deprescribing. Eur J Hosp Pharm. 2017;24:51-7.

15

Gestão pessoal e manejo do tempo

Arthur Hirschfeld Danila
Ana Thereza Mazzi
Franciele Torrezan Pedrotti
Lucas Nóbrega

Pontos-chave

- A gestão de tempo para profissionais da saúde é uma habilidade essencial para preservar a saúde mental e a performance clínica.
- Dominar a própria agenda reduz *burnout*, estresse e erros clínicos, elevando a qualidade do cuidado e o bem-estar do profissional.
- Autorregulação sustentada por planejamento, monitoramento e ajuste contínuo mantém hábitos produtivos mesmo sob pressão assistencial.
- Planejamento semanal, matriz de prioridades, Kanban e Técnica Pomodoro concentram a maior parte dos ganhos práticos de produtividade.
- Metodologias Lean, automação e delegação eliminam tarefas sem valor clínico e devolvem horas à interação com o paciente.
- Ferramentas de IA como "*ambient scribes*" automatizam registros e triagem, aumentando a eficiência sem substituir o julgamento clínico.
- Procrastinação nasce de ansiedade e medo de falhar, não de preguiça, e deve ser vista como uma emoção a ser regulada.
- Prazos de pré-compromisso, contraste mental, regulação emocional e TCC demonstram eficácia sustentada contra o adiamento crônico.
- O método *Getting Things Done* ajuda a capturar, esclarecer, organizar, revisar e executar, aliviando a sobrecarga mental.
- Uma rotina de gestão de tempo bem estruturada aumenta a produtividade acadêmica, o equilíbrio vida-trabalho e a retenção profissional a longo prazo.

INTRODUÇÃO

A gestão de tempo tem se tornado uma habilidade essencial no cenário atual, especialmente entre os profissionais da saúde. Com múltiplas responsabilidades que variam de atendimento ao paciente, ensino acadêmico, pesquisa e atividades administrativas, os profissionais frequentemente enfrentam um ambiente de alta pressão. Essa sobrecarga pode resultar em *burnout*, estresse e diminuição da qualidade do atendimento ao paciente[1-4]. Em um ambiente onde cada segundo conta, a capacidade de gerenciar efetivamente o tempo não só afeta a produtividade, mas também a saúde física e mental desses profissionais[5].

A literatura sobre gestão do tempo na saúde destaca que, quando aplicada de forma eficaz, essa prática pode melhorar a qualidade do atendimento, reduzir o estresse e ajudar os profissionais a equilibrar suas responsabilidades sem comprometer sua saúde mental[6-8]. Estudos demonstram que profissionais da saúde que gerenciam efetivamente seu tempo experimentam um aumento significativo na satisfação com a vida, tanto no ambiente pessoal quanto profissional[4]. O controle sobre a agenda permite que esses profissionais mantenham um equilíbrio entre as demandas de trabalho e a vida pessoal, o que é crucial para a prevenção do estresse e da síndrome de *burnout*[3,8]. Além disso, a melhoria na gestão do tempo tem um impacto direto no atendimento ao paciente, visto que médicos menos estressados têm mais clareza nas decisões clínicas e são mais focados nas necessidades dos pacientes[4,5].

Este capítulo explora as estratégias de manejo do tempo mais eficazes e adaptáveis à realidade médica e de saúde, com o objetivo de reduzir o estresse e melhorar a produtividade. São discutidas práticas baseadas em evidências e modelos comprovados, com ênfase em como essas abordagens podem beneficiar tanto os profissionais da saúde quanto os pacientes[5].

MODELOS E TÉCNICAS DE GESTÃO DO TEMPO

Modelo teórico: autorregulação

Diversas abordagens teóricas têm sido desenvolvidas ao longo do tempo para promover uma gestão eficaz do tempo. Uma dessas abordagens é o conceito de autorregulação, que enfatiza a importância da tomada de decisões conscientes sobre o uso do tempo, e cujos aspectos principais estão listados na Tabela 1. Em um contexto médico, a autorregulação pode envolver práticas como a priorização das tarefas, o controle de interrupções e a definição clara de metas a curto e longo prazo.

Estratégias práticas para aumentar a produtividade

Diversas estratégias podem ser adotadas para aumentar a produtividade. As apresentadas na Tabela 2, como planejamento semanal, esclarecimento de prioridades, acompanhamento de tarefas e foco em monotarefas, são fundamentais para promover um trabalho mais eficiente e sustentável para os profissionais da saúde e são validadas em diversos artigos científicos[7,9].

Essas estratégias podem ser aplicadas de maneira flexível, dependendo das especificidades de cada ambiente clínico, mas todas têm o objetivo de aumentar a eficiência e reduzir o estresse associado ao gerenciamento de múltiplas responsabilidades.

TABELA 1 **Aspectos chave da autorregulação na gestão do tempo**

Aspecto	Descrição	Aplicação prática
Planejamento	Estabelecer metas claras, estratégias e cronograma realista para as tarefas.	Antecipar a alocação do tempo e planejar as atividades para atingir os objetivos.
Monitoramento	Acompanhar ativamente o progresso das tarefas realizadas.	Verificar se os planos estão sendo cumpridos e fazer ajustes quando necessário.
Ajuste e reflexão	Refletir sobre o desempenho e ajustar métodos ou prazos quando necessário.	Modificar planos e prioridades para melhorar o desempenho ou alinhar com novas realidades.
Controle emocional	Controlar emoções que afetam o foco, como procrastinação, ansiedade ou estresse.	Desenvolver estratégias para lidar com emoções, garantindo foco e produtividade.
Tomada de decisões conscientes	Fazer escolhas baseadas em uma análise cuidadosa, evitando decisões impulsivas.	Priorizar o que realmente importa e adiar o que não contribui para o sucesso.

TABELA 2 **Estratégias para aumentar a produtividade na prática médica**

Estratégia	Descrição	Ferramenta prática
Planejamento diário e semanal	Organizar e distribuir tarefas e compromissos ao longo do dia e da semana para maximizar o tempo disponível.	*Planner* semanal: ferramenta que permite planejar e visualizar todas as atividades da semana, promovendo uma organização eficiente do tempo.
Esclarecimento de prioridades	Identificar e focar nas tarefas mais importantes e urgentes.	Matriz de Prioridades: também conhecida como Matriz do Tempo de Eisenhower, classifica tarefas em quatro quadrantes (urgente, não urgente, importante e não importante) para ajudar a priorizar atividades.
Acompanhamento sistemático de tarefas	Monitorar constantemente o progresso das tarefas e ajustar conforme necessário.	Quadro Kanban: técnica visual que utiliza cartões e colunas para representar tarefas, proporcionando uma visão clara do andamento de cada uma.
Foco em monotarefas	Evitar multitarefa, concentrando-se em uma tarefa de cada vez.	Técnica Pomodoro: técnica de gerenciamento de tempo que consiste em trabalhar por períodos de 25 minutos, seguidos por pausas de 5 minutos.

Planejamento diário e semanal

Uma das técnicas mais populares de organização do tempo é o uso de sistemas estruturados de planejamento diário e semanal. Isso inclui o uso de agendas físicas ou calendários digitais, listas de tarefas físicas ou digitais, ferramentas como o *planner* semanal (ilustrado na Figura 1) e a definição de prazos rígidos para concluir as tarefas.

Esclarecimento de prioridades

Uma das principais estratégias para otimizar a gestão do tempo é o esclarecimento de prioridades. Esse processo envolve identificar e focar nas tarefas mais relevantes, distinguindo o que é urgente do que é realmente importante. A Matriz de Prioridades, ou Matriz do Tempo de Eisenhower, desenvolvida pelo presidente norte-americano Dwight D. Eisenhower nas décadas de 1950-1960, é uma ferramenta eficaz nesse sentido. Ela classifica as tarefas em quatro quadrantes, com base na urgência e importância, ajudando a priorizar as atividades de forma estratégica, como mostrado na Figura 2.

Tarefas urgentes e importantes devem ser feitas imediatamente, enquanto as não urgentes mas importantes devem ser agendadas para garantir seu impacto a longo prazo. Tarefas urgentes mas não importantes podem ser delegadas, e não urgentes e não importantes devem ser eliminadas. Essa estratégia permite focar nas atividades que

Planner semanal			mês/ano:		
Segunda-feira	Terça-feira	Quarta-feira	Quinta-feira	Sexta-feira	Sábado
					Domingo
Prioridades			Anotações		

FIGURA 1 *Planner* semanal.

	Urgente	Não urgente
Importante	Quadrante I FAZER Tarefas com prazos ou consequências.	Quadrante II AGENDAR Tarefas com prazos pouco claros que contribuem para o sucesso a longo prazo.
Não importante	Quadrante III DELEGAR Tarefas que devem ser realizadas, mas não exigem seu conjunto de habilidades específicas.	Quadrante IV EXCLUIR Distrações e tarefas desnecessárias.

FIGURA 2 A Matriz de Eisenhower, com os quadrantes desenvolvidos posteriormente por Covey[10].

realmente contribuem para o sucesso, evitando a sobrecarga com tarefas irrelevantes.

Stephen Covey expande essa discussão, destacando a importância de dedicar tempo ao quadrante II (não urgente, mas importante). Covey argumenta que, ao focar nas atividades desse quadrante, como planejamento e desenvolvimento pessoal, podemos evitar que as crises do quadrante I se tornem frequentes e, assim, alcançar um equilíbrio mais sustentável entre a urgência e a importância, promovendo uma gestão de tempo mais eficaz e alinhada com os objetivos de longo prazo[10].

Acompanhamento sistemático de tarefas

Uma estratégia essencial para uma gestão eficaz do tempo é o acompanhamento sistemático de tarefas, que envolve monitorar continuamente o progresso das atividades e realizar ajustes conforme necessário. Isso assegura que prazos e objetivos sejam cumpridos de maneira eficiente. Uma técnica amplamente utilizada para esse fim é o Kanban, que adota um sistema visual de cartões e colunas para representar as tarefas em diferentes estágios, como disposto na Figura 3.

Com essa abordagem, é possível ter uma visão clara e instantânea do andamento de cada tarefa, identificando facilmente gargalos ou atrasos e permitindo a reorganização rápida de prioridades. Essa prática ajuda a melhorar a eficiência e a gestão do tempo, proporcionando um fluxo de trabalho mais organizado e transparente.

Foco em monotarefas

Em um mundo cada vez mais saturado de informações e distrações, onde a "economia da atenção" se tornou um fator indiscutível, o foco em monotarefas é uma estratégia essencial para melhorar a produtividade. Ao evitar a multitarefa e concentrar-se em uma única tarefa de cada vez, o profissional aumenta a eficiência e a qualidade do seu trabalho. A Técnica Pomodoro, que alterna

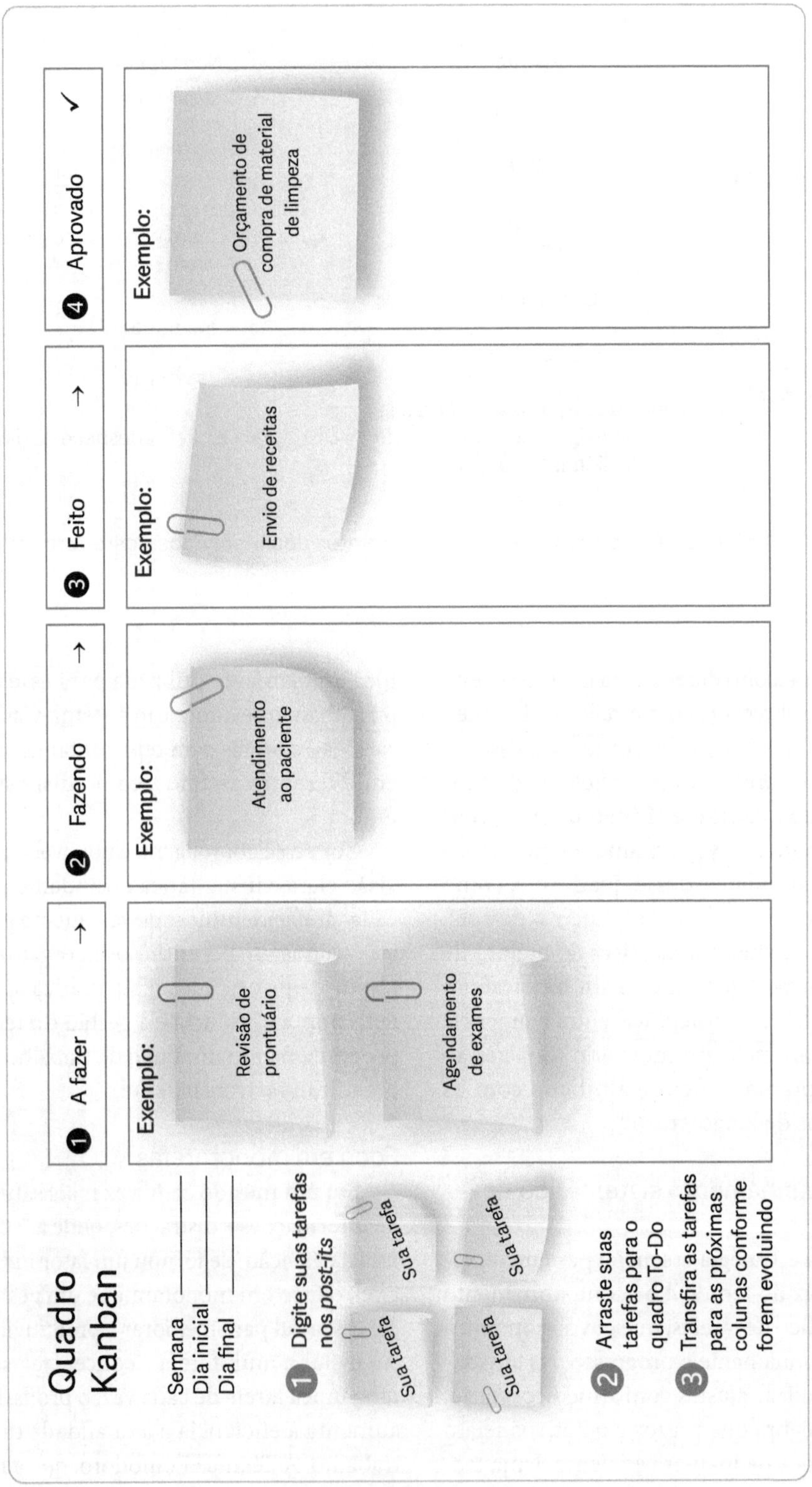

FIGURA 3 Modelo de quadro Kanban adaptado para a área da saúde.

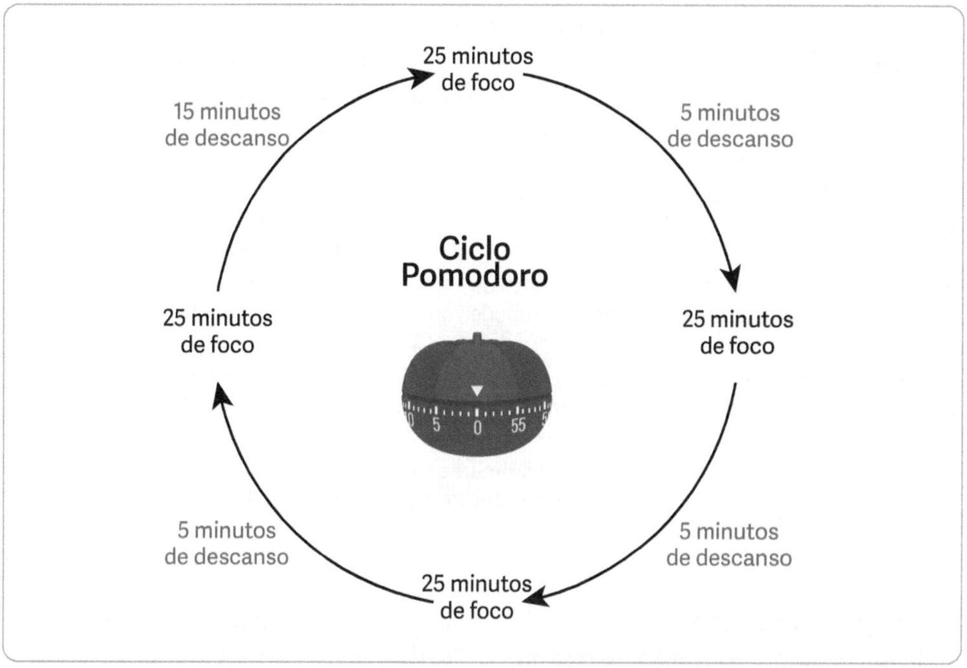

FIGURA 4 Ilustração de um ciclo da Técnica Pomodoro, composto por 4 ciclos de 25 minutos de trabalho com pausas de 5 minutos, seguidos de uma pausa maior de 15 minutos.

períodos de trabalho focado de 25 minutos com pausas de 5 minutos, é uma estratégia eficaz para manter a concentração, reduzir a fadiga mental e promover uma gestão de tempo equilibrada e produtiva.

Criada por Francesco Cirillo no final da década de 1980, enquanto estava na faculdade, a técnica recebeu o nome de *Pomodoro* (tomate em italiano) por causa do cronômetro/*timer* de cozinha em formato de tomate que Cirillo usava para controlar o tempo. A técnica consiste em ciclos de 25 minutos de trabalho (chamados de "*pomodoros*"), seguidos de breves pausas. Após quatro ciclos, é recomendada uma pausa maior de 15 minutos. Esse método visa aumentar a produtividade e reduzir o estresse durante tarefas de estudo e trabalho, promovendo uma gestão de tempo simples e eficaz[11].

Estratégias de planejamento e reorganização de processos

Estudos demonstram que a implementação de estratégias de planejamento e reorganização de processos pode reduzir significativamente o tempo gasto em tarefas administrativas e aumentar a eficiência no atendimento aos pacientes. Intervenções baseadas em metodologias como o Lean (explorado na Tabela 3), *redesign* de fluxos de trabalho e automação de processos administrativos têm sido associadas à redução do tempo dedicado a atividades como documentação em prontuário eletrônico, resolução de chamadas telefônicas, renovação de prescrições e resposta a mensagens eletrônicas de pacientes, com resultados sustentados ao longo de vários anos[12-15].

TABELA 3 Lean: metodologia de melhoria de processos

Princípio	Objetivo	Aplicação na saúde
Eliminação de desperdícios	Reduzir atividades que não agregam valor, como superprodução e espera.	Otimizar o fluxo de pacientes e reduzir o tempo de espera.
Melhoria contínua (Kaizen)	Implementar pequenas melhorias constantes em processos.	Melhorar continuamente a eficiência dos processos administrativos e clínicos.
Fluxo contínuo	Assegurar que os processos aconteçam sem interrupções ou gargalos.	Garantir que o atendimento ao paciente seja contínuo e eficiente.
Empoderamento da equipe	Incluir todos na resolução de problemas e melhorias.	Engajar médicos e equipes de apoio na busca de soluções rápidas e eficazes.
Just-in-time	Fornecer recursos no momento exato necessário, sem excessos ou atrasos.	Evitar o desperdício de materiais e otimizar a gestão de estoques.

Estratégias complementares

Técnicas como delegação de responsabilidades e o uso de tecnologias para automação de tarefas administrativas são fundamentais para otimizar o tempo dos médicos, permitindo que se concentrem em atividades de maior impacto. A seguir, são exploradas as possibilidades da inteligência artificial como ferramenta para aprimorar ainda mais a eficiência no ambiente médico.

A INTELIGÊNCIA ARTIFICIAL COMO ALIADA NA GESTÃO DE TEMPO

Automação de documentação clínica

A inteligência artificial (IA) tem emergido como ferramenta transformadora no cotidiano médico. A utilização de IA em tarefas como o registro eletrônico de saúde (RES), por exemplo, tem sido cada vez mais incorporada por meio de assistentes de voz e escreventes eletrônicos baseados em modelos de linguagem natural. Esses sistemas, frequentemente denominados "*ambient scribes*" ou escribas de IA, utilizam reconhecimento automático de fala (ASR) e processamento de linguagem natural (PLN) para transcrever e estruturar, em tempo real, as interações médico-paciente, automatizando a documentação clínica e reduzindo o tempo dedicado a tarefas repetitivas e burocráticas[16-20]. Essas tecnologias não só aumentam a eficiência, mas também ajudam a reduzir erros e a melhorar a precisão dos registros, permitindo um acompanhamento mais eficaz da saúde do paciente.

Otimização e enriquecimento da comunicação médico-paciente

A IA também tem sido aplicada na melhoria da comunicação médico-paciente, por meio de sistemas de interpretação de linguagem natural que facilitam a troca de informações, tornando a consulta mais dinâmica e menos sobrecarregada de detalhes administrativos[20-23]. Com o tempo recuperado dessas tarefas, os profissionais da saúde podem focar no atendimento direto ao paciente, investindo mais tempo na escuta ativa, no diagnóstico preciso e no desenvolvimento de planos de tratamento personalizados. Isso contribui diretamente para a melhoria da qualidade do atendimento e para a redução do estresse dos médicos, ao mesmo tempo que fortalece a relação médico-paciente, essencial para uma assistência de saúde de qualidade, reforçando o papel da IA como ferramenta complementar e não substitutiva na prática clínica[24].

PROCRASTINAÇÃO NO AMBIENTE PROFISSIONAL

Entendendo a procrastinação

A procrastinação é amplamente reconhecida na literatura médica como um comportamento de evitação associado à regulação de emoções negativas, especialmente ansiedade e medo do fracasso. Evidências recentes demonstram que a ansiedade é um preditor significativo de procrastinação acadêmica entre estudantes de Medicina, sendo mais relevante do que o perfeccionismo, e está associada a pior desempenho acadêmico[25]. Estudos também mostram que a procrastinação pode funcionar como um mecanismo de alívio temporário da ansiedade, reforçando o comportamento procrastinador por meio de reforço negativo, ou seja, a evitação da tarefa reduz momentaneamente o desconforto emocional, mas perpetua o ciclo de procrastinação[26,27].

Além disso, há evidências de que a relação entre ansiedade e procrastinação é mediada por fatores como autocontrole e resiliência. Indivíduos com maior ansiedade tendem a apresentar menor autocontrole, o que aumenta a propensão à procrastinação; circuitos neurais específicos, como as vias entre o hipocampo e o córtex pré-frontal, estariam implicados nesse processo[28]. Em contextos de alta demanda e estresse, como o enfrentado por médicos e residentes, a vulnerabilidade à procrastinação aumenta em decorrência da sobrecarga emocional e da redução dos recursos de enfrentamento[27]. Entre estudantes de Medicina, a prevalência de sintomas de ansiedade é elevada e a procrastinação está associada a menor resiliência e suporte social, sugerindo que intervenções focadas nesses fatores podem mitigar o impacto negativo da procrastinação.

Intervenções baseadas em evidência para combater a procrastinação

A literatura médica recente apoia a eficácia de estratégias comportamentais e de autocontrole na redução da procrastinação, incluindo intervenções como monitoramento do progresso, definição de prazos realistas e uso de recompensas por metas alcançadas. Estudos demonstram que sistemas de suporte à mudança comportamental, especialmente aqueles que incorporam monitoramento estruturado do progresso e elementos motivacionais, podem ser úteis para o autogerenciamento da procrastinação, inclusive em contextos profissionais de alta demanda, como o ambiente médico[29].

A definição de prazos autoimpostos (*precommitment*) é uma estratégia validada para melhorar o desempenho e reduzir a procrastinação, embora prazos externos tendam a ser ainda mais eficazes. Indivíduos reconhecem suas dificuldades de autocontrole e frequentemente utilizam prazos autoimpostos como ferramenta para mitigar a procrastinação, com impacto positivo no desempenho de tarefas[30].

Técnicas de autorregulação, como o uso de contraste mental com intenções de implementação (do inglês *mental contrasting with implementation intentions* – MCII), também mostraram eficácia na redução da procrastinação em diferentes contextos, promovendo maior comprometimento com metas e diminuição do adiamento de tarefas[31]. Além disso, intervenções focadas em habilidades de regulação emocional demonstraram redução significativa da procrastinação, sugerindo que o manejo de emoções aversivas associadas à tarefa é um componente relevante para o sucesso dessas estratégias[32].

A análise funcional dos comportamentos procrastinatórios permite intervenções individualizadas, ajustando fatores que mantêm o hábito e promovem mudanças comportamentais sustentáveis[33]. No âmbito das intervenções psicológicas, a terapia cognitivo-comportamental (TCC) apresenta benefícios moderados na redução da procrastinação, tanto em formato presencial quanto *online*, com efeitos sustentados ao longo do tempo, especialmente em formatos em grupo[34,35].

A Arte de Fazer Acontecer: um método para combater a procrastinação

Getting Things Done (GTD), ou A Arte de Fazer Acontecer, é uma abordagem criada por David Allen para combater a procrastinação e aumentar a produtividade. Ele oferece um sistema estruturado para organizar e processar as tarefas, aliviando a sobrecarga mental e permitindo maior foco[36]. O método é composto por cinco etapas principais:

- Capturar: registrar todas as tarefas e compromissos em um sistema confiável, tirando-os da mente.
- Esclarecer: definir claramente o que cada tarefa exige e decidir a próxima ação necessária.
- Organizar: categorizar e priorizar as tarefas, estabelecendo listas e prazos para facilitar o acompanhamento.
- Refletir: revisar regularmente as listas e os compromissos, ajustando conforme necessário para manter o foco.
- Fazer: executar as tarefas de acordo com sua prioridade, garantindo que sejam realizadas de forma eficiente e dentro dos prazos.

Ao adotar essas etapas, o GTD permite que os profissionais mantenham o controle de suas responsabilidades de forma clara e eficiente, reduzindo a procrastinação e promovendo uma gestão de tempo mais eficaz.

CONCLUSÃO

A gestão eficaz do tempo é uma ferramenta essencial para melhorar a produtividade, reduzir o estresse e aumentar a qualidade do atendimento na medicina e nas profissões da saúde. O uso de técnicas baseadas em evidências, como a autorregulação, o planejamento estruturado e as intervenções comportamentais, tem mostrado resultados positivos tanto no contexto clínico quanto no bem-estar dos profissionais da saúde. A aplicação dessas estratégias não só melhora a eficiência clínica, mas também promove uma vida mais equilibrada e satisfatória para os médicos e outros profissionais da saúde, com benefícios diretos para a qualidade do atendimento ao paciente e a saúde mental dos profissionais. Portanto, a implementação de práticas de gestão do tempo deve ser vista como um investimento no bem-estar dos profissionais e na qualidade do cuidado prestado aos pacientes.

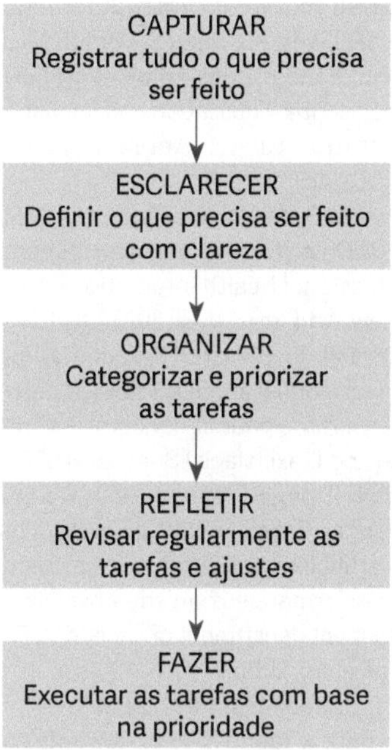

FIGURA 5 **Diagrama esquemático do método *Getting Things Done*[36].**

Para se aprofundar

Livro: Covey SR. Os 7 hábitos das pessoas altamente eficazes, 1. ed. Rio de Janeiro: Best Seller; 2015.

Este livro oferece uma abordagem abrangente sobre a gestão do tempo e como as prioridades podem ser organizadas para atingir o sucesso pessoal e profissional. Covey explora conceitos fundamentais como a Matriz de Priorização e o impacto das escolhas cotidianas no longo prazo.

Livro: Cirillo F. A Técnica Pomodoro. Rio de Janeiro: Sextante; 2019.

Nesta obra, Cirillo explica detalhadamente a Técnica Pomodoro, uma estratégia eficaz para melhorar a concentração e a produtividade por meio de períodos de trabalho focado seguidos de pausas curtas. A metodologia pode ser aplicada não apenas para estudo, mas também no ambiente profissional, incluindo a área da saúde.

Livro: Allen D. A arte de fazer acontecer: o método GTD – Getting Things Done: estratégias para aumentar a produtividade e reduzir o estresse, 1. ed. Rio de Janeiro: Sextante; 2015.

David Allen apresenta a metodologia *Getting Things Done*, uma abordagem que ajuda a organizar tarefas e responsabilidades de forma eficiente. O livro oferece técnicas práticas para lidar com a sobrecarga de tarefas e aumentar a produtividade, especialmente útil para profissionais da saúde que enfrentam múltiplas demandas.

REFERÊNCIAS BIBLIOGRÁFICAS

1. Hodkinson A, Zhou A, Johnson J, Geraghty K, Riley R, Zhou A, et al. Associations of physician burnout with career engagement and quality of patient care: systematic review and meta-analysis. BMJ. 2022;e070442.
2. Bradley EA, Winchester D, Alfonso CE, Carpenter AJ, Cohen MS, Coleman DM, et al. Physician wellness in academic cardiovascular medicine: a scientific statement from the American Heart Association. Circulation. 2022;146(16).
3. Guille C, Sen S. Burnout, depression, and diminished well-being among physicians. N Engl J Med. 2024;391(16):1519-27.
4. Zacks S, Hen M. Academic interventions for academic procrastination: a review of the literature. J Prev Interv Community. 2018;46(2):117-30.
5. Pisano ED. Time management 101. Acad Radiol. 2001;8(8):768-70.
6. Addis BA, Gelaw YM, Eyowas FA, Bogale TW, Aynalem ZB, Guadie HA. Time wasted by health professionals is time not invested in patients: time management practice and associated factors among health professionals at public hospitals in Bahir Dar, Ethiopia: a multicenter

mixed method study. Front Public Health. 2023;11.

7. Gordon CE, Borkan SC. Recapturing time: a practical approach to time management for physicians. Postgrad Med J. 2014;90(1063): 267-72.
8. Liu S, Song M, Teng H. Postgraduates' time management disposition and mental health: mediating role of life satisfaction and moderating role of core self-evaluations. BMC Psychol. 2023;11(1):316.
9. Schwartz AW, Solomon SR. Finding and doing what matters most: Five productivity strategies for physicians in academic medicine. Med Teach. 2023;45(2):123-7.
10. Covey SR. Os 7 hábitos das pessoas altamente eficazes, 1. ed. Rio de Janeiro: Best Seller; 2015.
11. Cirillo F. A Técnica Pomodoro. Rio de Janeiro: Sextante; 2019.
12. Hung DY, Truong QA, Liang SY. Implementing lean quality improvement in primary care: impact on efficiency in performing common clinical tasks. J Gen Intern Med. 2021;36(2):274-9.
13. Hung DY, Mujal G, Jin A, Liang SY. Road to better work-life balance? lean redesigns and daily work time among primary care physicians. J Gen Intern Med. 2022;37(10):2358-64.
14. Ebbers T, Takes RP, Smeele LE, Kool RB, van den Broek GB, Dirven R. The implementation of a multidisciplinary, electronic health record embedded care pathway to improve structured data recording and decrease electronic health record burden. Int J Med Inform. 2024;184:105344.
15. Shipman SA, Sinsky CA. Expanding primary care capacity by reducing waste and improving the efficiency of care. Health Aff. 2013;32(11):1990-7.
16. Kunze KN, Bepple J, Bedi A, Ramkumar PN, Pean CA. Commercial products using generative artificial intelligence include ambient scribes, automated documentation and scheduling, revenue cycle management, patient engagement and education, and prior authorization platforms. Arthroscopy: The Journal of Arthroscopic & Related Surgery. 2025.
17. Blaseg E, Huffstetler A. Artificial intelligence scribes shape health care delivery. Am Fam Physician. 2025;111(4):304-5.
18. Ayoub NF, Rameau A, Brenner MJ, Bur AM, Ator GA, Briggs SE, et al. American Academy of Otolaryngology-Head and Neck Surgery (AAO-HNS) Report on Artificial Intelligence. Otolaryngology-Head and Neck Surgery. 2025;172(2):734-43.
19. Ma SP, Liang AS, Shah SJ, Smith M, Jeong Y, Devon-Sand A, et al. Ambient artificial intelligence scribes: utilization and impact on documentation time. J Am Med Inf Associat. 2025;32(2):381-5.
20. Falcetta FS, de Almeida FK, Lemos JCS, Goldim JR, da Costa CA. Automatic documentation of professional health interactions: systematic review. Artif Intell Med. 2023;137:102487.
21. O'Connell JE, Gilmartin E, Roche D, Rogers SN. Conversational artificial intelligence: the interface with the patient concerns inventory. Br J Oral and Maxillofacial Surg. 2024;62(5):391-5.
22. Qian H, Dong B, Yuan JJ, Yin F, Wang Z, Wang HN, et al. Pre-consultation system based on the artificial intelligence has a better diagnostic performance than the physicians in the outpatient department of pediatrics. Front Med (Lausanne). 2021;8.
23. Tu T, Schaekermann M, Palepu A, Saab K, Freyberg J, Tanno R, et al. Towards conversational diagnostic artificial intelligence. Nature. 2025.
24. Eguia H, Sánchez-Bocanegra CL, Vinciarelli F, Alvarez-Lopez F, Saigí-Rubió F. Clinical decision support and natural language processing in medicine: systematic literature review. J Med Internet Res. 2024;26:e55315.
25. Rezaei-Gazki P, Ilaghi M, Masoumian N. The triangle of anxiety, perfectionism, and academic procrastination: exploring the correlates in medical and dental students. BMC Med Educ. 2024;24(1):181.
26. Zentall TR. Basic behavioral processes involved in procrastination. Front Psychol. 2021 Nov 23;12.
27. Sirois FM. Procrastination and stress: a conceptual review of why context matters. Int J Environ Res Public Health. 2023;20(6):5031.
28. Zhang R, Chen Z, Hu B, Zhou F, Feng T. The anxiety-specific hippocampus: prefrontal cortex pathways links to procrastination through self--control. Hum Brain Mapp. 2022;43(5):1738-48.
29. Kirchner-Krath J, Schmidt-Kraepelin M, Schmähl K, Schütz C, Morschheuser B, Sunyaev A. Behavior change support systems for self-treating procrastination: systematic search in app stores and analysis of motivational design archetypes. J Med Internet Res. 2025;27:e65214.

30. Ariely D, Wertenbroch K. Procrastination, deadlines, and performance: self-control by precommitment. Psychol Sci. 2002;13(3):219-24.
31. Valshtein TJ, Oettingen G, Gollwitzer PM. Using mental contrasting with implementation intentions to reduce bedtime procrastination: two randomised trials. Psychol Health. 2020;35(3): 275-301.
32. Schuenemann L, Scherenberg V, von Salisch M, Eckert M. "I'll worry about it tomorrow": fostering emotion regulation skills to overcome procrastination. Front Psychol. 2022;13.
33. Svartdal F, Løkke JA. The ABC of academic procrastination: Functional analysis of a detrimental habit. Front Psychol. 2022;13.
34. Rozental A, Bennett S, Forsström D, Ebert DD, Shafran R, Andersson G, et al. Targeting procrastination using psychological treatments: a systematic review and meta-analysis. Front Psychol. 2018;9.
35. Rozental A, Forsström D, Lindner P, Nilsson S, Mårtensson L, Rizzo A, et al. Treating procrastination using cognitive behavior therapy: a pragmatic randomized controlled trial comparing treatment delivered via the internet or in groups. Behav Ther. 2018;49(2):180-97.
36. Allen D. A arte de fazer acontecer: o método GTD – Getting Things Done: estratégias para aumentar a produtividade e reduzir o estresse, 1. ed. Rio de Janeiro: Sextante; 2015.

16

Comunicação Não Violenta

Tulio Tomaz Richinho

"Quando nos concentramos em esclarecer o que o outro observa, sente e necessita, em vez de analisá-lo e julgá-lo, descobrimos a profundidade da compaixão."
Marshall Bertram Rosenberg

Pontos-chave

- A entrevista clínica clássica demonstra limitações na criação de uma relação médico-paciente empática, com consequente falta de engajamento de pacientes com doenças crônicas em mudanças de estilo de vida.
- Profissionais de saúde com altas habilidades de comunicação estão associados a melhores desfechos clínicos entre seus pacientes, e tais habilidades podem ser treinadas.
- A Comunicação Não Violenta (CNV) propõe a criação de um vínculo de compreensão mútua, através da empatia e de uma postura de não julgamento.
- Os quatro pilares fundamentais da CNV são: observação sem avaliação, expressão dos sentimentos gerados, bem como das necessidades a serem atendidas, e formulação de pedidos claros e específicos.
- A aplicação da CNV na prática clínica demanda treinamento contínuo, sempre com a premissa de evitar o uso de estratégias coercitivas de convencimento, buscando criar uma relação de confiança com o paciente.

INTRODUÇÃO

O treinamento de entrevista clínica ensinado nos cursos de saúde baseia-se em algumas premissas. Entre elas, a que mais interfere na relação do profissional de saúde com o paciente, é a premissa de que o profissional é o detentor de um conhecimento altamente específico e desejado, em que o paciente tem como principal prioridade acessar tal conhecimento, para ter seu problema de saúde resolvido ou ao menos atenuado.

Como o profissional de saúde é o detentor do conhecimento que, pressupõe-se, o paciente almeja acessar, bastaria então entregar tal conhecimento a este, dizendo de forma objetiva o que ele "deve" fazer para ter sua saúde plena restabelecida. Entretanto, tal abordagem acaba não alcançando desfechos satisfatórios quando clínicos são desafiados a tratar doenças crônicas, pois frequentemente esbarram na baixa adesão dos pacientes às estratégias propostas, especialmente mudanças de estilo de vida. O aprimoramento de estratégias de comunicação é altamente desejável para que o conhecimento científico seja efetivamente assimilado pelo paciente, logrando mudanças consistentes para hábitos de vida mais saudáveis[1].

Comunicação Não Violenta *vs.* entrevista clínica clássica

A CNV e a entrevista clínica clássica compartilham o objetivo de promover a compreensão e o diálogo, mas diferem em suas abordagens e enfoques. A entrevista clínica clássica é estruturada de tal forma a coletar informações relevantes à formulação de um diagnóstico e plano de tratamento, centrada na sintomatologia do paciente, frequentemente guiada por protocolos e perguntas fechadas ou semiabertas.

Por outro lado, a CNV baseia-se nos princípios da empatia, observação sem julgamento, identificação de sentimentos e necessidades e formulação de pedidos claros. Ela busca criar uma conexão autêntica e respeitosa entre as partes, priorizando as emoções e necessidades subjacentes[2].

Enquanto a CNV enfatiza o equilíbrio emocional e relacional entre médico e paciente, a entrevista clínica clássica foca na eficiência e precisão da coleta de dados, podendo se beneficiar da mescla de elementos da CNV para humanizar a interação e aumentar a adesão do indivíduo.

EVIDÊNCIAS CIENTÍFICAS

Comunicação e desfechos clínicos

A qualidade da comunicação estabelecida entre médico e paciente está fortemente correlacionada a maior adesão ao tratamento. Médicos com comunicação pobre estão associados a cerca de 20% de redução da taxa de adesão ao tratamento em seus pacientes, e treinar estudantes de Medicina para melhores estratégias de comunicação aumenta a adesão ao tratamento em taxa superior a 60%[3].

Porém, os benefícios de uma comunicação efetiva extrapolam o aumento na adesão ao esquema terapêutico proposto. A comunicação estabelecida entre médico e paciente associa-se a atraso no diagnóstico de patologias graves, como câncer colorretal[4]. Médicos que se comunicam de forma eficaz também se sentem mais satisfeitos com seu trabalho, identificando os problemas dos pacientes com maior acurácia[5].

Treinamentos específicos em comunicação na formação do médico

O uso da CNV demonstrou-se uma ferramenta relevante até mesmo na resolução de conflitos entre profissionais de saúde, melhorando o convívio no ambiente de trabalho[6]. Estudo coreano avaliou a condução de programas de treinamento de habilidades em CNV entre estudantes de enfermagem, que resultou em melhora dos níveis de empatia e redução da raiva, comparado com grupo controle[7].

Apesar dos desfechos positivos, a aplicação de uma comunicação empática e mais efetiva segue um desafio na prática. Abordagens prioritária ou estritamente biomédicas são as mais usadas nos consultórios, ainda que pacientes se sintam mais satisfeitos com estratégias de comunicação que priorizem aspectos de dimensões psicossocias[8]. Fortes habilidades de comunicação são essenciais para os médicos, entretanto tais habilidades não são estudadas e ensinadas para estudantes de forma disseminada e consistente[9].

OS FUNDAMENTOS DA CNV

A proposição de um modelo de comunicação mais acolhedora e menos violenta na saúde é desejável. Porém, logo surge a dúvida sobre como aplicar tais estratégias de comunicação na prática. Para respondê-la, primeiramente precisaremos conhecer os quatro pilares fundamentais da CNV.

Observação

As ações que observamos afetam diretamente nosso bem-estar. O primeiro passo fundamental para nos conectarmos com outra pessoa é observarmos objetivamente o que está ocorrendo. Precisamos observar claramente, sem misturar observação com avaliação. Parece algo simples, até trivial, porém observar uma dada situação despindo-se de qualquer julgamento pode ser desafiador.

Sentimentos

Como nos sentimos ao observarmos os fatos. Identificamos imediatamente quais sentimentos surgem frente a determinada situação e expressamos tais sentimentos. Normalmente os sentimentos são descritos com uma única palavra: alegre, irritado(a), triste, assustado(a), apático(a), cansado(a), solitário(a). Expressar as emoções de forma clara facilita a criação de uma conexão com o outro.

A sociedade nos desestimula a demonstrar sentimentos, algo visto como sinal de fraqueza ou irracionalidade. Entretanto, tal demonstração perante o outro, nos permitindo vulnerabilizar-se, é uma estratégia bastante efetiva de criação de conexão.

Necessidades

Em seguida buscamos reconhecer quais necessidades não estão sendo atendidas. Os sentimentos descritos anteriormente surgem, segundo o modelo da CNV, em consequência de necessidades que não foram satisfeitas.

O aspecto central dessa fase da CNV diz respeito à responsabilização sobre nossos sentimentos. A CNV nos estimula a aumentar a consciência de que o que as pessoas falam ou fazem podem estimular em nós determinados sentimentos, mas tais eventos não são a causa desse sentimento.

Os sentimentos são gerados em nós por necessidades não atendidas, baseadas em nossos desejos e valores. Portanto, devemos enxergar com clareza quais desejos e valores estão subjacentes aos sentimentos que surgiram em determinada situação.

Pedidos

Fazer um pedido específico para o outro ajuda a enriquecer nossas vidas. Os esforços agora são concentrados em despertar a compaixão para nossas necessidades.

Frequentemente presumimos que o outro já sabe o que queremos que ele faça para nos satisfazer, ou, quando fazemos um pedido, ele precisa não ser expresso de forma direta. Porém, tais suposições não se ancoram na realidade. Logo, a palavra central nessa expressão do pedido é a clareza, evitando sistematicamente presumir que o outro compreendeu o que você precisa, até isso ser clarificado e confirmado.

A prática da CNV consiste, também, em receber dos outros essas mesmas quatro informações. Nos conectamos diretamente com o outro, observando e sentindo o que ele necessita e tentando descobrir ou facilitando a formulação do seu pedido. Trata-se de um esforço constante, que requer treinamento, para manter a conexão genuína com a outra pessoa com quem desejamos nos comunicar melhor (Figura 1).

COMO APLICAR A COMUNICAÇÃO NÃO VIOLENTA NA PRÁTICA CLÍNICA

Alguns exemplos a seguir foram extraídos do consultório para auxiliar na compreensão dos conceitos descritos. Assim, ficará mais evidente sua aplicabilidade prática para o aumento da adesão de pacientes com doenças crônicas às mudanças de estilo de vida.

Observar sem julgar

O diálogo a seguir deu-se entre um médico e um paciente que desejava reduzir a quantidade de medicações para *diabetes mellitus* 2, avaliando seu padrão de dieta.

— Eu sempre comi mal.

— Me conte mais como são suas refeições típicas, café da manhã, almoço etc.

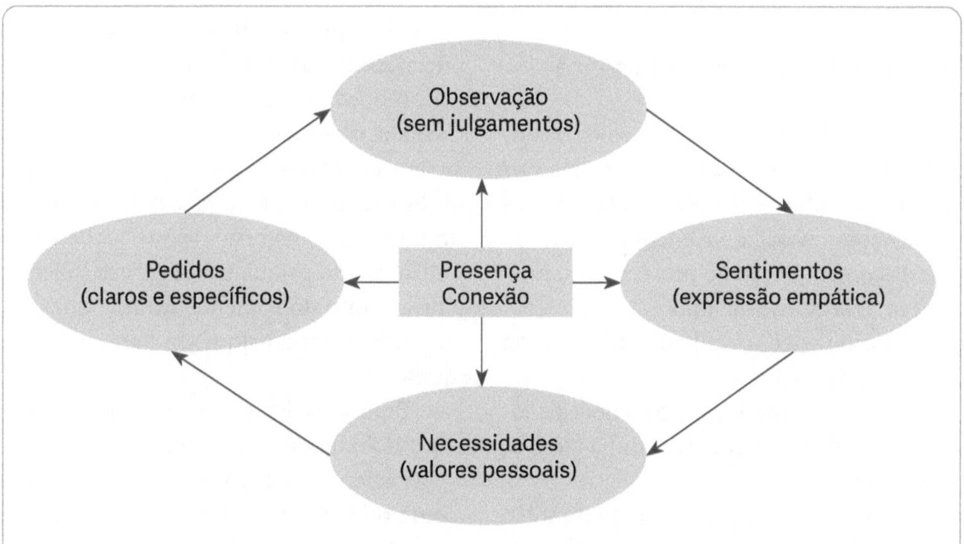

FIGURA 1 Modelo da Comunicação Não Violenta, com destaque para a necessidade central de conexão empática. O engajamento de pacientes e familiares no tratamento de doenças crônicas pressupõe uma presença em nível emocional genuína do profissional de saúde, conduzindo as etapas da comunicação descritas anteriormente

— No café, eu sempre como uma fruta e ovos mexidos. No almoço, eu começo com uma salada, bastante legume e uma carne. Mas à noite eu sempre vou comer "bobagem": peço lanche, pizza, sorvete, isso pelo menos metade das noites.

— Entendi. Me parece que as primeiras refeições do dia são razoavelmente equilibradas, mas 3 a 4 noites por semana que você come comida ultraprocessada. Você acha mesmo que "sempre come mal"?

— Tem razão, parece que não está tão ruim assim...

Note como o paciente julga muito negativamente sua dieta, como uma generalização imprecisa – "sempre comi mal". O clínico atentamente observa que a palavra "sempre" indica mais uma avaliação do que uma descrição fidedigna dos fatos. Ao clarificar os fatos, ele mostra ao paciente que ele não está tão longe da mudança de que necessita para ter mais saúde, aumentando nele a sensação de autoeficácia e confiança.

Sentimento *vs.* não sentimento

Uma paciente relatava ao médico o consumo de cerca de 30 latas de cerveja por semana. Seu filho se queixava cada vez mais de tal hábito. A paciente encontrava-se em fase de contemplação do problema, quando tiveram o seguinte diálogo:

— Como você se sente quando ele [seu filho] se queixa disso?

— Me sinto como se eu fosse uma alcoólatra! Eu trabalho, cuido da minha família, não deixo faltar nada!

— Entendo, mas, quando pergunto sobre qual sentimento, gostaria de uma descrição da emoção despertada nesse momento. Não gostaria que usasse os termos "me sinto *como se*", quero uma descrição mais direta do sentimento.

— Não entendi.

— Sentimentos e emoções normalmente são descritos com uma única palavra: raiva, alegria, tristeza, solidão, surpresa, ansiedade.

— Bem... eu fico com raiva! É muito injusto o que ele diz.

— Muito bem! Era essa a descrição que queria mesmo. O que mais você sente, além de injustiça e raiva?

(Pausa longa)

— Acho que sinto medo. Tenho medo de não poder escolher nem mesmo o que posso fazer para me divertir.

A conversa seguiu com uma descrição mais detalhada dos sentimentos. Posteriormente a paciente disse que conseguir perceber e entender os sentimentos despertados lhe trouxe alívio na angústia que estava sentindo com o problema.

Necessidades como origem dos sentimentos

O comportamento de um paciente de meia-idade que trabalhava excessivamente incomodava a esposa, fonte de discussões frequentes de longa data em casa. O paciente acompanhava com cardiologista um quadro de hipertensão arterial sistêmica, bem como tratava um transtorno de ansiedade generalizada com psiquiatra. A esposa solicitou entrar junto do paciente durante uma das consultas com o psiquiatra para discutir a questão:

(Esposa) — Ele sempre diz que vai reduzir o trabalho, mas nunca cumpre!

(Paciente) — É que esse semestre estou com problemas na empresa, eu já expliquei para ela. Eu prometi que quando passar essa fase vou diminuir o trabalho.

(Esposa) — Doutor, ele promete isso toda vez, é sempre a mesma coisa.

(Psiquiatra) — Você se sente frustrada, pois queria que ele estivesse mais próximo de você? Queria que ele cuidasse melhor da própria saúde? [estimulando-a a expressar possíveis necessidades não atendidas]

(Esposa) — Sim, e eu tenho me sentido muito sozinha. Eu tenho medo de perder ele.

Em seguida, houve uma pausa na conversa, e ambos, paciente e esposa, se emocionaram. Era a primeira vez que ela demonstrava a necessidade de ter o esposo mais por perto, bem como o medo de perdê-lo.

Essa expressão de sentimentos e necessidades da esposa fez com que o paciente se comprometesse a criar um plano de mudança do padrão de comportamento *workaholic*. Ele também se comprometeu a acompanhar o sucesso desse plano e corrigir possíveis dificuldades em sua execução com o psiquiatra durante as consultas subsequentes, que seriam mais regulares e contariam com a participação da esposa.

Como fazer um pedido de forma eficiente

As dificuldades nessa etapa surgem em dois aspectos: como fazer um pedido positivo e como ser específico nesse pedido. Vejamos dois exemplos práticos:

Pedido positivo vs. pedido negativo

Ao atender um paciente com transtorno de ansiedade, logo ficou claro na descrição de sua rotina que ele tinha poucas atividades de lazer. Expliquei as correlações desse padrão de comportamento com a doença, e disse que seria importante que "ele não trabalhasse excessivamente" para reduzir o estresse, visando a uma remissão completa dos sintomas ansiosos.

Após 1 mês, ele retornou orgulhoso, dizendo que havia reduzido sua carga horária de trabalho de mais de 70 horas semanais para cerca de 40 horas. Entretanto, ao relatar como estava ocupando as 30 horas que agora estavam "sobrando", contou que havia se inscrito em dois cursos de pós-graduação e um curso de idiomas.

Nesse instante, ficou claro que apenas pedir o que eu *não queria* que ele fizesse não levou ao desfecho desejado - aumentar atividades relaxantes para reduzir o estresse. Seria necessário deixar claro o que eu *queria* que ele fizesse no tempo livre.

Expliquei as evidências de práticas de meditação[10], especialmente as técnicas baseadas em *mindfulness*[11], bem como de outras atividades relaxantes para redução da ansiedade. Em seguida discutimos, com um pedido positivo, a substituição de um dos cursos relacionados ao trabalho por atividades ao ar livre, mais tempo com a família e praticando meditação.

Pedidos específicos

Frequentemente, ao recomendar a prática de atividade física, acabamos por não ser específicos nessa recomendação. Apesar de diretrizes de exercício físico recomendarem ao menos 150 minutos semanais de atividade física moderada a intensa[12], estudos sugerem que qualquer atividade física é benéfica à saúde[13] quando comparada ao sedentarismo.

Portanto, recomendar uma caminhada leve, de 10 minutos, com frequência inicial de duas vezes por semana, evoluindo com aumento gradual, parece ser facilmente executável à grande maioria das pessoas que estão sedentárias. Com a descrição de um plano específico de ação, o paciente percebe tal meta como algo próximo de sua realidade atual e pode inclinar-se a executá-la com menor resistência.

Se, ao contrário, simplesmente dissermos que ele "deve fazer uma atividade física" para ter mais saúde, a visão que ele tem de alguém fisicamente ativo pode ser a de uma pessoa que frequenta academia de musculação diariamente, praticando 2 horas de exercício físico por dia. Tal idealização encontra-se muito distante de sua realidade atual e pode ser bastante desestimulante.

Para se aprofundar

Livro: Rosenberg MB. Comunicação Não Violenta – Nova edição: Técnicas para aprimorar relacionamentos pessoais e profissionais. Ágora; 2021. 280 p.

Edição atualizada do livro clássico de Marshall B. Rosenberg, com exemplos de aplicação da CNV em contextos diversos.

Livro: Sato V. Comunicação Não Violenta na saúde. Viseu; 2024. 98 p.

Explora as especificidades da aplicação da Comunicação Não Violenta ao ambiente de saúde.

REFERÊNCIAS BIBLIOGRÁFICAS

1. Vainauskienė V, Vaitkienė R. Enablers of patient knowledge empowerment for self-management of chronic disease: an integrative review. Int J Environ Res Public Health. 2021;18(5):2247.
2. Rosenberg M. Nonviolent communication: a language of life. 3. Puddle Dancer; 2015. 264 p.
3. Zolnierek KB, Dimatteo MR. Physician communication and patient adherence to treatment: a meta-analysis. Med Care. 2009;47(8):826-34.
4. Siminoff LA, Rogers HL, Thomson MD, Dumenci L, Harris-Haywood S. Doctor, what's wrong with me? Factors that delay the diagnosis of colorectal cancer. Patient Educ Couns. 2011;84(3):352-8.
5. Maguire P, Pitceathly C. Key communication skills and how to acquire them. BMJ. 2002;325(7366):697-700.
6. Adriani PA, Hino P, Taminato M, Okuno MFP, Santos OV, Fernandes H. Non-violent communication as a technology in interpersonal relationships in health work: a scoping review. BMC Health Serv Res. 2024;24(1):289.
7. Kim HK, Jo HK. Effects of a nonviolent communication program on nursing students. SAGE Open. 2022;12(3):21582440221.
8. Roter DL, Stewart M, Putnam SM, Lipkin M Jr, Stiles W, Inui TS. Communication patterns of primary care physicians. JAMA. 1997;277(4):350-6.
9. Forsey J, Ng S, Rowland P, Freeman R, Li C, Woods NN. The basic science of patient-physician communication: a critical scoping review. Acad Med. 2021;96(11S):S109-S118.
10. Díaz-Rodríguez L, Vargas-Román K, Sanchez-Garcia JC, Rodríguez-Blanque R, Cañadas-De la Fuente GA, De La Fuente-Solana EI. Effects of meditation on mental health and cardiovascular balance in caregivers. Int J Environ Res Public Health 2021;18(2):617.
11. Hoge EA, Bui E, Mete M, Dutton MA, Baker AW, Simon NM. Mindfulness-based stress reduction vs escitalopram for the treatment of adults with anxiety disorders: a randomized clinical trial. JAMA Psychiatry. 2023;80(1):13-21.
12. Piercy KL, Troiano RP, Ballard RM, Carlson SA, Fulton JE, Galuska DA, et al. The physical activity guidelines for americans. JAMA. 2018;320(19):2020-8.
13. Wasfy MM, Baggish AL. Exercise dose in clinical practice. Circulation. 2016;133(23):2297-313.

SEÇÃO III

Nutrição

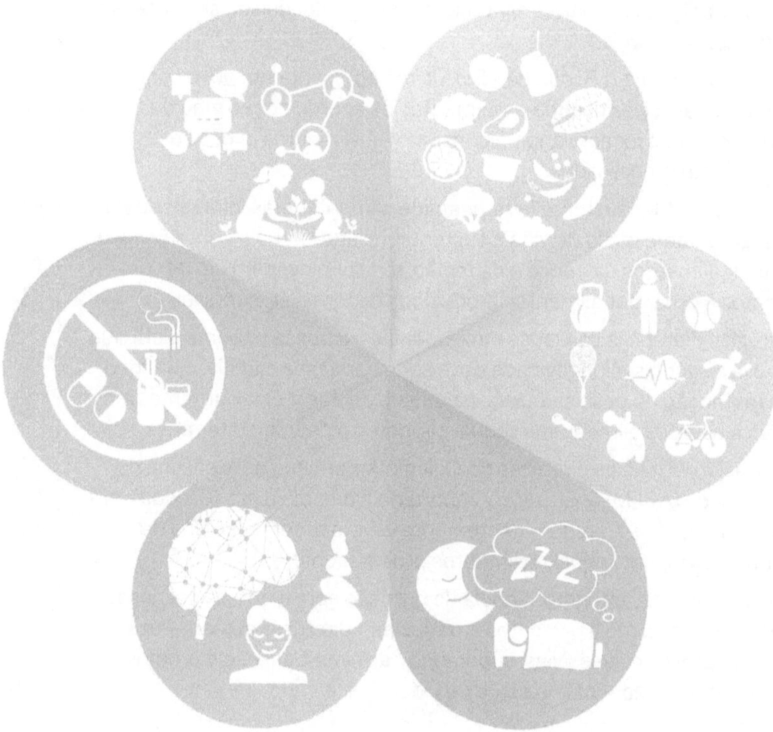

17

O que é nutrição saudável

Carolina Vieira de Mello Barros Pimentel

Pontos-chave

- Ressignificação da alimentação: o conceito de alimentação saudável está em constante evolução, impulsionado por avanços científicos, mudanças culturais e maior conscientização sobre a complexidade da nutrição humana.
- Transição nutricional no Brasil: o Brasil enfrenta desafios únicos na transição nutricional, como a coexistência de desnutrição e obesidade, a perda de tradições culinárias regionais e a desigualdade social no acesso a alimentos saudáveis.
- *Guia Alimentar para a População Brasileira*: representa um novo paradigma na nutrição, classificando os alimentos de acordo com o grau de processamento e incentivando o consumo de alimentos *in natura* ou minimamente processados.
- Pirâmide alimentar sustentável: a pirâmide alimentar brasileira incorpora mensagens sobre estilo de vida e sustentabilidade, como a importância de consumir alimentos da época e da região, reduzir o desperdício de alimentos e optar por alimentos produzidos de forma sustentável.
- Estratégias dietéticas baseadas em evidências: a busca por uma dieta que promova a saúde e a longevidade deve ser guiada pela ciência, com foco na manutenção do peso saudável, na qualidade dos macronutrientes e na adesão a padrões alimentares saudáveis, como a dieta mediterrânea.
- Diretrizes do ACLM: as diretrizes do Colégio Americano de Medicina do Estilo de Vida (ACLM) enfatizam a importância de uma dieta baseada em alimentos integrais e predominantemente vegetais, com restrição de produtos de origem animal e alimentos processados.
- Medicina culinária: integra a ciência da nutrição com a arte da culinária, capacitando médicos e pacientes a traduzirem diretrizes alimentares em pratos saborosos e acessíveis, superando barreiras à adesão e promovendo mudanças duradouras no estilo de vida.

INTRODUÇÃO: RESSIGNIFICANDO O QUE É ALIMENTAÇÃO SAUDÁVEL

O conceito de "alimentação saudável" está longe de ser um dogma imutável. Pelo contrário, ele se encontra em um estado constante de ressignificação, moldado por avanços científicos, mudanças culturais e uma crescente conscientização sobre a complexidade da nutrição humana. Este capítulo explora essa jornada de reinterpretação, examinando como nossa compreensão do que constitui uma dieta saudável evoluiu ao longo do tempo e continua a se transformar.

As primeiras bases da nutrição moderna, estabelecidas no século XX, focam na identificação de nutrientes essenciais e na prevenção de doenças por deficiência. Essa abordagem, embora crucial, oferecia uma visão limitada da intrincada interação entre alimentos e saúde. A ênfase recai sobre componentes isolados, como vitaminas e minerais, sem considerar o contexto da dieta como um todo e a individualidade metabólica de cada pessoa[1].

Essa ressignificação é particularmente evidente ao analisarmos a transição nutricional global. Como o estudo de Popkin[1] demonstra, o mundo em desenvolvimento enfrenta desafios únicos, com a coexistência de desnutrição e obesidade, muitas vezes no mesmo lar. As rápidas mudanças nos padrões alimentares, impulsionadas pela globalização e urbanização, exigem uma reavaliação urgente das estratégias de saúde pública. Não basta replicar modelos de países desenvolvidos; é preciso adaptar as intervenções às realidades locais, considerando fatores socioeconômicos, culturais e biológicos específicos. A velocidade com que essas mudanças ocorrem, muitas vezes em um período muito mais curto do que o observado em países industrializados, exige uma resposta ágil e inovadora[1].

Além disso, a crescente compreensão da influência do microbioma intestinal, da epigenética e da nutrigenômica está revolucionando a forma como encaramos a alimentação saudável. Já não se trata apenas de "o que" comemos, mas também de "como" os alimentos interagem com nossa individualidade genética e com a complexa comunidade de microrganismos que habitam nosso intestino. Essa perspectiva personalizada exige uma abordagem mais flexível e adaptável, que reconheça a singularidade de cada indivíduo e a importância de uma dieta diversificada e rica em alimentos *in natura* – não só na saúde individual, mas coletiva e do planeta. Neste capítulo, exploraremos as implicações dessas descobertas para a prática da nutrição e para a promoção de uma alimentação verdadeiramente saudável, sob a luz da ciência atual[1].

TRANSIÇÃO NUTRICIONAL NO BRASIL: UMA JORNADA DE TRANSFORMAÇÕES ALIMENTARES

A ressignificação da alimentação saudável no Brasil passa, inevitavelmente, pela compreensão do conceito de transição nutricional. Definida como a mudança nos padrões de alimentação, atividade física, composição corporal e prevalência de doenças relacionadas à nutrição, a transição nutricional é um processo complexo, multifacetado e influenciado por fatores demográficos, econômicos, sociais e culturais. No contexto brasileiro, essa transição tem se caracterizado por uma rápida urbanização, industrialização do sistema alimentar e globalização dos hábitos de consumo, resultando em profundas alterações na dieta da população[2].

A era industrial, com sua produção em massa de alimentos processados, marketing agressivo e mudanças no estilo de vida, moldou significativamente os hábitos alimentares brasileiros. Do ponto de vista antropológico, a industrialização do sistema alimentar promoveu a perda de tradições culinárias regionais e a homogeneização da dieta, com o aumento do consumo de alimentos ultraprocessados, ricos em açúcares, gorduras saturadas e sódio. Socialmente, a crescente disponibilidade de alimentos baratos e convenientes, aliada à falta de tempo para cozinhar, tem contribuído para o aumento do consumo de refeições rápidas e alimentos industrializados. Economicamente, a desigualdade social no Brasil tem um impacto significativo nos padrões alimentares, com as populações de baixa renda tendo maior dificuldade em acessar alimentos frescos e saudáveis e sendo mais vulneráveis ao marketing de alimentos ultraprocessados[2].

As mudanças nos padrões alimentares brasileiros têm tido um impacto significativo na saúde pública. O estudo seminal, utilizando dados das Pesquisas de Orçamentos Familiares (POF) do Instituto Brasileiro de Geografia e Estatística (IBGE), revelou tendências preocupantes na dieta das famílias brasileiras entre 1988 e 1996[2]. O aumento do consumo de carnes, leite e derivados, açúcar refinado e refrigerantes, aliado à redução do consumo de leguminosas, verduras, legumes e frutas, resultou em um aumento da proporção de calorias provenientes de gorduras saturadas e diminuição da ingestão de carboidratos complexos e fibras. Essa tendência preocupante persiste, como evidenciado por dados mais recentes das POF de 2008-2009 e 2017-2018[3].

A persistência desses padrões alimentares inadequados tem se refletido em indicadores de saúde alarmantes. Dados do Sistema de Vigilância de Fatores de Risco e Proteção para Doenças Crônicas por Inquérito Telefônico (Vigitel) revelam que só 22,9% dos brasileiros consomem a quantidade recomendada de frutas e hortaliças. Em contrapartida, o excesso de peso atinge 61,4% da população adulta, com a obesidade afetando 24,3% dos indivíduos. A prevalência de diabetes tipo 2 também tem crescido, atingindo quase 10% da população, enquanto as doenças cardiovasculares continuam sendo a principal causa de morte no país[4].

A ressignificação da alimentação saudável, portanto, não é apenas uma questão de escolhas individuais, mas sim um esforço coletivo que envolve políticas públicas e ações da sociedade.

O Guia Alimentar para a População Brasileira: um novo paradigma para a nutrição

A ressignificação da alimentação saudável no Brasil encontra um importante aliado no *Guia Alimentar para a População Brasileira*[5]. Esse documento, elaborado pelo Ministério da Saúde, propõe uma abordagem inovadora, que vai além da simples contagem de nutrientes e se concentra na classificação dos alimentos de acordo com o seu grau de processamento. Essa perspectiva reconhece que a forma como os alimentos são produzidos e transformados exerce um impacto profundo na saúde e no bem-estar da população.

O guia divide os alimentos em quatro categorias: *in natura* ou minimamente processados, processados, ingredientes culinários processados e ultraprocessados. Alimentos *in natura* são aqueles obtidos diretamente de plantas ou animais, sem sofrerem qualquer alteração após deixarem a natureza. Alimentos minimamente processados passam por processos simples, como limpeza, moagem ou pasteurização, sem adição de sal, açúcar ou outras substâncias. Alimentos processados são fabricados com a adição de sal ou açúcar a alimentos *in natura*, como conservas e queijos. Já os alimentos ultraprocessados são formulações industriais complexas, ricas em ingredientes artificiais e aditivos químicos, como refrigerantes, biscoitos recheados e macarrão instantâneo[5].

O guia enfatiza a importância de basear a alimentação em alimentos *in natura* ou minimamente processados, ricos em nutrientes, fibras e compostos bioativos, e de limitar o consumo de alimentos ultraprocessados, que são pobres em nutrientes e ricos em calorias, gorduras saturadas, sódio e açúcares. Essa recomendação se baseia em análises estatísticas que demonstram que o consumo excessivo de alimentos ultraprocessados está associado ao aumento do risco de obesidade, diabetes tipo 2, doenças cardiovasculares e outras doenças crônicas não transmissíveis[5].

Além disso, o guia valoriza as práticas culinárias tradicionais, ricas em saberes e sabores transmitidos de geração em geração. Ao resgatar esses métodos de preparação, o guia contribui para a preservação da cultura alimentar brasileira e a promoção de uma alimentação mais saudável e sustentável[5].

Rumo a uma alimentação saudável e sustentável: uma proposta para a pirâmide alimentar no contexto brasileiro

A ressignificação da alimentação saudável no Brasil exige uma abordagem que vá além das recomendações nutricionais tradicionais e incorpore os princípios da sustentabilidade. Nesse contexto, o estudo de Philippi et al.[6] apresenta uma proposta inovadora para a pirâmide alimentar brasileira, buscando promover tanto a saúde humana quanto a do planeta.

O estudo, publicado na revista *Nutrition*[6], reconhece que a maioria dos guias alimentares oficiais utiliza representações gráficas para facilitar a compreensão das recomendações nutricionais. A proposta dos autores se baseia em uma revisão narrativa da literatura sobre gráficos alimentares, alimentação saudável e sustentabilidade. A análise revelou que a maioria dos países usa gráficos alimentares para educar a população sobre alimentação saudável, estilo de vida e comportamentos sustentáveis. Os gráficos mais representativos são os circulares e hierárquicos, sendo a pirâmide ou o triângulo os formatos mais comuns. Sete grupos alimentares foram identificados, de acordo com o contexto socioeconômico e cultural de cada país. Além disso, água e outras bebidas sem açúcar, plantas alimentares não convencionais e atividade física foram incluídas no gráfico. A maioria dos gráficos alimentares dos países nomeou os grupos alimentares pelo alimento principal. Todos os países têm como mensagens-chave a melhoria dos comportamentos de estilo de vida, enquanto 1/4 dos países têm mensagens de sustentabilidade[6].

Com base nessas evidências, uma adaptação da pirâmide alimentar brasileira deve incluir mensagens sobre estilo de vida e sustentabilidade, como a importância de consumir alimentos da época e da região, reduzir o desperdício de alimentos e optar por alimentos produzidos de forma sustentável. A nova pirâmide também deve incentivar a prática de atividade física regular e o consu-

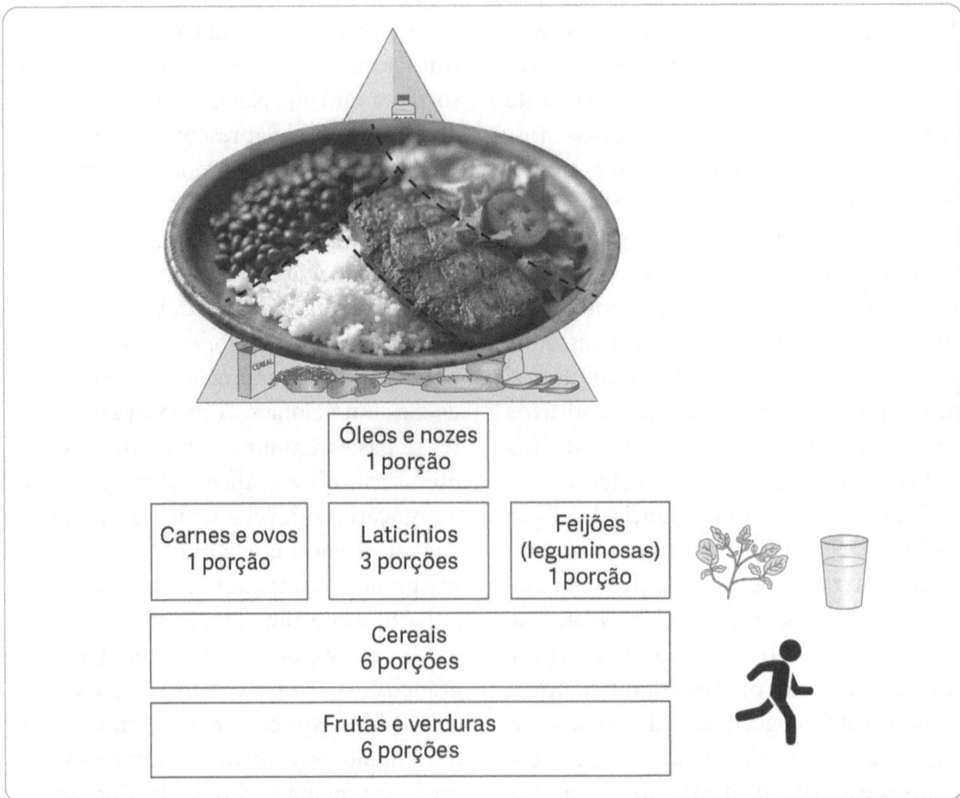

FIGURA 1 Estilo de vida saudável e comportamentos sustentáveis: uma proposta de pirâmide alimentar para o contexto brasileiro

Fonte: Philippi et al., 2025[6].

mo de água, além de destacar a importância de valorizar a cultura alimentar brasileira e o prazer de comer[6].

ESTRATÉGIAS DIETÉTICAS: UMA PERSPECTIVA EPIDEMIOLÓGICA

Em um mundo onde as escolhas alimentares são constantemente influenciadas por tendências passageiras e informações não verificadas, a ressignificação da alimentação emerge como uma necessidade premente, impulsionada por evidências científicas sólidas. A busca por uma dieta que promova a saúde e a longevidade deve ser guiada pela luz da ciência, abandonando dogmas e abraçando descobertas embasadas em dados estatísticos robustos. Uma revisão crítica da dieta mediterrânea (MedDiet) demonstrou que esse padrão alimentar se aproxima do padrão-ouro para saúde cardiovascular, a principal causa de morte em todo o mundo[7].

Uma recente e consistente revisão[8] aborda estratégias dietéticas para promover o envelhecimento saudável e a longevidade, com foco em uma perspectiva epidemiológica. O autor resume descobertas recentes sobre fatores dietéticos que influenciam doenças crônicas e longevidade, principalmente a partir de grandes estudos de coorte.

Manutenção do peso saudável[8]

Ponto principal: manter um peso saudável ao longo da vida é crucial para um envelhecimento saudável e longevidade. Estudos mostram que pessoas com IMC (índice de massa corporal) dentro da faixa saudável (18,5-24,9 kg/m^2) têm menor risco de doenças crônicas como diabetes tipo 2, doenças cardiovasculares e certos tipos de câncer. O risco de mortalidade aumenta significativamente em indivíduos com IMC > 30 kg/m^2 (obesidade) ou < 18,5 kg/m^2 (baixo peso).

Qualidade dos macronutrientes[8]

Ponto principal: os tipos ou fontes de gordura, proteína e carboidratos são mais importantes do que a quantidade total desses macronutrientes. Substituir gorduras saturadas (encontradas em carnes vermelhas e laticínios integrais) por gorduras insaturadas (encontradas em azeite de oliva, abacate e peixes gordurosos) está associado a menor risco de doenças cardiovasculares. As gorduras insaturadas em vez de saturadas podem reduzir o risco de doença coronariana em até 30%.

Padrões alimentares saudáveis[8]

Ponto principal: dietas tradicionais (mediterrânea, nórdica e de Okinawa) e padrões alimentares contemporâneos (índice de dieta saudável à base de plantas, dieta DASH e índice alternativo de alimentação saudável) estão associados a menor mortalidade e longevidade saudável. A dieta mediterrânea, rica em azeite de oliva, frutas, verduras, legumes, grãos integrais e peixes, tem sido associada a menor risco de doenças cardiovasculares, diabetes tipo 2, declínio cognitivo e certos tipos de câncer.

Estilo de vida[8]

Ponto principal: combinar uma dieta saudável com outros fatores de estilo de vida pode estender a expectativa de vida livre de doenças em 8 a 10 anos. Além de uma dieta saudável, a prática regular de atividade física, o não tabagismo e o consumo moderado de álcool estão associados a maior longevidade e menor risco de doenças crônicas. Indivíduos que adotam quatro ou cinco hábitos saudáveis (dieta saudável, atividade física regular, não fumar, manter um peso saudável e consumo moderado de álcool) têm uma expectativa de vida até 10 anos maior do que aqueles que não adotam esses hábitos.

Individualização da dieta[8]

Ponto principal: é crucial adaptar as recomendações dietéticas às preferências individuais, culturas e necessidades nutricionais de populações envelhecidas, mantendo os princípios básicos de dietas saudáveis. A prevalência de deficiência de vitamina B12 aumenta com a idade, especialmente em indivíduos com mais de 50 anos. Portanto, a suplementação de vitamina B12 pode ser necessária para garantir a adequação nutricional na pessoa idosa.

Ambiente alimentar saudável[8]

Ponto principal: estratégias de saúde pública devem criar um ambiente alimentar mais saudável, onde opções nutritivas sejam facilmente acessíveis, especialmente em instituições públicas e instalações de cuidados para idosos. Implementar políticas que incentivem a oferta de alimentos saudáveis em escolas, hospitais e locais de trabalho pode promover escolhas alimentares mais saudáveis em toda a população.

DIETAS BASEADAS EM PLANTAS: A CONSTRUÇÃO DE UMA EVIDÊNCIA

Um importante marco na construção da evidência de dietas baseadas em plantas são consideradas saudáveis e protetoras foi o estudo que investigou a relação entre o consumo de proteína animal e vegetal e a mortalidade, utilizando dados de duas grandes coortes americanas durante um período de até 32 anos[9]. Os resultados indicaram que um consumo mais elevado de proteína animal estava fracamente associado a um aumento da mortalidade cardiovascular, enquanto um consumo mais elevado de proteína vegetal estava associado a menor mortalidade por todas as causas[9]. O estudo também examinou o impacto da substituição da proteína vegetal pela proteína animal. A substituição de 3% da energia proveniente da proteína animal por uma quantidade equivalente proveniente da proteína vegetal foi associada a menor mortalidade por todas as causas.

Ao longo deste capítulo, exploramos a necessidade urgente de ressignificar a alimentação saudável, afastando-nos de modismos e abraçando uma abordagem baseada em evidências científicas sólidas. Nesse contexto, as diretrizes do ACLM[10] emergem como um farol, guiando-nos em direção a padrões alimentares que promovem a saúde, previnem doenças e aumentam a longevidade. As principais diretrizes nutricionais promovidas pelo ACLM incluem[10]:

- Padrão alimentar baseado em alimentos vegetais e integrais: um padrão alimentar baseado predominantemente numa variedade de vegetais minimamente processados, frutas, grãos integrais, leguminosas, nozes e sementes.
- Enfatizar alimentos vegetais integrais: aumentar o consumo de alimentos vegetais integrais, incluindo frutas, vegetais, grãos integrais, feijões, leguminosas, nozes e sementes.
- Diminuir o consumo de doces e lanches, *fast food*, alimentos fritos, grãos refinados, açúcar refinado, carne, laticínios, ovos, aves e alimentos com alto teor de açúcar, gordura saturada e sódio.
- Alinhar-se com um padrão alimentar predominantemente WFPB (à base de plantas e alimentos integrais).
- As estratégias dietéticas à base de plantas podem ser usadas eficazmente para o controle de peso.
- Comer amplamente grãos integrais e um arco-íris de frutas, hortaliças e legumes e limitar a ingestão de carne vermelha e processada, açúcares adicionados, alimentos altamente processados e produtos de grãos refinados.
- Garantir a ingestão adequada de nutrientes e uma dieta equilibrada.
- Recomenda-se suplemento de vitamina B12 para indivíduos que não consomem alimentos de origem animal.

TRADUZINDO AS DIRETRIZES EM PRESCRIÇÕES NUTRICIONAIS PRÁTICAS

O desafio agora é traduzir essas diretrizes em prescrições nutricionais práticas e individualizadas para nossos pacientes. Afinal, cada indivíduo é único, com suas próprias preferências, necessidades e desafios. Para auxiliar nessa transição da teoria à prática, algumas estratégias e exemplos de como podemos adaptar as diretrizes às necessidades específicas de cada paciente.

Avaliação individualizada

- Realizar uma avaliação completa do histórico de saúde, hábitos alimentares, preferências e restrições do paciente.
- Identificar possíveis deficiências nutricionais e necessidades específicas.

Metas realistas e alcançáveis

- Estabelecer metas realistas e alcançáveis em conjunto com o paciente, levando em consideração seu estilo de vida e nível de motivação.
- Começar com pequenas mudanças graduais, em vez de tentar transformar a dieta do paciente da noite para o dia.

Substituições inteligentes

- Sugerir substituições inteligentes, por exemplo, substituir refrigerantes por água com gás e limão, ou carne vermelha por leguminosas.

Receitas e ideias criativas

- Fornecer receitas e ideias criativas para refeições saudáveis e saborosas, que se encaixem nas preferências do paciente.
- Incentivar o paciente a experimentar novos alimentos e preparações.

Educação nutricional

- Educar o paciente sobre os benefícios de uma dieta baseada em alimentos integrais e vegetais.
- Explicar como diferentes alimentos afetam a saúde e o bem-estar.

Apoio e acompanhamento

- Oferecer apoio e acompanhamento contínuo ao paciente, incentivando-o a manter seus hábitos saudáveis.
- Ajustar as prescrições nutricionais conforme necessário, com base no progresso e nas necessidades do paciente.

MEDICINA CULINÁRIA: PRESCRIÇÕES NUTRICIONAIS NA PRÁTICA

A Medicina culinária surge como um campo inovador, integrando a ciência da nutrição com a arte da culinária, capacitando médicos e pacientes a traduzirem diretrizes alimentares em pratos saborosos e acessíveis. Ao desenvolverem habilidades culinárias, os profissionais de saúde podem orientar seus pacientes de forma mais eficaz, superando barreiras à adesão e promovendo mudanças duradouras no estilo de vida. Essa abordagem prática e centrada no paciente reconhece que o conhecimento nutricional, por si só, muitas vezes não é suficiente para promover a mudança comportamental, sendo essencial o desenvolvimento de habilidades que permitam a aplicação desse conhecimento no dia a dia[11]:

- Para um paciente que consome muita carne vermelha:
- Sugerir a substituição gradual da carne vermelha por leguminosas (feijão, lentilha, grão de bico) em algumas refeições por semana.
- Fornecer receitas de pratos saborosos e nutritivos à base de leguminosas.

- Para um paciente que consome muitos alimentos processados:
- Incentivar a leitura dos rótulos dos alimentos e a escolha de produtos com ingredientes mais naturais e menos aditivos.
- Sugerir a preparação de refeições caseiras com ingredientes frescos e integrais.
- Para um paciente com dificuldades em consumir vegetais:
- Sugerir a inclusão de vegetais em preparações já conhecidas e apreciadas, como sopas, omeletes e *smoothies*.
- Experimentar diferentes formas de preparo, como assados, grelhados ou cozidos no vapor.

CONCLUSÃO

A ressignificação da alimentação saudável transcende a mera adesão a modismos ou crenças populares; exige uma abordagem fundamentada em evidências científicas sólidas e atuais. A nutrição baseada em evidências emerge como um pilar essencial para transpor barreiras, tanto no âmbito do paciente quanto no universo dos profissionais de saúde. Para nossos pacientes, representa a chave para desmistificar informações conflitantes, capacitando-os a fazer escolhas alimentares conscientes e eficazes, alinhadas com suas necessidades individuais e objetivos de saúde. Para nós, profissionais, a nutrição baseada em evidências é a ferramenta que nos permite prescrever intervenções nutricionais seguras, eficazes e personalizadas, superando a inércia de práticas desatualizadas e promovendo uma mudança de paradigma na abordagem da saúde. Ao priorizarmos a ciência e a atualização constante, fortalecemos nossa capacidade de guiar nossos pacientes em direção a um estilo de vida mais saudável, prevenindo doenças e promovendo o bem-estar em longo prazo. A nutrição baseada em evidências não é apenas uma diretriz, mas sim um compromisso ético com a saúde e o futuro de nossos pacientes.

Para se aprofundar

Livro: Carvalho APL, Lafer B, Schuch FB. Psiquiatria do estilo de vida: guia prático baseado em evidências, 1. ed. Barueri: Manole; 2021.

Livro: Guimarães ST, Romano FRS; Albert Einstein. Manuais de especialização em estilo de vida e coaching de saúde e bem-estar, 1. ed. Barueri: Manole; 2024. v. 24.

Livro: Katekawa A, Pimentel CVMB, Ganimi DC, Martinez D, Machado G. Medicina do estilo de vida. São Paulo: Editora dos Editores; 2022.

REFERÊNCIAS BIBLIOGRÁFICAS

1. Popkin BM. The shift in stages of the nutrition transition in the developing world differs from past experiences! Part II. What is unique about the experience in lower- and middle-income less-industrialised countries compared with the very-high-income industrialised countries? Public Health Nutr. 2002;5(1A):205-14.
2. Monteiro CA, Mondini L, Costa RBL. Mudanças na composição e adequação nutricional da dieta familiar nas áreas metropolitanas do Brasil (1988-1996) [Secular changes in dietary patterns in the metropolitan areas of Brazil (1988-1996)]. Rev Saúde Pública. 2000;34(3):251-8.
3. Oliveira N, Santin F, Paraizo TR, Sampaio JP, Moura-Nunes N, Canella DS. Lack of variety of fruit and vegetables available in Brazilian households: data from the Household Budget Surveys of 2008-2009 and 2017-2018. Cien Saude Colet. 2021;26(11):5805-16.
4. Brasil. Ministério da Saúde. Secretaria de Vigilância em Saúde. Departamento de Vigilância

de Doenças e Agravos não Transmissíveis e Promoção da Saúde. Vigitel Brasil 2019: vigilância de fatores de risco e proteção para doenças crônicas por inquérito telefônico. Estimativas sobre frequência e distribuição sociodemográfica de fatores de risco e proteção para doenças crônicas nas capitais dos 26 estados brasileiros e no Distrito Federal em 2019. Brasília: MS; 2023.

5. Brasil. Ministério da Saúde. Secretaria de Atenção à Saúde. Departamento de Atenção Básica. Guia alimentar para a população brasileira. 2. ed. Brasília, DF: MS; 2014.
6. Philippi ST, Aquino RC, Silva EATF, Leme ACB. Healthy lifestyle and sustainable behaviours: a proposal to the food pyramid for the Brazilian context. Nutrition. 2025;112771.
7. Martínez-González MA, Gea A, Ruiz-Canela M. The Mediterranean diet and cardiovascular health: a critical review. Circ Res. 2019;124(5).
8. Hu FB. Diet strategies for promoting healthy aging and longevity: an epidemiological perspective. J Intern Med. 2024;295(4):508-31.
9. Song M, Fung TT, Hu FB, Willett WC, Longo V, Chan AT, et al. Animal and plant protein intake and all-cause and cause-specific mortality: results from two prospective US cohort studies. JAMA Intern Med. 2016;176(10):1453-63.
10. Hauser ME, McMacken M, Lim A, Shetty P. Nutrition: an evidence-based, practical approach to chronic disease prevention and treatment. J Fam Pract. 2020;69(5):E1-E9.
11. Polak R. CHEF Coaching: translating nutritional science into practical tools. Altern Complement Ther. 2017;23(3):87-89.

18

Microbioma intestinal e estilo de vida

Aline Marcilio Alves

Pontos-chave

- O microbioma intestinal é um ecossistema complexo essencial para a saúde humana.
- A alta diversidade desse ecossistema permite funções fundamentais, como a manutenção da integridade da barreira intestinal, a regulação do sistema imunológico, a produção de vitaminas e a prevenção de diversas doenças.
- A concentração e os tipos de microrganismos variam ao longo do sistema digestivo, e seu desequilíbrio pode impactar na homeostase de todo o organismo.
- Alterações da diversidade e instabilidade numérica da microbiota são chamadas de disbiose e estão associadas a doenças como síndrome do intestino irritável (SII), supercrescimento bacteriano do intestino delgado (SIBO), obesidade, diabetes tipo 2, doenças autoimunes e transtornos de humor, entre outras.
- O papel de manutenção de um estilo de vida saudável, com dieta rica em fibras, é fundamental para a manutenção de uma flora intestinal saudável e a prevenção de diversas doenças.

INTRODUÇÃO

O conhecimento de que vivemos em simbiose com diversos microrganismos em nosso trato gastrintestinal foi amplamente disseminado nas últimas décadas. Porém, o entendimento detalhado desse microbioma e de como ele interage com seu hospedeiro ainda é uma área em expansão, com descobertas cada vez mais surpreendentes.

A conexão entre os tipos de microrganismos, quantidades e locais de instalação deles dentro do aparelho digestivo e sua relação com um organismo saudável ou doente como um todo é arrebatadora. Não é por menos que o intestino hoje é considerado nosso "segundo cérebro" e possui influência profunda nas diversas funções fisiológicas. O estilo de vida de cada indivíduo tem relação direta com a proliferação benigna da flora intestinal e seu papel na manutenção da homeostase corpórea e na prevenção de doenças.

O QUE É A MICROBIOTA?

Imagine uma "cidade microscópica" bem organizada, onde cada habitante tem um papel fundamental: uns recolhem o lixo, outros produzem alimentos, outros ainda garantem a segurança. Essa é a microbiota intestinal, uma comunidade de trilhões de microrganismos que vivem em nosso intestino (entre eles bactérias, fungos e vírus).

Embora não sejam visíveis, esses microrganismos são essenciais para a nossa saúde. Eles ajudam na digestão de alimentos que, de outra forma, seriam inúteis, produzem vitaminas essenciais e treinam o nosso sistema imunitário para reconhecer ameaças.

É importante ressaltar que a distribuição habitual e a possibilidade de coexistência desses microrganismos é influenciada por mecanismos inerentes ao trato digestório, de supressão de seu crescimento e de criação de uma barreira física. Como exemplos mais conhecidos desses mecanismos estão as lisozimas salivares, o ácido gástrico, a secreção de defensinas e a barreira mucosa.

Sendo o trato alimentar uma interface direta entre o meio externo e o meio interno, o equilíbrio dessas ferramentas é imprescindível para a composição desse ecossistema e para a promoção de uma vida saudável.

DISTRIBUIÇÃO DA MICROBIOTA SAUDÁVEL E SUAS FUNÇÕES

Existe uma grande diversidade de microrganismos no sistema digestivo, principalmente no intestino, e estes convivem harmoniosamente. Alguns estudos sugerem de 3.000 a 5.000 diferentes tipos de espécies, sendo as mais importantes as bactérias. Dentre estas, destacam-se os gêneros *Bifidobacterium*, *Bacteroides*, *Eubacterium rectale*, *Faecalibacterium prausnitzii* e *Lactobacillus*, os quais compõem em torno de 70% do total do microbioma humano e correspondem a 90% da massa fecal.

Para se considerar uma flora intestinal equilibrada, não só os tipos de bactérias são importantes, mas também sua concentração nas diferentes partes intestinais. O intestino delgado possui comumente concentrações menores de bactérias, com menos de 10^3 (mil) unidades formadoras de colônia (UFC) por mililitro no jejuno (parte mais proximal do intestino delgado), podendo haver até 10^4 (10 mil) UFC/mL no íleo (parte mais distal do intestino delgado). Diferentemente, o intestino grosso (cólon) pode atingir concentrações de até 10^{11} a 10^{12} UFC/mL.

A alta heterogeneidade desse ambiente proporciona a criação de um sistema resiliente a perturbações (como uso de antibióticos), com rápida adaptabilidade a mudanças ambientais e de dieta, além de manter o sistema de defesa alerta, porém não hiperativo. Essas bactérias intestinais ainda têm como função a fermentação de fibras não digeríveis, produzindo ácidos graxos de cadeia curta (como butirato, propionato e acetato) importantes para as células intestinais e para reduzir inflamações.

Certas bactérias também usam substratos como açúcares, aminoácidos e fibras fermentáveis para realizar processos metabólicos próprios, os quais sintetizam como subprodutos vitaminas como a vitamina K e vitaminas do complexo B.

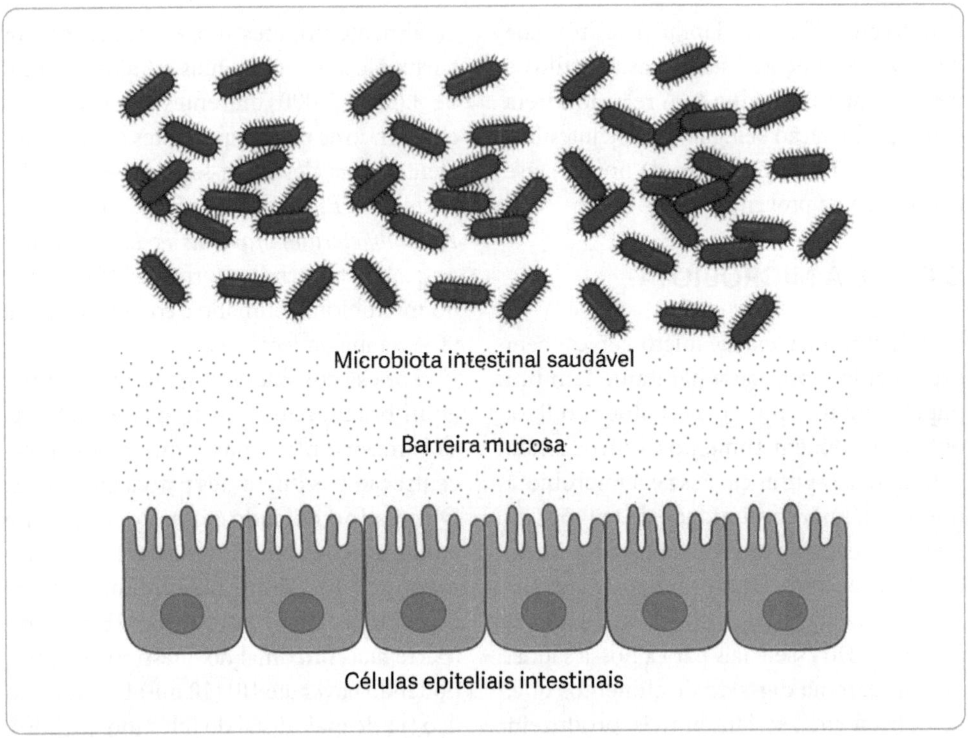

FIGURA 1 Ilustração de microbioma e barreira saudável.

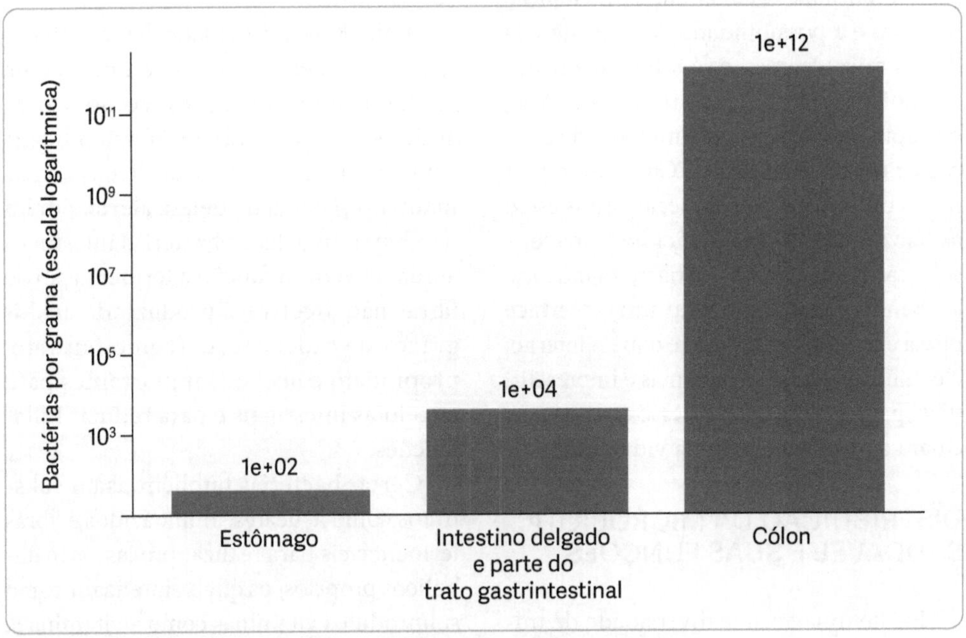

FIGURA 2 Distribuição bacteriana ao longo do sistema digestivo.

TABELA 1 Principais bactérias produtoras de vitamina K e vitaminas do complexo B

Vitamina	Principais bactérias produtoras
Vitamina K2	*Bacteroides, Escherichia coli, Veillonella*
B1 (tiamina)	*Bifidobacterium, Lactobacillus*
B2 (riboflavina)	*Lactobacillus, Bifidobacterium*
B3 (niacina)	*Lactobacillus, Bifidobacterium*
B5 (ácido pantotênico)	*Lactobacillus*
B6 (piridoxina)	*Lactobacillus, Corynebacterium*
B7 (biotina)	*Bifidobacterium*
B9 (ácido fólico)	*Bifidobacterium, Lactobacillus, Enterococcus*
B12 (cobalamina)	*Propionibacterium, Enterococcus, Corynebacterium*

A vitamina K é fundamental para a coagulação, a saúde óssea e a cardiovascular, enquanto as vitaminas do complexo B são indispensáveis para a produção de energia, o funcionamento do cérebro, a formação de sangue e o equilíbrio metabólico geral. As vitaminas do complexo B são absorvidas na maior parte no intestino delgado, portanto parte de sua produção colônica acaba não sendo aproveitada.

Em última instância, pode-se agregar às bactérias simbióticas do intestino o papel de barreira física contra microrganismos patogênicos, já que elas ocupam espaço e recursos, impedindo a instalação e/ou o crescimento desses microrganismos nocivos. Vale ressaltar que existem tipos de bactérias nativas do nosso intestino que podem, a depender das condições, levar a quadros patogênicos, como *Escherichia coli, Bacteroides, Enterococci e Clostridium histolyticum*, portanto a regulação e a manutenção da homeostase interna são de suma importância.

TABELA 2 Importância das vitaminas do complexo B

Vitamina	Função principal
B1 (tiamina)	Metabolismo de carboidratos e produção de energia
B2 (riboflavina)	Produção de energia e antioxidante celular
B3 (niacina)	Metabolismo energético e saúde da pele e sistema nervoso
B5 (ácido pantotênico)	Síntese de hormônios, colesterol e metabolismo geral
B6 (piridoxina)	Produção de neurotransmissores (serotonina, dopamina) e metabolismo de proteínas
B7 (biotina)	Saúde da pele, unhas, cabelo e metabolismo de gorduras
B9 (ácido fólico)	Formação de ADN e RNA, vital para grávidas (prevenção de malformações)
B12 (cobalamina)	Produção de glóbulos vermelhos, saúde neurológica e síntese de ADN

O QUE É A DISBIOSE?

Em condições normais, a microbiota mantém uma relação simbiótica com o hospedeiro, tendo um papel ativo em diversas funções, como já apresentado. Contudo, fatores como dieta inadequada, uso excessivo de antibióticos e outros medicamentos, estresse crônico e doenças inflamatórias podem comprometer essa relação, levando ao predomínio de microrganismos patogênicos ou oportunistas. A disbiose intestinal é definida como um desequilíbrio qualitativo e quantitativo da microbiota gastrintestinal, que resulta em alterações das suas funções benéficas e pode apresentar diversas consequências, das mais simples às mais complexas. Dos pontos de vista clínico e microbiológico, a disbiose pode ser classificada em diferentes tipos.

Tipos de disbiose

A disbiose de perda de diversidade é caracterizada por uma redução no número de espécies bacterianas, tornando o ecossistema intestinal mais vulnerável às agressões externas, ao crescimento de cepas patogênicas e com menor funcionalidade normal. Um exemplo clássico é observado em doenças como a doença inflamatória intestinal (retocolite ulcerativa e doença de Crohn) e a síndrome do intestino irritável.

Outro tipo é a disbiose de crescimento excessivo, onde determinadas espécies proliferam descontroladamente, muitas vezes em locais incaracterísticos do trato gastrintestinal. Esse fenômeno é típico do SIBO e do supercrescimento fúngico de intestino delgado (SIFO), que pode causar sintomas como distensão abdominal, diarreia e má absorção de nutrientes.

Existe ainda a disbiose funcional, na qual a composição da microbiota pode manter uma diversidade aparentemente normal, mas com alterações na atividade metabólica. Nesse tipo de disbiose, os microrganismos presentes modificam a sua atividade metabólica, resultando na produção de compostos que podem ter efeitos adversos, como a promoção de inflamação crônica de baixo grau e a alteração do metabolismo energético. Na prática, a disbiose intestinal manifesta-se através de um conjunto variado de sintomas, reforçando mais uma vez a importância da microbiota no equilíbrio geral do organismo.

Principais sintomas da disbiose

Os sinais e sintomas gastrintestinais são os mais comuns e incluem distensão abdominal, flatulência excessiva, alterações no trânsito intestinal, como diarreia ou obstipação, e sensação de digestão ineficiente. Estes ainda, se não forem abordados, podem resultar em alterações crônicas permanentes com aumento da permeabilidade e quebra da barreira mucosa intestinal. Contudo, os efeitos da disbiose ultrapassam o sistema digestivo. Muitos indivíduos relatam sintomas sistêmicos, como fadiga persistente, dores de cabeça frequentes e dificuldade de concentração, conhecida popularmente como "névoa cerebral". Alterações do humor, como ansiedade e depressão leve, também são frequentemente associadas.

Além disso, a saúde imunitária pode ser comprometida, favorecendo infecções recorrentes (como gripes e infecções urinárias) e respostas alérgicas exacerbadas. Manifestações dermatológicas, como acne, dermatites e psoríase, são cada vez mais reconhecidas como sinais indiretos de um desequilíbrio na flora intestinal. Do ponto de vista metabólico, a disbiose pode contribuir para o aumento ou perda de peso inexplicável, bem como potenciar desejos intensos por alimentos ricos em açúcar e ultraprocessados.

Impactos de algumas disbioses em estudos recentes

Vários estudos têm demonstrado forte associação entre a disbiose funcional e a obesidade. Em indivíduos obesos, observa-se frequentemente aumento da proporção de bactérias do filo Firmicutes em relação às Bacteroidetes. Essa alteração funcional favorece uma maior capacidade da microbiota para extrair energia dos alimentos, especialmente por meio da fermentação de polissacarídeos complexos, levando a um aumento da produção de ácidos graxos de cadeia curta (AGCC) como o acetato e o butirato. Embora os AGCC sejam importantes para a saúde intestinal, seu excesso pode contribuir para o armazenamento de gordura corporal.

Além disso, a disbiose funcional em obesidade está associada à produção de metabólitos inflamatórios, como lipopolissacarídeos (LPS), provenientes de bactérias Gram negativas. A translocação desses compostos para a circulação sistêmica ativa o sistema imunitário, promovendo um estado inflamatório crônico que favorece o desenvolvimento de resistência à insulina, disfunções metabólicas e, consequentemente, o agravamento da obesidade. Assim, a obesidade não é apenas uma consequência de desequilíbrios calóricos, mas também um reflexo de alterações complexas na interação entre a microbiota e o hospedeiro.

Uma disbiose amplamente estudada nos últimos anos é o SIBO. Estudos demonstram que esse supercrescimento bacteriano está associado a alterações da motilidade intestinal, disfunções no complexo motor migratório e alterações anatômicas, além de estar frequentemente relacionado a distúrbios como SII e doenças metabólicas. O diagnóstico é geralmente realizado por testes respiratórios com lactulose ou glicose, enquanto o tratamento envolve antibióticos específicos, correção de fatores predisponentes, intervenções dietéticas e uso de probióticos com cepas específicas, como *Lactobacillus reuterii e Sacharomyces boulardii.*

O reconhecimento precoce da disbiose e a sua correção por meio de estratégias nutricionais, uso de probióticos, prebióticos e modificações em estilo de vida são abordagens promissoras para restaurar o equilíbrio intestinal e promover a saúde integral.

COMO MANTER OU RECUPERAR O EQUILÍBRIO?

Alimentação e microbioma

Os hábitos de vida são fundamentais na manutenção de uma microbiota intestinal equilibrada, sendo a alimentação um dos mais determinantes. Uma dieta rica em fibras prebióticas é essencial para manter esse equilíbrio. As fibras são compostos alimentares resistentes à digestão humana e que são encontradas em frutas, legumes, cereais integrais e leguminosas. As bactérias se utilizam dessas substâncias como substratos fermentáveis, produzindo compostos benéficos antiinflamatórios, como os AGCC.

Exemplos mais comuns dessas dietas incluem as dietas à base de plantas não estritas, como a dieta mediterrânea, a dieta vegetariana, a dieta flexitariana, a dieta nórdica e a dieta DASH (*dietary approaches to stop hypertension*), sendo a meta de 25 a 35 g de fibras ao dia. Por outro lado, alimentos fermentados, como iogurte natural, *kefir* e chucrute são fontes diretas de probióticos, microrganismos vivos que contribuem para reforçar a diversidade microbiana.

A ingestão elevada de açúcares refinados e de alimentos ultraprocessados exerce efeitos deletérios sobre a composição e a funcionalidade da flora intestinal. Esses alimentos, caracterizados por seu alto teor de carboidratos de rápida absorção, aditivos alimentares e baixo conteúdo de fibras, promovem uma redução significativa da diversidade microbiana, favorecendo a proliferação de microrganismos patogênicos em detrimento de espécies comensais benéficas, como *Faecalibacterium prausnitzii* e *Akkermansia muciniphila*. Tal desequilíbrio compromete a produção de AGCC, moléculas essenciais para a manutenção da barreira epitelial intestinal e a modulação da resposta inflamatória sistêmica.

Atividade física e seu papel

A atividade física também tem influência significativa na microbiota intestinal, trazendo efeitos bastante positivos. Em estudos recentes, demonstrou-se que pessoas fisicamente ativas apresentam maior diversidade microbiana, assim como maior estímulo ao crescimento de bactérias benéficas pela modulação do metabolismo do hospedeiro. Além disso, a prática moderada de exercícios pode reforçar a integridade da barreira intestinal, modificando também a resposta imunológica. Importante ressaltar que o exercício físico em excesso sem recuperação adequada aumenta a liberação de hormônios de estresse no organismo e citocinas inflamatórias, que agem de maneira oposta na flora intestinal, prejudicando sua diversidade.

A influência do sono e do estresse na microbiota

Outros fatores importantes de estilo de vida incluem o sono adequado e a gestão do estresse, os quais têm um impacto profundo sobre a composição da microbiota. Evidências recentes indicam que a restrição ou a má qualidade do sono promovem alterações na composição da microbiota, caracterizadas pela diminuição da diversidade bacteriana e pelo aumento de populações pró-inflamatórias, favorecendo um estado de disbiose. Tal desequilíbrio está associado à maior permeabilidade da barreira epitelial intestinal e à translocação de endotoxinas para a circulação sistêmica, desencadeando processos inflamatórios de baixo grau. Além disso, a desregulação dos ritmos circadianos, comumente observada em distúrbios do sono, interfere na secreção de hormônios com ação também gastrintestinal, como melatonina e cortisol, que possuem efeitos moduladores sobre o microbioma intestinal.

Esse desbalanço patofisiológico pode contribuir para o desenvolvimento de doenças metabólicas, cardiovasculares e neuroinflamatórias, ressaltando a importância de intervenções que visem à restauração do sono como estratégia terapêutica para a preservação da homeostase intestinal.

O estresse é outro fator que exerce efeitos profundos sobre a composição e a função da microbiota intestinal, constituindo um importante eixo de comunicação, conhecido como eixo cérebro-intestino-microbiota. A ativação do eixo hipotálamo-hipófise-adrenal (HHA) durante o estresse leva à liberação de cortisol e outras catecolaminas, que alteram a motilidade gastrintestinal, a secreção de muco e a permeabilidade da barreira intestinal. Essas mudanças criam um ambiente propício à disbiose. Além disso, o estresse influencia a expressão de genes bacterianos e a produção de metabólitos, impactando diretamente a imunomodulação e a inflamação sistêmica. A interação bidirecional entre o estresse e a microbiota intestinal pode, portanto, amplificar distúrbios gastrintestinais e neuropsiquiátricos, reforçando a importância desse equilíbrio para a resiliência e a saúde em geral.

Medicações e sua relação com a disbiose

O uso racional de medicações como inibidores de bomba de prótons, neuromoduladores, análogos do GLP-1 e antibióticos é crucial. Embora os antibióticos sejam indispensáveis no combate a infecções bacterianas, o seu uso excessivo ou inadequado pode eliminar não apenas os microrganismos patogênicos, mas também as espécies benéficas, desequilibrando a microbiota. Além disso, diversos desses medicamentos alteram o pH gástrico e a motilidade gastrintestinal, modificando seu funcionamento normal e incentivando à disbiose, o caso da SIBO. Sempre que possível, deve-se optar por terapias personalizadas e, após tratamentos, incluir estratégias de recuperação microbiana, como a reposição com probióticos e a ingestão de prebióticos.

CONCLUSÃO

A sinergia entre uma microbiota saudável e a adoção de um estilo de vida consciente ultrapassa a mera ausência de doença, representando um pilar fundamental para a otimização da saúde humana. As evidências científicas demonstram cada vez mais que a composição e a funcionalidade do microbioma exercem um importante papel sistêmico, produzindo desde vitaminas essenciais para o organismo como modulando a resposta imunológica e até o bem-estar neuropsíquico. Investir em estratégias que promovam a eubiose, como uma dieta rica em fibras, a prática regular de atividade física e a gestão do estresse, configura-se não apenas como uma abordagem terapêutica promissora, mas também como uma poderosa ferramenta de prevenção primária, com potencial para mitigar o impacto de diversas condições crônicas.

Ainda há muito a se pesquisar nesse campo dinâmico e desafiador, abrindo caminhos para terapias cada vez mais personalizadas. A identificação de biomarcadores específicos da microbiota associados a estados de saúde e doença, aliada ao desenvolvimento de terapias direcionadas, como a modulação da dieta, o uso estratégico de probióticos e prebióticos, e até mesmo o transplante de microbiota fecal, sinaliza uma era de Medicina na qual a saúde do nosso ecossistema interno assume um papel central.

Manter e cuidar da microbiota se conecta, então, a uma jornada rumo a uma vida mais saudável e equilibrada.

REFERÊNCIAS BIBLIOGRÁFICAS

1. Lynch SV, Pedersen O. The human intestinal microbiome in health and disease. N Engl J Med. 2016;375(24):2369-79.
2. Shreiner AB, Kao JY, Young VB. The gut microbiome in health and in disease. Curr Opin Gastroenterol. 2015;31(1):69-75.
3. Marchesi JR, Adams DH, Fava F, Hermes GD, Hirschfield GM, Hold G, et al. The gut microbiota and host health: A new clinical frontier. Gut. 2016;65(2):330-9.
4. Swidsinski A, Loening-Baucke V, Schulz S, Manowsky J, Verstraelen H, Swidsinski S. Functional anatomy of the colonic bioreactor: Impact of antibiotics and Saccharomyces boulardii on bacterial composition in human fecal cylinders. Syst Appl Microbiol. 2016;39(1):67-75.
5. Clemente JC, Ursell LK, Parfrey LW, Knight R. The impact of the gut microbiota on human health: An integrative view. Cell. 2012;148(6):1258-70.
6. Flint HJ, Scott KP, Duncan SH, Louis P, Forano E. Microbial degradation of complex carbohydrates in the gut. Gut Microbes. 2012;3(4):289-306.
7. Petersen C, Round JL. Defining dysbiosis and its influence on host immunity and disease. Cell Microbiol. 2014;16(7):1024-38.

8. Zmora N, Suez J, Elinav E. You are what you eat: diet, health and the gut microbiota. Nat Rev Gastroenterol Hepatol. 2019;16(1):35-56.
9. Benedict C, Vogel H, Jonas W, Woting A, Blaut M, Schürmann A, e tal. Gut microbiota and glucometabolic alterations in response to sleep loss are modified by diet and circadian alignment. Cell Rep. 2016;16(12):2935-44.
10. Zhou Y, Zhang X, Lu J. Circadian rhythms, sleep, and the gut microbiota. Front Cell Infect Microbiol. 2022;12:845091.
11. Foster JA, Rinaman L, Cryan JF. Stress & the gut-brain axis: Regulation by the microbiome. Neurobiol Stress. 2017;7:124-36.
12. Moloney RD, Desbonnet L, Clarke G, Dinan TG, Cryan JF. The microbiome: stress, health and disease. Mamm Genome. 2014;25(1-2):49-74.
13. Pimentel M, Saad RJ, Long MD, Rao SS. ACG Clinical guideline: small intestinal bacterial overgrowth. Am J Gastroenterol. 2020;115(2):165-78.
14. Huang KY, Wang FY, Lv M, Ma XX, Tang XD, Lv L. Irritable bowel syndrome: epidemiology, overlap disorders, pathophysiology and treatment. World J Gastroenterol. 2023;29(26):4120-35.
15. Efremova I, Maslennikov R, Poluektova E, Vasilieva E, Zharikov Y, Suslov A, et al. Epidemiology of small intestinal bacterial overgrowth. World J Gastroenterol. 2023;29(22):3400-21.
16. Erdogan A, Rao SS. Small intestinal fungal overgrowth. Curr Gastroenterol Rep. 2015;17(4):16.
17. Zinöcker MK, Lindseth IA. The Western diet: microbiome-host interaction and its role in metabolic disease. Nutrients. 2018;10(3):365.
18. Boulangé CL, Neves AL, Chilloux J, Nicholson JK, Dumas ME. Impact of the gut microbiota on inflammation, obesity, and metabolic disease. Genome Med. 2016;8(1):42.
19. Dalile B, Van Oudenhove L, Vervliet B, Verbeke K. The role of short-chain fatty acids in microbiota-gut-brain communication. Nat Rev Gastroenterol Hepatol. 2019;16(8):461-78.
20. Allen JM, Mailing LJ, Niemiro GM, Moore R, Cook MD, White BA, et al. Exercise alters gut microbiota composition and function in lean and obese humans. Med Sci Sports Exerc. 2018;50(4):747-57.
21. Clarke SF, Murphy EF, O'Sullivan O, Lucey AJ, Humphreys M, Hogan A, et al. Exercise and associated dietary extremes impact on gut microbial diversity. Gut. 2014;63(12):1913-20.
22. Valdes AM, Walter J, Segal E, Spector TD. Role of the gut microbiota in nutrition and health. BMJ. 2018;361:k2179.
23. De Filippis F, Pellegrini N, Vannini L, Jeffery IB, La Storia A, Laghi L, et al. High-level adherence to a Mediterranean diet beneficially impacts the gut microbiota and associated metabolome. Gut. 2016;65(11):1812-21.
24. Tomova A, Bukovsky I, Rembert E, Yonas W, Alwarith J, Barnard ND, et al. The effects of vegetarian and vegan diets on gut microbiota. Front Nutr. 2019;6:47.
25. Ruuskanen MO, Eklund M, Peura S, Hultman J, Nykänen A, Salonen A, et al. The impact of long-term dietary patterns on gut microbiota and health. Nutrients. 2021;13(4):1235.
26. Medawar E, Huhn S, Villringer A, Witte AV. The effects of plant-based diets on the body and the brain: A systematic review. Transl Psychiatry. 2019;9(1):226.

19

Padrões nutricionais saudáveis cientificamente validados

Annie Bello
Débora Pinto Gapanowicz

Pontos-chave

- A alimentação, vista além da mera ingestão de nutrientes, influencia diretamente a saúde, o bem-estar psicossocial, o metabolismo e a imunidade, sendo crucial na prevenção e tratamento de doenças crônicas não transmissíveis (DCNT).
- O *Guia Alimentar para a População Brasileira*, com sua abordagem inovadora e 10 passos para uma alimentação saudável, alinha-se aos princípios da Medicina do Estilo de Vida (MEV), promovendo escolhas conscientes e sustentáveis.
- A Dieta Cardioprotetora Brasileira (DICA Br) surge como adaptação das dietas do Mediterrâneo e DASH, utilizando ingredientes e pratos típicos do Brasil, respeitando tradições culturais e a realidade local, com o objetivo de promover a saúde cardiovascular.
- A *Whole Food Plant-Based Diet* (WFPB) prioriza alimentos vegetais integrais, com foco na qualidade nutricional, benefícios para a saúde e alinhamento com os princípios da MEV, como a sustentabilidade e o bem-estar animal.
- A individualização das intervenções, por meio da integração de diferentes padrões alimentares, como o GAPB e a WFPB, permite adaptar as recomendações às necessidades e preferências de cada paciente, garantindo maior adesão ao tratamento.
- A superação de obstáculos como a disponibilidade de alimentos, a educação nutricional e as influências culturais é crucial para o sucesso da MEV, impulsionando a pesquisa científica e o desenvolvimento de novas abordagens.

INTRODUÇÃO: A IMPORTÂNCIA DOS PADRÕES ALIMENTARES NA MEDICINA DO ESTILO DE VIDA

No cenário atual da saúde, a MEV surge como uma abordagem terapêutica promissora para a prevenção, tratamento e, em alguns casos, reversão de DCNT, por meio de intervenções baseadas em evidências[1]. Dentre os pilares que sustentam a MEV, a alimentação assume papel de destaque, impulsionando a necessidade de uma compreensão aprofundada sobre os padrões alimentares e seu impacto na saúde.

Neste contexto, é fundamental definir o conceito de "padrões alimentares", que transcendem a mera ingestão de nutrientes isolados. Um padrão alimentar engloba o conjunto de hábitos e escolhas alimentares que um indivíduo ou grupo adota de forma consistente ao longo do tempo, considerando a combinação, a frequência e as quantidades dos alimentos consumidos regularmente[2]. Mais do que um fator calórico, a alimentação molda a saúde do indivíduo como um todo e o bem-estar psicossocial, influenciando o metabolismo, a inflamação, o sistema imunológico e a microbiota intestinal. Essa interseção entre escolhas alimentares, bem-estar físico e saúde mental é central na MEV, oferecendo um caminho para enfrentar os desafios das DCNT de forma preventiva e personalizada[3].

A importância dos padrões alimentares na MEV reside na sua capacidade de promover uma alimentação que contemple a densidade nutricional, a variedade e o consumo de alimentos frescos, enquanto aborda fatores socioculturais que influenciam a forma como nos alimentamos. Diferentemente de perspectivas reducionistas, que focam excessivamente em nutrientes individuais, os padrões alimentares oferecem uma visão integral que envolve ciência, cultura e individualidade, reconhecendo sua repercussão em níveis global e comunitário[4].

Neste capítulo, exploraremos detalhadamente padrões alimentares que se destacam por seus benefícios comprovados à saúde e sua aplicabilidade na prática clínica, como o *Guia Alimentar para a População Brasileira*, a dieta do Mediterrâneo, a DASH (*dietary approaches to stop hypertension*) e a *Whole Food Plant-Based Diet* (dieta à base de plantas e alimentos integrais).

GUIA ALIMENTAR PARA A POPULAÇÃO BRASILEIRA: UM PILAR DA ALIMENTAÇÃO SAUDÁVEL

O *Guia Alimentar para a População Brasileira* (GAPB), lançado em 2014 pelo Ministério da Saúde, é um marco na promoção da saúde pública, reconhecido internacionalmente por sua abordagem inovadora. Diferentemente das diretrizes focadas em nutrientes isolados, o GAPB classifica os alimentos segundo o grau de processamento industrial, organizando-os em quatro grupos distintos[5].

Dentre esses grupos, destacam-se os alimentos *in natura* e minimamente processados. Alimentos *in natura* são obtidos diretamente de plantas ou animais, sem alterações industriais após a colheita ou abate. Exemplos incluem frutas frescas (banana, manga), vegetais (couve, cenoura), grãos (arroz integral), leguminosas (feijão), ovos e carnes não temperados. Já os alimentos minimamente processados passam por processos simples como limpeza, secagem, moagem ou pasteurização sem adição de substâncias químicas, como grãos descascados e embalados (lentilha), farinhas integrais (mandioca), castanhas sem sal ou açúcar e leite pasteurizado sem aditivos.

A priorização dos alimentos *in natura* e minimamente processados no GAPB justifica-se por sua integridade nutricional, conservando vitaminas, fibras e compostos bioativos essenciais à saúde. Além disso, esses alimentos se destacam pela ausência de aditivos como conservantes, aromatizantes, corantes ou excesso de sal e açúcar, comumente encontrados em produtos industrializados, e pelo incentivo à cultura e sustentabilidade, promovendo o consumo de alimentos regionais, reduzindo o desperdício por meio do aproveitamento integral dos alimentos e fortalecendo a agricultura familiar[6].

Dessa forma, ao integrar ciência, cultura e sustentabilidade, o GAPB transcende a mera função de um "guia alimentar", tornando-se uma ferramenta educativa para transformações sociais duradouras, ao promover escolhas alimentares mais conscientes e saudáveis[4].

O *Guia Alimentar para a População Brasileira* e a Medicina do Estilo de Vida

Embora possam parecer abordagens distintas à primeira vista, o GAPB e a MEV representam estratégias complementares na promoção da saúde de forma integral. A MEV, com seus seis pilares, busca alcançar mudanças significativas no estilo de vida para prevenir e tratar doenças crônicas, enquanto o GAPB oferece um mapa prático e acessível para a implementação de um dos pilares mais cruciais: a alimentação. Ao priorizar alimentos *in natura* e minimamente processados, o GAPB não apenas incentiva o consumo de nutrientes essenciais, fibras e compostos bioativos que impulsionam a saúde e o bem-estar, mas também reforça os princípios fundamentais da MEV.

Além disso, o guia vai além da simples prescrição de alimentos. Ele propõe 10 passos para uma alimentação saudável, que engloba desde a prática do *mindful eating* - comer com atenção plena - até a valorização das refeições em companhia[5]. É uma abordagem alinhada aos princípios MEV, ao promover o manejo de estresse e o fortalecimento dos laços sociais, fatores cruciais para uma vida equilibrada e plena.

Aplicação na prática clínica

Na prática clínica, o GAPB representa uma ferramenta poderosa para auxiliar os pacientes a adotarem hábitos alimentares mais saudáveis. Em vez de simplesmente fornecer uma lista de alimentos permitidos e proibidos, o profissional de saúde pode utilizar o GAPB para:

- Educar o paciente sobre os diferentes grupos de alimentos: explicar as características e os benefícios de cada grupo, incentivando o consumo de alimentos *in natura* e minimamente processados e alertando sobre os riscos dos ultraprocessados.
- Personalizar as recomendações: adaptar as orientações do GAPB às necessidades individuais do paciente, levando em consideração suas preferências culturais, condições socioeconômicas e estado de saúde.
- Incentivar o planejamento das refeições: ajudar o paciente a planejar suas refeições semanais, incluindo a elaboração de listas de compras e o preparo de marmitas saudáveis.
- Promover habilidades culinárias: sugerir receitas simples e saborosas que utilizem alimentos frescos e minimamente

processados, incentivando o paciente a cozinhar em casa e a experimentar novos sabores.

- Estimular a atenção plena ao comer: orientar o paciente a comer com regularidade e atenção, em ambientes apropriados e, sempre que possível, com companhia, valorizando o ato de se alimentar e desfrutando dos sabores e texturas dos alimentos.
- Fomentar o consumo consciente: incentivar o paciente a questionar as informações veiculadas em propagandas comerciais e a fazer escolhas alimentares mais conscientes e responsáveis.
- Orientar sobre a escolha de locais para compra de alimentos: aconselhar o paciente a priorizar a compra de alimentos em feiras, mercados de produtores e estabelecimentos que valorizem a variedade de alimentos *in natura* e minimamente processados. Enfatizar a importância de buscar produtos da época, cultivados localmente e, sempre que possível, orgânicos ou de base agroecológica, reconhecendo o impacto positivo dessas escolhas na saúde, no meio ambiente e na economia local.

Assim como os pilares da MEV, o GAPB oferece diretrizes claras e acessíveis para a construção de hábitos alimentares saudáveis e sustentáveis. Diferentemente de abordagens nutricionais focadas em nutrientes isolados, o GAPB adota uma perspectiva abrangente, considerando os alimentos em sua totalidade e o contexto social, cultural e ambiental da alimentação, tornando-se um instrumento valioso para a promoção da saúde individual e coletiva.

DIETAS DO MEDITERRÂNEO E DASH: EVIDÊNCIAS CIENTÍFICAS E APLICAÇÕES PRÁTICAS

Baseada nas tradições alimentares das regiões banhadas pelo Mediterrâneo, a dieta do Mediterrâneo (MedDiet) se destaca tanto pelo valor nutricional quanto pelo estilo de vida que promove. Esse padrão alimentar prioriza o consumo de alimentos frescos, destacando o azeite de oliva como fonte valiosa de gorduras monoinsaturadas e antioxidantes essenciais para a saúde cardiovascular. Frutas e vegetais frescos são consumidos em abundância, garantindo uma ampla ingestão de fibras, vitaminas e compostos bioativos que auxiliam na prevenção de doenças crônicas. Alimentos como castanhas, feijões e cereais integrais complementam essa dieta, oferecendo nutrientes fundamentais para sustentar um padrão alimentar equilibrado. Além disso, há um incentivo ao consumo de peixes, importantes fontes de ômega-3, nutriente conhecido por sua ação anti-inflamatória e proteção cardiovascular, além do consumo moderado de aves[7]. O consumo de carne vermelha, carnes processadas e doces é limitado, enquanto o vinho tinto é consumido com moderação, geralmente durante as refeições[7].

Mais do que apenas uma dieta, a MedDiet incorpora hábitos de vida que facilitam sua adesão, como desfrutar refeições em boa companhia e manter uma rotina regular de atividade física. Esses hábitos não só contribuem para um bem-estar geral, mas também auxiliam na manutenção de um peso saudável e na promoção de uma vida mais equilibrada e satisfatória[8].

A dieta DASH, por sua vez, foi desenvolvida especificamente para combater a hipertensão arterial. Baseada na pirâmide alimentar do United States Department of Agriculture (USDA), ela propõe mudanças alimentares de longo prazo que aproximem os indivíduos de um estilo de vida mais saudável[9].

Esse padrão alimentar enfatiza a ingestão de frutas, verduras e laticínios com baixo teor de gordura, além de grãos integrais, peixes e oleaginosas, enquanto limita o consumo de doces e carnes vermelhas. Dessa forma, a dieta DASH assegura um alto consumo de alimentos ricos em potássio, magnésio e cálcio, nutrientes fundamentais para a saúde cardiovascular, ao mesmo tempo que restringe o consumo de sódio, gorduras totais, ácidos graxos saturados e colesterol[9].

Dietas do Mediterrâneo *versus* DASH

Apesar de suas abordagens distintas, a MedDiet e a DASH compartilham o princípio fundamental de um estilo de vida saudável, com alimentação equilibrada e baseada em vegetais não processados. A MedDiet destaca-se pelo consumo de gorduras insaturadas, provenientes de azeite de oliva, castanhas e peixes, conferindo cardioproteção por meio da modulação lipídica e da ação anti-inflamatória. Em contraste, a DASH prioriza a redução do sódio e a ingestão adequada de cálcio, potássio e magnésio de fontes integrais, promovendo seu efeito hipotensor.

Ambas as dietas incentivam o controle de porções e a escolha consciente de alimentos, otimizando a pressão arterial e reduzindo biomarcadores inflamatórios. Assim, ainda que originalmente tenham sido desenvolvidas com foco no manejo de hipertensão e doenças cardiovasculares, esses padrões alimentares são reconhecidos hoje em dia por seus amplos benefícios à saúde, incluindo o manejo da obesidade, a promoção da longevidade e a melhoria da qualidade de vida[10,11].

Aplicação à realidade brasileira

Embora a MedDiet e a DASH sejam amplamente reconhecidas por seus benefícios cardiovasculares, é crucial adaptar esses padrões alimentares aos contextos culturais e regionais específicos do Brasil, considerando preferências, disponibilidade de alimentos e condições socioeconômicas[12]. Em resposta, surgiu a Dieta Cardioprotetora Brasileira (DICA Br), adaptação inovadora que integra as diretrizes nutricionais nacionais, respeitando tradições culturais e a realidade local. Inspirada pela riqueza das dietas internacionais, a DICA Br utiliza ingredientes e pratos típicos do Brasil, como feijão, mandioca e frutas tropicais, que são acessíveis e abundantes[13].

Além de promover a saúde cardiovascular, a DICA Br enfatiza o sabor e a tradição dos pratos regionais, adaptando receitas para melhorar o perfil nutricional sem comprometer o paladar. Assim, ela mantém a familiaridade e a aceitabilidade cultural, garantindo que a alimentação saudável seja acessível a todos os brasileiros, transformando hábitos de forma sustentável e prazerosa. Na prática, pequenas adaptações podem tornar esses padrões alimentares mais adequados para os hábitos brasileiros, como:

- Proteínas vegetais: o feijão, alimento tradicional da culinária brasileira, representa uma excelente fonte de proteína vegetal, oferecendo uma variedade de aminoácidos essenciais e uma opção acessível na dieta diária.

- Proteínas animais: a utilização de peixes regionais, ajustados à disponibilidade sazonal, complementa a dieta, enquanto laticínios e queijos de baixo teor de gordura podem ser integrados de maneira ocasional para aumentar a oferta proteica.
- Verduras e legumes: incluir uma diversa gama de vegetais, respeitando a sazonalidade e regionalidade, pode aumentar significativamente a oferta de micronutrientes essenciais e fibras alimentares.
- Frutas: preferir frutas nativas, principalmente as "*berries*" brasileiras, como jabuticaba, pitanga, acerola e açaí, são alternativas ricas em compostos bioativos e antioxidantes, além de acessíveis do ponto de vista socioeconômico.
- Cereais: o consumo de cereais integrais, como arroz integral, mandioca, aveia e milho, garante o alto consumo de fibras associado a alimentos usuais do cardápio do brasileiro.
- Gorduras saudáveis: o azeite de oliva, embora seja mais indicado, pode ser substituído por óleos vegetais mais acessíveis, como canola ou soja, que também fornecem ácidos graxos essenciais, particularmente ômega-3 e ômega-6.
- Oleaginosas: alternativas locais incluem o amendoim e castanhas-do-brasil, como fontes de ácidos graxos insaturados.
- Vinho: o suco de uva integral pode servir como opção não alcoólica que mantém os polifenóis e outros antioxidantes presentes no vinho.

Assim, a MedDiet e DASH destacam-se como padrões alimentares cientificamente validados que comprovam o poder da alimentação baseada em vegetais integrais para prevenir doenças crônicas, promover longevidade e melhorar a qualidade de vida. Sua eficácia transcende fronteiras: ao priorizarem grãos não refinados, hortaliças frescas e gorduras saudáveis – adaptáveis a ingredientes regionais –, reforçam que uma nutrição centrada em alimentos à base de vegetais é universalmente aplicável como base para saúde individual e coletiva em qualquer contexto socioeconômico ou cultural.

WHOLE FOOD PLANT-BASED DIET: UMA ABORDAGEM INTEGRAL E SUSTENTÁVEL

A WFPB representa um padrão alimentar que tem ganhado destaque na MEV, não apenas por seus benefícios à saúde individual, mas também por sua coerência com princípios de sustentabilidade. Diferentemente de abordagens que se concentram em restrições isoladas, a WFPB enfatiza a qualidade dos alimentos, priorizando vegetais integrais e minimamente processados[14].

Princípios da *Whole Food Plant-Based Diet*

No cerne da WFPB está o consumo de alimentos de origem vegetal em sua forma mais íntegra. Isso significa que frutas, verduras, legumes, grãos integrais, leguminosas, sementes, castanhas, cogumelos e algas formam a base da alimentação. A WFPB se distancia de alimentos refinados, ultraprocessados, açúcares adicionados, óleos e farináceos não íntegros, que são excluídos ou minimizados.

É fundamental distinguir a WFPB de dietas vegetarianas ou veganas que podem ou não incluir alimentos processados e refinados. Sucos de caixinha, refrigerantes, biscoitos industrializados e até mesmo pães ditos "integrais" podem ser "não animais", mas não se qualificam como vegetais e integrais. A qualidade nutricional é um fator determinante, e o foco deve estar em alimentos que naturalmente não possuem lista de ingredientes, pois são compostos por um único nutriente[15].

Benefícios para a saúde

A WFPB se destaca por seu potencial em promover a saúde cardiovascular, auxiliar no controle do peso e na prevenção de doenças crônicas não transmissíveis. Estudos demonstram que a substituição de apenas 3% da energia proveniente de proteína animal por proteína vegetal pode estar associada a uma diminuição significativa do risco de mortalidade[16].

Os mecanismos por trás desses benefícios são multifacetados. Alimentos vegetais integrais são naturalmente ricos em fibras, antioxidantes, fitoquímicos, vitaminas e minerais e pobres em gordura saturada e colesterol. Essa composição favorece um perfil lipídico saudável, auxilia no controle glicêmico, promove a saúde do microbioma intestinal e protege contra o estresse oxidativo e a inflamação. Além disso, o conceito de densidade calórica, presente na WFPB, em que alimentos integrais fornecem saciedade com menos calorias, facilita o manejo do peso[17].

Sustentabilidade e bem-estar animal

A WFPB também se alinha a princípios de sustentabilidade e bem-estar animal. A produção de alimentos de origem vegetal, especialmente leguminosas, geralmente requer menos água e fertilizantes, e tem um impacto ambiental significativamente menor em comparação com a produção de alimentos de origem animal. A adoção de dietas com menor consumo de produtos animais tem o potencial de reduzir consideravelmente a emissão de gases de efeito estufa e o uso da terra[18,19].

Dicas práticas para iniciar a WFPB

A transição para a WFPB pode ser facilitada com algumas estratégias práticas:

- Redução gradual de ultraprocessados: priorize a eliminação progressiva de alimentos ultraprocessados, substituindo-os por opções integrais.
- Planejamento e adequação proteica: calcule as necessidades proteicas individuais e planeje refeições que incluam fontes vegetais de proteína como leguminosas (feijões, lentilhas, grão-de-bico), *tofu*, *tempeh*, *seitan*, edamame, castanhas e sementes.
- Técnicas dietéticas: utilize técnicas como o remolho (deixar de molho) de grãos e leguminosas para otimizar a absorção de nutrientes.
- Gastronomia criativa: explore a diversidade de sabores e preparos da culinária *plant-based*, utilizando especiarias, ervas aromáticas e diferentes cortes de vegetais para estimular o consumo.

A WFPB se apresenta como uma abordagem alimentar completa, que vai além da nutrição tradicional. Ela se integra aos princípios da MEV ao promover saúde individual, respeito ao meio ambiente e bem-estar animal. Ao priorizar alimentos vegetais integrais e minimizar o consumo de ultraprocessados, a WFPB oferece um caminho para uma vida mais saudável e sustentável.

INTEGRAÇÃO E PERSONALIZAÇÃO: ADAPTANDO OS PADRÕES ALIMENTARES À PRÁTICA CLÍNICA

A eficácia da MEV reside na sua capacidade de individualizar as intervenções, reconhecendo que não existe uma abordagem alimentar única que sirva para todos. A integração de diferentes padrões alimentares, como a WFPB, com as diretrizes do GAPB, torna-se essencial na prática clínica, permitindo adaptar as recomendações às necessidades e preferências de cada paciente.

A personalização da dieta é um pilar fundamental na MEV e que garante a adesão. Fatores como idade, sexo, nível de atividade física, condições de saúde preexistentes, objetivos pessoais, cultura e estilo de vida influenciam as necessidades nutricionais e a adesão a um determinado padrão alimentar. É crucial que o profissional de saúde realize uma avaliação abrangente do paciente, fazendo um atendimento centrado nele, e não na doença, considerando todos esses aspectos, para desenvolver um plano alimentar individualizado e sustentável em longo prazo.

A base da prescrição deverá ser sempre o GAPB, priorizando alimentos *in natura* ou minimamente processados e desencorajando o consumo de ultraprocessados. Seus 10 passos para uma alimentação saudável fornecem uma base sólida para qualquer intervenção nutricional, incluindo a WFPB.

A WFPB pode ser integrada de forma eficaz com as recomendações do guia. Por exemplo, o guia defende que a alimentação seja composta predominantemente de alimentos de origem vegetal, o que está em consonância com a base da WFPB.

Exemplos de planos alimentares personalizados

A aplicação dos princípios da MEV na prática clínica envolve a criação de planos alimentares ao mesmo tempo saudáveis e adaptados ao paciente.

- Exemplo 1: paciente com doença cardiovascular: foco na WFPB, com ênfase em alimentos que promovem a saúde cardiovascular, como vegetais folhosos, frutas vermelhas, oleaginosas, leguminosas e grãos integrais. Redução significativa de alimentos ultraprocessados, gorduras saturadas e sódio. Adequação das porções e do valor energético às necessidades individuais e ao uso de medicamentos[20].
- Exemplo 2: paciente vegetariano atleta: plano alimentar baseado nos princípios do GAPB, com atenção à qualidade das fontes de proteína vegetal e carboidratos complexos para otimizar o desempenho esportivo. Isso inclui alimentos integrais e minimamente processados, evitando "vegetarianos não integrais". Estratégias para atender às necessidades energéticas e de macronutrientes, considerando o tipo, a intensidade e a duração do exercício.

ACOMPANHAMENTO NUTRICIONAL

A mudança de um padrão alimentar é um processo que requer acompanhamento e suporte profissional. O nutricionista desempenha um papel fundamental na educação nutricional, no auxílio à adesão ao plano alimentar, na identificação e no manejo de dificuldades e no monitoramento da evolução do paciente. Além disso, o nutricionista pode ajudar o paciente a desenvolver habilidades culinárias, a fazer escolhas alimentares conscientes e a ter uma relação mais saudável com a comida.

A integração e a personalização são as chaves para o sucesso das intervenções nutricionais na prática clínica. Ao considerar as necessidades e preferências individuais dos pacientes e ao aplicar os princípios do GAPB e de outros padrões alimentares saudáveis, como a WFPB, os profissionais de saúde podem promover mudanças de comportamento alimentar eficazes e sustentáveis, contribuindo para a saúde e o bem-estar de seus pacientes[21].

CONCLUSÃO

A implementação de padrões alimentares saudáveis, embora seja respaldada por evidências científicas robustas, enfrenta diversos desafios no cenário contemporâneo. Superar esses obstáculos é crucial para que a MEV alcance seu pleno potencial na promoção da saúde e prevenção de doenças.

Desafios na implementação de padrões alimentares saudáveis

- Disponibilidade e acessibilidade de alimentos: apesar das recomendações para priorizar alimentos *in natura* ou minimamente processados, muitas populações enfrentam dificuldades de acesso a esses alimentos. Alimentos ultraprocessados, muitas vezes mais baratos e convenientes, dominam o ambiente alimentar, especialmente em áreas urbanas e para indivíduos com menor poder aquisitivo. A falta de feiras, mercados e estabelecimentos que ofereçam opções saudáveis dificulta a adoção de padrões alimentares adequados.
- Acesso à informação e educação nutricional: a abundância de informações sobre alimentação e saúde pode ser confusa e contraditória. Mitos, modismos e informações não confiáveis se disseminam facilmente, dificultando a tomada de decisões alimentares conscientes. A educação nutricional de qualidade, que promova o letramento alimentar e capacite os indivíduos a fazerem escolhas saudáveis, é essencial. O profissional de saúde tem um papel fundamental nessa educação, auxiliando o paciente a discernir informações confiáveis e a aplicar os conhecimentos na prática.
- Influências culturais e sociais: os hábitos alimentares são profundamente enraizados em contextos culturais e sociais. Tradições familiares, preferências regionais, eventos sociais e a comensalidade (o ato de comer em companhia) influenciam as escolhas alimentares. Mudanças nesses hábitos requerem sensibilidade e consideração desses fatores, buscando adaptações que respeitem a cultura do indivíduo, mas que promovam a saúde.
- Marketing e publicidade de alimentos: a indústria alimentícia exerce grande influência sobre os padrões de consumo, por meio de estratégias de marketing e publicidade persuasivas. Alimentos ultraprocessados, ricos em açúcares, gorduras e sódio, são frequentemente promovidos como convenientes, saborosos e até mesmo saudáveis, o que confunde os consumidores e dificulta a adoção de escolhas alimentares mais saudáveis[22].
- Praticidade e tempo: no ritmo acelerado da vida moderna, a praticidade e a

falta de tempo são frequentemente citadas como barreiras para a adoção de uma alimentação saudável. O preparo de refeições caseiras, o planejamento alimentar e as compras de alimentos *in natura* podem ser percebidos como atividades que demandam muito tempo e esforço.

Perspectivas futuras para a pesquisa e a prática clínica em padrões alimentares e MEV

Apesar dos desafios, as perspectivas para a área de padrões alimentares e MEV são promissoras. A pesquisa científica continua a avançar, fornecendo evidências cada vez mais robustas sobre a relação entre alimentação e saúde. Além disso, a crescente conscientização sobre a importância da alimentação na prevenção e o tratamento de DCNT impulsiona o desenvolvimento de novas abordagens e estratégias.

- Tecnologia e inovação: a tecnologia oferece novas oportunidades para a promoção de padrões alimentares saudáveis. Aplicativos de celular, plataformas *online* e dispositivos vestíveis podem auxiliar no monitoramento da alimentação, no planejamento de refeições, no acesso à informação e no suporte à mudança de comportamento. A inteligência artificial pode ser utilizada para personalizar intervenções e oferecer recomendações individualizadas.
- Políticas públicas e ações intersetoriais: a promoção de padrões alimentares saudáveis requer ações que vão além do âmbito clínico. Políticas públicas que incentivem a produção e o consumo de alimentos *in natura* ou minimamente processados, que regulem a publicidade de alimentos ultraprocessados e que promovam a educação nutricional em escolas e comunidades, são fundamentais. Ações intersetoriais que envolvam profissionais de saúde, educadores, agricultores, indústria alimentícia e governo são essenciais para criar um ambiente alimentar mais saudável.
- Empoderamento dos pacientes e educação nutricional: o sucesso da MEV depende do aumento da literácia em saúde e do empoderamento dos pacientes, ou seja, da sua capacidade de assumir o controle de sua própria saúde. A educação nutricional desempenha papel crucial nesse processo, fornecendo aos indivíduos o conhecimento, as habilidades e a motivação para fazerem escolhas alimentares saudáveis e sustentáveis em longo prazo. O profissional de saúde deve atuar como facilitador, auxiliando o paciente a identificar seus valores, a definir seus objetivos e a desenvolver estratégias para alcançar o bem-estar.

Em última análise, a transformação dos padrões alimentares é um processo complexo e multifacetado. Requer um compromisso individual e coletivo, que envolva profissionais de saúde, pacientes, sociedade e governo. Ao priorizar a educação nutricional, o empoderamento dos indivíduos e a criação de ambientes alimentares saudáveis, podemos construir um futuro em que a alimentação seja um pilar fundamental da saúde e do bem-estar para todos.

Para se aprofundar

Artigo: Weber et al. Dieta Cardioprotetora Brasileira: Manual de orientação nutricional (Estudo BALANCE, 2019).

Desenvolvido para adaptar os benefícios das dietas DASH e mediterrânea à realidade brasileira, com ingredientes acessíveis, respeitando tradições alimentares locais. Apresenta orientações detalhadas e exemplos de refeições típicas brasileiras com perfil cardioprotetor.

Artigo: Hauser ME, McMacken M, Lim A, Shetty P. Nutrition: an evidence-based, practical approach to chronic disease prevention and treatment. J Fam Pract. 2022;71(Suppl 1 Lifestyle):S5-S16.

Este artigo oferece uma visão abrangente e prática sobre o papel da nutrição, especialmente padrões alimentares baseados em vegetais, na prevenção e tratamento de doenças crônicas. Com abordagem didática e linguagem acessível, sintetiza diretrizes internacionais, apresenta dados de estudos de coorte e ensaios clínicos randomizados, além de propor estratégias viáveis para aplicação clínica imediata.

REFERÊNCIAS BIBLIOGRÁFICAS

1. Lippman D, Stump M, Veazey E, Guimarães ST, Rosenfeld R, Kelly JH, et al. Foundations of lifestyle medicine and its evolution. Mayo Clin Proc Innov Qual Outcomes. 2024;8(1):97-111.
2. Tapsell LC, Neale EP, Satija A, Hu FB. Foods, nutrients, and dietary patterns: interconnections and implications for dietary guidelines. Adv Nutr. 2016;7(3):445-54.
3. English LK, Ard JD, Bailey RL, Bates M, Bazzano LA, Boushey CJ, et al. Evaluation of dietary patterns and all-cause mortality: a systematic review. JAMA Netw Open. 2021;4(8): e2122277.
4. Monteiro CA, Cannon G, Moubarac JC, Martins APB, Martins CA, Garzillo J, et al. Dietary guidelines to nourish humanity and the planet in the twenty-first century. A blueprint from Brazil. Public Health Nutr. 2015;18(13):2311-22.
5. Brasil. Ministério da Saúde (MS). Departamento de Atenção Básica. Guia alimentar para a população brasileira, 2. ed. Brasília: MS; 2014.
6. Monteiro CA, Cannon G, Moubarac JC, Levy RB, Louzada MLC, Jaime PC. The UN Decade of Nutrition, the NOVA food classification and the trouble with ultra-processing. Public Health Nutr. 2018;21(1):5-17.
7. Estruch R, Ros E, Salas-Salvadó J, Covas MI, Corella D, Arós F, et al. Primary prevention of cardiovascular disease with a mediterranean diet supplemented with extra-virgin olive oil or nuts. N Engl J Med. 2018;378(25):e34.
8. Diolintzi A, Panagiotakos DB, Sidossis LS. From mediterranean diet to mediterranean lifestyle: a narrative review. Public Health Nutr. 2019;22(14):2703-13.
9. Appel LJ, Moore TJ, Obarzanek E, Vollmer WM, Svetkey LP, Sacks FM, et al. A clinical trial of the effects of dietary patterns on blood pressure. N Engl J Med. 1997;336(16):1117-24.
10. Eleftheriou D, Benetou V, Trichopoulou A, La Vecchia C, Bamia C. Mediterranean diet and its components in relation to all-cause mortality: meta-analysis. Br J Nutr. 2018;120(10):1081-97.
11. Soltani S, Arablou T, Jayedi A, Salehi-Abargouei A. Adherence to the dietary approaches to stop hypertension (DASH) diet in relation to all-cause and cause-specific mortality: a systematic review and dose-response meta-analysis of prospective cohort studies. Nutr J. 2020;19(1):37.
12. Monterrosa EC, Frongillo EA, Drewnowski A, de Pee S, Vandevijvere S. Sociocultural influences on food choices and implications for sustainable healthy diets. Food Nutr Bull. 2020;41(2_suppl):59S-73S.
13. Weber B, Bersch-Ferreira ÂC, Torreglosa CR, Marcadenti A, Lara ES, da Silva JT, et al. Implementation of a Brazilian Cardioprotective Nutritional (BALANCE) Program for improvement on quality of diet and secondary prevention of cardiovascular events: a randomized, multicenter trial. Am Heart J. 2019;215:187-97.
14. Yannakoulia M, Scarmeas N. Diets. Longo DL, organizador. N Engl J Med. 2024;390(22):2098-106.
15. Hemler EC, Hu FB. Plant-based diets for cardiovascular disease prevention: all plant foods are not created equal. Curr Atheroscler Rep. 2019;21(5):18.
16. Budhathoki S, Sawada N, Iwasaki M, Yamaji T, Goto A, Kotemori A, et al. Association of ani-

mal and plant protein intake with all-cause and cause-specific mortality in a japanese cohort. JAMA Intern Med. 2019;179(11):1509-18.

17. Hemler EC, Hu FB. Plant-based diets for personal, population, and planetary health. Adv Nutr. 2019;10:S275-83.
18. Martinelli SS, Cavalli SB. Alimentação saudável e sustentável: uma revisão narrativa sobre desafios e perspectivas. Ciênc Saúde Colet. 2019;24:4251-62.
19. Shan Z, Wang F, Li Y, Baden MY, Bhupathiraju SN, Wang DD, et al. Healthy eating patterns and risk of total and cause-specific mortality. JAMA Intern Med. 2023;183(2):142-53.
20. Patel H, Chandra S, Alexander S, Soble J, Williams KA. Plant-based nutrition: an essential component of cardiovascular disease prevention and management. Curr Cardiol Rep. 2017;19(10):104.
21. Kahan S, Manson JE. Nutrition counseling in clinical practice: how clinicians can do better. JAMA. 2017;318(12):1101–2.
22. Hu FB, Otis BO, McCarthy G. Can plant-based meat alternatives be part of a healthy and sustainable diet? JAMA. 2019;322(16):1547-8.

20

Intervenções cognitivas, comportamentais e ambientais para uma alimentação saudável

Viviane Christina de Oliveira
Paula Guimarães

Pontos-chave

- A alimentação saudável não depende apenas do conhecimento nutricional, mas também de fatores cognitivos, emocionais e ambientais.
- Estratégias baseadas na neurociência, terapia cognitivo-comportamental (TCC), psicologia positiva e modelos de *coaching* podem promover mudanças sustentáveis.
- O ambiente físico e social influencia as escolhas alimentares de maneira profunda e pode ser moldado para favorecer hábitos saudáveis.
- Intervenções personalizadas são mais eficazes do que abordagens generalizadas.

INTRODUÇÃO

A alimentação saudável é um dos pilares da Medicina do estilo de vida (MEV) e tem impacto direto na prevenção e no manejo de doenças crônicas como obesidade, diabetes tipo 2, hipertensão e dislipidemias[1]. Ainda assim, promover mudanças alimentares sustentáveis continua sendo um dos grandes desafios da prática clínica, já que aspectos cognitivos, emocionais, comportamentais e ambientais interferem nesse processo, exigindo uma abordagem integrada e interdisciplinar.

A relação entre alimentação e saúde vai além da prescrição dietética. Embora o plano alimentar seja atribuição do nutricionista, a promoção de hábitos saudáveis deve ser responsabilidade compartilhada. O médico, por exemplo, por sua posição estratégica na jornada de cuidado, não deve negligenciar essa abordagem durante a consulta, sob o risco de perder uma oportunidade valiosa de impactar o comportamento alimentar.

Saber o que é saudável não garante mudança. Emoções, ambiente, circuitos de recompensa e automatismos inconscientes influenciam escolhas alimentares. A neurociência do comportamento alimentar mostra que muitas decisões ocorrem sem planejamento, guiadas por impulsos e padrões estabelecidos[2].

A MEV amplia a atuação clínica ao integrar estratégias que favorecem a adesão a novos hábitos. Evidências mostram que intervenções combinadas – cognitivas, ambientais, *coaching* e TCC – aumentam a efetividade das mudanças no padrão alimentar[3,4]. O foco não é apenas "o que comer", mas como sustentar o comportamento no tempo, atuando sobre crenças, barreiras e gatilhos.

Este capítulo apresenta intervenções cognitivas, comportamentais e ambientais que podem ser aplicadas à prática clínica para transformar a relação com a alimentação. Com base na neurociência, *coaching* e ferramentas comportamentais, ele oferece estratégias práticas e embasadas para fortalecer a adesão a uma alimentação saudável.

ALIMENTAÇÃO SAUDÁVEL

Mais do que prescrever dietas é prescrever soluções para adesão.

O profissional que aplica MEV precisa conhecer os fundamentos da alimentação saudável: desde os princípios do *Guia Alimentar para a População Brasileira* até os impactos dos ultraprocessados, do comer emocional e da desorganização alimentar na saúde metabólica e mental. Esse conhecimento é parte da escuta clínica, do acolhimento integral e da tomada de decisão compartilhada[5].

"Uma alimentação saudável é aquela que é adequada às necessidades biológicas e culturais das pessoas, acessível, harmônica em quantidade e qualidade, baseada em alimentos *in natura* ou minimamente processados, e respeita os aspectos sociais, culturais e ambientais."[5] Ela deve:

- Atender às necessidades nutricionais do organismo.
- Ser culturalmente apropriada e socialmente inserida.
- Valorizar o comer como ato social e relacional.
- Ser saborosa, prazerosa e sustentável.
- Promover a saúde das pessoas, das comunidades e do planeta[5].

Alimentação saudável não é só sobre nutrientes. É sobre comportamento, cultura, propósito e estilo de vida. E isso, definitivamente, não é papel de um único profissional – é uma construção conjunta no cuidado.

NEUROCIÊNCIA E COMPORTAMENTO ALIMENTAR

O comportamento alimentar é influenciado por uma complexa interação de fatores biológicos, psicológicos e sociais. A compreensão desses mecanismos é fundamental para a promoção de hábitos alimentares saudáveis e para o tratamento de distúrbios alimentares[6].

Regulação neural do apetite e da saciedade

O sistema nervoso central desempenha um papel crucial na regulação do apetite e da saciedade. O hipotálamo, em particular, é uma região-chave que integra sinais periféricos e centrais para manter a homeostase energética. Neurônios orexigênicos e anorexigênicos no núcleo arqueado do hipotálamo respondem a hormônios como grelina e leptina, modulando a ingestão alimentar. Além disso, o sistema de recompensa cerebral, que envolve estruturas como o núcleo *accumbens* e a área tegmental ventral, está associado ao prazer e à motivação relacionados à alimentação. A ativação desse sistema por alimentos palatáveis pode levar ao consumo excessivo, semelhante aos mecanismos observados em dependências químicas[6].

Aspectos cognitivos e comportamentais

A impulsividade é um fator que pode levar ao consumo excessivo de alimentos não saudáveis, especialmente em contextos de estresse ou emoções negativas. Indivíduos com menor autocontrole podem ser mais suscetíveis a episódios de compulsão alimentar. Além disso, crenças alimentares adquiridas ao longo da vida desempenham um papel fundamental na forma como as pessoas se relacionam com a comida. A ideia de que "certos alimentos são proibidos" pode gerar um ciclo de restrição e compulsão, levando a comportamentos alimentares disfuncionais[7].

Influências ambientais e sociais

O ambiente alimentar molda significativamente as escolhas alimentares. A disponibilidade de alimentos ultraprocessados, ricos em açúcares e gorduras, aumentou mundialmente devido à globalização, tornando-os mais acessíveis e contribuindo para o aumento das taxas de obesidade. Além disso, fatores sociais, como a influência de familiares e amigos, desempenham um papel importante nas escolhas alimentares[5].

Aplicações clínicas

Compreender os fundamentos neurocientíficos do comportamento alimentar é essencial para desenvolver intervenções eficazes que promovam hábitos alimentares saudáveis e previnam doenças relacionadas à dieta. Abordagens como a TCC têm sido amplamente utilizadas no tratamento de transtornos alimentares, visando modificar padrões de pensamento disfuncionais relacionados à alimentação e reduzir episódios de alimentação emocional. Além disso, práticas de atenção plena (*mindfulness*) têm sido incorporadas como estratégias para promover uma relação mais saudável com a comida e auxiliar no controle do peso e na prevenção de distúrbios alimentares[5]. A integração desses conhecimentos na prática clínica permite uma abordagem mais completa e eficaz no manejo dos comportamentos alimentares, contribuindo para a promoção de saúde e bem-estar dos pacientes.

INTERVENÇÕES COGNITIVAS

A reestruturação cognitiva é uma estratégia poderosa para identificar e transformar padrões de pensamento que impactam a alimentação. Ao desafiar crenças disfuncionais e promover cognições mais saudáveis, essa abordagem não apenas melhora os hábitos alimentares, mas também contribui para o bem-estar psicológico. As intervenções cognitivas desempenham um papel crucial na modulação do comportamento em relação à comida, focando nas crenças, percepções e motivações que influenciam as escolhas alimentares. A TCC positiva representa uma evolução nessa área, integrando princípios da TCC com os da psicologia positiva, o que transforma a relação dos indivíduos com a alimentação por meio da reestruturação cognitiva e do fortalecimento emocional.

Fundamentos da terapia cognitivo--comportamental positiva aplicados à alimentação

A TCC positiva oferece uma abordagem inovadora para o manejo alimentar, combinando a reestruturação cognitiva com os elementos da psicologia positiva. Essa integração não só trata comportamentos disfuncionais, mas também promove um estado de bem-estar duradouro e um relacionamento mais gratificante com a alimentação[8]. Um componente vital da TCC positiva é o desenvolvimento de habilidades de enfrentamento e resiliência. Por meio de exercícios práticos, como o estabelecimento de metas focadas no bem-estar e a prática de *mindfulness* na alimentação, os indivíduos tornam-se mais capazes de lidar com dificuldades emocionais sem recorrer a padrões alimentares prejudiciais. Essa aquisição de habilidades é fundamental para uma vida equilibrada, contribuindo para mudanças duradouras na relação com a comida[8].

O capital psicológico positivo, composto por autoeficácia, esperança, otimismo e resiliência, oferece uma base sólida para a adoção e manutenção de uma alimentação saudável[9]. A autoeficácia, a crença na própria capacidade de alcançar objetivos, capacita o indivíduo a iniciar mudanças, como começar uma rotina de exercícios ou experimentar novas receitas saudáveis, mesmo diante de desafios iniciais. A esperança impulsiona a definição de metas realistas e a busca por caminhos para atingi-las, mantendo a motivação em momentos de dificuldade ou recaída.

O otimismo permite encarar os obstáculos como temporários e superáveis, focando nos benefícios em longo prazo de uma vida saudável, em vez de se deter nas dificuldades do processo de mudança. A resiliência, a capacidade de se recuperar de contratempos, é fundamental para lidar com os inevitáveis deslizes e desafios que surgem ao longo da jornada para um estilo de vida mais saudável. Em vez de desistir diante de um dia de alimentação menos regrada ou da falta de motivação para o exercício, a resiliência permite aprender com a experiência e retomar os hábitos saudáveis[9].

Ao cultivar esses quatro pilares do capital psicológico positivo, as pessoas se tornam mais propensas a adotar comportamentos saudáveis de forma consistente, transformando a mudança em um processo mais

TABELA 1 Aplicação prática do capital psicológico positivo na alimentação

Pilar do capital psicológico	Aplicação na alimentação	Exemplo clínico
Autoeficácia	Iniciar e manter novos hábitos alimentares	"Consigo incluir legumes no jantar mesmo com pouco tempo."
Esperança	Estabelecer metas realistas e buscar alternativas	"Se hoje não consegui, amanhã posso ajustar o lanche."
Otimismo	Interpretar recaídas como temporárias	"Essa semana foi difícil, mas é só uma fase."
Resiliência	Retomar hábitos saudáveis após deslizes	"Apesar do fim de semana, volto hoje com meu plano alimentar."

Fonte: Luthans et al., 2007[9].

Reestruturação cognitiva
• Identificação de pensamentos disfuncionais
• Substituição por cognições mais saudáveis
↓
Integração com psicologia positiva
• Desenvolvimento do bem-estar emocional
• Fortalecimento de enfrentamento e autoconhecimento
↓
Capital psicológico positivo
• Autoeficácia
• Esperança
• Otimismo
• Resiliência
↓
Aplicação na alimentação
• Gerenciamento emocional
• Adesão a hábitos saudáveis
• Relação positiva com a comida
↓
Resultados esperados
• Bem-estar sustentado
• Mudanças duradouras
• Estilo de vida mais leve

FIGURA 1 Caminho da terapia cognitivo-comportamental positiva aplicada na alimentação. Visualização estruturada das etapas terapêuticas integrando reestruturação cognitiva, psicologia positiva e aplicação prática na alimentação.

sustentável e prazeroso, alinhado com os princípios da psicologia positiva, que enfatizam o bem-estar e o florescimento humano.

Os estágios de mudança de comportamento

O modelo teórico sobre os estágios de mudança comportamental oferece um modelo valioso para entender a implementação de hábitos alimentares saudáveis, abarcando cinco estágios: pré-contemplação, contemplação, preparação, ação e manutenção. Esse modelo destaca que a mudança não é linear e que os indivíduos frequentemente transitam entre os estágios antes de realizarem uma transformação duradoura[10].

No pré-contemplação, o indivíduo não reconhece a necessidade de mudança e ignora as consequências de seus hábitos alimentares. Intervenções nessa fase podem incluir psicoeducação e reflexões que incentivem a conscientização. Durante a contemplação, os indivíduos começam a perceber a necessidade de mudança; intervenções como perguntas motivacionais e apoio social são cruciais nesse momento. Na preparação, os indivíduos se comprometem com a mudança, o que favorece o planejamento de metas específicas. A fase de ação envolve a implementação das mudanças desejadas e a solidificação de novos hábitos. Por fim, na manutenção, o foco é evitar recaídas, com avaliações contínuas e suporte social[10].

A teoria do balanço decisório na alimentação

A teoria do balanço decisório é aplicável à alimentação ao reconhecer que cada escolha implica uma avaliação de prós e contras. Para suportar esse processo, é essencial oferecer estratégias que ajudem os indivíduos a explorar suas ambivalências. Isso pode incluir incentivá-los a refletir sobre suas verdadeiras prioridades nas escolhas alimentares, em relação à saúde ou ao prazer, além de listar benefícios e desvantagens das opções alimentares[10]. Explorar ambivalências também envolve validar sentimentos conflitantes que são normais durante a mudança. A prática de questionamento no atendimento clínico pode ajudar os indivíduos a encontrar um equilíbrio entre desejos e necessidades, promovendo uma maneira mais saudável de tomar decisões alimentares. Isso pode ser realizado na consulta por meio da anamnese ou de ferramentas como o exemplo da Figura 2.

Reestruturação cognitiva: identificar e transformar padrões de pensamento

A reestruturação cognitiva é fundamental para modificar padrões de pensamento disfuncionais que afetam o comportamento alimentar. Ao reconhecer crenças negativas, os indivíduos podem reformular esses pensamentos em afirmações mais equilibradas, como ver um lanche ocasional como parte de uma dieta saudável. Essa transformação alivia a culpa e a ansiedade,

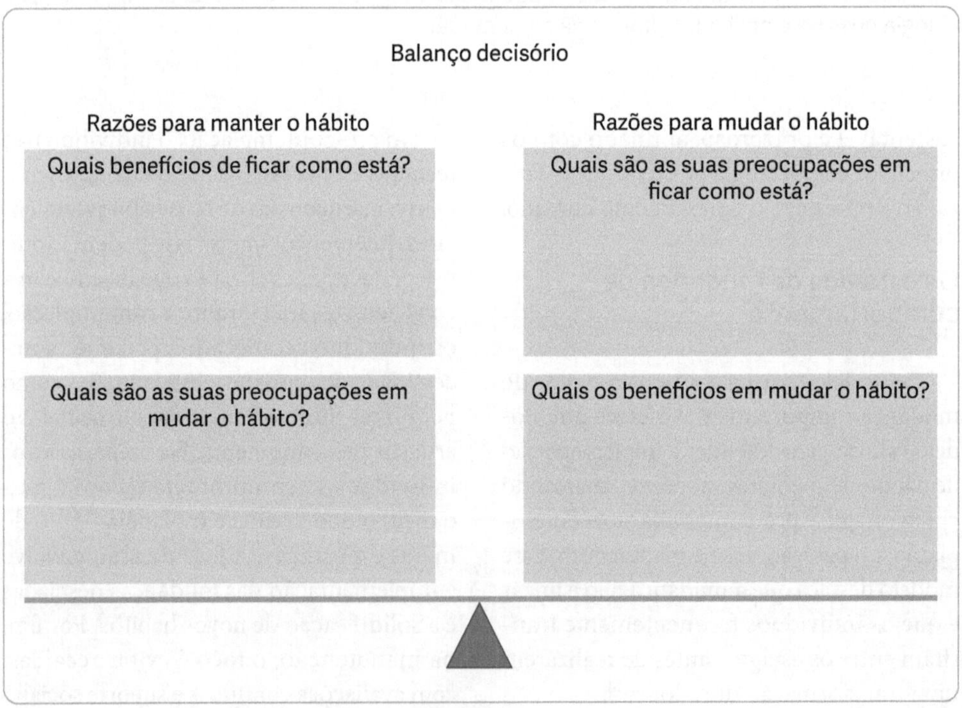

FIGURA 2 Exemplo de ferramenta do balanço decisório.
Fonte: adaptada de Prochaska e Diclemente, 1992[10].

promovendo uma relação positiva com a alimentação[11].

Essa técnica é integrativa ao processo de mudança de comportamento, ensinando indivíduos a desafiar pensamentos negativos de modo a fomentar um comportamento alimentar saudável, como pode ser observado na Tabela 2. Isso não apenas facilita a adoção de novas escolhas alimentares, mas também fortalece a resiliência emocional, capacitando os indivíduos a lidarem com desafios futuros.

As intervenções cognitivas são essenciais para promover relações saudáveis com a alimentação. Através da aplicação de modelos teóricos e técnicas práticas, profissionais da saúde podem oferecer suporte eficaz que ajuda os indivíduos a enfrentar suas crenças e padrões alimentares. A transformação cognitiva vai além da simples adoção de hábitos alimentares saudáveis; é uma jornada enriquecedora de autoconhecimento e crescimento pessoal que contribui para a saúde geral e uma melhor qualidade de vida.

INTERVENÇÕES COMPORTAMENTAIS

Coaching em saúde como estratégia para mudança alimentar sustentável

O que é *coaching* em saúde e bem-estar? Embora o termo *coaching* em saúde tenha ganhado popularidade nos últimos anos, a sua definição científica foi historicamente pouco padronizada. No entanto, uma revisão sistemática robusta publicada por Wolever et al. consolidou um conjunto de características que hoje servem como base

TABELA 2 Reestruturação cognitiva

Crença disfuncional	Reestruturação cognitiva
Comi um pedaço de bolo, estraguei tudo.	Comer um pedaço de bolo não anula todo o progresso.
Nunca consegui ter uma alimentação saudável, então não vou conseguir de novo.	Cada tentativa é uma nova oportunidade de aprender e fazer diferente.
Preparei um jantar saudável, mas qualquer um conseguiria fazer isso.	Meu jantar foi um passo positivo para cuidar de mim. Meus esforços são válidos.
Mudar minha alimentação vai ser muito difícil e frustrante, então nem vou começar.	Mudar minha alimentação pode ter seus desafios, mas vou focar nos ganhos.
Só comi umas batatinhas-fritas, não faz mal.	Preciso estar atento às minhas escolhas.
Estou muito estressado, então mereço comer o que quiser para me sentir melhor.	Existem formas mais saudáveis de lidar com o estresse.
Eu sou guloso e por isso não consigo emagrecer.	Posso aprender a lidar com esses desejos de forma saudável.
Sou o único que não está bebendo álcool, meus amigos devem estar pensando que sou chato.	As escolhas alimentares dos meus amigos não têm relação com o que eles pensam de mim.
A balança não mostrou o resultado que eu esperava, não me esforcei o suficiente.	A perda de peso é um processo complexo e pode variar.
Estou me sentindo culpado por comer esse doce.	Sentimento de culpa não define se uma ação é certa ou errada.

conceitual amplamente aceita[4]. Segundo essa revisão, o *coaching* em saúde e bem-estar é operacionalizado na literatura científica como um processo que:

- É total ou parcialmente centrado no paciente (em 86% dos estudos analisados).
- Inclui metas determinadas pelo próprio paciente (71%).
- Incorpora autodescoberta e aprendizagem ativa (63%) — em oposição ao simples recebimento passivo de orientações.
- Encoraja a responsabilidade e o compromisso com os comportamentos (86%).
- Oferece educação em saúde integrada ao processo de *coaching* (91%)[4].

Essa abordagem, portanto, vai além da prescrição: visa empoderar o paciente, respeitar sua autonomia e promover uma relação colaborativa e motivacional com o profissional de saúde. Trata-se de uma ferramenta valiosa na MEV, especialmente quando o objetivo é facilitar mudanças sustentáveis em hábitos como a alimentação.

O primeiro passo para a construção de mudanças sustentáveis está na desvinculação do modelo paternalista, em que o profissional detém todo o conhecimento e o transfere de forma unidirecional ao paciente. Em vez disso, o *coaching* propõe uma nova relação, baseada em escuta ativa, empatia, parceria e responsabilização compartilhada[12]. Fundamentos do *coaching* em saúde aplicado à alimentação[12]:

- Empoderamento e tomada de decisão: o *coaching* reconhece que informação por si só não gera mudança, especialmente quando o comportamento alimentar está enraizado em padrões emocionais ou crenças limitantes. Portanto, o foco não está apenas na transmissão de conhecimento nutricional, mas em ajudar o paciente a lidar com sua resistência à mudança e identificar soluções próprias.
- Escuta ativa e comunicação não violenta: uma comunicação eficaz envolve mais do que orientar – exige compreensão genuína do contexto emocional e social do paciente. Isso inclui escutar sem julgamento, validar sentimentos, criar vínculo (*rapport*) e usar perguntas que provoquem reflexão e autoconhecimento.
- Reconfiguração da relação profissional-paciente: na abordagem do *coaching*, o profissional atua como facilitador de mudança e não como autoridade máxima. O paciente passa de um papel passivo para cliente ativo, engajado em seu próprio processo de mudança. Isso diminui a pressão sobre o profissional e aumenta a efetividade das intervenções.

Por que o *coaching* funciona na alimentação? Ao atuar sobre essas dimensões com ferramentas de escuta, empatia, apoio e estruturação de metas realistas, o *coaching* se mostra eficaz na construção de uma nova relação com a comida e com o próprio corpo. Além disso, a abordagem evita o ciclo de restrição-compulsão-culpa, frequente em estratégias puramente prescritivas. A insistência em dietas restritivas e planos alimentares inflexíveis gera mais resistência, mais ansiedade e menos adesão em longo prazo.

Como integrar o *coaching* à consulta? O *National Diabetes Prevention Program* (DPP) é um dos modelos mais bem-sucedidos do mundo em intervenções de estilo de vida, e os *coaches* desempenharam um papel central no engajamento e nos resultados dos participantes. Foi desenvolvido pelo CDC (Centers for Disease Control and Prevention, Estados Unidos) e é um dos programas de estilo de vida mais amplamente estudados e replicados no mundo. Baseado em intervenções de mudança de comportamento, o DPP demonstrou, em seu estudo original, redução de 58% no risco de desenvolvimento de diabetes tipo 2 em adultos com pré-diabetes e 71% de redução em pessoas com mais de 60 anos[13].

Um dos pilares centrais do sucesso do programa foi a atuação dos *coaches* de saúde. Esses profissionais, mesmo com formações diversas, foram treinados para facilitar sessões em grupo, acompanhar individualmente os participantes, reforçar metas e comportamentos saudáveis e oferecer suporte contínuo. Estudos posteriores mostraram que a qualidade do *coach*, sua escuta, empatia, presença e preparo técnico impactaram diretamente nos índices de engajamento e na adesão às mudanças de comportamento[14].

TABELA 3 O modelo do *National Diabetes Prevention Program* (DPP) na prática clínica

Componentes-chave
Sessões semanais (fase intensiva: 16 encontros) + sessões mensais (fase de manutenção).
Metas: perder 5-7% do peso corporal e praticar ≥ 150 minutos de atividade física por semana.
Cada sessão inclui: acolhimento, revisão de progresso, conteúdo educativo, atividades em grupo e definição de metas.
Base teórica: TCC, teoria da autoeficácia, entrevista motivacional.
Resultados: Redução de 58% no risco de diabetes tipo 2 em adultos e 71% em pessoas com mais de 60 anos.

Fonte: Knowler et al., 2002[13].

Estilos de comunicação alimentar

A maneira como nos comunicamos sobre alimentação pode encorajar mudanças saudáveis e sustentáveis — ou, ao contrário, provocar culpa, resistência ou comportamentos alimentares disfuncionais. A linguagem adotada durante uma consulta tem o poder de aproximar ou afastar o paciente da sua autonomia alimentar.

Estudos em nutrição comportamental mostram que, quando a fala profissional é centrada em restrições, regras rígidas e julgamentos, há maior chance de gatilhos de compulsão, vergonha e abandono do processo. Em contrapartida, uma comunicação acolhedora, baseada em escolhas

TABELA 4 Estilos de comunicação alimentar

Estilos de comunicação	Características	Exemplos de fala do profissional
Restritiva	Baseada em proibições, foco no controle e culpa	"Você não pode comer isso."/"Esse alimento é proibido."
Positiva	Incentiva escolhas saudáveis com foco em ganhos	"Vamos incluir mais alimentos que lhe dão energia e saciedade."
Intuitiva	Estimula conexão com sinais de fome e saciedade	"Como você percebe que está satisfeito?"/"O que seu corpo está pedindo?"
Realista	Acolhe limitações e busca ajustes possíveis	"Sabendo da sua rotina, qual mudança parece mais viável esta semana?"

Fonte: Alvarenga et al., 2019[7].

reais, sensações corporais e construção de hábitos, favorece maior adesão e confiança[7]. A seguir, apresentamos uma tabela comparativa de estilos de comunicação alimentar, com exemplos práticos aplicáveis à consulta clínica:

Esse tipo de abordagem, ao ser personalizada, respeitosa e centrada na realidade do paciente, favorece a adesão e o vínculo terapêutico, elementos essenciais na MEV.

Escala da fome

A escala da fome é uma ferramenta prática que ajuda o paciente a reconhecer sinais físicos e emocionais de fome e saciedade, promovendo consciência alimentar e interrompendo o ciclo de comer automático ou impulsivo. Ela é frequentemente utilizada em abordagens como a nutrição comportamental, o *mindful eating* e o *coaching* de saúde e pode ser aplicada como parte da escuta ativa durante a consulta, nos registros alimentares reflexivos ou como ferramenta educativa.

Orientações para uso clínico:

- Idealmente, iniciar refeições entre nível 3 e 4 e encerrar entre nível 5 e 6.
- Usar a escala como diário reflexivo junto ao paciente.
- Pode ser usada antes e depois das refeições como estratégia de reconexão com sinais internos.
- Associar com intervenções de *mindful eating* para aprimorar a escuta do corpo.

Mindful eating

Mindful eating, ou "comer com atenção plena", é a aplicação dos princípios do *mindfulness* (atenção plena ao momento

TABELA 5 Escala da fome e saciedade (1 a 10)

Nível	Descrição da sensação física	Interpretação clínica sugestiva
1	Morto de fome, fraqueza, tontura	Risco de hipoglicemia, iniciar refeição imediatamente
2	Muita fome, irritabilidade, baixa energia	Fome extrema – comer pode levar à perda de controle
3	Fome clara, estômago roncando	Momento adequado para planejar e iniciar a refeição
4	Início da fome, sinais sutis	Ideal para começar a pensar no alimento
5	Neutro, nem com fome nem cheio	Estado de equilíbrio – ponto de escuta corporal
6	Levemente cheio, sensação agradável	Parar de comer se o objetivo é manter ou perder peso
7	Cheio, início do desconforto	Possível exagero – avaliar por que continuou comendo
8	Muito cheio, sensação de plenitude	Provável desconexão com sinais de saciedade
9	Desconforto intenso, distensão abdominal	Episódio de comer em excesso
10	Extremamente cheio, sensação de mal-estar	Episódio compulsivo ou comer até passar mal

Fonte: adaptada de Tribole e Resch, 2020[15].

presente) à experiência alimentar. A prática envolve estar plenamente presente durante o ato de comer, com curiosidade, consciência e sem julgamento, observando os sinais físicos, emocionais, mentais e sensoriais relacionados ao alimento e ao corpo[16].

No contexto da prática clínica brasileira, autores como Alvarenga et al. reforçam que o comer com atenção plena pode ser utilizado como ferramenta terapêutica não apenas para a compulsão alimentar, mas também para melhorar a relação do paciente com o alimento e seu corpo, especialmente em quadros de desconexão com os sinais internos e alimentação emocional[7].

Diário alimentar reflexivo

O diário alimentar reflexivo é uma ferramenta que vai além do simples registro de alimentos ingeridos. Ele convida o paciente a observar, com curiosidade e sem julgamento, os aspectos físicos, emocionais e comportamentais associados ao ato de comer. Utilizado corretamente, pode aumentar a consciência alimentar, facilitar intervenções clínicas e fortalecer a autonomia do paciente no processo de mudança[7]. Estudos indicam que o uso de diários reflexivos está associado a[17]:

- Maior adesão ao tratamento nutricional e comportamental.
- Redução da ingestão calórica total e de episódios de alimentação emocional.
- Identificação de gatilhos emocionais e ambientais que influenciam a alimentação.
- Melhora na percepção de saciedade e fome, especialmente em abordagens como o *mindful eating* e o comer intuitivo

Diferenciais do modelo reflexivo[7]:

- Em contraste com os diários tradicionais, que focam apenas em calorias e porções, o modelo reflexivo propõe o registro de elementos como:
- Nível de fome antes da refeição (escala de 0 a 10).
- Grau de saciedade após a refeição.
- Emoções ou pensamentos associados ao comer.

TABELA 6 Passo a passo do *mindful eating* na prática clínica

Etapa	Descrição	Pergunta ao paciente
Pausa consciente	Pausa de 10 a 30 segundos para respirar e perceber o momento.	"Observe o que está sentindo. Está com fome? Está distraído?"
Atenção aos sentidos	Observar cor, aroma, textura, som e sabor do alimento.	"Que cheiro esse alimento tem? Como ele parece antes de engolir?"
Fome e saciedade	Avaliar o ponto da escala da fome antes e durante a refeição.	"Já sente saciedade? Costuma parar nesse ponto?"
Presença na mastigação	Evitar distrações e mastigar lentamente, com atenção.	"Percebe mudanças no sabor à medida que mastiga?"
Observação sem julgamento	Reconhecer emoções e pensamentos sem críticas.	"Notou alguma emoção ao comer? Isso muda como come?"
Gratidão e encerramento	Reconhecer o cuidado com o corpo e com o alimento.	"Como se sente agora? Consegue agradecer esse momento?"

TABELA 7 Exemplo de campos no diário reflexivo

Horário	Alimento	Fome (0-10)	Emoção	Ambiente	Saciedade (0-10)	Observações
12h30	Arroz, feijão, frango, salada	4	Ansiedade	Sozinha, no celular	8	Comecei com fome leve e parei estufada. Quis compensar um estresse da manhã.

Fonte: Alvarenga et al., 2019[7].

- Contexto (ambiente, pessoas, distrações).
- Presença de sabores, texturas, prazer ou desconforto.

Aplicação prática: é possível sugerir ao paciente o preenchimento do diário por 3 a 7 dias antes da consulta de devolutiva. Isso oferece uma base rica para discussão e planejamento de ações, especialmente dentro de programas de acompanhamento.

Exemplo de orientação ao paciente: "Escolha 1 refeição do dia para observar com mais atenção. Registre o que comeu, como se sentiu antes e depois, e o que percebeu do seu corpo e da sua mente durante a refeição".

Automonitoramento

O automonitoramento é uma das estratégias mais eficazes na mudança de comportamento alimentar, pois aumenta a consciência sobre padrões diários e favorece a autorregulação[18]. Ferramentas simples, como o exemplo da Figura 3, permitem o registro prático e visual de aspectos como alimentação, sono, estresse e atividade física, funcionando como diário reflexivo estruturado. Evidências mostram que o uso contínuo de estratégias de automonitoramento se associa a melhores desfechos clínicos e maior adesão ao tratamento[19].

O *planner* é um recurso muito útil, e esse da imagem foi desenvolvido com base na prática clínica da MEV unida à Endocrinologia para estimular a auto-observação diária de pilares do estilo de vida. Ele sintetiza alguns dos principais pilares que influenciam o resultado (e que podem ser personalizados), oferecendo ao paciente um panorama simples e visual do seu dia a dia. São objetivos do *planner*:

- Estimular a autorresponsabilidade e percepção corporal/comportamental.
- Mapear padrões de sabotadores e sucessos.
- Incentivar a constância e o autocuidado.
- Servir como instrumento de reflexão em consulta ou devolutiva.
- Acompanhar a evolução de metas semanais e mensais.

Itens observados

Alimentação planejada *versus* não planejada, atividade física (minutos e tipo), nível de estresse (ícones de humor), qualidade do sono, trânsito intestinal, consumo de líquidos, sabotadores percebidos.

Aplicação clínica

Recomenda-se que o paciente preencha o *planner* diariamente durante ao menos

Planner

Segunda-feira	Terça-feira	Quarta-feira	Quinta-feira	Sexta-feira	Sábado	Domingo
Alimentação	Alimentação	Alimentação	Alimentação	Alimentação	Alimentação	Alimentação
Lanches e bebidas não planejadas	Lanches e bebidas não planejadas	Lanches e bebidas não planejadas	Lanches e bebidas não planejadas	Lanches e bebidas não planejadas	Lanches e bebidas não planejadas	Lanches e bebidas não planejadas
Atividade	Atividade	Atividade	Atividade	Atividade	Atividade	Atividade
Total de minutos:	Total de minutos:	Total de minutos:	Total de minutos:	Total de minutos:	Total de minutos:	Total de minutos:
Estresse	Estresse	Estresse	Estresse	Estresse	Estresse	Estresse
Sono	Sono	Sono	Sono	Sono	Sono	Sono
Intestino	Intestino	Intestino	Intestino	Intestino	Intestino	Intestino
Líquido	Líquido	Líquido	Líquido	Líquido	Líquido	Líquido
1L 2L +2L	1L 2L +2L	1L 2L +2L	1L 2L +2L	1L 2L +2L	1L 2L +2L	1L 2L +2L
Sabotadores	Sabotadores	Sabotadores	Sabotadores	Sabotadores	Sabotadores	Sabotadores

FIGURA 3 Exemplo de ferramenta para o automonitoramento.

7 dias antes do retorno. O material pode ser entregue impresso, em PDF editável ou via *app* de acompanhamento. A análise conjunta permite identificar padrões e promover ajustes individualizados com base em evidências.

Plano de ação semanal/metas SMART

O plano de ação semanal é uma ferramenta prática que auxilia o paciente a transformar intenções em comportamentos concretos. A metodologia SMART (específica, mensurável, atingível, relevante e com prazo determinado) torna a meta mais clara, realista e viável, facilitando o acompanhamento entre consultas. Essa abordagem é especialmente eficaz dentro de programas estruturados de acompanhamento, com revisões periódicas a cada 20 a 30 dias[20]. Sugere-se que, ao final da consulta, o profissional construa com o paciente uma ou duas metas realistas para a semana, com base nos pilares discutidos.

TABELA 8 Exemplo de meta

Meta genérica	Meta SMART
Quero comer melhor.	Incluir meio prato de vegetais (variados entre folhas, brócolis, abobrinha, vagem, beterraba – opções de que o paciente gosta) no almoço em pelo menos 3 dias da semana (segunda, quarta e sexta) durante as próximas 4 semanas.

Exemplo de condução clínica

"Qual seria um pequeno passo relacionado à sua alimentação que você se sente confiante em realizar até nossa próxima consulta?"

TABELA 9 Exemplo de desdobramento da meta SMART

Critério	Descrição aplicada à meta alimentar
S – Específica	Incluir vegetais no almoço, como cenoura cozida, abobrinha grelhada ou brócolis no vapor.
M – Mensurável	1 porção = meio prato em 3 dias da semana (segunda, quarta e sexta).
A – Atingível	O paciente tem acesso aos alimentos e já faz preparações simples com legumes.
R – Relevante	A meta contribui para aumento da saciedade, melhora digestiva e controle glicêmico.
T – Temporal	Meta a ser realizada até a próxima consulta do programa, dentro de 30 dias, com revisão semanal no *planner*.

INTERVENÇÕES AMBIENTAIS

Fundamentos da intervenção ambiental no comportamento alimentar

O ambiente em que vivemos exerce influência direta e, muitas vezes, inconsciente sobre nossas decisões alimentares. Modificações simples no ambiente físico, digital e social podem facilitar escolhas mais saudáveis e reduzir a exposição a estímulos que favorecem o consumo automático ou emocional.

Pesquisas em neurociência e economia comportamental demonstram que o ambiente atua como gatilho para decisões rápidas, com pouco envolvimento da reflexão racional. Por isso, quando o ambiente é estruturado para facilitar boas escolhas, a adesão tende a ser mais eficaz e sustentada ao longo do tempo. O *Guia Alimentar para a População Brasileira* reforça esse ponto ao afirmar que a alimentação adequada e saudável depende também de ambientes alimentares que favoreçam o acesso, preparo e consumo de alimentos *in natura* e minimamente processados[5].

Além da estrutura física, o conceito de ambiente obesogênico chama atenção para a influência dos alimentos ultraprocessados na saúde pública. Esses produtos são altamente palatáveis, de fácil acesso e amplamente promovidos por estratégias de marketing, sobretudo digitais. Estudos mostram que a alta exposição à propaganda desses alimentos - em redes sociais, aplicativos e TV - aumenta o desejo e o consumo, principalmente em crianças e adolescentes.

O Guia Alimentar recomenda evitar ambientes que promovam o consumo de ultraprocessados e alerta sobre o impacto da propaganda alimentar no comportamento alimentar. Intervenções como reorganização do ambiente doméstico, limitação de estímulos visuais e o bloqueio de conteúdos digitais são estratégias relevantes e baseadas em evidências[5].

Avaliação do ambiente alimentar na prática clínica

Estas perguntas práticas auxiliam na investigação de como o ambiente físico, social e digital influencia as escolhas alimentares. Elas podem ser usadas na consulta ou como ferramenta de acompanhamento.

ACOMPANHAMENTO CONTÍNUO: SUSTENTANDO A MUDANÇA

As estratégias de mudança alimentar descritas neste capítulo ganham efetividade real quando inseridas em um processo estruturado de acompanhamento. Não basta orientar: é preciso sustentar a transformação ao longo do tempo.

TABELA 10 Estratégias de intervenção ambiental com embasamento científico

Categoria	Estratégia	Aplicação clínica
Ambiente físico[21]	Usar pratos menores	Reduz automaticamente o volume ingerido, sem impacto na saciedade.
Ambiente físico[22]	Organizar a geladeira/despensa	Alimentos saudáveis visíveis; ultraprocessados fora do alcance.
Ambiente físico[23]	Manter frutas à vista	Aumenta o consumo e reduz lanches não planejados.
Ambiente digital[24]	Desativar notificações de *apps* de *delivery*	Reduz impulsos e consumo não planejado.
Ambiente digital[25]	Reduzir a exposição a ultraprocessados na mídia	Evitar seguir perfis de receitas hipercalóricas ou anúncios persuasivos.
Ambiente social[26]	Envolver a família nas metas alimentares	Gera suporte emocional e melhora a adesão.
Ambiente social[27]	Evitar comer diante de telas	Diminui o consumo automático e favorece o reconhecimento da saciedade.

TABELA 11

Tópico	Perguntas sugeridas
Ambiente físico	Onde você costuma fazer suas refeições? (ex.: mesa, sofá, cama) Quais alimentos ficam mais visíveis e acessíveis na sua casa? Como os itens estão organizados na geladeira e despensa?
Convivência	Com quem você mora e como isso influencia sua alimentação? Você costuma comer sozinho ou acompanhado? Alguém influencia positiva ou negativamente suas escolhas alimentares?
Tempo e atenção	Quanto tempo você dedica às refeições? Costuma comer com distrações como celular ou TV?
Rotina de trabalho	Seu trabalho é presencial, remoto ou híbrido? Onde você se alimenta durante a jornada de trabalho? Você leva comida, pede *delivery* ou come fora?
Ambiente digital	Com que frequência você usa *apps* de *delivery*? As redes sociais influenciam suas vontades ou escolhas alimentares? Já tentou limitar o uso de apps relacionados à comida?

A alimentação saudável é um comportamento complexo, influenciado por fatores emocionais, cognitivos e ambientais. O acompanhamento permite reforçar metas, revisar barreiras, adaptar estratégias e manter o vínculo, favorecendo a adesão no longo prazo. Ao contrário da consulta avulsa, que muitas vezes não permite o suporte necessário entre uma intenção e sua consolidação, os programas com consultas regulares e estruturadas potencializam os resultados clínicos e fortalecem o protagonismo do paciente.

Estudos como o Look AHEAD, DPP e PREMIER demonstram que a frequência dos encontros está diretamente associada à melhora na adesão alimentar, à perda de peso e à manutenção de resultados[13,28,29]. A mudança alimentar sustentada nasce da constância – e a constância nasce da relação terapêutica ativa.

Para se aprofundar

Livro: Alvarenga M, Figueiredo M, Timerman F, Antonaccio C, editores. Nutrição comportamental, 2. ed. São Paulo: Manole; 2019.

Livro: Beck J. Pense magro: a dieta definitiva de Beck. Porto Alegre: Artmed; 2008.

Livro: Brasil. Ministério da Saúde (MS). Guia alimentar para a população brasileira, 2. ed. Brasília: MS; 2014.

REFERÊNCIAS BIBLIOGRÁFICAS

1. Willett WC, Rockström J, Loken B, et al. Food in the Anthropocene: the EAT–Lancet Commission on healthy diets from sustainable food systems. Lancet. 2019;393(10170):447-92.
2. Marteau TM, Hollands GJ, Fletcher PC. Changing human behavior to prevent disease: the importance of targeting automatic processes. Science. 2012;337(6101):1492-5.
3. Greaves CJ, Sheppard KE, Abraham C, et al. Systematic review of reviews of intervention components associated with increased effectiveness in dietary and physical activity interventions. BMC Public Health. 2011;11:119.
4. Wolever RQ, Simmons LA, Sforzo GA, et al. A systematic review of the literature on health and

wellness coaching: defining a key behavioral intervention in healthcare. Glob Adv Health Med. 2013;2(4):38-57.

5. Brasil. Ministério da Saúde (MS). Guia alimentar para a população brasileira, 2. ed. Brasília: MS; 2014.
6. Berthoud HR. The neurobiology of food intake in an obesogenic environment. Proc Nutr Soc. 2012;71(4):478-87.
7. Alvarenga M, Figueiredo M, Timerman F, Antonaccio C, editores. Nutrição comportamental, 2. ed. São Paulo: Manole; 2019.
8. Seligman M. Positive psychotherapy. New York: Oxford University Press; 2006.
9. Luthans F, Youssef-Morgan CM, Avolio BJ. Psychological capital: developing the human competitive edge. New York: Oxford University Press; 2007.
10. Prochaska JO, Diclemente CC. Stages of change in the modification of problem behaviors. Prog Behav Modif. 1992:28:183-218.
11. Beck JS. Cognitive therapy: basics and beyond. New York: Guilford Press; 1995.
12. Lancha AH Jr, Lancha LC. Coaching em alimentação e estilo de vida saudável. Barueri: Manole; 2019.
13. Knowler WC, Barrett-Connor E, Fowler SE, et al. Reduction in the incidence of type 2 diabetes with lifestyle intervention or metformin. N Engl J Med. 2002;346(6):393-403.
14. Poon EG, Keib CN, Rawal P, et al. A qualitative study to develop a model of factors influencing lifestyle coach effectiveness in the National Diabetes Prevention Program. Prev Chronic Dis. 2023;20:E50.
15. Tribole E, Resch E. Intuitive eating: a revolutionary anti-diet approach, 4. ed. New York: St. Martin's Essentials; 2020.
16. Kristeller JL, Wolever RQ. Mindfulness-based eating awareness training for treating binge eating disorder: The conceptual foundation. Eat Disord. 2011;19(1):49-61.
17. Spendlove JK, Mitchell LJ, Gifford JA, et al. Effect of dietary self-monitoring strategies on weight loss: a systematic review and meta-analysis of randomized controlled trials. Obes Rev. 2020;21(3):e12991.
18. Burke LE, Wang J, Sevick MA. Self-monitoring in weight loss: a systematic review of the literature. J Am Diet Assoc. 2011;111(1):92-102.
19. Middleton KM, Patidar SM, Perri MG. The impact of extended care on the long-term maintenance of weight loss: a systematic review and meta-analysis. Obes Rev. 2012;13(6):509-17.
20. Drucker PF. Classic Drucker. Boston: Harvard Business School Publishing; 2006.
21. Wansink B, van Ittersum K. Portion size me: plate-size induced consumption norms and win-win solutions for reducing food intake and waste. J Exp Psychol Appl. 2013;19(4):320-32.
22. Wansink B. Mindless eating: why we eat more than we think. New York: Bantam Books; 2006.
23. Geller S, Wharton CM, Lerner RM. Sound and sight: The impact of music and visibility on food consumption and emotional responses. Appetite. 2017;112:138-42.
24. Thomas JG, Raynor HA, Bond DS, et al. Comparison of smartphone-based behavioral obesity treatment with gold standard group treatment and control: a randomized trial. Obesity (Silver Spring). 2019;27(4):572-80.
25. Monteiro CA, Cannon G, Levy RB, et al. Ultra-processed foods: what they are and how to identify them. Public Health Nutr. 2019;22(5):936-41.
26. Wing RR, Jeffery RW. Benefits of recruiting participants with friends and increasing social support for weight loss and maintenance. J Consult Clin Psychol. 1999;67(1):132-8.
27. Robinson E, Thomas J, Aveyard P, et al. What everyone else is eating: a systematic review and meta-analysis of the effect of informational eating norms on eating behavior. Am J Clin Nutr. 2013;97(4):728-42.
28. Look AHEAD Research Group, Wing RR. Long-term effects of a lifestyle intervention on weight and cardiovascular risk factors in individuals with type 2 diabetes mellitus. Arch Intern Med. 2010;170(17):1566-75.
29. Elmer PJ, et al. Effects of comprehensive lifestyle modification on diet, weight, physical fitness, and blood pressure control: 18-month results of the PREMIER clinical trial. Arch Intern Med. 2006;166(9):968-76.

21

Nutricionismo, dietas da moda e transtornos alimentares

Bianca Naves

Pontos-chave

- O nutricionismo enfatiza nutrientes isolados em detrimento da alimentação na totalidade, influenciando escolhas alimentares e políticas públicas.
- Redes sociais e influenciadores digitais promovem dietas da moda com promessas simplificadas e muitas vezes sem embasamento científico.
- Dietas restritivas podem levar a deficiências nutricionais, transtornos alimentares e impacto negativo na relação com a comida.
- A educação nutricional baseada em evidências é essencial para combater a desinformação e promover hábitos alimentares saudáveis e sustentáveis.

INTRODUÇÃO

O nutricionismo é um conceito amplamente debatido na área da nutrição e tem assumido um papel central na maneira como a alimentação é compreendida e praticada na sociedade contemporânea. Essa abordagem caracteriza-se pela priorização dos nutrientes individuais em detrimento da alimentação em seu contexto integral. O termo foi cunhado pelo crítico da alimentação Michael Pollan para descrever um modelo reducionista que entende a nutrição com base em nutrientes isolados, como proteínas, carboidratos, gorduras, vitaminas e minerais, em vez de considerar os alimentos em sua totalidade[1]. Essa fragmentação da alimentação desloca o foco do ato de comer como uma experiência cultural, social e sensorial, enfatizando, em seu lugar, os efeitos bioquímicos dos nutrientes no organismo.

Enraizado em um discurso biomédico e cientificista, o nutricionismo valoriza a alimentação pautada na suposta superioridade da ciência sobre os saberes tradicionais. Essa perspectiva pode levar a uma visão excessivamente mecanicista da nutrição, ignorando a complexidade dos hábitos alimentares e sua inter-relação com fatores emocionais e socioculturais. Gloria et al.[2] destacam que essa abordagem fragmentada leva à categorização dos alimentos como "bons" ou "ruins" com base em seus componentes isolados. Esse fenômeno influencia não apenas as escolhas alimentares individuais, mas também como dietas são concebidas e promovidas. O nutricionismo, ao reduzir a alimentação a uma equação de macronutrientes e micronutrientes, pode desencadear comportamentos extremos em relação à comida, favorecendo padrões alimentares nem sempre saudáveis ou sustentáveis em longo prazo. Além disso, essa visão limitada pode prejudicar a relação das pessoas com a comida, fazendo com que a alimentação seja percebida como um conjunto de regras rígidas, sem considerar a importância dos aspectos emocionais e sociais na construção de hábitos alimentares equilibrados.

No contexto das redes sociais, o nutricionismo se manifesta de forma ainda mais acentuada, sendo amplamente disseminado por celebridades e influenciadores digitais. Muitas dessas figuras promovem dietas e práticas alimentares baseadas em argumentos pseudocientíficos ou em experiências pessoais, sem respaldo técnico adequado[1,3,4]. Esse fenômeno resulta na propagação da ideia de que certos alimentos ou nutrientes possuem propriedades "milagrosas", enquanto outros são demonizados[5]. As postagens analisadas por Gloria et al.[2] revelam que muitas dietas promovidas por influenciadores seguem esse discurso reducionista, destacando determinados nutrientes como fundamentais para a saúde e o emagrecimento, sem levar em conta a individualidade biológica, os hábitos alimentares e o contexto de vida das pessoas. Esse tipo de comunicação reforça a mercantilização da nutrição, transformando a alimentação em um mercado onde produtos enriquecidos ou específicos são vendidos como indispensáveis para o bem-estar[6,7].

O impacto do nutricionismo não se limita às escolhas individuais e às redes sociais, mas também afeta as políticas públicas e diretrizes nutricionais[8,9]. Gloria et al.[2] ressaltam que muitas recomendações governamentais são formuladas com base em nutrientes isolados, o que pode gerar orientações pouco eficazes para a promoção da saúde pública. Essa abordagem pode confundir os consumidores, frequentemente bombardeados por informações contraditórias sobre quais alimentos devem ou não ser consumidos[10,11]. Além disso, a indústria alimentícia se aproveita desse modelo reducionista para promover produtos enriquecidos com determinados nutrientes, muitas vezes ignorando a qualidade nutricional global dos alimentos e seus efeitos na saúde em longo prazo[12].

Outro efeito preocupante do nutricionismo é a medicalização da alimentação, que pode levar ao aumento da ortorexia, obsessão patológica por uma alimentação considerada saudável[13,14]. Esse fenômeno contribui para sentimentos de culpa e ansiedade em relação à comida, reforçando regras rígidas sobre o que deve ou não ser consumido[15]. Além disso, o nutricionismo desvaloriza os saberes populares e as tradições alimentares, priorizando o conhecimento científico sobre os nutrientes em detrimento da cultura e da história dos hábitos alimentares[16]. Essa desconsideração empobrece a relação das pessoas com a comida, afastando-as da experiência alimentar como um ato de prazer, convívio e identidade[17,18].

Conclui-se que o nutricionismo é uma abordagem reducionista que, ao ser amplamente reforçada pelas redes sociais e pela influência de figuras públicas, transforma a comida em um conjunto de nutrientes isolados, ignorando os aspectos sociais, culturais e afetivos da alimentação. Essa perspectiva pode favorecer comportamentos alimentares extremos, impactar negativamente a relação das pessoas com a comida e alimentar a mercantilização da nutrição.

As dietas da moda surgem como extensão desse fenômeno, prometendo emagrecimento rápido e soluções nutricionais simplificadas. Phelan et al.[19] e De Araújo et al.[8] analisam como essas dietas populares, muitas vezes sem embasamento científico adequado, podem levar a consequências negativas para a saúde metabólica e mental. Essas abordagens, em geral restritivas, ignoram a complexidade do metabolismo humano e os riscos associados à privação de nutrientes essenciais. Entre os principais impactos observados estão a deficiência de micronutrientes, a desaceleração do metabolismo basal e o desenvolvimento de uma relação disfuncional com a comida. Além disso, a adesão a dietas extremamente restritivas pode desencadear episódios de compulsão alimentar, gerando um ciclo de restrição e exagero alimentar que pode resultar em frustração e impactos psicológicos adversos.

Embora algumas dietas da moda possam apresentar resultados iniciais positivos, seus efeitos em longo prazo costumam ser prejudiciais. Phelan et al.[19] destacam que certas dietas populares, como a carnívora, apresentam baixa qualidade nutricional, evidenciada por uma pontuação de 26,7 no Índice de Alimentação Saudável (Healthy Eating Index – HEI). Por outro lado, a dieta Low-FODMAP, quando bem planejada, apresentou um escore mais elevado (89,1), demonstrando que algumas dietas podem ser adaptadas para alcançar um equilíbrio nutricional adequado. O estudo conclui que, em vez de buscar a "melhor" dieta, é possível otimizar a qualidade nutricional dentro de diferentes abordagens alimentares, tornando-as mais alinhadas às diretrizes recomendadas.

De Araújo et al.[8] ressaltam que, apesar da promessa de perda de peso rápida, as dietas da moda frequentemente resultam em efeitos insustentáveis e trazem riscos para a saúde. Restrições severas podem levar a deficiências nutricionais, desequilíbrios metabólicos e até ao agravamento de transtornos alimentares. Dessa forma, reforça-se a importância de estratégias nutricionais equilibradas e individualizadas, conduzidas por profissionais capacitados, para garantir a segurança e a sustentabilidade da alimentação ao longo da vida.

Lopes e Trajano[17] abordam outro aspecto crucial dessa discussão: a influência da mídia na construção de padrões estéticos irreais, que impactam negativamente a percepção corporal de adolescentes e jovens adultos. A exaltação de corpos magros como sinônimo de saúde contribui para o desenvolvimento de transtornos alimentares, como anorexia e bulimia, ao incentivar a adoção de comportamentos alimentares disfuncionais. A pressão social por um corpo ideal, amplificada pela disseminação de informações não verificadas, pode levar indivíduos vulneráveis a desenvolverem uma relação distorcida com a alimentação e a imagem corporal.

O problema se agrava com a validação social dessas práticas. Indivíduos que seguem dietas restritivas frequentemente recebem elogios por sua "disciplina", reforçando comportamentos prejudiciais. A falta de orientação profissional adequada pode resultar em deficiências nutricionais severas, perda de massa muscular, desequilíbrios hormonais e impactos psicológicos duradouros. Além disso, comunidades online e redes sociais frequentemente disseminam conteúdos que incentivam restrições extremas e perpetuam a desinformação nutricional.

NUTRICIONISMO E SUAS IMPLICAÇÕES NO COMPORTAMENTO ALIMENTAR

O nutricionismo molda como as pessoas percebem a alimentação e influencia diretamente suas escolhas alimentares. Gloria et al.[2] argumentam que essa abordagem reducionista categoriza alimentos como "bons" ou "ruins" com base em seus componentes isolados, desconsiderando o contexto alimentar na totalidade. Cediel et al.[1] acrescentam que essa visão pode gerar um distanciamento dos aspectos culturais e afetivos da alimentação, incentivando um consumo baseado apenas em supostos benefícios nutricionais.

Além disso, esse modelo reducionista pode reforçar uma relação conflituosa com a comida, tornando a alimentação uma questão exclusivamente científica, sem levar em consideração os fatores emocionais e sociais envolvidos no ato de se alimentar. Chen e Antonelli[5] destacam que as escolhas alimentares não são determinadas apenas pelos nutrientes, mas também por fatores individuais, culturais e sociais, que influenciam diretamente como as pessoas interagem com a comida.

Baldemor et al.[4] sugerem que a obsessão por "alimentos funcionais" e a busca incessante por benefícios nutricionais específicos podem levar a um padrão alimentar fragmentado e descontextualizado. Essa visão pode resultar em práticas alimentares excessivamente controladas, como a ortorexia, em que a preocupação excessiva com a qualidade dos alimentos pode se tornar um transtorno. Hauck et al.[15] exploram como a fixação na alimentação "perfeita" pode gerar comportamentos compulsivos e ansiosos, reforçando padrões alimentares disfuncionais.

O impacto do nutricionismo também pode ser observado na forma como políticas públicas e diretrizes nutricionais são formuladas. Garnett[13] alerta que a ênfase em nutrientes específicos pode levar a recomendações pouco eficazes, afastando a população de padrões alimentares mais equilibrados e sustentáveis. Cediel et al.[1] reforçam que essa abordagem pode beneficiar a indústria alimentícia, que promove produtos enriquecidos com determinados nutrientes sem necessariamente considerar sua qualidade global. Fan et al.[11] apontam que essa fragmentação do conhecimento nutricional também impacta adolescentes e jovens adultos, tornando-os mais suscetíveis a dietas restritivas e influências externas na escolha alimentar.

A relação entre nutricionismo e consumo alimentar também pode ser observada na forma como a mídia e as redes sociais disseminam informações sobre nutrição. Gloria et al.[2] indicam que a supervalorização de certos nutrientes pode levar ao consumo de dietas restritivas e ao surgimento de mitos alimentares, que dificultam a adoção de hábitos saudáveis e equilibrados. Marques e Dias[20] reforçam que a exposição a conteúdos alimentares na internet pode distorcer a percepção dos indivíduos sobre alimentação saudável, favorecendo a adoção de dietas extremamente controladas e sem base científica sólida. Spadine e Patterson[18] indicam que a influência social também desempenha um papel crucial na disseminação de tendências alimentares, impactando especialmente jovens adultos e adolescentes.

A medicalização da alimentação também se insere nesse contexto, pois a busca incessante pela dieta "ideal" pode gerar impactos psicológicos negativos. De Araújo et al.[8] destacam que essa abordagem excessivamente técnica pode desvalorizar os saberes populares e as práticas alimentares tradicionais, restringindo a alimentação a uma mera soma de nutrientes. Ghaderi[14] aponta que essa visão fragmentada da alimentação pode reforçar crenças distorcidas sobre saúde e nutrição, promovendo comportamentos de risco e transtornos alimentares.

Outro aspecto preocupante do nutricionismo é a influência que exerce sobre o desenvolvimento e a popularização das dietas da moda. Phelan et al.[19] argumentam que muitas dessas dietas seguem preceitos baseados na ênfase em determinados nutrientes, ignorando a necessidade de um equilíbrio alimentar adequado. De Moraes Ferreira e De Moura[9] afirmam que esse fenômeno contribui para ciclos de restrição e compulsão, dificultando o estabelecimento de hábitos alimentares saudáveis.

Dessa forma, o nutricionismo, ao enfatizar a importância dos nutrientes isoladamente, contribui para um distanciamento da alimentação como um ato social, afetivo e cultural. Essa perspectiva pode levar a dietas cada vez mais restritivas, dificultando a adoção de uma alimentação saudável e prazerosa. Para combater essa visão reducionista, é essencial adotar estratégias que considerem a alimentação de forma integrada, equilibrando aspectos nutricionais, emocionais e sociais.

DIETAS DA MODA: ENTRE O *HYPE* E A CIÊNCIA

As dietas da moda são um fenômeno amplamente impulsionado pelo nutricionismo e pela disseminação de ideais de emagrecimento rápido e otimização da saúde. Essas dietas costumam ganhar popularidade rapidamente, muitas vezes sem respaldo científico sólido, e são amplamente promovidas por influenciadores, celebridades e até mesmo profissionais de saúde sem especialização em nutrição.

Phelan et al.[19] analisaram a qualidade nutricional dessas dietas e concluíram que algumas apresentam baixo equilíbrio alimentar, como a dieta carnívora, enquanto outras podem ser otimizadas para um padrão mais saudável, como a Low-FODMAP. No entanto, De Araújo et al.[8] alertam que, apesar da promessa de emagrecimento rápido, essas dietas levam frequentemente a deficiências nutricionais e efeitos adversos à saúde. Da mesma forma, De Moraes Ferreira e De Moura[9] ressaltam que a restrição alimentar severa pode gerar um efeito rebote, resultando em episódios de compulsão alimentar.

Além das consequências fisiológicas, as dietas da moda também afetam a relação dos indivíduos com a comida. Faria et al.[12] enfatizam que o comportamento alimentar é afetado por essas práticas restritivas, muitas vezes levando a um ciclo de frustração, ansiedade e prejuízos metabólicos. A fixação em regras alimentares rígidas pode desencadear transtornos alimentares, como ortorexia e bulimia, bem como prejudicar a saúde emocional e mental dos indivíduos que aderem a essas práticas sem acompanhamento profissional adequado.

A influência da mídia e das redes sociais também desempenha um papel crucial na disseminação dessas dietas. Kuchkuntla et al.[16] discutem como essas dietas são frequentemente impulsionadas por tendências populares e pela busca de soluções rápidas para emagrecimento. Além disso, conteúdos digitais reforçam a adesão a dietas extremas ao promover corpos idealizados e desconsiderar a complexidade da nutrição individualizada. Esse fenômeno é especialmente preocupante entre adolescentes e jovens adultos, mais suscetíveis a padrões estéticos impostos pela sociedade. Lopes e Trajano[17] destacam que a mídia exerce grande influência na formação de distúrbios alimentares, ao perpetuar padrões corporais inatingíveis e fomentar uma relação disfuncional com a alimentação.

Dos Santos et al.[10] discutem as implicações das dietas da moda na saúde pública, destacando que a adoção indiscriminada desses regimes pode gerar consequências de longo prazo, como aumento da prevalência de distúrbios metabólicos, disfunções hormonais e desregulação do metabolismo basal. Da Silva et al.[7] complementam essa análise, alertando sobre os riscos das dietas restritivas e reforçando a importância de uma orientação nutricional adequada.

Outro fator preocupante é o impacto psicológico dessas dietas. Baldemor et al.[4] analisam a adesão das novas gerações a essas dietas e identificam que muitos jovens seguem esses regimes devido à influência social e à busca por padrões corporais idealizados. Almoraie et al.[3] destacam que a adoção dessas dietas também está presente no ambiente universitário, onde a pressão estética e a desinformação sobre nutrição contribuem para práticas alimentares inadequadas.

Embora algumas dietas da moda possam oferecer benefícios temporários, sua adoção em longo prazo pode comprometer a saúde metabólica e mental. Ghaderi[14] alerta para o risco de transtornos alimentares associados a essas práticas, especialmente em indivíduos com histórico de insatisfação corporal. Dessa forma, torna-se essencial promover uma abordagem nutricional baseada em equilíbrio, individualidade e orientação profissional adequada, garantindo que a busca por um estilo de vida saudável não se transforme em um ciclo de restrição e danos à saúde física e emocional.

INFLUÊNCIA DA MÍDIA E DAS REDES SOCIAIS NO PADRÃO ALIMENTAR

A disseminação das dietas da moda está fortemente atrelada à influência da mídia e das redes sociais. Essas plataformas desempenham um papel essencial na propagação de padrões alimentares baseados em ideais estéticos irreais, incentivando práticas restritivas muitas vezes sem embasamento científico.

Dane e Bhatia[6] apontam que as redes sociais intensificam a adoção de dietas da moda ao promover imagens idealizadas de corpos magros, levando muitos indivíduos a seguir padrões alimentares insustentáveis. Além disso, Marques e Dias[20] exploram como os influenciadores digitais promovem dietas restritivas sem fundamentação científica, reforçando comportamentos alimentares prejudiciais e perpetuando informações incorretas sobre nutrição.

Spadine e Patterson[18] destacam que a adesão a essas dietas é frequentemente impulsionada pelo desejo de aceitação social, resultando em um consumo acrítico de informações disseminadas por não especialistas. Lopes e Trajano[17] enfatizam que a exaltação da magreza como sinônimo de saúde contribui para o aumento de transtornos alimentares, especialmente entre adolescentes e jovens adultos, mais vulneráveis à pressão estética imposta pelos meios digitais.

O impacto das dietas da moda vai além das questões nutricionais e afeta significativamente o bem-estar psicológico. Baldemor et al.[4] analisam a perspectiva dos jovens em relação a essas dietas e demonstram que fatores sociais desempenham um papel essencial na adoção dessas práticas. Muitos jovens recorrem a dietas restritivas influenciados pelo desejo de pertencimento e aceitação dentro de seus círculos sociais, sem considerar os potenciais danos à saúde física e mental.

Embora algumas dessas dietas possam oferecer benefícios temporários, sua adoção em longo prazo pode comprometer o equilíbrio metabólico e psicológico dos indivíduos. Dessa forma, torna-se fundamental incentivar uma abordagem alimentar baseada no equilíbrio e na individualidade, reforçando a importância do acompanhamento profissional para evitar impactos negativos à saúde. A conscientização sobre a influência da mídia na disseminação dessas práticas pode contribuir para a construção de uma relação mais saudável com a alimentação e o corpo.

IMPACTOS NA SAÚDE PÚBLICA E A NECESSIDADE DE EDUCAÇÃO NUTRICIONAL

A adoção de dietas restritivas tem sido amplamente associada ao desenvolvimento de transtornos alimentares, refletindo os impactos negativos dessas práticas na saúde mental e física. O desejo de emagrecimento rápido e a busca por padrões corporais idealizados frequentemente levam indivíduos a adotarem regimes alimentares extremos sem orientação profissional adequada.

Fan et al.[11] apontam que há uma relação significativa entre dietas restritivas e atitudes alimentares disfuncionais, destacando que a privação alimentar pode desencadear padrões de comportamento típicos de transtornos como anorexia e bulimia. Além disso, Ghaderi[14] enfatiza que crenças distorcidas sobre nutrição reforçam práticas alimentares inadequadas, perpetuando ciclos de restrição e compulsão.

A relação entre a obsessão por uma alimentação "saudável" e transtornos alimentares também tem sido estudada. Hauck et al.[15] analisam o conceito de vício alimentar e sua interseção com transtornos alimentares, concluindo que a busca incessante por uma dieta "perfeita" pode levar ao desenvolvimento de padrões compulsivos e autodestrutivos. Esse fenômeno é observado principalmente em populações jovens e vulneráveis à pressão social e midiática.

Almoraie et al.[3] investigam como esses padrões alimentares disfuncionais afetam estudantes universitários, destacando a necessidade de estratégias de intervenção precoce para mitigar os impactos na saúde física e mental. O ambiente acadêmico, muitas vezes associado a altos níveis de estresse e pressão estética, contribui para a disseminação de hábitos alimentares prejudiciais. Além disso, a falta de conhecimento nutricional e o fácil acesso a informações enganosas reforçam a adoção dessas dietas restritivas.

Outro aspecto relevante é o papel das redes sociais na perpetuação de padrões alimentares insustentáveis. Influenciadores digitais frequentemente promovem dietas sem embasamento científico, estimulando comportamentos de restrição alimentar que podem levar a transtornos alimentares graves. A constante exposição a imagens de corpos idealizados intensifica a insatisfação corporal e fomenta a adesão a práticas nutricionais inadequadas.

Diante desses fatores, torna-se essencial promover uma abordagem nutricional equilibrada e individualizada, baseada na orientação profissional e na conscientização sobre os riscos das dietas restritivas. A prevenção de transtornos alimentares passa pela educação alimentar e pela desconstrução de padrões estéticos irreais, permitindo que indivíduos desenvolvam uma relação saudável com a comida e com seus corpos. Campanhas de conscientização e políticas públicas voltadas para a promoção da saúde mental e nutricional são fundamentais para mitigar os impactos negativos dessas práticas, e nós, profissionais da saúde, devemos continuar buscando ciência e evidências científicas robustas para cuidar de cada paciente e comunicar nutrição, saúde, comportamento e hábitos de vida de uma forma assertiva, relevante e com responsabilidade.

REFERÊNCIAS BIBLIOGRÁFICAS

1. Cediel G, Reyes M, Corvalán C. Perspectivas actuales sobre alimentación: del nutricionismo a la alimentación saludable, solidaria y sustentable. Rev Fac Med. 2022;70(3):132-59.
2. Gloria NF, Pires AC, Aranha AM. Nutricionismo, postagens e celebridades: o que o oráculo nos diz para comer? Rev Eletr Com Inf Inov Saúde. 2021;15(3).
3. Almoraie NM, Alothmani NM, Alomari WD, Al-Amoudi AH. Addressing nutritional issues and eating behaviours among university students: a narrative review. Nutr Res Rev. 2025;38(1):53-68.
4. Baldemor RVV, Ong AKS, German JD, Bautista NS, Alonso MLV, Alidio OJP. Health belief and behavioral analysis of fad diets: a perspective from younger generations in a developing country. Foods. 2024;13(12):1858.
5. Chen P-J, Antonelli M. Conceptual models of food choice: influential factors related to foods, individual differences, and society. Foods. 2020;9(12):1898.
6. Dane A, Bhatia K. The social media diet: A scoping review to investigate the association between social media, body image and eating disorders amongst young people. PLOS Glob Public Health. 2023;3(3):e0001091.
7. Da Silva CF, Da Silva ER, Costa FN. Os principais riscos das dietas da moda e a importância de uma orientação nutricional adequada. Res Soc Dev. 2022;11(15):e379111537317.
8. De Araújo FJS, Fernandes M, Silva BB. Dietas da moda e suas consequências: uma revisão de literatura. Braz J Health Rev. 2022;5(4):12708-27.
9. De Moraes Ferreira IM, De Moura PL. Os efeitos das dietas da moda no processo de emagrecimento. Res Soc Dev. 2022;11(16):e425111638300.
10. Dos Santos LGW, Carvalho LS, Da Silva MC. Consequências das dietas da moda na saúde pública. Res Soc Dev. 2024;13(6):e12513646138.
11. Fan J, Nagata JM, Cuccolo K, Ganson KT. Associations between dieting practices and eating disorder attitudes and behaviors: results from the Canadian study of adolescent health behaviors. Eat Behav. 2024;54:101886.
12. Faria AL, De Almeida SG, Ramos TM. Impactos e consequências das dietas da moda e da suplementação no comportamento alimentar. Res Soc Dev. 2021;10(10):e441101019089.
13. Garnett T. Food sustainability: problems, perspectives and solutions. Proc Nutr Soc. 2013;72(1):29-39.
14. Ghaderi A. Eating disorders and nutritional beliefs, trends or practices. Nutrients. 2023;15(9):2058.
15. Hauck C, Cook B, Ellrott T. Food addiction, eating addiction and eating disorders. Proc Nutr Soc. 2020;79(1):103-12.
16. Kuchkuntla AR, Limketkai B, Nanda S, Hurt RT, Mundi MS. Fad diets: hype or hope? Curr Nutr Rep. 2018;7(4):310-23.
17. Lopes PA, Trajano LA. Influência da mídia nos transtornos alimentares em adolescentes: Revisão de literatura. Res Soc Dev. 2021;10(1):e20910111649.
18. Spadine M, Patterson MS. Social influence on fad diet use: a systematic literature review. Nutr Health. 2022;28(3):369-88.
19. Phelan JM, Joyce JM, Bode K, Rosenkranz SK. Opportunities for maximizing the dietary quality of fad diets. Nutrients. 2023;15(21):4526.
20. Marques KCM, Dias DAM. O impacto das plataformas digitais no padrão alimentar: Uma análise da literatura. Res Soc Dev. 2024;13(6):e13513646126.

22

Medicina Culinária

Luciana Diniz Santos Ferreira

Pontos-chave

- Medicina Culinária, seu objetivo e a importância da mudança de hábitos alimentares para uma vida saudável.
- O que comer mais.
- Obstáculos que impedem que pacientes cozinhem hoje em dia, levando a um consumo maior de ultraprocessados.
- Comida saudável *versus* fator econômico.

INTRODUÇÃO

A Medicina Culinária é uma área de conhecimento emergente baseada em evidências. Seu objetivo é impactar positivamente os hábitos alimentares de forma sustentável e duradoura ao fazer a junção da ciência nutricional e das diretrizes de saúde pública em relação à alimentação com o preparo do alimento e as habilidades culinárias[1].

Auxiliar pacientes a usar nutrição e habilidades culinárias para manutenção e/ou recuperação da saúde, por meio de uma alimentação que seja gostosa e nutritiva, faz-se cada vez mais urgente. Devemos levar em consideração, aqui, que a educação tradicional em faculdades da área médica não prepara seus alunos para aconselharem, de forma prática, a mudança de hábitos alimentares que podem prevenir ou tratar doenças crônicas relacionadas à alimentação[2].

Ir além do clássico e genérico "coma melhor" e "coma frutas, verduras e legumes" – informando, de um jeito simples e saboroso, os caminhos e as formas para que isso aconteça – é o foco da Medicina Culinária. Todo o processo de mudança é facilitado ao nos sentirmos bem durante esse período, com pequenas mudanças na realidade em que estamos inseridos[3]. Isso contraria a cultura do "foco, força e fé" ou padrões de "ou tudo ou nada" que permeiam a cultura de resultados imediatistas, os quais podem levar a ciclos de restrição e compulsão[4] e podem não ser sustentáveis em médio e longo prazos.

A transformação de hábitos em prol de uma alimentação mais saudável duradoura passa necessariamente por tornar a comida saudável gostosa e atraente. Assim, comer bem pode ser visto como uma alegria ao invés de um martírio. Cada refeição é uma oportunidade de celebrar novos sabores, e não de comer algo "porque precisa", abdicando totalmente do paladar, dos afetos e preferências. Mais do que restrição, o foco deve ser ampliar, abrir espaço para mais cores, temperos e formas de cozimento. Por isso, este capítulo tem o objetivo de falar sobre o que devemos comer mais.

O QUE COMER?

Devemos evitar o consumo de ultraprocessados, cuja composição, frequentemente, faz com que sejam ricos em gordura, açúcares e sódio. O que, então, colocar no lugar deles?

Ter como base da alimentação alimentos frescos, *in natura*, minimamente processados e preparações culinárias é a regra de ouro do *Guia Alimentar para a População Brasileira*[5].

O conhecimento necessário para tanto vem se perdendo na transição nutricional[6], com a diminuição da prevalência da desnutrição e aumento da prevalência da obesidade. A transmissão de conhecimento de habilidades culinárias de geração em geração vem enfraquecendo[7], havendo, assim, um declínio da confiança em cozinhar dia a dia, com cada vez menos tempo dedicado ao preparo de alimentos.

Cabe a nós, profissionais da saúde, resgatarmos princípios básicos e práticos que podem contribuir para uma volta ao consumo de alimentos frescos em casa. Antes, porém, de adentrarmos rotas e caminhos para tanto, é bom o alinhamento de um ponto crucial: o que é, de fato, uma alimentação saudável?

Dieta DASH, dieta planetária, dieta MIND e dieta mediterrânea são alguns padrões alimentares associados a um melhor desfecho em saúde. Em comum a todos eles, temos uma alimentação baseada majoritariamente em vegetais, conforme os exemplos a seguir, das ilustrações da composição da dieta planetária (Figura 1) e do prato para uma alimentação saudável, da Faculdade de Medicina de Harvard (Figura 2).

Considerando que, entre os padrões anteriormente mencionados, o padrão da dieta mediterrânea é o mais estudado, chamo a atenção para um de seus aspectos bastante subestimado: o ato de cozinhar.

A dieta mediterrânea privilegia a utilização de ingredientes locais, de época e com preparo simples. Vegetais crus são consumidos como parte de saladas, acompanhando as principais refeições do dia, juntamente com vegetais cozidos e assados em preparos simples como cozidos e sopas[8,9]. A pirâmide a seguir sintetiza a composição da dieta mediterrânea e firma como componente fundamental de sua base as atividades culinárias (Figura 3).

POR QUE MEU PACIENTE NÃO COZINHA?

Cozinhar ou não no dia a dia passa por fatores complexos que vão de questões de gênero, culturais, socioeconômicas, condições de saúde a vontade e aspirações. A disponibilidade, o acesso e o preço dos alimentos também são fatores que precisam ser levados em consideração, de acordo com a realidade de cada um, ao endereçar obstáculos e barreiras para cozinhar no dia a dia[10]. Entre os maiores obstáculos para cozinhar no dia a dia, temos:

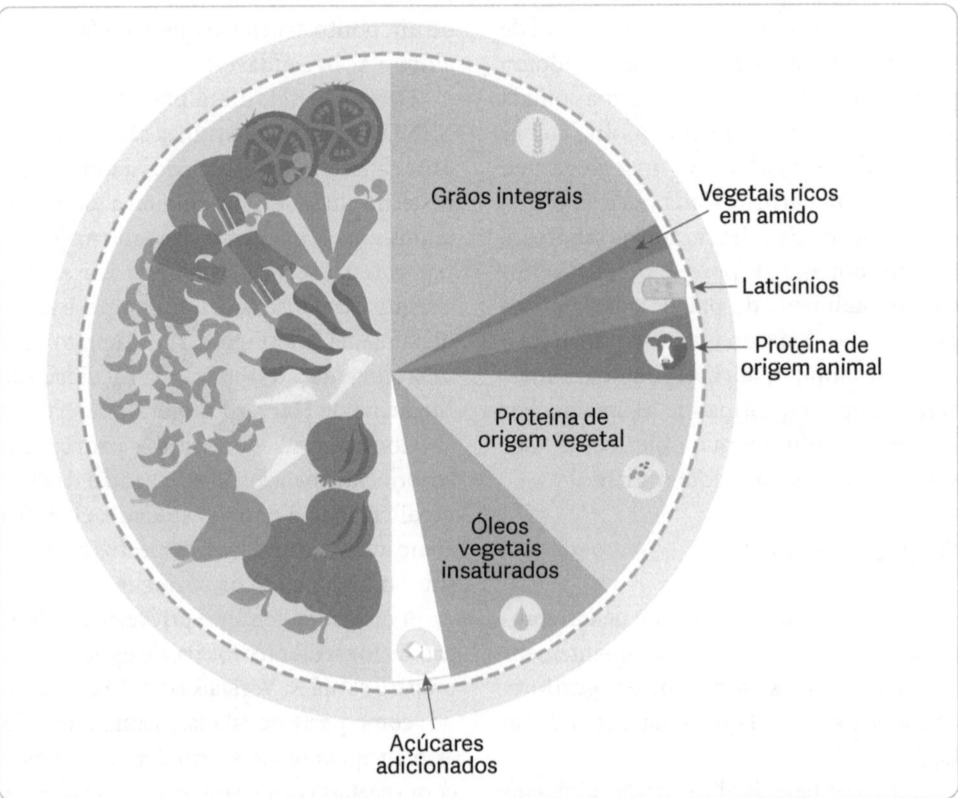

FIGURA 1 Dieta planetária, criada pela Comissão EAT-Lancet, que reuniu 37 cientistas de 16 países, com foco em ser uma dieta saudável para quem consome e sustentável para o planeta
Fonte: disponível em https://eatforum.org/content/uploads/2019/07/EAT-Lancet_Commission_Summary_Report_Portugese.pdf

- Falta de tempo.
- Comida saudável é cara.
- Não sei cozinhar.

Abordaremos cada uma delas a seguir.

Falta de tempo para cozinhar

Cozinhar é, muitas vezes, associado a algo que consome tempo demais. Tempo esse que se esvai no transporte para o trabalho e na continuação do trabalho em casa, para quem tem dupla ou tripla jornada, com o cuidado de filhos ou de pessoas da família que demandam atenção, além das tarefas domésticas.

A imagem popularizada por programas de televisão ou que circulam nas mídias sociais são de preparações extremamente elaboradas. Com temperos mil e muitas vezes difíceis de encontrar, os pratos soam tão distantes da realidade que parece mais fácil se satisfazer com a mera visão do ato culinário do que com cozinhar de fato.

Porém, grelhar um peixe comum da nossa costa e com bom custo-benefício como a sardinha, temperada apenas com sal e limão, e servir acompanhada de uma salada de

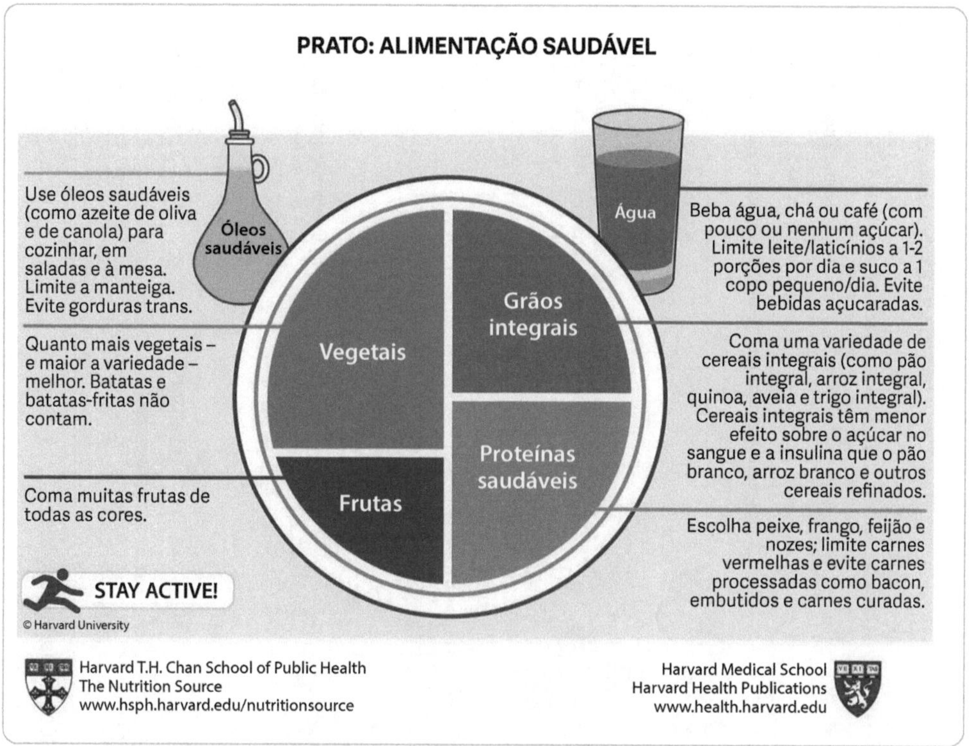

FIGURA 2 **Composição de prato para uma alimentação saudável, segundo a Faculdade de Medicina de Harvard**

Fonte: adaptada de https://domf5oio6qrcr.cloudfront.net/media/content/files/health-report-pdfs/healthy-eating-plate.pdf

tomate fatiado é cozinhar, sim, e leva alguns minutos apenas para seu preparo.

Existem formas e técnicas de cozinha que não demandam atenção constante e exigem pouca presença enquanto o alimento é preparado. Assar vegetais, peixes em envelope de papel-manteiga ou sobrecoxas e coxas de frango demanda que você corte os alimentos, disponha-os em assadeiras, tempere-os com sal, coloque-os no forno preaquecido e retire tudo depois do tempo apropriado. Esse processo de colocar no forno também leva minutos e garante alimento pronto para várias refeições.

A panela de pressão é um utensilio facilitador, pois permite o cozimento do nosso tradicional feijão ou de cozidos em pouco tempo, sem que seja necessária a presença física enquanto o alimento passa pelo cozimento.

O hábito de cozinhar uma vez por semana maiores quantidades de alimentos – o tempo que leva para fazer uma xícara de arroz é o mesmo que o de três xícaras – e, depois, congelar em porções para ir utilizando ao longo dos dias é outra forma de otimizar o tempo do preparo dos alimentos e fazer jus ao lema “quem congela tem”.

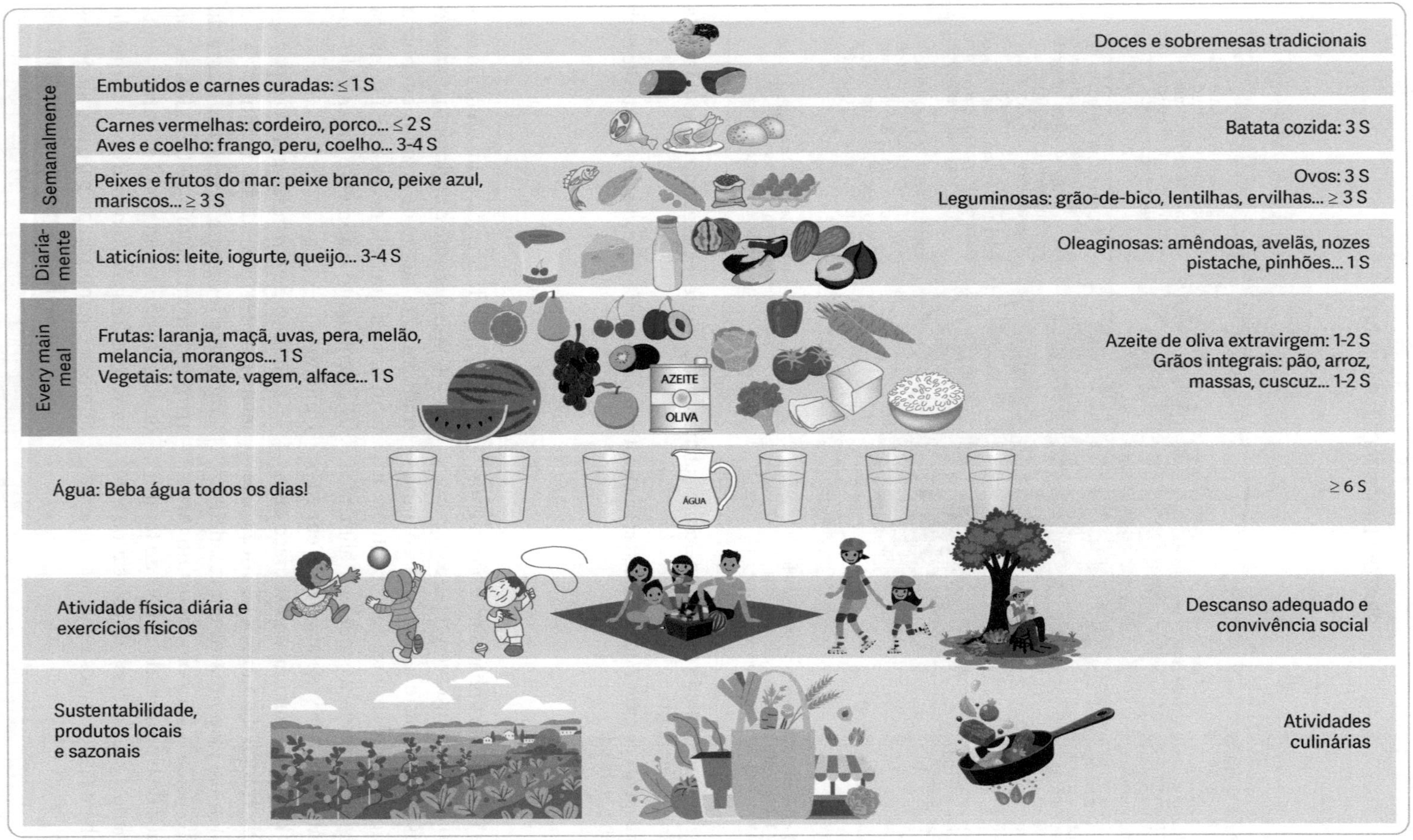
Doces e sobremesas tradicionais
Semanalmente
Embutidos e carnes curadas: ≤ 1 S
Carnes vermelhas: cordeiro, porco... ≤ 2 S
Aves e coelho: frango, peru, coelho... 3-4 S
Batata cozida: 3 S
Peixes e frutos do mar: peixe branco, peixe azul, mariscos... ≥ 3 S
Ovos: 3 S
Leguminosas: grão-de-bico, lentilhas, ervilhas... ≥ 3 S
Diaria-mente
Laticínios: leite, iogurte, queijo... 3-4 S
Oleaginosas: amêndoas, avelãs, nozes pistache, pinhões... 1 S
Every main meal
Frutas: laranja, maçã, uvas, pera, melão, melancia, morangos... 1 S
Vegetais: tomate, vagem, alface... 1 S
AZEITE
OLIVA
Azeite de oliva extravirgem: 1-2 S
Grãos integrais: pão, arroz, massas, cuscuz... 1-2 S
Água: Beba água todos os dias!
ÁGUA
≥ 6 S
Atividade física diária e exercícios físicos
Descanso adequado e convivência social
Sustentabilidade, produtos locais e sazonais
Atividades culinárias

FIGURA 3 Pirâmide de estilo de vida mediterrâneo para crianças e adolescentes. S: porções.

Fonte: adaptada de Casas et al., 2025[9].

Ter alguns ingredientes-chave por perto também faz as vezes de atalhos bem-vindos: leguminosas em conserva (ervilha, grão--de-bico, feijão-branco em lata), vegetais congelados (brócolis, couve-flor, espinafre), atum e extrato de tomate. Todos eles podem facilitar a elaboração de um jantar rápido.

A questão de tempo para cozinhar, considerando a realidade e rotina de cada paciente, passa por uma questão de organização: de pensar quantas refeições vai precisar preparar para a semana – café, almoço e jantar. Ou o almoço é fora?

A partir disso, elaborar lista de compras, fazer as compras de fato, separar o tempo mínimo para o pré-preparo – higienização e armazenamento dos alimentos – e cozinhar ao menos uma vez por semana em maior quantidade dão sustentação para as demais refeições com essa base. Com esse caminho da cozinha pensado e estruturado, a questão *tempo* é otimizada (Figura 4).

Todavia, planejar, organizar e cozinhar são etapas necessárias para conseguir uma boa alimentação com uma base de iguarias *in natura* e minimamente processados. E, caso o paciente não more só, dividir as responsabilidades dessa estrutura toda com quem mora junto é vital para não entrar em um lugar de sobrecarga e cansaço que dificulta a sustentação dessa rotina.

Sem a dedicação do tempo para essa estrutura mínima, com frequência o paciente volta a se alimentar do que tem por perto, do que é mais fácil e conveniente. E, em geral, isso costuma ser algum tipo de ultraprocessado ou refeição com maior densidade calórica, rica em gordura saturada, sódio e açúcar.

Comida saudável é cara

Há uma relação inversa de associação entre o preço dos alimentos ultraprocessados e a obesidade: quanto mais baratos são os ultraprocessados, maior a incidência de obesidade, especialmente nas camadas socioeconômicas mais vulneráveis da população[11].

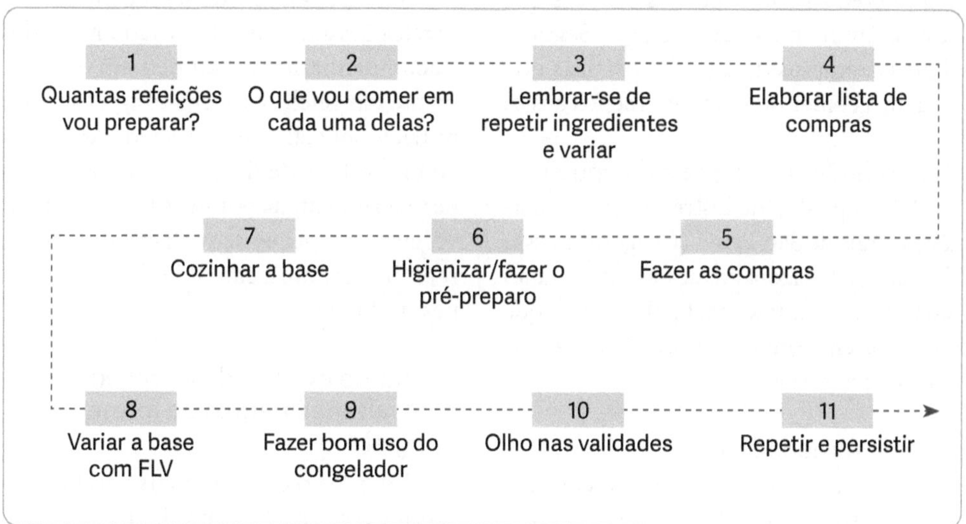

FIGURA 4 Caminho da cozinha para ganho de tempo.

FLV: frutas, legumes e verduras.

Fonte: elaborada pela autora.

Nesse cenário, e com a disparada dos preços dos alimentos frescos nos últimos anos, a taxação tributária de alimentos ultraprocessados faz-se urgente e é pauta do Projeto de Lei (PL) 4.501/2020, em trâmite no Senado[12].

De acordo com dados da Pesquisa de Orçamentos Familiares (POF), realizada pelo Instituto Brasileiro de Geografia e Estatística (IBGE), o consumo de arroz e feijão vem caindo ao longo dos anos, apesar de serem dois dos alimentos mais consumidos pela população brasileira, em decorrência do aumento do número de refeições fora de casa e do aumento no consumo de alimentos industrializados prontos para consumo (ultraprocessados)[13].

Para combater o quadro de insegurança alimentar e nutricional, em que falta acesso a uma alimentação adequada, condicionada, predominantemente, às questões de renda[14], além da esfera de políticas públicas, cabe a nós, profissionais de saúde, orientarmos sobre a relação direta entre qualidade nutricional da alimentação e desfecho de saúde, de preferência com soluções práticas que não pesem no bolso do paciente. Seguem alguns exemplos de atitudes práticas que ajudam a comer melhor com menos custo:

Dar preferência ao que é da época

A Companhia de Entrepostos e Armazéns Gerais de São Paulo (Ceagesp) possui uma tabela de sazonalidade das safras muito didática, e, com isso, basta observar o que está mais em conta no mercado e fazer as trocas necessárias.

Mapear fornecedores

Valer-se de compras em "atacarejos" – nos quais é possível adquirir no varejo produtos em maiores quantidades e preços de atacado –, nas zonas cerealistas, além de ir à feira na hora da xepa e frequentar o sacolão no dia de promoção do hortifrúti.

Apostar no arroz + feijão como base

De alto valor nutricional, fonte de proteína vegetal de alto valor biológico, fonte de fibras, vitaminas do complexo B, ferro e zinco, o combo arroz e feijão entrega alta qualidade nutricional e baixa densidade calórica.

Fazer o demolho do feijão – deixá-lo de molho em água antes do cozimento por 8-12 horas e descartar essa água para, só então, cozinhá-lo – diminui o tempo de cozimento e o uso de gás de cozinha, além de melhorar sua digestibilidade e absorção de nutrientes.

Caso o paciente não possua uma panela de pressão que facilite o preparo, pensar em utilizar feijão de grãos menores, como o feijão-fradinho e a lentilha, que cozinham mais rápido sem a pressão, comparados aos demais tipos de leguminosa.

Aumentar o consumo de vegetais

Escolher vegetais da safra e integrá-los às refeições em forma de cozidos, refogados e acompanhamentos aumentam o rendimento das refeições, além de agregar valor nutricional e alongar a saciedade devido ao maior teor de fibras, o que mantém a pessoa alimentada por mais tempo. Alguns vegetais campeões de rendimento: acelga, repolho, abóbora cabotiá (abóbora japonesa), chuchu.

Cuidar de evitar o desperdício e aproveitar alimentos de forma integral

Comprar o que está mais barato, processar e congelar. Seguem alguns exemplos: congelar bananas sem casca, picadas, em porções para bater em vitaminas. Usar as aparas de vegetais para caldo de legumes. Usar a folha da cenoura, da beterraba e do rabanete em refogados, assim como os talos de rúcula, agrião, coentro e couve-manteiga e casca de abacaxi para fazer chá e suco.

Consumir mais peixes da nossa costa com bom custo-benefício

A sardinha é um exemplo de peixe abundante das águas brasileiras, com ótimo custo-benefício. Pesquisar na peixaria e no açougue locais os alimentos mais em conta e pensar novas formas de prepará-los.

Mais uma vez, a organização e o planejamento mostram-se requisitos fundamentais para comer bem, sem que isso implique maiores gastos financeiros.

Com esses macetes, é possível comer bem fazendo melhor uso das finanças. Mais uma vez, porém, reforço: organização e planejamento são cruciais para que isso aconteça e seja sustentado no dia a dia.

Não sei cozinhar

Habilidades culinárias são definidas com a confiança e a atitude em executar determinadas tarefas no preparo dos alimentos. Baixas habilidades culinárias, como já mencionado neste texto, estão associadas a maiores índices de sobrepeso e obesidade[15]. Entendido isso e havendo motivação para mudanças, por onde começa esse aprendizado culinário?

O primeiro passo é se informar sobre os preparos mais simples – cozinhar em água um arroz, por exemplo, e grelhar um filé já são conquistas para quem está iniciando na cozinha.

Procurar aprender com amigos e familiares próximos que gostam de cozinhar é uma opção, assim como procurar qualificação de cursos, tanto *on-line* quanto presenciais. Boas opções para todos os níveis de aprendizado – para quem nunca cozinhou ou quem quer se aprofundar no assunto – são apresentadas por entidades como o Serviço Nacional de Aprendizagem Comercial (Senac) e o Serviço Social da Indústria (Sesi).

Além disso, a internet democratizou o acesso a vídeos de receitas de cozinha. Pesquisar na *web* formas diferentes de preparo de vegetais, como variar e preparar tipos de feijão ou, ainda, como preparar o peixe que estava mais em conta e testar aos poucos esses novos preparos também são caminhos recomendados de aprendizado.

Todos nós aprendemos fazendo, errando, acertando. E esse caminho precisa ser percorrido com ação, para que o aprendizado aconteça e se consolide. Começar aos poucos, com metas possíveis – preparar uma refeição no fim de semana, por exemplo, que utilize uma panela só, para minimizar o uso de louças e não desanimar –, é um jeito de se aventurar na cozinha de forma leve.

MEDICINA CULINÁRIA PELO MUNDO E O EXEMPLO PROMEV

O primeiro curso de Medicina Culinária a compor a grade curricular de uma Faculdade de Medicina nos Estados Unidos foi em 2012, pela Tulane University, atualmente denominado Goldring Center for Culinary Medicine[16]. Mais universidades norte-americanas incluíram a disciplina em suas grades, incluindo Harvard e Stanford.

A Medicina Culinária tem sido aplicada desde então em duas vertentes principais: ensinar para profissionais de saúde[17], em especial estudantes de Medicina, a transmitir de maneira efetiva a alimentação e habilidades culinárias para seus pacientes. Para o público final – visando à melhora de desfechos de saúde dos pacientes –, há cursos de Medicina Culinária voltados para temas e públicos específicos, como os voltados para questões cardiovasculares, neurológicas e diabetes[18-20].

Dentro do Instituto de Psiquiatria do Hospital das Clínicas da Faculdade de Medicina da Universidade de São Paulo (IPq-HCFMUSP), temos o Grupo de Medicina Culinária do PROMEV, Programa de Mudança de Hábitos e Estilo de Vida, cujo protocolo em grupo destinado aos pacientes é estruturado em aulas teóricas com tarefas práticas semanais da seguinte forma (Figura 5).

O objetivo do nosso programa e dos demais de Medicina Culinária é trazer conhecimento teórico e prático, para que sejam de fato incorporadas as tarefas que tornam a alimentação saudável gostosa e viável na rotina.

CONCLUSÃO

Entender a complexidade do que cerca as escolhas alimentares nos espectros político,

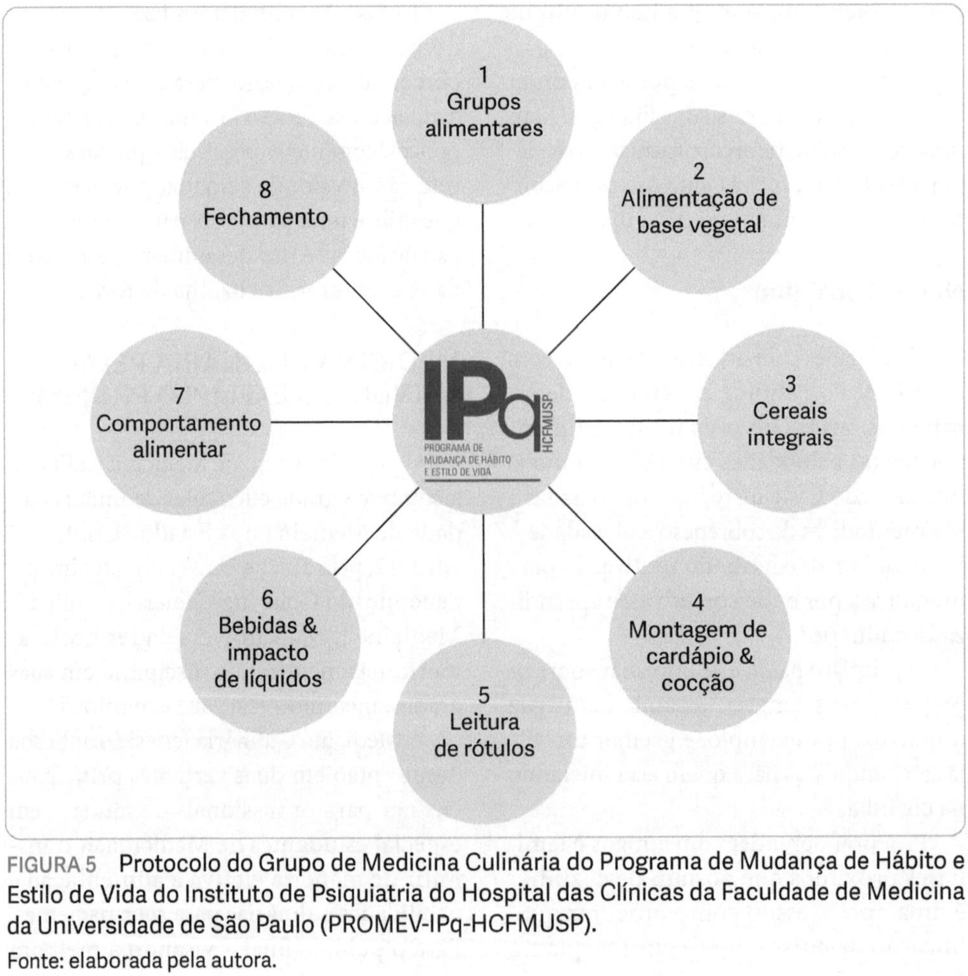
1
Grupos alimentares
2
Alimentação de base vegetal
3
Cereais integrais
4
Montagem de cardápio & cocção
5
Leitura de rótulos
6
Bebidas & impacto de líquidos
7
Comportamento alimentar
8
Fechamento
IPq HCFMUSP
PROGRAMA DE MUDANÇA DE HÁBITO E ESTILO DE VIDA

FIGURA 5 Protocolo do Grupo de Medicina Culinária do Programa de Mudança de Hábito e Estilo de Vida do Instituto de Psiquiatria do Hospital das Clínicas da Faculdade de Medicina da Universidade de São Paulo (PROMEV-IPq-HCFMUSP).
Fonte: elaborada pela autora.

ambiental, socioeconômico, cultural e tudo que envolve o comer faz com que possamos ouvir com mais atenção, acolhimento e sem julgamento nossos pacientes. Assim, daí em diante, é possível verificar de que forma podemos contribuir com algum ensinamento prático para a melhora dessa alimentação. O mínimo que caminhamos em prol de uma alimentação com mais presença de alimentos *in natura* ou minimamente processados já é uma vitória. Mudanças feitas em pequenos passos, as quais o paciente não sente como uma punição, restrição severa, em que ele tenha prazer ao longo do caminho, têm mais chances de sustentar. É assim que poderemos promover a saúde via alimentação de forma mais efetiva e segura: pela cozinha possível.

Para se aprofundar

Artigo: Brasil. Ministério da Saúde. Versão de bolso do Guia Alimentar para a População Brasileira. Brasília: Ministério da Saúde; 2018.

Diretrizes práticas baseadas em alimentos *in natura* e minimamente processados, uma ferramenta valiosa para orientar pacientes e profissionais em escolhas alimentares saudáveis e culturalmente apropriadas.

Artigo: Hauser M. Culinary Medicine Curriculum. American College of Lifestyle Medicine. Disponível em: https://lifestylemedicine.org/project/culinary-medicine-curriculum/.

Currículo desenvolvido por uma médica e *chef*, um recurso estruturado e didático para incorporar habilidades culinárias baseadas em evidências à prática clínica.

Artigo: Willett W, Rockström J, Loken B, Springmann M, Lang T, Vermeulen S, et al. Food in the anthropocene: the EAT-Lancet Commission on healthy diets from sustainable food systems. Lancet. 2019;393(10170):447-92.

Referência essencial para compreender a interseção entre saúde humana e sustentabilidade ambiental.

REFERÊNCIAS BIBLIOGRÁFICAS

1. Parks K, Polak R. Culinary medicine: paving the way to health through our forks. Am J Lifestyle Med. 2019;14(1):51-53.
2. Hauser ME. A novel culinary medicine course for undergraduate medical education. Am J Lifestyle Med. 2019;13(3):262-4.
3. Fogg BJ. Tiny habits: the small changes that change everything. Houghton Mifflin Harcourt; 2019. p. 17.
4. Tribole E, Resch E. Intuitive eating: a revolutionary anti-diet approach. St. Martin's Essentials; 2020. p. 67.
5. Brasil. Ministério da Saúde. Secretaria de Atenção à Saúde. Departamento de Atenção Básica. Guia alimentar para a população brasileira. 2. ed. Brasília, DF: Ministério da Saúde; 2014. p. 50.
6. Oliveira RC. A transição nutricional no contexto da transição demográfica e epidemiológica. Rev Min Saúde Púb. 2004;3(5):16-23.
7. Watanabe JA, Nieto JA, Suarez-Diéguez T, Silva M. Influence of culinary skills on ultraprocessed food consumption and Mediterranean diet adherence: an integrative review. Nutrition. 2024;121:112354.
8. Briones Urbano M, Battino M, Galvano F, Iacoviello L, de Gaetano G, Bonaccio M, et al. Underrated aspects of a true Mediterranean diet: understanding traditional features for worldwide application of a "Planeterranean" diet. J Transl Med. 2024;22(1):294.
9. Casas R, Ruiz-León AM, Argente J, Alasalvar C, Bajoub A, Bertomeu I, et al. A new mediterranean lifestyle pyramid for children and youth: a critical lifestyle tool for preventing obesity and associated cardiometabolic diseases in a sustainable context. Adv Nutr. 2025;16(3):100381.
10. Finkelstein A, Budd MA, Gray BE, Mirsky J, Tirosh A, Polak R. Personalized culinary medicine: qualitative analyses of perceptions from parti-

cipants in action and contemplation stages of change through a one-year bi-center randomized controlled trial. Nutrients. 2025;17(4):704.
11. Passos CMD, Maia EG, Levy RB, Martins APB, Claro RM. Association between the price of ultra-processed foods and obesity in Brazil. Nutr Metab Cardiovasc Dis. 2020;30(4):589-98.
12. Carta aberta ao senado sobre a reforma tributária. Abeso, CFN, Nupens, SBD, SBEM. [acesso em maio de 2025]. Disponível em: https://abeso.org.br/wp-content/uploads/2023/07/Reforma-Tributaria_Carta-Aberta-sociedades-final.pdf
13. Rezende G, Coelho A, Travassos G. Consumo domiciliar de arroz e feijão no Brasil. Rev Política Agrícola. 2022;31(2):71.
14. Bezerra MS, Jacob MCM, Ferreira MAF, Vale D, Mirabal IRB, Lyra CO. Insegurança alimentar e nutricional no Brasil e sua correlação com indicadores de vulnerabilidade. Ciênc Saúde Colet. 2020;25(10):3833-46.
15. da Costa Pelonha RN, Jomori MM, Maciel TG, Rocha JAD, Passos TS, Maciel BLL. Low cooking skills are associated with overweight and obesity in undergraduates. Nutrients. 2023;15(11):2424.
16. Vasques ACJ, Capitani CD, Eisenberg DM, Velloso LA, Geloneze B. Cooking for health: a comprehensive narrative review of Culinary Medicine as an educational tool in medical training in Brazil and Globally. Arch Endocrinol Metab. 2024;68:e230491.
17. Asher RC, Shrewsbury VA, Bucher T, Collins CE. Culinary medicine and culinary nutrition education for individuals with the capacity to influence health related behaviour change: a scoping review. J Hum Nutr Diet. 2022;35(2):388-95.
18. Domper J, Gayoso L, Goni L, de la O V, Etxeberria U, Ruiz-Canela M. Culinary medicine and healthy ageing: a comprehensive review. Nutr Res Rev. 2024;37(1):179-93.
19. Chun CTN, MacDonald-Wicks L, English C, Lannin NA, Patterson A. Scoping review of available culinary nutrition interventions for people with neurological conditions. Nutrients. 2024;16(3):462.
20. Villalona S, Ortiz V, Castillo WJ, Garcia Laumbach S. Cultural relevancy of culinary and nutritional medicine interventions: a scoping review. Am J Lifestyle Med. 2021;16(6):663-71.

23

Uso racional de nutracêuticos e suplementos alimentares

Patricia Baines Gracitelli

Pontos-chave

- Suplementos alimentares e nutracêuticos não substituem um estilo de vida saudável.
- Apesar do crescente interesse em nutracêuticos e suplementos, muitos compostos ainda carecem de estudos robustos, de longo prazo e com metodologia adequada que comprovem eficácia e segurança.
- O contexto clínico, os sintomas, os exames laboratoriais e o momento de vida do paciente devem guiar a decisão. A prescrição baseada em evidência e centrada na pessoa exige cautela, conhecimento atualizado e, muitas vezes, a escolha de não prescrever.

INTRODUÇÃO

Nutracêuticos são produtos derivados de alimentos que oferecem benefícios à saúde além do valor nutricional básico. Eles ocupam um espaço entre os alimentos e os medicamentos, sendo frequentemente utilizados para promover a saúde e prevenir doenças. Contêm compostos ativos, como probióticos, prebióticos, fitonutrientes, óleos essenciais, especiarias e ácidos graxos poli-insaturados[1].

Diversas sociedades médicas e farmacêuticas consideram os nutracêuticos uma área promissora na promoção da saúde, atuando como ponte entre a nutrição e a medicina. No entanto, a ausência de definições padronizadas e regulamentações específicas ainda representa um desafio para o seu uso e aceitação.

Curiosamente, em uma palestra de 2014, o próprio criador do termo "nutracêuticos" admitiu que eles não funcionam conforme o esperado[2]. Ele afirmou que "a busca para provar se a suplementação em longo prazo com nutracêuticos pode prevenir doenças graves chegou ao fim". Essa declaração reforça a necessidade de critérios rigorosos para comprovar seus efeitos terapêuticos.

Suplementos alimentares são produtos formulados para complementar a dieta com nutrientes essenciais, usados principalmente para corrigir deficiências nutricionais e melhorar a saúde de maneira geral. Seu uso é particularmente relevante em populações vulneráveis, como crianças, idosos e gestantes, recomendados para repôr micronutrientes, como vitamina A, ferro, ácido fólico, vitamina D e cálcio[3]. Além disso, atletas, profissionais ou não, utilizam suplementos para melhorar o desempenho físico, embora poucos tenham eficácia comprovada por evidências científicas.

A principal diferença entre nutracêuticos e suplementos alimentares está no propósito de uso:

- Suplementos alimentares: utilizados para compensar deficiências de nutrientes na dieta, visam complementar a alimentação diária, fornecendo vitaminas, minerais e outros nutrientes essenciais.
- Nutracêuticos: são utilizados como parte do tratamento de doenças específicas. Para isso, é necessário que tenham sua eficácia terapêutica comprovada por estudos científicos sólidos.

Embora os mesmos ingredientes possam estar presentes em ambos, a diferença está na alegação feita sobre o produto. Se a alegação for de suplementação nutricional, é um suplemento alimentar. Se for terapêutica, é um nutracêutico.

O uso inadequado desses produtos pode resultar em reações tóxicas ou interações com outros medicamentos. A falta de regulamentação rigorosa aumenta o risco de contaminação ou a presença de substâncias não declaradas. Além disso, a regulação varia amplamente entre os países, o que dificulta a garantia de segurança para o consumidor. Portanto, é fundamental que os profissionais de saúde conheçam os riscos e benefícios dos suplementos e nutracêuticos antes de prescrevê-los.

Neste capítulo, abordaremos algumas das substâncias mais frequentemente utilizadas, com ou sem prescrição médica.

MELATONINA

A melatonina é um hormônio envolvido no controle do ciclo sono-vigília e tem despertado interesse por seus possíveis efeitos em diversas condições de saúde, como doenças metabólicas, declínio cognitivo e estresse oxidativo. É produzida endogenamente, principalmente no intestino e na glândula pineal, além de estar presente em alguns alimentos. Sua produção varia com a idade: aumenta na infância, estabiliza na adolescência e começa a declinar a partir dos 20-30 anos (Figura 1)[4].

Além da idade, fatores como doenças, dieta, luz artificial noturna, medicamentos e estilo de vida podem influenciar sua produção. Exposição excessiva à luz durante a noite, *jet lag* e mudanças sazonais podem desregular esse ciclo, comprometendo o sono e a saúde geral.

Embora existam muitas revisões sobre a melatonina, a heterogeneidade dos estudos dificulta conclusões definitivas. Ainda há necessidade de ensaios clínicos randomizados de melhor qualidade.

As indicações com evidência mais sólida incluem *jet lag*, trabalho noturno, insônia, além de distúrbios do neurodesenvolvimento em crianças e adolescentes (como transtorno do espectro autista – TEA). A melatonina oral, administrada entre 22 horas e meia-noite no horário do destino, mostrou-se eficaz em 8 dos 10 ensaios clínicos para reduzir sintomas de *jet lag* – es-

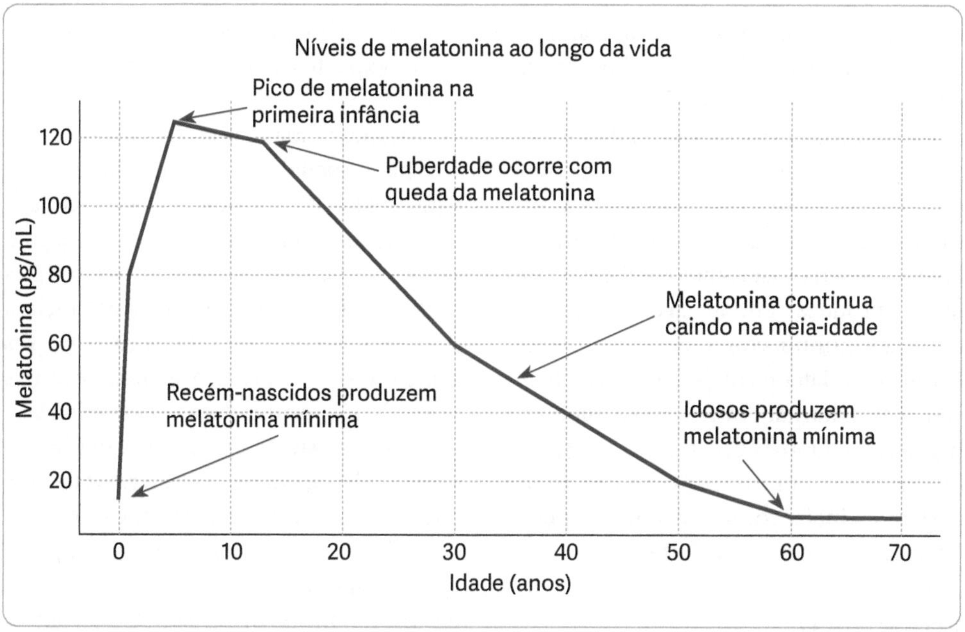

FIGURA 1 Variação da melatonina ao longo da vida.

pecialmente em viagens com mais de cinco fusos horários no sentido leste. Doses entre 0,5 e 5 mg têm eficácia semelhante, embora 5 mg favoreçam um início mais rápido e melhor qualidade do sono, com baixo risco de efeitos adversos em curto prazo[5].

Uma revisão ampla de 195 estudos analisou o uso da melatonina endógena e exógena[6]. A maioria tinha baixa qualidade metodológica, mas sete estudos mostraram benefícios estatisticamente significativos na redução da latência do sono, da ansiedade pré-operatória e da agitação. Quanto à latência do sono, a melatonina reduziu, em média, 7 minutos o tempo para adormecer. Também foi eficaz na diminuição da ansiedade antes de procedimentos cirúrgicos e da agitação pós-operatória, com redução média de 1,96 ponto em escalas de ansiedade[6].

Outra metanálise, com cinco estudos randomizados envolvendo 441 mulheres pós-menopáusicas, avaliou os efeitos da melatonina na depressão e ansiedade. Houve redução significativa da depressão (SMD -0,166; $p < 0,05$) e melhora na ansiedade (SMD -0,806; $p < 0,05$)[7].

Um dos motivos para a inconsistência dos resultados é a variação nas doses e nos horários de administração da melatonina nos estudos. Uma metanálise com 1.689 participantes mostrou que doses entre 0,5 e 5 mg, administradas de 30 minutos a 3 horas antes de dormir, reduzem a latência e aumentam o tempo total de sono. O pico de eficácia foi observado com 4 mg/dia, especialmente quando administrada 3 horas antes do horário desejado para dormir, no lugar dos 2 mg usuais próximos ao horário de dormir[8].

Em relação ao estresse oxidativo – mecanismo central na progressão de diversas doenças crônicas –, uma revisão sistemática com metanálise de 12 ensaios clínicos randomizados mostrou que a suplementação com melatonina pode melhorar significativamente marcadores relacionados ao equilíbrio redox[8]. Os estudos mostraram aumento na capacidade antioxidante total e na atividade de enzimas-chave, além de evidenciar um efeito protetor sobre as mitocôndrias, especialmente em condições neurodegenerativas, como o Alzheimer, nas quais a produção endógena de melatonina tende a diminuir com o envelhecimento. Os efeitos colaterais mais comuns incluem sonolência diurna, dor de cabeça, tontura e hipotermia. Outros eventos adversos, embora menos comuns, incluem distúrbios gastrintestinais, como diarreia, erupções cutâneas e aumento da enurese.

VITAMINA D

A vitamina D é um nutriente essencial, com papel central em diversos processos fisiológicos, amplamente reconhecida por sua importância na saúde óssea, no metabolismo do cálcio e do fósforo e na manutenção da função muscular. Recentemente, estudos têm destacado seus efeitos pleiotrópicos, indicando uma possível modulação do sistema imunológico, redução da inflamação crônica e até mesmo diminuição do risco de doenças crônicas, como diabetes tipo 2, doenças autoimunes e cardiovasculares. A principal fonte de vitamina D é a exposição ao sol. Alguns alimentos também são fontes, mas em pequena quantidade:

- Peixes gordurosos: salmão, cavalinha, atum, sardinha, arenque.
- Óleo de fígado de peixe: óleo de fígado de bacalhau.
- Gemas de ovo: especialmente de galinhas criadas ao ar livre.
- Fígado de animais: fígado de boi.
- Cogumelos: *shiitake*, *maitake* e cogumelos expostos à luz ultravioleta.

Alcançar uma ingestão adequada de vitamina D apenas por meio da alimentação é desafiador, e a suplementação é frequentemente recomendada, especialmente para grupos vulneráveis, como idosos e pessoas com exposição solar limitada. Para ajudar a atender às necessidades dietéticas, diversos alimentos, como leite, suco de laranja e cereais matinais, são fortificados com vitamina D.

Apesar de sua relevância, há variação nas recomendações sobre níveis séricos ideais e doses de suplementação. Segundo o Institute of Medicine (IOM) e a National Osteoporosis Foundation (NOF), níveis acima de 20 ng/mL (50 nmol/L) são suficientes para a saúde óssea. Outros especialistas sugerem níveis acima de 30 ng/mL (75 nmol/L) para efeitos imunomoduladores e anti-inflamatórios[9]. O *guideline* da Endocrine Society, publicado em junho de 2024[10], recomenda (Tabela 1):

- Lactentes: 400 UI/dia no primeiro ano de vida para prevenir raquitismo.
- Idosos (especialmente > 75 anos): 800 a 1.000 UI/dia devido à menor síntese cutânea.
- Gestantes e indivíduos de risco (pré-diabetes, obesidade, má absorção): 1.000 a 2.000 UI/dia para prevenir pré-eclâmpsia, parto prematuro e desfechos metabólicos adversos.
- Adolescentes: 400 a 4.000 UI/dia, conforme exposição solar e ingestão alimentar.

Conforme o documento, a dosagem de 25-hidroxivitamina D (25(OH)D) não é indicada de forma rotineira para indivíduos

TABELA 1 Recomendações do *guideline* da Endocrine Society sobre a reposição de vitamina D

Vitamina D para prevenção da doença					
De 1 a 18 anos	**De 19 a 49 anos**	**De 50 a 74 anos**	**De 75 anos ou mais**	**Gravidez**	**Pré-diabetes**
Suplementação empírica de vitamina D* Para prevenir o raquitismo nutricional e devido ao potencial de reduzir o risco de infecções do trato respiratório.	Sem suplementação empírica de vitamina D* Siga a ingestão diária recomendada	Suplementação empírica de vitamina D* Devido ao potencial de reduzir o risco de mortalidade		Suplementação empírica de vitamina D* Devido ao potencial de reduzir o risco de pré-eclâmpsia, mortalidade intrauterina, parto prematuro, nascimento pequeno para a idade gestacional e mortalidade neonatal	Suplementação empírica de vitamina D* Devido ao potencial de reduzir o risco de progressão para diabetes

O painel presumiu que todos deveriam seguir as Ingestões Dietéticas de Referência (IDR) recomendadas estabelecidas pelo Instituto de Medicina dos Estados Unidos (atualmente a Academia Nacional de Medicina). A Ingestão Diária Recomendada (IDR) na IDR é de 600 UI (15 µg) para pessoas de 1 a 70 anos e 800 UI (20 µg) para pessoas com mais de 70 anos. A IDR estabelecida pelo Instituto de Medicina e pelo Colégio Americano de Obstetras e Ginecologistas (ACOG) é de 600 UI (15 µg) durante a gravidez.
* A suplementação empírica de vitamina D refere-se à ingestão de vitamina D (colecalciferol [D3] ou ergocalciferol [D2]) (geralmente em forma de comprimido ou gota) que (a) excede as IDR e (b) é implementada sem testes para 25-hidroxivitamina D. As doses de vitamina D nos ensaios clínicos incluídos variaram consideravelmente (consulte as observações técnicas nas recomendações); portanto, as doses ideais permanecem obscuras
Para pessoas com mais de 50 anos para as quais o tratamento com vitamina D é indicado, o painel sugere a suplementação por meio da administração diária de vitamina D, em vez de altas doses intermitentes.
O painel sugere que não se realizem testes de rotina de 25-hidroxivitamina D para indivíduos geralmente saudáveis que não tenham indicações estabelecidas para testes de 25-hidroxivitamina D (por exemplo, hipocalcemia). O painel não abordou especificamente se e como aqueles que apresentam baixos níveis de 25-hidroxivitamina D devem ser avaliados e/ou tratados.
* É importante ressaltar que esta diretriz não aborda indivíduos com condições subjacentes que alteram substancialmente a fisiologia da vitamina D, incluindo várias condições associadas à diminuição da absorção (por exemplo, intestino curto, bypass gástrico, doença inflamatória intestinal), aumento do catabolismo/diminuição da ativação (por exemplo, alguns medicamentos) e aumento das perdas renais (por exemplo, síndrome nefrótica). Além disso, esta diretriz não aborda pessoas com alto risco de fraturas
Fonte: Demay et al., 2024[37].

saudáveis, exceto em situações específicas (síndrome do intestino curto, *bypass* gástrico, doenças inflamatórias intestinais, uso de medicamentos que interferem no metabolismo da vitamina D, síndrome nefrótica, osteoporose ou outras condições que aumentem o risco de fraturas). Nos casos de deficiência confirmada, a suplementação deve ser ajustada conforme a gravidade, podendo ser necessária a administração de doses mais elevadas até a normalização dos níveis séricos[10].

O *guideline* recomenda que a suplementação, principalmente em indivíduos acima de 50 anos, seja feita em doses diárias, em geral em cápsulas ou gotas, em vez de doses semanais, como é a prática comum[10]. Suplementos orais têm boa eficácia, mas a suplementação injetável pode ser necessária em situações específicas, incluindo:

- Deficiência grave (< 10 ng/mL), especialmente com sintomas clínicos.
- Má absorção intestinal: doença celíaca, doença de Crohn, cirurgia bariátrica.
- Doenças hepáticas e renais com comprometimento na hidroxilação da vitamina D.
- Adesão prejudicada ao tratamento oral: idosos institucionalizados, distúrbios psiquiátricos ou aversão a suplementos orais.
- Osteoporose grave, como adjuvante em terapia com bifosfonatos e paratormônio.

A US Preventive Services Task Force (USPSTF), em sua atualização de 2021[11], também não recomenda a testagem rotineira da vitamina D, por falta de evidência de impacto relevante em desfechos clínicos.

Embora a suplementação de vitamina D seja segura em doses adequadas, o uso excessivo pode causar hipercalcemia, hipercalciúria e nefrocalcinose e até aumentar o risco de fraturas e quedas em idosos. Um estudo observacional apontou uma relação em J invertido entre os níveis de 25(OH)D e a mortalidade cardiovascular, com maior risco tanto em níveis baixos quanto em níveis acima de 125 nmol/L (50 ng/mL)[12]. Ainda assim, não se sabe se essa relação é causal ou apenas associativa. Dessa forma, a ingestão diária não deve ultrapassar 4.000 UI em adultos saudáveis, exceto sob orientação médica. Doses altas intermitentes também devem ser evitadas, pois estão associadas a eventos adversos.

Em síntese, a vitamina D é um nutriente essencial, com potencial de beneficiar grupos específicos, desde que utilizada com critério e embasamento científico. A individualização das condutas, considerando risco, necessidades clínicas e estilo de vida, garante o uso seguro e eficaz dessa vitamina – integrando seu papel às estratégias de promoção de saúde baseadas em evidências.

SUPLEMENTOS DE PROTEÍNAS

A proteína é fundamental para a saúde geral, pois contribui para a manutenção da massa muscular, saúde óssea e funções fisiológicas essenciais. A deficiência proteica pode levar a atraso no crescimento, anemia e imunidade comprometida. No que diz respeito à saúde óssea, uma maior ingestão de proteínas pode ter um efeito protetor na densidade mineral óssea, especialmente na coluna lombar, embora o impacto sobre o risco de fraturas ainda não seja totalmente claro.

Conforme a Academy of Nutrition and Dietetics, Dietitians of Canada e o American College of Sports Medicine[13], indivíduos fisicamente ativos devem consumir entre 1,2 e 1,6 g de proteína/kg de peso corporal/dia (alguns estudos sugerem até 2,0g de proteína/kg de peso corporal/dia). Essa ingestão favorece a adaptação metabólica, o reparo e o *turnover* muscular, sendo superior à ingestão diária recomendada (IDR) para adultos com atividade física mínima, que é de 0,8 g/kg/dia. Com o envelhecimento, a ingestão proteica também precisa ser ajustada. Para minimizar a perda de massa muscular associada à idade, recomenda-se um consumo entre 1,2 e 2,0 g/kg/dia, o que pode:

- Prevenir a sarcopenia e preservar a força muscular.
- Ajudar no controle de peso e na manutenção do metabolismo.
- Apoiar a saúde cardiovascular.
- Promover independência funcional e qualidade de vida em idosos.

A ingestão adequada de proteínas pode ser plenamente alcançada pela alimentação, desde que se incluam fontes variadas e de boa qualidade nutricional. Dentro da abordagem da Medicina do estilo de vida, dietas baseadas em plantas (*plant-based*) são fortemente recomendadas por seus benefícios à saúde e menor impacto ambiental.

Embora as proteínas animais contenham todos os aminoácidos essenciais e sejam de fácil digestibilidade, seu consumo elevado está associado a maior risco de doenças cardiovasculares, diabetes tipo 2 e mortalidade. A substituição parcial ou total por fontes vegetais tem demonstrado efeitos positivos na saúde e é uma estratégia nutricional recomendada para a longevidade e prevenção de doenças crônicas.

Fontes vegetais, como leguminosas, nozes, sementes e cereais integrais, quando consumidas em combinações adequadas, fornecem todos os aminoácidos essenciais, garantindo uma nutrição completa e segura. Além disso, estão associadas a menores riscos cardiovasculares, especialmente quando substituem proteínas animais menos saudáveis, como carnes vermelhas e processadas. Ainda assim, alcançar a ingestão ideal apenas com a dieta pode ser um desafio, principalmente em idosos, atletas ou pessoas em recuperação de doenças. Nesses casos, a suplementação pode ser útil.

Em idosos desnutridos, frágeis ou com sarcopenia, os suplementos proteicos podem contribuir para o ganho de peso, melhora da cicatrização e redução do risco de infecções e mortalidade. Em pacientes em recuperação cirúrgica, como após ressecções pancreáticas, a suplementação tem demonstrado impacto positivo no estado nutricional, qualidade de vida e capacidade funcional[14].

A proteína do soro do leite (*whey protein*) é uma das mais estudadas e eficazes na preservação e no ganho de massa muscular, especialmente quando associada ao treinamento de resistência. Estudos mostram que melhora a força, mobilidade e recuperação física, mas seu efeito isolado é limitado. A combinação com exercício de força é essencial para resultados consistentes[15].

Embora as proteínas vegetais sejam saudáveis e superiores ao consumo insuficiente de proteínas, sua eficácia na melhora da força e desempenho físico ainda é considerada inferior ao "*whey protein*". No entanto, uma dieta vegetal bem planejada pode atender plenamente às necessidades proteicas, além de oferecer benefícios adicionais à saúde e ao meio ambiente.

É importante observar que, em idosos, o aumento da ingestão proteica pode reduzir o apetite, agravando quadros de desnutrição ou sarcopenia. Por outro lado, estudos mostram que, em longo prazo, esse efeito não compromete significativamente a ingestão calórica total. Além disso, o consumo excessivo e crônico de proteínas pode causar distúrbios digestivos, renais ou cardiovasculares, devendo ser evitado.

Em resumo, a suplementação proteica não é necessária a todos, mas pode ser uma aliada importante para grupos específicos, como idosos, atletas ou pacientes em reabilitação. A ingestão adequada de proteínas é essencial para a manutenção da saúde muscular e óssea, desde que feita com equilíbrio, critério e dentro dos limites recomendados.

CREATINA

A creatina é uma substância naturalmente produzida pelo organismo e encontrada em alimentos como carnes vermelhas, peixes e laticínios. Seu papel é fundamental para a produção de energia nas células, especialmente nos músculos e no cérebro.

Sua suplementação tem se mostrado eficaz para o aumento da força muscular e da função cognitiva, sendo particularmente benéfica em pessoas com menor concentração de creatina no cérebro – como idosos, veganos, indivíduos em estresse metabólico ou com doenças neurodegenerativas e depressão resistente ao tratamento[16]. Também pode auxiliar na recuperação de lesões e em quadros como sarcopenia e miopatia induzida por estatinas.

Embora seja amplamente conhecida por seus efeitos no desempenho esportivo e no ganho de massa muscular, a creatina também exerce um papel essencial no metabolismo celular. Em situações de estresse metabólico, como doenças crônicas ou recuperação de lesões, a capacidade do corpo de transportar e armazenar creatina pode estar comprometida. Aumentar sua disponibilidade nos tecidos favorece a recuperação, melhora a função celular e reduz o impacto de hipóxia ou inflamação.

Com o envelhecimento, a creatina pode ajudar a preservar a mobilidade e prevenir doenças crônicas. Estudos mostram que sua suplementação está associada à redução de quedas e à melhora da reabilitação física em idosos. Em modelos animais, níveis elevados de creatina demonstraram proteger o coração contra lesões por isquemia e reperfusão durante eventos coronarianos agudos[17].

Além disso, cresce o interesse em sua aplicação na saúde cerebral. Evidências sugerem que a creatina pode beneficiar o processamento cognitivo e a recuperação de traumas neurológicos. Uma revisão sistemática mostrou que a suplementação resulta em melhorias modestas, porém estatisticamente significativas, em testes de memória, especialmente em adultos entre 66 e 76 anos, sugerindo efeito neuroprotetor contra o declínio cognitivo relacionado à idade[18].

A ação da creatina no cérebro ocorre por meio da atuação como tampão energético, otimizando a disponibilidade de ATP – essencial para manter as funções cognitivas. Também pode proteger os neurônios, reduzir o estresse oxidativo e melhorar a comunicação entre células nervosas. Há indícios de que a creatina seja especialmente útil em condições como privação de sono, fadiga mental e doenças neurodegenerativas (como Alzheimer e Parkinson), embora mais estudos sejam necessários para estabelecer protocolos ideais de suplementação.

Até o momento, a ciência tem demonstrado que a creatina é um suplemento seguro e bem tolerado, especialmente dentro das doses recomendadas (3-5g/dia ou 0,1 g/kg de peso corporal/dia). Embora mais estudos sejam necessários para compreender completamente seus mecanismos e otimizar sua aplicação clínica, as evidências disponíveis sugerem que a creatina é um suplemento promissor, com potencial de benefício ao longo de toda a vida.

ÔMEGA-3

Os ácidos graxos ômega-3 são gorduras poli-insaturadas essenciais para a saúde, reconhecidas por suas propriedades anti-inflamatórias e benefícios potenciais em diversas condições clínicas. Existem três principais tipos de ômega-3:

- Ácido alfa-linolênico (ALA): encontrado em fontes vegetais.
- Ácido eicosapentaenoico (EPA): predominante em fontes marinhas.
- Ácido docosaexaenoico (DHA): também predominante em fontes marinhas.

A alimentação é a principal forma de obter esses ácidos graxos. As fontes mais ricas incluem:

- Peixes e óleos de peixe (ricos em EPA e DHA): salmão, sardinha, arenque, cavala.
- Oleaginosas e sementes (ricos em ALA): nozes, linhaça, chia.
- Óleos vegetais: óleo de canola, soja, linhaça.
- Vegetais folhosos escuros: espinafre, couve.
- Algas e alguns tipos de cogumelos (em menor quantidade).

A conversão de ALA em EPA e DHA no organismo é limitada, o que reforça a importância da ingestão direta dos ácidos graxos marinhos para atingir concentrações eficazes no organismo. As diretrizes alimentares americanas e a American Heart Association recomendam o consumo de duas porções de peixe por semana (cerca de 200 a 230 g semanais), o que garantiria uma média de 250 mg diários de EPA e DHA[19]. No entanto, a maioria da população brasileira e americana consome menos da metade dessa quantidade.

A suplementação de ômega-3 tem sido amplamente estudada, com resultados variados conforme a condição clínica. Em crianças com transtorno de déficit de atenção e hiperatividade (TDAH), doses mais elevadas de EPA parecem melhorar modestamente os sintomas. Embora os efeitos sejam inferiores aos medicamentos, o bom perfil de segurança torna o ômega-3 uma opção complementar viável[20].

No contexto oncológico, a suplementação pode ajudar na preservação da composição corporal e na qualidade de vida de pacientes submetidos à quimioterapia ou radioterapia. Entretanto, não há evidências de que afete a progressão tumoral ou a sobrevida[21].

Quanto às doenças cardiovasculares, as evidências são controversas. Embora alguns estudos mostrem discreta redução no risco de eventos coronarianos, não há evidência consistente de impacto sobre a mortalidade cardiovascular ou eventos maiores. O estudo ORIGIN, com mais de 12 mil pacientes de alto risco, não mostrou benefícios em desfechos cardiovasculares. No entanto, há indícios de que o ômega-3 possa reduzir a mortalidade por doença arterial coronariana, especialmente em pacientes com histórico prévio, possivelmente por reduzir o risco de morte súbita cardíaca. Por isso, a American Heart Association classifica sua suplementação como recomendação classe IIa para prevenção secundária. Na prevenção primária, porém, não há evidência suficiente para justificar o uso rotineiro. Também não há benefício comprovado na prevenção de acidente vascular cerebral ou de recorrência do evento em pacientes com histórico de acidente vascular cerebral[22,23].

Os suplementos de ômega-3 são considerados seguros, com efeitos colaterais leves e infrequentes, como desconforto gastrointestinal. Sangramentos aumentados foram observados apenas com doses muito altas, não usuais em suplementações comuns. Dada a segurança e os potenciais benefícios, a suplementação pode ser uma opção válida para indivíduos com consumo insuficiente de peixes, sobretudo em populações de risco.

PROBIÓTICOS E PREBIÓTICOS

Os probióticos são microrganismos vivos que, quando administrados em quantidades adequadas, oferecem diversos benefícios à saúde humana, sobretudo por sua ação na modulação da microbiota intestinal. Ao promover o equilíbrio entre as bactérias intestinais, contribuem para o bom funcionamento digestivo, imunológico e até neurológico. As principais fontes de probióticos na alimentação incluem:

- Iogurte natural.
- *Kefir*.
- Chucrute (repolho fermentado).
- *Miso*.
- *Tempeh*.
- Queijos fermentados.

Evidências científicas de alta qualidade demonstram a eficácia dos probióticos na prevenção e no tratamento de doenças infecciosas intestinais e respiratórias. Além disso, há indícios de que possam reduzir a gordura hepática, os níveis de aspartato aminotransferase (AST) e índices glicêmicos e inflamatórios em pacientes com doença hepática gordurosa não alcoólica (NAFLD)[24]. Em indivíduos com sobrepeso ou obesidade, foi observada uma redução significativa no colesterol total e LDL em comparação com grupos controle. No entanto, esses resultados não foram consistentes em subgrupos específicos, como mulheres, destacando a necessidade de mais estudos para avaliação da variabilidade interindividual.

Nos últimos anos, o chamado eixo intestino-cérebro tem ganhado destaque. Pesquisas sugerem que a modulação da microbiota pode influenciar positivamente a saúde mental, com efeitos sobre sintomas de depressão e ansiedade. Uma metanálise apontou que cepas do gênero *Bifidobacterium* podem ser eficazes na redução da ansiedade, enquanto a combinação de *Lactobacillus* e *Bifidobacterium* mostrou impacto positivo em sintomas depressivos[25]. Em um ensaio clínico com pacientes com transtorno depressivo maior, a suplementação probiótica resultou em melhora significativa dos sintomas de depressão e ansiedade, sem efeitos adversos graves[26].

Os mecanismos propostos incluem a modulação da microbiota intestinal, aumento da diversidade microbiana e alterações nos níveis de citocinas inflamatórias, embora os marcadores inflamatórios específicos não tenham mostrado diferenças significativas em alguns estudos.

Os probióticos são considerados seguros em adultos saudáveis, com efeitos colaterais mínimos, como distúrbios gastrintestinais leves (inchaço e alterações na consistência das fezes), geralmente transitórios e leves. No entanto, seu uso deve ser cauteloso em imunocomprometidos, pacientes com doenças cardíacas estruturais ou cateteres venosos centrais e em casos de supercrescimento bacteriano no intestino delgado (SIBO), pois podem agravar sintomas de gases e inchaço.

Um dos principais desafios no uso clínico de probióticos é a padronização. Cepas, doses e formulações variam muito entre os estudos. Há indícios de que múltiplas cepas sejam mais eficazes do que cepas isoladas, embora os efeitos sobre a microbiota intestinal nem sempre sejam duradouros[25]. Portanto, o uso de probióticos deve ser individualizado e baseado em evidências, respeitando a indicação clínica e a segurança do paciente.

Já os prebióticos são compostos alimentares não digeríveis que promovem o crescimento de bactérias benéficas no intestino, como as bifidobactérias. Sua ação contribui para a composição da microbiota intestinal, o que está associado a melhorias na saúde digestiva e potencialmente na função imunológica.

Estudos sugerem que prebióticos como a inulina e os fruto-oligossacarídeos (FOS) podem ser particularmente úteis em idosos frágeis, indivíduos com obesidade, distúrbios metabólicos ou doenças inflamatórias intestinais[27]. Em alguns casos, análises da composição da microbiota por testes genéticos podem ajudar a direcionar o uso.

É importante destacar que a robustez dessas evidências é limitada. Muitos dos estudos apresentam amostras pequenas, variabilidade nos métodos e baixa reprodutibilidade, o que impede conclusões definitivas sobre a eficácia e segurança do uso de prebióticos. Além disso, a composição da microbiota intestinal é altamente variável entre indivíduos, influenciada por fatores genéticos, ambientais e alimentares, o que dificulta a padronização dos resultados.

A maioria dos estudos avalia efeitos de curto prazo, e poucos são independentes da indústria de suplementos, o que pode introduzir viés. Isso reforça a importância de considerar os prebióticos naturais presentes nos alimentos como uma forma segura, acessível e eficaz de promover a saúde intestinal. É importante considerar que os prebióticos podem ser obtidos de forma segura e eficaz por meio da alimentação diária:

- FOS: alho, cebola, alho-poró, aspargos, alcachofra, banana, mel.
- Galacto-oligossacarídeos (GOS): laticínios fermentados e leguminosas como feijão, grão-de-bico e lentilhas.
- Amido resistente: banana verde, batata cozida e resfriada, arroz integral resfriado e aveia crua.
- Beta-glucanas: aveia, cevada e cogumelos.
- Pectina: maçã com casca, laranja, limão e cenoura.

Além de fornecerem prebióticos, esses alimentos oferecem fibras, vitaminas e compostos bioativos importantes para a saúde global.

MAGNÉSIO

Estima-se que dois terços da população ocidental não atinjam a ingestão diária recomendada de Mg, o que pode comprometer diversas funções metabólicas essenciais. O Mg participa de mais de 300 reações enzimáticas no organismo, incluindo a produção de energia, regulação da função muscular e nervosa, controle glicêmico e pressão arterial. Com o envelhecimento, além da menor ingestão alimentar, há redução na absorção intestinal e aumento da excreção renal de Mg, o que contribui para a sua deficiência em idosos. As principais fontes alimentares incluem:

- Grãos integrais: arroz integral, aveia.
- Vegetais folhosos escuros: espinafre, couve.
- Nozes e sementes: amêndoas, castanhas, sementes de abóbora e chia.
- Leguminosas: feijão, lentilha, grão-de-bico.
- Tubérculos: batata com casca.

Estudos observacionais sugerem que um maior consumo de Mg na dieta está associado a um menor risco de doenças cardiovasculares, acidente vascular cerebral e diabetes tipo 2[28]. No entanto, é difícil isolar o efeito do Mg em uma alimentação naturalmente mais saudável.

Uma revisão abrangente avaliou 16 metanálises com 55 desfechos clínicos, incluindo ensaios clínicos randomizados e estudos observacionais[29]. Doze desfechos mostraram resultados significativos, especialmente para a redução da necessidade de hospitalização em gestantes e da frequência e intensidade de crises de enxaqueca. Nos estudos observacionais, observou-se associação consistente entre maior consumo de Mg e menor risco de diabetes tipo 2 e acidente vascular cerebral. Os participantes com maior ingestão de Mg apresentaram redução de 28% no risco de desenvolver diabetes tipo 2 em comparação com aqueles com menor ingestão.

A relação entre Mg e diabetes tipo 2 pode ser explicada por diversos mecanismos. Além de refletir hábitos alimentares mais saudáveis, a deficiência intracelular de Mg pode prejudicar a sinalização da insulina e a secreção pancreática, reduzindo a sensibilidade à insulina em tecidos como fígado, músculo e tecido adiposo. Apesar disso, os efeitos metabólicos da suplementação ainda são limitados. Em ensaios clínicos, o Mg mostrou benefício apenas sobre o teste oral de tolerância à glicose em indivíduos com risco elevado para diabetes, mas sem impacto significativo sobre a glicemia de jejum ou a hemoglobina glicada[29].

O Mg também desempenha papel essencial na manutenção da saúde óssea e muscular. Maior ingestão está associada a maior densidade mineral óssea e menor risco de osteoporose e fraturas. Em relação à musculatura, uma dieta rica em Mg está correlacionada a maior força de preensão e menor perda de massa muscular ao longo da vida.

Um estudo reuniu dados de 7.582 adultos, provenientes de nove pesquisas publicadas, incluindo estudos observacionais e ensaios clínicos randomizados[30,31]. O objetivo foi revisar, de forma sistemática, as possíveis relações entre o magnésio e a qualidade do sono – avaliando aspectos como adormecer durante o dia, sonolência, ronco e duração do sono. Os estudos observacionais mostraram associação entre os níveis de magnésio no organismo e a qualidade do sono. O estudo CARDIA[32] encontrou uma associação entre a ingestão de Mg e melhor qualidade do sono, além de uma menor probabilidade de sono curto (< 7 horas). Por outro lado, os ensaios clínicos sobre suplementação de Mg para melhora do sono ainda são inconclusivos[29].

A forma de suplementação influencia sua absorção e tolerabilidade. Compostos orgânicos, como citrato, glicinato e picolinato de magnésio, têm melhor biodisponibilidade e menor risco de efeitos gastrintestinais. Já o óxido de magnésio tem baixa absorção e é mais indicado para constipação. Doses de até 400 mg por dia são em geral seguras e eficazes, mas devem ser adaptadas à necessidade individual.

Garantir níveis adequados de magnésio ao longo da vida pode contribuir para a prevenção de doenças crônicas, melhora da função muscular, saúde óssea e qualidade do sono. A suplementação, quando necessária, deve ser personalizada e baseada na avaliação clínica, hábitos alimentares e fatores de risco.

N-ACETILCISTEÍNA

O principal mecanismo da N-acetilcisteína (NAC) envolve a reposição dos estoques de glutationa (GSH), essencial para suas propriedades antioxidantes.

A NAC é amplamente reconhecida por seu efeito mucolítico, utilizada em doenças respiratórias crônicas, como bronquite e doença pulmonar obstrutiva crônica (DPOC). Também é o tratamento-padrão para intoxicação por paracetamol, onde sua ação rápida na restauração da glutationa hepática é essencial para prevenir lesões graves no fígado.

Além desses usos clássicos, estudos investigam seu potencial efeito anti-inflamatório, por meio da inibição do fator de transcrição NF-κB, o que reduz a produção de citocinas pró-inflamatórias como IL-6 e TNF-α. Esse mecanismo pode ser benéfico em doenças respiratórias crônicas, doenças hepáticas e outras condições inflamatórias, embora os resultados ainda sejam inconsistentes.

Na medicina esportiva, a NAC tem sido avaliada pela sua capacidade de reduzir a dor muscular, os níveis de lactato pós-exercício e os marcadores de estresse oxidativo. Uma metanálise publicada em 2023, incluindo 20 estudos, sugeriu que a suplementação pode melhorar a recuperação muscular e reduzir a inflamação e o estresse oxidativo, com impacto potencial no desempenho esportivo[33].

Há ainda um crescente interesse no uso da NAC em transtornos psiquiátricos e neurológicos, como depressão, transtorno bipolar e esquizofrenia. Seu efeito antioxidante e anti-inflamatório pode modular mecanismos neurobiológicos envolvidos nesses distúrbios, embora a qualidade das evidências ainda seja limitada[34].

As doses variam conforme a indicação. Para ação mucolítica, utilizam-se geralmente 600 mg uma ou duas vezes ao dia. Em estudos com atletas, foram usadas doses de até 3.000 mg/dia. Para transtornos psiquiátricos, as doses mais comuns variam entre 2.000 e 2.400 mg/dia. A NAC é considerada segura, mas pode causar efeitos colaterais gastrintestinais, como náuseas, vômitos e diarreia, especialmente em doses mais altas.

Apesar do potencial terapêutico promissor, os estudos clínicos ainda apresentam resultados heterogêneos. São necessárias pesquisas mais robustas para estabelecer com clareza a eficácia da NAC em diferentes condições clínicas e definir protocolos de suplementação mais específicos.

Coenzima Q10

A coenzima Q10 (CoQ10), ou ubiquinona, é um componente da cadeia de transporte de elétrons mitocondrial (ETC), essencial para a produção de ATP. Além disso, atua como antioxidante nas membranas celulares, ajudando a reduzir o estresse oxidativo. O corpo humano pode sintetizá-la naturalmente, mas seus níveis tendem a diminuir com o envelhecimento e certas condições de saúde.

Nos últimos anos, a CoQ10 tem sido promovida como um suplemento quase milagroso, especialmente para saúde cardiovascular, inflamação e até mesmo para retardar o envelhecimento. No entanto, os estudos clínicos disponíveis ainda são escassos, pequenos e com resultados inconclusivos. Uma busca no PubMed revelou apenas 21 estudos clínicos indexados com foco em sua aplicação terapêutica. Embora algumas pesquisas sugiram possíveis benefícios, como melhora da função mitocondrial e redução do estresse oxidativo, a maioria dos estudos são pequenos, de curta duração e com resultados variáveis[35].

Mesmo em contextos mais estudados, como a insuficiência cardíaca, as evidências ainda são consideradas de qualidade moderada, sem comprovação definitiva de que a suplementação reduza a mortalidade ou hospitalizações[36]. Outro desafio para o uso da CoQ10 é sua baixa biodisponibilidade oral. Apesar do desenvolvimento de novas formulações, como a ubiquinol (forma reduzida e supostamente mais biodisponível), ainda não há dados suficientes que demonstrem benefício clínico relevante.

Até o momento, não há evidências sólidas de que sua suplementação tenha um efeito real no retardamento do envelhecimento ou na prevenção de doenças. O uso da CoQ10 pode ser justificado em casos específicos, como algumas doenças mitocondriais raras, mas seu uso generalizado não tem suporte em estudos clínicos bem conduzidos.

CONCLUSÃO

Apesar das controvérsias e limitações das evidências, é possível reconhecer que todos os suplementos abordados neste capítulo podem apresentar algum potencial benefício à saúde, ainda que discreto e muitas vezes dependente do contexto individual. Em um cenário ideal, com alimentação variada, sono de qualidade, atividade física regular, baixos níveis de estresse e exposição solar adequada, talvez a maioria deles fosse desnecessária. Mas a realidade é que poucas pessoas conseguem manter um estilo de vida verdadeiramente completo e equilibrado em todas as fases da vida.

Nesse contexto, a suplementação, quando bem indicada, pode ser uma aliada estratégica – não como substituto de bons hábitos, mas como apoio pontual em situações de maior vulnerabilidade, sobrecarga ou risco. O mais importante é que seu uso seja racional, individualizado e baseado em necessidades clínicas reais, com respaldo científico. A escolha adequada da substância, a avaliação do paciente e a clareza sobre o propósito do uso fazem toda a diferença entre um cuidado eficaz e uma promessa vazia.

Dentro da Medicina do Estilo de Vida, o papel dos suplementos é sempre coadjuvante. Eles podem complementar as intervenções baseadas nos pilares fundamentais, mas jamais substituí-los. Quando integrados com consciência, ética e propósito, podem ampliar o potencial terapêutico e fortalecer a jornada de cada pessoa rumo a uma vida com mais saúde, autonomia e bem-estar.

Para se aprofundar

Livro: Carreiro D. Suplementação nutricional na prática clínica. Volumes 1 e 2; 2016.

Artigo: Mo M, Wang S, Chen Z, et al. A systematic review and meta-analysis of the response of serum 25-hydroxyvitamin D concentration to vitamin D supplementation from RCTs from around the globe. Eur J Clin Nutr. 2019;73(6):816-34.

Artigo: Posadzki PP, Bajpai R, Kyaw BM, et al. Melatonin and health: an umbrella review of health outcomes and biological mechanisms of action. BMC Med. 2018;16(1):18.

REFERÊNCIAS BIBLIOGRÁFICAS

1. Puri V, Nagpal M, Singh I, et al. A comprehensive review on nutraceuticals: therapy support and formulation challenges. Nutrients. 2022;14(21):4637.
2. Aronson JK. Defining "nutraceuticals": neither nutritious nor pharmaceutical. Br J Clin Pharmacol. 2017;83(1):8-19.
3. Wierzejska RE. Dietary supplements-for whom? The current state of knowledge about the health effects of selected supplement use. Int J Environ Res Public Health. 2021;18(17):8897.
4. Minich DM, Henning M, Darley C, et al. Is melatonin the "next vitamin D"?: A review of emer-

ging science, clinical uses, safety, and dietary supplements. Nutrients. 2022;14(19):3934.
5. Herxheimer A, Petrie KJ. Melatonin for preventing and treating jet lag. Cochrane Database Syst Rev. 2001;(1):CD001520.
6. Posadzki PP, Bajpai R, Kyaw BM, et al. Melatonin and health: an umbrella review of health outcomes and biological mechanisms of action. BMC Med. 2018;16(1):18.
7. Demirhan Kayacik A, İlcioglu K. Effects of melatonin intake on depression and anxiety in postmenopausal women: a systematic review and meta-analysis of randomised controlled trials. Arch Womens Ment Health. 2024;27(2):265-73.
8. Morvaridzadeh M, Sadeghi E, Agah S, et al. Effect of melatonin supplementation on oxidative stress parameters: A systematic review and meta-analysis. Pharmacol Res. 2020;161(105210):105210.
9. Pludowski P, Takacs I, Boyanov M, et al. Clinical practice in the prevention, diagnosis and treatment of vitamin D deficiency: A central and eastern European expert consensus statement. Nutrients. 2022;14(7):1483.
10. Demay MB, Pittas AG, Bikle DD, et al. Vitamin D for the prevention of disease: an endocrine society clinical practice guideline. J Clin Endocrinol Metab. 2024;109(8):1907-47.
11. Krist A, Davidson K, Mangione C, et al. Screening for vitamin D deficiency in adults: US Preventive Services Task Force recommendation statement. JAMA. 2021;325(14):1436-42.
12. Durup D, Jørgensen HL, Christensen J, et al. A reverse J-shaped association between serum 25-hydroxyvitamin D and cardiovascular disease mortality: The CopD study. J Clin Endocrinol Metab. 2015;100(6):2339-46.
13. Wu G. Dietary protein intake and human health. Food Funct. 2016;7(3):1251-65.
14. Park Y, Choi JE, Hwang HS. Protein supplementation improves muscle mass and physical performance in undernourished prefrail and frail elderly subjects: a randomized, double-blind, placebo-controlled trial. Am J Clin Nutr. 2018;108(5):1026-33.
15. Mertz KH, Reitelseder S, Bechshoeft R, et al. The effect of daily protein supplementation, with or without resistance training for 1 year, on muscle size, strength, and function in healthy older adults: a randomized controlled trial. Am J Clin Nutr. 2021;113(4):790-800.
16. Kreider RB, Stout JR. Creatine in health and disease. Nutrients. 2021;13(2):447.
17. Lygate CA, Bohl S, ten Hove M, et al. Moderate elevation of intracellular creatine by targeting the creatine transporter protects mice from acute myocardial infarction. Cardiovasc Res. 2012;96(3):466-75.
18. Prokopidis K, Giannos P, Triantafyllidis KK, et al. Effects of creatine supplementation on memory in healthy individuals: a systematic review and meta-analysis of randomized controlled trials. Nutr Rev. 2023;81(4):416-27.
19. Skulas-Ray AC, Wilson PWF, Harris WS, et al. Omega-3 fatty acids for the management of hypertriglyceridemia: a science advisory from the American Heart Association. Circulation. 2019;140(12):e673-91.
20. Bloch MH, Qawasmi A. Omega-3 fatty acid supplementation for the treatment of children with attention-deficit/hyperactivity disorder symptomatology: systematic review and meta-analysis. J Am Acad Child Adolesc Psychiatry. 2011;50(10):991-1000.
21. Chua Jr AV, Hernandez ARB, Mendoza MJL, et al. Omega-3 fatty acids increase weight and quality of life scores in patients with advanced non-small cell lung cancer and cancer cachexia: a meta-analysis. Integr Cancer Ther. 2024:23:15347354241275052.
22. ORIGIN Trial Investigators, Bosch J, Gerstein HC, Dagenais GR, et al. N-3 fatty acids and cardiovascular outcomes in patients with dysglycemia. N Engl J Med. 2012;367(4):309-18.
23. Siscovick DS, Barringer TA, Fretts AM, et al. Omega-3 polyunsaturated fatty acid (fish oil) supplementation and the prevention of clinical cardiovascular disease: a science advisory from the American Heart Association: A science advisory from the American Heart Association. Circulation. 2017;135(15):e867-84.
24. Yan S, Tian Z, Li M, et al. Effects of probiotic supplementation on the regulation of blood lipid levels in overweight or obese subjects: a meta-analysis. Food Funct. 2019;10(3):1747-59.
25. Liu Y, Tran D, Rhoads JM. Probiotics in disease prevention and treatment. J Clin Pharmacol. 2018;58.
26. Nikolova VL, Cleare AJ, Young AH, Stone JM. Acceptability, tolerability, and estimates of putative treatment effects of probiotics as adjunctive

treatment in patients with depression. JAMA Psychiatry. 2023;80(8):842-7.
27. Rodriguez J, Hiel S, Neyrinck AM, et al. Discovery of the gut microbial signature driving the efficacy of prebiotic intervention in obese patients. Gut. 2020;69(11):1975-87.
28. Arab A, Rafie N, Amani R, et al. The role of magnesium in sleep health: a systematic review of available literature. Biol Trace Elem Res. 2023;201(1):121-8.
29. Veronese N, Demurtas J, Pesolillo G, et al. Magnesium and health outcomes: an umbrella review of systematic reviews and meta-analyses of observational and intervention studies. Eur J Nutr. 2020;59(1):263-72.
30. Mah J, Pitre T. Oral magnesium supplementation for insomnia in older adults: a systematic review & meta-analysis. BMC Complement Med Ther. 2021;21(1):125.
31. Mah J, Pitre T. Correction: Oral magnesium supplementation for insomnia in older adults: a systematic review & meta-analysis. BMC Complement Med Ther. 2024;24(1):418.
32. Zhang Y, Chen C, Lu L, et al. Association of magnesium intake with sleep duration and sleep quality: Findings from the CARDIA study. Curr Dev Nutr. 2021;5(5141109):1109.
33. Fernández-Lázaro D, Domínguez-Ortega C, Busto N, et al. Influence of N-acetylcysteine supplementation on physical performance and laboratory biomarkers in adult males: a systematic review of controlled trials. Nutrients. 2023;15(11):2463.
34. Lizzo G, Migliavacca E, Lamers D, et al. A randomized controlled clinical trial in healthy older adults to determine efficacy of Glycine and N-acetylcysteine supplementation on glutathione redox status and oxidative damage. Front Aging. 2022;3:852569.
35. Maggini S, Óvári V, Ferreres Giménez I, et al. Benefits of micronutrient supplementation on nutritional status, energy metabolism, and subjective wellbeing. Nutr Hosp. 2021;38(Spec2):3-8.
36. Sue-Ling CB, Abel WM, Sue-Ling K. Coenzyme Q10 as adjunctive therapy for cardiovascular disease and hypertension: A systematic review. J Nutr. 2022;152(7):1666-74.
37. Demay MB, Pittas AG, Bikle DD, Diab DL, Kiely ME, Lazaretti-Castro M, Lips P, et al. Vitamin D for the prevention of disease: an endocrine society clinical practice guideline. J Clin Endocrinol Metab. 2024;109(8):1907-1947.

SEÇÃO IV

Atividade Física

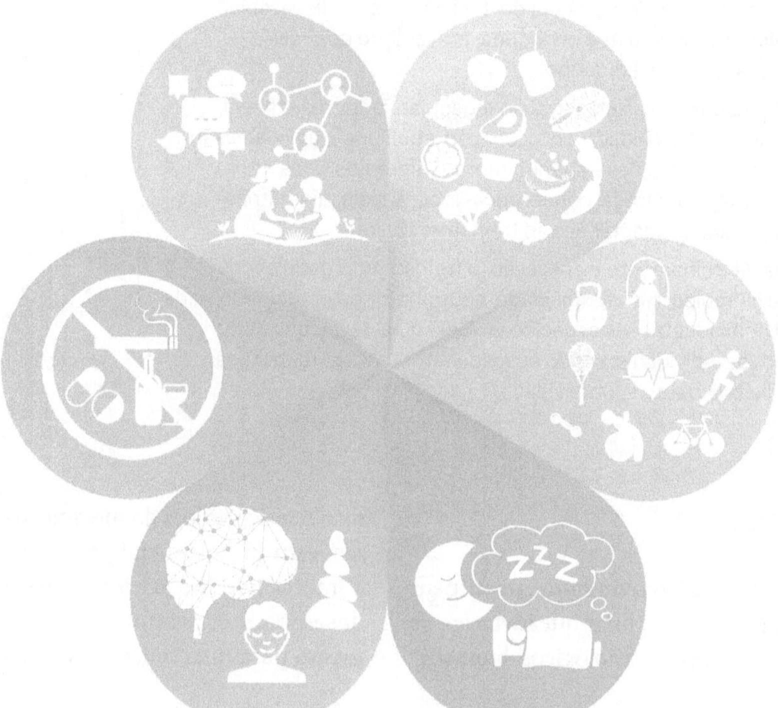

24

Conceitos básicos das ciências do movimento

Alessandra Bueno Pereira

Pontos-chave

- Três sistemas energéticos sustentam a atividade física: ATP-CP (curta duração e alta intensidade), glicólise anaeróbica (até 2 minutos) e sistema aeróbico (atividades prolongadas).
- Respostas agudas e crônicas do exercício físico: no exercício, ocorrem aumentos imediatos na frequência cardíaca, ventilação, recrutamento muscular e metabolismo energético. Com o treinamento contínuo, há maiores eficiências cardiovascular, respiratória, muscular e endócrina, prevenindo doenças e melhorando o desempenho.
- Capacidades físicas e contração muscular: força, resistência, velocidade, flexibilidade, coordenação, equilíbrio e agilidade são essenciais para o desempenho motor. Diferentes tipos de contração (isométrica, concêntrica, excêntrica e pliométrica) influenciam as adaptações ao treinamento.
- Tipos de treinamento e aplicação: o treinamento pode ser de força, aeróbico, HIIT, flexibilidade, neuromotor ou combinado, cada qual com adaptações específicas. A escolha deve considerar objetivos individuais, sendo aplicada em esportes, reabilitação, condicionamento e longevidade.

INTRODUÇÃO

As ciências do movimento constituem um campo interdisciplinar que investiga os princípios biológicos, fisiológicos, biomecânicos e psicológicos do movimento humano. Seu estudo é essencial para compreender a interação entre atividade física, saúde e desempenho, proporcionando embasamento para intervenções que visam desde à reabilitação até à melhora da *performance* atlética. Compreender os conceitos básicos das ciências do movimento permite:

- Prevenção de lesões: melhora da postura e uso eficiente do corpo.
- Desempenho otimizado: aplicação de técnicas científicas no treinamento.
- Promoção de saúde: estímulo à prática consciente de atividade física para longevidade e qualidade de vida.

Esse campo multidisciplinar é essencial para profissionais de educação física, médicos, fisioterapeutas, treinadores esportivos e qualquer pessoa interessada no desempenho motor humano.

FISIOLOGIA DO EXERCÍCIO

A fisiologia do exercício é uma disciplina que investiga como o corpo humano responde e se adapta ao exercício físico, de maneira aguda e crônica. Ela examina as alterações funcionais nos sistemas cardiovascular, respiratório, neuromuscular e endócrino durante a atividade física, buscando compreender os mecanismos que sustentam o desempenho atlético e promovem a saúde. Além disso, essa área estuda como fatores ambientais, como temperatura e altitude, influenciam as respostas fisiológicas ao exercício. O conhecimento gerado pela fisiologia do exercício é fundamental para otimizar programas de treinamento, prevenir lesões e melhorar a qualidade de vida por meio da atividade física regular[1,2].

Sistemas energéticos[1]

O corpo humano necessita de energia para executar qualquer movimento. Essa energia é fornecida pelo ATP (adenosina trifosfato), molécula armazenada nas células musculares e utilizada para contração muscular. Entretanto, as reservas de ATP são limitadas e precisam ser continuamente regeneradas por meio de três sistemas energéticos distintos[1,3].

Sistema ATP-CP, responsável pelo fornecimento de energia imediata

O sistema ATP-CP, também conhecido como sistema fosfagênico, é a principal via energética para esforços que requerem energia imediata. Durante atividades físicas de alta intensidade e curta duração, o ATP armazenado nos músculos é rapidamente decomposto para fornecer energia. Como as reservas de ATP são limitadas, o organismo utiliza a fosfocreatina (PCr) para regenerar o ATP de forma quase instantânea, permitindo a continuidade da atividade muscular intensa[1,3,4,21].

A PCr, também conhecida como creatina fosfato, é uma molécula de creatina fosforilada presente nas células musculares. Durante exercícios de alta intensidade, a enzima creatina quinase catalisa a transferência do grupo fosfato da PCr para o ADP (adenosina difosfato), regenerando o ATP necessário para a contração muscular. Esse processo ocorre de maneira extremamente rápida, sustentando a produção de energia durante os primeiros segundos de atividade intensa[1,3,4].

O sistema ATP-CP é especialmente ativo em atividades que exigem explosões de energia em um curto período. Esportes e exercícios como levantamento de peso, *sprints* de 100 metros e saltos verticais dependem fortemente desse sistema energético para fornecer a potência necessária. Nessas atividades, a demanda energética é tão alta que o corpo recorre às reservas de PCr para manter o desempenho[1,4].

As reservas de PCr nos músculos são limitadas e podem sustentar a produção máxima de ATP apenas por aproximadamente 10 segundos. Após esse período, a capacidade do sistema ATP-CP de fornecer energia diminui significativamente, necessitando de um período de recuperação para que as reservas de PCr sejam restabelecidas. Durante a recuperação, o ATP produzido por vias metabólicas aeróbicas é utilizado para fosforilar a creatina, regenerando a PCr e preparando o músculo para novos esforços de alta intensidade[1,4].

Glicólise anaeróbica[1,6,12]

A glicólise anaeróbica é um processo metabólico que fornece energia às células sem a necessidade de oxigênio. Durante esse processo, uma molécula de glicose é degradada em duas moléculas de piruvato, resultando na produção de ATP. Esse mecanismo é especialmente importante em atividades físicas de alta intensidade e curta duração, onde a demanda energética é elevada e o suprimento de oxigênio pode ser insuficiente[1,2].

A glicólise anaeróbica ocorre no citoplasma das células e não depende do oxigênio para a geração de energia. Nesse processo, a glicose é convertida em piruvato, produzindo ATP e NADH. Na ausência de oxigênio, o piruvato é reduzido a lactato, regenerando o NAD^+ necessário para a continuidade da glicólise.

A glicólise anaeróbica é a principal via energética em exercícios que duram entre 30 segundos e 2 minutos, caracterizados por alta intensidade. Nesses períodos, a demanda por ATP é suprida rapidamente pela glicólise anaeróbica, pois os sistemas aeróbicos não conseguem atender à necessidade energética imediata.

Durante a glicólise anaeróbica, o glicogênio armazenado nos músculos é degradado em glicose-6-fosfato, que entra na via glicolítica para a produção de ATP. Como subproduto, ocorre a formação de lactato. Embora frequentemente associado à fadiga, o lactato atua como um importante substrato energético e tamponante celular, ajudando a reciclar o NAD^+ necessário para manter a glicólise. A queda no pH intracelular ocorre principalmente pela liberação de íons H^+ durante a hidrólise do ATP, e não diretamente pelo lactato, como anteriormente se acreditava. Essa acidose metabólica contribui para a fadiga muscular e a redução do desempenho[29].

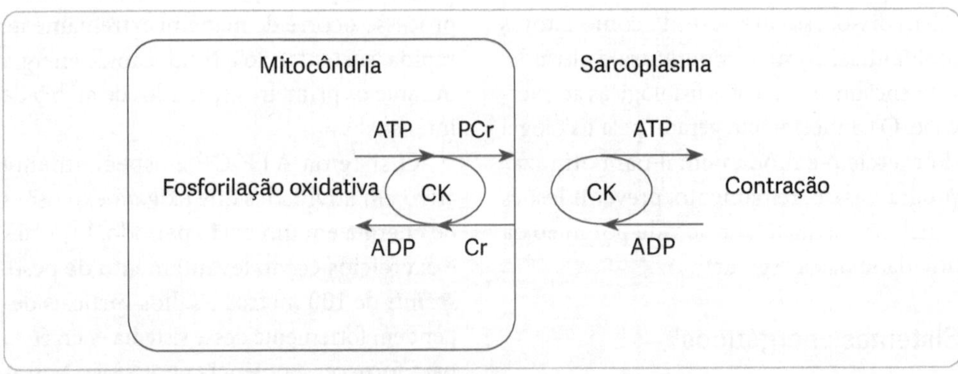

FIGURA 1 Sistema de "lançadeira" de fosfocreatina
ADP: adenosina difosfato; ATP: adenosina trifosfato; Cr: creatina livre. CK: creatina quinase; PCr: fosfocreatina.
Fonte: adaptada de Neubauer, 1998[21].

Exemplos incluem corridas de 400 metros e repetições de tiros no atletismo, treinos com repetições de *sprints* curtos, exercícios em circuitos de alta intensidade, como o CrossFit, práticas como jiu-jítsu e lutas marciais em momentos de explosão e contração.

Sistema aeróbio[6-8]

O sistema aeróbio é crucial para a produção de energia durante atividades físicas de longa duração e intensidade moderada. Utiliza oxigênio para metabolizar carboidratos e gorduras, gerando ATP de maneira sustentável.

O sistema aeróbio depende do oxigênio para oxidar carboidratos e lipídios, resultando na produção de ATP, CO_2 e H_2O. Esse processo ocorre nas mitocôndrias e é altamente eficiente na geração de energia para atividades prolongadas. A oxidação completa de uma molécula de glicose pode produzir até 38 moléculas de ATP.

Durante atividades físicas que se estendem por períodos prolongados e são realizadas em intensidade moderada, o sistema aeróbio é o principal responsável pelo fornecimento de energia. Nessas condições, o corpo utiliza predominantemente o metabolismo aeróbio para sustentar a atividade.

O metabolismo aeróbio é capaz de gerar quantidade significativa de ATP, especialmente quando comparado aos sistemas anaeróbios. Essa produção abundante de energia permite aos músculos manterem a contração por períodos mais longos, proporcionando maior resistência durante o exercício. A eficiência do sistema aeróbio é crucial para atletas de *endurance* e indivíduos que praticam atividades físicas prolongadas.

À medida que a duração do exercício aumenta, especialmente após os primeiros 20 a 30 minutos, o corpo tende a utilizar uma proporção crescente de ácidos graxos como fonte de energia, especialmente quando a intensidade é moderada. Essa transição metabólica é influenciada pela disponibilidade de glicogênio, pelo nível de treinamento e pela ação de hormônios como o cortisol e a adrenalina. Essa adaptação é benéfica para a preservação das reservas de glicogênio e é uma característica-chave do treinamento aeróbio. A capacidade de mobilizar e oxidar gorduras eficientemente é aprimorada com o treinamento regular, melhorando o desempenho em atividades de longa duração.

Exemplos incluem corridas de rua e maratonas, ciclismo recreativo ou profissional, natação de longa distância e treinamento funcional prolongado. A compreensão e o treinamento direcionado do sistema aeróbio são essenciais para otimizar o desempenho em atividades físicas de resistência e promover adaptações benéficas ao condicionamento físico geral.

Dois parâmetros fundamentais para a avaliação da capacidade aeróbica são o VO_2máx e o limiar anaeróbio. O VO_2máx representa o volume máximo de oxigênio que o organismo consegue utilizar durante o exercício intenso, sendo um dos melhores indicadores de aptidão cardiorrespiratória. Já o limiar anaeróbio indica a intensidade de exercício a partir da qual a produção de lactato excede sua remoção, sendo crucial para o desempenho de *endurance*.

Respostas agudas ao exercício[1]

As respostas agudas ao exercício físico são alterações fisiológicas imediatas que ocorrem durante e logo após a prática de atividade física. Essas respostas são transitórias e visam atender às demandas energéticas do organismo, otimizar a entrega de oxigênio e nutrientes aos tecidos e manter

TABELA 1 Respostas agudas ao exercício físico

Sistemas	Respostas agudas ao exercício
Sistema cardiovascular[1,4]	Aumento da frequência cardíaca (FC), aumento do débito cardíaco (DC), aumento do volume sistólico (VS), redistribuição do fluxo sanguíneo, aumento da pressão arterial (PA), aumento do retorno venoso, ativação do sistema nervoso simpático.
Sistema respiratório[5]	Aumento da frequência respiratória (FR), aumento do volume corrente (VC), maior ventilação pulmonar (VE), maior difusão de oxigênio nos alvéolos, melhora da perfusão pulmonar, aumento da eliminação de dióxido de carbono (CO_2), ajuste no pH sanguíneo, ativação de quimiorreceptores.
Tecido adiposo[6-8]	Aumento da lipólise, liberação de adrenalina e noradrenalina, elevação dos níveis de ácidos graxos livres no plasma, aumento da oxidação de gordura nos músculos, alteração na secreção de adipocinas, aumento da temperatura corporal.
Sistema endócrino[3,7]	Aumenta a liberação de hormônios como adrenalina, noradrenalina, cortisol, GH, testosterona e IGF-1. Também estimula miocinas como IL-6, irisina e BDNF, além de influenciar a secreção de leptina e grelina.
Fígado[8,24]	Aumento da glicogenólise hepática, gliconeogênese, liberação de glicose hepática, mobilização de lipídios hepáticos, aumento do fluxo sanguíneo hepático, aumento da metabolização de lactato, ativação de enzimas metabólicas.
Sistema musculoesquelético[9,10,11,23]	Aumento do fluxo sanguíneo muscular, acúmulo de lactato, H^+ e ADP, aumento da temperatura muscular, liberação de miocinas, ativação da AMPK e PGC-1α, aumento da ativação neural, recrutamento de unidades motoras, fadiga muscular temporária.

ADP: adenosina difosfato; AMPK: proteína quinase ativada por AMP; BDNF: fator neurotrófico derivado do cérebro, GH: hormônio de crescimento; H^+: íon hidrogênio; IGF-1: fator de crescimento semelhante à insulina 1; IL-6: interleucina-6; PGC-1α: *peroxisome proliferator-activated receptor gamma coactivator 1-alpha.*

a homeostase corporal. Cada sistema do corpo responde de maneira específica a esse estímulo. A Tabela 1 apresenta as principais respostas agudas ao exercício físico em diferentes sistemas do organismo humano.

Respostas crônicas ao exercício[1]

A prática regular de exercício físico promove adaptações fisiológicas que aumentam a eficiência dos sistemas corporais, contribuindo para a melhora da saúde e do desempenho físico. Essas adaptações ocorrem gradualmente ao longo de semanas ou meses de treinamento. A Tabela 2 apresenta as principais respostas crônicas ao exercício físico em diferentes sistemas do organismo humano.

Fibras musculares e tipos de contração muscular

O estudo das fibras musculares e dos diferentes tipos de contração muscular é essencial para compreender a funcionalidade do sistema musculoesquelético e seu papel na produção de força, resistência e desempenho motor[1,23].

TABELA 2 Respostas crônicas ao exercício físico

Sistemas	Respostas crônicas ao exercício
Sistema cardiovascular[1,4,9]	Diminuição da frequência cardíaca de repouso, aumento do volume sistólico em repouso e no exercício, hipertrofia do ventrículo esquerdo, aumento do débito cardíaco máximo, aumento da densidade capilar nos músculos ativos, aumento da vasodilatação endotelial, melhora na função do endotélio vascular que reduz o risco de aterosclerose e doenças cardiovasculares, redução da pressão arterial em repouso, maior capacidade aeróbica (VO_2 máximo), melhora no perfil lipídico com redução do colesterol LDL e aumento do HDL, melhora na sensibilidade à insulina, redução da inflamação sistêmica com diminuição de marcadores inflamatórios como a proteína C reativa.
Sistema respiratório[1,5,9]	Aumento da capacidade vital pulmonar, melhoria na eficiência ventilatória, maior difusão alveolar de oxigênio, aumento da força e resistência dos músculos respiratórios, redução da frequência respiratória em repouso e no exercício submáximo, aumento da capacidade de tolerância ao CO_2, maior aproveitamento do oxigênio, melhoria da economia respiratória.
Tecido adiposo[6-9]	Redução da gordura corporal total, maior sensibilidade à insulina, aumento da expressão de genes relacionados à betaoxidação, melhora na função endócrina do tecido adiposo, conversão de tecido adiposo branco em tecido adiposo bege, diminuição do armazenamento de gordura no fígado (esteatose hepática), aumento do recrutamento de mitocôndrias no tecido adiposo marrom, melhor regulação do apetite, prevenção do acúmulo de gordura visceral.
Sistema endócrino[3,7,9]	Melhora da sensibilidade à insulina, redução dos níveis basais de cortisol, aumento da produção basal de GH e IGF-1, melhora no eixo testosterona/estrogênio, regulação da função tireoidiana, maior regulação do apetite, aumento da secreção de endorfinas, maior liberação de irisina, melhoria na função adrenal.
Sistema imunológico[30]	O exercício físico regular promove um efeito imunomodulador benéfico. Aumenta a vigilância imunológica, reduz a inflamação crônica de baixo grau e estimula a liberação de citocinas anti-inflamatórias como a IL-10. Além disso, melhora a atividade de linfócitos T e NK, contribuindo para a prevenção de doenças crônicas e infecções respiratórias.
Fígado[3,7,9]	Aumento da capacidade de armazenamento de glicogênio hepático, melhora da sensibilidade hepática à insulina, redução da gordura hepática (esteatose hepática não alcoólica), maior eficiência na metabolização de lipídios, melhora na capacidade antioxidante hepática, melhoria na função de detoxificação, maior produção de corpos cetônicos, melhora da resposta inflamatória hepática, aumento da biogênese mitocondrial no fígado.

(*continua*)

TABELA 2 Respostas crônicas ao exercício físico (*continuação*)

Sistemas	Respostas crônicas ao exercício
Sistema musculoesquelético[9,10,11,23]	Hipertrofia muscular, melhora da coordenação neuromuscular, aumento da densidade capilar e da biogênese mitocondrial, maior resistência à fadiga, fortalecimento dos tendões e ligamentos, aumento da deposição de colágeno e matriz extracelular, maior capacidade de armazenamento e utilização de glicogênio, aprimoramento da captação de glicose e oxidação de ácidos graxos devido à ativação crônica da AMPK, aumento da eficiência metabólica muscular, modificações na expressão gênica promovidas pela PGC-1α, elevação do número e da funcionalidade mitocondrial, além do aumento da liberação de miocinas e exerquinas que auxiliam na regulação da inflamação, metabolismo e reparo muscular pós exercício.

AMPK: proteína quinase ativada por AMP; BDNF: fator neurotrófico derivado do cérebro; GH: hormônio de crescimento; H^+: íon hidrogênio; IGF-1: fator de crescimento semelhante à insulina 1; IL-6: interleucina-6; PGC-1α: *peroxisome proliferator-activated receptor gamma coactivator 1-alpha*; VO_2 máximo: consumo de oxigênio máximo.

Classificação das fibras musculares[1,12,23,25]

As fibras musculares esqueléticas humanas são classificadas com base na velocidade de contração e no perfil metabólico. Existem três principais tipos de fibras.

Fibras tipo I (lentas oxidativas)

Conhecidas como fibras de contração lenta, possuem alta capacidade oxidativa devido à abundância de mitocôndrias e mioglobina. São altamente resistentes à fadiga e predominantes em exercícios de longa duração e baixa intensidade, contrações mais lentas e menor produção de força comparada às fibras do tipo II. Exemplos de esportes em que essas fibras predominam: maratonas, ciclismo de longa distância, triatlo e natação de resistência.

Fibras tipo II, subdivididas em

- Tipo IIa (oxidativas-glicolíticas rápidas): também chamadas de fibras de contração rápida oxidativas, combinam características das fibras lentas e rápidas. Têm capacidade oxidativa moderada e são resistentes à fadiga, têm capacidade aeróbia intermediária e podem gerar força relativamente alta, sendo recrutadas para atividades que requerem força e resistência. Exemplos de esportes: corrida de meia distância (800-1.500 m), esportes coletivos como futebol e basquete e ciclismo de estrada.
- Fibras tipo IIx (rápidas glicolíticas): conhecidas como fibras de contração rápida glicolíticas, possuem alta capacidade glicolítica e baixa resistência à fadiga. São recrutadas para atividades de alta intensidade e curta duração com metabolismo predominantemente anaeróbico. Exemplos de esportes: levantamento de peso, corrida de 100m, saltos em atletismo e lutas como judô e luta greco-romana. São mais suscetíveis à fadiga em comparação com as fibras do tipo I.

É importante destacar que as fibras musculares apresentam plasticidade, ou seja, podem adaptar seu fenótipo de acordo com o tipo de treinamento realizado. Por exemplo, o treinamento de resistência pode induzir a transição de fibras tipo IIx para IIa, aumentando sua resistência à fadiga, enquanto o desuso muscular pode ter o efeito oposto.

Recrutamento de fibras musculares[1,12,23]

O recrutamento das fibras musculares segue o princípio do tamanho de Henneman, no qual as fibras de contração lenta (tipo I) são ativadas primeiro, seguidas pelas fibras rápidas (tipo II), conforme a demanda de força e intensidade do exercício[13]. A predominância de um tipo de fibra muscular depende da intensidade do exercício físico:

- Baixa intensidade: predomínio das fibras do tipo I, responsáveis por resistência e contrações prolongadas.
- Intensidade moderada: ativação progressiva das fibras do Tipo IIa, que combinam resistência e força moderada.
- Alta intensidade: ativação das fibras do tipo IIx, gerando máxima força e potência, mas com menor resistência à fadiga.

Essa ativação ocorre de forma progressiva, garantindo que as fibras mais resistentes sejam usadas antes das fibras mais explosivas e fatigáveis.

Tipos de contração muscular[1,12,23]

Os músculos esqueléticos produzem força por meio de diferentes tipos de contração, cada qual com características específicas que influenciam o desempenho e a adaptação muscular[14].

Contração isométrica

O músculo gera tensão sem alterar seu comprimento, mantendo a posição estática.

- Exemplo: prancha abdominal, segurando um peso em posição fixa.
- Benefícios: fortalecimento sem desgaste articular excessivo, útil na reabilitação e estabilidade muscular.

Contração isotônica

O músculo altera seu comprimento enquanto gera força, dividindo-se em dois tipos:

- Concêntrica: o músculo encurta ao vencer uma resistência.
- Exemplo: fase de subida no exercício rosca bíceps.
- Benefícios: aumento da força e hipertrofia muscular.
- Excêntrica: o músculo se alonga enquanto ainda gera tensão, absorvendo impacto ou controlando o movimento.
- Exemplo: fase de descida no agachamento.
- Benefícios: maior ativação neuromuscular, controle de movimento e resistência a lesões.

Contração pliométrica

Um ciclo rápido de ação excêntrica seguida por uma contração concêntrica explosiva, utilizando o ciclo de alongamento e encurtamento (CAE) para gerar potência.

- Exemplo: saltos, pliometria no treinamento esportivo, corrida e flexão de cotovelo com batida de palma entre os movimentos.
- Benefícios: melhora da potência muscular, velocidade e eficiência do sistema neuromuscular.

CAPACIDADES FÍSICAS

As capacidades físicas são atributos essenciais que permitem ao organismo executar movimentos com eficiência, segurança e desempenho elevado. Podem ser organizadas em sete componentes, cada qual com suas especificidades e métodos de treinamento que se complementam para o desenvolvimento global do potencial físico e motor.

Força

Capacidade dos músculos ou grupos musculares de gerar tensão contra uma resistência. Envolve o recrutamento de unidades motoras, adaptações neuromusculares e hipertrofia das fibras musculares.

Resistência

Habilidade de sustentar um esforço físico por períodos prolongados, abrangendo tanto a resistência muscular quanto a cardiorrespiratória. Inclui adaptações metabólicas e cardiovasculares, aumento da capilarização muscular e otimização da utilização dos substratos energéticos.

Velocidade

Capacidade de fazer movimentos em alta cadência ou executar ações em tempos curtos. Predominância de fibras musculares do tipo II, rápida condução neuromuscular e coordenação temporal precisa dos impulsos motores.

Flexibilidade

Capacidade de uma articulação ou grupo de articulações de se mover por toda a sua amplitude de movimento. Determinada pela elasticidade dos tecidos moles, comprimento muscular e integridade das estruturas articulares.

Coordenação

Habilidade de integrar e sincronizar os movimentos dos diferentes segmentos do corpo de maneira harmônica e eficiente. Depende da interação entre o sistema nervoso central e o periférico, da percepção sensorial e do controle motor.

Equilíbrio

Habilidade de manter o centro de gravidade do corpo dentro da base de sustentação, garantindo estabilidade tanto em repouso quanto em movimento. Requer a integração dos sistemas vestibular, visual e proprioceptivo, além do controle neuromuscular.

Agilidade

Capacidade de mudar de direção e posição do corpo de forma rápida, controlada e eficiente, combinando velocidade, coordenação e equilíbrio. Envolve a integração do sistema neuromuscular com a propriocepção e respostas rápidas aos estímulos, permitindo transições dinâmicas.

TIPOS DE TREINAMENTO: ABORDAGENS E APLICAÇÕES PRÁTICAS

Cada modalidade de treinamento estimula adaptações fisiológicas específicas e desempenha um papel fundamental na otimização do desempenho e na promoção da saúde. A escolha do tipo de treinamento deve considerar os objetivos individuais, o perfil do praticante e os princípios científicos fundamentados na literatura atualizada e nos principais livros de fisiologia do exercício. Seguem as principais abordagens:

Treinamento de força

Consiste na aplicação de resistências externas para aumentar a capacidade dos músculos de gerar tensão, promovendo hipertrofia e melhora na coordenação intramuscular. Estimula adaptações neuromusculares, aumento da síntese proteica e recrutamento progressivo de unidades motoras, resultando em ganhos de força e estabilidade.

- Metodologia: utiliza exercícios com pesos livres, máquinas, faixas elásticas ou o próprio peso corporal, seguindo o princípio da sobrecarga progressiva.
- Exemplos: sessões de musculação com exercícios como agachamento, supino e levantamento terra.

Treinamento aeróbico

Envolve atividades de intensidade moderada a contínua que elevam a demanda cardiorrespiratória e melhoram a capacidade do sistema cardiovascular. Aumenta a eficiência do transporte de oxigênio, promove a capilarização muscular e melhora a utilização dos substratos energéticos, contribuindo para a resistência.

- Metodologia: inclui exercícios como corrida, ciclismo, natação e caminhadas, realizados de forma contínua ou intervalada, de acordo com os objetivos específicos.
- Exemplos: corrida contínua ou treinos intervalados, que aprimoram o VO_2máx e a resistência cardiovascular.

Treinamento intervalado de alta intensidade (HIIT)[8]

Caracteriza-se por alternar períodos curtos de esforço máximo com intervalos de recuperação, combinando os benefícios dos treinos aeróbicos e anaeróbicos. Estimula adaptações rápidas no metabolismo energético, melhora a capacidade cardiovascular e aumenta a eficiência na utilização de energia.

- Metodologia: estrutura-se em ciclos de esforço intenso (por exemplo, 20 a 30 segundos) seguidos por períodos de descanso ou atividade de baixa intensidade.
- Exemplos: sessões de *sprints* intercalados com trotes leves ou caminhadas, que otimizam a *performance* e a capacidade anaeróbica.

Treinamento de flexibilidade

Focado na ampliação e manutenção da amplitude de movimento das articulações, prevenindo lesões e melhorando a funcionalidade. Influencia a elasticidade dos tecidos moles, o comprimento muscular e a integridade das estruturas articulares, promovendo mobilidade e postura adequada.

- Metodologia: pode ser realizado por meio de alongamentos estáticos, dinâmicos ou utilizando técnicas de facilitação neuromuscular proprioceptiva (PNF).
- Exemplos: sessões regulares de ioga, pilates ou rotinas de alongamento pré- e/ou pós-exercício, essenciais para a manutenção da mobilidade articular.

Treinamento neuromotor

Destinado a aprimorar a coordenação, agilidade, equilíbrio e controle dos movimentos, integra os sistemas sensoriais e motores. Melhora a comunicação entre o sistema nervoso central e os músculos, aprimorando a precisão e a sincronização dos movimentos.

- Metodologia: inclui exercícios que desafiam a propriocepção e o equilíbrio, como circuitos de agilidade, exercícios de mudança de direção e atividades em superfícies instáveis.
- Exemplos: práticas de *tai chi*, exercícios com bola de estabilidade e circuitos que combinam saltos e dribles, contribuindo para a melhoria da coordenação e do equilíbrio.

Treinamento combinado ou multicomponente

Integra elementos de diferentes modalidades de treinamento para promover o desenvolvimento global das capacidades físicas. Estimula simultaneamente adaptações dos sistemas muscular, cardiovascular e neuromotor, proporcionando um desenvolvimento funcional mais completo.

- Metodologia: estruturação de programas que combinam sessões de força, aeróbico, flexibilidade e neuromotor, frequentemente organizados em periodizações que visam à maximização dos resultados.
- Exemplos: circuitos de treinamento que intercalam exercícios resistidos, atividades aeróbicas e treinos de equilíbrio, otimizando o potencial físico de forma integrada.

Para se aprofundar

Livro: American College of Sports Medicine. ACSM's guidelines for exercise testing and prescription, 10. ed. Philadelphia: Wolters Kluwer; 2017.

Livro: McArdle WD, Katch FI, Katch VL. Exercise physiology: nutrition, energy, and human performance, 9. ed. Philadelphia: Wolters Kluwer; 2015.

Livro: Wilmore JH, Costill DL. Physiology of sport and exercise, 5. ed. Champaign: Human Kinetics; 2013.

REFERÊNCIAS BIBLIOGRÁFICAS

1. McArdle WD, Katch FI, Katch VL. Exercise physiology: nutrition, energy, and human performance. 9. ed. Philadelphia: Wolters Kluwer; 2015.
2. Forjaz CLM, Tricoli V. A fisiologia em educação física e esporte. Rev Bras Educ Fís Esporte. 2011;25(n.esp):7-13.
3. Guimarães-Ferreira L. Papel do sistema da fosfocreatina na homeostase energética das musculaturas esquelética e cardíaca. Einstein (São Paulo). 2014;12(1):126-31.
4. Brown SP, Miller WC, Eason JM. Exercise physiology: basis of human movement in health and disease. New York: Lippincott Williams & Wilkins; 2006. p. 54-61.
5. Silva MS, Santos JF, Oliveira MR, Souza GM. Efeito do treinamento sobre a eficiência ventilatória de indivíduos saudáveis. Rev Bras Med Esporte. 2014;20(6):476-80.
6. de Freitas EC, Nobrega MP, Troncom FR, Franco GS. Metabolismo lipídico durante o exercício físico: mobilização do ácido graxo. RPP. 2012;15(3).
7. Curi R, Lagranha CJ, Rodrigues JG Jr, Pithon-Curi TC, Lancha AH Jr, Pellegrinotti IL, et al. The Krebs cycle as limiting factor for fatty acids utilization during aerobic exercise. Arq Bras Endocrinol Metab. 2003;47(2):147-53.
8. Hawley JA, Leckey JJ. Carbohydrate dependence during prolonged, intense endurance exercise. Sports Med. 2015;45 Suppl 1(Suppl 1):S5-12.

9. Gibala MJ, McGee SL. Metabolic adaptations to short-term high-intensity interval training: a little pain for a lot of gain? Exerc Sport Sci Rev. 2008;36(2):58-63.
10. Memme JM, Erlich AT, Phukan G, Hood DA. Exercise and mitochondrial health. J Physiol. 2021;599(3):803-17.
11. Abreu P, Leal-Cardoso JH, Ceccatto VM. Adaptação do músculo esquelético ao exercício físico: considerações moleculares e energéticas. Rev Bras Med Esporte. 2017;23(1).
12. López MA, Torres-Peralta R, Calbet JAL. Muscle fiber type composition and metabolic flexibility: Implications for endurance and strength training. J Appl Physiol. 2023;135(4):987-1002.
13. Adams GR, Bamman MM. Characterization and regulation of mechanical loading-induced compensatory muscle hypertrophy. Compr Physiol. 2012;2(4):2829-70.
14. Silva AS, Santhiago V, Papoti M, Gobatto CA. O uso do carboidrato antes da atividade física como recurso ergogênico. Rev Bras Med Esporte. 2014;20(1):59-64.
15. Buchheit M, Laursen PB. High-intensity interval training for enhanced performance in athletes: mechanisms and applications. Sports Med. 2020;50(1):15-28.
16. Jones TW, Howatson G, Russell M. Training adaptations following high-intensity interval training: a systematic review and meta-analysis. J Appl Physiol. 2021;130(4):1149-60.
17. Smith JD, Miller RE. The impact of agility training on neuromuscular coordination in team sports. J Strength Cond Res. 2022;36(5):1324-32.
18. Lee S, Kim J, Park H. Effects of combined flexibility and balance training on functional performance in older adults: a randomized controlled trial. Aging Clin Exp Res. 2023;35(2):389-96.
19. Bird SR, Hawley JA. Update on the effects of physical activity on insulin sensitivity in humans. Med Sci Sports Exerc. 2012;44(11):2379-91.
20. Koliaki C, et al. Adaptation of hepatic metabolism to exercise training in humans: role of lipid and carbohydrate metabolism. Biochim Biophys Acta Mol Basis Dis. 2015;1852(4):722-9.
21. Neubauer S. Influence of left ventricular pressures and heart rate on myocardial high-energy phosphate metabolism. Basic Res Cardiol. 1998;93 Suppl 1:102-7.
22. Egan B, Zierath JR. Exercise metabolism and the molecular regulation of skeletal muscle adaptation. Cell Metab. 2013;17(2):162-84.
23. Wilmore JH, Costill DL, Kenney WL. Physiology of sport and exercise, 6. ed. Champaign: Human Kinetics; 2019. p. 58-60.
24. Kraemer WJ, Fleck SJ. Strength Training for Young Athletes. Human Kinetics; 2005.
25. Guyton AC, Hall JE. Tratado de fisiologia médica. Elsevier; 2016.
26. Trefts E, Williams AS, Wasserman DH. Exercise and the regulation of hepatic metabolism. Prog Mol Biol Transl Sci. 2015;135:203-25.
27. Minamoto VB. Classificação e adaptações das fibras musculares: uma revisão. Fisioter Pesqui. 2005;12(3):50-5.
28. American College of Sports Medicine. ACSM's Guidelines for exercise testing and prescription, 10. ed. Philadelphia: Wolters Kluwer; 2017.
29. Robergs RA, Ghiasvand F, Parker D.Biochemistry of exercise-induced metabolic acidosis. Am J Physiol Regul Integr Comp Physiol. 2004;287(3):R502-16.
30. Campbell JP, Turner JE. Debunking the myth of exercise-induced immune suppression: redefining the impact of exercise on immunological health across the lifespan. Front Immunol. 2018;9:648.

25

Comportamento sedentário: desfechos em saúde e estratégias de manejo

Andrea Moreira Sacay
Arthur Hirschfeld Danila

Pontos-chave

- O comportamento sedentário está relacionado a danos físicos e mentais, mas a adesão à prática regular de atividade física e a permanência nela continuam desafiadoras.
- A diferenciação entre sedentarismo, comportamento sedentário e inatividade física é essencial para definir estratégias eficazes de mudança.
- Os efeitos de uma vida inativa são pessoais e sociais, afetando não apenas a saúde individual, mas também o sistema como um todo. A chave é adotar estratégias que incentivem a prática e a permanência da atividade física.
- As estratégias devem variar desde iniciativas personalizadas até políticas globais, envolvendo diferentes setores da sociedade.
- A adoção de estratégias baseadas em evidências científicas e a colaboração social são fundamentais para aumentar a participação em atividades físicas, reduzindo os impactos do comportamento sedentário.

INTRODUÇÃO

Como ressaltava Hipócrates, o "Pai da Medicina" (460-370 a.C.): "A falta de atividade física destrói a boa condição de qualquer ser humano, enquanto o movimento e o exercício físico metódico o salva e o preserva." Os perigos do comportamento sedentário são vastos, afetando tanto a saúde física quanto a saúde mental, pois cuidar da mente também exige cuidar do corpo. No entanto, apesar dos numerosos estudos que demonstram os benefícios de um estilo de vida ativo, a adesão à prática regular de atividade física continua baixa.

Neste capítulo, abordaremos não apenas os conceitos e os dados científicos relacionados ao comportamento sedentário e ao sedentarismo, mas também seus impactos na saúde. Além disso, discutiremos estratégias para promover a adesão e a manutenção de um estilo de vida ativo. Será enfatizada a importância do envolvimento de toda a sociedade e a criação de ambientes que incentivem a prática de atividades físicas de maneira segura e acessível, com o objetivo de aumentar a participação e a permanência em atividades físicas regulares.

SEDENTARISMO, COMPORTAMENTO SEDENTÁRIO E INATIVIDADE FÍSICA

Adotar um estilo de vida sedentário, com comportamentos sedentários ou inatividade física, pode ser tão prejudicial à saúde quanto o tabagismo[1]. Esse padrão de vida está diretamente associado a milhares de óbitos prematuros todos os anos, com um impacto substancial na economia global. Em resposta, desde 2020, as recomendações da Organização Mundial da Saúde (OMS) têm abordado tanto a importância da prática regular de atividade física quanto a necessidade de reduzir o tempo dedicado ao comportamento sedentário. Além disso, os benefícios da atividade física se estendem também a indivíduos com doenças crônicas, desempenhando um papel fundamental na prevenção secundária e terciária.

A diferenciação dos conceitos de sedentarismo, comportamento sedentário e inatividade física é crucial para o desenvolvimento de estratégias de saúde mais eficazes. Cada um desses aspectos tem impactos distintos na saúde e exige abordagens específicas para a prevenção e intervenção.

O sedentarismo é caracterizado pela ausência ou escassez de atividades físicas regulares, frequentemente associado a longos períodos de comportamento sedentário. Indivíduos sedentários apresentam um baixo nível geral de atividade física, o que aumenta o risco de doenças crônicas, como doenças cardiovasculares, diabetes tipo 2 e obesidade. O sedentarismo não se resume à falta de exercício, mas também à permanência prolongada em comportamentos sedentários, como ficar sentado ou deitado por longos períodos, o que agrava esses riscos à saúde.

O comportamento sedentário, por sua vez, refere-se a atividades de baixo gasto energético, comumente associadas a posturas sentadas ou reclinadas, com intensidade inferior a 1,5 equivalentes metabólicos de tarefas (MET)[2]. Exemplos incluem o tempo gasto assistindo televisão, utilizando dispositivos eletrônicos ou trabalhando em frente a um computador. É importante destacar que o período de sono não é classificado como comportamento sedentário, pois é um processo fisiológico essencial para a saúde e o bem-estar. Em essência, o comportamento sedentário abrange hábitos cotidianos que, quando excessivos, contribuem para o sedentarismo. A Figura 1, apresentada a seguir, ilustra as diferentes intensidades das atividades físicas diárias em relação aos seus valores correspondentes de METs, proporcionando uma visão clara do gasto energético associado a várias tarefas cotidianas.

Por fim, a inatividade física está relacionada à falta de prática regular de atividades físicas de intensidade moderada ou vigorosa, conforme as diretrizes da OMS[3]. Indivíduos inativos não atingem os níveis mínimos de atividade física necessários para a manutenção da saúde, o que inclui a ausência tanto de exercícios estruturados quanto de atividades cotidianas, como caminhadas e tarefas domésticas.

A distinção entre esses três conceitos fica mais clara na Tabela 1, que resume as

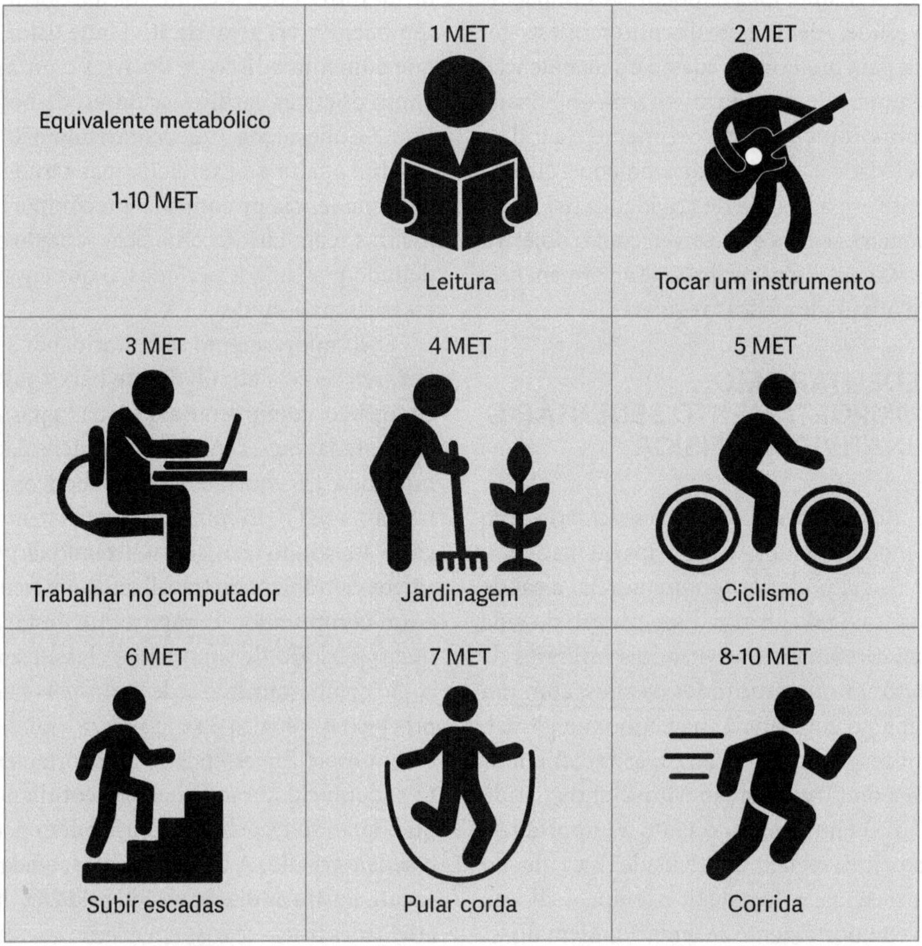
Equivalente metabólico
1-10 MET
1 MET
Leitura
2 MET
Tocar um instrumento
3 MET
Trabalhar no computador
4 MET
Jardinagem
5 MET
Ciclismo
6 MET
Subir escadas
7 MET
Pular corda
8-10 MET
Corrida

FIGURA 1 **Atividades diárias e suas intensidades correspondentes em equivalente metabólico de tarefas (METs), uma medida para quantificar o gasto energético em diferentes tarefas.**

principais diferenças entre o comportamento sedentário e a inatividade física.

Diante dos elevados níveis de inatividade física e seus impactos, a OMS lançou o primeiro Plano de Ação Global sobre Atividade Física (GAPPA), que propõe 20 ações políticas aplicáveis a todos os países, conforme ilustrado na Figura 4. Essas ações estão organizadas em quatro objetivos estratégicos:

- Sociedades ativas.
- Ambientes ativos.
- Pessoas ativas.
- Sistemas ativos.

O GAPPA estabeleceu uma meta de redução de 15% nos níveis populacionais de inatividade física até 2030[4].

As diretrizes de atividade física da OMS, de 2020, ilustradas na Figura 5, recomen-

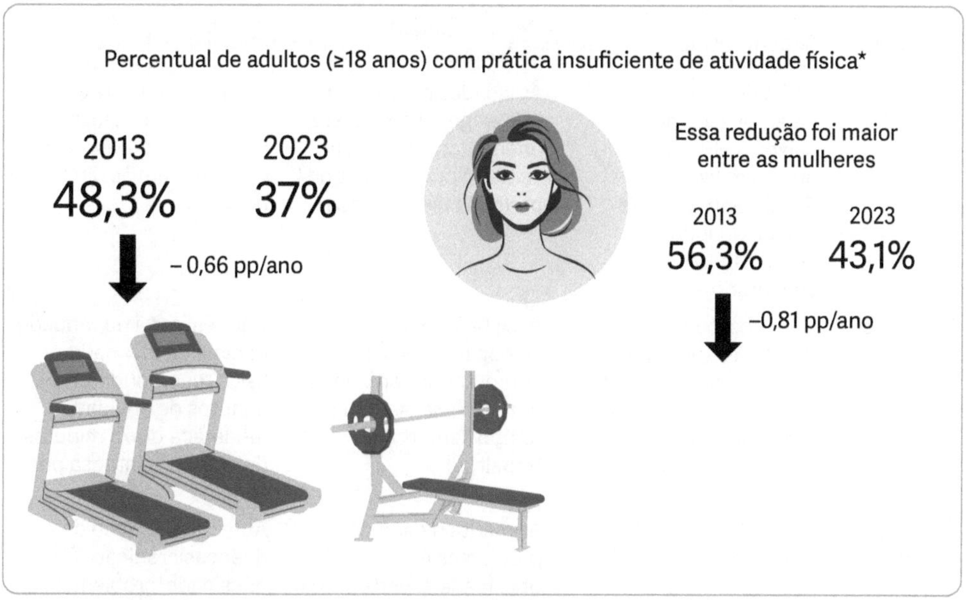

FIGURA 2 Percentual de adultos (≥ 18 anos) brasileiros com prática insuficiente de atividade física em 2013 e 2023, com maior redução entre mulheres.

* Cálculo: número de indivíduos cuja soma de minutos despendidos em atividades físicas no tempo livre, deslocamento para o trabalho/escola e na atividade ocupacional não alcança o equivalente a, pelo menos, 150 minutos semanais de atividades de intensidade moderada (ou, pelo menos, 75 minutos semanais de atividades de intensidade vigorosa) dividido pelo número de indivíduos entrevistados.
Fonte: Brasil, 2024[23].

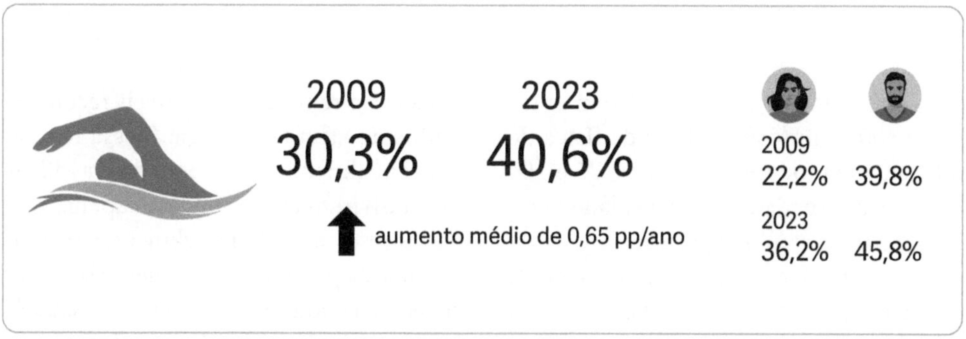

FIGURA 3 Percentual de adultos (≥18 anos) brasileiros que praticam pelo menos 150 minutos de atividade física moderada ou 75 minutos de atividade vigorosa por semana em 2009 e 2023.
Fonte: Brasil, 2024[23].

TABELA 1 Diferença entre sedentarismo, comportamento sedentário e inatividade física

Aspecto	Sedentarismo	Comportamento sedentário	Inatividade física
Definição	Estilo de vida caracterizado por um baixo nível geral de atividade física. Geralmente envolve longos períodos em comportamento sedentário.	Atividades ou posturas que exigem baixo gasto energético, como ficar sentado ou deitado por períodos prolongados.	Falta de prática regular de atividades físicas moderadas ou vigorosas, que atendam às diretrizes de saúde.
Exemplos	Uma pessoa que não se dedica a nenhum tipo de atividade física regular (ex.: não pratica exercícios, não caminha, não faz esportes).	Assistir TV, jogar videogame, usar o computador por longos períodos, passar muito tempo sentado no trabalho.	Não realizar a quantidade mínima de atividade física recomendada: 150 minutos de atividade moderada ou 75 minutos de atividade intensa por semana.
Impactos na saúde	Aumenta o risco de doenças crônicas (como doenças cardiovasculares, diabetes tipo 2) devido ao baixo nível de atividade física global.	Aumenta o risco de problemas como obesidade, hipertensão e doenças cardíacas devido ao comportamento sedentário prolongado.	Aumento do risco de doenças crônicas, obesidade, problemas musculoesqueléticos, entre outros, por não atingir os níveis mínimos de atividade física.
Foco da intervenção	Redução de comportamentos sedentários, como diminuir o tempo sentado, e promoção de atividades físicas regulares.	Estratégias para reduzir o tempo sentado e aumentar o movimento no dia a dia, como pausas ativas e atividades leves.	Aumento da quantidade de atividade física, incentivando a prática regular de exercícios moderados ou intensos.

dam que todos os adultos realizem entre 150 e 300 minutos de atividade física de intensidade moderada, ou entre 75 e 150 minutos de atividade de intensidade vigorosa, ou uma combinação equivalente de atividades aeróbicas moderadas e vigorosas por semana, para obter os benefícios para a saúde[5].

Embora a prática de atividade física regular seja fundamental para a saúde, o comportamento sedentário em si também possui o potencial de aumentar o risco de doenças, independentemente de os indivíduos atingirem ou não os níveis recomendados de atividade física. Dessa forma, conceitualmente, é inadequado classificar um indivíduo como saudável apenas por não apresentar sintomas clínicos, se ele for sedentário, pois o comportamento sedentário em si já pode acarretar riscos à saúde[6].

Por meio de evidências científicas, confirma-se que longos períodos de comportamentos sedentários estão relacionados a uma série de complicações consideradas de alto risco que podem levar à mortalidade e ao surgimento de doenças mentais, cardio-

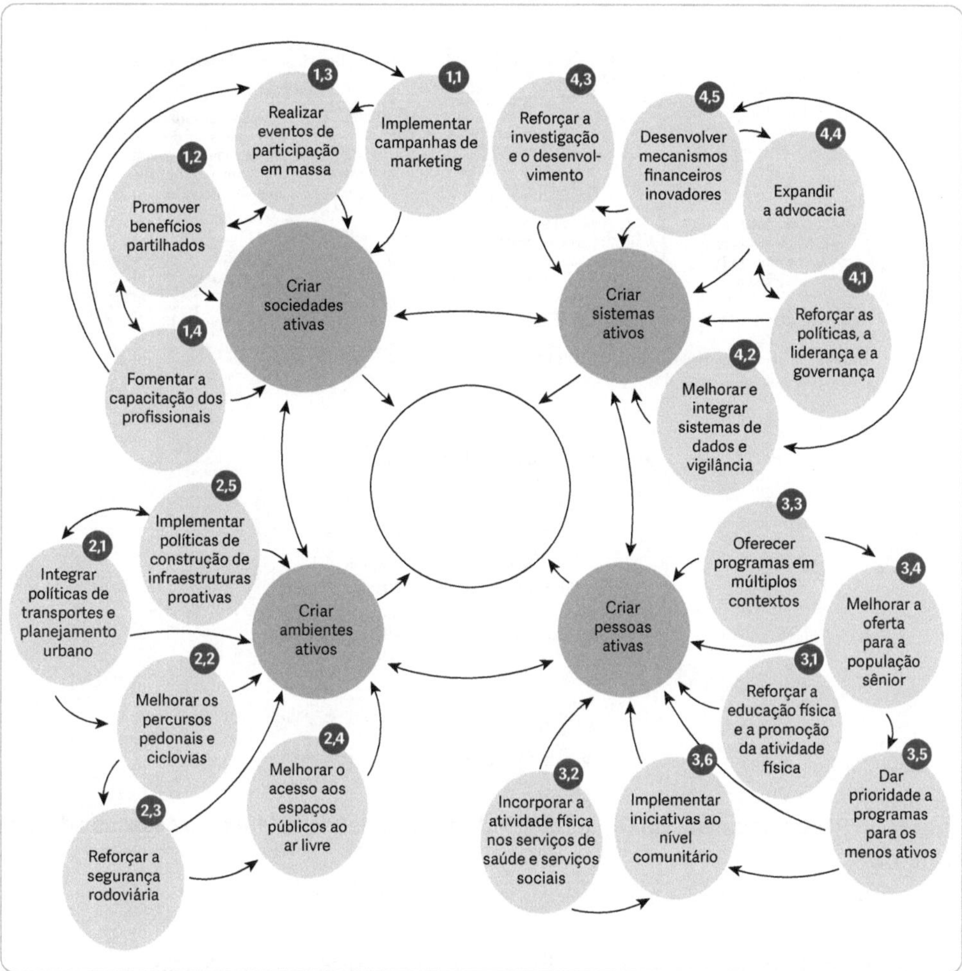

FIGURA 4 Mapa conceitual do primeiro Plano de Ação Global sobre Atividade Física (GAPPA), destacando as 20 ações políticas recomendadas para promover a atividade física em nível global.

vasculares e câncer, independentemente da quantidade de atividade física praticada.

DESFECHOS EM SAÚDE

O sedentarismo ameaça cerca de 1,8 bilhão de pessoas no mundo, o que representa 31% dos adultos. Todas essas pessoas correm o risco de adoecer em decorrência da falta de atividade física[7], além de não contribuir com a meta global estabelecida para se atingir os Objetivos de Desenvolvimento Sustentável para 2030[8].

Existem consistentes fundamentos científicos que apresentam os riscos relevantes de se viver de forma inativa. Recente estudo vinculou a inatividade física a até 19 problemas distintos de saúde, ao passo que

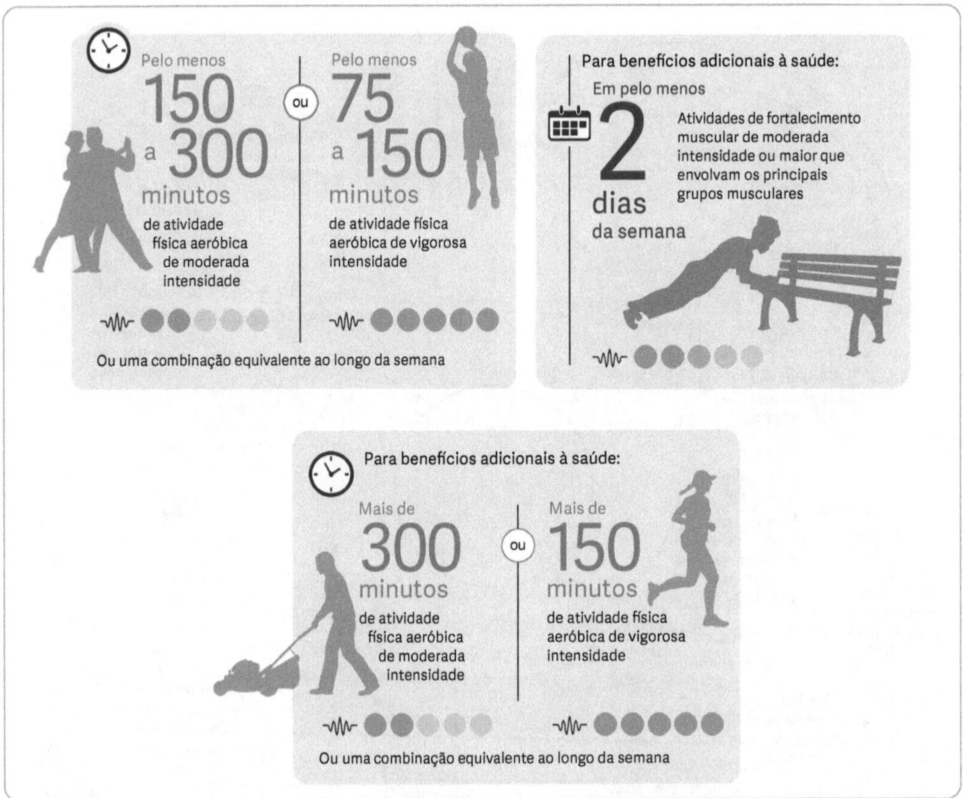

FIGURA 5 Recomendações da Organização Mundial da Saúde (OMS) para pessoas adultas.
Fonte: OMS

os pacientes ativos apresentaram índices significativamente menores referentes às tais 19 condições. São elas:

- Obesidade.
- Doença hepática leve.
- Psicoses.
- Doença pulmonar crônica.
- Depressão.
- Perda de peso.
- Hipertensão.
- Diabetes.
- Deficiências vitamínicas e anemia.
- Doença vascular periférica.
- Distúrbios neurológicos que afetam o movimento.
- Convulsões neurológicas.
- Distúrbios autoimunes.
- Hipotireoidismo.
- Doença valvular.
- Insuficiência cardíaca congestiva.
- Abuso de drogas.
- Câncer.
- Doença cerebrovascular.

Com isso, pode-se compreender a necessidade de reforçar ainda mais as recomendações existentes de que indivíduos inativos recebam ou sejam encaminhados para programas de aconselhamento comportamental de estilo de vida baseados em evidências e fornecer aos indivíduos inativos recursos para promover a atividade física[9]. Acompanhamentos interativos de multiprofissionais, como prevê a Medicina do Estilo de Vida, costumam oferecer melhores desfechos.

Alguma atividade física é sempre melhor do que nenhuma. Inserir movimento no decorrer do dia, mesmo em pequenas doses, auxilia para um equilíbrio mental mais saudável e propicia a longevidade[10]. Entretanto, para que efetivamente haja remissão de doenças já apresentadas, existe uma relação direta à intensidade das atividades que devem ser de moderada à vigorosa[11].

As estratégias para aumento da adesão à prática da atividade física vão desde atitudes individuais a ações de política pública que envolvam todos os setores.

É possível atingir os padrões mínimos recomendados de atividade física simplesmente ao executar práticas diárias, sendo analisadas em seus diferentes domínios: lazer, transporte, trabalho e doméstico[12].

ESTRATÉGIAS PARA AUMENTO DA ADESÃO À PRÁTICA DA ATIVIDADE FÍSICA

Aumentar a adesão à prática de atividade física é um desafio global, com barreiras pessoais, ambientais e sociais. Como discutido neste capítulo, o comportamento sedentário tem um impacto profundo na saúde, na economia e na sociedade, exigindo esforços significativos para promover mudanças no comportamento e no estilo de vida.

A maioria das estratégias segue a abordagem da Medicina do Estilo de Vida, que entende o ser humano de forma integral e holística, considerando que a saúde vai além da ausência de doenças[13]. Essa abordagem busca promover a saúde por meio de intervenções que alterem os hábitos e o estilo de vida dos indivíduos de maneira ampla.

Idealmente, os praticantes de atividade física, especialmente aqueles com sinais ou sintomas clínicos, devem ser acompanhados por profissionais qualificados. O exercício assistido por profissionais é uma estratégia terapêutica não medicamentosa eficaz, especialmente na melhoria de diversas condições, como a depressão[14].

Um programa de exercícios deve ser bem diversificado, englobando diferentes capacidades e habilidades motoras, como resistência, força, flexibilidade e equilíbrio, para promover benefícios abrangentes à saúde física e mental.

A seguir são descritas estratégias que podem ser utilizadas.

Estratégia SMART

A Estratégia SMART é uma abordagem eficaz para o estabelecimento de metas, que segue os seguintes critérios:

- *Specific* (específica): definir metas claras e objetivas, como por exemplo, "correr 5 km em 30 minutos".
- *Measurable* (mensurável): estabelecer formas de medir o progresso, seja por meio de registros ou aplicativos, como a distância percorrida, os minutos de atividade diária ou a frequência semanal.
- *Achievable* (alcançável): estabelecer metas realistas que sejam desafiadoras, mas que não causem frustração ou desmotivação.
- *Relevant* (relevante): as metas devem estar alinhadas com a motivação pessoal, como por exemplo, "preparar-se para subir uma determinada montanha".
- *Time-bound* (temporal): definir prazos claros, como por exemplo, alcançar a melhor condição física até a data de uma prova ou evento importante para o indivíduo[15].

A aplicação da estratégia SMART em programas de treinamento físico não apenas melhora a adesão, mas também aumenta o engajamento a longo prazo, tornando os objetivos mais tangíveis e alcançáveis.

Estratégia de autorregulação e autonomia

A autorregulação motivacional ocorre quando o indivíduo passa a controlar conscientemente suas emoções, o que favorece o aumento do esforço e a persistência[16]. Esse processo proporciona maior autonomia, permitindo que, com o acompanhamento de um profissional, o indivíduo escolha a atividade ou o exercício, a intensidade, os horários e outras variáveis que julgar mais adequadas. Essa abordagem melhora o compromisso a longo prazo, favorecendo a adesão ao programa. Para que a autonomia seja eficaz, é essencial que o indivíduo tenha conhecimento sobre o tema[17].

Estratégia com foco no prazer e bem-estar

A melhor atividade física é aquela que o indivíduo mais gosta e que proporciona a maior sensação de bem-estar, sendo naturalmente a atividade com maior potencial de adesão, especialmente a longo prazo[18]. Para que a prática se torne prazerosa, é importante que a proposta esteja alinhada com os objetivos e o estilo de vida do indivíduo, levando em consideração aspectos como o tipo de atividade, a intensidade, o ambiente, a presença ou não de música e a escolha entre prescrição individual ou em grupo. Dessa forma, torna-se mais fácil conectar a atividade a emoções positivas, o que fortalece a adesão ao programa[19].

Estratégia Kaizen

A estratégia Kaizen baseia-se na ideia de que pequenas atitudes podem levar a grandes mudanças. Ela propõe a introdução gradual de mudanças no comportamento, sem pressões, como por exemplo, optar por subir escadas em vez de usar o elevador. Além disso, reforça a teoria de que "cada movimento conta", tornando o processo mais acessível e menos intimidante[20]. Essa abordagem diminui a resistência psicológica e favorece a adoção de hábitos saudáveis de forma sustentável.

Estratégia de urbanismo ativo

A estratégia de urbanismo ativo visa criar espaços públicos que incentivem o deslocamento ativo (como caminhadas, ciclismo, patinetes e *skates*) e o lazer ativo (como praças, parques, academias ao ar livre e espaços artísticos). Também é fundamental garantir a infraestrutura adequada para todos, incluindo ciclovias, calçadas seguras e áreas verdes[21]. Além disso, é essencial ampliar parcerias entre governos e empresas para financiar melhorias urbanas que incentivem o movimento diário[22]. A presença de áreas verdes e espaços seguros tem mostrado aumentar significativamente a prática de atividade física pela população.

Políticas públicas de promoção da atividade física

As políticas públicas de promoção da atividade física devem incluir leis e incentivos fiscais para empresas que promovam o bem-estar físico de seus colaboradores. Além disso, é fundamental oferecer programas gratuitos de exercícios em espaços públicos, financiados por governos e ONGs, para garantir o acesso à atividade física para toda a população.

CONCLUSÃO

Este capítulo destacou, por meio de estudos recentes, a importância de reduzir o comportamento sedentário e aumentar a prática de atividades físicas para promover comportamentos saudáveis. A atividade física regular, em intensidade moderada ou vigorosa, não só previne, mas também atua como tratamento complementar para diversos transtornos mentais.

É urgente priorizar e expandir estratégias para aumentar os níveis de atividade física na população. Para isso, é necessária uma liderança ousada e o envolvimento de todos, com uma colaboração entre setores da sociedade e da política. Políticas de incentivo à atividade física podem gerar benefícios significativos à saúde, às economias locais, ao bem-estar comunitário e à sustentabilidade ambiental, contribuindo para alcançar os Objetivos de Desenvolvimento Sustentável de 2030.

A colaboração entre profissionais da Medicina do Estilo de Vida é fundamental para promover a mudança de comportamento e, assim, transformar a saúde pública.

Para se aprofundar

Brasil. Ministério da Saúde. Guia de Atividade Física para a População Brasileira. Brasília: Ministério da Saúde; 2021. Disponível em: https://www.gov.br/saude/pt-br/composicao/saps/ecv/publicacoes/guia-de-atividade-fisica-para-populacao-brasileira/view

World Health Organization (WHO). Global Status Report on Physical Activity 2022: More Active People for a Healthier World. Geneva: World Health Organization; 2022. Disponível em: https://www.who.int/publications/i/item/9789240059153

World Health Organization (WHO). Global Action Plan on Physical Activity 2018-2030: More Active People for a Healthier World. Geneva: World Health Organization; 2018. Disponível em: https://www.who.int/news-room/fact-sheets/detail/physical-activity

REFERÊNCIAS BIBLIOGRÁFICAS

1. Bouchard C, Blair SN, Katzmarzyk PT. Less sitting, more physical activity, or higher fitness? Mayo Cain Proc. 2015;90(11):1533-40.
2. Mansoubi M, Pearson N, Clemes SA. Energy expenditure during common sitting and standing tasks: examining the 1.5 MET definition of sedentary behaviour. BMC Public Health. 2015;15(1):516.
3. Solmi M, Basadonne I, Rosenbaum S. Exercise as a transdiagnostic intervention for improving mental health: an umbrela review. J Psychiatr Res. 2025;184:91-101.
4. Milton K, Gomersall S, Schipperijn J. Let's net moving: The Global Status Report on Physical Activity 2022 calls for urgente action, J Sport Health Sei. 2022;12(1):5-6.
5. Bull FC, Al-Ansari SS, Biddle S. World Health Organization 2020 guidelines on physical activity and sedentary behaviour. Br J Sports Med. 2020;54(24):1451-1462.
6. Galano B, Tinucci T. Sedentarismo, exercício físico e doenças crônicas. Rev Bras Educ Fís Esporte. 2011;25:37-43.
7. Strain T, Flaxman S, Guthold R. National, regional, and global trends in insufficient physical activity among adults from 2000 to 2022: a pooled analysis of 507 population-base surveys with 5-7 million participants. The Lancet Global Health. 2024;12(8):e1232 -e1243.
8. ISPAH International Society for Physical Activity and Health. The Bangkok Declaration on Physical Activity for Global Health and Sustainable Development. Br J Sports Med. 2017;51:1389-1391.

9. Chapman CG, Schroeder MC, Marcussen B. Identifying patients at risk for cardiometabolic and chronic diseases by using the exercise vital sign to screen for physical inactivity. Prev Chronic Dis. 2025;22:E02.
10. Pearce M, Garcia L, Abbas A. Association between physical activity and risk of depression: a systematic review and meta-analysis. JAMA Psychiatry. 2022;79:550-9.
11. Dishman RK, McDowell CP, Herring MP. Customary physical activity and odes of depression: a systematic review and meta-analysis of 111 prospective cohort studies. Br J Sports Med. 2021; 55:926-34.
12. Ministério da Saúde. Guia de Atividade Física para a População Brasileira/Ministério da Saúde, Secretaria de Atenção Primária à Saúde, Departamento de Promoção da Saúde. Brasília: Ministério da Saúde; 2021. 54 p.:il.
13. Siqueira SF, Haddad FA. Os seis pilates do estilo de vida no manejo de doenças não transmissíveis. As lacunas nas Diretrizes Atuais. Arq Bras Cardiol. 2023;120(12):e20230408.
14. Alhadir AH, Gabr SA. Hormonal function responses to moderate aerobic exercise in older adults with depression. Clin Interv Aging. 2020;15:1271-83
15. Doran GT. There's a S.M.A.R.T. way to write management's gols and objectives. Management Review (AMA FORUM). 2023;70(11):35-36.
16. Hird EJ, Slanina-Davies A, Lewis G. From movement to motivation: a proposed framework to understand the antidepressant effect of exercise. Translational Psychiatry. 2024;14:273.
17. Crum AJ, Langer EJ. Mind-set matters: exercice and the placebo effect. Psychol Sci. 2007;18(2):165-71.
18. Buchman AS, Wilson RS. Effect of purpose in life on the relation between Alzheimer disease pathologic changes on cognitive function in advanced age. Arch Gen Psychiatry. 2012;69(5):499-504.
19. Yemiscigil A, Vlaev I. The bidirecional relationship between sense of purpose in life and physical activity: a longitudinal study. J Behav Med. 2021;44:715-725.
20. Loch MR, Augusto NA, Souza BLS. Associação entre domínios da atividade física sintomas depressivos em adultos brasileiros: todo movimento conta? Cad Saúde Pública. 2024;40(3):e00095723.
21. Brasil. Ministério da saúde. Secretaria de atenção primária saúde. Departamento de promoção da saúde. Políticas públicas de atividade física e análises de documentos governamentais em âmbito mundial. Departamento de Promoção da Saúde. Brasília: Ministério da Saúde; 2022.
22. Florindo AA, Salvador EP, Reis RS. Percepção do ambiente e prática de atividade física em adultos residentes em região de baixo nível. Rev Saúde Pública. 2011;45(2):302-10.
23. Brasil. Vigitel Brasil 2006-2023: vigilância de fatores de risco e proteção para doenças crônicas por inquérito telefônico. Brasília: Ministério da Saúde; 2024.

26

Atividade física para grupos especiais

José Henrique Silva Neto
Gustavo Rubio Cesta
Rodrigo C. Vicente

Pontos-chave

- A atividade física deve ser sempre adaptada às características e necessidades específicas de gestantes, crianças, idosos, pessoas com deficiência e indivíduos com doenças crônicas, garantindo segurança e eficácia.
- Seus benefícios são amplos, contribuindo para a saúde física, mental e social, além de atuar na prevenção e no controle de doenças e na melhoria da qualidade de vida.
- As diretrizes reforçam que qualquer quantidade de atividade é melhor do que nenhuma, sendo fundamental reduzir o sedentarismo e adotar práticas seguras, individualizadas e progressivas.

INTRODUÇÃO

Embora as recomendações gerais de atividade física sejam amplamente divulgadas, é fundamental reconhecer que idosos, crianças e adolescentes, gestantes e indivíduos com doenças crônicas apresentam particularidades que influenciam tanto os benefícios quanto os riscos associados à prática de atividade física[1,2].

Neste capítulo, abordaremos as recomendações de atividade física para essas populações especiais. Serão abordadas as adaptações necessárias para garantir a segurança e a eficácia da atividade física em cada grupo, bem como estratégias para promover a adesão e superar as barreiras à prática.

Seguiremos como linha-mestra o raciocínio usado nos *guidelines* que enfatizam que "alguma atividade física é melhor do que nenhuma"; "mover-se mais e sentar-se menos ao longo do dia"[2]. Em suma, este capítulo busca fornecer um guia prático e abrangente para profissionais de saúde buscando capacitar toda a rede de assistência multidisciplinar sobre a óptica da Medicina do Estilo de Vida (MEV). E entregar ferramentas adequadas aos profissionais, a fim de orientarem a atividade física de todos os indivíduos, independentemente de sua idade, condição física ou estado de saúde, e poderem desfrutar dos inúmeros benefícios de um estilo de vida ativo.

GESTANTES

Benefícios

A prática de atividade física durante a gestação é segura para mulheres saudáveis e traz benefícios como redução do risco de diabetes gestacional, hipertensão induzida pela gestação, ganho de peso excessivo, depressão e melhor controle glicêmico[3,4], bem como reduz sintomas de depressão pós-parto. Além disso, a atividade física facilita a recuperação no pós-parto, ajudando na redução do peso corporal, melhora da saúde mental e fortalecimento do assoalho pélvico[3-5].

Recomendações

Gestantes saudáveis e sem contraindicações devem realizar pelo menos 150 minutos semanais de atividade física de intensidade moderada, preferencialmente distribuídos ao longo da semana[3]. As atividades devem ser ajustadas à progressão da gestação, respeitando limites individuais[3,4].

O tipo de exercício não apresenta diferença nos resultados, e sua intensidade deve ser leve ou moderada para mulheres sedentárias e de moderada a alta para mulheres ativas, realizados pelo menos três vezes por semana. No entanto, novas diretrizes propõem aumentar o gasto semanal de atividade física, incorporando exercícios vigorosos e adicionando treinamento de força leve à rotina de exercícios de gestantes saudáveis[5].

Atividades seguras incluem caminhadas, natação, hidroginástica e ioga adaptada. Devem ser evitados esportes de contato, atividades com alto risco de queda e exercícios em posição supina após o primeiro trimestre[3].

Contraindicações

A Tabela 1 traz as contraindicações absolutas e relativas à prática de atividade física na gestação.[3]

TABELA 1 **Contraindicações à prática de atividade física na gestação**

Absolutas
Ruptura de membranas
Trabalho de parto prematuro
Sangramento vaginal persistente inexplicável
Placenta prévia após 28 semanas de gestação
Pré-eclâmpsia
Incompetência cervical
Restrição de crescimento intrauterino
Gravidez múltipla de alto grau (p. ex., trigêmeos)
Diabetes tipo I não controlado
Hipertensão não controlada
Doença da tireoide não controlada
Outros distúrbios cardiovasculares, respiratórios ou sistêmicos graves
Relativas
Perdas gestacionais recorrentes
Hipertensão gestacional
Histórico de parto prematuro espontâneo
Doença cardiovascular ou respiratória leve/moderada
Anemia sintomática
Desnutrição
Transtorno alimentar
Gestão gemelar após a 28ª semana
Outras condições médicas significativas

Cuidados especiais

Algumas precauções de segurança para prática de atividade física pré-natal estão na Tabela 2[3].

TABELA 2 **Precauções de segurança para prática de atividade física pré-natal**

Evitar atividade física em calor excessivo, especialmente com alta umidade.
Evitar atividades que envolvam contato físico ou risco de queda.
Evitar mergulho autônomo.
Mulheres que vivem em áreas de baixas altitudes (ou seja, que vivem abaixo de 2.500 metros) devem evitar atividade física em altitudes elevadas (> 2.500 metros). Aquelas que consideram praticar atividade física acima dessas altitudes devem procurar a supervisão de um obstetra com conhecimento do impacto da altitude elevada nos desfechos maternos e fetais.
Aquelas que consideram competição esportiva ou exercícios significativamente acima das diretrizes recomendadas devem procurar a supervisão de um obstetra com conhecimento do impacto da atividade física de alta intensidade nos desfechos maternos e fetais.
Manter nutrição e hidratação adequadas – beber água antes, durante e após a atividade física.
Conhecer os motivos para interromper a atividade física e consultar um profissional de saúde qualificado imediatamente se ocorrerem.

É importante ter atenção a alguns sinais e sintomas que indicam que a atividade física deve ser interrompida e que ajuda profissional deve ser buscada – quando da ocorrência de sangramento vaginal, por exemplo. A prática de atividade física durante a gestação e no período pós-parto é segura e benéfica seguindo as recomendações anteriores, porém todas as gestantes ativas devem ser examinadas periodicamente para avaliar os efeitos de seus programas de exercícios no feto em desenvolvimento, para que ajustes possam ser feitos se necessário.

CRIANÇAS E ADOLESCENTES

Benefícios

Na Tabela 3 estão os principais benefícios da prática de atividade física em crianças e adolescentes[6].

TABELA 3 **Principais benefícios da prática de atividade física em crianças e adolescentes**

Crianças até 5 anos
Auxilia no controle do peso adequado e na diminuição do risco de obesidade
Melhora a qualidade do sono
Auxilia na coordenação motora
Melhora as funções cognitivas e a prontidão para o aprendizado
Ajuda na integração e no desenvolvimento de habilidades psicológicas e sociais
Contribui para o crescimento saudável de músculos e ossos
Melhora a saúde do coração e a condição física
Crianças e jovens de 6 a 17 anos
Promove o desenvolvimento humano e o bem-estar, ajudando a desfrutar de uma vida plena com melhor qualidade
Melhora habilidades de socialização
Melhora a saúde do coração e a condição física
Desenvolve habilidades motoras, como correr, saltar e arremessar
Melhora o humor e reduz a sensação de estresse e os sintomas de ansiedade e de depressão
Ajuda no melhor desempenho escolar

(continua)

TABELA 3 Principais benefícios da prática de atividade física em crianças e adolescentes (*continuação*)

Auxilia no controle do peso adequado e na diminuição do risco de obesidade
Ajuda na adoção de uma vida saudável, como melhora da alimentação e diminuição do tempo em comportamento sedentário (como tempo em frente ao celular, computador, *tablet*, *videogame* e televisão)

Tempo sedentário

O tempo sedentário, principalmente relacionado ao uso de telas de forma recreativa, é associado a desfechos negativos como obesidade, distúrbios cardiometabólicos, questões comportamentais e distúrbios do sono. Portanto, estimular o tempo ativo e diminuir o tempo de exposição recreativa a telas é fortemente recomendado[7].

Recomendações

Nem todos os exercícios são iguais, então é importante que sejam recomendados exercícios específicos para cada idade, lembrando a importância de incluir diferentes tipos de exercícios, como aeróbico e fortalecimentos ósseo e muscular. Cada um desses tipos deve ser realizado pelo menos em 3 dias da semana dentro da rotina da criança[2]. As recomendações para prática de atividade física devem ser individualizadas, respeitando as necessidades fisiológicas e condições específicas de cada criança e adolescente. A Figura 1 sumariza recomendações quanto ao tipo de atividade e seus principais benefícios.

As recomendações de tempo de atividade podem ser intimidativas, especialmente para crianças e adolescentes muito inativos. Portanto, nesses grupos, estimular a prática de pelo menos uma moderada quantidade de exercício físico é recomendada, enquanto, para os que já são moderadamente ativos, estimulá-los a aumentar seus níveis de atividade para se tornarem mais ativos[7].

Os pais podem auxiliar seus filhos a serem mais ativos por meio do exemplo da prática regular de atividade física, estimulando as crianças a seguirem seus exemplos. Incluir práticas de atividade física na rotina familiar, buscar práticas prazerosas e divertidas e ter uma lista de opções de atividades *indoor* e *outdoor* também se mostra útil[6]. Mais informações e recomendações sobre este tópico podem ser encontradas no capítulo "Crianças e adolescentes" deste livro.

PESSOAS IDOSAS

Dados brasileiros revelam que apenas 13,6% dos idosos brasileiros atingem as recomendações mínimas, situação particularmente preocupante entre as mulheres idosas[8]. A inatividade física na terceira idade está associada a uma cascata de consequências negativas que incluem o declínio cognitivo acelerado, deterioração da função física, aumento do risco de quedas e redução significativa da autonomia e independência[9,10].

Recomendações gerais de atividade física para idosos

A Organização Mundial da Saúde (OMS) estabelece diretrizes específicas para a prática de atividade física na terceira idade, buscando maximizar os benefícios à saúde e minimizar riscos potenciais. Uma revisão abrangente das recomendações internacionais demonstra notável convergência quanto aos parâmetros fundamentais de frequência, intensidade, duração e tipos de atividades físicas indicadas para idosos[11].

Tipos de atividade física em crianças

Embora os benefícios do exercício para crianças sejam bem conhecidos, nem todo exercício é igual. Inclua os 3 tipos de exercício na rotina da criança por pelo menos 60 minutos por dia.

Exercício aeróbico

- Caminhar ou correr
- Nadar
- Dançar
- Andar de bicicleta
- Pular corda

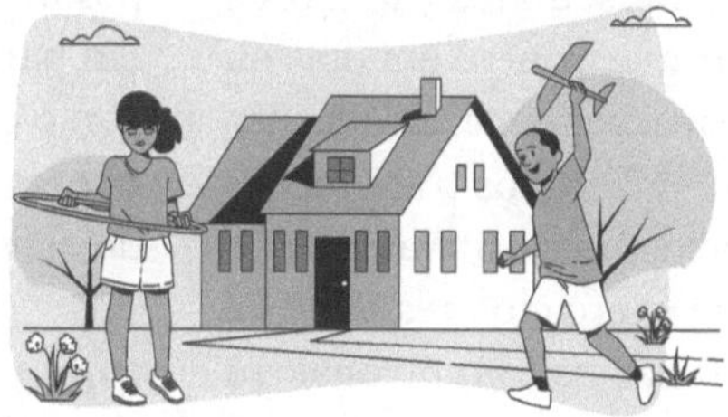

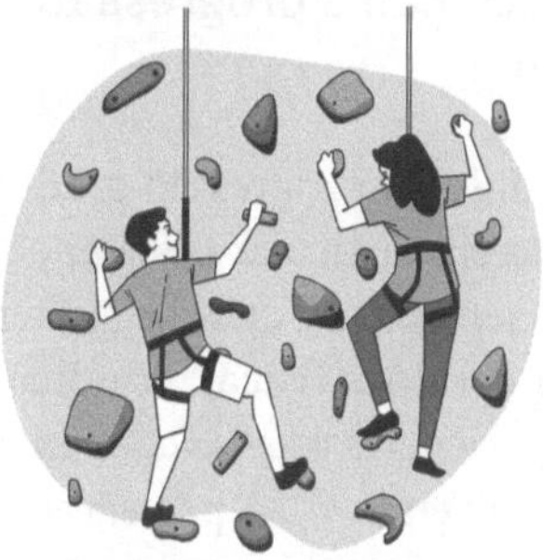

Fortalecimento muscular

- Subir em árvores, cordas ou equipamentos de *playground*
- Flexões
- Ginástica

Fortalecimento ósseo

- Saltar
- Brincar de amarelinha
- Esportes como tênis, basquete e ginástica

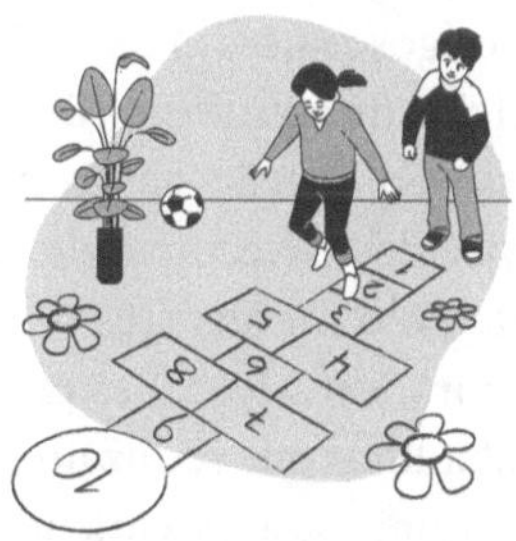

⚠ Use equipamento de proteção conforme necessário para a atividade ou local.

FIGURA 1 Recomendações quanto ao tipo de atividade e seus principais benefícios.
Fonte: Michel et al., 2022[6].

Atividade aeróbica

As atividades aeróbicas constituem o núcleo das recomendações para idosos, devendo ser realizadas, idealmente, por no mínimo 150 minutos semanais em intensidade moderada ou 75 minutos em intensidade vigorosa, distribuídos em sessões de pelo menos 10 minutos contínuos[12]. Caminhadas, natação, ciclismo estacionário e dança são modalidades adequadas e associadas a melhora significativa na capacidade cardiorrespiratória, controle glicêmico e pressórico, além de benefícios cognitivos substanciais[13]. Importante sempre ter em mente a customização da modalidade e intensidade, tendo como centro o indivíduo idoso quanto à sua aptidão física e condições de saúde.

Fortalecimento muscular

Os exercícios de fortalecimento muscular são fundamentais, considerando a sarcopenia – perda progressiva de massa e função muscular – como fenômeno intrínseco a esse grupo etário. Recomenda-se a realização de atividades que envolvam os principais grupos musculares (membros inferiores, superiores e tronco) em dois ou mais dias por semana, com intensidade moderada a elevada[14,15]. Estudos transversais evidenciam associações positivas entre a prática regular de exercícios resistidos e indicadores de aptidão física funcional em idosos, como força de preensão manual, velocidade de marcha e capacidade de levantar-se de uma cadeira[14].

Exercícios de equilíbrio

Sabendo que as quedas são eventos potencialmente perigosos nessa faixa etária, o foco nos exercícios de equilíbrio são imperativos para essa população na promoção de saúde e longevidade. Recomenda-se sua prática durante pelo menos três dias por semana, incorporando atividades progressivamente desafiadoras que reduzam a base de sustentação, promovam movimentos que perturbem o centro de gravidade e diminuam o apoio dos membros superiores[16]. Tai chi, yoga adaptada e exercícios específicos em superfícies instáveis demonstram eficácia significativa na melhoria do equilíbrio estático e dinâmico, contribuindo decisivamente para a redução do risco de quedas e consequentes fraturas[17].

Prevenção de quedas

As quedas representam evento multifatorial de alta prevalência e potencialmente grave entre idosos. Programas estruturados de exercícios que incluam componentes de fortalecimento muscular e equilíbrio demonstram eficácia na redução de aproximadamente 30% no risco de quedas[18]. A ênfase em exercícios para membros inferiores, particularmente quadríceps e musculatura postural, associa-se a melhoras significativas em parâmetros biomecânicos da marcha, como comprimento do passo e velocidade, fatores intimamente relacionados ao risco de quedas[14,15].

Individualização e progressão da prática

O princípio da progressão gradual assume relevância particular nessa população que é tão heterogênea e que chega à terceira idade com aptidões físicas, condições de saúde e experiências prévias com atividade física muito diversas[13,16]. A percepção subjetiva de esforço constitui ferramenta valiosa para monitoramento e ajuste da intensidade, especialmente em idosos com comorbidades ou em uso de medicações que possam alterar a resposta cardiovascular ao exercício[17].

Avaliação pré-participação

A avaliação pré-participação constitui etapa fundamental na prescrição segura e eficaz de atividade física para idosos, permitindo identificar fatores de risco, contraindicações relativas ou absolutas e condições que demandem adaptações específicas. Elementos essenciais são a análise de histórico médico, medicações em uso, capacidade funcional e experiências prévias com exercícios[13]. Para idosos sedentários ou com múltiplas comorbidades, recomenda-se avaliação médica completa, possivelmente incluindo testes de esforço supervisionados, antes de iniciar programas estruturados de atividade física, particularmente aqueles de intensidade moderada a vigorosa[14,16].

Adaptações para condições específicas

Idosos com osteoartrite beneficiam-se de exercícios aquáticos e de baixo impacto, que reduzem o estresse articular enquanto promovem fortalecimento muscular e melhora da amplitude de movimento[15,16]. Já para aqueles com osteoporose, os exercícios com carga e resistência progressiva demonstram efeitos osteogênicos significativos, contribuindo para a manutenção da densidade mineral óssea e redução do risco de fraturas, desde que feitos com técnica adequada e evitando flexão excessiva da coluna vertebral[16].

Condições cardiovasculares, como hipertensão e insuficiência cardíaca, demandam monitoramento mais rigoroso de parâmetros como frequência cardíaca e percepção subjetiva de esforço, com preferência inicial por atividades de intensidade leve a moderada, progressão gradual e períodos adequados de aquecimento e desaquecimento. Evidências recentes sugerem que mesmo idosos com múltiplas comorbidades podem participar seguramente de programas de exercícios, desde que adequadamente adaptados às suas condições específicas e implementados com supervisão apropriada[14,17].

Prevenção e controle de doenças crônicas

Evidências consistentes sugerem efeito neuroprotetor da atividade física regular contra o declínio cognitivo associado ao envelhecimento. Pesquisas em áreas rurais da China evidenciaram que idosos fisicamente ativos apresentam melhor desempenho em testes cognitivos que avaliam memória, atenção e funções executivas quando comparados aos seus pares sedentários[12]. Mecanismos subjacentes incluem melhora da perfusão cerebral, aumento de fatores neurotróficos como BDNF (*brain-derived neurotrophic factor*) e redução do estresse oxidativo no tecido neural[14,15]. Adicionalmente, a atividade física regular associa-se a menor prevalência de sintomas depressivos em idosos, possivelmente por meio de mecanismos tanto biológicos quanto psicossociais[17].

Melhora da saúde mental e da qualidade de vida

A atividade física influencia fatores psicológicos do envelhecimento com redução de sintomas psicopatológicos e promoção de aspectos positivos da saúde mental. Metanálises demonstram efeito moderado e significativo do exercício na redução de sintomas depressivos em idosos, tanto em nível de prevenção primária quanto como adjuvante ao tratamento farmacológico em casos diagnosticados. Os encontros regulares proporcionados por programas de atividade física em grupo oferecem oportunidades valiosas de interação social e apoio mútuo, contrapondo-se ao isolamento frequentemente experimentado na terceira idade. A percepção de autonomia, autoeficácia e propósito, frequentemente ampliada pela prática regular de atividade física, contribui significativamente para a satisfação global com a vida na terceira idade[18].

Programas comunitários de exercício para promoção de atividade física

No Brasil, iniciativas como as Academias da Saúde e os grupos de atividade física vinculados à Estratégia Saúde da Família demonstram potencial significativo para alcançar populações idosas de diferentes estratos socioeconômicos e representam uma estratégia fundamental para a ampliação do acesso à prática regular de atividade física entre idosos[15,17,18]. A implementação desses programas em espaços públicos como praças, parques e centros comunitários reduz barreiras estruturais de acesso, particularmente relevantes para idosos com limitações de mobilidade ou recursos financeiros restritos[13].

A formação de vínculos afetivos e a sensação de pertencimento ao grupo são elementos motivacionais, frequentemente mencionados por idosos como fatores decisivos para a manutenção da participação regular[12,13]. A adaptação dos programas às características culturais e preferências locais, incorporando elementos familiares como danças tradicionais e jogos recreativos da cultura regional, potencializa seu alcance e aceitabilidade[10-13]. A integração de diferentes profissionais da saúde, como fisioterapeutas, educadores físicos e enfermeiros, em abordagem multiprofissional, amplia o escopo e a qualidade das intervenções oferecidas[13].

PESSOAS COM DEFICIÊNCIAS

Benefícios e recomendações

Assim como para a população geral, a atividade física em pessoas com deficiências contribui para a melhora da aptidão cardiorrespiratória, força muscular, função metabólica e bem-estar emocional[19]. Recomendam-se pelo menos 150 minutos semanais de atividade aeróbica de intensidade moderada, com inclusão de exercícios de fortalecimento muscular duas ou mais vezes por semana, sempre que possível[19,20].

Adaptação e inclusão

As atividades devem ser adaptadas às capacidades funcionais, respeitando limitações individuais e oferecendo alternativas seguras[21]. Exemplos incluem o uso de bicicletas adaptadas, cadeiras de rodas esportivas ou equipamentos com suporte postural; exercícios aquáticos assistidos; dança e yoga adaptados; participação em esportes paralímpicos. A inclusão em ambientes acessíveis, o apoio de profissionais especializados e o incentivo de familiares são decisivos para a adesão sustentada à atividade[19-22].

PORTADORES DE DOENÇAS CRÔNICAS NÃO TRANSMISSÍVEIS (DCNT)

Obesidade

A pedra angular do tratamento da obesidade envolve intervenções no estilo de vida que visam ao aumento do gasto calórico/energético por meio da atividade física e exercício físico e redução da ingesta calórica/energética por meio da adesão a uma dieta mais saudável e de restrição calórica.

Diversos estudos observacionais mostraram relação inversa entre atividade física e ganho ponderal ao longo da vida, com os maiores benefícios observados com mais de 150 minutos semanais de atividade física moderada[23]. Essa deve ser a quantidade mínima orientada pelo profissional dentro da MEV, mas com alvo de atingir 250-300 minutos semanais, visando principalmente ao reganho de peso, fenômeno bastante comum no manejo do paciente obeso.

Recomendam-se, inicialmente, atividades aeróbicas (ciclismo, natação, corrida/

caminhada, remo), e não exercícios resistidos com carga, a fim de reduzir o estresse sobre as articulações – além de o ambiente de musculação comumente ser mais "repulsivo" para indivíduos obesos/sobrepeso. Após redução de pelo menos 10% do peso corporal, deve-se estimular a inclusão de pelo menos duas sessões semanais de treino resistido com cargas[23].

Doenças cardiovasculares

A aptidão cardiorrespiratória (ACR) é um forte marcador prognóstico para a saúde cardiovascular, e indivíduos com baixos níveis de ACR apresentam maior risco de morbidade e mortalidade por doença cardiovascular (DCV)[24]. Para algumas condições clínicas cardiovasculares, deve-se considerar a reabilitação cardiopulmonar, que consiste em um programa estruturado multidisciplinar que frequentemente envolve programa de exercícios físicos[24,25]. Seguem recomendações para exercício físico em cardiopatas[24,25]:

- Em indivíduos com DCV já estabelecida (hipertensão arterial sistêmica, doença arterial coronariana e insuficiência cardíaca congestiva), é fundamental ter como alvo terapêutico a melhora da ACR, com o intuito de prevenir e/ou reduzir a progressão da perda de função cardíaca.
- Nas seguintes condições listadas a seguir, deve-se considerar a reabilitação cardiopulmonar:
  - Infarto agudo do miocárdio nos últimos 12 meses.
  - Quadro atual de angina estável.
  - Cirurgia prévia de *bypass* (ponte de safena/mamária).
  - Cirurgia prévia de correção ou prótese valvar cardíaca.
  - Cirurgia prévia de angioplastia coronariana com ou sem colocação de *stent*.
  - Cirurgia prévia de transplante cardíaco e/ou pulmonar.
  - Insuficiência cardíaca congestiva com fração de ejeção reduzida estável.
- Pacientes cardiopatas comumente usam diversos medicamentos que podem interferir na tolerância ao exercício físico e devem ser considerados no planejamento individual do programa de exercícios.
  - Betabloqueadores podem limitar a resposta de aumento da frequência cardíaca ao exercício, reduzindo a capacidade máxima de esforço.
  - Indivíduos em uso de diuréticos têm risco aumentado de desidratação, hiponatremia e hipotensão ortostática pós-exercício. Pacientes devem receber educação no sentido de identificar sintomas sugestivos de tais condições clínicas, como tontura.

Diabetes mellitus

Benefícios do exercício aeróbico

O treinamento aeróbico aumenta a sensibilidade à insulina em indivíduos com diabetes tipo 1 e tipo 2[26-28] e reduz níveis de hemoglobina glicada (HbA1C) em pessoas com diabetes tipo 2[17]. Volumes moderados a altos níveis de atividade aeróbica estão associados a níveis substancialmente mais baixos de mortalidade e riscos de complicações no diabetes tipo 1 e no tipo 2[29].

Benefícios do exercício resistido

O diabetes é um fator de risco independente para baixa força muscular (dinapenia) e declínio acelerado da funcionalidade. O efeito do exercício resistido no controle glicêmico no diabetes tipo 1 não é claro; no entanto, o exercício resistido ajuda a minimizar o risco de hipoglicemia induzida pelo exercício nos portadores de diabetes tipo 1. Os benefícios do exercício resistido para indivíduos com diabetes tipo 2 incluem melhoras no controle glicêmico, redução da resistência à insulina, da massa de gordura corporal e da pressão arterial, assim como ganho de força, funcionalidade e massa muscular[28-32]. Segundo posicionamento da American Diabetes Association de 2016, os pontos-chave relacionados a recomendações e cuidados na prescrição do exercício físico para indivíduos com diabetes diferem para os diabetes tipos 1 e 2[34].

Diabetes tipo 2[34]

- Recomenda-se a prática diária de exercícios, ou pelo menos não permitir um intervalo superior a 2 dias entre as sessões de exercício, para potencializar a ação da insulina.
- Adultos com diabetes tipo 2 devem, idealmente, realizar exercícios aeróbicos e de resistência para obter os melhores resultados no controle glicêmico e de saúde.
- Crianças e adolescentes com diabetes tipo 2 devem ser incentivados a atingir as mesmas metas de atividade física estabelecidas para os jovens em geral.
- Intervenções estruturadas no estilo de vida que incluam pelo menos 150 minutos/semana de atividade física e mudanças na dieta, resultando em perda de peso de 5 a 7% do peso corporal, são recomendadas para prevenir ou retardar o aparecimento de diabetes tipo 2 em populações de alto risco e/ou com pré-diabetes.

Diabetes tipo 1[34]

- Jovens e adultos com diabetes tipo 1 podem se beneficiar da atividade física, e a atividade deve ser recomendada a todos.
- As respostas da glicemia à atividade física em todos os indivíduos com diabetes tipo 1 são altamente variáveis, com base no tipo/horário da atividade, e requerem diferentes ajustes.
- A ingestão adicional de carboidratos e/ou reduções na dosagem da insulina são normalmente necessárias para manter o equilíbrio glicêmico durante e após a atividade física. Verificações frequentes da glicemia são necessárias para implementar estratégias de ajuste da ingestão de carboidratos e da dose de insulina nesse cenário.
- Usuários de insulina podem se exercitar usando regimes de injeção basal-*bolus* ou bombas de insulina, mas há vantagens e desvantagens em ambos os métodos de administração de insulina.
- O monitoramento contínuo da glicemia durante a atividade física pode ser usado para detectar hipoglicemia como ferramenta adjuvante aos testes de glicemia capilar.

Indivíduos insulinodependentes requerem cuidado adicional pré-início do exercício físico[34]

Deve-se aferir a glicemia capilar antes do início do exercício físico e seguir as recomendações:

- Glicemia < 100 ng/dL: consumir algum alimento fonte de carboidrato de rápida absorção antes do início do exercício (10-20 g).
- Glicemia entre 100-250 ng/dL: sem recomendações específicas.

- Glicemia > 250 ng/dL: aferir a presença de corpos cetônicos. Se presentes, a sessão de exercício deve ser postergada. Caso contrário, pode-se seguir com o exercício físico.
- Glicemia > 350 ng/dL: aferir a presença de corpos cetônicos. Se presentes, a sessão de exercício deve ser postergada. Caso contrário, pode-se seguir com o exercício físico, considerando uma dose adicional de insulina pré-início do exercício.

O risco de hipoglicemia induzida pelo exercício é mais comum nos indivíduos insulinodependentes, mas também pode ocorrer em usuários de sulfonilureias. Para esses pacientes, deve-se:[34]

- Reduzir em 50% a dosagem de insulina rápida ou ultrarrápida próxima ao exercício, a fim de reduzir o risco de hipoglicemia.
- Este perfil de indivíduo deve sempre carregar consigo uma fonte extra de carboidrato de rápida absorção (10-15 g para cada 30 minutos de exercício).

Recomendações para exercício físico em indivíduos com complicações do diabetes:[34]

- Neuropatia periférica: caminhadas leves a moderadas não aumentam o risco do aparecimento ou reaparecimento de úlceras nos pés.
- Nefropatia: o exercício físico melhora a funcionalidade e qualidade de vida, mesmo em pacientes em hemodiálise.
- Microalbuminúria isolada: sem recomendações específicas.
- Retinopatia: evitar exercícios que ocasionam apneia, cargas excessivas ou movimentos bruscos com a cabeça.
- Nefropatia e/ou retinopatia: evitar exercícios que ocasionam aumento da pressão arterial sistêmica (em apneia/manobra de Valsalva e levantamento de altas cargas).
- Em idosos com qualquer forma de neuropatia autonômica, complicações cardiovasculares ou doença pulmonar: evitar atividades ao ar livre em dias com clima muito quente e/ou úmido, a fim de evitar as complicações relacionadas ao calor.

Câncer

Intervenções no estilo de vida com exercícios físicos levaram a benefícios significativos e clinicamente importantes para pacientes com câncer em tratamento com quimioterapia sistêmica, radiação e/ou cirurgia. O exercício levou a melhorias na aptidão cardiorrespiratória e na funcionalidade física, ambas comumente afetadas negativamente pelo tratamento do câncer e que estão relacionadas tanto ao desenvolvimento de comorbidades quanto ao declínio do estado funcional global dos pacientes. O exercício também mitigou outras toxicidades e prejuízos do tratamento do câncer, incluindo fadiga e transtornos de humor[35].

Recomendações de exercício físico para pacientes oncológicos[35]

- Uma combinação de exercícios aeróbicos e resistidos trouxe mais benefícios na melhora da qualidade de vida relatada pelos pacientes.
- Exercícios físicos regulares mostraram melhorar os desfechos de saúde relacionados à doença oncológica e ao seu respectivo tratamento, como ansiedade, depressão, fadiga, funcionalidade física e qualidade de vida.

- A prescrição de exercício físico deve ser individualizada de acordo com o diagnóstico, estágio e plano de tratamento proposto a cada paciente.
- Em relação ao exercício físico, o prescritor deve levar em consideração pontos determinantes como saúde óssea, cardiotoxicidade da quimioterapia e radioterapia, risco de queda, depressão, neuropatia periférica relacionada à quimioterapia, linfedema, náuseas, distúrbios do sono, entre outros, para uma prescrição individualizada.

Para se aprofundar

Livro: Cleyton JS, Bonnet J. Foundations of lifestyle medicine board review manual, 4. ed. American College of Lifestyle Medicine; 2023.

Obra de referência essencial para profissionais da saúde interessados em MEV.

Artigo: U.S. Department of Health and Human Services. Physical activity guidelines for Americans, 2nd ed. U.S. Department of Health and Human Services; 2018.

Documento de referência internacional que traz diretrizes detalhadas sobre atividade física para grupos especiais.

REFERÊNCIAS BIBLIOGRÁFICAS

1. Brasil. Ministério da Saúde (MS). Secretaria de Atenção Primária à Saúde. Guia de atividade física para a população brasileira. Brasília: MS; 2021.
2. 2018 Physical Activity Guidelines Advisory Committee. 2018 Physical Activity Guidelines Advisory Committee Scientific Report. Washington: U.S. Department of Health and Human Services; 2018.
3. Mottola MF, Davenport MH, Ruchat SM, et al. 2019 Canadian guideline for physical activity throughout pregnancy. Br J Sports Med. 2018;52(21):1339-46.
4. Artal R, O'Toole M. Guidelines of the American College of Obstetricians and Gynecologists for exercise during pregnancy and the postpartum period. Br J Sports Med. 2003;37(1):6-12.
5. Nascimento SL, Surita FG, Cecatti JG. Physical activity during pregnancy: a systematic review. Curr Opin Obstet Gynecol. 2012;24(6):387-94.
6. Michel J, Bernier A, Thompson LA. Physical activity in children. JAMA Pediatr. 2022;176(6):622.
7. Janssen I, LeBlanc AG. Systematic review of the health benefits of physical activity and fitness in school-aged children and youth. Int J Behav Nutr Phys Act. 2010;7:40.
8. World Health Organization. Physical activity and older adults. Genebra: WHO; 2020.
9. Brito PS, Ricardo LI, Araujo TV. Barriers to physical activity among brazilian elderly women. Women & Health. 2010;50(6):519-35.
10. Cao Y, Gao Q, Poston WSC, et al. The longitudinal association of physical activity with cognitive decline among older adults in China. J Gerontol B Psychol Sci Soc Sci. 2023;78(9):1575-84.
11. Feter KC, Bielemann RM, Ekelund U, et al. Physical activity in Brazil: a systematic review. Rev Braz Epidemiol. 2011;14(1):62-78.
12. Vagetti GC, Barbosa Filho VC, Moreira NB, et al. The prevalence and correlates of meeting the current physical activity for health guidelines in older people: a cross-sectional study in Brazilian women. Arch Gerontol Geriatr. 2013;56(2):492-500.
13. Nikitas C, Kikidis D, Bibas A, et al. Recommendations for physical activity in the elderly population: a scoping review of guidelines. J Frailty Sarcopenia Falls. 2022;7(1):18-28.
14. Prasad L, Fredrick J, Aruna R. The relationship between physical performance and quality of life and the level of physical activity among the elderly. J Edu Health Promot. 2021;10:68.
15. Silva SGS, Benedetti TRB, Freitas CBD, et al. Sedentary time and physical activity levels on physical fitness in the elderly: a comparative cross-sectional study. J Aging Research. 2015;2015:1-8.
16. Štefan L, Vrgoč G, Rupčić T, et al. Sleep duration and sleep quality are associated with physical

activity in elderly people living in nursing homes. Int J Environ Res Public Health. 2018;15(11):2512.
17. Lima CA, Silva DR, de Oliveira Duarte YA, et al. Association between physical activity and quality of life in the elderly: a systematic review, 2000-2012. Geriatr Gerontol Int. 2015;15(7):855-65.
18. Wang X, Zhang J, Chen C, et al. The association between physical activity and cognitive function in the elderly in rural areas of northern China. Front Aging Neurosci. 2023;15:1168892.
19. Martin Ginis KA, van der Ploeg HP, Foster C, et al. Participation of people living with disabilities in physical activity: a global perspective. Lancet. 2021;398(10298):443-55.
20. Jaarsma EA, Smith B. Promoting physical activity for disabled people who are ready to become physically active: a systematic review. Psychol Sport Exerc. 2018;37:205-23.
21. World Health Organization. Global disability action plan 2014-2021: Better health for all people with disability. Genebra: WHO; 2015.
22. Rimmer JH, Lai B. Physical activity for people with disabilities. Lancet. 2017;390(10000):2548-9.
23. Bray GA, Heisel WE, Afshin A, et al. The Science of Obesity Management: Aan Endocrine Society Scientific Statement. Endocr Rev. 2018;39(2):79-132.
24. Riebe D, Baggish AL, Franklin BA, et al. The New ACSM Recommendations for preventing cardiovascular events at fitness facilities. ACSM's Health & Fitness J. 2020;24(6):10-7.
25. Garber CE, Blissmer B, Deschenes MR, et al. American College of Sports Medicine position stand. Quantity and quality of exercise for developing and maintaining cardiorespiratory, musculoskeletal, and neuromotor fitness in apparently healthy adults. Med Sci Sports Exerc. 2011;43(7):1334-59.
26. Sluik D, Buijsse B, Muckelbauer R, et al. Physical activity and mortality in individuals with diabetes mellitus: a prospective study and meta-analysis. Arch Intern Med. 2012;172(17):1285-95.
27. Jelleyman C, Yates T, O'Donovan G, et al. The effects of high-intensity interval training on glucose regulation and insulin resistance: a meta-analysis. Obes Rev. 2015;16(11):942-61.
28. Snowling NJ, Hopkins WG. Effects of different modes of exercise training on glucose control and risk factors for complications in type 2 diabetic patients: a meta-analysis. Diabetes Care. 2006;29(11):2518-27.
29. Tonoli C, Heyman E, Roelands B, et al. Effects of different types of acute and chronic (training) exercise on glycaemic control in type 1 diabetes mellitus: a meta-analysis. Sports Med. 2012;42(12):1059-80.
30. Nishitani M, Shimada K, Sunayama S, et al. Impact of diabetes on muscle mass, muscle strength, and exercise tolerance in patients after coronary artery bypass grafting. J Cardiol. 2011;58(2):173-80.
31. Anton SD, Karabetian C, Naugle K, et al. Obesity and diabetes as accelerators of functional decline: can lifestyle interventions maintain functional status in high risk older adults? Exp Gerontol. 2013;48(9):888-97.
32. Yardley JE, Kenny GP, Perkins BA, et al. Resistance versus aerobic exercise: acute effects on glycemia in type 1 diabetes. Diabetes Care. 2013;36(3):537-42.
33. Gordon BA, Benson AC, Bird SR, et al. Resistance training improves metabolic health in type 2 diabetes: a systematic review. Diabetes Res Clin Pract. 2009;83(2):157-75.
34. Colberg SR, Sigal RJ, Yardley JE, et al. Physical Activity/Exercise and Diabetes: A Position Statement of the American Diabetes Association. Diabetes Care. 2016;39(11):2065-79.
35. Ligibel JA, Bohlke K, May AM, et al. Exercise, diet, and weight management during cancer treatment: ASCO Guideline. J Clin Oncol. 2022;40(22):2491-507.

27

Novas tecnologias na atividade física

Luísa Pretto Comerlato

Pontos-chave

- A tecnologia tem transformado a forma como pacientes monitoram e gerenciam sua saúde física.
- Dispositivos vestíveis, sensores e aplicativos oferecem dados úteis para a promoção da atividade física e personalização de condutas.
- O médico deve estar atualizado sobre essas ferramentas para orientar, interpretar e estimular seu uso adequado.
- Embora sejam úteis, as tecnologias apresentam limitações em precisão e validade científica e devem ser usadas com senso crítico.
- A relação médico-paciente pode ser fortalecida pelo uso consciente da tecnologia, promovendo autonomia e engajamento.
- Monitoramento contínuo e *feedbacks* personalizados favorecem mudanças sustentáveis de comportamento.

INTRODUÇÃO

A ascensão das tecnologias digitais e da inteligência artificial (IA) na saúde tem mudado a forma como nos relacionamos com o corpo, com o movimento e com o cuidado. A popularização dos dispositivos vestíveis, dos aplicativos de rastreamento e dos sensores inteligentes oferece aos indivíduos a possibilidade de monitorar diversos aspectos da saúde em tempo real – desde o número de passos até a variabilidade da frequência cardíaca, o sono e até marcadores metabólicos como a glicose. Segundo relatório da Global Market Insights, o mercado global de dispositivos vestíveis na saúde foi estimado em mais de US$ 45 bilhões em 2022. Espera-se que a venda no mercado de tecnologia vestível aumente para US$ 70 bilhões até 2025, por sua facilidade de uso.

No Brasil, mais de 30% dos adultos jovens já utilizam algum tipo de tecnologia para autocuidado, especialmente no pilar de atividade física.

No contexto da Medicina do estilo de vida, essas ferramentas representam uma oportunidade valiosa de ampliar o protagonismo do paciente, promover maior adesão às mudanças de comportamento e gerar dados objetivos para uma atuação clínica mais personalizada. Os *wearables* de consumo podem fornecer aos pacientes dados de saúde personalizados, o que pode ajudar no autodiagnóstico e nas intervenções de mudança de comportamento[1]. No entanto, seu uso também traz desafios, como a interpretação inadequada das informações, a dependência excessiva da tecnologia e a desigualdade de acesso.

Este capítulo tem como objetivo explorar os principais recursos tecnológicos voltados à prática de atividade física, discutir suas evidências, limitações e aplicações clínicas, além de refletir sobre o papel do profissional da saúde diante desse novo cenário.

O PAPEL DA TECNOLOGIA NA PRÁTICA MÉDICA E NO ESTILO DE VIDA

O avanço da IA e o novo paradigma do autocuidado

A IA e o Big Data têm permitido o desenvolvimento de algoritmos capazes de prever riscos, sugerir intervenções e acompanhar o progresso de forma individualizada. Essa revolução digital redefine o conceito de autocuidado, ampliando a capacidade de agir sobre a própria saúde com base em dados em tempo real. Indústrias de planos de saúde já utilizam Big Data para prever internações, personalizar programas de prevenção e oferecer bonificações por comportamentos saudáveis. Essa evolução organizacional vem sendo adaptada para o nível individual com dispositivos acessíveis que utilizam algoritmos semelhantes.

O impacto na relação médico-paciente

Longe de substituir o contato humano, o uso adequado da tecnologia pode fortalecer a aliança terapêutica, oferecendo dados mais precisos e estimulando a corresponsabilidade do paciente. A integração de dados objetivos ao atendimento promove empatia e conexão, pois valida o esforço do paciente, permite conversas mais colaborativas e aumenta a aderência.

Tecnologia e melhora na saúde dos pacientes

O uso de tecnologias de monitoramento está associado a resultados clínicos positivos, como aumento da atividade física, redução de peso corporal, melhora no controle glicêmico e redução da pressão arterial. Segundo uma metanálise, estudos fornecem evidências preliminares sugerindo que o uso de um sistema eletrônico de monitoramento de atividades pode aumentar a atividade física e diminuir o peso significativamente, mas sua eficácia em comparação com outras intervenções ainda não foi demonstrada.

BENEFÍCIOS E LIMITAÇÕES DO USO DE TECNOLOGIAS NO INCENTIVO À PRÁTICA FÍSICA

Potencial motivacional e educativo

Dispositivos com *feedbacks* imediatos, como alertas de inatividade ou metas de passos diárias, promovem maior consciência corporal e comportamento ativo. Estudos mostram que o uso de tecnologias portáteis está associado ao aumento da atividade física em diferentes populações. Um ensaio clínico randomizado apresentado no American College of Cardiology e publicado na *Circulation* evidenciou que adultos com alto risco cardiovascular que utilizaram rastreadores de atividade, aliados a metas personalizadas e elementos de gamificação, aumentaram sua média de passos diários significativamente em relação ao grupo controle. O estudo, denominado BE ACTIVE, destaca o potencial das intervenções digitais no incentivo à atividade física e na prevenção de doenças cardiovasculares. Já o estudo mHealth, que realizou uma intervenção com gestantes, mostrou que aquelas que receberam a intervenção registraram um aumento médio de 1.096 passos diários ao longo de 12 semanas, enquanto o grupo controle apresentou um incremento bem menor, de apenas 259 passos por dia[10].

Dados como ferramenta de individualização

A coleta contínua de dados permite que as recomendações de atividade física sejam adaptadas às características individuais do paciente, como idade, comorbidades (ex.: doenças cardiovasculares, diabetes tipo 2, osteoartrite), histórico de lesões ou objetivos específicos (ex.: emagrecimento, *performance*, prevenção). Por exemplo, pacientes idosos podem se beneficiar de metas mais moderadas com foco em mobilidade e prevenção de quedas, enquanto pacientes com síndrome metabólica podem ter orientações voltadas ao controle glicêmico por meio de picos de esforço controlados.

Limitações técnicas e científicas

Apesar dos avanços, ainda existem limitações importantes na precisão dos dados fornecidos por esses dispositivos. Estudo mostrou que as estimativas de gasto calórico variaram significativamente entre diferentes marcas e que nenhum dos dispositivos testados forneceu estimativas de gasto de energia que estavam dentro de uma faixa aceitável em qualquer ambiente. A variabilidade de resultados também se aplica à frequência cardíaca. Porém, segundo o mesmo estudo, as medições da frequência cardíaca estavam dentro da faixa de erro aceitável (5%). Além disso, a maioria dos estudos tem qualidade metodológica moderada, com durabilidade curta e foco em desfechos intermediários, sendo necessário mais evidências de longo prazo.

Acesso desigual e risco de medicalização do cotidiano

Nem todos os pacientes têm acesso financeiro ou cultural a essas tecnologias. Além disso, seu uso excessivo pode levar a quadros de ansiedade, dependência de métricas e perda de autonomia intuitiva. Há contraindicações ao uso de tecnologias em pacientes com histórico de transtornos alimentares, ansiedade generalizada ou perfeccionismo extremo, em que o rastreamento constante pode reforçar comportamentos disfuncionais.

O PAPEL DO MÉDICO DIANTE DO PACIENTE USUÁRIO DE TECNOLOGIA

Como interpretar os dados e traduzir em conduta

Com a crescente adesão dos pacientes ao uso de tecnologias de monitoramento, o médico encontra-se diante de dois caminhos: pode sugerir de forma ativa o uso dessas ferramentas como parte do plano terapêutico, ou precisará conhecê-las minimamente para acompanhar seus pacientes que já as utilizam. Em ambos os casos, a atuação médica é fundamental para evitar interpretações equivocadas e promover uma experiência segura e eficaz com esses dispositivos.

A utilização dessas tecnologias deve ser acompanhada pelo médico para garantir que os dados coletados sejam analisados no contexto clínico, considerando fatores como histórico médico, uso de medicamentos e condições individuais. Isso permite intervenções mais precisas, evita condutas baseadas em falsas análises e fortalece a relação de confiança com o paciente.

A leitura crítica dos dados é essencial. Mais do que se prender a valores absolutos, é importante observar a tendência de melhora ou piora dos indicadores ao longo do tempo. A comparação dos dados do próprio paciente com sua linha basal costuma ser mais eficaz do que o uso de valores de referência populacionais. Para isso, pode-se utilizar um fluxograma clínico, com etapas de validação (ex.: confiabilidade da métrica), correlação com sintomas, contexto de uso e tomada de decisão terapêutica.

APLICAÇÕES CLÍNICAS DAS MÉTRICAS DE DISPOSITIVOS TECNOLÓGICOS

Monitoramento de passos

O monitoramento de passos é uma das funcionalidades mais populares dos dispositivos vestíveis. Trata-se da contagem automática de passos ao longo do dia, com metas diárias que variam conforme o perfil do indivíduo. Menos de 5.000 passos por dia caracterizam sedentarismo; entre 5.000 e 7.499 passos representam baixa atividade física; acima de 10.000 passos diários estão associados a benefícios cardiovasculares e metabólicos. No entanto, há um conceito emergente chamado "sedentarismo funcional", em que indivíduos atingem a meta de passos, mas passam longos períodos sentados, com prejuízos à saúde metabólica. Assim, além do total de passos, é importante considerar a distribuição deles ao longo do dia e a interrupção do tempo sedentário. Estudo demonstrou que dispositivos vestíveis comerciais são precisos para medir passos em ambientes baseados em laboratório[12].

Frequência cardíaca e variabilidade da frequência cardíaca

A frequência cardíaca (FC) é um parâmetro fisiológico amplamente utilizado para monitorar a resposta ao exercício e a recuperação. A FC de repouso, por exemplo, pode refletir condicionamento cardiovascular e é utilizada como marcador prognóstico em diversas condições. Já a variabilidade da frequência cardíaca (HRV), que representa as flutuações nos intervalos entre batimentos, é um importante marcador da modulação autonômica. A HRV é comumente utilizada para avaliar a intensidade e a carga do treinamento físico, bem como para monitorar sinais de acúmulo de fadiga resultante de esforço excessivo[9]. Maior HRV está associada a maior atividade parassimpática e melhor estado de recuperação física e mental. O acompanhamento da HRV pode ser útil para evitar *overtraining* e ajustar a carga de treinamento de forma personalizada. FC de repouso é considerada um marcador prognóstico relevante: valores persistentemente baixos em indivíduos treinados estão associados a menor mortalidade cardiovascular. Em resumo, há uma estreita relação entre a aptidão cardiovascular e a FC. Essa relação foi mais evidente em pacientes com doenças cardiovasculares e metabólicas e no envelhecimento. O desafio é desenvolver técnicas e interpretação de dados cada vez mais precisos, bem como padronizar a aplicação dessas técnicas.

A HRV representa as flutuações nos intervalos entre batimentos (intervalos RR) e reflete o equilíbrio entre os sistemas simpático e parassimpático do sistema nervoso autônomo. HRV elevada está associada a maior resiliência ao estresse, melhor recuperação, menor risco cardiovascular e maior condicionamento. O acompanhamento da HRV pode ser útil para evitar *overtraining*, ajustar a carga de treinamento, orientar dias de descanso ativo e monitorar a resposta ao estresse físico ou emocional.

Saturação de oxigênio (SpO_2)

Alguns dispositivos vestíveis têm sensor de oximetria de pulso, permitindo a avaliação da saturação de oxigênio no sangue periférico. Essa medida indica a quantidade de oxigênio nos glóbulos vermelhos que circulam por todo o corpo humano. Os níveis de SpO_2 para a maioria dos adultos saudáveis estão na faixa de 95 a 100%.

VO_2 estimado

Alguns dispositivos utilizam algoritmos baseados em FC, idade e desempenho em exercícios para estimar o consumo máximo de oxigênio (VO_2máx). Essa medida é um dos principais preditores de saúde cardiovascular e longevidade. O acompanhamento do VO_2 estimado permite avaliar o impacto de programas de treinamento físico e pode ser útil na prescrição de intensidade de exercícios. Vale destacar que esse cálculo é uma estimativa indireta, com limitações metodológicas, mas oferece um parâmetro relevante para comparações pessoais ao longo do tempo. No entanto, o estudo comparou cinco dispositivos usados no pulso comercialmente disponíveis com a análise de gases respiratórios e encontraram um erro percentual médio absoluto de > 10% [considerado erro alto] para a maioria dos dispositivos[11].

Zonas de treinamento

As zonas de treinamento são faixas de intensidade baseadas em porcentagens da FC máxima (FCmáx). Cada zona corresponde a um tipo de estímulo fisiológico:

- Zona 1 (50-60% FCmáx): recuperação ativa.
- Zona 2 (60-70% FCmáx): base aeróbica e queima de gordura.
- Zona 3 (70-80% FCmáx): limiar aeróbico.
- Zona 4 (80-90% FCmáx): capacidade anaeróbica.
- Zona 5 (90-100% FCmáx): treino de potência e VO_2máx.

A prescrição de treinos por zonas melhora a eficiência e segurança do exercício, especialmente para iniciantes ou pessoas com doenças crônicas. Dispositivos que calculam automaticamente as zonas ajudam o usuário a treinar de forma mais inteligente e segura.

Glicose intersticial em tempo real

O monitoramento contínuo da glicose (CGM) fornece valores em tempo real da glicose no fluido intersticial, com tendência e variações. Originalmente desenvolvido para pessoas com diabetes, hoje tem sido usado também em pré-diabéticos, gestantes com diabetes gestacional e em indivíduos saudáveis com foco em *performance* metabólica. No contexto do exercício, permite avaliar como diferentes treinos afetam a glicemia e pode orientar estratégias de alimentação pré- e pós-treino. Estudos mostram que atividades como caminhada após refeições melhoram significativamente a curva glicêmica, o que pode ser visualizado em tempo real com o CGM.

APLICAÇÕES NA PRÁTICA DO EXERCÍCIO: TEMPO, VELOCIDADE E DISTÂNCIA

A mensuração de tempo, velocidade e distância durante a prática física é amplamente utilizada tanto por atletas quanto por iniciantes. Os dispositivos permitem registrar sessões completas de exercício, com análise detalhada de ritmo, tempo em cada zona de esforço e distância total percorrida. Essas informações auxiliam na progressão do treino, na periodização e na prevenção de lesões. Além disso, estimulam o engajamento ao possibilitar a visualização objetiva da evolução do desempenho ao longo do tempo.

Profissionais de saúde também podem utilizar essas métricas para auxiliar na prescrição da atividade física com base no acrônimo FITT: Frequência (quantas vezes por semana), Intensidade (controlada por FC ou percepção de esforço), Tempo (duração da sessão) e Tipo (modalidade do exercício). Todos esses aspectos podem ser monitorados e ajustados com o auxílio dos dispositivos vestíveis, tornando o plano de cuidados mais preciso e personalizado.

PRINCIPAIS TECNOLOGIAS DISPONÍVEIS

O mercado de tecnologia aplicada à saúde e atividade física tem se expandido rapidamente, oferecendo uma variedade de dispositivos vestíveis e recursos digitais que possibilitam o monitoramento, a prescrição e o acompanhamento da prática física de maneira personalizada. A seguir, detalhamos as principais tecnologias, com seus usos, vantagens e limitações.

Relógios inteligentes (*smartwatches*)

- O que são: dispositivos vestíveis com sensores integrados como GPS, acelerômetro, sensor de batimentos cardíacos, oxímetro, contagem de passos.
- Prós: ampla integração de dados, monitoramento em tempo real, compatibilidade com diversos aplicativos de saúde.
- Contras: custo elevado em modelos avançados, variabilidade na precisão entre marcas.
- Aplicações clínicas: controle de FC, zonas de treinamento, sono, VO_2 estimado, alertas de sedentarismo.

Anéis inteligentes

- O que são: anéis com sensores internos para monitoramento de sono, HRV, temperatura corporal e nível de recuperação.
- Prós: formato discreto e confortável, foco em recuperação e qualidade do sono.
- Contras: coleta de dados mais limitada do que *smartwatches*; custo elevado.
- Aplicações clínicas: regulação do sono e recuperação, acompanhamento da variabilidade autonômica.

Monitores contínuos de glicose

- O que são: sensores aplicados na pele que medem a glicose intersticial em tempo real.
- Prós: visualização dinâmica da resposta glicêmica ao exercício e à alimentação, alta utilidade para educação metabólica.
- Contras: custo elevado, necessidade de calibração em alguns modelos, indicações clínicas ainda limitadas.
- Aplicações clínicas: diabetes, pré-diabetes, gestação com risco metabólico, *performance* metabólica.

Aplicativos de celular

- O que são: *softwares* móveis para registro, prescrição, análise e integração de dados de saúde e atividade física.
- Prós: acessibilidade, variedade de funções, integração com dispositivos.
- Contras: qualidade variável, nem todos com base científica; risco de excesso de notificações e distrações.
- Aplicações clínicas: apoio à adesão ao plano terapêutico, registro de treinos, controle de metas e hábitos de vida.

Fones de ouvido inteligentes

- O que são: dispositivos auriculares que medem FC, VO_2 estimado e HRV, além de oferecerem *feedbacks* auditivos.
- Prós: discretos, úteis durante exercícios com música ou deslocamentos.
- Contras: menos sensores do que *smartwatches*; menor tempo de bateria.
- Aplicações clínicas: treino cardiovascular em ambientes abertos, uso em ambientes de trabalho, *biofeedback* auditivo.

Roupas inteligentes (*smart textiles*)

- O que são: camisetas, cintas ou faixas com sensores embutidos que captam respiração, postura, temperatura e eletromiografia (EMG).
- Prós: conforto e precisão em movimentos complexos; aplicáveis em reabilitação.
- Contras: custo ainda elevado, pouca durabilidade em lavagens, menor adesão fora de ambientes técnicos.
- Aplicações clínicas: fisioterapia, reabilitação pós-lesão, prevenção de lesões musculoesqueléticas.

Plataformas de força e sensores inerciais

- O que são: dispositivos que medem potência muscular, equilíbrio, padrão de marcha e aceleração em diferentes planos.
- Prós: alta precisão biomecânica, valiosos para avaliação funcional.
- Contras: de custo elevado, requerem conhecimento técnico; mais usados em clínicas ou centros esportivos.
- Aplicações clínicas: reabilitação ortopédica, avaliação de risco de quedas, desempenho atlético.

Balanças inteligentes

- O que são: dispositivos que estimam composição corporal (gordura, músculo, água), com conectividade a aplicativos.
- Prós: fáceis de usar em casa, rastreamento de progresso corporal.
- Contras: precisão variável, interferência por hidratação e alimentação.

- Aplicações clínicas: controle de peso, monitoramento de retenção hídrica, avaliação de massa muscular em idosos ou atletas.

Plataformas de realidade virtual e gamificação

- O que são: *softwares* e dispositivos que integram movimento com elementos lúdicos, como jogos ativos e simuladores.
- Prós: aumentam a motivação, principalmente em populações com baixa adesão.
- Contras: necessidade de espaço e equipamentos específicos; não indicadas para todos os perfis.
- Aplicações clínicas: reabilitação neurológica, adesão ao exercício em idosos, crianças ou sedentários.

LIMITAÇÕES CLÍNICAS E CIENTÍFICAS NO USO DESSAS TECNOLOGIAS

Apesar do grande potencial, o uso de tecnologias digitais na prática física possui limitações que devem ser consideradas tanto pelo paciente quanto pelo profissional de saúde:

- Validação científica incompleta: muitos dispositivos têm estudos com metodologia fraca ou sem revisão por pares. Poucos foram testados em populações clínicas ou com *follow-up* de longo prazo.
- Precisão variável: métricas como gasto calórico, duração do sono e VO_2 estimado podem apresentar erros significativos entre marcas e modelos. A variabilidade também é influenciada pela forma de uso (ex.: posição no corpo, intensidade do movimento, *firmware* atualizado).
- Excesso de dados e ansiedade: o volume de informações pode gerar interpretações erradas, autocobrança, dependência emocional e medicalização da rotina. Há risco de reforço de comportamentos disfuncionais em pacientes com perfis mais vulneráveis.
- Desigualdade no acesso: dispositivos de qualidade têm alto custo, o que pode ampliar a lacuna de acesso à saúde personalizada. Essa desigualdade precisa ser considerada na prática clínica.

EVOLUÇÃO INDIVIDUAL *VERSUS* VALORES DE REFERÊNCIA: UM NOVO PARADIGMA CLÍNICO

Uma das maiores contribuições das tecnologias portáteis é permitir que o paciente acompanhe sua própria evolução ao longo do tempo. Mais importante do que atingir valores absolutos de referência é observar como seus dados estão melhorando (ou piorando) em relação ao seu padrão basal.

Por exemplo, um paciente com FC de repouso em torno de 90 bpm que reduz para 80 bpm após 3 meses de treinamento físico apresenta um ganho significativo, mesmo que o valor ideal populacional ainda não tenha sido atingido. Isso vale para aumento progressivo de VO_2 estimado, melhora na qualidade do sono e estabilidade glicêmica pós-prandial.

Esse enfoque individualizado evita frustrações desnecessárias, respeita as particularidades de cada corpo e reforça o protagonismo do paciente em seu processo de autocuidado. Para os profissionais de saúde, essa abordagem fortalece a aliança terapêutica e favorece mudanças comportamentais sustentáveis.

CONCLUSÃO

As novas tecnologias aplicadas à prática física representam uma das fronteiras mais promissoras da Medicina do estilo de vida. Elas oferecem suporte objetivo para mudança de comportamento, motivam a prática regular de atividade física e possibilitam uma medicina mais personalizada e preventiva. No entanto, sua eficácia depende da orientação adequada, da leitura crítica dos dados e do entendimento de que a tecnologia é um meio – não um fim – na promoção da saúde. O papel do médico é integrar essas ferramentas ao cuidado com responsabilidade, empatia e embasamento científico, promovendo autonomia e protagonismo aos seus pacientes.

O uso de relógios inteligentes, anéis, sensores de glicose, aplicativos e outras soluções tecnológicas permite não apenas o monitoramento contínuo da atividade física, mas também a construção de um histórico individualizado de dados, que serve como base para decisões clínicas mais precisas e alinhadas ao contexto real do paciente. Essa evolução aponta para uma medicina mais participativa, na qual o paciente assume o protagonismo e o profissional de saúde atua como guia, curador de informação e parceiro estratégico.

No entanto, o entusiasmo com as novas tecnologias deve vir acompanhado de senso crítico. Limitações técnicas, falta de padronização, desigualdade de acesso e riscos psicológicos devem ser cuidadosamente avaliados. A atuação médica segue essencial na filtragem dos dados, na sua interpretação clínica e na promoção de um uso consciente e sustentável dessas ferramentas.

Mais do que acompanhar números, a proposta é acompanhar pessoas. E nesse processo, a tecnologia, quando mediada pelo cuidado, torna-se uma aliada poderosa na construção de saúde, bem-estar e longevidade com propósito.

Para se aprofundar

Artigo: Fuller D, Colwell E, Low J, Orychock K, Tobin MA, Simango B, et al. Reliability and validity of commercially available wearable devices for measuring steps, energy expenditure, and heart rate: systematic review. JMIR Mhealth Uhealth. 2020;8(9):e18694.

Revisão sistemática para compreender a confiabilidade e a validade das métricas fisiológicas oferecidas por *wearables* amplamente utilizados.

Artigo: Lewis ZH, Lyons EJ, Jarvis JM, Baillargeon J. Using wearable activity trackers to promote physical activity: a systematic review of the literature. J Med Internet Res. 2015;17(4):e239.

Análise abrangente do uso de rastreadores de atividade como ferramenta para intervenção em saúde, destacando sua eficácia na promoção da atividade física, especialmente em relação à motivação, adesão e mudança de comportamento.

Artigo: Piwek L, Ellis DA, Andrews S, Joinson A. The rise of consumer health wearables: promises and barriers. PLoS Med. 2016;13(2):e1001953.

Artigo que explora os principais desafios éticos, tecnológicos e sociais relacionados à expansão dos *wearables*, oferecendo uma perspectiva crítica sobre o equilíbrio entre seu potencial de impacto e limitações.

REFERÊNCIAS BIBLIOGRÁFICAS

1. Piwek L, Ellis DA, Andrews S, Joinson A. The rise of consumer health wearables: promises and barriers. PLoS Med. 2016;13(2):e1001953.
2. Sharma A, Badea M, Tiwari S, Marty JL. Wearable biosensors: an alternative and practical approach in healthcare and disease monitoring. Molecules. 2021;26(3):748.
3. Fanaroff AC, Coratti S, Farraday D, Norton L, Rareshide C, Zhu J, et al. A randomized controlled trial of gamification, financial incentives, or both to increase physical activity among patients with elevated risk for cardiovascular disease: rationale and design of the BE ACTIVE trial. Am Heart J. 2024;270:95-102.
4. Shcherbina A, Mattsson CM, Waggott D, Salisbury H, Christle JW, Hastie T, et al. Accuracy in wrist-worn, sensor-based measurements of heart rate and energy expenditure in a diverse cohort. J Pers Med. 2017;7(2):3.
5. Lewis ZH, Lyons EJ, Jarvis JM, Baillargeon J. Using wearable activity trackers to promote physical activity: a systematic review of the literature. J Med Internet Res. 2015;17(4):e239.
6. Souza HCD, Philbois SV, Veiga AC, Aguila BA. Heart rate variability and cardiovascular fitness: what we know so far. Vasc Health Risk Manag. 2021:17:701-11.
7. Prieto-Avalos G, Cruz-Ramos NA, Alor-Hernández G, Sánchez-Cervantes JL, Rodríguez-Mazahua L, Guarneros-Nolasco LR. Wearable devices for physical monitoring of heart: a review. Biosensors. 2022;12(5):292.
8. World Health Organization. WHO 2020 guidelines on physical activity and sedentary behaviour. Genebra: WHO; 2020.
9. Li X, Song Y, Wang H, Su X, Wang M, Li J, et al. Evaluation of measurement accuracy of wearable devices for heart rate variability. iScience. 2023;26(11):108128.
10. Choi J, Lee JH, Vittinghoff E, Fukuoka Y. mHealth physical activity intervention: a randomized pilot study in physically inactive pregnant women. Matern Child Health J. 2016;20(5):1091-101.
11. Shei RJ, Holder IG, Oumsang AS, Paris BA, Paris HL. Wearable activity trackers–advanced technology or advanced marketing? Eur J Appl Physiol. 2022;122(9):1975-90.
12. Fuller D, Colwell E, Low J, Orychock K, Tobin MA, Simango B, et al. Reliability and validity of commercially available wearable devices for measuring steps, energy expenditure, and heart rate: systematic review. JMIR Mhealth Uhealth. 2020;8(9):e18694.

28

Dependência de exercício como problema de saúde

Thaís Monteiro Salán

Pontos-chave

- A dependência de exercício é uma condição real e prejudicial, com características similares a outros vícios, como compulsão, abstinência, tolerância e prejuízos físicos e sociais.
- O exercício torna-se disfuncional quando usado para lidar com estresse, transtornos alimentares ou dismorfias corporais, evoluindo de uma paixão saudável para uma obsessiva.
- Alterações neuroquímicas, como o aumento de endorfinas, explicam a euforia pós-exercício e ajudam a entender o potencial adictivo da atividade física.
- Instrumentos como o EAI e a EDS permitem identificar e quantificar a dependência de exercício, auxiliando no diagnóstico e monitoramento.
- O tratamento deve ser multidisciplinar, com foco em psicoterapia, educação e acompanhamento médico, visando a prevenção, manejo e promoção do equilíbrio saudável.

INTRODUÇÃO

A atividade física e o exercício têm se tornado uma das principais intervenções em saúde pública para a prevenção de doenças e melhora da qualidade de vida no mundo todo. Os benefícios fisiológicos e psicológicos provenientes da prática regular de exercícios é extensamente estudada e conhecida, incluindo melhora nos parâmetros de saúde mental (sintomas depressivos, ansiosos, baixa autoestima) e físicos. O exercício físico é definido como uma atividade física realizada de forma planejada, estruturada e repetitiva visando a algum objetivo (aumento de capacidade cardiorrespiratória, por exemplo), desde que nas frequência, intensidade e duração adequadas[1].

Apesar dos aspectos positivos da prática de exercícios, devemos reconhecer que em um subgrupo de indivíduos o excesso de exercício pode se tornar "viciante", e essas pessoas podem vir a desenvolver de fato um quadro de dependência de exercício (DE). Dessa forma, a dependência ou adicção ao exercício pode e deve ser considerada um problema de saúde.

O termo "adicção ao exercício" (*exercise addiction*) foi usado pela primeira vez em 1970 por Baekeland. Ao estudar o padrão de sono em praticantes de exercícios após um período de abstinência, E Baekeland constatou que alguns indivíduos se recusavam a suspender seus programas de exercícios, mesmo quando lhes era oferecido dinheiro para participação no estudo[2]. Após esse relato, inúmeros termos foram aplicados para descrever tal fenômeno.

Glasser[3] usou *positive addiction* (dependência positiva), baseado na ideia de que a prática regular de exercícios físicos leva a alterações físicas e psicológicas benignas. Entretanto, Morgan utilizou *negative addiction* (dependência negativa), ao considerar que a prática excessiva de exercícios está associada a aspectos prejudiciais à saúde física e mental do indivíduo[4]. Lyons e Cromey correlacionaram o excesso da prática de exercícios a sintomas de transtornos alimentares, usando *compulsive jogging* para descrever sua pesquisa[5]. Já DeCoverley Veale foi o primeiro a propor o termo dependência de exercício, por considerá-la similar aos demais tipos de dependência[6], como aprofundaremos na discussão a seguir.

Embora a prática regular de exercícios seja amplamente reconhecida como benéfica, a DE se caracteriza por um compromisso excessivo e prejudicial, que pode resultar em sérios danos à saúde e ao bem-estar social do indivíduo. A DE tem sido cada vez mais investigada nas últimas décadas, porém ainda é pouco compreendida, e o debate acerca da definição, caracterização, mensuração e tratamento desse padrão de engajamento excessivo com a atividade física contínua. Mais de 1.000 artigos existem acerca da DE, no entanto, até o momento não existem critérios diagnósticos formais para tal condição.

Este capítulo tem por objetivo reunir as mais recentes pesquisas e informações acerca do tema, visando contribuir para o conhecimento e alerta de que mesmo o exercício como um dos grandes pilares do que se considera uma vida saudável, quando praticado inadequadamente, pode estar representando um problema de saúde[7]. Visamos proporcionar uma compreensão profunda da dependência de exercício físico, um transtorno em crescente evidência, fornecendo aos profissionais da saúde e treinadores as informações necessárias para reconhecer os sinais precoces, conduzir e desenvolver estratégias preventivas.

O QUE É EXERCÍCIO SAUDÁVEL E EXERCÍCIO DISFUNCIONAL

Um exercício de alta intensidade, que parece ser excessivo, raramente indica disfunção porque a maioria dos indivíduos em geral têm um motivo saudável para a prática. Por exemplo, o aumento progressivo da resistência e da força permite a progressão para exercícios mais longos e intensos em prol do prazer, da diversão e de outros estados mentais agradáveis experimentados após o exercício (uma vez que não gere prejuízos ou outras questões discutidas ainda neste capítulo). O que seria uma prática disfuncional de exercício? Se a atividade física regular faz bem à saúde, como poderia ser disfuncional? Essa é uma questão oportuna, cuja resposta nos auxiliará na discussão de um comportamento patológico quanto ao exercício.

Um exercício disfuncional refere-se a casos em que as pessoas usam o exercício como meio para atingir um objetivo não relacionado ao exercício em si ou estabelecem metas de desempenho irrealistas, incongruentes com as suas capacidades físicas, resultando na perda de controle e nos prejuízos físico e/ou mental[8], uma das características descritas entre a dependência ou vício em exercício. Entre outros objetivos comumente relatados pelos praticantes de exercício estão o manejo do estresse, atingir determinada imagem corporal[9], dismorfofobia corporal, perda de peso ou o exercício como instrumento do gerenciamento de diferentes transtornos alimentares[10]. Portanto, o exercício disfuncional na maioria das vezes envolve um comportamento de descontrole em relação ao exercício, e sua função está voltada para atingir um objetivo que geralmente não está ligado ao exercício em si, como descrito anteriormente.

O que observamos em ambientes não profissionais é, em grande parte, o exercício excessivo de ter a funcionalidade de *coping*, com estresse, trauma e outras questões psicológicas[8] ou distúrbios alimentares[11]. O primeiro é referido como dependência ou vício primário de exercício (o exercício pelo exercício), enquanto o último (distúrbios alimentares) é denominado dependência ou vício secundário de exercício, uma vez que esse é apenas um instrumento da patologia de base.

O que observamos de forma mais rotineira é a prática de exercícios físicos de forma saudável e benéfica para a pessoa que se exercita, cuja prática é psicologicamente edificante, mesmo em um estado alterado de consciência como o *flow*[12]. A sensação de euforia dos corredores é um exemplo desse estado mental. Já a euforia dos corredores é uma coisa boa em demasia?

Há muitos anos, corredores de maratona ou de longa distância e outros atletas relatam um estado de sentimento subjetivo caracterizado pela euforia que também amortece a fadiga e a dor resultantes do esforço físico. Essa euforia, análoga à sensação de "voar", é caracterizada por movimentos automáticos e sem esforço (fluxo) e é conotada como "a zona" ou estado ótimo de consciência[12]. O sentimento eufórico associado a uma experiência de *flow* é a recompensa intrínseca pela atividade apaixonada. Nesse ponto encontramos um dos grandes potenciais "viciantes" do exercício físico, como observamos nos diversos diagnósticos associados aos mecanismos de recompensa (como transtornos de uso de substâncias, compras, jogos, entre outros transtornos de controle de impulso). No entanto, a evidência da existência da euforia do corredor é incongruente. A questão é se existe uma explicação bioquímica ou psicofisiológica para a euforia dos corredores, ou uma terminologia anedótica conceituada e popularizada pelos corredores.

A maioria dos praticantes regulares de exercícios experimenta sentimentos de privação ou sintomas de abstinência quando não consegue se exercitar por um motivo inesperado. Seus sintomas podem incluir culpa, irritabilidade, ansiedade e outras sensações desagradáveis[13]. Pesquisas evidenciaram que o corpo humano produz seus peptídeos semelhantes aos opiáceos, chamados endorfinas, que possuem uma estrutura química semelhante à da morfina. Esses peptídeos têm o potencial, de fato, de causar dependência[14] e, logo, podem ser a fonte bioquímica dos sintomas de abstinência.

Estudos foram conduzidos para examinar os efeitos dos níveis de condicionamento aeróbico, gênero e intensidade do exercício na produção de opioides endógenos (principalmente β-endorfina). Durante ciclismo, corrida em esteira, participação em dança aeróbica e corrida de maratonas, resultados mostraram que o exercício aeróbico pode causar um aumento de cinco vezes nos níveis de β-endorfina em comparação com os níveis basais pré-exercício. Além disso, os níveis de condicionamento físico dos participantes da pesquisa parecem ser irrelevantes, ou seja, tanto treinados quanto não treinados experimentam um aumento nos níveis de β-endorfinas. No entanto, o metabolismo das β-endorfinas parece ser mais eficiente em atletas bem treinados do que em menos treinados, o que pode estar associado ao desenvolvimento da tolerância que observamos na DE[15].

Um estudo correlacionou a melhora do humor e intensidade de exercício[14]. No estudo de Farrell, as pontuações de humor utilizadas no estudo melhoraram em 15 e 16 unidades de pontuação bruta a partir da linha de base depois que os participantes se exercitaram a 60% e 80% do VO_2 máximo. Além disso, o humor melhorou em torno de 50%, semelhante às observações clínicas nas quais o humor das pessoas é elevado após exercícios físicos. Usando radioimunoensaio, Farrell et al. também observaram um aumento de duas a cinco vezes nas concentrações plasmáticas periféricas de β-endorfina do pré- para o pós-exercício. Cabe ressaltar que as β-endorfinas periféricas não ultrapassam a barreira hematoencefálica, portanto não refletem os níveis intracerebrais de endorfinas, demonstrando necessidade de mais estudos nesse aspecto para melhor esclarecer o papel das endorfinas nesse contexto.

O *CONTINUUM* DO EXERCÍCIO SAUDÁVEL À DEPENDÊNCIA DE EXERCÍCIO

Embora não existam estudos definitivos sobre os mecanismos biológicos precisos da DE, algumas pesquisas sugerem que fatores genéticos, como uma predisposição a transtornos obsessivo-compulsivos ou transtornos de ansiedade, podem estar associados. A liberação de endorfinas durante a prática de exercícios pode criar um ciclo de prazer e recompensa, o qual pode se transformar em dependência.

A maioria das pessoas inicia e mantém uma atividade por prazer e diversão. Embora possam desenvolver um relacionamento "apaixonado" com a atividade escolhida, em geral permanecem no controle e experimentam prazeres decorrentes do envolvimento. Alegria e satisfação são as recompensas intrínsecas à autonomia e ao controle que motivam significativamente a persuasão da atividade, fortalecendo o comprometimento. Essa simbiose com a atividade escolhida reflete a paixão saudável, potenciando o bem-estar do indivíduo. Em alguns casos, porém, o envolvimento torna-se obrigatório porque, se não realizado, a pessoa passa a experimentar sentimentos negativos (efeitos de abstinência). A atividade passa a controlar a pessoa, e o relacionamento apaixonado passa de autônomo a obrigatório. Essa mudança reflete a transformação da paixão – de saudável (prazer) para disfuncional (sofrimento), podendo se transformar em um vício[16]. Como a paixão, o comprometimento e o vício são manifestações comportamentais dos sentimentos e estados afetivos do indivíduo gerados pelas emoções. A linha tênue entre paixão e vício é a presença de prejuízo; o vício envolve o prejuízo[17,18]. Portanto, há continuidade de um envolvimento saudável e equilibrado numa ideologia, atividade ou relacionamento social, até uma simbiose autodestrutiva. Essa continuidade representa o caminho da paixão ao vício.

A atenção da pesquisa dedicada à paixão pelo esporte e pelo exercício começou por volta do final da década de 1990 – embora a paixão tenha sido mais frequentemente associada ao amor e suas manifestações eróticas, com pouca ou nenhuma investigação sobre a paixão em outros aspectos, como a paixão por uma atividade física. Mas como isolar a paixão do fluxo?

Primeiro, o fluxo é a absorção total em uma atividade amada, caracterizada por sentimentos de euforia, fusão da consciência com a ação, motivação intrínseca e incapacidade de perceber o passar do tempo[12]. As novas experiências satisfatórias decorrentes da melhoria da habilidade, do domínio, do prazer, do estado de fluxo e da associação cada vez mais próxima com a atividade adotada proporcionam continuamente sentimentos gratificantes na forma de novas descobertas sobre a relação entre a pessoa e a atividade escolhida. O sentimento eufórico associado a uma experiência de fluxo é a recompensa intrínseca pela atividade apaixonante; é também o combustível motivacional da ação. Essa ligação explica a forte correlação entre paixão e fluxo[19,20]. A descoberta da experiência positiva está associada ao afeto positivo e aumentará o comprometimento com a atividade. Harter[21] propõe que a paixão existe em um *continuum* que vai da harmonia à obsessão, com novidade interior gratificante e descoberta elas.

A paixão por uma atividade só pode desenvolver-se após o compromisso com a respectiva atividade. Logo, o comprometimento é um pré-requisito para a paixão. O envolvimento comprometido na ativi-

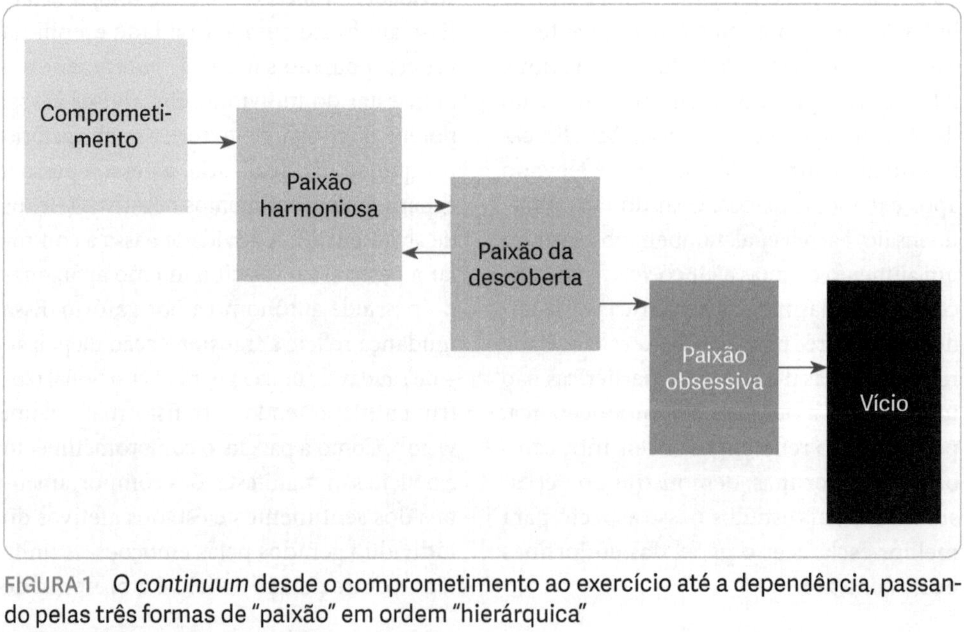

FIGURA 1 O *continuum* desde o comprometimento ao exercício até a dependência, passando pelas três formas de "paixão" em ordem "hierárquica"
Fonte: Szabo e Demetrovics, 2022[16].

dade escolhida leva à paixão harmoniosa, que resulta da internalização autônoma e da integração com a atividade livremente adotada[22]. Manifesta-se em muitos sentimentos positivos, como afinidade, desejo intenso, comprometimento, priorização, alegria e amor. É provável que o fluxo ocorra durante a execução da atividade. O fluxo é uma experiência humana "ótima" muito agradável, ou mesmo gratificante[12], proposta para explicar a ligação entre paixão harmoniosa e bem-estar[19]. Em alguns casos, uma pessoa pode ficar presa a esses sentimentos gratificantes, pois podem proporcionar a maior ou a única experiência de vida satisfatória. Por exemplo, a descoberta de que um desporto ou exercício poderia ajudar a aliviar o estresse[8].

Por meio dessa nova descoberta, a atividade feita harmoniosamente é praticada por razões controladas (em vez de sentir vontade de se exercitar por uma recompensa positiva, deve-se exercitar para evitar o estresse) que refletem a paixão obsessiva[22]. Na verdade, nessa fase a pessoa torna-se dependente da atividade (ou seja, um desporto ou exercício), podendo variar de uma dependência muito baixa a muito alta[23].

A DE é influenciada por uma combinação de fatores biológicos, psicológicos e sociais. Cada um deles contribui para o comportamento excessivo, e os profissionais da saúde precisam compreender a complexidade desses determinantes para oferecer uma abordagem terapêutica eficaz. Dois conceitos que se revelaram úteis na compreensão de outros tipos de comportamento repetitivo, e que podem ser relevantes para o exercício excessivo, incluem a impulsividade e a compulsividade.

A impulsividade refere-se a ações precipitadas e prematuras, sem a devida reflexão, que têm consequências indesejáveis em longo prazo. Já a compulsividade se refere a comportamentos habituais repetitivos que perderam a relação com a intenção ou objetivo original. Outro conceito extremamente relevante para a compreensão do exercício excessivo é a desregulação emocional, que pode prever exercícios excessivos/compulsivos subsequentes. A compreensão do papel da impulsividade, da compulsividade e da desregulação emocional no exercício problemático pode ajudar a identificar fatores predisponentes e mecanismos implicados, além de ajudar a explicar a sobreposição com outros transtornos, como transtornos alimentares[16].

DEFINIÇÃO E CARACTERÍSTICAS DA DEPENDÊNCIA DE EXERCÍCIO FÍSICO

A DE ainda não é reconhecida como uma categoria diagnóstica distinta, segundo o DSM-5 ou CID 11, nem mesmo entre o grupo de transtornos de uso de substâncias, que apresentam características de dependência física e psicológica semelhantes. Isso se deve à pouca pesquisa ainda na área, com evidências insuficientes acerca dos fatores etiológicos e da manifestação sintomática, bem como à falta de clareza no que se refere a possíveis transtornos mentais de base em indivíduos de risco para DE[8-10].

Um indivíduo que tipicamente expressa DE é aquele que se comporta compulsivamente, apresenta sintomas de abstinência quando se exercitar não é possível (em função dos altos volumes de exercícios praticados rotineiramente), vivencia conflitos decorrentes desse comportamento, assim como prejuízos em outros aspectos da vida[8]. Ou seja, a DE é caracterizada pela compulsão de praticar atividades físicas, com a pessoa sentindo que precisa realizar mais exercício para evitar o desconforto ou sentir-se bem. É marcada por um ciclo em que o exercício é priorizado, mesmo que traga consequências adversas, como lesões ou impacto nas relações sociais.

Muitos modelos teóricos psicológicos e fisiológicos existem para descrever tais práticas disfuncionais de exercício[10]. Como outras formas de adicção conhecidas, a DE tem seis componentes: saliência, tolerância, alteração do humor, sintomas de abstinência, conflito e recaída (os quais aprofundaremos a seguir)[12]. Além disso, a DE envolve aspectos obsessivos compulsivos. Podemos concluir que a DE está entre o espectro impulsivo e obsessivo compulsivo dos transtornos de dependência (associados aos mecanismos de recompensa)[10]. Segundo a literatura, a DE poderia ser caracterizada pelos seguintes fatores[6,24]:

- Estreitamento do repertório, levando a um padrão estereotipado de exercícios uma ou mais vezes por dia; é o que chamamos de saliência do comportamento de praticar exercícios, dando a isso prioridade sobre as demais atividades da vida.
- Aumento na tolerância à quantidade e frequência dos exercícios no decorrer do tempo.
- Sintomas de abstinência relacionados a transtornos de humor (irritabilidade, depressão, ansiedade etc.), quando interrompida a prática de exercícios, e rápida reinstalação dos padrões prévios na recaída.
- Alívio ou prevenção do aparecimento da síndrome de abstinência por meio da prática de exercícios.
- Consciência subjetiva da compulsão pela prática de exercícios.
- Prejuízos: a prática é mantida mesmo na presença de fadiga, doença ou lesão, ou seu padrão excessivo pode ser a causa dessas condições. As consequências do envolvimento excessivo com o exercício incluem, mas não se limitam a pouco tempo de recuperação, desenvolvimento de lesões por esforço repetitivo (LER) e desenvolvimento de transtornos alimentares (aqui cabe assinalar a relação intensa entre ambas as condições, que abordaremos mais à frente). A DE pode resultar em queda de *performance* atlética e acadêmica, depressão e resistência a procurar ajuda por profissional qualificado.

DIAGNÓSTICO E AVALIAÇÃO

Dependências comportamentais compartilham sintomas comuns e processos disfuncionais subjacentes com os vícios de substâncias[25]. Até o momento, a DE ainda não tem critérios diagnósticos definidos. As pesquisas crescem continuamente, mas ainda não são claras, por exemplo, em diferenciar quando o exercício é o objeto da dependência (o que chamaremos de primário), ou se é um instrumento dentro de um outro transtorno (o que chamaremos de secundário), como no exercício excessivo como medida compensatória, presente em alguns transtornos alimentares. Existem poucos dados envolvendo a descrição fisiopatológica, ou seja, identificando as estruturas e circuitarias cerebrais envolvidas na dependência ao exercício primária, o que pode retardar o reconhecimento desse fenômeno como uma disfunção psiquiátrica distinta.

Embora a DE não seja oficialmente classificada no DSM-5 (*Manual Diagnóstico e Estatístico de Transtornos Mentais*), os critérios utilizados foram adaptados dos transtornos relacionados a substâncias, que descrevem os mecanismos envolvidos e compartilhados entre as diferentes dependências, descritos anteriormente[25].

Ferramentas psicométricas, ou seja, instrumentos diagnósticos validados são necessários para a detecção e intervenção precoce. Existem instrumentos de triagem de adolescentes para vários vícios comportamentais, incluindo jogos de azar e *videogames*. Dadas as recentes evidências empíricas e clínicas de que uma minoria de adolescentes parece sofrer de DE, é necessário um instrumento de rastreio também nessa população.

Atualmente, o Inventário de Dependência de Exercício (*Exercise Addiction Inventory* – EAI) é uma das ferramentas mais comuns para o diagnóstico (com a sua versão para jovens e a versão para adultos), ou a Escala de Dependência a Exercício (*Exercise Dependence Scale* – EDS). Ambas as escalas nos permitem avaliar questões como a frequência, a intensidade e a compulsividade do comportamento em relação ao exercício. Essas ferramentas ajudam a determinar se os padrões de exercício do paciente se encaixam em critérios de dependência, além de permitir avaliar o grau de dependência do indivíduo[26].

O EAI é uma ferramenta de triagem de seis itens que demonstrou ter boas propriedades psicométricas e validade sólida em comparação com outras escalas estabelecidas para exercício problemático, inclusive validada para a população brasileira desde 2017[27-29]. A escala questiona sobre: conflitos que ocorrem com o parceiro/família devido ao exercício, uso de exercício para mudar o humor, aumento da participação em exercício ao longo do tempo, irritabilidade se faltar à prática e tentativas falhas em reduzir o engajamento. Para cada questão, as respostas variam em uma escala de 1 a 5, de "discordo totalmente" a "concordo totalmente".

Inventário de Dependência de Exercício

- O exercício físico é a coisa mais importante de minha vida.
- Tem surgido conflitos com meu/minha companheiro/a e/ou minha família em relação à quantidade de atividade física que realizo.
- Uso o exercício físico como forma de mudar meu estado de ânimo.
- Com o tempo, tenho aumentado a quantidade de exercício que faço em cada sessão.
- Se preciso faltar a uma sessão de atividade física, fico mal-humorado e irritado.
- Se deixo de fazer exercício e depois começo novamente, sempre tento fazer tanto exercício como fazia anteriormente.

Uma pontuação total do EAI > 24 é sugestiva de DE com base na validação anterior. Já a EDS é uma escala constituída por 21 itens, de forma multidimensional e baseada em descrições de sintomas de DE. Os 21 itens são pontuados em uma escala de 6 pontos, variando de 1 (nunca) a 6 (sempre), e consistem em sete fatores/subescalas, sendo três questões para cada fator de DE.

Escala de Dependência a Exercício

- Tolerância (ou seja, necessidade de aumentar a quantidade de exercícios para alcançar os resultados desejados ou efeito decrescente da mesma quantidade de exercício).
- Sintomas de abstinência.

- Efeitos de intenção (ou seja, muitas vezes praticar mais exercício do que o pretendido).
- Falta de controle sobre o exercício.
- Tempo (ou seja, passar muito tempo em atividades relacionadas ao exercício).
- Reduções em outras atividades e manutenção do comportamento mesmo diante de prejuízo (ou seja, praticar exercícios apesar de doença ou lesão).

As pontuações totais para cada fator/subescala da EDS definem três faixas de gravidade da DE:

1. Em risco para EA: ao obterem pontuações ≥ 15 em três ou mais fatores/subescalas.
2. Não dependente-sintomática: pontuação entre 7 e 14 em três ou mais fatores/subescalas.
3. Não dependente-assintomática, com pontuação ≤ 6: essa escala apresenta excelente consistência interna e adequada confiabilidade teste-reteste[30,31]. Estudos para avaliar a validade e confiabilidade de ambas as escalas têm obtido resultados positivos de que são instrumentos úteis no diagnóstico de DE.

EPIDEMIOLOGIA

A prevalência estimada da DE varia entre 3 e 5% da população adulta, em geral[32]. As propriedades psicométricas do EAI e da EDS foram examinadas. Ambas as escalas mostraram-se confiáveis e válidas; a estrutura fatorial foi confirmada pela Análise de Fatores Confirmatória (AFC).

A correlação entre as duas medidas foi alta (r = 0,79) apoiando a validade convergente de ambas as escalas; 6,2% (EAI) e 10,1% (EDS) da população geral foram identificados como praticantes de exercícios sintomáticos não dependentes, e 0,3% (EAI) e 0,5% (EDS) da população em geral foram identificados como em risco de DE.

COMORBIDADES E DIAGNÓSTICOS DIFERENCIAIS

É importante distinguir a DE de outras condições, como transtornos obsessivo-compulsivos, transtornos alimentares e distúrbios de imagem corporal. O tratamento será mais eficaz se o diagnóstico for preciso, bem como suas comorbidades identificadas. É importante que os profissionais da saúde façam um diagnóstico diferencial entre a DE e outras condições como:

- Transtornos de ansiedade e depressão: pessoas com esses transtornos podem usar o exercício como forma de lidar com o estresse emocional.
- Disfunções alimentares: a DE pode coexistir com transtornos como anorexia nervosa ou bulimia, onde a atividade física é excessiva para atingir padrões estéticos[34].
- Transtornos obsessivo-compulsivos: a busca pela perfeição e o ritualismo no exercício físico podem assemelhar-se a comportamentos compulsivos.

É importante nesse aspecto identificar a função do comportamento (exercício), se ele se coloca como primário, ou seja, o "alívio" é obtido pela realização do exercício *per se*, ou se é secundário, ou seja, o exercício é uma ferramenta para satisfazer outra condição de base (como no caso da bulimia, em que o exercício excessivo pode ser realizado, porém de forma compensatória ao comportamento alimentar)[34].

INTERVENÇÃO E PREVENÇÃO

Abordagem multidisciplinar

O tratamento da DE requer uma abordagem integrada, que envolva profissionais de saúde mental, médicos esportivos, nutricionistas e fisioterapeutas. A psicoterapia, em especial a terapia cognitivo-comportamental (TCC), tem mostrado eficácia no tratamento desse transtorno, ajudando os indivíduos a identificar e modificar os padrões de pensamento disfuncionais relacionados ao exercício[35].

Abordagem médica

O acompanhamento médico (em geral um médico do esporte) pode acrescentar à equipe uma visão do indivíduo como um todo, incluindo a monitorização de lesões e o ajuste do regime de exercícios para evitar danos adicionais. Em alguns casos, recomendam-se encaminhamento ao psiquiatra com atuação na área esportiva (devido à sua vivência e ao conhecimento acerca desse subgrupo) e medicamentos podem ser indicados para tratar sintomas relacionados à ansiedade, depressão, outras comorbidades ou até mesmo outra condição primária que venha a ser identificada[16].

Educação, psicoeducação e prevenção

Profissionais da saúde desempenham um papel crucial na educação de pacientes e do público em geral sobre os riscos do exercício excessivo. Informar sobre a importância do equilíbrio entre exercício e recuperação é essencial para prevenir a dependência. Além disso, os treinadores podem ser fundamentais na prevenção da prática problemática de exercícios dos seus atletas: identificando fatores de risco e orientando eficazmente os atletas sobre o conceito de DE, durante reuniões individuais e de equipe. Os treinadores podem, também, ajudar os atletas a identificar se sofrem de sintomas de abstinência ou outras características da DE, como irritabilidade, fadiga, insônia e depressão, e estimulá-los a buscar profissionais qualificados[8].

CONCLUSÃO

A dependência de exercício físico é uma condição complexa que pode afetar a saúde física e mental dos indivíduos ativos fisicamente - paradoxalmente, comprometendo sua qualidade de vida. A conscientização dos profissionais de saúde e daqueles inseridos no mundo do esporte e do exercício físico é fundamental para que possam identificar aqueles em risco, sinalizem a preocupação, visando uma abordagem eficaz e humana dessas pessoas, orientando e encaminhando ao tratamento.

O manejo e a recuperação requerem abordagem multiprofissional, com foco em uma abordagem integrada. Ao reconhecer os sinais precoces dessa dependência e implementar intervenções adequadas, é possível melhorar a qualidade de vida dos pacientes e promover um equilíbrio saudável entre os benefícios do exercício, prevenindo a evolução para a dependência e, assim, os danos associados à essa condição. Mais estudos nessa área ainda são necessários para aprimorar o conhecimento fisiopatológico, fatores biológicos, psicológicos e culturais envolvidos, permitindo desenvolver estratégias diagnósticas, terapêuticas, e o mais importante, preventivas.

REFERÊNCIAS BIBLIOGRÁFICAS

1. Caspersen CJ, Powell KE, Christenson GM. Physical activity, exercise, and physical fitness: definitions and distinctions for health-related research. Public Health Rep. 1985;100(2):126-31.
2. Griffiths M. Exercise addiction: a case study. Addict Res. 1997;5(2):161-8.
3. Glasser W. Exercise addiction. New York: Harper & Row; 1976.
4. Morgan WP. Negative addiction in runners. Phys Sports Med. 1979;7:55-77.
5. Lyons HA, Cromey R. Case report. Compulsive jogging: exercise dependence and associated disorder of eating. Ulster Med J. 1989;58:100-2.
6. DeCoverley Veale DMW. Exercise dependence. Br J Addict 1987;82(7):735-40.
7. Petit A, Lejoyeux M. Exercise addiction. Rev Med Liege. 2013;68(5-6):331-9.
8. Egorov AY, Szabo A. The exercise paradox: an interactional model for a clearer conceptualization of exercise addiction. J Behav Addict. 2013;2(4):199-208.
9. Macik D, Kowalska-Dąbrowska M. The risk of muscle dysmorphia and the perception of change in retrospective, current and ideal self-image – preliminary study. Health Psychol Rep. 2014;3:24-34.
10. Freimuth M, Moniz S, Kim SR. Clarifying exercise addiction: differential diagnosis, co-occurring disorders, and phases of addiction. Int J Environ Res Public Health. 2011;8(10):4069-81.
11. Dumitru DC, Dumitru T, Maher AJ. A systematic review of exercise addiction: Examining gender differences. J Physical Education and Sport. 2018;18(3):1738-1747.
12. Csikszentmihalyi M, Csikzentmihaly M. Flow: The psychology of optimal experience. Nova York: Harper & Row; 1990.
13. Szabo A. The impact of exercise deprivation on well-being of habitual exercises. Aust J Sci Med Sport. 1995;27(3):68-75.
14. Farrell PA, Gates WK, Maksud MG, Morgan WP. Increases in plasma beta-endorphin/beta-lipotropin immunoreactivity after treadmill running in humans. J Appl Physiol Respir Environ Exerc Physiol. 1982;52(5):1245-9.
15. Goldfarb AH, Jamurtas AZ. Beta-endorphin response to exercise. An update. Sports Med. 1997;24(1):8-16.
16. Szabo A, Demetrovics Z. Passion and addiction in sports and exercise. Routledge; 2022.
17. Blasco-Fontecilla H, Fernández-Fernández R, Colino L, Fajardo L, Perteguer-Barrio R, de Leon J. The Addictive Model of Self-Harming (Non-suicidal and Suicidal) Behavior. Front Psychiatry. 2016;7:8.
18. Szabo A, Griffiths MD, de La Vega Marcos R, Mervó B, Demetrovics Z. Methodological and Conceptual Limitations in Exercise Addiction Research. Yale J Biol Med. 2015;88(3):303-8.
19. Carpentier J, Mageau GA, Vallerand RJ. Ruminations and flow: Why do people with a more harmonious passion experience higher well-being? J Happiness Stud. 2012;13(3):501-18.
20. Curran T, Hill AP, Appleton PR, Vallerand RJ, Standage M. The psychology of passion: A meta-analytical review of a decade of research on intrapersonal outcomes. Motiv Emot. 2015;39(5):631-55.
21. Harter S. A new self-report scale of intrinsic versus extrinsic orientation in the classroom: Motivational and informational components. Developmental Psychology. 1981;17(3):300-312.
22. Mageau GA, Vallerand RJ, Charest J, Salvy SJ, Lacaille N, Bouffard T, et al. 2009). On the development of harmonious and obsessive passion: the role of autonomy support, activity specialization, and identification with the activity. J Pers. 2009;77(3):601-46.
23. Szabo A. Addiction, passion, or confusion? New theoretical insights on exercise addiction research from the case study of a female body builder. Eur J Psychol. 2018;14(2):296-316.
24. Hausenblas HA, Symons Downs D. How much is too much? The development and validation of the exercise dependence scale. Psych Health. 2022;17(4):387-404.
25. Sussman S, Rozgonjuk D, and van den Eijnden RJJM. Substance and behavioral addictions may share a similar underlying process of dysregulation. Addiction. 2017;112:1717-8.
26. Griffiths MD. Exercise addiction: a case study approach. J Behavioral Addictions. 2017;6(4):351-358.
27. Griffiths MD, Szabo A, Terry A. The exercise addiction inventory: a quick and easy screening tool for health practitioners. Br J Sports Med. 2005;39(6):e30.
28. Lichtenstein MB, Griffiths MD, Hemmingsen SD, Støving RK. Exercise addiction in adolescents

and emerging adults - Validation of a youth version of the Exercise Addiction Inventory. J Behav Addict. 2018;7(1):117-25.

29. Sicilia A, Bracht V, Penha V, Ribero Almeida U, Ferriz R, Alcaraz-Ibáñez M. Propiedades psicométricas del Exercise Addiction Inventory (EAI) en una muestra de estudiantes brasileños universitarios. Universitas Psychologica. 2017;16(2):176-85.
30. Mónok K, Berczik K, Urbán R, Szabo A, Griffiths MD, Farkas J, et al. Psychometric properties and concurrent validity of two exercise addiction measures: a population wide study. Psychol Sport Exerc. 2012;13(6):739-46.
31. Alchieri JC, Gouveia VV, Oliveira ICVD, Medeiros EDD, Grangeiro ASDM, Silva CFDLSD. Exercise Dependence Scale: adaptação e evidências de validade e precisão. J Bras Psiquiatr. 2015;64(4):280-7.
32. Wegner M, Newell L. Cognitive-behavioral therapy for exercise addiction: a case study. J Behavioral Therapy. 2020;50(2):145-151.
33. Davis C, Fox J. Excessive exercise and weight preoccupation in women. Addict Behav. 1993;18(2):201-11.
34. Lichtenstein MB, Griffiths MD, Hemmingsen SD, Støving RK. Exercise addiction in adolescents and emerging adults - Validation of a youth version of the Exercise Addiction Inventory. J Behav Addict. 2018;7(1):117-25.
35. Sadeghi N, Moghaddam S. Pharmacological interventions for exercise addiction. J Addiction Medicine. 2016;10(1):12-19.
36. Martins EM, Lima A. Preventing exercise addiction in athletes and non-athletes: the role of health education. J Sports Health. 2021;11(2):115-120.

SEÇÃO V

Sono

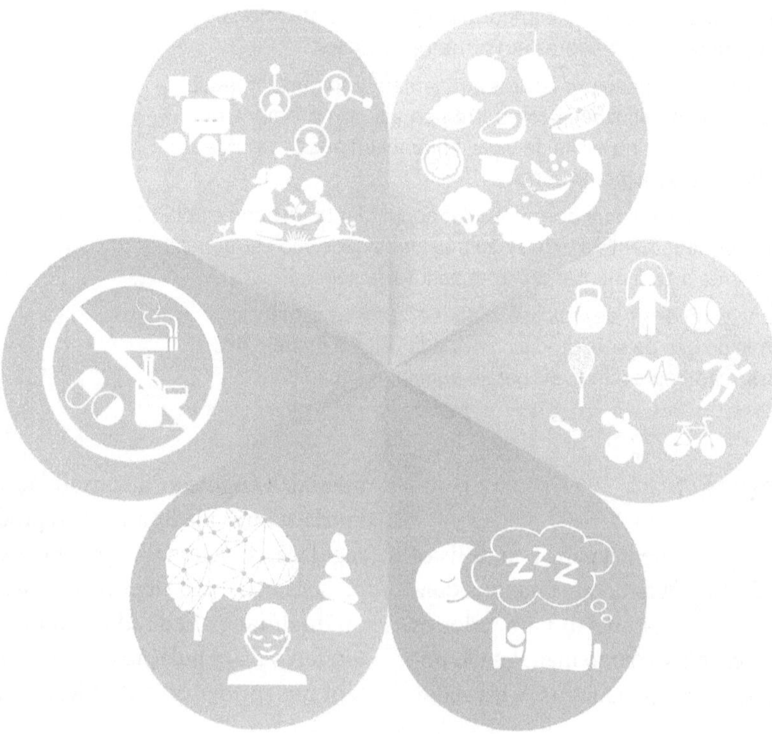

29

Sono e ciclo circadiano

Juliana A. Plens
Viviane Machado Lima
Fabiano Moulin de Moraes

Pontos-chave

- O sono é essencial para a recuperação do organismo, regulação metabólica, função imunológica e equilíbrio hormonal.
- O sono influencia a consolidação da memória, o desempenho cognitivo e a regulação emocional, prevenindo transtornos como ansiedade e depressão.
- A privação de sono aumenta o risco de obesidade, diabetes, doenças cardiovasculares e prejuízos cognitivos e emocionais, além de afetar trabalhadores em turnos e viajantes.
- O sono é influenciado por fatores ambientais, comportamentais e biológicos, e modificações comportamentais, como higiene do sono e mudanças no estilo de vida, influenciam positivamente a qualidade e a duração do sono.
- Manter uma rotina para dormir, cuidar do ambiente de sono e controlar adequadamente a exposição à luminosidade são estratégias fundamentais para manter um bom padrão de sono.
- Mudanças no estilo de vida associadas ao padrão alimentar, controle do uso de substâncias, atividade física e manejo do estresse são imprescindíveis para o equilíbrio circadiano.

INTRODUÇÃO

O sono é fundamental para a saúde física e mental. Tanto a quantidade quanto a qualidade do sono são essenciais para todos os sistemas do corpo, e o sono inadequado impacta a saúde cardiovascular (CV), a saúde mental, a cognição, a consolidação da memória, a imunidade, a saúde reprodutiva e a regulação hormonal[1]. Apesar disso, muitas pessoas não estão alcançando a quantidade ou qualidade adequada de sono. Mais de um terço da população dos Estados Unidos tem um sono abaixo do ideal, e entre 50 e

70 milhões de adultos americanos têm um ou mais distúrbios do sono[2]. A situação no Brasil é ainda pior, com mais da metade da população relatando algum tipo de insônia[3]. Distúrbios do sono como insônia, apneia do sono e distúrbios do ritmo circadiano, assim como a má higiene do sono, podem levar a morbidade significativa e contribuir para ou agravar uma variedade de condições médicas e psiquiátricas (Tabela 1).

Esta revisão destaca a fisiologia básica do sono e seu impacto nas funções biológicas essenciais, discute os distúrbios do sono comuns e faz recomendações para a higiene do sono ideal[4].

TABELA 1 Efeitos sistêmicos da privação ou transtornos do sono

Metabólico
Resistência insulínica e aumento do risco de diabetes tipo 2.
Prejuízo da produção e ação periférica do GH e do IGF-1 e reparo muscular.
Supressão da testosterona e redução da libido.
Desbalanço da grelina e leptina com aumento do apetite.
Cardiovascular
Hiperativação autonômica simpática.
Aumento do risco de hipertensão arterial e de arritmia.
Disfunção endotelial e aumento do risco de doenças cardiovasculares.
Imunológico
Redução da produção de anticorpos e aumento das citocinas.
Aumento do risco infeccioso e redução de resposta a vacinas.
Neurológico e psiquiátrico
Prejuízo no sistema linfático.
Prejuízo na consolidação da memória.
Aumento do risco depressivo.
Efeitos agudos no humor, irritabilidade e bem-estar subjetivo.

Fonte: adaptada de Baranwal et al., 2023[1].

FISIOLOGIA DO SONO

Seja diurna ou noturna, a maioria das espécies animais apresenta necessidade de dormir (ou flexibilizar seu metabolismo) durante um período específico do dia. Os estados de sono e vigília são gerados por redes neurais e regulados por mecanismos circadianos e pelo tempo desperto. Esses dois fenômenos são a base do modelo de dois processos (*two-process model*)[4].

O modelo (Figura 1) postula que o *timing*, a duração e a intensidade do sono são orquestrados por dois processos interativos: o ritmo circadiano (processo C) e a homeostase do sono (processo S). Os ritmos circadianos são ciclos gerados internamente com cerca de 24 horas que sustentam funções e processos fisiológicos essenciais. Em mamíferos, o cronômetro circadiano é coordenado por um marca-passo central, o núcleo supraquiasmático do hipotálamo (NSQ), que orquestra a ritmicidade circadiana dos aspectos fisiológicos e comportamentais do ciclo sono-vigília. O NSQ apresenta oscilações circadianas endógenas de expressão gênica, taxa de disparo e liberação de neurotransmissores GABA/peptídicos que constituem os mecanismos de um relógio molecular clássico. Esse relógio biológico é sincronizado pelas mudanças previsíveis diárias dos sinais ambientais de tempo (*Zeitgebers*), como luz e temperatura ambiente, e sincroniza os osciladores moleculares circadianos em todos os outros neurônios e células do corpo.

A homeostase do sono, por outro lado, equilibra a necessidade de dormir em função da acumulação de fadiga, que do ponto de vista molecular se traduz no acúmulo de adenosina. Essa necessidade eventualmente desencadeia mecanismos fisiológicos que preparam o organismo para o sono, levando a uma dificuldade crescente em permanecer acordado. Os níveis extracelulares de adenosina, assim, aumentam após períodos prolongados de vigília e diminuem durante o sono[2,4].

Vale aqui destacar que a ritmicidade circadiana em seres humanos é representada por um fenótipo complexo derivado de múltiplos fatores genéticos subjacentes. Com base no ritmo circadiano intrínseco de cada um, os indivíduos diferem em seu tempo preferido de sono e atividade; isso pode ser expresso no conceito de cronotipo[5]. Três cronótipos diferentes são distinguíveis: tipos matutinos (tipos M) e tipos vespertinos (tipos E), ambos subdivididos em extremos e moderados, bem como tipos nenhum ou neutro (tipos N). O cronótipo de uma pessoa está em um *continuum* entre o cronótipo matutino e o vespertino. Indivíduos sem preferência circadiana pronunciada são categorizados como tipos N porque mostram características intermediárias. Cerca de 60% da população adulta é classificada como tipos N, e os 40% restantes, em um dos outros dois[5].

Arquitetura do sono

Uma boa noite de sono é caracterizada por um processo rítmico e cíclico que alterna entre três estágios de sono de ondas progressivamente mais lentas (sono

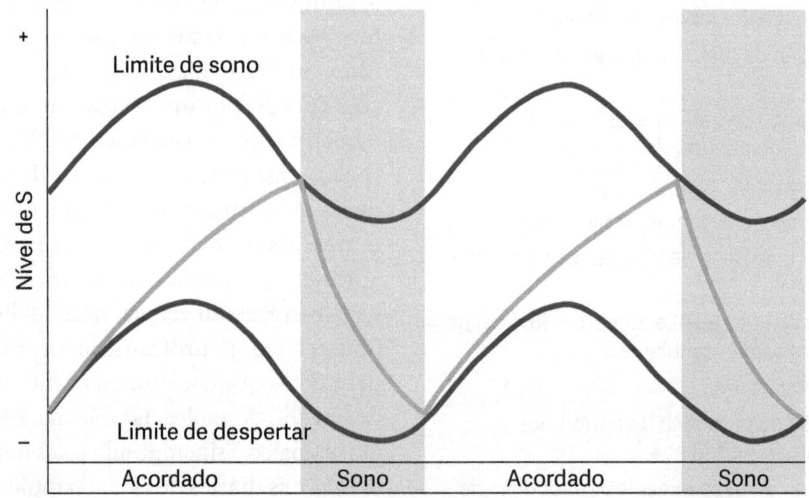

FIGURA 1 Modelo de dois processos da regulação do sono. Representação simplificada do processo homeostático S (linha clara) e do processo circadiano C (linhas escuras) ao longo de um período de 2 dias com 16 horas de vigília e 8 horas de sono (barras cinza). Durante o aumento do processo S, o indivíduo está acordado e a pressão do sono se acumula. Quando o processo S atinge o limiar superior do processo C, o indivíduo adormece e o processo S diminui até alcançar o limiar inferior do processo C, o que desencadeia o despertar do indivíduo.

Fonte: adaptada de Nollet et al., 2023[4].

não REM – NREM) e um quarto estágio de sono de movimento rápido dos olhos (REM) (Figura 2)[4]. Isso é conhecido como arquitetura do sono. Quando a arquitetura do sono é interrompida, os indivíduos não percebem todos os benefícios restauradores do sono, e muitos fatores podem impactar negativamente a arquitetura do sono. Esses fatores incluem a quantidade de sono, exposição à luz, cafeína, exposição ao ruído, álcool e outros fatores[1]. Uma boa arquitetura do sono em uma noite de sono inclui 4-5 ciclos de sono, com duração aproximada de 90 minutos de duração, que inclui sono leve e profundo (NREM) e é pontuado por um episódio de sono REM por ciclo. Cada estágio tem papéis únicos na manutenção das funções cognitivas do cérebro e na reparação do corpo. No entanto, acredita-se que é a interação de cada estágio do sono, bem como o número de ciclos de sono que leva ao melhor sono.

O estágio 1 é um sono leve que ocorre quando os olhos estão fechados e o despertar é bastante fácil. É frequentemente considerado a "entrada" para o sono e geralmente compreende cerca de 5% de uma noite inteira de sono. O estágio 2 é um sono ligeiramente mais profundo, ocorrendo quando os olhos param de se mover, a frequência cardíaca diminui e a temperatura corporal diminui. O estágio 2 do sono ocupa cerca de 50% de uma noite de sono e é caracterizado por fusos do sono e complexos k em traçados de eletroencefalograma (EEG). A função exata desses padrões de EEG está associada à consolidação da memória (mais detalhes mais adiante)[6]. O estágio 3 do sono, também conhecido como sono profundo, de ondas lentas (SWS) ou sono delta, é caracterizado por ondas lentas de alta amplitude e predomina na primeira metade da noite. Normalmente, deve ocupar 20-25% da noite. O sono profundo é comumente considerado

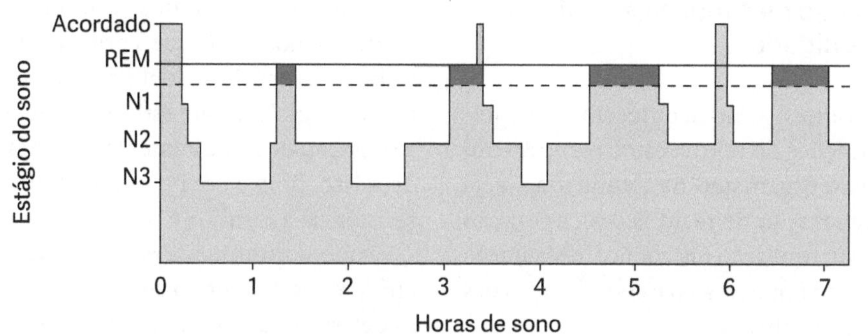

FIGURA 2 Estágios do sono. O sono é dividido em quatro estágios, incluindo: (1) N1, um estágio de adormecimento/sono leve; (2) N2, durante o qual a frequência cardíaca diminui e a temperatura corporal diminui; N3, ou sono de ondas lentas (SWS), que é um estágio de sono profundo e reparação fisiológica; e (4) sono de movimento rápido dos olhos (REM), durante o qual ocorrem os sonhos, bem como a atonia muscular esquelética. O sono de ondas lentas predomina nas primeiras horas do sono e o sono REM se torna mais dominante nas últimas horas do sono.

Fonte: adaptada de Nollet et al., 2023[4].

o estágio do sono em que o corpo faz grande parte do seu trabalho de reparo noturno e fortalecimento do sistema imunológico. Muitas vezes é difícil acordar uma pessoa em sono profundo, e a quantidade deste em geral diminui em indivíduos mais velhos.

Já o sono REM ocorre após o estágio 3 e é caracterizado por movimentos rápidos dos olhos e atonia do músculo esquelético. Ela predomina durante a segunda metade da noite e ocupa cerca de 20% de uma noite normal de sono. Sonhamos predominantemente durante o sono REM, e acredita-se que grande parte da consolidação da memória ocorra também durante o sono REM. As frequências cardíaca e respiratória frequentemente aceleram e se tornam menos regulares durante o sono REM[1,2].

IMPORTÂNCIA DO SONO E DO CICLO CIRCADIANO PARA A SAÚDE HUMANA

Recuperação do organismo, regulação metabólica e melhora da imunidade

Durante o sono acontecem as principais funções de renovação e recuperação do nosso organismo na totalidade – seja pela reparação de tecidos e recuperação muscular, regulação metabólica, restauração do sistema imunológico e consolidação das funções cognitivas.

O sono é essencial para a recuperação do corpo, promovendo processos como a reparação muscular, manutenção da energia e recuperação celular. Estudos com atletas mostram que o sono impacta diretamente o desempenho físico, favorecendo a reparação muscular e o equilíbrio energético. Uma pesquisa comparando 30 horas sem dormir com uma noite de 8 horas revelou que o glicogênio muscular não foi totalmente recuperado após 24 horas sem descanso[7]. Com a redução dos estoques de glicogênio, a função muscular e a resistência física ficam comprometidas. Além da recuperação das estruturas do nosso corpo, enquanto dormimos, vários hormônios têm oscilações influenciadas pelo ritmo circadiano. Quando há um desajuste entre o ciclo do sono e esse ritmo, resulta em desequilíbrios hormonais e metabólicos prejudiciais à saúde[8]. O hormônio do crescimento (GH) atinge seu pico logo após o início do sono, especialmente durante o sono de ondas lentas (SWS). A melatonina, influenciada pelo ciclo circadiano, é mais alta à noite e é responsável pela melhora da latência, do tempo e da manutenção do sono. O TSH tem seu pico à noite e o mínimo à tarde, enquanto o cortisol segue um padrão circadiano, atingindo o pico pela manhã e diminuindo durante o SWS. Outros hormônios são influenciados pelo sono, como a leptina, que controla a saciedade e tem sua liberação aumentada durante o sono. Estudos com indivíduos saudáveis mostraram que a privação de sono reduziu os níveis de leptina, enquanto os níveis de grelina, que estimula o apetite, e a sensação de fome aumentaram. Associado a isso, houve também um aumento de resistência à insulina e obesidade[9].

Sono e imunidade estão interligados em "*cross-talk*", com o sono influenciando as defesas imunológicas e, por sua vez, infecções, podendo afetar o sono. A resposta inflamatória provocada por infecções libera substâncias reguladoras do sono, como TNF-α e IL-1β, que aumentam a duração do SWS e reduzem o sono REM[10]. Durante uma infecção, o aumento do sono é visto como defesa imunológica para o doente. Além disso, o sono também reduz o risco de infecções e melhora os desfechos de doenças e a eficácia de vacinas. Da mesma forma, a privação de sono enfraquece o sistema imunológico, tornando o indivíduo suscetível a infecções[10].

Consolidação de memória, regulação emocional e prevenção de doenças mentais

Durante o sono, ocorre a consolidação das memórias recém-adquiridas e do aprendizado em geral[6]. A privação de sono está associada a um menor desempenho cognitivo secundário à pior consolidação de memória. Consolidação de memória é o processo que transforma memórias de curto prazo em memórias de longo prazo. Muitas evidências mostram que o sono não só ajuda a consolidar e fortalecer memórias individuais, mas também contribui para conectar informações de forma inteligente e integrar detalhes que, isoladamente, poderiam parecer sem sentido. Dessa forma, o sono auxilia na construção de padrões de conhecimento, facilitando novas descobertas e até mesmo trazendo *insights* criativos para resolver problemas no dia seguinte[11]. O sono também desempenha um papel crucial na regulação emocional. A privação do sono está associada à irritabilidade e instabilidade emocional, além de aumentar a reatividade cerebral a estímulos negativos, como demonstrado em estudos de neuroimagem[12].

CONSEQUÊNCIAS DA PRIVAÇÃO DE SONO E DA DESREGULAÇÃO CIRCADIANA

Obesidade, diabetes, hipertensão, doenças cardiovasculares

A privação de sono pode impactar negativamente o metabolismo, aumentando o risco de obesidade, síndrome metabólica e diabetes tipo 2[13]. Estudos observacionais indicam uma relação entre dormir pouco e o ganho de peso. Um grande estudo de coorte com mais de 3.000 idosos sem síndrome metabólica inicial mostrou que aqueles que dormiam até 6 horas por noite tinham um risco três vezes maior de desenvolver a condição em 5 anos[14]. Além disso, evidências crescentes indicam que a duração e o horário do sono podem afetar negativamente a função renal. Indivíduos que dormem 5 horas ou menos por noite têm 20% mais chance de desenvolver hipertensão, 34% mais risco de desenvolver diabetes e 45% mais risco de doenças cardiovasculares, em comparação com aqueles que dormem 7 horas por noite[15-17].

Um estudo prospectivo de coorte envolvendo 116.632 pessoas de 21 países diferentes identificou que dormir de 6 a 8 horas por dia está ligado a um menor risco de morte e eventos cardiovasculares graves[18]. Outro fator ainda mais importante do que a duração é a regularidade do sono. Um estudo realizado no Reino Unido com mais de 60 mil pessoas revelou que dormir e acordar sempre no mesmo horário todos os dias da semana reduz o risco de mortalidade (por todas as causas)[19].

Atenção, cognição, humor e alteração comportamental

A falta ou a inadequação do sono, independentemente da causa, leva a uma diminuição do estado de alerta, piora do desempenho e impactos negativos na saúde mental do indivíduo. A privação ou interrupção do sono, tanto em curto quanto em longo prazo, compromete de maneira consistente a atenção, a vigilância e o tempo de reação. A capacidade de realizar tarefas com precisão e eficiência também é afetada. Pessoas com privação de sono levam mais tempo para executar atividades que exigem atenção sustentada ou rapidez, como realizar provas, dirigir ou atravessar uma rua movimentada[6].

A falta de sono também prejudica funções cognitivas mais complexas, conhecidas como funções executivas, que englobam atividades como gestão do tempo, tomada de decisões, organização, atenção, julgamento, autocontrole, resolução de problemas, planejamento, multitarefa, controle de impulsos e regulação emocional. Isso é demonstrado por estudos de neuroimagem funcional realizados em adultos e crianças, que mostram que a privação do sono afeta principalmente o córtex pré-frontal, área do cérebro responsável por essas funções[20]. Além disso, como já mencionado, durante o sono, ocorre a reorganização das memórias adquiridas, atuando ativamente em sua consolidação.

A falta de sono pode levar a um quadro mental semelhante à depressão ou ansiedade, com os pacientes relatando alterações de humor como irritabilidade, labilidade emocional, aumento das emoções negativas, depressão, raiva e outros sinais de disfunção emocional. Esses sintomas em geral desaparecem quando o sono adequado é recuperado. Transtornos de ansiedade e humor são associados ao sono de forma bidirecional[21,22]. Por um lado, pessoas com transtornos de ansiedade, como a ansiedade generalizada, transtorno de estresse pós-traumático, transtorno do pânico e transtorno obsessivo-compulsivo, apresentam insônia e/ou sono inadequado[23]. Por outro lado, a falta de sono está associada ao aumento dos níveis de ansiedade e ao desenvolvimento ou agravamento de transtornos de humor preexistente.

Vários estudos com adolescentes identificaram uma relação entre a privação de sono e o aumento de sentimentos como tristeza, desânimo, depressão, falta de esperança em relação ao futuro, ansiedade e pessimismo[24]. Em contrapartida, a ampliação do tempo de sono tem demonstrado efeitos positivos no humor e na redução dos sintomas depressivos[25].

Além da alteração de humor e do desenvolvimento de doenças psiquiátricas, a privação de sono pode levar a alterações comportamentais caracterizadas por um aumento na busca por experiências intensas e na disposição para assumir riscos. Indivíduos privados de sono tendem a se arriscar mais e a dar menos importância às possíveis consequências negativas de seus atos[26].

Impactos do trabalho em turnos

O trabalho em turnos, especialmente noturnos e rotativos, afeta o sono ao desalinhá-lo do ritmo circadiano, resultando em sono fragmentado, curto e de baixa qualidade. Isso causa dificuldades para dormir e permanecer alerta, além de prejudicar funções cognitivas, como vigilância, raciocínio lógico e aprendizado, e a função psicomotora, afetando coordenação e precisão. A privação de sono também compromete a regulação emocional, intensificando o estresse e prejudicando as relações sociais especialmente com cônjuges e filhos[27]. Trabalhadores de turnos são suscetíveis ao transtorno do sono por turnos (SWSD), caracterizado por insônia, sonolência excessiva e impacto na produtividade, aumentando o absenteísmo e risco de acidentes. A privação crônica de sono nesses trabalhadores está associada a problemas de saúde graves, como síndrome metabólica, diabetes, doenças cardiovasculares e maior mortalidade[28].

Jet lag e *jet lag* social

O *jet lag* ocorre quando viagens aéreas atravessam fusos horários rapidamente, causando desalinhamento entre o ritmo circadiano e o ciclo natural de luz e escuridão. Isso resulta em insônia, fadiga, sonolência diurna, problemas gastrintestinais e impacto no humor e na cognição, com maior dificuldade em viagens para o leste[5]. A adaptação ao novo fuso leva cerca de 1 dia por fuso para viagens a leste e 1,5 dia para o oeste. A exposição à luz natural e o uso de melatonina podem acelerar esse processo. Viagens frequentes podem gerar distúrbios do sono e aumentar riscos de doenças. Ajustar o horário de sono antes da viagem e evitar cafeína e álcool ajuda a minimizar os efeitos[29]. Já o *jet lag* social é a diferença entre o ciclo circadiano e os horários sociais, como os do trabalho e da escola. É um problema que pode afetar qualquer pessoa, mas é especialmente comum em adolescentes e naqueles com atraso ou adianto de fase (cronótipos não N)[30].

Uso excessivo de dispositivos eletrônicos

O uso de celulares impacta negativamente a qualidade do sono, principalmente devido à luz azul emitida pelas telas, que suprime a produção de melatonina e dificulta o início do sono. Isso pode levar a um sono fragmentado, aumentando a sonolência diurna, especialmente entre adolescentes e jovens adultos[31]. Além da luz azul, o conteúdo consumido nos dispositivos, como redes sociais e jogos, pode manter o cérebro em estado de alerta, dificultando o relaxamento. O uso excessivo gera "hipervigilância", aumentando o estresse e agravando a insônia. O tempo de uso antes de dormir está associado a uma maior prevalência de distúrbios do sono, como insônia e dificuldades para mantê-lo[32]. Fatores psicológicos e comportamentais, como estresse e dependência digital, também contribuem para essa relação.

ESTRATÉGIAS PARA MELHORAR O SONO E MANTER O RITMO CIRCADIANO

O sono é um processo biológico essencial à manutenção das saúdes física e mental. O ritmo circadiano é influenciado por fatores ambientais, comportamentais e biológicos. Modificações comportamentais como higiene do sono e mudanças no estilo de vida influenciam positivamente a qualidade e a duração do sono[33].

Higiene do sono

Consiste em práticas que ajudam a criar uma rotina consistente e adequada e um ambiente tranquilo e sem luminosidade. A educação sobre higiene do sono é relativamente barata e pode ser a primeira intervenção para aqueles que buscam a melhora do sono.

Rotina de sono

Manter horários regulares para dormir e acordar, até mesmo nos fins de semana, facilita o adormecer e o despertar naturais, ajudando na regulação do relógio biológico. Um estudo com 1.992 participantes, acompanhados por 4 anos, mostrou que mudanças frequentes na duração ou no horário do sono estavam associadas a um maior risco de eventos cardiovasculares fatais e não fatais[28]. Dormir de 7 a 9 horas por noite é recomendado pelos especialistas. Cochilos de 20 a 30 minutos no início da tarde podem melhorar o relaxamento, reduzir a fadiga e melhorar o humor e a atenção, enquanto cochilos mais longos podem causar cansaço ou confusão mental. Para jovens, os cochilos são benéficos, mas, para idosos, o excesso pode ser prejudicial[34,35]. Em casos de insônia, recomenda-se evitar cochilos, pois podem prejudicar o sono noturno.

Ambiente de sono

Dormir em um local escuro, fresco e tranquilo, além de ambientes mais frios, pode promover o sono profundo[36]. O uso de ruído branco ou tampões de ouvido ajuda a bloquear barulhos. A cama deve ser reservada apenas para o sono, evitando atividades como trabalho, estudo ou assistir à televisão. É importante usar colchão, travesseiros e roupas de cama confortáveis, além de adotar a posição de dormir mais adequada. Pessoas com apneia do sono devem evitar dormir de costas, e aquelas com problemas musculoesqueléticos devem escolher posições que minimizem dor e interrupção do sono[33].

Controle de exposição à luz

A exposição à luz, natural ou artificial, é crucial para um bom sono. A luz natural, especialmente pela manhã, ajuda a sincronizar o relógio biológico, melhorando o humor e a energia durante o dia. Atividades ao ar livre pela manhã aceleram o metabolismo e liberam neurotransmissores importantes para a vigília, como adrenalina e cortisol. Evitar a luz artificial à noite, especialmente a luz azul das telas de dispositivos eletrônicos, é essencial, pois ela reduz a produção de melatonina, hormônio responsável pelo sono. Filtros de luz azul não são totalmente eficazes, por isso é recomendado evitar dispositivos eletrônicos pelo menos 1 hora antes de dormir[33]. Estratégias para reduzir a exposição à luz incluem evitar telas, manter o ambiente escuro e usar óculos bloqueadores de luz azul ou máscara de dormir. A terapia luminosa, que ajusta o relógio biológico para estimular o alerta durante o dia e o sono à noite, pode ser eficaz no tratamento de insônia e outros distúrbios do sono, sendo necessário personalizar o tratamento conforme o tipo de insônia[37].

Estilo de vida, sono e ritmos biológicos

A educação sobre o impacto das mudanças no estilo de vida, no sono e nos ritmos biológicos é fundamental para promover hábitos saudáveis. Muitas pessoas desconhecem a importância do sono e os efeitos negativos de desrespeitar o ritmo circadiano. A conscientização sobre como a alimentação, o uso de substâncias, a prática de atividades físicas e o estresse afetam o sono é crucial para adotar mudanças que favoreçam o equilíbrio circadiano.

Alimentação equilibrada

Uma dieta adequada é essencial para a saúde e a qualidade do sono. Refeições pesadas e alimentos não saudáveis, especialmente ultraprocessados, ingeridos até 2 horas antes de dormir, estão associados a horários de sono tardios, menor duração de sono, ganho de peso e refluxo gastroesofágico, sendo preferível optar por refeições leves e nutritivas[33]. Alimentos como peixes, frutos do mar e vegetais promovem um sono saudável, enquanto excessos calóricos e refeições tardias prejudicam a qualidade do sono[38]. O consumo adequado de proteínas, especialmente as ricas em triptofano, é importante para a produção de melatonina, enquanto o excesso de proteína pode reduzir a disponibilidade de triptofano no cérebro. Dietas com deficiências de vitaminas B e zinco ou o consumo excessivo de alimentos ultraprocessados estão associados à insônia e à má qualidade do sono[38]. Alimentos ricos em ômega-3, como peixes, melhoram a regulação do sono, enquanto as gorduras saturadas prejudicam o sono, aumentando os despertares noturnos[38]. Além disso, o GABA, presente em alimentos como produtos lácteos fermentados e vegetais, pode melhorar a eficiência do sono[38]. A deficiência de vitamina D está associada à insônia e à má qualidade do sono, devido à sua influência no sistema nervoso central[38].

Uso de substâncias

A cafeína, presente em cafés, chás, energéticos e chocolates, é um estimulante que promove a vigília ao bloquear os receptores de adenosina no cérebro, impedindo seus efeitos sedativos[38,39]. Sua absorção ocorre rapidamente no intestino delgado e no estômago, com pico de concentração plasmática em 30 minutos e meia-vida de 2 a 10 horas, podendo chegar a 20 horas[38,39]. Seu consumo interfere no sono, aumentando o tempo para adormecer, reduzindo a duração e eficiência do sono e prejudicando sua qualidade. Pessoas mais velhas e com variação genética podem ser mais sensíveis à cafeína, sendo recomendável evitá-la após o meio-dia[33]. O álcool, apesar de facilitar o adormecer, prejudica a qualidade do sono, prolongando o sono de ondas lentas e diminuindo o sono REM, além de agravar distúrbios de movimentos periódicos das pernas e causar problemas como gastrite e refluxo[38,40]. O consumo de álcool deve ser evitado, especialmente em pessoas com transtorno por uso de álcool, que frequentemente sofrem de insônia e sonolência diurna[33]. A nicotina, presente no cigarro e em outros produtos, reduz o tempo total de sono, aumenta o atraso para dormir e suprime o sono de ondas lentas e a fase REM, além de causar despertares precoces. Fumantes que param de usar nicotina também enfrentam distúrbios temporários do sono[38]. A cannabis, embora promova o sono e tenha efeito hipnótico, reduz o sono REM e prolonga o sono de ondas lentas, afetando sua qualidade. O uso contínuo pode levar à tolerância, prejudicando ainda mais o sono[38].

Atividade física

Praticar atividade física regular traz benefícios mentais e físicos, incluindo a melhoria do sono. A American Heart Association recomenda 150 minutos de exercício moderado ou 75 minutos de exercício intenso por semana[41]. Exercícios aeróbicos moderados de 30 minutos podem melhorar a qualidade do sono, aumentar o sono profundo e reduzir a ansiedade antes de dormir, além de beneficiar pacientes com insônia crônica[42]. A atividade física também melhora o desempenho físico e a recuperação muscular. No entanto, é importante evitar atividades físicas intensas próximas ao horário de dormir, pois podem interferir nos ritmos biológicos e prejudicar o sono, liberando substâncias estimulantes como adrenalina e cortisol, além de aumentar a frequência cardíaca e a temperatura corporal, dificultando o relaxamento necessário para o sono[33,38]. Recomenda-se realizar exercícios vigorosos no máximo 2 a 3 horas antes de dormir. Exercícios mais leves, como ioga ou caminhadas, são mais indicados à noite, pois não geram os mesmos efeitos estimulantes e podem até ajudar no relaxamento.

Manejo do estresse

A insônia é frequentemente associada a pensamentos repetitivos e à ativação excessiva do sistema nervoso simpático. Pessoas com insônia têm dificuldade em acalmar a mente, e técnicas de *mindfulness*, como focar na respiração ou em mantras, ajudam a ativar o sistema nervoso parassimpático, facilitando o sono e reduzindo a ansiedade, preocupação e estresse[33]. Outras técnicas de relaxamento, como relaxamento muscular progressivo, *biofeedback*, treino imaginário e estratégias como o estímulo paradoxal, onde o indivíduo se dedica a atividades rotineiras sem se preocupar com o sono e a restrição do tempo na cama, limitando-o ao tempo habitual de sono, também podem ser úteis.

Políticas públicas para promover um sono saudável são essenciais para o bem-estar coletivo e a prevenção de problemas de saúde como distúrbios psicológicos, metabólicos e cardiovasculares. Embora ainda sejam pouco discutidas em escolas, empresas e comunidades, iniciativas como a regulamentação de jornadas de trabalho e turnos noturnos, campanhas de conscientização e programas educacionais sobre o sono para crianças e adolescentes, promoção de atividades físicas e alimentação saudável são fundamentais. Além disso, regulamentar o uso de dispositivos eletrônicos em espaços públicos e desenvolver tecnologias de monitoramento do sono são formas eficazes de melhorar a conscientização e a qualidade do sono na população.

CONCLUSÃO E PERSPECTIVAS FUTURAS

O sono desempenha um papel fundamental na promoção da saúde física e mental, permitindo que o corpo se recupere, repare e cresça. O sono de qualidade otimiza essencialmente todos os sistemas corporais, com benefícios importantes para o sistema neurológico, sistema cardiovascular, sistema imunológico e sistema endócrino, não à toa ser um dos pilares da Medicina do Estilo de Vida. Ao abordar potenciais distúrbios do sono subjacentes, como insônia e apneia do sono, bem como manter uma atenção constante à higiene do sono e modificação do estilo de vida, pode-se melhorar substancialmente a saúde individual e social. Além disso, políticas públicas e estratégias educacionais que incentivem hábitos saudáveis de sono podem melhorar a saúde coletiva, especialmente em tempos de rápidas mudanças tecnológicas.

Para se aprofundar

Livro: Ribeiro S. O oráculo da noite: a história e a ciência do sonho. São Paulo: Companhia das Letras; 2019.

Livro: Walker M. Por que nós dormimos: a nova ciência do sono e do sonho. Rio de Janeiro: Intrínseca; 2018.

REFERÊNCIAS BIBLIOGRÁFICAS

1. Baranwal N, Yu PK, Siegel NS. Sleep physiology, pathophysiology, and sleep hygiene. Prog Cardiovasc Dis. 2023;77:59-69.
2. Sulaman BA, Wang S, Tyan J, et al. Neuro-orchestration of sleep and wakefulness. Nat Neurosci. 2023;26(2):196-212.
3. Canever JB, Cândido LM, de Souza Moreira B, et al. A nationwide study on sleep complaints and associated factors in older adults: ELSI-Brazil. Cad Saude Publica. 2023;39(10).
4. Nollet M, Franks NP, Wisden W. Understanding sleep regulation in normal and pathological conditions, and why it matters. J Huntingtons Dis. 2023;12(2):105-19.
5. Montaruli A, Castelli L, Mulè A, et al. Biological rhythm and chronotype: new perspectives in health. Biomolecules. 2021;11(4):1-20.
6. Brodt S, Inostroza M, Niethard N, et al. Sleep: a brain-state serving systems memory consolidation. Neuron. 2023;111(7):1050-75.
7. Skein M, Duffield R, Edge J, et al. Intermittent-sprint performance and muscle glycogen after

30 h of sleep deprivation. Med Sci Sports Exerc. 2011;43(7):1301-11.

8. Kim TW, Jeong JH, Hong SC. The impact of sleep and circadian disturbance on hormones and metabolism. Int J Endocrinol. 2015;2015:1-9.
9. Spiegel K, Leproult R, L'hermite-Balériaux M, et al. Leptin levels are dependent on sleep duration: relationships with sympathovagal balance, carbohydrate regulation, cortisol, and thyrotropin. J Clin Endocrinol Metab. 2004;89(11):5762-71.
10. Besedovsky L, Lange T, Born J. Sleep and immune function. Pflugers Arch Eur J Physiol. 2012;463(1):121-37.
11. Walker MP. The role of sleep in cognition and emotion. Ann N Y Acad Sci. 2009;1156:168-97.
12. Yoo S-S, Gujar N, Hu P, Jolesz FA, et al. The human emotional brain without sleep: a prefrontal amygdala disconnect. Curr Biol. 2007;17(20):R877-8.
13. Spiegel K, Leproult R, Van Cauter E. Impact of sleep debt on metabolic and endocrine function. Lancet. 1999;354(9188):143-9.
14. Wang Y, Qian Y-X, Liu J-H, et al. Longitudinal association between sleep and 5-year incident metabolic syndrome in older Chinese adults: a community-based cohort study. Sleep Med. 2021;81:1-7.
15. Gangwisch JE, Feskanich D, Malaspina D, et al. Sleep duration and risk for hypertension in women: Results from the nurses' health study. Am J Hypertens. 2013;26(7):903-11.
16. Ayas NT, White DP, Al-Delaimy WK, et al. A prospective study of self-reported sleep duration and incident diabetes in women. Diabetes Care. 2003;26(2):380-4.
17. Ayas NT, White DP, Manson JE, et al. A prospective study of sleep duration and coronary heart disease in women. Arch Intern Med 2003;163(2):205-9.
18. Wang C, Bangdiwala SI, Rangarajan S, et al. Association of estimated sleep duration and naps with mortality and cardiovascular events: a study of 116 632 people from 21 countries. Eur Heart J. 2019;40(20):1620-9.
19. Windred DP, Burns AC, Lane JM, et al. Sleep regularity is a stronger predictor of mortality risk than sleep duration: A prospective cohort study. Sleep. 2024;47(1):1-11.
20. Ma N, Dinges DF, Basner M, et al. How acute total sleep loss affects the attending brain: a meta-analysis of neuroimaging studies. Sleep. 2015;38(2):233-40.
21. Pires GN, Bezerra AG, Tufik S, et al. Effects of acute sleep deprivation on state anxiety levels: a systematic review and meta-analysis. Sleep Med. 2016;24:109-18.
22. Kortesoja L, Vainikainen MP, Hotulainen R, et al. Bidirectional relationship of sleep with emotional and behavioral difficulties: a five-year follow-up of finnish adolescents. J Youth Adolesc. 2020;49(6):1277-91.
23. Mellman TA. Sleep and anxiety disorders. Psychiatr Clin North Am. 2006;29(4):1047-58; abstract x.
24. Baum KT, Desai A, Field J, et al. Sleep restriction worsens mood and emotion regulation in adolescents. J Child Psychol Psychiatry. 2014;55(2):180-90.
25. Dewald-Kaufmann JF, Oort FJ, Meijer AM. The effects of sleep extension and sleep hygiene advice on sleep and depressive symptoms in adolescents: a randomized controlled trial. J Child Psychol Psychiatry. 2014;55(3):273-83.
26. Thomas AG, Monahan KC, Lukowski AF, et al. Sleep problems across development: a pathway to adolescent risk taking through working memory. J Youth Adolesc. 2015;44(2):447-64.
27. Niedhammer I, Coutrot T, Geoffroy-Perez B, et al. Shift and night work and all-cause and cause-specific mortality: prospective results from the STRESSJEM Study. J Biol Rhythms. 2022;37(3):249-59.
28. Huang T, Mariani S, Redline S. Sleep irregularity and risk of cardiovascular events: the multi-ethnic study of atherosclerosis. J Am Coll Cardiol. 2020;75(9):991-9.
29. Obro LF, Heiselberg K, Krogh PG, et al. Combining mHealth and health-coaching for improving self-management in chronic care. A scoping review. Patient Educ Couns. 2021;104(4):680-8.
30. Caliandro R, Streng AA, van Kerkhof LWM, et al. Social jetlag and related risks for human health: A timely review. Nutrients 2021;13(12):1-15.
31. Tettamanti G, Auvinen A, Åkerstedt T, et al. Long-term effect of mobile phone use on sleep quality: Results from the cohort study of mobile phone use and health (COSMOS). Environ Int. 2020;140.

32. Exelmans L, Van den Bulck J. Bedtime mobile phone use and sleep in adults. Soc Sci Med. 2016;148:93-101.
33. Baranwal N, Yu PK, Siegel NS. Sleep physiology, pathophysiology, and sleep hygiene. Prog Cardiovasc Dis. 2023;77:59-69.
34. Milner CE, Cote KA. Benefits of napping in healthy adults: impact of nap length, time of day, age, and experience with napping. J Sleep Res. 2009;18(2):272-81.
35. Mantua J, Spencer RMC. Exploring the nap paradox: are mid-day sleep bouts a friend or foe? Sleep Med. 2017;37:88-97.
36. Togo F, Aizawa S, Arai JI, et al. Influence on human sleep patterns of lowering and delaying the minimum core body temperature by slow changes in the thermal environment. Sleep. 2007;30(6):797-802.
37. Chambe J, Reynaud E, Maruani J, et al. Light therapy in insomnia disorder: a systematic review and meta-analysis. J Sleep Res. 2023;32(6):1-21.
38. Sejbuk M, Miro I, Witkowska AM. Sleep quality: a narrative review on nutrition, stimulants. Nutrients. 2022;14(1912):2-26.
39. Grant SS, Kim K, Friedman BH. How long is long enough? Controlling for acute caffeine intake in cardiovascular research. Brain Sci. 2023;13(2):224.
40. Thakkar MM, Sharma R, Sahota P. Alcohol disrupts sleep homeostasis. Alcohol. 2015;49(4):299-310.
41. American Heart Association. How much physical activity do you need? [Internet]. [acesso em julho de 2025]. Disponível em: https://www.heart.org/en/healthy-living/fitness/fitness-basics/aha-recs-for-physical-activity-infographic
42. Passos GS, Poyares D, Santana MG, et al. Effect of acute physical exercise on patients with chronic primary insomnia. J Clin Sleep Med. 2010;6(3):270-5.

30

Avaliação da qualidade do sono

Marcelo Rezende Young Blood
Rafael Hofmann

Pontos-chave

- A avaliação do sono é essencial para compreender e manejar as condições do indivíduo na totalidade, especialmente em pacientes com doenças crônicas.
- A qualidade do sono impacta na saúde globalmente, influenciando a longevidade e o bem-estar geral.
- A anamnese do sono é a principal ferramenta diagnóstica, complementada pelo exame físico, permitindo um diagnóstico detalhado dos padrões e transtornos do sono.
- Em muitos casos, exames complementares como a polissonografia podem ser necessários para diagnosticar distúrbios específicos (apneia obstrutiva do sono – AOS) e para diagnóstico diferencial de outras queixas, como a insônia.

INTRODUÇÃO

O sono é uma função biológica crucial que afeta quase todos os aspectos da saúde humana, tanto física quanto mentalmente. A avaliação do sono desempenha um papel crucial na compreensão e no manejo de condições de saúde, especialmente no contexto de doenças crônicas. A qualidade do sono é constituída por diversos fatores inter-relacionados, muitas vezes percebida por meio de um processo de decisão que incorpora julgamentos subjetivos baseados nas experiências de sono individuais[1]. A avaliação estruturada da qualidade do sono, utilizando ferramentas objetivas como questionários, pode identificar de forma eficaz indivíduos que necessitam de uma análise mais aprofundada[2].

A importância está fundamentada na sua capacidade de prever e, potencialmente, reduzir riscos relacionados à saúde mental e metabólica[2]. Mesmo variações moderadas na qualidade e nas horas de sono podem impactar significativamente a longevidade e a saúde geral[3]. Além disso, a correlação de dados subjetivos de questionários de sono com indicadores clínicos objetivos permite o desenvolvimento de estratégias mais personalizadas de tratamento e controle de doenças crônicas[4]. Isso é crucial para a implementação da Medicina do Estilo de Vida (MEV), que visa capacitar pacientes com intervenções diárias baseadas em evidências.

Por último, é essencial reconhecer que, além dos efeitos psicofisiológicos diretos, o sono desempenha um papel vital na capacidade de resposta do sistema imunológico, impactando condições como doenças cardiovasculares e infecções[5]. Compreender essas interconexões, conforme realçado em revisões sistemáticas e estudos longitudinais, é vital para uma abordagem eficaz e sustentável[6]. Investir em métodos sólidos e padronizados de análise da qualidade do sono não apenas melhora os resultados de saúde individuais, mas também possibilita uma intervenção mais eficaz e econômica no sistema de saúde como um todo.

AVALIAÇÃO CLÍNICA DO SONO

Anamnese

A anamnese do sono, ou história do sono, é um processo fundamental na avaliação de pacientes com queixas de insônia e outros distúrbios do sono. Trata-se de uma entrevista que visa coletar informações detalhadas sobre os hábitos diurnos e noturnos, a qualidade, os fatores que afetam o sono e as consequências da insônia na vida do paciente[7].

A abordagem do histórico do sono deve ser consistente para todos os indivíduos, seja a principal preocupação a sonolência excessiva, a incapacidade de dormir ou outro sintoma relacionado ao sono. A conversa adicional com o parceiro de cama, colega de quarto ou cuidador pode fornecer *insights* sobre os sintomas e comportamentos importantes que o indivíduo desconhece[8]. Para realizar uma anamnese do sono completa e eficaz, é crucial abordar os seguintes tópicos, incorporando informações de todas as fontes disponíveis.

Queixas principais e características do sono

- Dificuldade para iniciar o sono: investigar o tempo necessário para adormecer.
- Dificuldade para manter o sono: avaliar a frequência e duração dos despertares noturnos.
- Despertar precoce: verificar se o paciente acorda antes do horário desejado e não consegue voltar a dormir.
- Sono não reparador: questionar se o paciente se sente revigorado após o sono.
- Impacto diurno: determinar como o problema afeta as atividades diárias, como trabalho, estudo e vida social.

Histórico do problema para dormir

- Início: quando os problemas de sono começaram?
- Curso: o problema é progressivo, intermitente ou contínuo?
- Variação: houve mudanças na intensidade ou frequência dos sintomas ao longo do tempo?
- Frequência: quantas noites por semana o problema ocorre?

Fatores predisponentes, precipitantes e perpetuadores

- Predisponentes: identificar fatores biológicos, psicológicos e sociais que tornam o indivíduo mais vulnerável ao problema, como hipervigilância ou estresse crônico.

- Precipitantes: investigar eventos ou mudanças que podem ter desencadeado o problema, como estresse agudo, eventos traumáticos ou mudanças no estilo de vida.
- Perpetuadores: avaliar comportamentos, pensamentos e hábitos que mantêm o problema em longo prazo, como horários irregulares de sono, preocupações excessivas na hora de dormir e uso inadequado de eletrônicos.

Hábitos de sono e rotinas

- Horários: a que horas o paciente costuma se deitar e levantar?
- Atividades na cama: o que o paciente faz na cama além de dormir? (ler, usar celular etc.)
- Ambiente: como é o quarto onde o paciente dorme? (silencioso, escuro, temperatura)

Uso de substâncias e medicações

- Cafeína, álcool e tabaco: o paciente usa essas substâncias? Em que horários?
- Medicamentos: o paciente toma algum remédio que possa afetar o sono?
- Substâncias psicoativas: o paciente usa algum medicamento ou substância que possa afetar o sono?

Histórico médico e psiquiátrico

- Condições médicas: o paciente tem alguma doença que possa afetar o sono? (dor, problemas respiratórios etc.)
- Histórico psiquiátrico: o paciente já teve depressão, ansiedade ou outros transtornos mentais?
- Comorbidades: investigar a presença de outras condições que podem coexistir com a insônia, como apneia obstrutiva do sono (AOS), síndrome das pernas inquietas e transtornos de humor.

Tratamentos anteriores

- Tratamentos prévios: quais tratamentos o paciente já tentou para o problema? (medicamentos, terapia etc.)
- Resposta: o que funcionou e o que não funcionou?

Informações de terceiros

- Colher informações sobre ronco, períodos de apneia, movimento periódico de membros e síndrome das pernas inquietas.

Exame físico

O exame físico é parte importante da avaliação de pacientes com dificuldades para dormir, complementando a anamnese. Embora em muitos casos de insônia o exame físico possa ser normal, ele pode revelar sinais de condições médicas, neurológicas ou psiquiátricas subjacentes que contribuem para os problemas de sono. Além disso, o exame físico pode ajudar a identificar fatores de risco para outros distúrbios do sono, como a AOS[8].

Avaliação geral

- Estado geral: observar se o paciente parece excessivamente sonolento.
- Sinais vitais: verificar pressão arterial, frequência cardíaca, frequência respiratória, altura, peso, índice de massa corporal (IMC) e circunferência do pescoço (quando elevados, podem indicar risco de AOS).

Exame da cabeça e pescoço[9]

- Vias aéreas superiores: avaliar a cavidade oral, procurando por obstruções nasais (desvio de septo ou hipertrofia das conchas nasais), palato alto e estreito, retrognatia ou micrognatia (queixo pequeno),

macroglossia (língua grande, evidenciada por "escamas" ou marcas laterais na língua), tonsilas palatinas aumentadas ou outras anormalidades craniofaciais que possam contribuir para a AOS.
- Classificação de Mallampati: para avaliar a abertura da via aérea. Essa classificação é obtida pedindo ao paciente para abrir a boca o máximo possível e protruir a língua sem emitir som. As classes variam de I (melhor visualização das estruturas da orofaringe) a IV (pior visualização, indicando maior risco de AOS).

Sistema neurológico[9]

- Exame neurológico detalhado: especialmente em pacientes com suspeita de distúrbios neurológicos, avaliar sinais de neuropatia periférica (perda de sensibilidade vibratória nos membros inferiores, comumente associada à síndrome das pernas inquietas), sinais de doenças neurodegenerativas (aumento do tônus, rigidez, distúrbios da marcha, bradicinesia, déficits cognitivos, sinais de liberação frontal) ou outros problemas neurológicos que possam afetar o sono.
- Fraqueza muscular facial: em pacientes com suspeita de narcolepsia e cataplexia, observar o rosto do paciente durante a entrevista pode revelar fraqueza muscular facial ou contrações durante a emoção, o que pode indicar cataplexia.

Sistema cardiopulmonar

- Auscultas cardíaca e pulmonar: procurar por sinais de condições cardiopulmonares que possam contribuir para os problemas de sono.
- Saturação de oxigênio: aferir a saturação de oxigênio em repouso. Baixa saturação ou aumento da frequência respiratória podem indicar problemas respiratórios subjacentes.

Avaliação psiquiátrica

- Estado mental: realizar um exame do estado mental para avaliar humor, memória, concentração e estado de alerta do paciente. Isso pode fornecer *insights* sobre a presença de transtornos psiquiátricos subjacentes, como depressão ou ansiedade, que podem estar contribuindo para a insônia.

Pele

- Pesquise por hiperpigmentação no pescoço (acantose *nigricans*), o que pode indicar resistência à insulina, que é um fator de risco para AOS.

Diário do sono

O diário do sono é uma ferramenta essencial na avaliação de pacientes com insônia e outros distúrbios do sono. Ele deve ser utilizado em conjunto com outras formas de avaliação, como anamnese detalhada e questionários. O diário permite uma avaliação subjetiva do padrão de sono do paciente, auxiliando no diagnóstico e acompanhamento da resposta ao tratamento. Um diário do sono completo deve conter as seguintes informações[7]:

- Horário em que o paciente vai para a cama.
- Horário em que tenta iniciar o sono.
- Tempo que demora para adormecer (latência do sono).
- Número de despertares (sem contar o último).
- Tempo total que duram os despertares.
- Horário do último despertar.

- Horário em que o paciente se levanta da cama para iniciar as atividades do dia.
- Avaliação subjetiva da qualidade do sono.
- Comentários relevantes sobre o sono.
- Informações diurnas adicionais:
  - Cochilos: duração e horários dos cochilos.
  - Uso de substâncias: consumo de cafeína, álcool e medicações.
  - Nível de atividade física.

Para garantir a precisão dos dados, o paciente deve ser instruído a preencher o diário do sono todos os dias, preferencialmente até uma hora após acordar. É importante que o paciente registre as informações de forma consistente e detalhada.

O diário do sono oferece diversas vantagens na avaliação da insônia[7]:

- Avaliação do padrão de sono: permite identificar horários de sono, duração e interrupções.
- Diferenciação de distúrbios: auxilia na distinção entre insônia e distúrbios do ritmo circadiano.
- Monitoramento da resposta ao tratamento: ajuda a avaliar a eficácia de intervenções farmacológicas e não farmacológicas.
- Identificação de fatores contribuintes: permite identificar hábitos e comportamentos que podem estar perpetuando a insônia.
- Melhora a comunicação: facilita a comunicação entre o paciente e o profissional de saúde, fornecendo informações concretas sobre os padrões de sono.

O uso de dispositivos vestíveis para coleta de dados está aumentando, assim como o atendimento de pacientes que utilizam esses aparelhos. Contudo, as diferenças entre os dispositivos e seus algoritmos proprietários dificultam a criação de diretrizes baseadas em evidências. Essas tecnologias incentivam o envolvimento dos pacientes e ajudam a identificar tendências comportamentais e fisiológicas. No entanto, esses dados ainda não podem ser utilizados para confirmar diagnósticos de distúrbios do sono. A familiaridade com as limitações e vantagens dessas tecnologias é fundamental[8].

Questionários e escalas de avaliação do sono

Os questionários e as escalas são ferramentas complementares importantes no diagnóstico e na avaliação do sono. Eles auxiliam na identificação da gravidade da insônia, na avaliação dos sintomas associados e no rastreamento de comorbidades. Os mais utilizados são:

- Índice de Gravidade da Insônia (IGI)[10]: avalia o impacto na qualidade de vida e a percepção do paciente sobre a insônia. Consiste em sete itens com respostas que variam de 0 a 4, indicando a intensidade dos sintomas. Pontuação superior a 15 sugere insônia clínica significativa.
- Questionário de Avaliação do Sono de Pittsburgh (PSQI)[11]: avalia a qualidade global do sono e a presença de queixas do sono. Não é específico para avaliar a insônia, mas fornece informações sobre diversos aspectos do sono.
- Escala de Sonolência de Epworth (ESE)[12]: avalia a presença de sonolência diurna em decorrência da insônia. Aborda a probabilidade de cochilar em diferentes situações cotidianas.

- Questionário STOP-BANG[13]: muito útil na identificação de pacientes com risco de AOS.
- Outras escalas e inventários:
  - Escalas de depressão e ansiedade: para investigar sintomas de depressão e ansiedade, que frequentemente coexistem com a insônia.
  - Escala de Gravidade de Fadiga[14]: para avaliar a intensidade da fadiga.
  - Escala de Qualidade de Vida (SF-36)[15]: para avaliar o impacto da insônia na qualidade de vida.
- Considerações importantes:
  - Os questionários e escalas são ferramentas subjetivas e devem ser interpretados em conjunto com outras informações clínicas.
  - A escolha do questionário ou escala depende dos objetivos da avaliação e das características do paciente.
  - É importante utilizar questionários e escalas validados para a população em estudo.

AVALIAÇÃO COMPLEMENTAR DO SONO

De acordo com a Classificação Internacional dos Transtornos do Sono – 3ª edição[16], a maioria dos diagnósticos em medicina do sono são eminentemente clínicos, dispensando exames complementares para sua confirmação. Isso ocorre em transtornos como insônia, doença de Willis-Ekbom (ou síndrome das pernas inquietas), parassonias não REM e bruxismo. No entanto, em algumas condições, como a AOS, são necessários exames complementares, sendo a polissonografia essencial para identificar e quantificar eventos respiratórios obstrutivos. Exames complementares também podem ser úteis para uma avaliação mais detalhada de sintomas inespecíficos. Por exemplo, a insônia de manutenção pode estar relacionada a vários fatores além do componente psicogênico, como bruxismo, AOS, movimentos periódicos dos membros e parassonias[7].

Polissonografia

A polissonografia é o exame mais importante na Medicina do sono e pode ser classificada em quatro subtipos[17], dependendo dos parâmetros analisados e do local de realização (laboratório/clínica do sono ou domicílio).

- Tipo I: considerado o padrão-ouro, realizado em laboratório com monitoramento técnico em tempo real. Possui vários parâmetros de análise (Tabela 1).
- Tipo II: possui os mesmos sensores do tipo I, mas é feito em domicílio sem supervisão direta.
- Tipo III: mede menos parâmetros, incluindo esforço respiratório, fluxo de ar, oxigenação e frequência cardíaca, sendo também domiciliar.
- Tipo IV: avalia apenas um ou dois parâmetros, como oxigenação e frequência cardíaca.

Embora os testes domiciliares sejam mais acessíveis e cômodos, eles têm limitações importantes em relação à polissonografia tipo 1, especialmente na precisão dos dados, por não haver a contínua supervisão de um técnico nem a certeza sobre os períodos reais de sono ou vigília, visto que se faz necessária a presença do eletroencefalograma, que somente é feito no tipo I e tipo II[17].

TABELA 1 Parâmetros fisiológicos da polissonografia

Parâmetro	Função
Eletro-oculograma (EOG)	Registra os movimentos oculares.
Eletroencefalograma (EEG)	Captura a atividade das ondas cerebrais para determinar as fases do sono.
Eletromiografia (EMG) de superfície	Mede a atividade/ movimento muscular do queixo e das pernas.
Eletrocardiograma (ECG)	Registra a atividade elétrica do coração (uma ou duas derivações).
Canais de fluxo de ar respiratório	Medem o número a profundidade das respirações, identificando apneias e hipopneias
Canais de espaço respiratório	Captam os movimentos do tórax e abdômen.
Oximetria	Monitora continuamente a saturação de oxi-hemoglobina no sangue.

A polissonografia é indicada para transtornos respiratórios do sono (ex.: AOS), ajuste de CPAP, suspeita de narcolepsia (associada ao teste de latências múltiplas do sono – TLMS), parassonias atípicas, distúrbios neuromusculares e crises epilépticas noturnas. Em contrapartida, não é necessária para parassonias benignas (ex.: pesadelos leves), epilepsia sem alterações do sono, síndrome das pernas inquietas, transtornos do ritmo circadiano e insônia não refratária[18].

Actigrafia[19]

A actigrafia é uma técnica para monitorar os movimentos do corpo como forma indireta de avaliar os períodos de vigília e sono. Esse monitoramento é feito por meio de um dispositivo vestível no punho, equipado com um acelerômetro, que registra os padrões de atividade e repouso do paciente.

Diferentemente dos diários de sono, que dependem do relato subjetivo do próprio paciente, a actigrafia oferece uma medição mais objetiva da rotina e duração do sono. Por isso, ela é especialmente útil na análise do ritmo circadiano e na identificação de possíveis transtornos do ciclo sono-vigília. Além disso, a actigrafia pode auxiliar na investigação de privação de sono antes da realização do TLMS.

No entanto, um dos desafios da actigrafia é que ele é pouco disponível na maioria das cidades brasileiras. Embora dispositivos vestíveis, como *smartwatches* e pulseiras inteligentes, possam oferecer funcionalidades semelhantes, eles não têm o mesmo nível de precisão e validação clínica da actigrafia profissional.

Segundo a American Academy of Sleep Medicine (AASM), a actigrafia pode ser usada na avaliação de insônia em adultos e crianças (≥ 3 anos), na avaliação de suspeita de transtorno do ritmo circadiano de adultos e crianças (≥ 2 anos), na avaliação de apneia do sono em adultos – neste caso, integrada aos testes domiciliares de apneia para estimar o tempo total de sono, caso não haja outras medições objetivas disponíveis e na suspeita de hipersonolência de origem central (adultos e crianças), para monitorar o tempo total de sono por 7 a 14 dias antes da realização do TLMS.

Testes de latências múltiplas do sono[20]

O TLMS é um exame que avalia a tendência fisiológica de um indivíduo adormecer durante o dia, eliminando fatores externos que possam interferir na sonolência, sendo feito, portanto, em um laboratório ou clínica de sono. Quanto menor o tempo necessário para adormecer (latência do sono), maior a sonolência diurna do paciente.

Durante o TLMS, o paciente faz vários cochilos programados ao longo do dia (quatro a cinco) com um intervalo obrigatório de duas horas entre o início de cada cochilo. A média do tempo que leva para adormecer (latência média do sono – LMS) e a avaliação da presença de sono REM em algum desses cochilos são critérios importantes para o diagnóstico de narcolepsia tipos 1 e 2 e hipersonia central idiopática. Além disso, o TLMS pode ser utilizado para avaliar a sonolência persistente mesmo após o tratamento aparentemente adequado de transtornos do sono como a AOS.

Para garantir um resultado preciso, é essencial seguir o protocolo sugerido pela AAMS, que consiste em suspender medicamentos de 7 a 14 dias antes que possam interferir nos resultados (em geral, fármacos que agem no sistema nervoso central). Deve-se preencher o diário do sono ou realizar a actigrafia também de 7 a 14 dias antes para excluir a possibilidade de privação de sono, levando à queixa de sonolência do paciente, e, no dia do teste, reduzir ao máximo estímulos ambientais, como substâncias psicoestimulantes. Também é feito uma polissonografia na noite anterior ao TLMS, para confirmar a ausência de causas secundárias de sonolência excessiva.

CONCLUSÃO

Como citado acima, a avaliação do sono requer uma anamnese e um exame físico por vezes extensos para entender e excluir as diversas possíveis causas por trás de uma simples queixa do sono. Portanto, na interpretação dos resultados dos exames complementares, devem-se considerar todos esses detalhes da história clínica e exame físico do paciente, bem como, ao analisar os exames complementares, é necessário avaliar até mesmo a adaptação ao ambiente do exame, já que pode ocorrer o efeito da primeira noite[17].

Alguns diagnósticos podem ser bem precisos e objetivos por meio dos exames complementares, como o da AOS, em que a terceira edição da Classificação Internacional dos Transtornos do Sono (ICSD-3) a define como um índice de distúrbio respiratório (IDR) $\geq$ 5 eventos/hora associado a sintomas típicos (sono não reparador, sonolência diurna, fadiga ou insônia, despertar com sensação de engasgo ou sufocamento, ronco alto ou apneias testemunhadas) ou $\geq$ 15 eventos/hora, independentemente de sintomas[16].

Entretanto, quando falamos em queixas gerais como insônia ou sonolência, a interpretação dos resultados pode ser subjetiva e desafiadora se não tivermos uma anamnese detalhada, visto que o diagnóstico diferencial pode ser amplo e englobar outros transtornos comórbidos. A seguir, são citados diagnósticos diferenciais a serem pensados, dependendo do subtipo da queixa de insônia[7]:

- Insônia inicial: síndrome das pernas inquietas; transtorno do sono relacionado ao ciclo circadiano (TSRC) tipo atraso de fase; transtorno ansioso; transtorno obsessivo-compulsivo (TOC).

- Insônia de manutenção: TSRC do tipo irregular; TSRC do tipo não 24 horas; movimentos periódicos dos membros; parassonias; bruxismo; transtorno ansioso; AOS; transtorno rítmico de movimento; doença do refluxo gastroesofágico; narcolepsia; epilepsia noturna; transtorno do estresse pós-traumático; TOC.
- Despertar precoce: TSRC tipo avanço de fase; transtorno do humor.

Para se aprofundar

Artigo: Drager LF, Assis M, Bacelar AFR, et al. 2023 Guidelines on the diagnosis and treatment of insomnia in adults - Brazilian Sleep Association. Sleep Sci. 2023;16(Suppl 2):507-49.

Artigo: Taylor SA. Clinical evaluation of the sleepy and sleepless patient. Continuum (Minneap Minn). 2023;29(4):1031-44.

REFERÊNCIAS BIBLIOGRÁFICAS

1. Fabbri M, Beracci A, Martoni M, et al. Measuring subjective sleep quality: a review. Int J Environ Res Public Health. 2021;18(3):1082.
2. Bender AM, Lawson D, Werthner P, et al. The clinical validation of the Athlete Sleep Screening Questionnaire: an instrument to identify athletes that need further sleep assessment. Sports Med Open. 2018;4(1):23.
3. St-Onge MP, Grandner MA, Brown D, et al. Sleep duration and quality: impact on lifestyle behaviors and cardiometabolic health: a scientific statement from the American Heart Association. Circulation. 2016;134:e367-86.
4. Utsumi T, Yoshiike T, Kaneita Y, et al. The association between subjective–objective discrepancies in sleep duration and mortality in older men. Sci Rep. 2022;12(1):18650.
5. Chattu VK, Manzar MD, Kumary S, et al. The Global Problem of Insufficient Sleep and Its Serious Public Health Implications. Healthcare (Basel). 2018;7(1):1.
6. Lu C, Liao B, Nie J, et al. The association between sleep duration and chronic diseases: a population-based cross-sectional study. Sleep Med. 2020;73:217-22.
7. Drager LF, Assis M, Bacelar AFR, et al. 2023 Guidelines on the diagnosis and treatment of insomnia in adults - Brazilian Sleep Association. Sleep Sci. 2023;16(Suppl 2):507-49.
8. Taylor SA. Clinical Evaluation of the sleepy and sleepless patient. Continuum (Minneap Minn). 2023;29(4):1031-44.
9. Monderer R, Ahmed IM, Thorpy M. Evaluation of the sleepy patient: differential diagnosis. Sleep Med Clin. 2020;15(2):155-66.
10. Bastien CH, Vallières A, Morin CM. Validation of the insomnia severity index as an outcome measure for insomnia research. Sleep Med. 2001;2(4):297-307.
11. Bertolazi AN, Fagondes SC, Hoff LS, et al. Validation of the Brazilian Portuguese version of the Pittsburgh Sleep Quality Index. Sleep Med. 2011;12:70-5.
12. Bertolazi AN, Fagondes SC, Hoff LS, et al. Portuguese-language version of the Epworth sleepiness scale: validation for use in Brazil. J Bras Pneumol. 2009;35:877-83.
13. Duarte RLM, Fonseca LBM, Magalhães-Da-Silveira FJ, et al. Validation of the STOP-Bang questionnaire as a means of screening for obstructive sleep apnea in adults in Brazil. J Bras Pneumol. 2017;43:456-63.
14. Valderramas S, Camelier AA, Da Silva SA, et al. Reliability of the Brazilian Portuguese version of the fatigue severity scale and its correlation with pulmonary function, dyspnea, and functional capacity in patients with COPD. J Bras Pneumol. 2013;39:427-33.
15. Campolina AG, Ciconelli RM. SF-36 and the development of new assessment tools for quality of life. Acta Reumatol Port. 2008;33(2):127-33.
16. Sateia MJ. International Classification of Sleep Disorders-Third Edition. Chest. 2014;146:1387-94.
17. Kapur VK, Auckley DH, Chowdhuri S, et al. Clinical practice guideline for diagnostic testing for adult obstructive sleep apnea: an American Academy of Sleep Medicine Clinical Practice Guideline. J Clin Sleep Med. 2017;13(3):479-504.

18. Wick AZ, Combertaldi SL, Rasch B. The first-night effect of sleep occurs over nonconsecutive nights in unfamiliar and familiar environments. Sleep. 2024;47.
19. Smith MT, McCrae CS, Cheung J, et al. Use of actigraphy for the evaluation of sleep disorders and circadian rhythm sleep-wake disorders: an American Academy of Sleep Medicine Clinical Practice Guideline. J Clin Sleep Med. 2018;14(7):1231-7.
20. Krahn LE, Arand DL, Avidan AY, et al. Recommended protocols for the multiple sleep latency test and maintenance of wakefulness test in adults: guidance from the American Academy of Sleep Medicine. J Clin Sleep Med. 2021;17(12):2489-98.

31

Diagnóstico dos principais transtornos do sono

Felipe Chaves Duarte Barros
Lucio Huebra Pimentel Filho

Pontos-chave

- Distúrbios do sono são muito prevalentes e associados a prejuízo em qualidade de vida e aumento da morbimortalidade.
- A anamnese em Medicina do sono deve ser ampla, avaliando, além de hábitos noturnos, a rotina diária, incluindo uma boa avaliação do cronograma do sono.
- O exame físico de um paciente com queixas associadas ao sono deve incluir aferição de peso, altura, circunferência cervical e avaliação de vias aéreas (Mallampati modificado).
- Toda suspeita de apneia obstrutiva do sono (AOS) deve ser confirmada com polissonografia, e o diagnóstico é definido conforme a quantidade de eventos por hora (índice de apneia e hipopneia). O tratamento é direcionado conforme a gravidade.
- Insônia é um distúrbio de diagnóstico puramente clínico, sendo desnecessária a realização de polissonografia. Entender a apresentação clínica ajuda na decisão terapêutica.
- Escalas clínicas podem ser úteis, como rastreio ou avaliação subjetiva de sintomas, a exemplo da escala de sonolência de Epworth e NOSAS.

INTRODUÇÃO

Distúrbios do sono são dificuldades heterogêneas relacionadas ao sono, cursando com impacto negativo na quantidade, qualidade, comportamento ou ritmo em que ele ocorre. Pacientes com queixas relacionadas ao sono apresentam, usualmente, um item ou mais deste grupo de sintomas:

- Dificuldade em iniciar ou manter o sono.
- Movimentos, sensações ou comportamentos anormais durante o sono.
- Sonolência diurna excessiva.

Estão interligados, como causa ou consequência, a diversas condições médicas ou psiquiátricas, como hipertensão arterial, doenças cardiovasculares e cerebrovasculares, obesidade, diabetes, transtornos do humor, síndromes demenciais. Pacientes com distúrbios do sono apresentam importante impacto na qualidade de vida, além de maiores taxas de hospitalizações e maior mortalidade geral.

EPIDEMIOLOGIA

A prevalência estimada é de que em torno de 10% da população mundial apresenta algum distúrbio do sono clinicamente significativo. Em torno de um quarto da população revela não dormir bem[1].

Estudos populacionais na cidade de São Paulo mostram, nas últimas décadas, tendência de grande aumento na frequência de queixas relacionadas a diversos distúrbios do sono. Entre os distúrbios mais comuns, destacam-se cerca de 45% da população adulta com queixas de insônia, 32% com diagnóstico de AOS e em torno de 40% com sonolência excessiva diurna reportada[2,3].

Anamnese em Medicina do Sono

A anamnese em Medicina do Sono se inicia, como habitualmente, da escuta ampla e ativa sobre a queixa inicial do paciente. Deve ser seguida de entrevista dirigida visando melhor caracterizar a queixa, sua frequência, sua distribuição ao longo da noite e durante o dia, seu impacto funcional, sintomas noturnos e diurnos associados[4-6].

É importante realizar entrevista com o parceiro de cama, uma vez que algumas características de sintomas podem não ser percebidas pelo próprio paciente (intensidade do ronco, bruxismo, movimentos involuntários durante o sono ou comportamento alterado)[4-6].

O cronograma de sono deve ser pormenorizado, entendendo o horário habitual de se deitar, o horário em que de fato se inicia o sono, o horário de acordar e quando finalmente sai da cama. É sempre útil comparar os horários usuais de dias úteis com dias de folga ou fim de semana. Um desalinhamento entre esses horários pode ser um sinal de distúrbios do ritmo circadiano ou síndrome do sono insuficiente[4-6].

A rotina comportamental próxima do horário de dormir pode evidenciar alguns desvios de higiene do sono. Uso de telas, como celular e televisão na cama, ambiente com ruídos ou iluminação e temperatura inadequadas, uso de roupas pouco confortáveis, alimentação muito calórica ou rica em proteínas ou mesmo o hábito de ir para a cama antes de perceber algum grau de sonolência são hábitos disfuncionais comuns[4-6].

A rotina de vida durante o dia também pode impactar de diferentes formas na qualidade do sono e no alinhamento circadiano. Horários das principais refeições, atividade física, jornada de trabalho, consumo de café e outras bebidas ricas em cafeína, cochilos e suas respectivas durações, exposição à luz solar e tempo de atividades ao ar livre devem ser rastreados em consulta[4-6].

A história médica pregressa permite identificar populações de risco para alguns distúrbios do sono, como acidente vascular cerebral (AVC) prévio relacionado a maior risco de AOS; transtornos de humor e maior incidência de insônia; doença renal crônica e piora de sintomas de síndrome das pernas inquietas (SPI); doença de Parkinson e maior prevalência de transtorno comportamental do sono REM[7-9].

Diversas medicações também podem impactar no início e na continuidade do sono, alteração da qualidade e arquitetura do sono ou predispor a sonolência diurna, como pode ser visto na Tabela 1[10].

Medicações e seus efeitos adversos no sono

TABELA 1 Medicações e seus efeitos adversos no sono

Medicação	Efeito adverso comum no sono
Betabloqueadores lipofílicos (propranolol, atenolol)	Pesadelos
Antidepressivos (tricíclicos, duais, inibidores da recaptação de serotonina)	Transtorno comportamental do sono REM e síndrome das pernas inquietas
Anti-histamínicos de primeira geração	Sonolência diurna
Agonistas benzodiazepínicos (drogas Z)	Parassonias
Opioides	Apneia central
Agonistas dopaminérgicos (pramipexol, rotigotina)	Ataques de sono
Antipsicóticos e anticonvulsivantes	Sonolência diurna

EXAME FÍSICO

O exame físico em Medicina do Sono deve incluir um minucioso exame clínico e neurológico global, seguido de avaliação de fatores de risco clássicos para a AOS, como peso, índice de massa corpórea (IMC), circunferência cervical, avaliação de orofaringe (classificação de Mallampati – Figura 1), desalinhamentos da mordida, alterações craniofaciais (micrognatia, retrognatia, hipoplasia maxilar)[11,12].

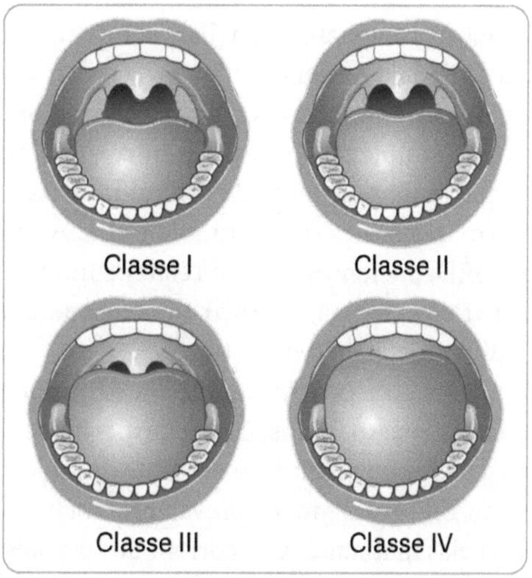

FIGURA 1 Classificação de Mallampati modificada (I a IV): classificação relacionada à visualização de estruturas da orofaringe. Classe 1: visualizados palato mole, pilares amigdalianos, úvula, tonsilas palatinas; classe 2: visualização de palato mole, pilares e úvula; classe 3: apenas palato mole e base da úvula; classe 4: palato mole parcialmente visível. Pontuações maiores (III e IV) estão associadas a maior risco de apneia do sono
Fonte: Friedman et al., 2013[13].

Apneia obstrutiva do sono

Apneia do sono é a doença respiratória mais comum do sono. Ela é caracterizada por apneias e hipopneias obstrutivas, causando despertares relacionados ao esforço respiratório. Ocorre por um colapso repetitivo das vias aéreas superiores durante o sono. Sua prevalência chega a 18,1% na população acima de 65 anos, sendo mais comum em homens (15,1% da população) e na raça negra. São fatores de risco relevantes a obesidade, com um ganho de 10% no peso, aumentando em até 6 vezes o risco de AOS, e anormalidades craniofaciais, como redução do tamanho maxilar ou hipertrofia da amígdala e adenoide[14].

A principal queixa do paciente com AOS é sonolência excessiva diurna (SED). O paciente se queixa de dificuldade para permanecer desperto durante o dia. Além da SED, pacientes podem relatar sono não reparador, fadiga, cansaço, falta de energia e dificuldade de concentração[15].

Outra queixa prevalente é a de roncos e eventos associados, como despertar ressuscitador ou respiração ofegante durante o sono. Sintomas menos prevalentes incluem cefaleias matinais, que ocorrem de 10 a 30% dos pacientes, insônia de manutenção (30%) e necessidade frequente de urinar à noite, chamada de noctúria[15].

O exame físico na suspeita de AOS deve incluir a medida do IMC, com risco aumentado principalmente quando maior que 30 kg/m^2. Deve-se fazer a inspeção da via orofaríngea, em busca de sinais como retrognatia, micrognatia, hipertrofia amigdaliana e macroglossia. A classificação de Mallampati comumente é usada nessa avaliação, detalhada na sessão de exame físico deste capítulo. Por fim, a circunferência cervical é um preditor de AOS, com aumento do risco quando é maior que 40 cm[16].

Para o diagnóstico de AOS, pode-se fazer a triagem de SED pela escala de sonolência de Epworth e o rastreio de AOS pela escala NOSAS – *vide* a sessão de escalas clínicas deste capítulo. Quando é apontado por essas escalas que o paciente tem alto risco de AOS, deve-se realizar um exame de polissonografia, padrão-ouro para diagnóstico. Apenas a história ou escalas clínicas não são suficientes para fechar o diagnóstico de AOS[13].

Os exames complementares de polissonografia não apenas confirmam o diagnóstico, como ainda determinam sua gravidade. Para o diagnóstico de AOS, é utilizado o índice de apneia e hipopneia (IAH) na polissonografia. Ele mede o número de eventos respiratórios por hora de sono. Um paciente com IAH maior que 5 eventos respiratórios por hora de sono preenche critério diagnóstico para AOS. A gravidade é determinada por esse mesmo valor, conforme a Tabela 2[13].

TABELA 2 **Gravidade da apneia obstrutiva do sono**

Índice de apneia e hipopneia	Classificação
Maior ou igual a 5 e menor que 15	Apneia leve
Maior ou igual a 15 e menor que 30	Apneia moderada
Maior que 30	Apneia grave

Insônia

Insônia é a dificuldade de iniciar ou manter o sono, ou acordar mais cedo que o desejado, associado a sintomas diurnos, como fadiga, irritabilidade, diminuição da energia, atenção, concentração e memória. Ela pode ser classificada como de curta duração, durando comumente alguns dias ou semanas, e em resposta a um estressor identificado, que pode ser físico, psicológico ou psicossocial. Ou uma insônia crônica, que ocorre por mais de 3 meses, ao menos 3 vezes por semana, em geral em pessoas com fatores de risco predisponentes e situações perpetuantes, com adaptações comportamentais disfuncionais como longo tempo de cama, cochilos diurnos e horários irregulares de sono[17].

Estudos populacionais relatam que até 36% da população apresenta sintomas noturnos de insônia, caindo para até 15% quando também é avaliada a presença de consequências diurnas. São fatores de risco estabelecidos idade avançada, sexo feminino, episódios prévios e familiares de insônia e a presença de comorbidades psiquiátricas como ansiedade, depressão, transtorno de uso de substâncias e transtorno do estresse pós-traumático[17].

O diagnóstico de insônia é clínico e apoia-se na anamnese. Deve-se investigar a queixa de dificuldade de começar ou manter o sono, com detalhamento pormenorizado na sessão de anamnese deste capítulo. Essa dificuldade deve ser acompanhada de sintomas diurnos de sono insuficiente, exemplificados na Tabela 3. Importante ressaltar que um paciente sem tempo ou circunstâncias adequadas para dormir não apresenta insônia, e sim privação de sono[18].

TABELA 3 Sintomas diurnos de sono insuficiente

Fadiga
Dificuldade de atenção ou concentração
Comprometimento educacional ou laboral
Alterações de humor ou irritabilidade
Sonolência excessiva diurna
Anedonia
Aumento de erros ou acidentes
Problemas comportamentais como impulsividade ou agressividade
Preocupação excessiva sobre ir dormir

A avaliação da insônia deve incluir a pesquisa de comorbidades próprias do sono, como apneia de sono e SPI, bem como comorbidades psiquiátricas e clínicas. Pode se apresentar nesses fenótipos:

- Insônia de início de sono, com aumento da latência de sono.
- Insônia de manutenção, com despertares frequentes e dificuldade de retorno ao sono.
- Insônia terminal, com despertar mais cedo do que o planejado.

Para ajudar na avaliação, pode-se utilizar um diário de sono, em que o paciente registra a hora de dormir e acordar, o tempo estimado de latência de sono e os despertares noturnos. Exames complementares, como polissonografia e actigrafia, não são necessários para o diagnóstico de insônia, mas podem ser indicados na suspeita de diagnóstico comórbido, como AOS e distúrbios do ritmo circadiano[19].

Sonolência excessiva diurna

Sonolência excessiva diurna (SED) é definida como a incapacidade de se manter desperto e alerta durante os períodos de atividade do dia, com sono de forma inapropriada ou involuntária, quase todos os dias, por ao menos 3 meses. Ela ocorre em até 25% da população, com prevalência semelhante entre os sexos. Seus principais fatores de risco incluem insônia, tabagismo, ansiedade, depressão e obesidade[20].

Na anamnese, é importante diferenciar SED de queixas como fadiga e fraqueza, que se manifestam em atividades mais ativas. Deve-se indagar sobre privação de sono, medicações hipnóticas, comorbidades do sono, psiquiátricas e clínicas. A aplicação da escala de sonolência de Epworth pode ajudar a quantificar a intensidade do sintoma. A causa tratável mais comum de SED é a AOS[20].

Excluídas comorbidades do sono, como as mencionadas nas seções deste capítulo, deve-se pensar em causas centrais de SED. Chamamos de causas centrais aquelas causadas por doenças do sistema nervoso central. Elas incluem a narcolepsia e a hipersônia idiopática[20].

Narcolepsia é uma síndrome clínica de SED crônica, associada com (1) cataplexia – fraqueza muscular transitória desencadeada por episódios emocionais intensos; (2) alucinações hipnagógicas – alucinações vívidas que ocorrem ao iniciar o sono; (3) paralisia do sono – incapacidade de se movimentar por 1 a 2 minutos ao iniciar o sono ou acordar. Já a hipersônia idiopática é uma necessidade incontrolável de dormir durante o dia por ao menos 3 meses, sem os sintomas associados da narcolepsia[21].

Os exames diagnósticos para SED dependem da suspeita clínica. Causas como privação de sono e uso de medicações podem ser concluídas com base na anamnese. A polissonografia deve ser solicitada quando se pensa em AOS ou causas centrais de SED. Na suspeita de narcolepsia ou hipersônia idiopática, deve-se complementar o exame de polissonografia com um teste de múltiplas latências do sono, detalhado na sessão de exames complementares[20].

Parassonias

Parassonias são movimentos ou comportamentos anormais que ocorrem durante o sono ou na transição entre a vigília e o sono. Eles são mais frequentes na infância, afetando entre 15% e 20% das crianças e 4% dos adultos. Elas são divididas entre eventos associados ao sono *rapid eye movement* (REM), como o transtorno comportamental do sono REM, e sono não REM, como sonambulismo[22].

A avaliação deve focar em obter uma descrição do evento a partir de um observador, como um parceiro de cama. Determinar sua frequência e se o comportamento coloca o paciente ou outros em risco. Pesquisar fatores precipitantes que facilitam os episódios, como uma doença primária do sono não tratada (ex.: AOS) ou uma nova medicação adicionada com relação temporal. Na dúvida diagnóstica, uma polissonografia no laboratório, com vídeo, pode fornecer informações importantes[22].

Distúrbios do ritmo circadiano

Os distúrbios do ritmo circadiano são uma perturbação do ciclo sono-vigília, com desalinhamento entre o ciclo endógeno do paciente e a rotina requerida pelos seus compromissos sociais e de trabalho. Logo, o paciente tem vontade de dormir e acordar em momentos diferentes dos exigidos a ele. Isso ocasiona uma queixa de insônia e/ou SED, com impacto social e na sua saúde física e mental[23].

Nossos horários de sono e vigília são determinados por um relógio biológico interno, chamado de ritmo circadiano. Ele tem um ciclo interno um pouco maior que 24 horas (24,2 horas em adultos e 24,3 horas em adolescentes), mas também usa dicas externas como luminosidade, alimentação, atividade e interações sociais para determinar os momentos em que sentimos sono e os momentos em que estamos despertos e ajustar para as 24 horas do dia[23].

Quando o ritmo circadiano do indivíduo não consegue se alinhar com suas atividades sociais, temos um dos distúrbios intrínsecos do ritmo circadiano. Ele pode ser tanto um atraso de fase do sono, em que o paciente tem atraso na vontade de dormir e acordar, quanto um avanço na fase de sono, em que o paciente sente sono mais cedo e acorda mais cedo[23].

Já nos transtornos irregulares do ciclo sono-vigília, o paciente não tem vontade de dormir e acordar regulados apenas pelo ritmo circadiano. Como resultado, tem múltiplos momentos de sonolência e despertar espalhados pelo ciclo de 24 horas do dia. São os principais exemplos o transtorno de *jet lag*, que acontece quando o paciente viaja para uma região distante dois ou mais fusos horários, e o transtorno do trabalho em turnos, que acontece quando o trabalho exige um cronograma noturno[23].

Síndrome das pernas inquietas e movimentos periódicos dos membros no sono

A SPI é um transtorno do movimento relacionado ao sono (PLSM). Ela se caracteriza por uma urgência incômoda ou desconfortável para movimentar as pernas, que piora à noite e é aliviada pelo movimento. Durante o sono, muitos pacientes com SPI têm movimentos frequentes das pernas, chamados movimentos periódicos dos membros no sono. Como consequência, o paciente terá insônia[24].

A SPI é mais comum em mulheres, em idosos e em pessoas que vivem no Hemisfério Norte. Além de genética, fatores de risco relevantes incluem baixo estoque de ferro, com anemia ferropriva, uremia, neuropatia e gravidez.[24] O diagnóstico da SPI é clínico, com as queixas características. A PLSM pode ser quantificada durante a polissonografia, que demonstra os movimentos repetitivos[24].

ESCALAS CLÍNICAS

Escalas clínicas podem ser ferramentas de fácil uso durante a consulta do paciente com queixa associada ao sono, podendo ser úteis para o rastreio de alguns distúrbios ou determinação de gravidade de sintomas. Em Medicina do sono, diversas escalas específicas estão disponíveis, porém as de uso corriqueiro mais útil são:

Escala de sonolência de Epworth

A escala de sonolência de Epworth é um instrumento muito usado para quantificar a impressão subjetiva de sonolência. A partir de oito situações do dia a dia, gradua-se a tendência a cochilar nesses cenários. O paciente que pontua 10 ou mais é considerado portador de SED[25].

TABELA 4 **Escala de sonolência de Epworth – versão traduzida e validada para o português do Brasil**

Qual a probabilidade de você cochilar ou adormecer nas situações a seguir – e não apenas sentir-se cansado? Este questionário refere-se ao seu modo de vida habitual nos últimos tempos. Mesmo que não tenha passado por alguma dessas situações ultimamente, tente imaginar como é que elas o afetariam. Use a escala que se segue para escolher o número mais apropriado para cada situação: 0 – nenhuma probabilidade de pegar no sono. 1 – pequena probabilidade de pegar no sono. 2 – probabilidade média de pegar no sono. 3 – grande probabilidade de pegar no sono.
( ) Sentado lendo um livro. ( ) Sentado vendo televisão. ( ) Sentado inativo em lugar público (por exemplo, sala de espera, cinema ou reunião). ( ) Como passageiro num carro durante 1 hora sem paragem. ( ) Deitado descansando à tarde quando as circunstâncias permitem. ( ) Sentado conversando com alguém. ( ) Sentado calmamente após um almoço sem ter bebido álcool. ( ) Ao volante, parado no trânsito, durante alguns minutos.

NOSAS

A escala NOSAS é prática e de fácil aplicação. Pode ser utilizada como ferramenta de rastreio para a AOS que pontua 8 ou mais[26].

TABELA 5 Escala NOSAS – versão traduzida e validada para o português do Brasil

N	*Neck*	Circunferência cervical > 40 cm	4 pontos
O	*Obesity*	Obesidade: IMC > 30 kg/m²; IMC 25 a 30 kg/m²	5 pontos; 3 pontos
S	*Snoring*	Roncos (autorrelato)	2 pontos
A	*Age*	Idade > 55 anos	4 pontos
S	*Sex*	Sexo masculino	2 pontos

EXAMES COMPLEMENTARES

Em medicina do sono, alguns diagnósticos podem ser feitos a partir somente de critérios clínicos, segundo a Classificação Internacional dos Transtornos do Sono, em sua última versão (ICSD3-TR). Para outras condições, são necessários métodos diagnósticos complementares, como:

Polissonografia

A polissonografia é o exame mais comum na medicina do sono. Imprescindível para diagnóstico e gravidade de AOS, porém geralmente dispensável para insônia, exceto se há sintomas associados ou alguns casos de insônia de manutenção[27]. Modalidades:

- Nível 1: exame padrão-ouro. Exame acompanhado por técnico (realizado em laboratório de sono). Canais múltiplos de eletroencefalograma (EEG), oculograma (EOG), ECG, eletromiograma de mento e MMII (em casos específicos, também de MMSS), sensores para detecção de ronco, posição corporal, detecção de eventos respiratórios, movimento torácico e abdominal.
- Nível 2: mesmos parâmetros do nível 1, porém o exame não é assistido por técnico especializado (pode ser realizado em domicílio).
- Nível 3: mínimo 4 canais, incluindo ventilação (pelo menos dois canais para movimentos respiratórios ou movimento respiratório e fluxo aéreo oronasal), ECG (ou frequência cardíaca) e SaO_2. Pode ser utilizado para diagnóstico de AOS diante de grande suspeita clínica e sem grandes comorbidades.
- Nível 4: oxímetro de alta precisão associado ou não ao registro de frequência cardíaca. Evidência insuficiente para uso clínico para diagnóstico de AOS.

Teste de múltiplas latências do sono

Exame realizado durante o dia, após uma polissonografia noturna. Com monitorização do sono, são dadas de 4 a 5 oportunidades de 20 minutos para dormir durante o dia, em intervalos de 2 horas, sendo definida a média das latências para início do sono em cada ocasião. É definido como SED o paciente que tem média inferior a 8 minutos. Essencial para o diagnóstico diferencial de sonolência diurna, diferenciando narcolepsia tipo 1 e 2 ou hipersônia idiopática[27].

Actigrafia

Monitoração da movimentação corporal por acelerômetro. Útil para diagnóstico e acompanhamento de pacientes com insônia e distúrbios do ritmo circadiano[27].

CONCLUSÃO

Os distúrbios de sono são muito frequentes e associados a importante prejuízo na qualidade de vida. Por sua apresentação heterogênea, é importante reconhecer de forma adequada os sintomas, aplicando os critérios clínicos bem estabelecidos para um correto diagnóstico.

REFERÊNCIAS BIBLIOGRÁFICAS

1. Koyanagi A, Stickley A. The association between sleep problems and psychotic symptoms in the general population: a global perspective. Sleep. 2015;38(12):1875-85.
2. Castro LS, Poyares D, Leger D, et al. Objective prevalence of insomnia in the São Paulo, Brazil Epidemiologic Sleep Study. Ann Neurol. 2013;74(4):537-46.
3. Santos-Silva R, Bittencourt LR, Pires ML, et al. Increasing trends of sleep complaints in the city of Sao Paulo, Brazil. Sleep Med. 2010;11(6):520-4.
4. Wang Y, Salas RME. Approach to common sleep disorders. Semin Neurol. 2021;41(6):781-94.
5. Thorpy MJ. Approach to the patient with a sleep complaint. Semin Neurol. 2004;24(3):225-35.
6. Haponik EF, Frye AW, Richards B, et al. Sleep history is neglected diagnostic information: challenges for primary care physicians. J Gen Intern Med. 1996;11(12):759-61.
7. McDermott M, Brown DL. Sleep apnea and stroke. Curr Opin Neurol. 2020;33(1):4-9.
8. Zuzuárregui JRP, During EH. Sleep issues in Parkinson's disease and their management. Neurotherapeutics. 2020;17(4):1480-94.
9. Safarpour Y, Vaziri ND, Jabbari B. Restless legs syndrome in chronic kidney disease: a systematic review. Tremor Other Hyperkinet Mov. 2023;13:10.
10. Gastel AV. Drug-induced insomnia and excessive sleepiness. Sleep Med Clin. 2018;13(2):147-59.
11. Ustun B, Westover MB, Rudin C, et al. Clinical prediction models for sleep apnea: the importance of medical history over symptoms. J Clin Sleep Med. 2016;12(2):161-8.
12. Viner S, Szalai JP, Hoffstein V. Are history and physical examination a good screening test for sleep apnea?. Ann Intern Med. 1991;115(5):356-9.
13. Friedman M, Hamilton C, Samuelson CG, et al. Diagnostic value of the Friedman tongue position and mallampati classification for obstructive sleep apnea: a meta-analysis. Otolaryngol Head Neck Surg. 2013;148(4):540-7.
14. Qaseem A, Dallas P, Owens DK, et al. Diagnosis of obstructive sleep apnea in adults: a clinical practice guideline from the American College of Physicians. Ann Intern Med. 2014;161(3):210-20.
15. Ralls F, Cutchen L. A contemporary review of obstructive sleep apnea. Curr Opin Pulm Med. 2019;25(6):578-93.
16. Myers KA, Mrkobrada M, Simel DL. Does this patient have obstructive sleep apnea?: The rational clinical examination systematic review. JAMA. 2013;310(7):731-41.
17. Riemann D, Benz F, Dressle RJ, et al. Insomnia disorder: state of the science and challenges for the future. J Sleep Res. 2022;31(4):e13604.
18. Riemann D, Espie CA, Altena E, et al. The European Insomnia Guideline: an update on the diagnosis and treatment of insomnia 2023. Sleep Res. 2023;32(6):e14035.
19. Carney CE, Buysse DJ, Ancoli-Israel S, et al. The consensus sleep diary: standardizing prospective sleep self-monitoring. Sleep. 2012;35(2):287-302.
20. Pérez-Carbonell L, Mignot E, Leschziner G, et al. Understanding and approaching excessive daytime sleepiness. Lancet. 2022;400(10357):1033-46.
21. Barateau L, Pizza F, Plazzi G, et al. J Sleep Res. 2022;31(4):e13631.
22. Bruni O, DelRosso LM, Melegari MG, et al. The parasomnias. Psychiatr Clin North Am. 2024;47(1):135-46.
23. Culnan E, McCullough LM, Wyatt JK. Circadian rhythm sleep-wake phase disorders. Neurol Clin. 2019;37(3):527-43.
24. Nanayakkara B, Di Michiel J, Yee BJ. Restless legs syndrome. Aust J Gen Pract. 2023;52(9):615-21.
25. Bertolazi AN, Fagondes SC, Hoff LS, et al. Validação da escala de sonolência de Epworth em português para uso no Brasil. J Bras Pneumol. 2009;35(9).
26. Marti-Soler H, Hirotsu C, Marques-Vidal P, et al. The NoSAS score for screening of sleep-disordered breathing: a derivation and validation study. Lancet Respir Med. 2016;4(9):742-8.
27. Togeiro SMGP, Smith AK. Métodos diagnósticos nos distúrbios do sono. Braz J Psychiatry. 2005.

32

Tratamento não farmacológico dos distúrbios do sono

Lucas Pereira Jorge de Medeiros
Paula Abreu

Pontos-chave

- A Terapia Cognitivo-Comportamental para Insônia (TCC-I) é considerada o padrão-ouro para tratamento não farmacológico de insônia, com eficácia superior às intervenções farmacológicas a longo prazo.
- Intervenções baseadas em *mindfulness* demonstram eficácia crescente para distúrbios do sono, particularmente quando combinadas com outras abordagens terapêuticas.
- O controle ambiental e a massagem terapêutica apresentam os maiores tamanhos de efeito em populações específicas, como pacientes com doença arterial coronariana e câncer.
- A personalização das intervenções baseada em fenótipos de insônia e cronotipos individuais aumenta significativamente a eficácia e adesão ao tratamento.
- Abordagens multidimensionais que integram múltiplos componentes demonstram superioridade em relação a intervenções isoladas.

INTRODUÇÃO

As intervenções não farmacológicas têm ganhado reconhecimento como tratamentos de primeira linha para distúrbios do sono, particularmente para insônia crônica. Diferentemente dos tratamentos farmacológicos, que frequentemente resultam em tolerância medicamentosa, dependência e diversos efeitos adversos, as abordagens não farmacológicas apresentam vantagens significativas: são mais seguras, promovem a autonomia do paciente e oferecem benefícios duradouros ao abordar os fatores causais e perpetuantes dos distúrbios do sono[1,2]. Este capítulo apresenta as principais intervenções disponíveis atualmente, com foco em sua implementação prática, evidências de eficácia e adaptações para diferentes populações e contextos clínicos.

TERAPIA COGNITIVO-COMPORTAMENTAL PARA INSÔNIA (TCC-I)

A TCC-I é reconhecida como o padrão-ouro das intervenções não farmacológicas para insônia, abordando tanto comportamentos quanto padrões de pensamento que perpetuam distúrbios do sono crônicos.

Componentes e mecanismos

TABELA 1 Componentes principais da Terapia Cognitivo-Comportamental para Insônia (TCC-I)-I

Componente	Descrição	Mecanismo de ação
Controle de estímulos	Restabelece associação entre cama/quarto e sono	Fortalece condicionamento positivo entre ambiente e sono reparador
Restrição de sono	Limita tempo na cama ao tempo de sono efetivo	Aumenta pressão hemostática do sono e consolida ciclos de sono-vigília
Reestruturação cognitiva	Identifica e modifica pensamentos disfuncionais sobre sono	Reduz ansiedade relacionada ao sono e catastrofização
Técnicas de relaxamento	Inclui relaxamento muscular progressivo, respiração e visualização	Reduz ativação fisiológica e psicológica que interfere no sono
Higiene do sono	Estabelece práticas que promovem sono de qualidade	Elimina comportamentos e fatores ambientais que prejudicam o sono

Eficácia e modalidades de entrega

A TCC-I tem demonstrado eficácia robusta em múltiplos ensaios clínicos e metanálises. Trauer et al.[3] analisaram 87 estudos com mais de 8.000 participantes, encontrando redução média de 19 minutos na latência do sono, redução de 26 minutos no tempo de vigília após início do sono, aumento de 7,6% na eficiência do sono, e melhorias sustentadas por até 12 meses. A TCC-I demonstra resultados superiores às intervenções farmacológicas a médio e longo prazo, com benefícios mantidos por até 36 meses[4].

A TCC-I tem sido adaptada para diversos formatos, ampliando seu acesso. Modalidades incluem: formato individual (tradicional), grupos (melhor custo-efetividade), versões digitais (programas *online* e aplicativos), protocolos breves (2-4 sessões para atenção primária), e materiais de autoajuda. Metanálises indicam que programas digitais com algum suporte humano apresentam resultados superiores aos completamente automatizados, aproximando-se da eficácia da TCC-I presencial[2].

ABORDAGENS BASEADAS EM *MINDFULNESS*

Princípios e mecanismos

As intervenções baseadas em *mindfulness* (IBM) oferecem uma perspectiva complementar às abordagens cognitivo-comportamentais tradicionais. Enquanto a TCC-I envolve esforços ativos para mudar pensamentos e comportamentos, *mindfulness* enfatiza a aceitação da experiência presente sem julgamento. Seus mecanismos incluem: redução da ativação cognitiva ao dormir, diminuição da ruminação e preocupação, aumento da consciência de sinais corporais de sono e fadiga, aceitação da experiência presente (mesmo que seja de vigília), e interrupção de padrões ruminativos de pensamento.

Tipos e evidências de eficácia

A Redução de Estresse Baseada em *Mindfulness* (MBSR), desenvolvida por Jon Kabat-Zinn, consiste em 8 semanas de sessões em grupo com práticas de meditação, yoga e exercícios integrados ao cotidiano. A Terapia Cognitiva Baseada em *Mindfulness* (MBCT) combina elementos de *mindfulness* com princípios de terapia cognitiva, sendo particularmente adequada para indivíduos com insônia comórbida com depressão ou ansiedade.

Metanálises recentes mostram que as IBM têm tamanhos de efeito moderados a grandes para melhoria da qualidade do sono, latência e eficiência[2]. Em pacientes oncológicos, a MBCT ficou em terceiro lugar em eficácia para redução da gravidade da insônia, com valor SUCRA de 64,1%, indicando seu potencial clínico nessa população específica[5].

INTERVENÇÕES DE RELAXAMENTO E REDUÇÃO DE ESTRESSE

Relaxamento muscular progressivo

O relaxamento muscular progressivo (RMP) envolve tensão e relaxamento sistemáticos de grupos musculares, promovendo consciência da diferença entre esses estados. Para insônia, o protocolo típico é adaptado para maximizar benefícios: treinamento diurno de 15-20 minutos para familiarização, progredindo para versões abreviadas de 5-10 minutos antes de dormir ou durante despertares noturnos. A eficácia do RMP tem sido documentada em diversas populações clínicas, incluindo pacientes com doença pulmonar obstrutiva crônica[6,7].

Massagem terapêutica

A massagem terapêutica (MT) tem emergido como intervenção promissora, particularmente em populações específicas. Em meta-análise de intervenções para insônia relacionada ao câncer, a MT apresentou valor SUCRA impressionante de 92,2%[5]. Os mecanismos propostos incluem: aceleração da circulação sanguínea, auxílio nas funções digestivas, estimulação do sistema linfático, ativação do sistema nervoso parassimpático, alívio do estresse, redução de frequência cardíaca e pressão arterial, e liberação de endorfinas. A MT apresenta vantagens práticas significativas, incluindo simplicidade de aplicação e mínima participação ativa necessária dos pacientes.

Musicoterapia

A musicoterapia exerce efeitos positivos no sono através da redução do estresse e ansiedade, diminuição da frequência cardíaca, respiração e pressão sanguínea[8]. Estudos mostram que a música melhora consistentemente a qualidade subjetiva do sono, embora os efeitos na latência e eficiência sejam mais limitados.

A personalização é crucial para maximizar benefícios. Recomenda-se música com ritmos suaves e melodias tranquilas 30-60 minutos antes de dormir, considerando preferências individuais. Um efeito adverso potencial a considerar é a repetição mental de melodias ("*earworms*"), destacando a importância do monitoramento da resposta individual[8].

INTERVENÇÕES CRONOBIOLÓGICAS E FOTOTERAPIA

Exposição estratégica à luz

A luz é o principal sincronizador do sistema circadiano humano. A exposição estratégica atua via fotorreceptores retinianos especializados contendo melanopsina, particularmente sensíveis à luz azul (460-480 nm), que transmitem informações ao núcleo supraquiasmático do hipotálamo. O *timing* da exposição é crucial: luz matinal adianta a fase circadiana (útil para quem tem dificuldade para acordar cedo); luz noturna atrasa a fase (beneficia pessoas que dormem e acordam muito cedo); e exposição regular durante o dia fortalece a amplitude do ritmo circadiano.

Moreno-Sanchez et al.[9] demonstraram que a exposição à luz matinal combinada com atividade física leve produziu melhorias significativas na qualidade subjetiva do sono, com aumento do tempo em sono profundo verificado por polissonografia.

Fototerapia estruturada

A fototerapia clínica utiliza dispositivos que fornecem luz em intensidade, espectro e timing específicos. Estas caixas de luz ou lâmpadas terapêuticas são projetadas para simular luz natural enquanto filtram componentes potencialmente prejudiciais como radiação ultravioleta.

As evidências para fototerapia estruturada como intervenção isolada são limitadas. Estudos com adultos mais velhos não encontraram diferenças consistentes entre

TABELA 2 Aplicações clínicas da exposição à luz por transtorno

Transtorno	Intervenção recomendada	Mecanismo	Implementação
Fase atrasada do sono (adormecer/acordar tarde)	Luz brilhante matinal (≥ 10.000 lux) por 30-60 min ao despertar; minimizar luz noturna	Adianta fase circadiana	Implementação gradual, exposição cada vez mais cedo à medida que o ciclo se ajusta
Fase adiantada do sono (adormecer/acordar muito cedo)	Luz moderada a brilhante no final da tarde/início da noite	Atraso relógio biológico	Combinar com atividades sociais e físicas vespertinas
Insônia com componente circadiano	Luz matinal + redução gradual da luz ambiental à noite	Reforça sinal de vigília diurna e contraste dia-noite	Eliminar fontes de luz azul à noite e usar filtros quando necessário

iluminação intensa versus tênue na qualidade do sono[1], sugerindo que esta abordagem pode ser mais benéfica como parte de intervenções multidimensionais.

INTERVENÇÕES BASEADAS NO ESTILO DE VIDA

Atividade física

A atividade física influencia positivamente o sono através de múltiplos mecanismos: efeitos termorregulatórios (aumento de temperatura corporal seguido por queda que facilita o início do sono), fortalecimento do ritmo circadiano quando praticada em horários consistentes, efeitos ansiolíticos reduzindo sintomas que frequentemente acompanham distúrbios do sono, e impacto positivo na arquitetura do sono (especialmente aumento do sono de ondas lentas).

Uma meta-análise recente identificou que o treinamento com exercícios de resistência foi a intervenção mais eficaz para melhorar a qualidade do sono em indivíduos não idosos[10]. Recomendações práticas incluem:

- Tipo: exercícios aeróbicos e de resistência, considerando preferências individuais.
- Intensidade: moderada (40-60% da capacidade máxima) para maioria dos indivíduos.
- Duração: 30-40 minutos na maioria dos dias da semana.
- *Timing*: personalizado conforme resposta individual, geralmente evitando atividade vigorosa 1-3 horas antes de dormir.

Atividade física baseada em práticas de yoga, promovendo integração mente-corpo, mostram-se também aliadas no manejo não farmacológico da insônia.

Higiene do sono

A higiene do sono refere-se a práticas comportamentais e ambientais que promovem sono de qualidade. Embora como intervenção isolada tenha eficácia limitada para insônia crônica, é componente essencial de abordagens integradas. Princípios fundamentais incluem:

- Regularidade: manter horários consistentes para deitar e levantar.
- Ambiente de sono: temperatura confortável (15-19°C), ambiente escuro e silencioso, ventilação adequada, colchão e travesseiros apropriados.
- Hábitos diurnos: exposição à luz natural matinal, atividade física regular, cochilos limitados a 20-30 minutos antes das 15 h.
- Consumo de substâncias: evitar cafeína 6-8 horas antes de dormir, limitar álcool, evitar nicotina.
- Tecnologia: evitar telas 1-2 horas antes de dormir, usar filtros de luz azul quando necessário.

Irish et al. identificaram que a regularidade dos horários de sono, evitação de cafeína e álcool próximo ao horário de dormir, e redução da exposição à luz de telas no período noturno são as práticas com suporte empírico mais robusto[11].

Controle ambiental

O controle de fatores ambientais tem emergido como intervenção surpreendentemente potente, particularmente em contextos em que estímulos ambientais são difíceis de modificar. Uma metanálise de intervenções não farmacológicas para pacientes com doença arterial coronariana identificou que o controle ambiental (tampões de ouvido e máscaras para os olhos) produziu o maior tamanho de efeito para melhoria da qualidade subjetiva do sono[12].

Intervenções de controle ambiental são particularmente valiosas em diversos contextos:

- Pacientes hospitalizados: Tampões de ouvido, máscaras para os olhos, cortinas divisórias
- Ambientes urbanos barulhentos: Janelas com isolamento acústico, máquinas de ruído branco, ventiladores
- Trabalhadores de turnos: Cortinas *blackout*, isolamento acústico, temperatura controlada
- Idosos institucionalizados: Intervenções ambientais personalizadas melhoram qualidade do sono e aspectos relacionados

ADAPTAÇÕES PARA POPULAÇÕES ESPECÍFICAS

Pacientes com doenças cardiovasculares

Os distúrbios do sono apresentam relação bidirecional com doenças cardiovasculares, afetando aproximadamente metade dos pacientes com doença arterial coronariana (DAC). O sono inadequado pode exacerbar fatores de risco cardiovascular, comprome-

TABELA 3 Intervenções mais eficazes por população específica

População	Intervenções mais eficazes	Mecanismos e considerações especiais	Evidências
Doença arterial coronariana	1. Controle ambiental 2. Técnicas de relaxamento 3. Gerenciamento de autocuidado	Alta sensibilidade a perturbações ambientais; técnicas de relaxamento; devem evitar esforço físico excessivo	Metanálise mostrou tamanho de efeito médio (d = 0,45) para intervenções não farmacológicas
Pacientes oncológicos	1. Massagem terapêutica (SUCRA 92,2% para qualidade do sono) 2. Eletroacupuntura (SUCRA 92,2% para gravidade da insônia) 3. MBCT	Diferentes intervenções podem ser mais adequadas dependendo do aspecto específico do sono a ser tratado	Metanálise em rede forneceu hierarquia de eficácia relativa
Doença de Parkinson	1. Massagem terapêutica (SUCRA 97,3%) 2. Musicoterapia (SUCRA 94,2%) 3. Treinamento em esteira (SUCRA 85,7%)	Redução da rigidez muscular, alívio da dor crônica, ativação parassimpática	Metanálise identificou hierarquia de eficácia
Adultos mais velhos	1. *Mindfulness* adaptado 2. TCC-I com implementação gradual 3. Atividade física multicomponente	Considerar limitações físicas, cognição, comorbidades frequentes (noctúria, dor crônica); exposição à luz vespertina moderada para avanço de fase	Necessidade de adaptações específicas: tempo maior para aprendizado, materiais adaptados para déficits sensoriais

tendo a recuperação e aumentando o risco de eventos recorrentes.

Uma metanálise recente demonstrou que intervenções não farmacológicas melhoraram significativamente a qualidade subjetiva do sono em pacientes com DAC (d = 0,45)[12]. O controle ambiental emergiu como abordagem com maior impacto, seguido por técnicas de relaxamento, gerenciamento de comportamentos de autocuidado e intervenções que combinavam relaxamento com componentes cognitivos/psicológicos.

Pacientes com câncer

Os distúrbios do sono afetam aproximadamente 60% dos pacientes oncológicos, resultando de fatores relacionados à doença, psicológicos e efeitos secundários dos tratamentos. Uma metanálise em rede recente avaliou a eficácia comparativa de 11 intervenções não farmacológicas para insônia relacionada ao câncer[5]. Johnson et al.[13] demonstraram em metanálise específica que a TCC-I resultou em melhoria de 15,5% na eficiência do sono em sobreviventes de câncer, com efeitos mantidos por até 6 meses.

A eletroacupuntura emergiu como intervenção mais eficaz para reduzir a gravidade da insônia (SUCRA 92,2%), enquanto a terapia de massagem classificou-se como mais eficaz para melhorar a qualidade geral do sono (SUCRA 92,2%). Esta divergência sugere que diferentes intervenções podem ser mais adequadas dependendo do aspecto específico do sono que constitui a queixa principal do paciente.

Pacientes com doença de Parkinson

Os distúrbios do sono afetam entre 47,66% e 89,10% dos pacientes com Parkinson, resultando de fisiopatologia complexa envolvendo degeneração de núcleos do tronco cerebral, alterações no sistema dopaminérgico, sintomas motores noturnos, complicações medicamentosas e comorbidades psiquiátricas.

Uma metanálise em rede recente[14] identificou a terapia de massagem como intervenção não farmacológica mais eficaz (SUCRA 97,3%), seguida pela musicoterapia (94,2%) e treinamento em esteira (85,7%). A eficácia superior da massagem pode ser explicada por seus múltiplos mecanismos relevantes: redução da rigidez muscular, alívio da dor crônica, ativação parassimpática e benefícios psicológicos. Skogar et al.[15] demonstraram que o toque tátil, uma forma específica de estimulação manual, também produziu melhorias na dor crônica e qualidade de vida relacionada à saúde em pacientes com Parkinson.

Adultos mais velhos

Os distúrbios do sono afetam aproximadamente metade dos adultos mais velhos, resultando de fatores fisiológicos, psicológicos e sociais associados ao envelhecimento. As abordagens não farmacológicas são particularmente valiosas para esta população devido aos riscos aumentados associados aos medicamentos hipnóticos.

Chen et al.[16] confirmaram em revisão sistemática e metanálise que a TCC-I é eficaz também em adultos mais velhos, com melhorias significativas na qualidade subjetiva do sono e redução da latência do sono. Intervenções baseadas em *mindfulness* adaptadas para idosos têm demonstrado resultados promissores[1]. Adaptações da TCC-I incluem implementação mais gradual da restrição de sono, com atenção especial à segurança. Estratégias específicas para comorbidades comuns (noctúria, dor crônica, síndrome das pernas inquietas) e considerações cronobiológicas (exposição à luz vespertina moderada) são particularmente relevantes.

CONCLUSÃO

A escolha da intervenção não farmacológica mais apropriada deve ser guiada por evidências científicas, mas também personalizada para as necessidades e circunstâncias de cada indivíduo. As evidências apontam consistentemente para a importância de abordagens multidisciplinares e integradas, combinando diferentes modalidades para maximizar benefícios terapêuticos.

As intervenções não farmacológicas têm potencial não apenas de aliviar temporariamente os sintomas, mas de abordar fundamentalmente as causas subjacentes dos distúrbios do sono, resultando em melhorias sustentadas mesmo após a conclusão da intervenção formal. A implementação na prática clínica requer avaliação individualizada para identificar fatores específicos, escolha criteriosa das intervenções baseada em evidências e preferências do paciente, e monitoramento contínuo para ajustes conforme necessário.

O desenvolvimento contínuo e a disseminação de tecnologias digitais oferecem oportunidades sem precedentes para ampliar o acesso a estas intervenções, particularmente para populações que tradicionalmente enfrentam barreiras ao acesso a cuidados especializados. Com personalização adequada e abordagem verdadeiramente integrada, estas intervenções têm potencial de transformar positivamente não apenas a qualidade do sono, mas também o funcionamento diurno, bem-estar psicológico e qualidade de vida global.

REFERÊNCIAS BIBLIOGRÁFICAS

1. MacLeod S, Musich S, Kraemer S, Wicker E. Practical non-pharmacological intervention approaches for sleep problems among older adults. Geriatr Nurs. 2018;39(5):506-12.
2. Wong VWH, Ho FYY, Wong YSH, Chung KF, Yeung WF, Ng CH, et al. Efficacy of lifestyle medicine on sleep quality: A meta-analysis of randomized controlled trials. J Affect Disord. 2023;330:125-38.
3. Trauer JM, Ruehland WR, Anderson CS, Cornish RM, Lee SA, Vacevic JP, et al. Cognitive behavioral therapy for chronic insomnia disorder: a systematic review and network meta-analysis. Ann Intern Med. 2021;174(9):1233-44.
4. Edinger JD, Arnedt JT, Bertisch SM, Carney CE, Harrington JJ, Lichstein KL, et al. Behavioral and psychological treatments for chronic insomnia disorder in adults: an American Academy of Sleep Medicine clinical practice guideline. J Clin Sleep Med. 2021;17(2):255-62.
5. Luo Y, He H, Cao C, Xu R, Tian X, Jiang G. Efficacy of non-pharmacological interventions on sleep quality in patients with cancer-related insomnia: a network meta-analysis. Front Neurol. 2024;15:1421469.
6. Chegeni PS, Gholami M, Azargoon A, Pour AHH, Birjandi M, Norollahi H. The effect of progressive muscle relaxation on the management of fatigue and quality of sleep in patients with chronic obstructive pulmonary disease: a randomized controlled clinical trial. Complement Ther Clin Pract. 2018;31:64-70.
7. Chegeni PS, Gholami M, Azargoon A, Pour AHH, Birjandi M, Norollahi H. The effect of progressive muscle relaxation on the management of fatigue and quality of sleep in patients with chronic obstructive pulmonary disease: a randomized controlled clinical trial. Complement Ther Clin Pract. 2018;31:64-70.
8. SABRA. Sono relaxante [Internet]. 2023 [citado em 2024 Jun 15]. Disponível em: https://www.sabra.org.br/site/sono-relaxante/
9. Moreno-Sanchez PA, Vanderlinden J, Mosco-so-Porras MG, Martinez-Herrero S, Suarez-Sanchez MJ, Peñacoba C, et al. Combined morning bright light and physical activity for improving sleep quality: a randomized controlled trial. J Affect Disord. 2023;325:276-84.

10. Hirohama K, Imura T, Hori T, Deguchi N, Mitsutake T, Tanaka R. The effects of nonpharmacological sleep hygiene on sleep quality in nonelderly individuals: a systematic review and network meta-analysis of randomized controlled trials. PLoS ONE. 2024;19(6):e0301616.
11. Irish LA, Kline CE, Gunn HE, Buysse DJ, Hall MH. The role of sleep hygiene in promoting public health: a review of empirical evidence. Sleep Med Rev. 2015;22:23-36.
12. Park G, Lee H, Lee DE. Non-pharmacological interventions for improving sleep outcomes among patients with a diagnosis of coronary artery disease: a systematic review and meta--analysis. Eur J Cardiovasc Nurs. 2024;23(1):1-10.
13. Johnson JA, Rash JA, Campbell TS, Savard J, Gehrman PR, Perlis M, et al. A systematic review and meta-analysis of randomized controlled trials of cognitive behavior therapy for insomnia (CBT-I) in cancer survivors. Sleep Med Rev. 2016;27:20-8.
14. Tang R, Gong S, Li J, Hu W, Liu J, Liao C. Efficacy of non-pharmacological interventions for sleep quality in Parkinson's disease: a systematic review and network meta-analysis. Front Neurosci. 2024;18:1337616.
15. Skogar Ö, Borg A, Larsson B, Robertsson L, Andersson L, Andersson L, et al. 'Effects of tactile touch on pain, sleep and health related quality of life in Parkinson's disease with chronic pain': a randomized, controlled and prospective study. Eur J Integr Med. 2013;5:141-52.
16. Chen YY, Cao XL, Lu CW, Zhou WC, Sun Q, Zhang XJ, et al. Cognitive behavioral therapy for insomnia in older adults: a systematic review and meta-analysis. Front Aging Neurosci. 2022;14:846293.

33

Desprescrição de hipnóticos e sedativos

Victor Valente Lopes
Ricardo Sadriano
Leandro da Costa Lane Valiengo

Pontos-chave

- O uso crônico de benzodiazepínicos e drogas Z está associado a riscos importantes, especialmente em idosos.
- A desprescrição deve ser gradual, personalizada e centrada no paciente, considerando fatores como tempo de uso, dose, comorbidades e disposição para a retirada.
- Medidas de estilo de vida, como higiene do sono, atividade física e manejo do estresse, são fundamentais como tratamento complementar.

INTRODUÇÃO

Os benzodiazepínicos e as drogas Z (não benzodiazepínicos para tratar insônia) estão entre as classes de psicotrópicos mais frequentemente prescritos, e são utilizados especialmente por seus efeitos ansiolíticos, sedativos e hipnóticos[1]. A maior parte da prescrição desses fármacos é feita por clínicos gerais, sendo os psiquiatras responsáveis por menos de 20%. No Brasil, um estudo detectou uma prevalência de uso de benzodiazepínicos ao longo da vida de 9,8%, sendo que mulheres e indivíduos com mais de 40 anos tiveram taxas mais altas de uso. Estima-se que, no Brasil, 13 milhões de pessoas utilizem o medicamento[2]. Apesar de existirem recomendações de eficácia e segurança, o uso prolongado (mais de 2 a 8 semanas) deve ser desaconselhado em virtude não só dos efeitos adversos como também de fraca evidência de benefícios. Os principais efeitos adversos dos benzodiazepínicos e das drogas Z são citados na Tabela 1[1].

DESPRESCRIÇÃO DE BENZODIAZEPÍNICOS E DROGAS Z

Por que considerar desprescrever

Benzodiazepínicos e drogas Z são usados para o tratamento de transtornos ansiosos, transtornos do sono, epilepsia e abstinên-

TABELA 1 Principais efeitos adversos dos benzodiazepínicos e drogas Z

Físicos	Tontura, vertigem, síncope, náusea/vômito, fala arrastada, disartria, incoordenação, instabilidade, ataxia, tremores, fraqueza, hiper-reflexia, nistagmo, diplopia, inquietação, agitação psicomotora, dor muscular, espasmos, alterações sensoriais (deficiências visuoespaciais, fotofobia, hiperacusia, sabores estranhos), *tinnitus*, parestesias, coriza e congestão nasal, erupção cutânea, irregularidades menstruais, dependência, tolerância e abstinência, convulsões.
Cognitivos	Sedação, sonolência, fadiga, desatenção, má concentração, pesadelos, pensamentos intrusivos, deficiência de memória, julgamentos prejudicados, alteração da percepção (ilusões, desrealização, alucinações); ideação suicida e homicida, paranoia, hipervigilância, coma.
Emocionais	Depressão, disforia, anestesia emocional, raiva, irritabilidade, labilidade emocional, ansiedade, fobia, pânicos, excitação, ativação, euforia, mania.
Comportamentais	Anorexia, ganho de peso, insônia, evitação e agorafobia, impulsividade, desinibição, agressão, raiva, abuso, uso indevido de drogas.

cia de álcool. A maioria das diretrizes recomenda-os para condições agudas e por até 2 a 4 semanas[3]. Aproximadamente 47% dos pacientes que utilizam por mais de 4 semanas desenvolvem dependência[4], e seu uso também está associado ao desenvolvimento de tolerância, depressão respiratória e aumento de hospitalização em pacientes com doença pulmonar obstrutiva crônica (DPOC), exacerbação de apneia obstrutiva do sono, overdose em pacientes com transtorno por uso de substâncias, maior mortalidade e, nos idosos, declínio cognitivo, *delirium* e lentificação psicomotora. Há aumento do risco de quedas, fraturas e acidentes automobilísticos[5-7]. Dessa forma, é amplamente aceito que os riscos do uso a longo prazo superam os benefícios[3,6]. Os grupos de maior risco para o uso crônico de benzodiazepínicos constam na Tabela 2[7,8].

TABELA 2 Grupos de maior risco para o uso crônico de benzodiazepínicos[7,8]

> 65 anos
Transtorno por uso de substância prévio ou atual
Síndrome de fragilidade
Doença pulmonar obstrutiva crônica/apneia obstrutiva do sono/asma
Uso de opioides
Histórico de overdose
Uso concomitante de outro benzodiazepínico/droga Z/relaxante muscular
Gestantes

Em que paciente considerar a desprescrição

A desprescrição é recomendada para todos em uso por mais de 2 a 4 semanas, para aqueles cujo transtorno subjacente remitiu e para aqueles com fatores de risco para complicações (Tabela 2)[8-10]. Há exceções para manutenção do tratamento: tratamento de epilepsia, estado terminal e quando a suspensão pode levar à descompensação de um transtorno mental grave[8].

Como e quando abordar a desprescrição em seu paciente

A decisão deve ser compartilhada com o paciente, discutindo-se os riscos e benefícios da manutenção do tratamento. Abordagens breves, como cartas assinadas por um profissional de saúde ou consultas aconselhando a descontinuação, podem ser eficazes para aumentar sua taxa em 6 a 12 meses[11]. Além disso, uma abordagem centrada no paciente, com materiais psicoeducativos, pode promover motivação e senso de autoeficácia[12].

Muitos pacientes temem a volta dos sintomas e os efeitos da abstinência, especialmente após experiências prévias de interrupção abrupta, o que reforça sua ambivalência quanto à descontinuação. Nesses casos, estratégias de entrevista motivacional (EM) podem ser interessantes para abordar a ambivalência e motivar a mudança[13]. É importante não impor a suspensão dos benzodiazepínicos a quem não deseja parar, preferindo-se programar uma nova abordagem para uma data futura[8].

Um estudo associou a retirada do uso crônico de benzodiazepínicos a maior mortalidade em um ano e aumento de eventos adversos, destacando a complexidade do tema e a necessidade de abordagens individualizadas[14]. Fatores que sugerem um momento propício para a desprescrição são: paciente disposto a interromper; compreensão pelo paciente dos riscos do uso prolongado; existência de estratégias para lidar com problemas decorrentes da retirada; e uma aliança terapêutica forte. Além disso, convém que o paciente tenha o transtorno de base controlado. Em alguns casos, antes de iniciar o desmame, pode ser apropriado esperar até que estressores psicossociais agudos sejam resolvidos[8].

Técnicas de EM têm se mostrado particularmente eficazes nesse contexto, sendo uma abordagem centrada no paciente que busca explorar e resolver ambivalências, fortalecendo a motivação intrínseca para a mudança de comportamento[15]. Seu uso pode aumentar significativamente a taxa de sucesso na descontinuação de benzodiazepínicos, especialmente em populações idosas[16,17]. Além disso, intervenções psicoeducacionais combinadas com abordagens empáticas e colaborativas - que incluem validação dos medos do paciente, estabelecimento de metas realistas e reforço positivo - contribuem para maior adesão ao plano terapêutico e redução dos sintomas de abstinência[18,19].

Retirada gradual de benzodiazepínicos e drogas Z

A ocupação dos receptores GABA-A pelos benzodiazepínicos segue uma curva hiperbólica: reduções de dose têm pouco impacto em doses altas, mas causam grandes variações na ocupação em doses baixas, tornando os sintomas de abstinência mais intensos nas fases finais do desmame. Isso implica que reduções de mesmo tamanho levam a sintomas de abstinência mais intensos em doses menores (ex.: reduzir 2,5 mg de diazepam é tolerável se o paciente tomar 40 mg/dia, mas pode ser intolerável se ele tomar 5 mg/dia). Assim, é importante que, à medida que se chegam a doses menores, as reduções da medicação sejam progressivamente menores, respeitando o padrão hiperbólico de ocupação dos receptores GABA-A pela medicação.

Não há consenso sobre qual estratégia é mais eficaz para a desprescrição[9,20], mas a maioria dos *guidelines* concordam que a descontinuação abrupta em usuários crônicos é desaconselhável em decorrência do risco de reações adversas graves[3], como convulsões. O desmame gradual aumenta a taxa de sucesso da cessação[21]. Entretanto, a velocidade do desmame é amplamente debatida e deve levar em consideração o tempo de uso.

Usuários de curto prazo (2 a 4 semanas) podem geralmente realizar um desmame mais rápido, com redução da dose em 25-50% por semana ou até mesmo interrompendo a medicação de forma abrupta. Para usuários em tratamento prolongado (mais de 4 semanas), alguns autores recomendam que a retirada ocorra ao longo de 4 a 8 semanas, seguindo um cronograma definido. Essa abordagem evita protocolos de descontinuação excessivamente longos[3,20]. No entanto, para pacientes crônicos, a redução pode ser realizada ao longo de meses, podendo se estender até 12 a 18 meses, uma vez que desmames mais lentos são geralmente melhor tolerados e podem minimizar os riscos de sintomas de abstinência[10]. Recomenda-se reduzir a dose gradualmente, dividir a tomada de decisão com o paciente e considerar a troca para um benzo de longa ação[3]. É preferível utilizar benzodiazepínicos de meia-vida longa, para evitar uma posologia com múltiplas tomadas por dia e o risco de síndrome de abstinência no intervalo interdoses. Uma estratégia comumente utilizada é reduzir 10-25% da dose a cada 1-2 semanas[20].

É importante monitorar insônia, ansiedade social, ataques de pânico. Pode-se pedir que o paciente descreva a intensidade desses sintomas classificando-os de 0 a 10 – o monitoramento ajudará a guiar a conduta. Caso os sintomas sejam leves, pode-se considerar prosseguir com a retirada; se moderados a graves, deve-se considerar aguardar mais algumas semanas antes de prosseguir, ou, em alguns casos, voltar para a dose anterior. Neste último caso, é importante esperar algumas semanas até a estabilização dos sintomas antes de tentar a retirada. Durante esse processo, é essencial orientar o paciente a não usar doses extras da medicação[10].

Recomendamos que esses esquemas não sejam usados de forma rígida. Para um paciente que faz uso de benzodiazepínicos há mais de 20 anos, pode ser necessário esperar mais tempo entre as reduções, de acordo com o relato do paciente e sua tolerância aos efeitos adversos[20].

As estratégias de *tapering* podem variar de acordo com o fármaco específico, a dose, o tempo de uso e o perfil do paciente, envolvendo geralmente uma redução lenta e individualizada, com diversas opções para seu ajuste[18,22,23], dentre elas:

- Redução progressiva da dose: diminuição de 10 a 25% da dose a cada 1-2 semanas, com ajustes baseados na tolerabilidade. Reduções mais lentas (até 5% por mês) podem ser necessárias em pacientes sensíveis ou com uso de longa duração[6].
- Manipulação farmacêutica ou fracionamento: quando não há formulação adequada para pequenas reduções, pode-se utilizar manipulação magistral para produzir cápsulas ou soluções líquidas com doses intermediárias. Alternativamente, comprimidos podem ser divididos com cortadores específicos ou, quando permitido, triturados e diluídos em líquido para facilitar o ajuste (observar a estabilidade da substância).
- Formulações líquidas: há fármacos disponíveis na forma líquida, permitindo reduções em pequenas frações. Isso é mais útil em fases finais do desmame, quando os ajustes precisam ser mínimos.
- Técnica de "*microtapering*": especialmente indicada para pacientes com hipersensibilidade à retirada. Envolve reduções minúsculas e frequentes (por exemplo, diárias ou semanais), com o

uso de seringas orais para medir volumes precisos de soluções líquidas.

- Troca por um benzodiazepínico de meia-vida longa: a troca para um benzodiazepínico de longa duração é um tema de debate[20]. A descontinuação com benzodiazepínicos de meia-vida intermediária pode gerar flutuações séricas e sintomas de abstinência interdoses. A substituição por diazepam permite dose única diária e redução mais gradual, minimizando esses sintomas[10].

Na Tabela 3, encontram-se as equivalências entre os principais benzodiazepínicos disponíveis no mercado brasileiro. É importante salientar que tabelas de equivalência são baseadas em opiniões de especialistas e

TABELA 3 Benzodiazepínicos e drogas Z comercializados no Brasil (formulações, dose equivalente, meia-vida e objetivo de mercado)

	Formulações disponíveis no Brasil	Dose equivalente	Meia-vida (metabólito ativo)	Objetivo de mercado
Zolpidem	5 mg (orodispersível), 5 mg, 10 mg, 6,25 mg CR, 12,5 mg CR, 5 mg SL, 10 mg SL, 6,25 mg XR, 12,5 mg XR, 10 mg/mL (gotas); 2,5 mg/ativação (*spray*).	20 mg	0,7-3,5 h, média 2,4 h	h
Zopiclona	7,5 mg	15 mg	5 h	h
Eszopiclona	1 mg, 2 mg, 3 mg	3 mg	6 h, 9 h no idoso	h
Clonazepam	0,5 mg (cp), 2 mg (cp); clonazepam 2,5 mg/mL (solução oral) 0,25 mg (sublingual)	0,5 mg	20-60 h, média 30 h	a, e
Alprazolam	0,5 mg, 0,25 mg, 1 mg, 2 mg, frontal XR 0,5 mg, 1 mg, 2 mg (clp)	0,5 mg	12-15 h	a
Bromazepam	Bromazepam 3 mg, 6 mg, Fluxtar SR® 3 mg e 6 mg, Somalium® 2,5 mg/mL (So)	5-6 mg	10-20 h	a
Diazepam	Diazepam 5 mg, 10 mg	10 mg	24-48 h (até 100hr)	a, e
Lorazepam	Lorazepam 1 mg e 2 mg	1 mg	12 h	a
Clobazam	10 mg e 20 mg	20 mg	12-60 h	a,e
Flunitrazepam	1 mg e 2 mg	1 mg	18-26 h (36-200)	h
Nitrazepam	5 mg	10 mg	24 h	h
Midazolam	7,5 mg e 15 mg	?		h; *status epilepticus*
Flurazepam	30 mg	15-30 mg	40-114 h	h
Estazolam	2 mg	1-2 mg	10-24 h	h

a: ansiolítico; e: epilepsia; h: hiponótico[5,9,10].

observações clínicas, ou seja, não traduzem as diferenças em magnitude dos efeitos entre os diferentes agentes[5]. É possível que um paciente que toma lorazepam 2 mg à noite, ao transicionar para uma dose equivalente de diazepam, possa sentir sonolência excessiva. Por outro lado, também é possível que uma mudança para uma dose menor de diazepam resulte em sintomas de abstinência. Aconselha-se realizar uma troca cruzada entre medicações, permitindo um período de adaptação à nova droga. Um período de estabilização de duas semanas ou mais pode ser necessário antes de começar a redução da dose total com a nova medicação.

Drogas Z que possuem meia-vida curta e são administradas uma vez ao dia produzem menos dependência física e apresentam menor risco de abstinência, sendo mais seguro seguir a redução diretamente com essas drogas. Entretanto, a opção de trocar é possível em pacientes que realizam múltiplas tomadas por dia, que fazem uso nocivo e que apresentam sintomas de abstinência.

Manejo da abstinência

A abstinência aguda de benzodiazepínicos está associada ao aumento dos sintomas de ansiedade, como inquietação, agitação, tremores, tontura, ataques de pânico, palpitações, falta de ar, sudorese, *flushing*, insônia e dor no peito. Outros sintomas menos comuns incluem convulsões, alterações intestinais/urinárias, alterações de apetite, fadiga, dificuldade de concentração, zumbido e *delirium*. Alguns sintomas podem persistir e perdurar por meses e até anos após a descontinuação, incluindo fadiga, depressão, dificuldades de memória e cognição, sintomas motores (dor, fraqueza, espasmos), despersonalização, insônia de rebote, psicose, delírios paranoides e percepção anormal de movimento[20].

O desmame gradual é a melhor forma de prevenir sintomas relevantes de abstinência. Em casos de sintomas de abstinência moderados a graves, é aconselhável retornar à dose anterior e mantê-la por 1 a 2 semanas, até a estabilização do quadro, antes de prosseguir com a redução[8].

ESTRATÉGIAS NÃO FARMACOLÓGICAS

A Terapia Cognitivo-Comportamental para Insônia (TCCi) está associada a maiores taxas de descontinuação no curto prazo (< 3 meses) e a menores sintomas de insônia em relação à abordagem usual. Entretanto, em uma metanálise recentemente publicada, o desfecho em 12 meses não pareceu persistir[25]. A TCCi foca na reestruturação de pensamentos disfuncionais relacionados ao sono, à ansiedade ou ao uso da substância, ao mesmo tempo em que ensina habilidades de enfrentamento da insônia sem a necessidade de fármacos sedativos-hipnóticos[26].

Outra abordagem promissora é a Terapia de Aceitação e Compromisso (ACT), com foco na promoção da flexibilidade psicológica e do comprometimento com valores pessoais mesmo diante de desconfortos[27]. A EM tem sido amplamente utilizada como estratégia inicial ou complementar, ajudando os pacientes a resolverem sua ambivalência quanto ao uso da substância e a fortalecerem sua motivação para a mudança[15].

Em pacientes com comorbidades psiquiátricas, como transtornos de ansiedade ou insônia crônica, intervenções integradas que tratam simultaneamente o transtorno de base e a dependência ao benzodiazepínico mostram melhores resultados a longo prazo[18]. Portanto, a escolha da estratégia psicoterapêutica deve ser individualizada, considerando fatores clínicos, motivacionais e contextuais do paciente.

A Terapia Comportamental Dialética (DBT) adaptada para dependência (DBT-S) pode reduzir o uso de substâncias, melhorar a adesão e o funcionamento global, especialmente em pacientes com comorbidades[28,29]. Ao combinar validação e mudança comportamental, oferece estratégias para lidar com abstinência, ansiedade e insônia, auxiliando na descontinuação dos benzodiazepínicos e na prevenção de recaídas.

Em pacientes com transtorno de ansiedade, uma metanálise mostrou que a associação de TCC associada à redução gradual da dose foi eficaz tanto no curto prazo (< 3 meses) quanto no longo prazo (6 a 12 meses) na descontinuação de benzodiazepínicos (NNT = 3,2 e NNT = 2,8)[30]. Outras intervenções, como folhetos psicoeducativos, técnicas de relaxamento e treino de habilidades, também podem ser estratégias úteis[13,31].

ESTRATÉGIAS FARMACOLÓGICAS

O uso de farmacoterapia (não benzodiazepínicos) como substituto ou adjunto para o tratamento da dependência de benzodiazepínicos não é consensual na literatura[3]. Revisão sistemática sugere que valproato e tricíclicos podem auxiliar na desprescrição de benzodiazepínicos, enquanto pregabalina, paroxetina, tricíclicos e carbamazepina podem aliviar os sintomas de abstinência e ansiedade. Contudo, as evidências são limitadas e carecem de maior robustez[32].

TABELA 4 Higiene do sono

1. Quarto: local calmo, arejado, travesseiros e colchões confortáveis. Utilizar a cama apenas para dormir ou atividade sexual. Se estiver sem sono, sair da cama.
2. Ruídos: ambiente calmo e silencioso é preferível. Algumas pessoas podem se sentir melhor com o chamado "ruído branco" – ventilador, ar-condicionado, aplicativos de sons. Se o ambiente for ruidoso, tampões, isolamento acústico, música relaxante podem ajudar
3. Luminosidade: o ambiente escuro proporciona um sono melhor. A luminosidade é o principal regulador do relógio biológico do sono. A intensidade entre 100 e 1000 K (Kelvin) podem suprimir quase completamente a secreção de melatonina. Existem aplicativos de celular que podem medir essa intensidade de luz próximo ao horário de dormir. • Espectro de luz: a luz azul, mesmo em uma exposição de curta duração, suprime a melatonina, reduz a sonolência, atrasa a fase de sono. Esse tipo de luz é encontrado principalmente nos dispositivos eletrônicos. • Exposição no início do dia: a exposição à luz natural nos primeiros minutos do dia auxilia na regulação do relógio biológico, permitindo uma sonolência noturna mais natural.
4. Ambiente de sono atemporal: evitar checagem das horas ao longo da noite, pois ao checar pode-se ficar mais ansioso, sendo um disruptor do sono.
5. Rotina e regularidade: dormir e acordar aproximadamente no mesmo horário todos os dias, mesmo em finais de semana e folgas.
6. Ritual: cultive um ritual de sono idealmente 2 horas antes de ir para a cama. Isso auxilia física e psicologicamente no processo de adormecimento.

ABORDAGEM BASEADA EM MEDICINA DO ESTILO DE VIDA

Higiene do sono

Dentre as abordagens não farmacológicas, além da TCCi, recomendações como as citadas na Tabela 4 compõem o que se denomina higiene do sono, ferramenta fundamental de melhora na qualidade do sono[33].

CONCLUSÃO

A descontinuação de benzodiazepínicos e drogas Z é fundamental diante dos riscos do uso prolongado, exigindo plano individualizado, redução gradual e apoio psicoterapêutico (TCC, ACT, DBT, EM), além de mudanças no estilo de vida. Estratégias como troca por benzodiazepínicos de meia-vida longa, uso de formulações manipuladas e monitoramento clínico contínuo contribuem para um desmame seguro, que demanda conhecimento técnico, empatia e acompanhamento prolongado.

REFERÊNCIAS BIBLIOGRÁFICAS

1. Guina J, Merrill B. Benzodiazepines I: upping the care on downers: the evidence of risks, benefits and alternatives. J Clin Med. 2018;7(2):17.
2. Madruga CS, Paim TL, Palhares HN, Miguel AC, Massaro LTS, Caetano R, Laranjeira RR. Prevalence of and pathways to benzodiazepine use in Brazil: the role of depression, sleep, and sedentary lifestyle. Braz J Psychiatry. 2019;41(1):44-50.
3. Brandt J, Bressi J, Lê ML, Neal D, Cadogan C, Witt-Doerring J, et al. Prescribing and deprescribing guidance for benzodiazepine and benzodiazepine receptor agonist use in adults with depression, anxiety, and insomnia: an international scoping review. EClinicalMedicine. 2024;70(102507):102507.
4. de las Cuevas C, Sanz E, de la Fuente J. Benzodiazepines: more "behavioural" addiction than dependence. Psychopharmacology (Berl). 2003;167(3):297-303.
5. Brandt J, Alkabanni W, Alessi-Severini S, Leong C. Translating benzodiazepine utilization data into meaningful population exposure: Integration of two metrics for improved reporting. Clin Drug Investig. 2018;38(7):565-72.
6. Lader M. Benzodiazepines revisited: will we ever learn? Addiction. 2011;106(12):2086-109.
7. Kroll DS, Nieva HR, Barsky AJ, Linder JA. Benzodiazepines are prescribed more frequently to patients already at risk for benzodiazepine-related adverse events in primary care. J Gen Intern Med. 2016;31(9):1027-34.
8. Benzodiazepine and z-drug safety guideline [internet]. Kaiser Permanente; Disponível em: https://wa.kaiserpermanente.org/static/pdf/public/guidelines/benzo-zdrug.pdf
9. United Kingdom. Department of Health and Social Care. Drug misuse and dependence: UK guidelines on clinical management; 2017 [cited 2025 Feb 20]. Disponível em: https://www.gov.uk/government/publications/drug-misuse-and-dependence-uk-guidelines-on-clinical-management
10. Ashton H. Benzodiazepines: how they work and how to withdraw (The Ashton Manual). Newcastle University, 2002.
11. Lynch T, Ryan C, Hughes CM, Presseau J, van Allen ZM, Bradley CP, et al. Brief interventions targeting long-term benzodiazepine and Z-drug use in primary care: a systematic review and meta-analysis. Addiction. 2020;115(9):1618-39.
12. Martin P, Tannenbaum C. A realist evaluation of patients' decisions to deprescribe in the EMPOWER trial. BMJ Open. 2017;7(4):e015959.
13. Darker CD, Sweeney BP, Barry JM, Farrell MF, Donnelly-Swift E. Psychosocial interventions for benzodiazepine harmful use, abuse or dependence. Cochrane Database Syst Rev. 2015;2015(5):CD009652.
14. Maust DT, Petzold K, Strominger J, Kim HM, Bohnert ASB. Benzodiazepine discontinuation and mortality among patients receiving long-term benzodiazepine therapy. JAMA Netw Open. 2023;6(12):e2348557.
15. Miller WR, Rollnick S. Motivational Interviewing: helping people change. Guilford Press; 2013.
16. Baillargeon L, Landreville P, Verreault R, Beauchemin JP, Grégoire JP, Morin CM. Discontinuation of benzodiazepines among older insomniac

adults treated with cognitive-behavioral therapy combined. CMAJ. 2003;169(10):1015-20.

17. Vicens C, Bejarano F, Sempere E, Mateu C, Fiol F, Socias I, et al. Comparative efficacy of two interventions to discontinue long-term benzodiazepine use: cluster randomised controlled trial in primary care. Br J Psychiatry. 2014;204(6):471-9.
18. Voshaar RCO, Gorgels WJMJ, Mol AJJ, Van Balkom AJLM, Van De Lisdonk EH, Breteler MHM, et al. Tapering off long-term benzodiazepine use with or without group cognitive-behavioural therapy: three-condition, randomised controlled trial. Br J Psychiatry. 2003;182(06):498-504.
19. Hirschtritt ME, Delucchi KL, Olfson M. Outpatient, combined use of opioid and benzodiazepine medications in the United States, 1993-2014. Prev Med Rep. 2018;9:49-54.
20. Soyka M. Treatment of benzodiazepine dependence. N Engl J Med. 2017;376(12):1147-57.
21. Pottie K, Thompson W, Davies S, Grenier J, Sadowski CA, Welch V, et al. Deprescribing benzodiazepine receptor agonists: Evidence-based clinical practice guideline. Can Fam Physician. 2018;64(5):339-51.
22. Ashton CH. The Ashton manual. Benzodiazepines: how they work and how to withdraw. 2005.
23. Lader M. Benzodiazepines revisited-will we ever learn? Addiction. 2011;106(12):2086-109.
24. Horowitz M, Taylor DM. The Maudsley deprescribing guidelines: Antidepressants, benzodiazepines, gabapentinoids and Z-drugs. Hoboken, New Jersey: Wiley-Blackwell; 2024. 592 p.
25. Takaesu Y, Utsumi T, Okajima I, Shimura A, Kotorii N, Kuriyama K, et al. Psychosocial intervention for discontinuing benzodiazepine hypnotics in patients with chronic insomnia: a systematic review and meta-analysis. Sleep Med Rev. 2019;48(101214):101214.
26. Otto MW, Pollack MH, Sachs GS, Reiter SR, Meltzer-Brody S, Rosenbaum JF. Discontinuation of benzodiazepine treatment: efficacy of cognitive-behavioral therapy for patients with panic disorder. Am J Psychiatry. 1993;150(10):1485-90.
27. Twohig MP, Hayes SC, Masuda A. Increasing willingness to experience obsessions: acceptance and commitment therapy as a treatment for obsessive-compulsive disorder. Behav Ther. 2006;37(1):3-13.
28. Linehan MM, Schmidt H 3rd, Dimeff LA, Craft JC, Kanter J, Comtois KA. Dialectical behavior therapy for patients with borderline personality disorder and drug-dependence. Am J Addict. 1999;8(4):279-92.
29. Axelrod SR, Perepletchikova F, Holtzman K, Sinha R. Emotion regulation and substance use frequency in women with substance dependence and borderline personality disorder receiving dialectical behavior therapy. Am J Drug Alcohol Abuse. 2011;37(1):37-42.
30. Takeshima M, Otsubo T, Funada D, Murakami M, Usami T, Maeda Y, et al. Does cognitive behavioral therapy for anxiety disorders assist the discontinuation of benzodiazepines among patients with anxiety disorders? A systematic review and meta-analysis. Psychiatry Clin Neurosci. 2021;75(4):119-27.
31. Soler J, Casellas-Pujol E, Fernández-Felipe I, Martín-Blanco A, Almenta D, Pascual JC. "Skills for pills": The dialectical-behavioural therapy skills training reduces polypharmacy in borderline personality disorder. Acta Psychiatr Scand. 2022;145(4):332-42.
32. Baandrup L, Ebdrup BH, Rasmussen JØ, Lindschou J, Gluud C, Glenthøj BY. Pharmacological interventions for benzodiazepine discontinuation in chronic benzodiazepine users. Cochrane Database Syst Rev. 2018;3:CD011481.
33. Dedhia P, Maurer R. Sleep and health: a lifestyle medicine approach. J Fam Pract. 2022;71(Suppl1 Lifestyle):S30-4.

SEÇÃO VI

Estresse e saúde mental

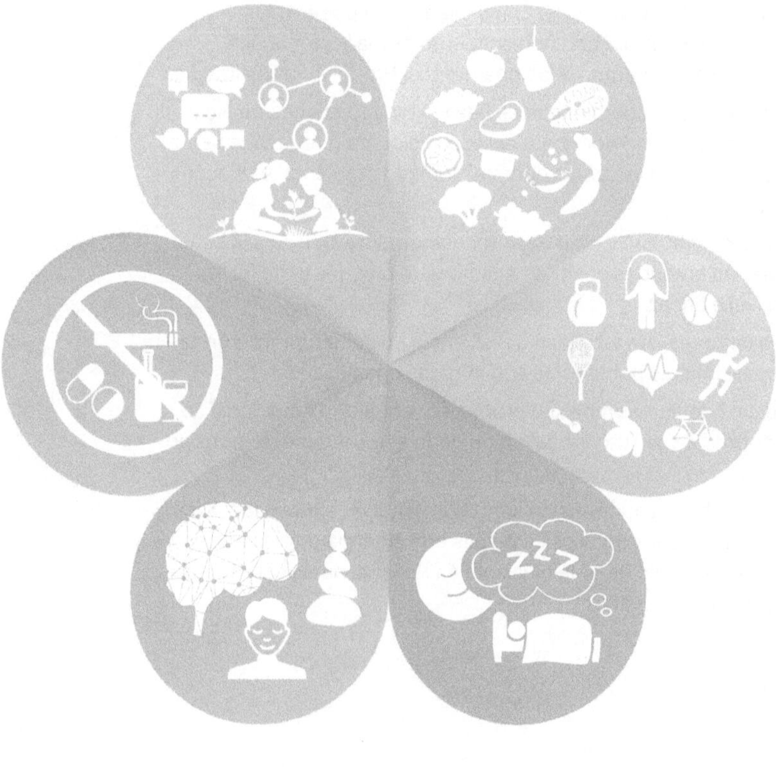

34

Estilo de vida, bem-estar e florescimento humano

Arthur Hirschfeld Danila
Juliana Hirschfeld Goldbach
Lidia Pagni
Hermano Tavares

Pontos-chave

- A Psicologia Positiva investiga empiricamente as condições que permitem às pessoas florescerem, indo além do alívio de transtornos para cultivar todo o potencial humano.
- "Bem-estar" descreve simultaneamente prazer hedônico e sentido eudaimônico, oferecendo retrato mais completo da saúde mental do que a ideia popular de felicidade.
- O modelo PERMA apresenta cinco pilares que podem ser cultivados para alcançar o florescimento humano: Emoções positivas, Engajamento, Relacionamentos, Propósito e Realização.
- Florescer exige a combinação de bem-estar subjetivo (satisfação com a vida e prazer) com bem-estar psicológico (autoaceitação, propósito, crescimento, autonomia, domínio ambiental e relações saudáveis).
- Práticas de gratidão, como registrar diariamente três coisas boas, aumentam emoções positivas e diminuem o estresse de forma acessível e eficaz.
- O otimismo realista fortalece a resiliência ao substituir interpretações pessimistas por leituras equilibradas dos desafios.
- Exercícios de autocompaixão promovem equilíbrio emocional ao transformar a voz autocrítica em cuidado e entendimento consigo mesmo.
- Integrar hábitos saudáveis de sono, alimentação e atividade física com essas intervenções psicológicas cria sinergia prática entre Medicina do Estilo de Vida e Psicologia Positiva para sustentar o florescimento humano.

INTRODUÇÃO: O QUE NOS FAZ FLORESCER?

A busca por uma vida satisfatória e significativa tem sido uma questão central ao longo da história, impulsionando reflexões filosóficas e estudos sobre os fatores que nos fazem florescer. A Psicologia Positiva surgiu no final do século XX como um movimento científico que buscava expandir o foco da Psicologia tradicional, que até então concentrava-se no tratamento de transtornos mentais, para também incluir o estudo do bem-estar e do florescimento humano[1]. Essa perspectiva foi formalizada por Martin Seligman, em 1998, em seu discurso presidencial na American Psychological Association, no qual destacou a necessidade de compreender não apenas o que adoece as pessoas, mas também o que as torna resilientes, engajadas e satisfeitas com a vida[2,3].

Embora suas raízes possam ser encontradas em abordagens anteriores, a Psicologia Positiva consolidou-se como um campo de pesquisa estruturado a partir dos anos 2000, propondo que o bem-estar e a qualidade de vida não podem ser plenamente compreendidos apenas por indicadores objetivos, como o PIB ou renda per capita. Mesmo em sociedades desenvolvidas, há prevalência de depressão, ansiedade, solidão, estresse e outras variáveis, evidenciando a necessidade de investigar aspectos subjetivos da experiência humana. A Psicologia Positiva complementa essa visão ao fundamentar-se em evidências científicas sobre felicidade, propósito, relacionamentos de qualidade e emoções positivas, ampliando a compreensão do que realmente sustenta o bem-estar e o florescimento humano, e eleva a qualidade de vida das populações[1,4]. Seu desenvolvimento permitiu a formulação de modelos teóricos – como o PERMA – que descreve os cinco pilares do bem-estar[5], ilustrado na Tabela 1, e a aplicação de intervenções que promovem qualidade de vida e saúde mental.

O florescimento não é um estado passivo, mas um processo contínuo e ativo de desenvolvimento, que exige o cultivo de relações saudáveis e a prática de hábitos que sustentem o bem-estar. Alinhadas a essa perspectiva, a Medicina do Estilo de Vida (MEV) e a Psicologia Positiva propõem estratégias baseadas em evidências para promover não apenas a ausência de doenças, mas um estilo de vida pautado no crescimento, no propósito, na realização e no florescimento humano, integrando modelos teóricos e intervenções voltadas para a prática clínica e a melhora dos hábitos.

FUNDAMENTOS DA PSICOLOGIA POSITIVA: CAMINHO PARA O FLORESCIMENTO

A Psicologia Positiva é uma abordagem científica que busca compreender e promover o bem-estar humano, expandindo o foco tradicional da psicologia, que se concentra na remediação de transtornos mentais, para investigar o que possibilita às pessoas florescerem. Baseada em pesquisas empíricas, essa disciplina explora as potencialidades humanas, forças de caráter, virtudes e experiências positivas, com o objetivo de cultivar uma vida plena e significativa[1,6]. Suas raízes se encontram na Psicologia Humanista de Abraham Maslow[7], que enfatizava a autorrealização como uma necessidade essencial do ser humano, e no conceito de Flow de Mihaly Csikszentmihalyi[8], que descreve o estado de imersão profunda e engajamento em atividades prazerosas e desafiadoras.

Martin Seligman, psicólogo e principal precursor da Psicologia Positiva, propôs que a Psicologia deveria se dedicar não só ao sofrimento humano, mas também às condições que permitem o florescimento e o alcance do potencial máximo das pessoas[2,5]. Para isso, Seligman desenvolveu um modelo teórico fundamentado em cinco pilares essenciais, sintetizados no acrônimo PERMA[5], descrito na Tabela 1.

O modelo PERMA[5] baseia-se na ideia de que o bem-estar não depende de um único fator isolado, mas da interação entre esses cinco elementos. Isso significa que o florescimento humano é um processo contínuo, não um estado fixo, e seus elementos são cultiváveis. Seligman defende que o verdadeiro florescimento ocorre quando todas essas dimensões estão presentes, proporcionando uma vida rica em propósito, relações significativas e realizações. O florescimento vai além da ausência de sofrimento ou da busca por felicidade momentânea; ele envolve viver bem em todos os aspectos, celebrando uma trajetória que integra o ser, o fazer e o pertencer em um equilíbrio harmonioso.

A busca pelo florescimento, portanto, não é apenas um caminho para a felicidade, mas para uma vida de profundidade, autenticidade e contribuição para o mundo ao redor.

BEM-ESTAR, PROPÓSITO E REALIZAÇÃO SEGUNDO A PSICOLOGIA POSITIVA

A Organização Mundial da Saúde (OMS) define a saúde como um estado de completo bem-estar físico, mental e social, e não apenas a ausência de doença ou enfermidade[14]. Essa definição, estabelecida em 1948, trouxe uma abordagem mais ampla, reconhecendo que a saúde não pode ser reduzida a um conceito meramente biológico. O bem-estar, portanto, não é apenas a ausência de sintomas negativos, mas a presença de fatores positivos que promovem qualidade de vida.

TABELA 1 Modelo de florescimento humano PERMA proposto por Martin Seligman[5,8-13]

Emoções positivas *(Positive emotions)*	Refere-se ao cultivo de emoções positivas, como alegria, contentamento, gratidão, orgulho, esperança, e como ampliam o repertório de ações e promovem recursos duradouros de resiliência, saúde, sociais e bem-estar[9].
Engajamento *(Engagement)*	Diz respeito à sensação de envolvimento profundo em atividades desafiadoras e prazerosas, frequentemente associada ao estado de *flow*[8], no qual a percepção do tempo e do eu se dissolve, proporcionando satisfação.
Relacionamentos positivos *(Relationships)*	Relações sociais de qualidade são necessárias e preditoras do bem-estar subjetivo[10]. As conexões significativas desempenham um papel essencial na regulação emocional, saúde mental e satisfação com a vida[11].
Propósito e sentido de vida *(Meaning)*	Estar engajado em atividades eudaimônicas, que promovem um senso profundo de significado e propósito de vida, está associado a níveis elevados de bem-estar, satisfação com a vida e afetos positivos[12]. O propósito pode estar relacionado a valores pessoais, espiritualidade, trabalho e/ou causas sociais.
Realização e sentimento de competência *(Accomplishment)*	A percepção de autoeficácia, experiências de sucesso, conquistas pessoais e profissionais contribuem para a autoestima, a perseverança, a resiliência e os aspectos centrais do bem-estar psicológico[13].

Felicidade e bem-estar na Psicologia Positiva

A felicidade, no sentido acadêmico, é um conceito complexo e multifacetado, que muitas vezes é abordado de maneira distinta nas diversas disciplinas. Na Psicologia, ela é frequentemente vista como um estado emocional ou uma experiência subjetiva positiva, mas, ao contrário do que muitas vezes se pensa, não se limita a momentos efêmeros de prazer ou alegria. A felicidade, portanto, envolve mais do que a sensação de prazer; ela está relacionada a um sentido mais profundo de satisfação e bem-estar duradouro[5].

Na Psicologia contemporânea, o termo "bem-estar" é preferido ao de "felicidade", pois abrange de forma mais completa as múltiplas dimensões emocionais, cognitivas e sociais da experiência humana. O bem-estar integra aspectos hedônicos (como prazer e satisfação) e eudaimônicos (como autorrealização, propósito, autonomia e crescimento pessoal), além de fatores objetivos e subjetivos relacionados à saúde física, mental, social e ambiental. Ao adotar uma abordagem multidimensional, o conceito de bem-estar permite uma avaliação mais precisa e útil, tanto para pesquisas quanto para intervenções clínicas e políticas públicas, em contraste com abordagens unidimensionais que se limitam à felicidade ou satisfação de vida[15-21].

A literatura destaca que a felicidade, frequentemente entendida como um componente hedônico do bem-estar, representa apenas uma parte desse construto mais amplo. Seligman[5] observa que, ao usar o termo "bem-estar", é possível explorar de maneira mais profunda as dimensões psicológicas e sociais, como o engajamento em atividades significativas e a percepção de uma vida com propósito. Isso sugere um modelo de saúde mental que transcende as emoções positivas fugazes, incorporando a realização do potencial humano e o equilíbrio entre prazer e significado. Esse enfoque no bem-estar promove um desenvolvimento pessoal duradouro, essencial para intervenções que buscam não apenas aumentar momentos de prazer, mas também proporcionar uma sensação de realização e estabilidade emocional.

Assim, o bem-estar pode ser entendido como um estado de harmonia entre o indivíduo e seu ambiente, no qual ele reconhece satisfação nas diversas áreas da vida. Esse estado envolve tanto a avaliação do passado e a projeção de expectativas futuras, nutrindo sentimentos de esperança e otimismo, quanto a experiência de felicidade no presente. A Psicologia Positiva aborda o bem-estar sob duas perspectivas complementares: o bem-estar subjetivo e o bem-estar psicológico[22].

Bem-estar subjetivo, bem-estar psicológico e eudaimonia

O bem-estar subjetivo (também conhecido como bem-estar hedônico) apresentado por Diener[23] diz respeito às avaliações que cada indivíduo faz de sua própria vida, abrangendo tanto os aspectos cognitivos, de satisfação com a vida, quanto emocionais, com a presença frequente de emoções positivas e ausência ou baixa frequência de emoções negativas. Em outras palavras, cada pessoa é a melhor avaliadora de sua própria felicidade – como é conhecido o bem-estar subjetivo na linguagem popular –, uma vez que é ela quem vivencia internamente o grau de satisfação ou insatisfação com as circunstâncias em que se encontra. Nesse sentido, fatores como a forma de interpretar os eventos e o equilíbrio entre os afetos positivos e negativos desempenham papel fundamental na percepção subjetiva de bem-estar[6,23].

Já o bem-estar psicológico – também conhecido como bem-estar eudaimônico – de acordo com o modelo proposto por Ryff[24-26], consiste em dimensões mais abrangentes do funcionamento humano, que incluem aspectos como autoaceitação, propósito de vida, crescimento pessoal, autonomia, domínio do ambiente e relações interpessoais positivas. Dessa forma, ao investir em relacionamentos saudáveis, em metas pessoais significativas e na capacidade de lidar com desafios, as pessoas tendem a fortalecer as bases para a construção de um bem-estar mais profundo.

A Figura 1 ilustra os principais componentes do bem-estar subjetivo (hedonia) e do bem-estar psicológico (eudaimonia), evidenciando as diferenças entre esses dois conceitos e como se inter-relacionam.

Para Aristóteles, eudaimonia (comumente associada ao bem-estar psicológico) é o objetivo último da vida humana, alcançada por meio da virtude e do desenvolvimento pleno do potencial humano[27]. Sua importância na vida humana vai além do prazer imediato, pois promove a resiliência, o otimismo e a saúde mental, contribuindo para um maior senso de propósito e significado. A felicidade autêntica se relaciona com a coerência de vida, integrando aspectos emocionais, intelectuais, materiais e espirituais,

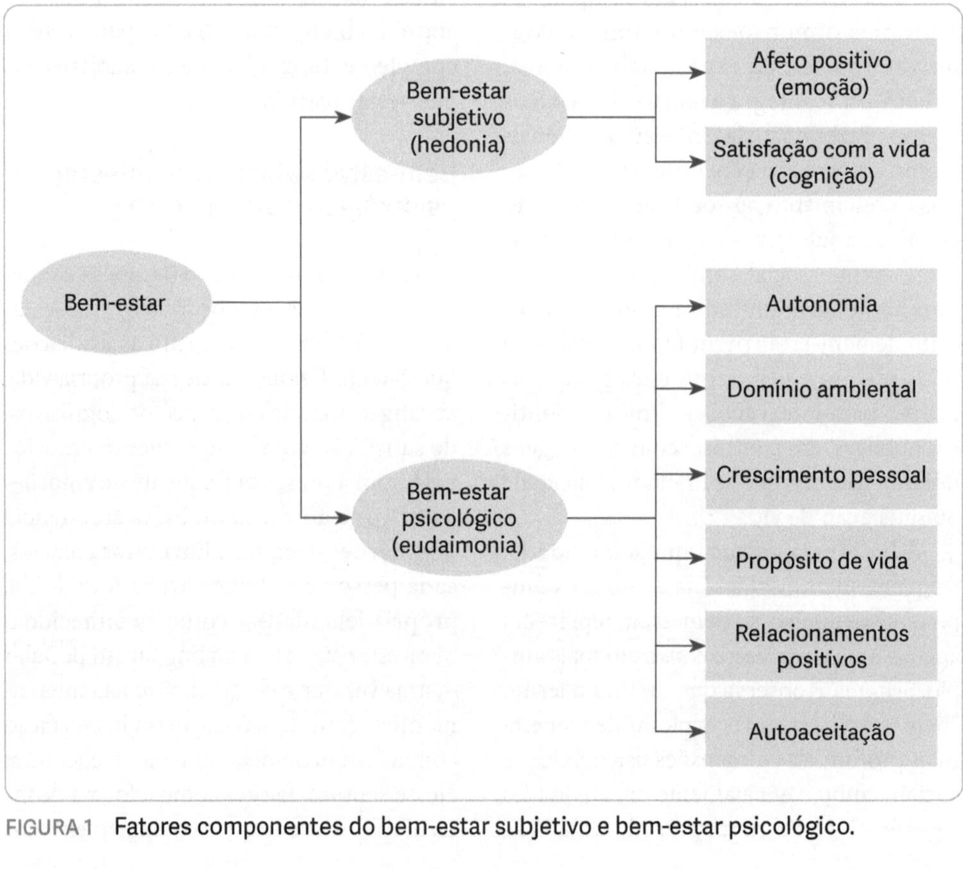

FIGURA 1 Fatores componentes do bem-estar subjetivo e bem-estar psicológico.

influenciando diretamente a qualidade de vida e a longevidade das pessoas[28].

A eudaimonia representaria então o objetivo último da vida humana, alcançado por meio da prática da virtude e do desenvolvimento pleno do potencial humano[27]. Em consonância com estudos contemporâneos, a eudaimonia vai além da busca por prazer imediato, sendo fundamental para a promoção de resiliência, otimismo e saúde mental. Pesquisas científicas mostram que viver de acordo com princípios de sentido e propósito na vida, como a busca pela autorrealização e pelas virtudes, está associado a um maior bem-estar subjetivo e a uma vida mais satisfatória[20,29]. Além disso, a integração de aspectos emocionais, intelectuais, materiais e espirituais, característica da eudaimonia, tem mostrado efeitos positivos na qualidade de vida, influenciando a longevidade e a saúde física e mental dos indivíduos, como evidenciado em estudos sobre o impacto de viver uma vida com propósito e coerência[28].

Podemos, portanto, pensar no bem-estar subjetivo como a parte visível de uma árvore com flores, expressa pelas emoções e pela percepção imediata de satisfação, enquanto o bem-estar psicológico corresponderia às raízes e ao interior do tronco, fornecendo sustentação mais sólida e profunda. Assim, ainda que as flores sejam encantadoras e indiquem um estado positivo (bem-estar subjetivo), é a força estrutural das raízes e do tronco (bem-estar psicológico) que garante o crescimento contínuo e a resiliência da árvore ao enfrentar condições adversas. Tal distinção é sintetizada na Tabela 2, que apresenta uma comparação conceitual entre felicidade, bem-estar subjetivo, bem-estar psicológico e eudaimonia, ampliando a compreensão das diferentes dimensões do bem-estar e suas implicações para o florescimento humano.

TABELA 2 Comparação entre felicidade, bem-estar subjetivo, bem-estar psicológico e eudaimonia

Conceito	Definição	Características principais
Felicidade[5]	Sentimento de prazer ou satisfação duradoura, envolvendo uma sensação de bem-estar.	A felicidade é uma emoção mais ampla, que envolve momentos de prazer e satisfação, mas também pode incluir a realização de um sentido de vida.
Bem-estar subjetivo[30]	Avaliação pessoal da qualidade de vida, considerando as emoções positivas e negativas e o senso de satisfação.	Inclui a percepção geral da pessoa sobre sua vida, levando em conta a frequência de emoções positivas, emoções negativas e satisfação com a vida em diferentes aspectos.
Bem-estar psicológico[25,26]	Realização do potencial pessoal, relacionada ao desenvolvimento contínuo e à autorrealização.	Envolve a busca por crescimento pessoal, relações positivas, autonomia e encontrar um propósito na vida.
Eudaimonia (bem-estar aristotélico)[27]	A verdadeira felicidade pela realização do potencial humano por meio da virtude e da razão.	Envolve viver uma vida de virtude, equilíbrio e harmonia, buscando o crescimento pessoal e a realização de um propósito maior.

Em busca de sentido: significado na vida humana

Como a clareza sobre o nosso propósito pode reinventar não apenas nossa percepção da vida, mas também os hábitos que adotamos para promover nosso bem-estar e florescimento?

Para compreender o significado de propósito, é fundamental referir-se a Viktor Frankl. Em sua obra de referência, *Em Busca de Sentido*[31], Frankl relata sua experiência nos campos de concentração, onde enfrentou condições extremas e desumanas, e observou que aqueles que conseguiam encontrar um significado para o sofrimento apresentavam uma capacidade superior de superar as adversidades. Sua constatação de que uma razão para viver pode oferecer força para suportar o insuportável tornou-se a base da logoterapia, enfatizando o papel fundamental do significado da vida humana[31].

Embora os conceitos de propósito e significado estejam intrinsecamente relacionados, Frankl os define de maneira distinta. A busca por significado é vista como uma força motivadora fundamental que contribui para o bem-estar psicológico e a realização pessoal. Por outro lado, o propósito pode ser compreendido como um componente específico do significado, referindo-se a metas ou razões concretas que proporcionam direção e motivação à vida do indivíduo. Na Psicologia Positiva, o propósito está associado a uma maior satisfação com a vida, servindo como força motivadora.

Seligman reforça que o propósito transcende a satisfação imediata, caracterizando-se por uma motivação intrínseca que orienta o indivíduo em uma direção, conferindo um sentido à sua vida[5]. Ao focar em experiências de contribuição e conexão com algo maior, vincula-se ao "ser", e não ao "ter"; é uma bússola que dá valor à vida.

De forma complementar, Michael Steger descreve o propósito como uma "âncora lançada no futuro", oferecendo direção e motivação[32]. Ele desenvolveu o *Meaning in Life Questionnaire* (MLQ), uma ferramenta que avalia a presença e a busca de significado na vida. Steger destaca que ter um propósito claro está associado a maior bem-estar emocional, florescimento humano e resiliência, reforçando que o propósito conecta o indivíduo a algo maior do que si mesmo.

PERMA E ESTILO DE VIDA: COMO ESTÁ O SEU BEM-ESTAR?

A interconexão do PERMA[5] com os pilares da Medicina do Estilo de Vida revela uma importante sinergia. Oferece uma abordagem abrangente para a promoção do bem-estar, tendo a oportunidade de desenvolver um estilo de vida que o leve em direção ao florescimento. O bem-estar se amplia por meio da adoção de uma perspectiva que abrange todos esses pilares, refletindo a necessidade de autocompaixão e autocuidado.

Evidências científicas sustentam os benefícios desta conexão, demonstrando que:

- Emoções positivas e saúde física: Pressman e Cohen[33] observaram que a experiência de emoções positivas está associada a melhores resultados de saúde física, como saúde cardiovascular e função imunológica.
- Engajamento e atividade física: Ryan et al.[34-36] indicaram que o engajamento em atividades físicas e comportamentos de saúde está associado a um maior sentido de bem-estar e à promoção de emoções positivas.

- Relações saudáveis e bem-estar: Holt-Lunstad et al.[37] encontraram que a qualidade dos relacionamentos tem um impacto significativo na saúde mental e na longevidade. A pesquisa revelou que indivíduos com relacionamentos sociais mais fortes apresentam uma probabilidade 50% maior de sobrevivência em comparação àqueles com relações mais fracas.
- Significado e comportamentos de saúde: Steger et al.[32] demonstraram que um maior senso de significados está correlacionado com melhores indicadores de saúde mental e comportamentos saudáveis.
- Realização e saúde geral: Diener e Seligman[10] encontraram que a realização de metas claras está intimamente ligada à promoção de um estilo de vida saudável e à satisfação com a vida.

Essas evidências apoiam a conexão entre os elementos, sugerindo que um estilo de vida saudável e a promoção do bem-estar psicológico estão interligados. A integração desses conceitos pode contribuir para uma abordagem mais holística em termos de saúde e bem-estar.

O modelo PERMA-V, uma extensão do PERMA de Seligman, adiciona o pilar da Vitalidade, que se refere ao bem-estar físico e à energia necessária para sustentar o florescimento humano. Proposto por Zhivotovskaya em 2014, a inclusão da Vitalidade visou preencher a lacuna de uma medida corporal no modelo original de PERMA. Embora o PERMA-V tenha ganhado relevância teórica, ainda não há investigações empíricas sobre seu uso, tanto isoladamente quanto em contextos de pesquisa ao ar livre, conforme observou Eacker em 2020[36].

INTERVENÇÕES EM PSICOLOGIA POSITIVA

Neste bloco, serão apresentadas intervenções baseadas em evidências, com exercícios e ferramentas que visam promover o bem-estar e favorecer o florescimento humano.

Otimismo realista

O otimismo é definido na Psicologia Positiva como a tendência de esperar resultados positivos, mesmo diante de incertezas e adversidades. Martin Seligman destaca o conceito de "otimismo aprendido", que se refere à capacidade de reinterpretar situações difíceis de forma construtiva, promovendo resiliência e bem-estar[38]. Diferente de um otimismo ingênuo, que pode desconsiderar riscos, o otimismo realista envolve o equilíbrio entre esperança e realidade, permitindo que o indivíduo reconheça os desafios e, ao mesmo tempo, acredite na própria capacidade de superá-los. Essa abordagem está associada a uma melhor regulação emocional, maior persistência na busca de metas e melhor enfrentamento de situações estressantes[39,40].

Há diversas possibilidades de intervenção que possibilitam o desenvolvimento de habilidades diante de situações adversas. A seguir, apresentaremos uma das ferramentas.

5C's do otimismo realista

O método ABCDE é uma técnica baseada no trabalho do psicólogo Albert Ellis e desenvolvida por Seligman para promover o otimismo aprendido e auxiliar na reestruturação cognitiva diante de adversidades. Ele busca identificar e modificar crenças negativas que influenciam nossas emoções e comportamentos por meio de cinco etapas. Cada letra do acrônimo ABCDE representa uma etapa do processo, que em português é representado por 5C's[6] (Tabela 3).

Por exemplo, um profissional que não foi selecionado para uma promoção (contrariedade) pode inicialmente interpretar a situação como um reflexo de sua incompetência (crença), levando a sentimentos de fracasso, desânimo e procrastinação (consequência). No entanto, ao questionar (contestação) essa crença, ele pode considerar outros fatores envolvidos, como o fato de a empresa estar priorizando funcionários com mais tempo de casa. Essa mudança de perspectiva (capacitação) pode ajudá-lo a estabelecer novos objetivos e buscar formas concretas de crescimento profissional, ao invés de apenas desmotivá-lo. O principal objetivo é desenvolver uma visão mais equilibrada da realidade, substituindo padrões pessimistas por interpretações mais adaptativas.

TABELA 3 5 C's do otimismo realista[6]

1. Contrariedade (*Adversity*)	Para aplicar, o indivíduo identifica uma situação ou evento que desencadeou uma resposta emocional negativa.
2. Crença (*Belief*)	A partir desta situação, reconhece as crenças ou interpretações automáticas que surgem em resposta à adversidade.
3. Consequência (*Consequences*)	Observam-se as emoções e os comportamentos resultantes das crenças identificadas.
4. Contestação (*Disputation*)	As crenças são contestadas, buscando evidências que as contradigam, considerando interpretações alternativas mais realistas.
5. Capacitação (*Energization*)	Com isso, é possível notar a capacitação, por meio de sensações de alívio e motivação que emergem após a reavaliação das crenças, levando a uma postura mais otimista e proativa.

Autocompaixão

Estudos demonstram que a prática da compaixão está associada a maior bem-estar emocional, redução do estresse e melhora na qualidade das relações interpessoais[40]. Enquanto a compaixão envolve perceber o sofrimento do outro e responder de maneira empática e prestativa, a autocompaixão é direcionada para o próprio indivíduo, oferecendo o mesmo cuidado e apoio que se daria a um amigo próximo.

Uma maneira de lidar com o baixo nível de autocompaixão é encontrar uma forma diferente de se relacionar com a voz crítica interna. Na Psicologia Positiva, o Exercício de Autocompaixão das Três Cadeiras é uma adaptação do Trabalho da Cadeira Compassiva proposto por Gilbert[41], no qual o exercício é realizado utilizando três cadeiras que representam diferentes estados mentais do indivíduo. Esse exercício pode ser comparado aos três estados mentais descritos na Terapia Comportamental Dialética (TCD) de Linehan, que ensina os indivíduos a operar a partir da mente razoável (faceta cognitiva), da mente emocional (faceta afetiva) e da mente sábia (faceta do florescimento). Cada cadeira permite ao paciente explorar e integrar diferentes aspectos de sua experiência, promovendo uma maior autocompaixão e equilíbrio emocional.

Exercício de Autocompaixão das Três Cadeiras

O exercício envolve o uso de três cadeiras, representando diferentes perspectivas internas do indivíduo (Tabela 4).

É importante permitir tempo suficiente para expressar tudo o que precisa de cada perspectiva. Ao final, considere o que aprendeu com a experiência e como poderia aplicar essa sabedoria no futuro. Pense em como lidar com a situação de uma maneira que seja mais gentil consigo.

Este exercício tem como objetivo ajudar os indivíduos a desenvolverem autocompaixão e a compreenderem como aplicar essa prática em momentos de sofrimento emocional ou crítico.

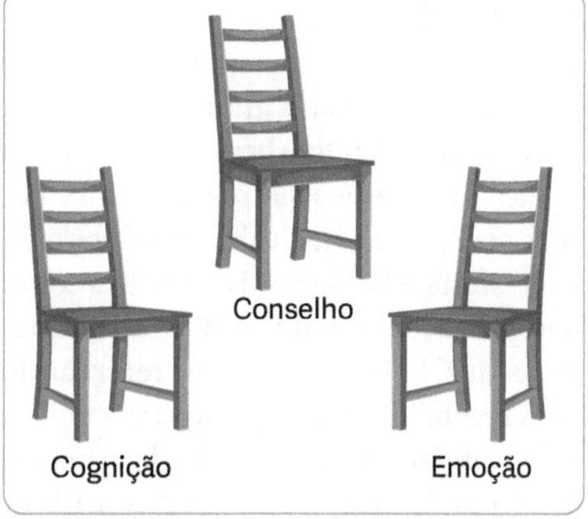

FIGURA 2 **Disposição do exercício das três cadeiras.**

Fonte: acervo pessoal – adaptação de Danila, AH.

Gratidão

A gratidão é um sentimento que está relacionado com índices mais elevados de felicidade. Pesquisas indicam que indivíduos que expressam gratidão com maior frequência tendem a apresentar níveis mais elevados de emoções positivas, bem-estar e felicidade[28].

TABELA 4 **Prática de Autocompaixão das Três Cadeiras**

1. Cadeira da autocrítica (Cognição)	Sente-se em uma cadeira e pense em uma situação que lhe cause dor, tristeza ou frustração. Expresse suas críticas ou expectativas rigorosas sobre si em relação a essa situação.	Exemplo: disse a si que "não deveria ter feito isso" e/ou que "devia ter agido de outra forma".
2. Cadeira do afeto (Emoção)	Sente-se na segunda cadeira e pense como as autocríticas fizeram com que você se sentisse. Expresse emoções e julgamentos automáticos que surgem em sua mente.	Exemplo: "me sinto com raiva de mim", "me culpo por sempre cometer erros" (generalização), "não mereço esta oportunidade".
3. Cadeira do amigo sábio (Conselho)	Por último, mude para uma terceira cadeira. Nessa posição, adote a perspectiva de um amigo compreensivo e gentil. Como você confortaria alguém que está passando pela mesma situação? O que você diria a essa pessoa para oferecer apoio e conforto? Reconheça que todos enfrentam dificuldades. Atue como um observador sábio que pode olhar a situação com perspectiva.	Exemplo: "não é sempre que você erra", "você teve aprendizados", "foi o possível neste momento", "se permita ser humano".

Fonte: adaptada pelos autores[42-44].

Diário da Gratidão

Este exercício é uma prática simples e eficaz para cultivar a gratidão como um hábito, aumentando o bem-estar por meio da atenção a eventos que promoveram emoções positivas e autorrealização (Tabela 5). Consiste na reflexão diária sobre três coisas boas que aconteceram no dia[45] e as razões pelas quais elas ocorreram, reforçando uma mentalidade mais positiva e otimista, e consolidando a percepção de aspectos positivos da vida, o que pode contribuir para o aumento do bem-estar e a redução de emoções negativas[5].

TABELA 5 Prática do Diário da Gratidão

1. Reflexão diária	Antes de dormir, reserve alguns minutos para refletir sobre o seu dia.
2. Identificação	Liste três coisas boas que aconteceram durante o dia. Estas podem ser experiências simples ou momentos significativos.
3. Justificativa	Para cada elemento da lista, escreva uma breve explicação sobre por que isso aconteceu e o que você ou outras pessoas fizeram para que essa experiência positiva acontecesse.
4. Registro	Manter um diário desse exercício pode ser útil, permitindo que você revise essas positivas experiências ao longo do tempo.

Fonte: adaptada pelos autores[5,45].

TABELA 6 Exemplo de Diário da Gratidão

Data:	Experiências positivas do dia	Por que essas coisas boas aconteceram? O que você ou outra pessoa fez para isto acontecer?
	1.	
	2.	
	3.	

Fonte: adaptada pelos autores[45].

CONCLUSÃO

A saúde está intrinsecamente ligada às escolhas diárias que fazemos, sendo sustentada pela integração equilibrada entre mente, corpo e espírito. O bem-estar e o florescimento humano não são estados fixos, mas processos contínuos e dinâmicos, impulsionados por hábitos saudáveis, engajamento, emoções positivas, relacionamentos significativos, propósito e realização. Transformar nosso cotidiano por meio de práticas de autocuidado e autocompaixão é essencial para a manutenção de uma vida de qualidade.

Qual é a perspectiva com a qual você deseja encarar sua vida, e como deseja que seus pacientes vejam a deles? Adotar uma mentalidade positiva, aliada à prática de gratidão, autocompaixão e otimismo realista, é fundamental para o compromisso com o bem-estar integral. Cada escolha consciente contribui para o florescimento tanto individual quanto coletivo, impulsionando o crescimento pessoal e o fortalecimento das relações sociais. Ao priorizarmos o autocuidado e o desenvolvimento contínuo, estamos criando as bases para um futuro mais saudável e equilibrado, não apenas para nós mesmos, mas também para os pacientes e as comunidades que impactamos.

Para se aprofundar

Artigo: VanderWeele TJ. On the promotion of human flourishing. Proc Natl Acad Sci U S A. 2017;114(31):8148-8156.

Amplia o conceito de bem-estar além de indicadores isolados (renda, doença, afeto) e propõe um modelo conceitual de florescimento humano como um estado multidimensional que integra bem-estar emocional, físico, sentido, virtude e relacionamentos. Revisa estudos longitudinais, experimentais e quase-experimentais para identificar os principais determinantes do florescimento humano e propõe medidas para avaliá-lo.

Ensaio clássico: Emmons RA, McCullough ME. Counting blessings versus burdens: an experimental investigation of gratitude and subjective well-being in daily life. J Pers Soc Psychol. 2003;84(2):377-389.

Experimento seminal demonstrando que registrar "três coisas boas" por dez semanas aumenta o afeto positivo, o otimismo, a qualidade do sono e a prática de exercício, base para o Diário da Gratidão descrito no capítulo.

Artigo: Wang F, Guo J, Yang G. Study on positive psychology from 1999 to 2021: A bibliometric analysis. Front Psychol. 2023;14:1101157.

Analisa 4.378 artigos indexados na Web of Science, mapeando crescimento anual, países-eixo (Estados Unidos, China), autores mais citados (Seligman, Diener) e tópicos emergentes (intervenções PERMA, caráter, bem-estar na covid-19). Oferece panorama das colaborações e das revistas-núcleo, guiando pesquisadores e clínicos sobre lacunas e tendências para futuras investigações em bem-estar e florescimento.

Artigo: Hendriks T. The efficacy of positive psychology interventions from non-Western countries: a systematic review and meta-analysis. Int J Wellbeing. 2018;8(1):71-98.

Revela que intervenções de Psicologia Positiva aplicadas em 11 países asiáticos, africanos e latino-americanos produzem aumentos significativos de bem-estar e redução de depressão ($g \approx 0{,}30$), reforçando a utilidade clínica de práticas como gratidão e meditação em contextos culturais diversos e alinhadas ao modelo PERMA.

REFERÊNCIAS BIBLIOGRÁFICAS

1. Seligman ME, Csikszentmihalyi M. Positive psychology: an introduction. Am Psychol. 2000;55(1):5-14.
2. Seligman MEP. The President's address. Am Psychol. 1998;54(8):559-562.
3. Danila AH, Machado L. Psiquiatria e psicologia positiva. In: Miguel EC, Lafer B, Elkis H, Forlenza OV, eds. Clínica psiquiátrica. Volume III: Psicoterapias no adulto. São Paulo: Manole; 2020. p. 1-11.
4. Diener E, Seligman ME. Beyond money: toward an economy of well-being. Psychol Sci Public Interest. 2004;5(1):1-31.
5. Seligman MEP. Florescer: uma nova compreensão sobre a natureza da felicidade e do bem-estar. Trad. Cipolla MB. Rio de Janeiro: Objetiva; 2012. Original publicado como: Flourish: A visionary new understanding of happiness and well-being. New York: Atria Books; 2011.
6. Seligman MEP. Felicidade Autêntica: usando a nova psicologia positiva para a realização permanente. Trad. Moreira CK. Rio de Janeiro: Objetiva; 2004. Original publicado como: Authentic Happiness. New York: Free Press; 2002.
7. Maslow AH. Motivation and personality. New York: Harper & Row; 1954.
8. Csikszentmihalyi M. Flow: the psychology of optimal experience. New York: Harper & Row; 1990.

9. Fredrickson BL. The role of positive emotions in positive psychology: The broaden-and-build theory of positive emotions. Am Psychol. 2001;56(3):218-226.
10. Diener E, Seligman ME. Very happy people. Psychol Sci. 2002;13(1):81-84.
11. Reis HT, Gable SL. Toward a positive psychology of relationships. In: Keyes CL, Haidt J, eds. Flourishing: the positive person and the good life. Washington: American Psychological Association; 2003. p. 129-159.
12. Steger MF, Kashdan TB, Oishi S. Being good by doing good: daily eudaimonic activity and well-being. J Res Pers. 2008;42(1):22-42.
13. Bandura A. Self-efficacy: toward a unifying theory of behavioral change. Psychol Rev. 1977;84(2):191-215.
14. Organização Mundial da Saúde. Preâmbulo da Constituição da Organização Mundial da Saúde. Genebra: OMS; 1948.
15. Ruggeri K, Garcia-Garzon E, Maguire Á, Matz S, Huppert FA. Well-being is more than happiness and life satisfaction: a multidimensional analysis of 21 countries. Health Qual Life Outcomes. 2020;18(1):192.
16. Ryan RM, Deci EL. On happiness and human potentials: a review of research on hedonic and eudaimonic well-being. Annu Rev Psychol. 2001;52:141-166.
17. VanderWeele TJ, Johnson BR. Multidimensional versus unidimensional approaches to well-being. Nat Hum Behav. 2025;9(5):857-863.
18. Marsh HW, Huppert FA, Donald JN, Horwood MS, Sahdra BK. The Well-Being Profile (WB-Pro): creating a theoretically based multidimensional measure of well-being to advance theory, research, policy, and practice. Psychol Assess. 2020;32(3):294-313.
19. Martela F. Being as having, loving, and doing: a theory of human well-being. Pers Soc Psychol Rev. 2024;28(4):372-397.
20. Krasko J, Intelisano S, Luhmann M. When happiness is both joy and purpose: the complexity of the pursuit of happiness and well-being is related to actual well-being. J Happiness Stud. 2022;23(7):3233-3261.
21. Levine GN, Cohen BE, Commodore-Mensah Y, et al. Psychological health, well-being, and the mind-heart-body connection: a scientific statement from the American Heart Association. Circulation. 2021;143(10):e763-e783.
22. Henna E. Personalidade e felicidade: o que faz as pessoas felizes? In: Machado L, Matsumoto LS, eds. Psicologia Positiva e Psiquiatria Positiva: a ciência da felicidade na prática clínica. São Paulo: Manole; 2020. p. 109-117.
23. Diener E. Subjective well-being. Psychol Bull. 1984;95(3):542-575.
24. Ryff CD. In the eye of the beholder: Views of psychological well-being among middle-aged and older adults. Psychol Aging. 1989;4(2):195-210.
25. Ryff CD. Happiness is everything, or is it? Explorations on the meaning of psychological well-being. J Pers Soc Psychol. 1989;57(6):1069-1081.
26. Ryff CD, Keyes CLM. The structure of psychological well-being revisited. J Pers Soc Psychol. 1995;69(4):719-727.
27. Aristóteles. Ética a Nicômaco; Poética. Pessanha JAM, org. Vallandro L, Bornheim G, Souza E, trads. São Paulo: Nova Cultural; 1991.
28. Ferraz RB, Tavares H, Zilberman ML. Felicidade: uma revisão. Rev Psiquiatr Clín. 2007;34(5):234-242.
29. Li JB, Dou K, Liang Y. The relationship between presence of meaning, search for meaning, and subjective well-being: a three-level meta-analysis based on the Meaning in Life Questionnaire. J Happiness Stud. 2021;22(1):467-489.
30. Diener E, Suh EM, Lucas RE, Smith HL. Subjective well-being: three decades of progress. Psychol Bull. 1999;125(2):276-302.
31. Frankl VE. Em busca de sentido, 1ª ed. Rio de Janeiro: Vozes; 1946. Original publicado como: Man's search for meaning. Boston: Beacon Press; 1946.
32. Steger MF, Frazier P, Oishi S, Kaler M. The meaning in Life Questionnaire: assessing the presence of and search for meaning in life. J Couns Psychol. 2006;53(1):80-93.
33. Pressman SD, Cohen S. Positive affect and health. In: Suls JA, ed. The role of emotion in health behaviour. New York: Psychology Press; 2005. p. 6-30.
34. Ryan RM, Patrick H, Deci EL, Williams GC. Facilitating health behaviour change and its maintenance: Interventions based on self-determination theory. Am Psychol. 2009;64(3):172-177.
35. Ryan RM, Deci EL. Self-determination theory and the facilitation of intrinsic motivation, social

development, and well-being. Am Psychol. 2000;55(1):68-78.
36. Eacker A. Well-being definition and measures in medical education. In: Byyny RL, Byyny R, Christensen S, Fish JD, eds. Medical professionalism best practices: addressing burnout and resilience in our profession. Aurora: Alpha Omega Alpha Honor Medical Society; 2020. p. 91-103.
37. Holt-Lunstad J, Smith TB, Layton JB. Social relationships and mortality risk: A meta-analytic resource. PLoS Med. 2010;7(7):e1000316.
38. Seligman ME. Aprenda a ser otimista: como mudar sua mente e sua vida. Rio de Janeiro: Objetiva; 2019.
39. Carver CS, Scheier MF. Dispositional optimism. Trends Cogn Sci. 2014;18(6):293-299.
40. Nes LS, Segerstrom SC. Dispositional optimism and coping: a meta-analytic review. Pers Soc Psychol Rev. 2006;10(3):235-251.
41. Gilbert P. The compassionate mind: a new approach to life challenges. London: Constable and Robinson; 2009.
42. Gilbert P. Compassion focused therapy: distinctive features. London: Routledge; 2010. p. 122-125.
43. Bell T, Montague J, Elander J, Gilbert P. Multiple emotions, multiple selves: compassion focused therapy chairwork. Cogn Behav Ther. 2021;14:e22.
44. Danila AH, Lima LCP, Guariento G, Guerra RF, Tavares H. Psiquiatria positiva: abordagem em populações clínicas focada em autoconsciência e bem-estar para promoção de mudança de hábito. Congresso Brasileiro de Medicina do Estilo de Vida. 2022;5:1.
45. Rashid T, Seligman MEP. Psicoterapia Positiva: manual do terapeuta. Porto Alegre: Artmed; 2019. p. 84-97.

35

Neurociência das emoções e estresse

Fabiano Moulin de Moraes

Pontos-chave

- As emoções são construídas pelo cérebro, e não são apenas reações ao mundo externo ou interno.
- As emoções são influenciadas por experiências e culturas e não são universais.
- As emoções são criadas quando o cérebro dá significado (categoriza) às sensações corporais interoceptivas com base em experiências passadas, de maneira preditiva.
- A resposta de estresse acontece quando o cérebro não tem uma categoria adequada para classificar e resumir o presente, lançando mão, assim, pelo sistema autonômico e eixo hipotálamo-hipófise-adrenal (HPA) de respostas que otimizam a sincronia em curto prazo – com prejuízos, se sustentadas em longo prazo, pela sobrecarga alostática.
- A teoria da emoção construída e outras teorias preditivas afetivas podem ajudar tanto a melhorar os cuidados em saúde mental quanto a facilitar mudanças de hábitos, ambos alvos clássicos da Medicina do estilo de vida (MEV).

INTRODUÇÃO

Classicamente, as emoções (do latim *emovere*, "movimento") são entendidas como reações a estímulos externos ou internos, por meio dos quais um circuito neural dedicado[1,2] (por exemplo, hipotálamo e amígdala) coordena um padrão distinto e reconhecível de mudanças fisiológicas [por exemplo, flutuações da frequência cardíaca (FC), liberação de hormônios etc.], vocalizações, atividade motora (como expressões faciais) e características mentais, como um sentimento consciente e aspectos metacognitivos de autoavaliação.[3] Emoções diferentes são frequentemente entendidas como biológica e psicologicamente distintas, universalmente presentes em humanos e biologicamente inatas[4,5]. Por exemplo, supõe-se que instâncias de medo sejam semelhantes em suas características biológicas e psicológicas em situações e pessoas em todo o mundo, porque o circuito de medo assumido no cérebro é o mesmo em todos os humanos neurotípicos. Essa visão clássica da emoção define, assim, um modelo para investigar como as emoções se desenvolvem físio ou patologicamente ao longo da vida[6].

No entanto, o acúmulo de evidências da neurociência é fortemente inconsistente com essa visão clássica da emoção e suas implicações (Tabela 1)[6,7]. A noção de que categorias discretas de emoção podem ser identificadas de forma confiável por padrões comportamentais específicos e/ou características fisiológicas foi seriamente posta em dúvida pela variabilidade acentuada dentro da mesma categoria, bem como semelhanças entre categorias distintas – assim como evidências em pesquisas sobre movimentos faciais, vocalizações, padrões fisiológicos do sistema nervoso autônomo, perfis de atividade cerebral e gravações de neurônios *in vivo* tanto em modelos animais quanto em seres humanos[8]. Até mesmo os supostos "biomarcadores" cerebrais prototípicos para uma determinada categoria de emoção variam substancialmente entre estudos e entre sujeitos dentro de um mesmo estudo[7]. Variação é, assim, uma propriedade intrínseca, em vez de um epifenômeno, das emoções. As pessoas também diferem em sua granularidade emocional: a capacidade de construir instâncias precisas e matizadas (com nuances) das emoções.

Indivíduos que constroem instâncias de emoção que são mais baixas em granularidade representam uma gama de experiências negativamente (ou positivamente) usando a mesma palavra. A granularidade emocional também está ligada à flexibilidade fisiológica e psicológica evidenciada pelos repertórios de enfrentamento (*coping*)[9]. Por fim, novas evidências na última década questionam as alegações da universalidade das categorias de emoção entre as culturas, evidenciando um viés ocidental na universalidade previamente afirmada[10]. Considerando, portanto, os pontos anteriores levantados, será detalhada a fisiologia das emoções e do estresse em perspectivas mais recentes, tendo como perspectiva principal a teoria da emoção construída (*theory of constructed emotion*, em inglês)[7].

DA ALOSTASE AO CÉREBRO PREDITIVO

Os organismos precisam obter, armazenar e usar energia de forma eficiente para

TABELA 1 Comparando as perspectivas construcionista e tipológica das emoções

	Construcionista – preditiva[7]	Tipológica – clássica[4]
Perspectiva	Primeira pessoa: existe em relação ao sujeito	Terceira pessoa: existe independente do sujeito
Categorização das emoções	Contextualizada e variada	Estática entre indivíduos e no indivíduo
Variação	Intrínseca à emoção	Extrínseca à emoção
Características físicas (vocalização, movimentos etc.)	Significado relacional	Significado inerente, genética e biologicamente determinados
Teoria evolutiva relacionada	Estendida[11]	Moderna[12]

sobreviver. Pequenos organismos unicelulares, como a *Escherichia coli*, contam com mecanismos de membrana celular para regular a energia diretamente de seu ambiente, enquanto organismos multicelulares com tecidos, órgãos e sistemas especializados necessitam de uma abordagem mais orquestrada para executar o equilíbrio energético. Em tais organismos, o gerenciamento de energia é feito por sistemas neurais, que em alguns animais evoluíram para cérebros à medida que novos órgãos sensoriais e características motoras especializadas se desenvolveram[13]. Sem um sistema dinâmico de orçamento de energia que gerencie a regulação complexa dos sistemas corporais num mundo em constante mudança, os organismos multicelulares não poderiam sobreviver. Portanto, embora seja uma afirmação teleológica afirmar que os cérebros evoluíram para regular a energia do corpo, é um fato que a regulação de energia é uma função cerebral central.

O suprimento e a demanda energética do corpo são gerenciados centralmente por meio da alostase: o processo ativo de prever as necessidades energéticas do corpo modelando o corpo no seu ambiente, tentando atender a essas necessidades antes que elas se manifestem[14]. Diferente da homeostase, a alostase se preocupa com a eficiência metabólica em vez de trazer o sistema de volta a um ponto de ajuste (ou vários pontos). Para entender como isso é alcançado, os princípios fundamentais das teorias de processamento preditivo são necessários[15].

O processamento preditivo representa uma família de abordagens teóricas de neurociência que explicam como cálculos antecipatórios, tipicamente bayesianos, são gerados e refinados dentro do cérebro[13,15]. Essas abordagens explicam diferentes características da função cerebral (como ação motora, crenças e memória) dentro e através de redes neurais (incluindo o neocórtex, o cerebelo e o hipocampo) e geralmente compartilham três princípios-chave. Primeiro, previsões do futuro são continuamente geradas dentro do cérebro: com base em experiências anteriores, uma série de simulações preditivas paralelas são computadas, todas com certa probabilidade (peso). Se a previsão com a maior probabilidade for confirmada pela entrada sensorial recebida, ela se torna uma percepção; caso contrário, isso resulta em um erro de previsão. Erros de previsão, o segundo princípio, são a incompatibilidade entre a entrada sensorial antecipada e real e são usados para atualizar e melhorar previsões subsequentes (refinar o modelo interno do cérebro, também chamado de cognição). Com a ocorrência de um erro de previsão, energia é investida no refinamento do modelo ou conservada ignorando o erro de previsão no caso de tal informação não ser particularmente relevante para a busca da eficiência metabólica. Portanto, os sinais de precisão (o terceiro princípio) ajustam as diferentes previsões recebidas e os erros de previsão por meio do envolvimento da rede de saliência (rede de regiões cerebrais, especialmente o cíngulo e a ínsula anterior, que avaliam a importância de estímulos e coordenam a resposta do cérebro)[16].

Para executar a alostase de forma eficiente, o sistema precisa antecipar e integrar sinais originados de dentro do corpo disponibilizados pela interocepção: a modelagem momento a momento do cérebro do estado fisiológico interno do corpo[17-19]. Por exemplo, os sinais interoceptivos relativos ao nível de glicose no sangue são comparados com as previsões para atualizar o estado energético do corpo para regular o corpo adequadamente (como na fome), assim como a osmolaridade (como na sede) etc.

Portanto, o modelo preditivo interoceptivo funciona a serviço da alostase[14,20].

O processo de interocepção é principalmente inconsciente, mas fornece uma caracterização momento a momento de baixa resolução do estado do corpo que é experimentado pelo indivíduo como afeto. Afeto é a característica de baixa dimensão do momento de vigília sempre presente na consciência que pode ser descrita como tendo simultaneamente duas propriedades principais: valência (ou seja, sensação agradável ou desagradável) e excitação (ou seja, sensação de alta ou baixa energia)[7]. O afeto serve como barômetro subjetivo da estimativa no momento do estado energético do corpo (o quão próximo ou distante estamos da nossa predição e do ponto desejado) e influencia a percepção momento a momento das informações recebidas.

Para entender como, em um nível neuroanatômico, modelos de processamento preditivo são implementados, é importante primeiro recapitular o que é um cérebro: coleção massiva de neurônios multifuncionais onde muitos neurônios fazem sinapses com um e um único neurônio faz sinapses com muitos[21]. Essa complexidade permite que as funções cerebrais não sejam restritas a conjuntos específicos de neurônios, mas sim tenham degeneração (*degeneracy*, em inglês[22]), ou seja, o envolvimento de um conjunto diferente de áreas cerebrais pode produzir o mesmo resultado. Da mesma forma, áreas e redes cerebrais podem estar envolvidas em várias funções (como nocicepção e controle cognitivo). Por exemplo, pessoas com doença de Urbach-Wiethe resultando em extenso dano (calcificação) bilateral à amígdala demonstram degeneração, ou seja, preservam funções que tipicamente são específicas da amigdala[23]. Da mesma forma, a amígdala tem vários papéis, incluindo atenção seletiva, detecção/atribuição de saliência, respostas de medo e ativação de comportamentos defensivos.

O processamento preditivo que orienta a alostase está enraizado na citoarquitetura cortical do cérebro (Figura 1)[3,17]. As previsões no córtex vão de estruturas menos laminadas (ou seja, tecido agranular de quatro camadas, conhecido como córtex límbico, incluindo ínsula anterior, cingulado e córtex pré-frontal orbitofrontal e ventromedial) para estruturas mais laminadas (ou seja, de seis camadas, como a ínsula posterior, o córtex interoceptivo primário e as áreas somatossensoriais, auditivas e visuais primárias). Nesse gradiente citoarquitetônico que dá suporte aos mecanismos de processamento preditivo, as características multimodais mais abstratas do modelo interno do cérebro se iniciam na rede de modo padrão (conjunto de regiões cerebrais que se ativam quando o cérebro está em repouso, localizada, principalmente, nos córtices parietal pré-frontal e temporal mediais), que são então descomprimidos como sinais de previsão para funções sensoriais, visceromotoras e esqueléticas ao longo de um gradiente. Os erros de previsão, por outro lado, são ponderados por sua potencial relevância alostática (ou seja, a necessidade de codificar o erro de previsão) pela rede de saliência (Figura 1 para mais detalhes)[13,24].

DO AFETO À EMOÇÃO

A teoria da emoção construída oferece uma abordagem construcionista para entender o que são as emoções, evidenciando o papel principal do cérebro na regulação de energia e no processamento preditivo. No cérebro, as informações sensoriais recebidas do corpo e do mundo são comparadas a características que já foram classificadas e que podem ser usadas para dar significado à informação atual. Sem acesso direto ao que está causando as informações sensoriais, sejam internas ou externas (lembre-se que o cérebro está preso dentro do seu crânio sem acesso direto ao corpo ou ao ambiente), o significado é derivado de eventos passados que se assemelham ao estado atual do corpo e do mundo. Com base em experiências passadas equivalentes com o presente, nosso cérebro usa os conceitos que foram relevantes previamente para lidar e entender os sinais sensoriais recebidos atuais. Se uma previsão corresponde às informações sensoriais recebidas e o erro de previsão é minimizado, características semelhantes do passado são reunidas para dar significado ao presente, o que configura nessa perspectiva uma categoria emocional ou emoção[13]. O propósito principal da categoria construída pelo cérebro, seja para uma instância de emoção ou não, é a alostase. Categorias recém-construídas ajudam a classificar, entender e lidar com os dados sensoriais recebidos e, mais tarde, ajudarão a informar situações e comportamentos futuros. As categorias fornecem significado à entrada sensorial recebida porque representam um agrupamento de características que guardam semelhanças ou compartilham um objetivo. Os sinais de previsão passam a incluir planos de ação visceromotores e motores, propriedades afetivas e muito mais, à medida que se movem ao longo do gradiente citoarquitetônico cortical, preparando o corpo para as consequências sensoriais e motoras esperadas[25].

Assim, quando uma categoria é construída, o indivíduo é preparado para lidar com o presente. Em outras palavras, as emoções não surgem dos sinais interoceptivos em si, mas emergem como um atributo de previsões ou inferências viscerais. É importante ressaltar que cada categoria conceitual construída para uma emoção é específica da situação; portanto, a categoria em si abrange características variadas (por exemplo, podemos construir felicidade com o toque de água morna em um dia de inverno ou água fria em um dia de verão) e não há duas instâncias idênticas de uma emoção (por exemplo, a felicidade sentida no dia de verão é diferente daquela do dia de inverno). Da mesma forma, o conjunto completo de padrões de ativação neuronal e redes envolvidas na construção de cada categoria conceitual para emoção também são únicas para aquele momento, o que significa que o neurocircuito envolvido em uma instância de emoção não é fixo (embora instâncias diferentes da mesma categoria de emoção em um dado indivíduo às vezes tenham algumas características sobrepostas). Além disso, uma vez que categorias conceituais para emoções são construídas com base em eventos autorreferenciais, elas são dependentes do observador, indicando que há variabilidade na experiência de uma dada emoção tanto entre como no mesmo indivíduo. Por implicação, cada categoria implementada em qualquer cérebro humano é um evento *ad hoc* e não universal: suas características de equivalência são sempre construídas em um indivíduo específico para uma função específica em uma situação específica[3,6].

IMPLICAÇÕES DAS TEORIAS PREDITIVAS EMOCIONAIS: DA INFÂNCIA À MEV

Para agregar progressivamente sentido ao mundo, as crianças têm um cérebro altamente plástico e aprendem rapidamente a categorizar e aumentar seu repertório de conceitos, sejam esses conceitos emocionais

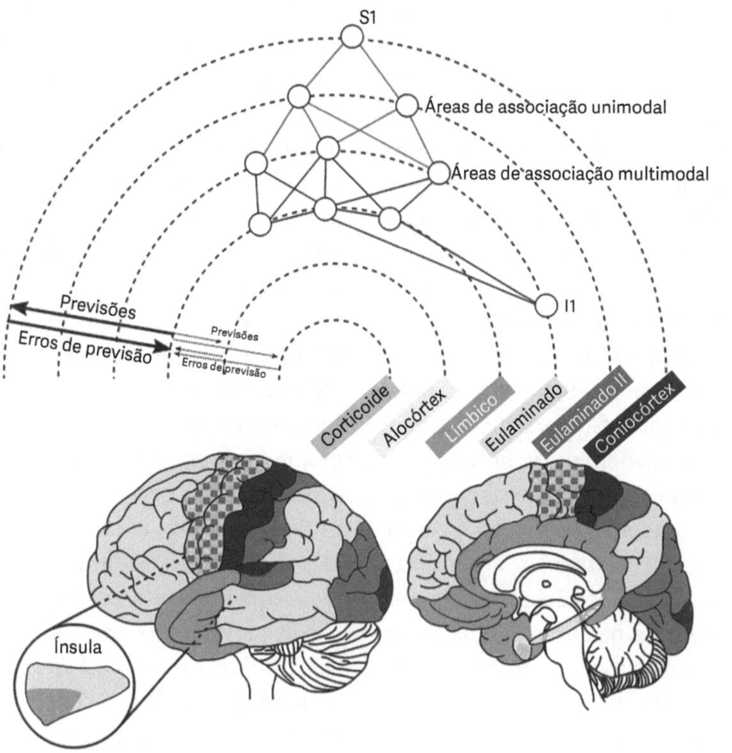

FIGURA 1 Relações entre a complexidade citoarquitetônica e o processamento preditivo cerebral. Representação esquemática do gradiente laminar cortical em relação à direcionalidade das previsões e detecção de erros de previsão. De acordo com sua citoarquitetura (perfis de laminação), as colunas neuronais podem ser divididas em redes (da menos para a mais complexa) da seguinte forma: corticoide (parte da amígdala e substância inonimada); alocórtex (por exemplo, hipocampo, córtex olfatório, parte da amígdala); córtices límbicos (por exemplo, córtex cingulado, ínsula anterior ventral, córtex pré-frontal orbitofrontal/ventromedial etc.); áreas motoras primárias/pré-motoras/motoras suplementares; áreas eulaminadas (eulaminado I representa áreas de associação multimodal, por exemplo, córtex pré-frontal dorsolateral, áreas temporais laterais, áreas parietais posteriores; áreas eulaminadas II são córtices de associação unimodal, por exemplo, lóbulo parietal superior do sistema somatossensorial) e as áreas somatossensoriais, auditivas e visuais primárias. As previsões surgem de estruturas de nível inferior e ganham granularidade à medida que são processadas em direção a áreas mais complexas. Assim, conceitos abstratos baseados no cérebro são usados para organizar preditivamente sinais internos (corporais) e externos (ambientais), com o objetivo de dar suporte à alostase. Nesse cenário, áreas definidas como regiões visceromotoras (por exemplo, córtex cingulado anterior, córtex orbitofrontal, ínsula, amígdala, estriado ventral) implementam a alostase emitindo previsões sobre o estado energético do corpo e a relevância/saliência de sensações antecipadas. De forma mais ampla, as regiões visceromotoras são interconectadas às estruturas do tronco cerebral que coordenam os sistemas autônomo, imunológico e endócrino a serviço da alostase.

Fonte: adaptada de Jungilligens et al., 2022[3].

ou não[26]. Rapidamente elas também aprendem a categorizar o significado emocional dos movimentos faciais e corporais com base no contexto. Portanto, uma função crítica das experiências e do desenvolvimento da primeira infância, incluindo interações com pais, cuidadores, educadores e colegas, é ajudar a criança a selecionar informações relevantes e construir conceitos relacionados às necessidades de seus corpos e do mundo que permitirão que ela execute a alostase de forma mais eficiente por conta própria. Dessa forma, fatores socioculturais e ambientais constroem uma "herança" de conceitos de emoção para as novas gerações como uma ferramenta para regular o corpo e uns aos outros[10,26]. Assim, a "aprendizagem supervisionada de categorias", como a aprendizagem de palavras, é uma fonte importante de desenvolvimento emocional e herança cultural e construção, assim, da granularidade emocional. Durante o desenvolvimento, a cultura cria situações recorrentes que permitem que aprendamos significados específicos e contextualizados de sinais particulares na ecologia natural e cultural do ambiente do indivíduo e do meio que o cerca[27,28].

Adultos neurotípicos regulam seus corpos atualizando continuamente modelos de previsão bem ajustados (incluindo aqueles relacionados a conceitos de emoção) para atender eficientemente às demandas metabólicas do corpo. Portanto, o processo de criação e revisão de conceitos de emoção ocorre ao longo da vida. Essas revisões contínuas são adaptativas — a capacidade de aceitar erros de previsão, aprendê-los, atualizar o plano de ação (ou seja, recategorizar) e, finalmente, modificar esse modelo para emitir melhores previsões e comportamentos na próxima vez[13,29,30]. O desenvolvimento no início da vida desempenha um papel importante na orientação da aquisição e do refinamento inicial de conceitos cada vez mais eficientes (adaptativos). Para indivíduos que não tiveram um ambiente de suporte estável durante o desenvolvimento para ajudá-los a discernir sinais importantes para a alostase, essa tarefa acaba sendo menos eficiente não sendo bem adaptada ao ambiente imediato e não resolvendo a incerteza de forma competente com consequente prejuízo alostático (ver mais adiante na seção "Estresse"). Por exemplo, cuidadores com adoecimento mental são menos sincronizados com as crianças, e a sincronia é importante para o desenvolvimento de conceitos emocionais[26]. A adversidade no início da vida também pode enviesar a criação de conceitos durante as dificuldades. Consequentemente, limitações na atualização de previsões (por exemplo, aprendizado de erro de previsão) podem sustentar o uso de longo prazo de um conceito específico, mesmo após a mudança nas demandas ambientais. Mais gravemente, alguns indivíduos podem não desenvolver um determinado conceito emocional. O subproduto de longo prazo de realizar a alostase de forma menos eficiente é que o orçamento do corpo está em um déficit crônico: uma vulnerabilidade geral predisponente para o desenvolvimento de psicopatologia[13,20,29,30].

Fica claro, aqui, o quanto essa descrição preditiva das emoções se encaixa com as perspectivas e as intervenções tanto em MEV como na Psicologia e na Psiquiatria. Tanto as mudanças de hábitos quanto os tratamentos de doenças mentais e neurológicas podem ser contextualizados, e os termos dessas perspectivas (terapia cognitivo-comportamental, *coaching* em saúde, psicologia positiva etc.) claramente podem ser comparadas com as descritas neste capítulo[13,31-33].

ESTRESSE

Hans Selye (1907-1982) criou o conceito de síndrome de adaptação geral em 1936, abrindo caminho para o que no futuro seria chamado de estresse[34,35]. O estresse, assim como as emoções, pode ser interpretado pela lente do cérebro preditivo. Para resumir, de acordo com as teorias preditivas, para continuar existindo, os sistemas vivos tentam minimizar a discrepância entre os dados que esperam (ou preferem) e os dados que percebem (ou antecipam contingentes à ação). A diferença entre os dados esperados e reais é quantificada como erro de previsão (ou energia livre). Segue-se, assim, que um bom modelo (organismo) é aquele que minimiza a energia livre ou seus erros preditivos[15,24,34].

Assim, uma reação aguda de estresse é deflagrada quando não há instâncias ou categorias (boas previsões) disponíveis adequados para organizar ou explicar o presente, ou similarmente quando o indivíduo falha em atenuar os erros de previsão[34]. Como o comportamento falha em trazer consequências desejadas (a alostase), o controle é delegado a uma série de reações autonômicas que asseguram a realização de impulsos alostáticos. Em modelos hierárquicos de inferência ativa, a imprevisibilidade é entendida como incapacidade de níveis mais altos da hierarquia (tipicamente o córtex) de contextualizar níveis mais baixos, indicando que as políticas (previsões) disponíveis dificilmente reduzirão a energia livre ou o erro preditivo. A resposta aguda ao estresse é orquestrada por níveis mais altos da hierarquia para induzir mudanças que garantam alocação eficiente de recursos energéticos. Áreas visceromotoras corticais, como o córtex cingulado anterior, enviam projeções para níveis mais baixos (como o hipotálamo, amígdala e tronco cerebral) para controlar arcos reflexos dos sistemas autônomo, endócrino e imunológico (como exemplo, o sistema nervoso simpático e o eixo HPA) para fornecer energia adicional ao cérebro. Eles podem induzir estados de hiperalerta, onde recursos de energia são alocados para a coleta de novas informações, para que melhores previsões possam ser feitas, o que, esperançosamente, tornará a ação pelo menos marginalmente melhor do que não fazer nada. O valor adaptativo do estresse, assim, vem por meio da modulação de três processos cruciais para o controle da incerteza preditiva: atenção, aprendizado e habituação, que determinarão o curso presente e futuro das mudanças alostáticas[29].

Duas substâncias ou grupos merecem atenção maior nessa perspectiva preditiva da cascata do estresse: a noradrenalina e os glicocorticoides. A noradrenalina, liberada tanto pelo sistema nervoso autônomo como pela adrenal, é responsável pela transição de um modo energeticamente eficiente para um modo energeticamente "caro", que equivale à ampliação da capacidade de processamento de informações em busca da redução de incertezas. Essa catecolamina aumenta, assim, a precisão dos erros de previsão, facilitando atualizações de modelos sobre mudanças ambientais e permitindo um aprendizado flexível, que favorece a consolidação de memórias declarativas durante eventos emocionais[36].

Já os glicocorticoides, além de seu papel na indução de respostas de "luta ou fuga", passam pela barreira hematoencefálica, ativando os receptores esteroides tanto MR (receptores mineralocorticoides) quanto GR (receptores glicocorticoides) no cérebro para modular a plasticidade sináptica e, portanto, o aprendizado. Esses dois tipos de receptores estão presentes em todo o cérebro, mas áreas como o hipocampo e a amígdala, regiões-chave para codificação de memória, têm as populações mais numerosas desses receptores. Os receptores MR são mais ocupados em níveis basais de cortisol, enquanto os receptores GR são geralmente ocupados quando os níveis de estresse são mais altos. A ativação intermediária dos receptores GR é necessária para a consolidação da memória, mas a saturação dos GR resulta em comprometimentos da memória. À medida que os níveis de estresse aumentam, esse hormônio diminui a excitabilidade do hipocampo, prejudica o aprendizado dependente do hipocampo, inibe a captação de glicose e induz a perda de células piramidais. Em suma, uma quantidade relativamente pequena de glicocorticoide facilita o aprendizado; no entanto, concentrações subótimas (tanto abaixo quanto acima) têm os efeitos inversos[37]. Em outras palavras, a dinâmica em U invertido da relação dos corticoides com o aprendizado é a demonstração biológica do gráfico clássico do Flow, mostrando que é na faixa intermediária entre demanda e competência que o melhor desempenho ocorre[38].

Se a incapacidade de reduzir a incerteza for estendida ao longo do tempo, o sistema cai em um estado de carga alostática. O termo "carga alostática" se refere ao fato de que algumas mudanças protetoras iniciadas por mecanismos alostáticos podem ser muito custosas para o organismo quando usadas em excesso ou mantidas por longos períodos. O envolvimento repetido de reações de estresse pode resultar em perfis neuroendócrinos mal adaptativos – por exemplo, dificultando o aprendizado por meio da inibição da dopamina. Esses modelos estressados do mundo podem ter quatro tipos de consequências deletérias para o modelo preditivo e, portanto, para o organismo como um todo: (1) falha em prever a necessidade de uma resposta adaptativa; (2) prever a necessidade, mas não implementar a resposta necessária; (3) empregar uma resposta-padrão quando ela não é mais necessária ou adaptativa; (4) falta de habituação a um estressor recorrente. Todas essas características caracterizam bem as disfunções psicológicas e neurológicas apresentadas em doenças psiquiátricas e neurológicas, assim como fazem parte das dificuldades nas mudanças dos hábitos dentro da MEV[13,29,30].

CONCLUSÃO

As perspectivas preditivas (construcionistas) como a teoria da emoção construída oferecem uma estrutura para reconceitualizar e integrar a relevância da emoção e do estresse na fisiologia humana, ajudando-nos tanto a buscar melhores ferramentas de adaptação quanto repensar o adoecimento ou mesmo a flexibilidade do organismo. Mais esforços de pesquisa são necessários para testar a teoria da estrutura da emoção construída e suas correlatas especialmente na MEV e nas suas múltiplas intervenções relacionadas.

TABELA 2 Termos técnicos

Alostase	O processo ativo de prever as necessidades energéticas do corpo modelando o corpo no mundo e tentando atender a essas necessidades antes que elas se manifestem.
Afeto	Modelagem momento a momento do cérebro do estado fisiológico interno do organismo, tipicamente dividido em valência e excitação.
Cérebro preditivo	Conjunto de teorias neurocientíficas que defendem que o cérebro gera um modelo mental do ambiente e do próprio corpo para prever e antecipar seus *inputs* na tentativa de reduzir inadequações preditivas e, assim, estabelecer a melhor sincronia consigo mesmo e com o ambiente.
Emoção	Categorias conceituais que resumem e categorizam informações internas (previsões interoceptivas) por gatilhos internos ou externos, dando a elas significado e contextualização adequados, minimizando erros preditivos e assim servindo à alostase.
Estresse	Resposta à inabilidade do modelo preditivo por falta de categorias ou previsões disponíveis adequadas para organizar ou explicar o presente, ou similarmente para atenuar os erros preditivos.
Homeostase	Mecanismo fisiológico cujo objetivo é trazer o sistema de volta a um ou mais pontos de ajuste.
Inferência ativa	Uma estrutura normativa que elucida os processos neurais e cognitivos subjacentes ao comportamento senciente. Essa estrutura postula que a percepção e a ação trabalham em conjunto para minimizar o erro preditivo ou energia livre.
Interocepção	Conjunto de informações sobre estado interno do corpo. Quão próximo ou distante da predição alostática define o afeto. É usado como matéria-prima para a construção da categoria que melhor explica a situação do organismo naquele momento chamado de "emoção".
Rede de modo padrão cerebral (*default mode network*, do inglês, ou DMN)	É um conjunto de regiões cerebrais que se ativam quando o cérebro está em repouso, quando estamos sonhando acordados, pensando em ideias novas, ou nos lembrando de eventos do passado. Tipicamente localizada nos córtices parietal medial e lateral, pré-frontal medial e temporal medial e lateral.
Rede de saliência cerebral	Rede cerebral que monitora os *inputs* tanto externo quanto interno e agregando uma valência ou saliência (importância) a esses estímulos, decidindo como outras redes cerebrais reagem a esses mesmos estímulos. Também é conhecida como rede cinguloinsular ou rede de atenção ventral. Fundamental, assim, para o processamento de motivação e emoção.

Para se aprofundar

Livro: Barret LF. Active inference: the free energy principle in mind, brain, and behavior. The MIT Press; 2022. Neste livro, Barrett explora como o cérebro utiliza inferência ativa e o princípio da energia livre para reduzir incertezas e modelar a realidade, integrando neurociência, psicologia e teoria da informação.

Livro: Barret LF. How emoticons are made. Mariner Books; 2018.

Uma obra que desconstrói a visão clássica das emoções, propondo que elas são construções cerebrais baseadas em predição, experiência e contexto cultural.

Livro: Clark A. The experience machine: how our minds predict and shape reality. Pantheon; 2023.

Clark aprofunda a teoria do cérebro preditivo, argumentando que nossa percepção é fundamentalmente uma simulação ativa que antecipa o mundo para dar sentido à experiência.

REFERÊNCIAS BIBLIOGRÁFICAS

1. LeDoux JE. Emotion circuits in the Brain. Annu Rev Neurosci. 2000:23:155-84.
2. Malezieux M, Klein AS, Gogolla N. Neural circuits for emotion. Annu Rev Neurosci. 2023;46:211-31.
3. Jungilligens J, Paredes-Echeverri S, Popkirov S, et al. A new science of emotion: implications for functional neurological disorder. Brain. 2022;145(8):2648-63.
4. Panksepp J. Affective neuroscience: the foundations of human and animal emotions. New York: Oxford University Press; 1998.
5. Ekman P, Cordaro D. What is meant by calling emotions basic. Emot Rev. 2011;3(4):364-70.
6. Barrett LF. Constructionist theories of emotions in psychology and neuroscience. In: Emotion theory: the routledge comprehensive guide. Routledge; 2024. p. 38.
7. Barrett LF. The theory of constructed emotion: an active inference account of interoception and categorization. Soc Cogn Affect Neurosci. 2017;12(1):1-23.
8. Barrett LF, Adolphs R, Marsella S, et al. Emotional expressions reconsidered: challenges to inferring emotion from human facial movements. Psychol Sci Public Interes. 2019;20(1):1-68.
9. Hoemann K, Nielson C, Yuen A, et al. Expertise in emotion: a scoping review and unifying framework for individual differences in the mental representation of emotional experience. Psychol Bull. 2021;147(11):1159-83.
10. Gendron M, Crivelli C, Barrett LF. Universality reconsidered: diversity in making meaning of facial expressions. Curr Dir Psychol Sci. 2018;27(4):211-9.
11. Laland KN, Uller T, Feldman MW, et al. The extended evolutionary synthesis: Its structure, assumptions and predictions. Proc Biol Sci. 2015;282(1813).
12. Smocovitis VB. Unifying biology: the evolutionary synthesis and evolutionary biology. J Hist Biol. 1992;25(1):1-65.
13. Bettinger JS, Friston KJ. Conceptual foundations of physiological regulation incorporating the free energy principle and self-organized criticality. Neurosci Biobehav Rev. 2023;155:105459.
14. Sterling P. Allostasis: a model of predictive regulation. Physiol Behav. 2012;106(1):5-15.
15. Friston K. The free-energy principle: a unified brain theory? Nat Rev Neurosci. 2010;11(2):127-38.
16. Michaelsen MM, Esch T. Motivation and reward mechanisms in health behavior change processes. Brain Res 2021;1757.
17. Berntson GG, Khalsa SS. Neural circuits of interoception. Trends Neurosci. 2021;44(1):17-28.
18. Engelen T, Solcà M, Tallon-Baudry C. Interoceptive rhythms in the brain. 2023.
19. Sturmberg JP. Health and disease are dynamic complex-adaptive states implications for practice and research. Front Psychiatry 2021;12.
20. Shaffer C, Westlin C, Quigley KS, et al. Allostasis, action, and affect in depression: insights from the theory of constructed emotion. Annu Rev Clin Psychol. 2022;18:553-80.
21. Key B, Brown DJ. Making sense of feelings. Neurosci Conscious. 2024.
22. Peter T. Fox KJF. Distributed processing; distributed functions? Neuroimage. 2012;61(2):407-26.

23. Becker B, Mihov Y, Scheele D, et al. Fear processing and social networking in the absence of a functional amygdala. Biol Psychiatry. 2012;72(1):70-7.
24. Tallon-Baudry C, Campana F, Park HD, et al. The neural monitoring of visceral inputs, rather than attention, accounts for first-person perspective in conscious vision. Cortex. 2018;102:139-49.
25. Amunts K, Zilles K. Architectonic mapping of the human brain beyond Brodmann. Neuron. 2015;88(6):1086-107.
26. Hoemann K, Xu F, Barrett LF. Emotion words, emotion concepts, and emotional development in children: a constructionist hypothesis. Dev Psychol. 2019;55(9):1830-49.
27. Gelman SA, Roberts SO. How language shapes the cultural inheritance of categories. Proc Natl Acad Sci U S A. 2017;114(30):7900-7.
28. Gendron M, Mesquita BL. The brain as a cultural artifact: concepts, actions, and experiences within the human affective niche. In: Kirmayer LJ, Worthman CM, Kitayama S, Lemelson R, Cummings CA, eds. Culture, mind, and brain: emerging concepts, models, and applications. Cambridge University Press; 2020. p. 188-222.
29. Badcock PB, Davey CG. Active inference in psychology and psychiatry: progress to date? Entropy. 2024;26(10):833.
30. Adamic EM, Teed AR, Avery JA, et al. Hemispheric divergence of interoceptive processing across psychiatric disorders. bioRxiv. 2024.
31. Michaelsen MM, Esch T. Functional mechanisms of health behavior change techniques: a conceptual review. Front Psychol. 2022;13:1-14.
32. Ciarrochi J, Hayes SC, Oades LG, et al. Toward a unified framework for positive psychology interventions: evidence-based processes of change in coaching, prevention, and training. Front Psychol. 2022;12:1-16.
33. David D, Cristea I, Hofmann SG. Why cognitive behavioral therapy is the current gold standard of psychotherapy. Front Psychiatry. 2018;9:6-8.
34. Arnaldo I, Corcoran AW, Friston KJ, et al. Stress and its sequelae: an active inference account of the etiological pathway from allostatic overload to depression. Neurosci Biobehav Rev. 2022;135:104590.
35. Selye H. A syndrome produced by diverse nocuous agents. Nature. 1936.
36. Brodt S, Inostroza M, Niethard N, et al. Sleep: a brain-state serving systems memory consolidation. Neuron. 2023;111(7):1050-75.
37. Sapolsky RM. Stress and the brain: Individual variability and the inverted-U. Nat Neurosci. 2015;18(10):1344-6.
38. Lianov L. The role of positive psychology in lifestyle medicine. Am J Lifestyle Med. 2023;666-70.

36

Avaliação e gerenciamento do estresse

Cíntia Bloise Hochmüller
Renata Fáro Guerra

Pontos-chave

- A resposta ao estresse envolve uma interação complexa entre o sistema nervoso, o sistema endócrino e o sistema imunológico.
- O impacto do estresse crônico gera consequências abrangentes para a saúde, desde transtornos mentais até doenças cardiovasculares e autoimunes.
- Existem formas subjetivas e objetivas de avaliar o estresse.
- Estratégias baseadas em evidências, como técnicas eficazes de gerenciamento do estresse, incluindo *mindfulness*, meditação ativa, terapia cognitivo-comportamental, ioga e a terapia corporal meditativa, são ferramentas eficazes no enfrentamento do estresse.

INTRODUÇÃO

Já se sentiu como um equilibrista tentando manter todos os pratos girando no ar? Essa é a sensação de estresse. O estresse é uma resposta adaptativa complexa que permite ao organismo responder a desafios e ameaças. No entanto, quando essa resposta se torna crônica ou desregulada, pode ter efeitos adversos na saúde mental e física.

Assim como um termostato regula a temperatura, nosso corpo regula o estresse. O problema é quando o termostato quebra e fica ligado direto. O estresse não é inerentemente negativo. Em doses moderadas, pode ser um motivador, impulsionando o desempenho e a adaptação. No entanto, a exposição prolongada ou intensa ao estresse pode sobrecarregar os sistemas de resposta do organismo, levando a uma série de problemas de saúde[1]. Nesse sentido, podemos classificar o estresse como positivo, o eustresse, ou como negativo, quando nos faz mal, conhecido como distresse.

Eustresse: o lado positivo do estresse

Imagine a adrenalina de um atleta antes de uma competição importante. Esse é o eustresse, o combustível que impulsiona o desempenho. É uma forma de estresse que pode ser benéfica para a saúde. Ele surge quando enfrentamos desafios que nos motivam, nos inspiram e nos proporcionam uma sensação de realização[2,3].

Características do eustresse

- Motivação e engajamento: nos impulsiona a agir, a buscar soluções e a nos envolvermos em atividades que consideramos significativas.
- Foco e concentração: nossa atenção se torna mais focada, permitindo-nos realizar tarefas com maior eficiência e precisão.
- Desafio e superação: nos desafia a sair da zona de conforto, a enfrentar obstáculos e a desenvolver novas habilidades.
- Sentimento de realização: ao superarmos os desafios impostos pelo eustresse, experimentamos uma sensação de realização e orgulho, o que fortalece nossa autoestima e autoconfiança.

Exemplos de eustresse

- Metas desafiadoras: estabelecer metas ambiciosas e realistas pode gerar eustresse, impulsionando-nos a trabalhar com afinco para alcançá-las.
- Novos projetos: iniciar um novo projeto, no trabalho ou na vida pessoal, pode ser uma fonte de eustresse, estimulando nossa criatividade e nosso entusiasmo.
- Competições saudáveis: participar de competições esportivas ou de outras atividades que envolvam desafios pode gerar eustresse, incentivando-nos a dar o melhor de nós.
- Eventos significativos: preparar um casamento, organizar uma festa de aniversário ou planejar uma viagem são exemplos de eventos que podem gerar eustresse, proporcionando-nos momentos de alegria e satisfação.

Distresse: o lado negativo do estresse

Agora imagine a sensação de estar preso no trânsito, atrasado para uma reunião importante, sem muita coisa que você possa fazer para mudar esse cenário. Esse é o distresse, o estresse que nos paralisa. É uma forma de estresse que pode ser prejudicial para a saúde física e mental. Ele surge quando enfrentamos desafios que nos sobrecarregam, nos frustram e nos causam sofrimento. A seguir vemos características do distresse[1,4]:

- Sobrecarga e exaustão: nos faz sentirmos sobrecarregados e incapazes de lidar com as demandas do dia a dia, levando à exaustão física e mental.
- Ansiedade e irritabilidade: tornamo-nos mais ansiosos, irritadiços e propensos a reações emocionais negativas.
- Falta de controle: o distresse nos faz sentir que perdemos o controle sobre nossas vidas, gerando sentimentos de impotência e desesperança.
- Impacto na saúde: o distresse crônico pode aumentar o risco de desenvolver problemas de saúde, como doenças cardíacas, depressão e distúrbios do sono.

Exemplos de distresse

- Sobrecarga de trabalho: ter alta carga de responsabilidades, com prazos apertados, pode gerar distresse, levando ao esgotamento profissional.

- Problemas financeiros: dívidas, desemprego e outras dificuldades financeiras podem ser fontes de distresse, despertando ansiedade e preocupação constantes.
- Conflitos interpessoais: discussões, desentendimentos e outros conflitos com familiares, com amigos ou colegas, podem gerar distresse, afetando nossos relacionamentos e nosso bem-estar emocional.
- Doenças e perdas: lidar com uma doença grave, com a morte de um ente querido ou outras perdas significativas pode ser extremamente estressante, gerando tristeza, luto e desesperança.

O segredo para uma vida saudável e equilibrada está em encontrar o ponto ideal entre eustresse e distresse. É importante buscar desafios que nos motivem e nos inspirem, mas também é fundamental evitar situações que nos sobrecarreguem e nos causem sofrimento.

A EVOLUÇÃO HISTÓRICA DO CONCEITO DE ESTRESSE

Hans Selye, pioneiro no estudo do estresse, teve uma sacada genial ao observar que diferentes estressores (agentes causadores de estresse) podem levar a respostas fisiológicas semelhantes, independentemente de sua natureza específica[5]. A síndrome de adaptação geral descreve a resposta do organismo ao estresse em três fases:

- Alarme: o organismo reconhece o estressor e ativa o sistema nervoso simpático, preparando-se para a luta ou fuga.
- Resistência: o organismo tenta se adaptar ao estressor, mobilizando recursos para manter o equilíbrio.
- Exaustão: se o estressor persistir por um longo período, os recursos do organismo se esgotam, levando à exaustão e ao aumento da vulnerabilidade a doenças.

Imagine que você está correndo uma maratona. Na fase de alarme, seu corpo se prepara para a corrida. Na fase de resistência, você mantém o ritmo. Na fase de exaustão, você sente o corpo falhar.

Os modelos contemporâneos e a visão integrativa

Hoje sabemos que o estresse não é apenas uma questão biológica. A forma como percebemos o estresse, o apoio social que temos e as estratégias que usamos para lidar com ele são cruciais[6].

FISIOPATOLOGIA DO ESTRESSE

A resposta ao estresse envolve uma interação complexa entre o sistema nervoso, o sistema endócrino e o sistema imunológico.

O eixo hipotálamo-pituitária-adrenal (HPA): o maestro da resposta ao estresse

O eixo HPA é como o maestro da orquestra do estresse. A ativação desse eixo leva à liberação de cortisol, um hormônio com uma ampla gama de efeitos no organismo[7]:

- Efeitos metabólicos: o cortisol aumenta os níveis de glicose no sangue, fornecendo energia para o organismo lidar com o estressor.
- Efeitos imunológicos: em curto prazo, o cortisol pode suprimir a inflamação.

No entanto, a exposição prolongada ao cortisol pode levar à supressão da função imunológica.

- Efeitos cardiovasculares: o cortisol aumenta a pressão arterial e a frequência cardíaca, preparando o organismo para a ação.
- Efeitos cerebrais: o cortisol pode afetar a função cerebral, incluindo a memória, o aprendizado e o humor.

O sistema nervoso autônomo (SNA): a resposta rápida ao estresse

O SNA é responsável pela resposta rápida ao estresse, preparando o organismo para a luta ou fuga. Podemos pensar que ele é como um interruptor de emergência de um prédio, que se ativa automaticamente ao detectar fumaça. Quando o estresse surge, o interruptor é acionado, e, assim como as luzes de emergência guiam as pessoas para a saída em uma situação de perigo, essa resposta rápida também nos ajuda a reagir de forma eficiente e encarar os desafios que ameaçam nossa segurança[8].

- Sistema simpático: a ativação do sistema simpático leva ao aumento da frequência cardíaca, da pressão arterial, da frequência respiratória e da sudorese. Também causa a liberação de adrenalina, hormônio que potencializa os efeitos do sistema simpático.
- Sistema parassimpático: o sistema parassimpático promove o relaxamento e a recuperação, diminuindo a frequência cardíaca, a pressão arterial e a frequência respiratória.

A desregulação dos mecanismos de resposta ao estresse: um ciclo vicioso

O estresse crônico pode desregular os mecanismos de resposta ao estresse, criando um ciclo vicioso. É como tentar apagar um incêndio com gasolina, provocando os efeitos que vemos a seguir[9,10]:

- Resistência ao cortisol: a exposição prolongada ao cortisol pode levar à resistência dos tecidos aos seus efeitos, resultando em níveis cronicamente elevados de cortisol no sangue.
- Desregulação do SNA: pode levar à hiperativação do sistema simpático e à supressão do sistema parassimpático, resultando em um estado de alerta constante e dificuldade em relaxar.
- Neuroinflamação: o estresse crônico pode provocar inflamação no cérebro, o que pode prejudicar a função cerebral.
- Alterações na neuroplasticidade: pode diminuir a neuroplasticidade e a capacidade do cérebro de se adaptar e mudar ao longo do tempo.

As consequências da desregulação: um impacto profundo na saúde

A desregulação dos mecanismos de resposta ao estresse está associada a uma ampla gama de problemas de saúde, incluindo:

- Transtornos mentais: depressão, ansiedade, transtorno do estresse pós-traumático, transtornos alimentares, transtornos do sono.

- Doenças cardiovasculares: hipertensão, acidente vascular cerebral e outras doenças cardíacas.
- Doenças metabólicas: obesidade, diabetes tipo 2, síndrome metabólica.
- Doenças autoimunes: artrite reumatoide, lúpus, esclerose múltipla.
- Câncer: alguns estudos sugerem que o estresse crônico pode aumentar o risco de certos tipos de câncer.

AVALIAÇÃO DO ESTRESSE

A avaliação do estresse é um passo fundamental no desenvolvimento de um plano de gerenciamento do estresse eficaz.

Métodos subjetivos: a percepção individual do estresse

Os questionários são como um mapa que nos ajuda a entender a percepção individual do estresse. Os questionários padronizados são ferramentas úteis para avaliar a percepção individual do estresse. Alguns exemplos de questionários comumente utilizados:

- Escala de Estresse Percebido (EEP): avalia a percepção do indivíduo sobre a frequência com que se sente estressado, sobrecarregado ou incapaz de lidar com os desafios[11].
- Inventário de Sintomas de Estresse (ISE): avalia a presença e a intensidade de uma variedade de sintomas físicos, emocionais e comportamentais associados ao estresse[12].
- Escala de Avaliação do Estresse Social (EAES): avalia o impacto de eventos de vida estressantes na saúde do indivíduo[13].

Métodos objetivos: a mensuração do impacto fisiológico do estresse

Os biomarcadores nos ajudam a medir o impacto fisiológico do estresse, fornecendo dados objetivos sobre o impacto fisiológico do estresse. Alguns exemplos de biomarcadores comumente utilizados[14]:

- Cortisol salivar: mede os níveis de cortisol na saliva, refletindo a atividade do eixo HPA.
- Variação da frequência cardíaca (VFC): mede a variabilidade nos intervalos entre os batimentos cardíacos, refletindo a atividade do SNA.
- Padrões de sono: avalia a qualidade e a quantidade do sono, que podem ser afetadas pelo estresse.
- Níveis de inflamação: medem os níveis de marcadores inflamatórios no sangue, como a proteína C reativa (PCR) e o fator de necrose tumoral alfa (TNF-α).

Sinais e sintomas clínicos: a observação atenta do indivíduo

A observação atenta do indivíduo e a identificação de sinais e sintomas clínicos são essenciais para uma avaliação abrangente do estresse. Alguns exemplos de sinais e sintomas comuns incluem:

- Físicos: fadiga, tensão muscular, cefaleia, problemas gastrintestinais, alterações no apetite ou no sono.
- Emocionais: irritabilidade, ansiedade, tristeza, desesperança, dificuldade em concentrar-se.

Comportamentais: isolamento social, procrastinação, uso de substâncias (álcool, drogas), comportamentos compulsivos.

Fatores de risco individuais: a consideração do contexto pessoal

Cada pessoa é única, e os fatores de risco individuais podem influenciar a resposta ao estresse. A consideração dos fatores de risco individuais é fundamental para uma avaliação personalizada do estresse. Alguns exemplos de fatores de risco importantes[15]:

- Predisposição genética: história familiar de transtornos mentais ou doenças relacionadas ao estresse.
- Histórico de traumas: exposição a eventos traumáticos na infância ou na vida adulta.
- Condições sociais adversas: pobreza, discriminação, falta de acesso a recursos, hábitos alimentares inadequados, falta de atividade física, sono insuficiente e baixa conexão social.

A IMPORTÂNCIA DE UMA ABORDAGEM INTEGRADA

A avaliação do estresse deve ser uma abordagem integrada, que combina métodos subjetivos, objetivos e clínicos, considerando os fatores de risco individuais. Essa abordagem permite uma compreensão abrangente do impacto do estresse no indivíduo e o desenvolvimento de um plano de gerenciamento do estresse personalizado e eficaz.

Estratégias baseadas em evidências para gerenciamento do estresse

Intervenções baseadas em *mindfulness* (IBM)

O *mindfulness* é como um botão de pausa que nos permite sair do piloto automático e prestar atenção ao momento presente. As evidências atuais apontam para um efeito moderado dos IBM na redução do estresse. Uma metanálise de cinco ensaios clínicos randomizados testou os efeitos dos IBM nos níveis de cortisol, hormônio mediado pelo estresse, e descobriu que pode haver um efeito benéfico em populações adultas saudáveis[16].

Abordagens cognitivas e comportamentais

A terapia cognitivo-comportamental (TCC) é como um terapeuta que nos ajuda a identificar e corrigir padrões de pensamento disfuncionais. Ela tem ampla evidência na redução dos níveis de estresse, ajudando os indivíduos a reestruturar padrões de pensamento disfuncionais e desenvolver estratégias mais adaptativas, por técnicas de reestruturação cognitiva, identificação de pensamentos negativos e técnicas de relaxamento. Adicionalmente, a teoria cognitiva baseada em atenção plena tem resultados animadores, e as evidências dos estudos destacam a eficácia na redução dos sintomas de depressão, ansiedade e estresse, além de melhorar as funções cognitivas e a regulação emocional em diversas populações[17].

Intervenções corpo-mente

O corpo e a mente estão interligados. Cuidar do corpo é cuidar da mente e vice-versa.

Yoga

A yoga, prática ancestral com raízes na Índia, combina posturas físicas (*asanas*), técnicas de respiração (*pranayama*) e meditação (*dhyana*) para promover o bem-estar físico e mental. Seus efeitos na redução do estresse e na melhora da saúde geral têm sido objeto de inúmeros estudos científicos. A prática regular da ioga tem demonstrado a capacidade de reduzir os níveis de cortisol, o principal hormônio associado ao estresse, além de atuar no SNA, aumentando a atividade do sistema parassimpático (responsável pelo relaxamento) e diminuindo a atividade do sistema simpático (responsável pela resposta de "lutar ou fugir"). Adicionalmente, através da prática de *asanas* e *pranayama*, a ioga promove uma consciência do corpo e das sensações internas, capacitando os indivíduos a identificar e responder ao estresse de forma mais eficaz. Há evidências consistentes de que a ioga é uma ferramenta eficaz na redução dos sintomas de estresse e ansiedade[18], no impacto positivo no humor e na qualidade de vida, especialmente em indivíduos que sofrem de depressão, e no alívio da dor crônica, como a dor nas costas e a fibromialgia, proporcionando alívio e melhorando a qualidade de vida[19].

Tai chi

O *tai chi* é como uma meditação em movimento que nos ajuda a relaxar e a fortalecer o corpo. É uma arte marcial chinesa caracterizada por movimentos lentos e fluidos, respiração profunda e meditação em movimento, frequentemente praticada como forma de exercício e relaxamento. Seus benefícios para a saúde mental e física têm sido amplamente reconhecidos. Os movimentos lentos e controlados ajudam a relaxar os músculos e a reduzir a tensão física, promovendo um estado de calma e bem-estar. Na medicina tradicional chinesa, o *tai chi* é considerado um meio de melhorar o fluxo de energia vital (Qi) no corpo, promovendo a saúde e o equilíbrio energético.

A prática exige concentração e foco mental, o que pode ajudar a melhorar a atenção e a reduzir a ruminação mental, promovendo clareza e tranquilidade. Pode também ser eficaz na redução do estresse e da ansiedade, oferecendo uma abordagem não farmacológica para o alívio desses sintomas. É considerada excelente para melhorar o equilíbrio e a coordenação, o que pode ser especialmente benéfico para pessoas idosas, ajudando a prevenir quedas e a manter a independência, além de fortalecer o sistema imunológico e reduzir a incidência de doenças, promovendo uma saúde mais robusta[20,21].

Terapia Corporal Meditativa (TCM) e Biomeditação Ativa® (BMA)

Integrar a terapia e a meditação é como cuidar de um jardim: a terapia oferece as ferramentas para preparar o solo, remover as pedras e as ervas daninhas que podem obstruir o crescimento, enquanto a meditação é a atmosfera amorosa que proporcionará nutrição às plantas, cultivando um espaço propício para florescerem e se desenvolverem em harmonia. Juntas, essas práticas criam um ambiente fértil para o autoconhecimento e a autocura, em que corpo, coração e mente podem estar em sintonia, promovendo mais integridade e conexão para viver a vida mais plenamente.

A TCM é um método terapêutico que une os pilares da bioenergética de Alexander Lowen, os saberes milenares da meditação e as descobertas recentes da neurociência sobre interocepção e autorregulação em uma abordagem integrativa corpo-mente. Promove a autoconsciência através da aplicação de exercícios corporais em um ambiente meditativo junto à investigação do histórico de vida da pessoa, nas fases da infância, adolescência, juventude e fase adulta. O foco é o que está impresso e pode ser sentido no corpo, por meio da percepção das sensações corporais e expressão das emoções, com suporte e a orientação de um terapeuta. O método potencializa a compreensão dos padrões comportamentais que limitam o desenvolvimento do seu potencial humano[22]. Estudos indicam que o incremento da consciência corporal permite uma integração mais eficaz entre processos cognitivos e emocionais no cérebro, resultando em tomadas de decisões mais satisfatórias[23].

As Biomeditações Ativas® (BMA) derivam da TCM, implementando técnicas de meditação ativa que aprofundam o contato com corpo-mente por meio de mapeamento, movimentos espontâneos, respiração consciente e silêncio meditativo. Essa prática cria um ambiente de relaxamento e consciência meditativa e promove a saúde integral e a conexão com o transcendente[24]. Um estudo com meditação ativa mostrou redução nos níveis plasmáticos de cortisol, produzindo efeitos regulatórios positivos[25]. O caminho da meditação provoca benefícios que se estendem para além daqueles encontrados durante o estado meditativo, evoluindo para a formação de traços duradouros[26].

Método de intervenção terapêutica da TCM

A intervenção terapêutica da TCM está ancorada em três pilares principais: sexualidade, conexão e transcendência. Cada uma dessas etapas foca em aspectos específicos do corpo, emoções e energia, visando promover um caminho de autocura física, emocional e espiritual. A ênfase da prática terapêutica está na combinação de exercícios de respiração consciente e silêncio meditativo para fomentar uma conexão interna profunda e o desenvolvimento da autorregulação. É importante ressaltar que esses pilares e etapas estão interconectados e interdependentes. As etapas são:

Etapa 1 – Preparação: criando âncoras

Foco para criar um espaço seguro e meditativo e promover a autorregulação.

- *Grounding* da bioenergética: é uma prática que visa conectar a pessoa ao momento presente, ancorando-a no corpo e no ambiente. A técnica da bioenergética trabalha com movimentos que permitem a liberação de tensões e o fortalecimento das bases físicas e emocionais, estabelecendo uma conexão com a terra e o livre fluxo da energia vital[27].
- Interocepção: utilizamos um exercício que chamamos de "lugar seguro", com foco na interocepção, que busca a percepção das sensações internas do corpo, ou seja, a capacidade de perceber o que está acontecendo dentro do corpo, como os sinais vindos de seu interior, das vísceras, que também incluem o toque afetivo e o frio na barriga, por exemplo. A pessoa é convidada a encontrar um local no corpo que contenha sensação de segurança e conforto, estabelecendo-o como ponto de ancoragem interna para a autorregulação[28].
- Atenção plena (*mindfulness*): a prática da meditação, em especial dos elementos meditativos – relaxamento, observação e não julgamento, – propicia o estado de presença. Ao cultivar a atenção plena, a pessoa aprende a observar suas sensações, emoções e pensamentos, com o distanciamento necessário para criar a atmosfera meditativa para o trabalho profundo das fases seguintes[29].

Os exercícios dessa etapa também são recursos de autocuidado para além da sessão terapêutica, para serem utilizados sempre que a pessoa estiver em situações de tensão, trauma ou estresse no dia a dia.

Etapa 2 – Pilar da sexualidade: eixo intestino-cérebro

Foco em exercícios bioenergéticos para estimular a conexão corpo-mente e aprimorar a consciência corporal. Nessa etapa, as intervenções terapêuticas focam na temática da sexualidade, aplicando exercícios com ênfase nos segmentos bioenergéticos da pélvis (incluindo pés e pernas) e do abdômen. O objetivo do trabalho é a liberação de bloqueios e tensões nesses centros do corpo, favorecendo a reconexão com o enraizamento, a energia vital, sexual e emocional, a criatividade e o poder pessoal. O corpo é incentivado a liberar emoções reprimidas, muitas vezes relacionadas a traumas ou experiências negativas em relação à sexualidade[30].

A conexão entre o intestino e o cérebro desempenha papel significativo na sexualidade, uma vez que a saúde intestinal afeta diretamente o equilíbrio hormonal, o estado emocional e a resposta ao estresse, fatores cruciais para a função sexual. A microbiota intestinal, por exemplo, influencia a produção de neurotransmissores, como a serotonina, envolvidos na regulação do humor e do desejo sexual. Distúrbios intestinais podem levar a desequilíbrios hormonais e inflamações, que, por sua vez, impactam a libido e a satisfação sexual. Estudos também sugerem que o estresse crônico e a ansiedade, que podem ser exacerbados por problemas intestinais, estão diretamente ligados à disfunção sexual[31].

Benefício: redução do estresse e aumento do prazer: a meditação diminui a ansiedade, aumentando o relaxamento e o prazer sexual[32].

Etapa 3 – Pilar da conexão: eixo coração-cérebro

Foco na integração das técnicas bioenergéticas meditativas para aprofundamento da conexão e consciência emocional. Esse pilar tem como fundamento a nossa profunda necessidade de conexão e de amar e sermos amados. Aprofunda a investigação do eixo coração-cérebro e explora terapeuticamente o segmento bioenergético do peito (braços e mãos). O coração é o centro das emoções e dos relacionamentos, enquanto o cérebro é responsável pelas funções cognitivas. Essa fase visa restaurar o equilíbrio entre o lado emocional e o racional, promovendo uma conexão mais profunda com o próprio ser e com os outros[33].

A conexão entre o coração e o cérebro é essencial para a saúde emocional e a qualidade dos relacionamentos. Quando essa conexão está forte e equilibrada, somos mais capazes de cultivar a empatia, a compaixão e o amor, tanto por nós mesmos quanto pelos outros. Esse processo fortalece a inteligência emocional, melhora a comunicação nos relacionamentos e favorece maior harmonia no dia a dia[34]. Benefícios:

- Eixo coração-cérebro: o coração influencia o cérebro, afetando a cognição e emoções. A VFC é crucial para a saúde emocional[35].
- Redução do estresse e ansiedade: práticas como meditação melhoram a conectividade cerebral e regulam emoções[36].
- Desenvolvimento da inteligência emocional: *mindfulness* melhora a empatia, fortalecendo relacionamentos[37].

Etapa 4 – Pilar da transcendência

Foco na integração das técnicas bioenergéticas meditativas para aprofundamento da consciência transcendente. Essa etapa aborda a necessidade humana de pertencimento e a busca pelo sentido da vida. O foco dos exercícios e ação terapêutica está nos segmentos bioenergéticos da garganta, pescoço e cabeça, desenvolvendo principalmente o autoconhecimento dentro das temáticas relacionadas à autoexpressão, intuição, e a conexão com o divino.

Nessa fase, a pessoa é convidada a investigar no corpo e refletir sobre o sentido de sua vida. Trata-se também de um processo de integração, no qual as experiências anteriores (sexualidade e conexão) são assimiladas, integradas e realinhadas com a busca por propósito e transcendência. Benefícios:

- Redução do estresse e ansiedade: redução dos níveis de cortisol e ativação do sistema parassimpático[38].
- Aumento da consciência espiritual: conectar-se com divindade ou eu interior para um senso de propósito[39].
- Promoção de bem-estar e felicidade: a transcendência promove a paz interior e felicidade duradoura[40].

CONCLUSÃO

O gerenciamento do estresse é uma habilidade fundamental para a manutenção e promoção da saúde física e mental, e a compreensão entre eustresse e distresse é essencial para essa prática. Enquanto o eustresse pode atuar como motivador e impulsionar o desempenho, o distresse, quando crônico, pode levar a graves problemas de saúde. A avaliação do estresse deve ser ampla, empregando métodos subjetivos e objetivos e considerando fatores individuais. Além disso, a implementação de estratégias baseadas em evidências, como intervenções de *mindfulness*, TCC e práticas corpo-mente, pode ser eficaz na redução do estresse e na promoção do bem-estar. A Terapia Corporal Meditativa, em particular, pode oferecer um caminho integrativo, que conecta e integra corpo, mente e espírito, permitindo que os indivíduos se reconectem com sua essência e vivam de forma mais equilibrada e plena. Portanto, cultivar um equilíbrio saudável entre os diferentes tipos de estresse e adotar práticas de autocuidado são passos primordiais para uma vida mais plena, saudável e feliz.

Para se aprofundar

Livro: Kabat-Zinn J. Full catastrophe living (revised edition): using the wisdom of your body and mind to face stress, pain, and illness. Delta; 2013.

Livro: Sapolsky RM. why zebras don't get ulcers. Henry Holt and Company; 2004.

REFERÊNCIAS BIBLIOGRÁFICAS

1. Sapolsky RM. Why zebras don't get ulcers: a guide to stress, stress-related disease, and coping. New York: W.H. Freeman; 2004.
2. Lazarus RS. Stress and emotion: a new synthesis. New York: Springer; 1999.
3. Selye H. Stress without Distress. Philadelphia: J.B. Lippincott Company; 1974.
4. McEwen BS. Physiology and neurobiology of stress and adaptation: central role of the brain. Physiol Rev. 2007;87(3):873-904.
5. Selye H. The stress of life. New York: McGraw-Hill; 1956.
6. Lazarus RS, Folkman S. Stress, appraisal, and coping. New York: Springer; 1984.
7. Chrousos GP. Stress and disorders of the stress system. Nat Rev Endocrinol. 2009;5(7):374-81.
8. Ulrich-Lai YM, Herman JP. Neural regulation of endocrine and autonomic stress responses. Nat Rev Neurosci. 2009;10(6):397-409.
9. Dhabhar FS. Effects of stress on immune function: the good, the bad, and the beautiful. Immunol Res. 2014;58(2-3):193-210.

10. McEwen BS. The neurobiology of stress: from serendipity to clinical relevance. Brain Res. 2000;886(1-2):172-89.
11. Cohen S, Kamarck T, Mermelstein R. Perceived Stress Scale. J Health Soc Behav. 1983;24(4):385-96.
12. Lipp MEN. Inventário de Sintomas de Stress para Adultos de Lipp (ISSL). In: Lipp MEN, orgs. Pesquisas sobre stress no Brasil: saúde, ocupações e grupos de risco. São Paulo: Casa do Psicólogo; 2003. p. 17-31.
13. Holmes TH, Rahe RH. The Social Readjustment Rating Scale. J Psychosom Res. 1967;11(2):213-8.
14. Hellhammer DH, Wüst S, Kudielka BM. Salivary cortisol as a biomarker in stress research. Psychoneuroendocrinology. 2009;34(2):163-71.
15. Heim C, Binder EB. Current research trends in early life stress and depression: review of human studies on sensitive periods, programming, and epigenetics. Exp Neurol. 2012;233(1):102-11.
16. Sanada K, Montero-Marin J, Díez MA, et al. Effects of mindfulness-based interventions on salivary cortisol in healthy adults: a meta-analytical review. Front Physiol. 2016;7:12.
17. Gkintoni E, Vassilopoulos SP, Nikolaou G. Mindfulness-based cognitive therapy in clinical practice: a systematic review of neurocognitive outcomes and applications for mental health and well-being. J Clin Med. 2025;14(5):1703.
18. Ross A, Thomas, S. The effect of yoga on mood and anxiety disorders. J Altern Complement Med. 2010;16(1):9-13.
19. Cramer H, Lauche R, Langhorst J, et al. Yoga for anxiety and depression: a systematic review. Depress Anxiety. 2017;30(11):1068-83.
20. Wayne PM, Walsh JN, Taylor-Piliae RE, et al. Effect of tai chi on health outcomes in healthy adults, older adults, and patients with chronic conditions: a systematic review and meta-analysis. JAMA. 2014;311(8):793-807.
21. Yeh GY, Wang C, Wayne PM, et al. Systematic review of tai chi and qigong trials for people with depressive symptoms. Psychosom Med. 2009;71(4):438-45.
22. Guerra RF, Hochmüller CB. Relações entre corpo e mente. In: Rohde CBS, editor. Medicina Integrativa na prática clínica, 1. ed. Barueri: Manole; 2023. p. 210-24.
23. Dunn BD, Galton HC, Morgan R, et al. Listening to your heart. How interoception shapes emotion experience and intuitive decision making. Psychol Sci. 2011;21(12):1835-44.
24. De Souza IW, De Alencar VF, Guerra RF, Hochmüller CB. Meditação. In: Rohde CBS, editor. Medicina Integrativa na prática clínica, 1. ed. Barueri: Manole; 2023. p. 239-60.
25. Bansal A, Mittal A, Seth V. Osho dynamic meditation's effect on serum cortisol level. J Clin Diagn Res. 2016;10(11):CC05-CC08.
26. Bauer CCC, Whitfield-Gabrieli S, Díaz JL, et al. From state-to-trait meditation: reconfiguration of central executive and default mode networks. eNeuro. 2019;6(6):ENEURO.0335-18.2019.
27. Lowen A. Bioenergética. São Paulo: Summus; 1982.
28. Porges SW. The polyvagal perspective. Biol Psychol. 2007;74(2):116-43.
29. Rajneesh BS. O livro dos segredos. São Paulo: Maha Lakshmi Ed.; 1982. v. 1.
30. Lowen A. Alegria: a entrega ao corpo e à vida. São Paulo: Summus; 1997.
31. Sarkar A, Harty S, Naylor S. The microbiome and mental health: Implications for anxiety- and trauma-related disorders. Eur J Psychotraumatol. 2016;7(1):32459.
32. Meston CM, Buss DM. Why humans have sex. Arch Sex Behav. 2007;36(3):541-59.
33. Lowen A. Amor, sexo e o seu coração. São Paulo: Summus; 1990.
34. Seppälä EM, Rossomando TJ, Doty JR. Social connection and compassion: Their role in the health of individuals and society. Soc Res. 2013;80(2):297-318.
35. Thayer JF, Lane RD. Claude Bernard and the heart-brain connection: further elaboration of a model of neurovisceral integration. Neurosci Biobehav Rev. 2009;33(2):81-8.
36. Hölzel BK, Carmody J, Vangel M, et al. Mindfulness practice leads to increases in regional brain gray matter density. Psychiatry Res. 2010;191(1):36-43.
37. Decety J, Jackson PL. The functional architecture of human empathy. Behav Cogn Neurosci Rev. 2004;3(2):71-100.
38. Kabat-Zinn J. Full Catastrophe living: using the wisdom of your body and mind to face stress, pain, and illness. Delta; 1990.
39. Vago DR, Silbersweig DA. Self-awareness, self-regulation, and self-transcendence: A neural perspective on the cultivation of well-being. Front Hum Neurosci. 2012:6:296.
40. Creswell JD. Mindfulness interventions. Ann Rev Psychol. 2017;68:491-516.

37

Meditação e atenção plena

Renata Fáro Guerra
Címtia Bloise Hochmüller

Pontos-chave

- Meditação e atenção plena (*mindfulness*) são práticas complementares que promovem a saúde integral.
- A integração das dimensões física, mental e espiritual é fundamental para a regulação do estresse, promoção do bem-estar e melhora da qualidade de vida.
- A meditação e a atenção plena atuam como catalisadores para a adoção de hábitos alinhados com os princípios da Medicina do Estilo de Vida (MEV).
- Práticas regulares de meditação e atenção plena promovem mudanças comportamentais sustentáveis relacionadas à saúde.
- O cultivo sistemático da consciência plena nas escolhas cotidianas corrobora com a consolidação da formação de hábitos alinhados aos pilares da MEV.

INTRODUÇÃO

Em um mundo onde o excesso de estímulos e as demandas constantes parecem não ter fim, a meditação e a atenção plena surgem como práticas essenciais para o nosso equilíbrio. Essas práticas milenares, que atravessaram séculos e culturas, encontram hoje um lugar especial na busca por saúde integral e bem-estar[1,2].

A vida moderna, caracterizada por hiperestimulação e demandas intermináveis, tem levado ao aumento de quadros de estresse, ansiedade e uma profunda desconexão com o momento presente. Nesse contexto desafiador, as práticas contemplativas ganham relevância na Medicina do Estilo de Vida, cujo foco é a promoção da saúde por meio de intervenções sustentáveis e comportamentais.

O termo "meditação" pode ser utilizado em dois contextos, como estado ou técnica. O estado meditativo – estado alterado de consciência – é caracterizado por relaxamento do corpo-mente, clareza mental e ausência de julgamento; enquanto a técnica é o método que utilizamos para alcançar esse estado. Diversas técnicas podem nos levar ao estado meditativo, e a escolha da mais adequada varia de pessoa para pessoa. Cardoso et al.[3] trouxeram a operacionalização necessária para a estrutura de uma técnica meditativa, e o procedimento deve conter os seguintes parâmetros operacionais: utilizar (1) uma técnica específica (claramente definida); (2) relaxamento muscular em algum momento durante o processo; (3) "relaxamento lógico": um estado necessariamente (4) autoinduzido, usando uma (5) habilidade de autofoco (denominada "âncora").

A atenção plena, ou *mindfulness*, representa a prática de trazer nossa atenção para o momento presente, sem julgamento, cultivando uma atitude aberta de curiosidade e aceitação da experiência tal como ela se apresenta[1].

FUNDAMENTOS DA MEDITAÇÃO E DA ATENÇÃO PLENA

A meditação é uma técnica milenar oriunda da cultura oriental, presente em diversas religiões e culturas, bastante conhecida e relacionada à tradição budista. Sua popularização na cultura ocidental, especialmente no campo médico, deve-se na maioria a Jon Kabat-Zinn, que trouxe as práticas de atenção plena com raízes nas tradições budistas e desenvolveu o Programa de Redução de Estresse Baseado em Atenção Plena, amplamente utilizado em contextos clínicos e de pesquisa[1,2].

UMA JORNADA DE AUTODESCOBERTA

As práticas meditativas são incrivelmente diversas e podem ser categorizadas em dois grandes grupos que refletem abordagens distintas à experiência consciente:

Meditação de monitoramento aberto[4]

Essa abordagem nos convida a observar, como testemunhas silenciosas, os pensamentos, sentimentos e sensações que surgem no fluxo da consciência, sem nos apegarmos ou rejeitarmos qualquer experiência. A intenção é desenvolver uma profunda percepção e aceitação do momento presente, em toda a sua riqueza e complexidade. Dentro desse grupo encontramos práticas como:

- Técnicas baseadas em atenção plena (*mindfulness*).
- Meditação vipassana.
- Meditação ativa.

As intervenções baseadas em atenção plena, como os protocolos de Redução de Estresse Baseado em Atenção Plena, demonstram efeitos positivos na saúde mental e física, comprovados por amplos estudos científicos. Práticas regulares de atenção plena estão associadas à redução de sintomas de ansiedade e depressão[2], assim como à menor percepção de estresse tanto em indivíduos saudáveis quanto em populações clínicas[5]. Além disso, essas intervenções melhoram a regulação emocional e promovem o bem-estar psicológico geral[6]. Benefícios fisiológicos, como redução da pressão arterial e fortalecimento do sistema imunológico, também foram reportados em revisões sistemáticas e metanálises[7]. Portanto, a atenção plena representa uma estratégia complementar eficaz para a saúde integral.

A meditação ativa representa uma inovação particularmente relevante para a nossa época. Ela pode utilizar movimento, respiração consciente, som e/ou expressão emocional para facilitar o acesso ao estado meditativo, especialmente para aqueles que têm dificuldade em silenciar a mente no mundo agitado em que vivemos[8].

Meditação com atenção focada[9]

Este caminho nos pede para ancorar nossa atenção em um único ponto - pode ser a respiração fluindo, um mantra sendo repetido ou um objeto visual que captura nosso olhar. O objetivo é acalmar a mente e reduzir a divagação mental que tão frequentemente nos dispersa e consome nossa energia. Dentro dessa categoria, encontramos diversas variações, como a meditação transcendental[10], que utiliza a repetição de mantras para induzir estados profundos de relaxamento e consciência.

Meditação ativa: uma abordagem contemporânea

Da tradição iogue[11] vieram os elementos principais utilizados na meditação ativa, como sequência de trabalho corpo-mente, pranayamas (respiração consciente) e o relaxamento silencioso. A meditação ativa[8] propriamente dita inova ao inserir esses elementos em uma sequência técnica bem definida, adaptada naturalmente ao estilo de vida moderno. Ela reconhece e trabalha com nossa natureza dinâmica, preparando o terreno para a quietude interior. Esse processo promove intensa ativação energética e liberação emocional, seguida de uma profunda quietude interna - assim como uma tempestade que passa e deixa o céu límpido em seu rastro. As três chaves essenciais para a meditação, que iluminam esse caminho, são:

- Relaxamento: a dissolução suave e gradual das tensões que se acumulam em nosso corpo e mente.
- Observação: o desenvolvimento de uma consciência ampliada e atenta ao nosso estado interno.
- Não julgamento: a aceitação compassiva de tudo o que se manifesta, sem críticas ou tentativas de controle.

Biomeditação Ativa®: integração e inovação

A Biomeditação Ativa® (BMA) é um desdobramento da Terapia Corporal Meditativa (TCM), método que une os pilares da bioenergética de Alexander Lowen, os saberes milenares da meditação e as descobertas recentes da neurociência sobre interocepção e autorregulação em uma abordagem integrativa corpo-mente. A BMA representa um passo evolutivo dessa metodologia, trazendo técnicas de meditação ativa que promovem saúde integral a partir da escuta do corpo e da regulação dos estados internos, e também se ancora no conhecimento do corpo energético, incluindo os chakras, como via de transformação e despertar da consciência. As práticas da Biomeditação Ativa® incluem três elementos fundamentais[12]:

- Mapeamento corporal consciente: uma jornada de percepção das sensações dos pés à cabeça e vice-versa, realizada no início e no fim de cada prática, para ancorar a consciência no corpo.
- Exercícios de movimento, expressão de som ou respiração consciente: movimen-

tos espontâneos que dialogam com os centros energéticos do corpo (chacras) e os segmentos bioenergéticos.

- Silêncio meditativo: um espaço de observação sem julgamento, no qual a experiência interna pode ser testemunhada em sua totalidade.

A Biomeditação Ativa®[12] deve ser feita com as músicas específicas de cada técnica. Pode ser aplicada em grupos ou individualmente.

OS FRUTOS DA PRÁTICA: EVIDÊNCIAS CIENTÍFICAS

O que antes era transmitido como sabedoria ancestral agora encontra respaldo crescente na ciência moderna. A pesquisa em neurociência tem revelado os mecanismos neurofisiológicos subjacentes aos benefícios da meditação. Estudos de neuroimagem mostram que a prática meditativa pode alterar a estrutura e a função do cérebro, especialmente em áreas envolvidas na atenção, na regulação emocional e na consciência corporal[15,16].

A prática regular de meditação tem sido associada ao aumento da espessura cortical em áreas como o córtex pré-frontal, o córtex cingulado anterior e o hipocampo[17] – regiões essenciais para nossas funções cognitivas superiores e para o processamento emocional. Além disso, a meditação pode modular a atividade do sistema nervoso autônomo, reduzindo a atividade simpática (associada à ativação da resposta de luta e fuga e ao estresse) e aumentando a atividade parassimpática (associada ao relaxamento, restauração, cicatrização e digestão)[18] – um verdadeiro reequilíbrio de nossa fisiologia.

Os estudos científicos têm confirmado uma ampla gama de benefícios da meditação e da atenção plena. Uma metanálise conduzida por Goyal et al.[2] concluiu que os programas de meditação podem reduzir significativamente o estresse psicológico, sintomas ansiosos e depressivos. Outros estudos mostram que práticas meditativas regulares podem melhorar a qualidade do sono[19], aliviar a dor crônica[20] e fortalecer o sistema imunológico[21], modular a atividade do sistema nervoso autônomo, reduzir a pressão arterial, melhorar o perfil lipídico, aumentar a variabilidade da frequência cardíaca e diminuir os níveis de cortisol, contribuindo para a prevenção de doenças cardiovasculares e outras condições relacionadas ao estresse[4]. É como se a prática meditativa criasse um circuito virtuoso, em que a conexão mente-corpo é fortalecida e otimizada, promovendo a saúde.

Além desses benefícios físicos e psicológicos, a meditação promove aspectos mais sutis da experiência humana: maior resiliência emocional, desenvolvimento de autocompaixão e fortalecimento das conexões sociais[22]. Um estudo específico com meditação ativa demonstrou redução significativa dos níveis de cortisol (o hormônio do estresse) após um período de apenas 21 dias de prática[23] – evidenciando seu potencial como intervenção para o manejo do estresse.

Estudos também demonstram a eficácia da meditação ativa como prática complementar terapêutica. Uma intervenção de um programa de meditação de 8 semanas, conduzida por Hochmüller com 80 participantes, identificou benefícios em todas as dimensões avaliadas: alívio de dores, aumento da energia vital, melhora na atenção, diminuição dos sintomas da ansiedade e ampliação da conexão espiritual[24].

MEDITAÇÃO E BEM-ESTAR ESPIRITUAL: CULTIVANDO VALORES UNIVERSAIS

Para muitos praticantes, a meditação transcende o âmbito da saúde e se torna uma jornada de autoconhecimento e desenvolvimento espiritual. Tradicionalmente associada à busca por significado e transcendência, a prática meditativa regular pode cultivar a paz interior, a clareza mental e a conexão com dimensões mais profundas da existência[6].

A meditação promove qualidades como a autoconsciência, a aceitação e a compaixão – valores universais presentes em diversas tradições espirituais. Para muitos, a prática se torna um caminho para encontrar propósito e significado na vida, elementos que pesquisas contemporâneas associam a maiores níveis de felicidade e satisfação existencial. Estudos interventivos demonstram que práticas meditativas regulares estão associadas ao aumento do bem-estar eudaimônico (relacionado ao propósito de vida e crescimento pessoal), não apenas ao bem-estar hedônico (relacionado ao prazer). Análises longitudinais revelam que participantes de programas baseados em atenção plena reportam maior senso de significado, propósito e conexão com valores pessoais. A meditação parece facilitar a clarificação de valores e o alinhamento comportamental com esses valores, contribuindo para o que várias tradições filosóficas e psicológicas descrevem como "vida significativa"[25].

Essas descobertas científicas oferecem suporte para a integração da meditação em contextos educacionais, clínicos e organizacionais como ferramenta para o desenvolvimento de valores humanísticos e crescimento pessoal, respondendo à busca crescente por práticas que nutram não apenas a saúde, mas também o florescimento humano em suas dimensões mais profundas de significado e propósito.

MEDITAÇÃO, RESILIÊNCIA E CONEXÃO SOCIAL

Em um momento histórico, no qual os desafios à saúde mental se multiplicam, a meditação surge como ferramenta valiosa tanto para a prevenção quanto para o tratamento de diversos transtornos. A saúde mental é um componente essencial do bem-estar geral, e a prática regular de meditação pode ajudar a reduzir os sintomas de ansiedade, depressão, estresse pós-traumático e outros transtornos mentais[6].

Estudos têm demonstrado que a meditação pode aumentar a resiliência emocional, a autocompaixão e a capacidade de lidar com os desafios da vida de forma mais equilibrada. Além disso, a meditação quando praticada em grupo pode promover a conexão social e o senso de pertencimento – fatores fundamentais para nossa saúde mental coletiva. Uma metanálise de 24 estudos randomizados controlados demonstrou que intervenções baseadas em atenção plena em grupo aumentam significativamente a resiliência psicológica e a conexão social. Os participantes reportaram maior capacidade de recuperação após eventos estressantes, níveis elevados de autocompaixão e melhor qualidade nas relações interpessoais. Notavelmente, a prática meditativa em configurações grupais demonstrou efeitos sinérgicos, com benefícios adicionais para coesão social e redução da solidão em comparação com práticas individuais isoladas. Esses resultados sugerem que mecanismos psicossociais específicos, incluindo o contágio emocional positivo e a ressonância interpessoal, podem amplificar os efeitos neurobiológicos já conhecidos da meditação[26].

Dessa forma, podemos considerar que as práticas meditativas não só fortalecem recursos psicológicos individuais como resiliência e autocompaixão, mas também podem funcionar como intervenções comunitárias que promovem a saúde mental coletiva, abordagem promissora para intervenções em saúde pública. Essas descobertas científicas fornecem base para a implementação de programas de meditação em ambientes comunitários, sistemas de saúde e instituições educacionais como estratégia dupla: fortalecimento da resiliência individual e promoção de conexões sociais saudáveis. Isso é particularmente relevante no contexto contemporâneo de crescente isolamento social e desafios à saúde mental coletiva, em que intervenções baseadas em grupos meditativos podem oferecer benefícios econômicos e sociais significativos.

APLICAÇÕES CLÍNICAS E NO ESTILO DE VIDA

A versatilidade da meditação e da atenção plena permite sua aplicação em diversos contextos, desde intervenções clínicas específicas até a integração no cotidiano como prática de promoção de saúde.

No âmbito clínico, essas práticas têm sido utilizadas com sucesso no tratamento de transtornos de ansiedade, depressão, dor crônica, estresse e insônia[4,27]. Como complemento ao tratamento convencional, a meditação pode ajudar os pacientes a desenvolver recursos internos para lidar com os sintomas, reduzir o estresse associado à doença e melhorar significativamente sua qualidade de vida[6]. No contexto corporativo, programas de meditação e atenção plena têm sido implementados como estratégias de bem-estar, ajudando a reduzir o *burnout* e o absenteísmo e a promover um ambiente de trabalho mais saudável e produtivo[23].

Na vida cotidiana, essas práticas oferecem ferramentas valiosas para o autoconhecimento, a autorregulação emocional e o desenvolvimento de uma relação mais consciente e satisfatória com a experiência de viver. Considerando os pilares da MEV, como abordado ao longo deste capítulo, a maior parte dos estudos mostra as práticas meditativas contribuindo mais diretamente na melhora nos pilares do sono[19], do manejo do estresse[4] e das conexões sociais[26]. Porém, o desenvolvimento da presença, em geral um fruto colhido no caminho da meditação, é o ponto de partida necessário para escolhas mais conscientes, o que pode contribuir de maneira impactante na consolidação da formação de hábitos que contemplem todos os pilares da MEV. Estudos longitudinais revelam que a prática regular de meditação está associada a maior consciência interoceptiva, autorregulação comportamental e tomada de decisão adaptativa. Análises neurobiológicas identificaram mudanças estruturais e funcionais em regiões cerebrais associadas à atenção executiva, regulação emocional e consciência corporal, incluindo o córtex pré-frontal e a ínsula anterior. Isso implica que a prática meditativa regular tem eficácia significativa na modificação de comportamentos relacionados à saúde, com participantes exibindo maior adesão a recomendações da MEV, incluindo melhorias na qualidade da alimentação, níveis de atividade física e redução de comportamentos aditivos. Esse efeito parece ser mediado pelo aumento da consciência momento a momento das escolhas cotidianas e maior alinhamento comportamental com valores relacionados à saúde[17].

Tais descobertas científicas fornecem fundamento para a integração de práticas meditativas em protocolos de MEV e programas de promoção de saúde, pois sugerem que ensinar habilidades meditativas pode ser uma intervenção eficaz, capacitando indivíduos com as ferramentas cognitivas e emocionais necessárias para implementar e manter mudanças comportamentais sustentáveis nos seis pilares da MEV: nutrição, atividade física, gerenciamento do estresse, qualidade do sono, conexão social e evitação de substâncias de risco.

UM CONVITE À CAUTELA E AO CUIDADO

Como toda intervenção poderosa, a meditação merece ser abordada com conhecimento e respeito. Embora seja geralmente segura e benéfica para a maioria das pessoas, é importante estarmos cientes de alguns desafios e considerações éticas que podem surgir.

Evidências preliminares sugerem que retiros intensivos de meditação, sem preparação ou suporte adequados, podem ocasionalmente precipitar episódios de descompensação psicológica em pessoas predispostas. Indivíduos com histórico de trauma ou condições psiquiátricas preexistentes apresentam maior vulnerabilidade a experiências meditativas desafiadoras, como desencadear ou intensificar sintomas psiquiátricos, como ansiedade intensa, dissociação ou *flashbacks* traumáticos[27]. Há relatos de experiências desafiadoras durante a meditação[28] – fenômenos que devem ser reconhecidos e abordados adequadamente.

Essas descobertas científicas fundamentam a necessidade de diretrizes para a aplicação segura da meditação, incluindo avaliação inicial adequada, adaptação de práticas para populações específicas, provisão de suporte profissional quando necessário e desenvolvimento de conhecimento especializado entre instrutores sobre como reconhecer e responder a experiências meditativas desafiadoras. Uma abordagem ética reconhece tanto o potencial transformador quanto os possíveis riscos da meditação, garantindo que essa prática valiosa seja oferecida de maneira responsável e personalizada.

É fundamental que os profissionais de saúde que integram a meditação em suas práticas tenham formação adequada e estejam conscientes tanto dos benefícios quanto dos riscos potenciais. O respeito à autonomia dos pacientes, o fornecimento de informações claras sobre o processo, a avaliação cuidadosa antes de iniciar a prática e o acompanhamento apropriado durante o percurso são elementos essenciais para uma abordagem ética e segura.

CONCLUSÃO

A meditação e a atenção plena representam ferramentas poderosas para a promoção da saúde integral e do bem-estar em um mundo que tanto necessita de práticas de autocuidado e conexão. As intervenções baseadas em atenção plena são amplamente reconhecidas como benéficas para a saúde integral. A meditação ativa, incluindo abordagens como a Biomeditação Ativa®, oferece um caminho inovador e adaptado ao estilo de vida contemporâneo, facilitando o acesso ao estado meditativo mesmo para aqueles que se sentem desafiados pelas práticas mais tradicionais.

A base crescente de evidências científicas confirma o que os praticantes vêm experimentando há milênios: os profundos benefícios da meditação para a regulação emocional, a clareza mental e a reconexão com dimensões mais profundas da experiência humana. À medida que integramos essas práticas em nossas vidas e em nossos sistemas de saúde, abrimos caminhos para uma abordagem mais holística do ser humano – honrando a indivisível conexão entre corpo, mente e espírito, tanto no âmbito individual como coletivo. A meditação, em suas diversas expressões, nos convida a redescobrir uma sabedoria interna que sempre esteve presente, apenas aguardando nossa atenção consciente para se revelar em toda a sua plenitude. Essa sabedoria tem efeito sinérgico com a abordagem da MEV, que busca a promoção de saúde oferecendo cuidado personalizado e integral e pode ser útil na consolidação dos hábitos pertinentes a todos os seus pilares.

Para se aprofundar

Artigo: Grossman P, Niemann L, Schmidt S, Walach H. Mindfulness-based stress reduction and health benefits: a meta-analysis. J Psychosom Res. 2004;57(1):35-43.

Livro: Kabat-Zinn J. Viver a catástrofe total: usando a sabedoria do corpo e da mente para enfrentar o estresse, a dor e a doença. São Paulo: Palas Athena; 2021.

Livro: OSHO. O livro completo da meditação: equilibrando corpo, mente e espírito. São Paulo: Companhia Editora Nacional; 2018.

REFERÊNCIAS BIBLIOGRÁFICAS

1. Kabat-Zinn J. Full catastrophe living using the wisdom of your body and mind to face stress, pain, and illness. New York: Delacorte Press; 1990.
2. Goyal M, Singh S, Sibinga EM, Gould NF, Rowland-Seymour A, Sharma R, et al. Meditation programs for psychological stress and well-being: a systematic review and meta-analysis. JAMA Intern Med. 2014;174(3):357-68.
3. Cardoso R, Souza E, Camano L, Leite JR. Meditation in health: an operational definition. Brain Res Brain Res Protoc. 2004;14(1):58-60.
4. Grossman P, Niemann L, Schmidt S, Walach H. Mindfulness-based stress reduction and health benefits: a meta-analysis. J Psychosom Res. 2004;57(1):35-43.
5. Brown KW, Ryan RM. The benefits of being present: mindfulness and its role in psychological well-being. J Pers Soc Psychol. 2003;84(4):822-48.
6. Gu J, Strauss C, Bond R, Cavanagh K. How do mindfulness-based cognitive therapy and mindfulness-based stress reduction improve mental health and wellbeing? A systematic review and meta-analysis of mediation studies. Clin Psychol Rev. 2015:37:1-12.
7. Neill RS, Sandercock GRH. (2020). Nature-based activities and health: Systematic review of physiological benefits related to blood pressure and immune function. Int J Environmental Res Public Health, 17(6), 2379.
8. Espinosa A, Morrison R, Gonzalez D, Jamardo J, Fortuna F, Díaz CP, et al. Effects of occupational therapy program based on active meditation on hair cortisol levels in undergraduate healthcare students. Occup Ther Int. 2022;2022:2174397.
9. Jha AP, Krompinger J, Baime MJ. Mindfulness training modifies subsystems of attention. Cogn Affect Behav Neurosci. 2007;7(4):593-612.
10. Anderson JW, Liu C, Kryscio RJ. Blood pressure response to transcendental meditation: a meta-analysis. Am J Hypertens. 2008;21(3):310-6.
11. Maity S, Abbaspour R, Bandelow S, Pahwa S, Alahdadi T, Shah S, et al. The psychosomatic impact of yoga in medical education: a syste-

matic review and meta-analysis. Med Educ Online. 2024;29(1):2364486.
12. Souza ICW, Alencar VF, Guerra RF, Dayita CBH. Meditação. In: Rohde CBS, organizador. Medicina integrativa na prática clínica, 1. ed. Santana de Parnaíba: Manole; 2021. v. 1. p. 239-59.
13. Lowen A. Bioenergetics: Revolutionary therapy that uses the language of the body to heal the problems of the mind. Coward, McCann & Geoghegan; 1975.
14. Farb N, Daubenmier J, Price C, Gard T, Kerr C, Barnaby D, et al. Interoception, contemplative practice, and health. Front Psychol. 2015;6:763.
15. Hölzel BK, Carmody J, Vangel M, Congleton C, Yerramsetti SM, Gard T, et al. Mindfulness practice leads to increases in regional brain gray matter density. Psychiatry Res. 2011;191(1):36-43.
16. Lutz A, Greischar LL, Rawlings NB, Ricard M, Davidson RJ. Long-term meditators self-induce high-amplitude gamma synchrony during mental practice. Proc Natl Acad Sci U S A. 2004;101(46):16369-73.
17. Tang YY, Hölzel BK, Posner MI. The neuroscience of mindfulness meditation. Nat Rev Neurosci. 2015;16(4):213-25.
18. Chiesa A, Serretti A. Mindfulness-based stress reduction for stress management in healthy people: a review and meta-analysis. J Altern Complement Med. 2009;15(5):593-600.
19. Junça-Silva A, Kulyk M, Caetano A. The impact of morning meditation and sleep quality on affective and health outcomes in healthcare workers. Int J Environ Res Public Health. 2025;22(4):592.
20. Reiner K, Tibi L, Lipsitz JD. Mindfulness-based interventions for chronic pain: a systematic review and meta-analysis. Ann Behav Med. 2013;45(1):52-62.
21. Black DS, Slavich GM. Mindfulness meditation and the immune system: a systematic review of randomized controlled trials. Ann N Y Acad Sci. 2016;1373(1):13-24.
22. Gotink RA, Meijboom R, Vernooij MW, Smits M, Hunink MG. 8-week mindfulness-based stress reduction induces specific changes in gray matter density. Soc Cogn Affect Neurosci. 2016;11(6):914-22.
23. Bansal A, Mittal A, Seth V. Osho dynamic meditation's effect on serum cortisol level. J Clin Diagn Res. 2016;10(11):BC01-BC04.
24. Hochmüller CB, Fontes SV. Meditação ativa de Osho à luz dos cuidados integrativos. Rev Neurociências. 2017;25:1-25.
25. Galante J, Galante I, Bekkers MJ, Gallacher J. Effect of kindness-based meditation on health and well-being: a systematic review and meta-analysis. J Consult Clin Psychol. 2014;82(6):1101-14.
26. Khoury B, Sharma M, Rush SE, Fournier C. Mindfulness-based stress reduction for healthy individuals: A meta-analysis. J Psychosom Res. 2015;78(6):519-28.
27. Kuyken W, Hayes R, Barrett BA, Byng R, Dalgleish T, Kessler D, et al. Effectiveness of mindfulness-based cognitive therapy compared with maintenance antidepressant treatment in the prevention of depressive relapse: an individual patient data meta-analysis from randomised trials. Lancet. 2016;388(10042):375-85.
28. Farias M, Maraldi E, Wallenkampf KC, Lucchetti G. Adverse events in meditation practices and meditation-based therapies: a systematic review. Acta Psychiatr Scand. 2020;142(5):374-93.

38

Psiquiatria Positiva e estilo de vida saudável

Arthur Hirschfeld Danila
Leonardo Ciciarelli Pereira Lima

Pontos-chave

- A Psiquiatria Positiva (PsiqP) expande a abordagem convencional, focando na promoção do bem-estar e no fortalecimento de fatores biopsicossociais positivos.
- A PsiqP diferencia-se da Psicologia Positiva (PP) por enfatizar aspectos biológicos e aplicações clínicas em contextos psiquiátricos.
- Evidências científicas, incluindo metanálises recentes, demonstram a eficácia da PsiqP em melhorar sintomas psiquiátricos e promover a saúde mental.
- A integração da PsiqP com a Medicina do Estilo de Vida (MEV) potencializa mudanças comportamentais e melhora o bem-estar geral.
- Intervenções baseadas na PsiqP são eficazes em diversas condições psiquiátricas, incluindo depressão, ansiedade, transtorno bipolar e esquizofrenia.

INTRODUÇÃO

A Psiquiatria Positiva (PsiqP) emergiu como um campo de conhecimento dentro da especialidade médica psiquiátrica. Em 2015, o Prof. Dilip Jeste, então presidente da Associação Americana de Psiquiatria (APA), definiu a PsiqP como a ciência e a prática da psiquiatria voltadas para a promoção do bem-estar e da saúde, por meio do fortalecimento de fatores biopsicossociais positivos, como resiliência, otimismo, sabedoria e engajamento social, tanto em indivíduos com doenças ou deficiências quanto na comunidade em geral[1].

É crucial destacar que a PsiqP não é uma especialidade médica ou uma subespecialidade da Psiquiatria, mas surgiu com o objetivo de ampliar o escopo da psiquiatria convencional, indo além da sintomatologia e do tratamento medicamentoso. O foco está em fortalecer características biopsicossociais positivas com aplicações preventivas e clínicas. Estudos indicam, por exemplo, que a presença de significado e propósito na vida está associada a melhores resultados de saúde[2].

O CONCEITO DE PSIQUIATRIA POSITIVA

A Psiquiatria Positiva propõe uma ampliação do modelo tradicional, incorporando práticas voltadas para o fortalecimento das habilidades emocionais e sociais dos indivíduos. Diferentemente da abordagem convencional, que se concentra na remissão de sintomas e no tratamento medicamentoso, a PsiqP busca incentivar aspectos positivos da personalidade e promover intervenções que estimulem o bem-estar de forma sustentável[1].

Dentre os principais conceitos abordados pela PsiqP, destacam-se:

- Resiliência: capacidade de adaptação e superação diante de adversidades.
- Otimismo: atitude positiva em relação ao futuro, que pode influenciar tanto a saúde mental quanto a física.
- Engajamento social: participação ativa em interações interpessoais e suporte social como fator de proteção contra transtornos psiquiátricos.
- Sabedoria: capacidade de integrar conhecimento, empatia e regulação emocional para uma vida equilibrada.

A Tabela 1 resume as principais diferenças entre a Psiquiatria convencional e a Psiquiatria Positiva.

Além disso, embora compartilhe princípios com a Psicologia Positiva, a Psiquiatria Positiva distingue-se por sua ênfase nos

TABELA 1 Diferenças entre a Psiquiatria convencional e a Psiquiatria Positiva

Variável	Psiquiatria convencional	Psiquiatria Positiva
Pacientes alvo	Pessoas com transtornos mentais	Aqueles que sofrem ou correm alto risco de desenvolver doenças mentais ou físicas
Foco na avaliação	Psicopatologia	Atributos e pontos fortes positivos
Foco da pesquisa	a) Fatores de risco b) Psico/neuropatologia	a) Fatores de proteção b) Psico/neuroplasticidade
Objetivo do tratamento	Alívio dos sintomas e prevenção de recaídas	Recuperação, melhor bem-estar, envelhecimento saudável, crescimento pós-traumático
Principais tratamentos	Medicamentos e, geralmente, psicoterapias de curto prazo para alívio dos sintomas e prevenção de recaídas	Intervenções psicossociais/comportamentais (e cada vez mais biológicas) para aprimorar atributos positivos
Prevenção	Em grande parte, ignorado	Foco importante em toda a vida útil

Fonte: adaptada de Jeste DV, Palmer BW, Rettew DC, Boardman S. Positive psychiatry: its time has come. J Clin Psychiatry. 2015;76(6):675-683.

aspectos biológicos e nas aplicações clínicas dentro da prática psiquiátrica, desde pessoas com transtornos depressivos e ansiosos até transtorno bipolar e esquizofrenia. Enquanto a Psicologia Positiva (PP) foca no estudo científico das forças e virtudes humanas, a PsiqP integra essas perspectivas com intervenções médicas e psiquiátricas, considerando as bases neurobiológicas dos fatores positivos[3].

Pesquisas na psiquiatria vêm explorando a aplicação clínica dos fundamentos teórico-práticos da Psicologia Positiva, investigando diversas conexões entre bem-estar subjetivo e felicidade. Entre os temas estudados, destacam-se a relação entre personalidade e bem-estar[4], a felicidade entre psiquiatras[5], a influência da espiritualidade na prática psiquiátrica[6,7] e o desenvolvimento de escalas para mensuração do bem-estar subjetivo[8], entre outros.

A inter-relação entre a PsiqP e a Medicina do Estilo de Vida (MEV) é particularmente relevante. Ambas as abordagens se complementam, pois a aplicação de conceitos da PsiqP na prática clínica pode auxiliar no processo de mudança de comportamento, enquanto a implementação dos pilares da MEV contribui para o bem-estar mental e emocional.

EFICÁCIA DE INTERVENÇÕES DA PSICOLOGIA POSITIVA NA PSIQUIATRIA CLÍNICA

As intervenções de PP visam fortalecer o bem-estar subjetivo e ampliar recursos psicossociais, atuando em quatro eixos complementares[9]: experiências positivas (felicidade, fluxo), traços positivos (virtudes, otimismo, propósito), relações saudáveis (amizade, vínculos familiares) e instituições promotoras de significado (escolas, empresas, comunidades). Embora se aproxime da Terapia Cognitivo-Comportamental (TCC), a PP difere por enfatizar a potencialização de forças, não a mera redução de sintomas.

Protocolos individuais, em grupo, institucionais e *on-line* foram desenvolvidos para avaliar cientificamente esses efeitos. Quatro metanálises destacam resultados consistentes.

Uma metanálise publicada em 2009 no *Journal of Clinical Psychology* avaliou 51 estudos e encontrou que as intervenções de Psicologia Positiva resultaram em aumentos significativos no bem-estar e na redução de sintomas depressivos[10].

Outra metanálise, conduzida por Bolier et al., analisou 39 estudos e confirmou a eficácia das intervenções em aumentar o bem-estar subjetivo e psicológico, além de diminuir sintomas depressivos[11].

Chakhssi et al. focaram em contextos clínicos e encontraram que as intervenções de Psicologia Positiva são eficazes em aumentar o bem-estar e reduzir sintomas depressivos e ansiosos em populações clínicas, com tamanhos de efeito pequenos a moderados[12].

White et al. revisaram o rigor metodológico das metanálises anteriores, indicando que, embora a eficácia seja menor do que inicialmente reportado, as intervenções ainda apresentam resultados estatisticamente significativos na promoção do bem-estar[13].

Uma metanálise mais recente reviu 10 ensaios randomizados e concluiu que intervenções de Psicologia Positiva têm efeitos pequenos, porém comparáveis a outras terapias ativas, como a TCC, para reduzir depressão e elevar felicidade, reforçando sua utilidade clínica como opção de baixo custo e fácil disseminação no manejo de saúde mental em adultos[14].

Por fim, uma metanálise que incluiu 16 estudos com 3.397 participantes investigou a eficácia das intervenções de Psicologia Positiva como intervenções ecológicas momentâneas em aplicativos móveis para melhorar o bem-estar em diversas populações. Os resultados mostraram efeitos clinicamente significativos nas dimensões de afeto positivo e bem-estar, mas com efeitos moderados e heterogeneidade nas medições[15].

ASPECTOS BIOLÓGICOS DO BEM-ESTAR E DAS EMOÇÕES POSITIVAS

A Psiquiatria Positiva, por ser um ramo da medicina, parte do princípio de que emoções positivas e bem-estar têm bases neurobiológicas identificáveis[3]. Primeiramente, estudos de neuroimagem mostram que a felicidade – entendida como emoção positiva primária – envolve menor ativação do córtex pré-frontal direito e das regiões têmporo-parietais bilaterais, ao passo que recruta, à esquerda, o córtex pré-frontal dorsolateral e medial, o giro do cíngulo, a amígdala e o estriado ventral[16].

Bem-estar subjetivo e o circuito de recompensa

O bem-estar é frequentemente categorizado em duas formas: subjetivo e psicológico, cada um envolvendo circuitos neurais distintos. O bem-estar subjetivo (hedônico), relacionado à experiência de prazer, está intimamente ligado ao circuito de recompensa cerebral dopaminérgico, que nasce na área tegmentar ventral (ATV), projeta-se para o núcleo *accumbens* (NAc) e, então, para o córtex pré-frontal (CPF) – eixo que integra respostas afetivas imediatas e avaliação cognitiva do prazer.

A dopamina atua como principal neurotransmissor nesse sistema, mediando respostas a estímulos prazerosos, como comida e sexo, e processos cognitivos conscientes associados ao CPF. Assim, o bem-estar subjetivo possui componentes emocionais/sensoriais (relacionados a uma experiência inicialmente pouco consciente), vinculados ao NAc, e cognitivos/reflexivos (relacionados a uma experiência mais consciente e à satisfação com a vida) associados ao CPF. A Figura 1 ilustra esse circuito.

Bem-estar psicológico e a integração cortical

Já o bem-estar psicológico (eudaimônico) associa-se ao volume de substância cinzenta na ínsula direita e no precuneus direito[18]. A ínsula integra sinais interoceptivos ao contexto externo, enquanto o precuneus orquestra autoconsciência, autopercepção, recuperação de memórias episódicas e imagens visuoespaciais, fornecendo a base

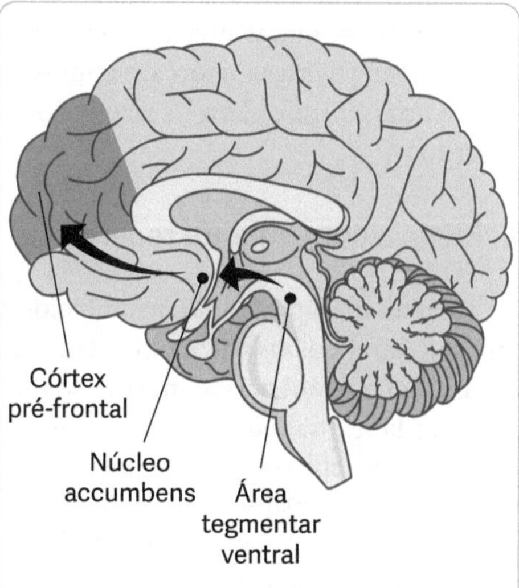

FIGURA 1 Circuito de recompensa, relacionado à experiência de felicidade hedônica, ou bem-estar subjetivo.

Fonte: Machado e Matsumoto, 2020[17].

neural para sentido de vida, propósito e autoaceitação[19].

Biomarcadores sistêmicos

Além das redes neurais, níveis mais baixos de cortisol salivar, citocinas pró-inflamatórias e carga alostática, bem como maior duração de sono REM e telômeros mais longos, correlacionam-se ao bem-estar[20-22]. Emoções positivas podem atuar como fatores protetores nos sistemas neuroendócrino, imunológico e cardiovascular, resultando em menores níveis de cortisol e marcadores inflamatórios, redução do risco cardiovascular e maior duração do sono REM[23,24]. Esses achados sugerem que estados emocionais positivos promovem resiliência biológica e saúde geral.

Plasticidade e intervenção

Tais circuitos e biomarcadores apresentam plasticidade: práticas de *mindfulness*, atividade física e outras atividades geradoras de emoções positivas reforçam conexões pré-frontais e modulam os marcadores descritos[25].

Evidência convergente recente

Um editorial aprofunda a neurobiologia da Psiquiatria Positiva ao demonstrar que traços como resiliência, conexões sociais de qualidade e sabedoria têm correlatos cerebrais específicos (por exemplo, maior volume no giro fusiforme associado a um escore poligênico de resiliência) e dialogam com o eixo microbiota-intestino-cérebro. Esses achados reforçam que intervenções de MEV orientadas a vínculos sociais, regulação emocional e diversidade alimentar podem modular circuitos pré-frontais, límbicos e imunometabólicos, complementando fármacos e psicoterapias na prática clínica[26].

Em síntese, mapear circuitos, biomarcadores e fatores protetores positivos oferece ao clínico alvos mensuráveis para intervenções que transcendam a mera remissão de sintomas, alinhando-se à proposta da Psiquiatria Positiva de integrar abordagens biológicas e psicossociais na promoção ativa da saúde mental.

RESILIÊNCIA SEGUNDO A PSIQUIATRIA POSITIVA

A resiliência é um dos fundamentos essenciais da Psiquiatria Positiva, sendo compreendida como a capacidade do indivíduo de se adaptar e se recuperar de experiências adversas, estresse e traumas. Seu estudo tem se aprofundado na identificação dos mecanismos neurobiológicos que sustentam essa capacidade, com o objetivo de aprimorar estratégias de intervenção mais eficazes.

Mais do que a simples ausência de vulnerabilidade, a resiliência é um processo ativo e dinâmico, influenciado por fatores genéticos, epigenéticos e ambientais e múltiplos sistemas neurais, incluindo o hipocampo, a amígdala e o córtex pré-frontal, que desempenham papel essencial no controle emocional e na adaptação a experiências adversas[27,28].

Pesquisas sobre o impacto do estresse crônico na neurobiologia indicam que indivíduos resilientes apresentam regulação mais eficiente do eixo hipotálamo-hipófise-adrenal (HPA), resultando em uma resposta adaptativa ao estresse e menor vulnerabilidade a transtornos psiquiátricos[29].

Outro estudo de neuroimagem estrutural revelou uma correlação significativa entre um escore poligênico de resiliência à esquizofrenia e o volume cortical, especialmente no giro fusiforme. Esse achado sugere uma conexão entre o modelo de vulnerabilidade ao estresse, a cognição visual e a resiliência à esquizofrenia, indicando que a organização perceptual deficiente pode comprometer o comportamento adaptativo e aumentar o risco de psicose[30].

A resiliência, por outro lado, pode fortalecer as capacidades perceptuais e cognitivas, reduzindo o impacto do estresse gerado por déficits perceptivos e iniciando um ciclo positivo de adaptação. Assim, a resiliência não deve ser vista apenas como o oposto da vulnerabilidade, mas como um fator ativo e protetor que impede a progressão da psicopatologia. Além da esquizofrenia, mecanismos semelhantes podem estar presentes em indivíduos em risco para transtorno bipolar e outras condições psiquiátricas, sugerindo implicações diretas para intervenções clínicas[30].

Além da influência genética e neural, a resiliência também pode ser modulada por fatores psicossociais, como conexões sociais e sabedoria. Evidências sugerem que a solidão e o isolamento social aumentam o risco de diversas condições médicas e psiquiátricas, enquanto a presença de suporte social reduz significativamente a mortalidade e melhora a saúde geral[31]. A investigação da relação entre microbioma intestinal e saúde mental também tem ganhado destaque, com estudos apontando que uma maior diversidade microbiana pode estar associada a níveis mais altos de bem-estar, compaixão e conexões sociais[32,33]. Esses achados sugerem novas perspectivas terapêuticas para aprimorar a resiliência e a saúde mental por meio de abordagens inovadoras, como intervenções psicobiológicas e estratégias voltadas para o fortalecimento de redes de apoio.

ABORDAGENS POSITIVAS EM QUADROS PSIQUIÁTRICOS

As intervenções em saúde mental positiva têm se mostrado eficazes em diversos contextos clínicos, abrangendo desde a prevenção primária até o manejo de transtornos mentais graves. A seguir, são delineadas as principais aplicações dessas abordagens.

Prevenção primária

A aplicação de estratégias de saúde mental positiva na prevenção primária visa fortalecer fatores protetores e promover o bem-estar antes do surgimento de transtornos mentais. Intervenções preventivas eficazes devem ser implementadas em ambientes acessíveis à comunidade, como escolas e locais de trabalho, e voltadas a grupos vulneráveis ao adoecimento mental. Além disso, estratégias preventivas também podem beneficiar indivíduos com sintomas psiquiátricos subclínicos, ajudando a evitar a progressão para quadros mais graves[34].

Um estudo com estudantes de Medicina da Universidade Federal de Pernambuco (UFPE) identificou alta prevalência de preocupação ansiosa. Em resposta, foi implementado um programa de Psicologia Positiva e ciência do bem-estar por 7 semanas. Os participantes apresentaram maior satisfação com a vida, mais emoções positivas e redução dos sintomas psiquiátricos, evidenciando a eficácia da abordagem preventiva. As técnicas incluíram exercícios de gratidão, Terapia Cognitivo-Comportamental (TCC) e *mindfulness*, auxiliando na diminuição da ansiedade[35,36].

Fase aguda

Embora a prevenção primária tenha sido um dos primeiros focos da Psicologia Positiva, estudos recentes apontam que intervenções baseadas na Psicologia Positiva podem ser seguras e eficazes na redução de sintomas durante fases agudas de transtornos psiquiátricos.

Um estudo randomizado controlado por placebo avaliou o impacto da técnica do diário de gratidão em pacientes hospitalizados por tentativa de suicídio ou ideação suicida. Os resultados indicaram uma redução significativa nos sintomas depressivos e ansiosos, além de um aumento no otimismo. Isso é especialmente relevante, pois níveis reduzidos de otimismo e aumento do pessimismo são fatores de risco conhecidos para o comportamento suicida[37,38]. Dessa forma, o uso da Psicologia Positiva em crises suicidas e fases agudas da depressão surge como uma abordagem complementar promissora aos tratamentos convencionais, reduzindo a recorrência de sintomas e prevenindo recaídas.

Transtornos mentais graves

Para indivíduos com transtornos mentais graves, como esquizofrenia e transtorno afetivo bipolar, as intervenções de saúde mental positiva oferecem abordagens complementares ao tratamento tradicional.

Um estudo adaptou técnicas da psicoterapia positiva para pacientes com psicose e demonstrou que essas estratégias foram eficazes na promoção do bem-estar e da esperança, além de auxiliarem na redução de sintomas negativos da esquizofrenia[39]. O tratamento dos sintomas negativos dessa condição continua sendo um dos maiores desafios da psiquiatria e da farmacoterapia moderna, tornando a Psicologia Positiva uma abordagem terapêutica relevante[40]. Um estudo adicional mostrou que as técnicas da Psicologia Positiva tiveram efeitos benéficos na melhora dos sintomas negativos da esquizofrenia, com efeitos sustentados em um acompanhamento de 6 meses[41].

No transtorno afetivo bipolar, intervenções embasadas na Psicologia Positiva também demonstraram resultados promissores. Um pequeno estudo piloto com pacientes internados por depressão bipolar indicou que essas técnicas foram eficazes para aumentar o otimismo e promover emoções positivas ao longo de um acompanhamento de 8 semanas[42]. Além disso, novos protocolos terapêuticos específicos para esse transtorno, como o programa *B-Positive* realizado em pacientes eutímicos com transtorno bipolar apresentaram melhorias significativas no bem-estar mental e na recuperação pessoal, com efeitos sustentados por até 6 meses, sem impacto significativo na prevenção de recaídas. Os achados sugerem que a Psicologia Positiva complementa o tratamento, promovendo qualidade de vida[43].

Outras aplicações clínicas

Além dos contextos mencionados, as intervenções em saúde mental positiva têm sido exploradas em outras áreas, como:

- Ideação suicida: programas que promovem o sentido de propósito e conexões sociais têm mostrado eficácia na redução de pensamentos suicidas.
- Envelhecimento saudável: intervenções focadas em gratidão, engajamento em atividades significativas e manutenção de redes sociais ativas contribuem para o bem-estar emocional em idosos.

- Transtornos de uso de substâncias: abordagens que enfatizam a construção de uma identidade positiva e o desenvolvimento de metas de vida têm auxiliado na recuperação e prevenção de recaídas.

A implementação dessas intervenções requer uma adaptação às necessidades individuais e culturais de cada paciente, bem como a formação contínua dos profissionais de saúde para a aplicação eficaz dessas estratégias.

INTERFACE ENTRE PSIQUIATRIA POSITIVA E ABORDAGENS DA MEV EM QUADROS PSIQUIÁTRICOS

A MEV parte de seis pilares - nutrição, atividade física, sono, manejo do estresse, relacionamentos e uso de substâncias - que influenciam bidirecionalmente a saúde mental[44]. A Psiquiatria Positiva, por sua vez, foca no cultivo de forças como otimismo, propósito e resiliência. Quando integradas, ambas oferecem um modelo que não só reduz fatores de risco e sintomas, mas também promove florescimento psicológico.

Evidências convergentes dos pilares

A atividade física reduz o risco de depressão e melhora sintomas ao longo do espectro de transtornos, destacando-se como intervenção de primeira linha antes mesmo de farmacoterapia[44].

Nutrição e eixo microbiota-cérebro afetam a inflamação e a neuroplasticidade; estudos mostram melhora de humor após dietas mediterrâneas ou *plant-based* aliadas à redução de ultraprocessados[46].

Sono, quando restaurado por intervenções não farmacológicas, diminui sintomas depressivos e ansiosos, reforçando a importância de higiene do sono nos esquemas terapêuticos[44].

Cessação do tabagismo possui indícios causais de proteção contra doenças mentais comuns e graves, indicando que "*step zero*" deve incluir intervenção para nicotina[44].

Relacionamentos e manejo do estresse são descritos como facilitadores essenciais de adesão aos demais pilares, ao mesmo tempo em que elevam o suporte social - a variável positiva mais robusta para longevidade[45].

Sinergia clínica com a Psiquiatria Positiva

Traços positivos potencializam a adesão às mudanças de estilo de vida. Por exemplo, trabalhar a gratidão aumenta a motivação intrínseca para exercícios; a prescrição social de grupos de caminhada alia suporte interpessoal à atividade física; protocolos de *mindfulness* e compaixão reduzem o cortisol, melhorando a qualidade de sono[46]. Assim, o psiquiatra pode iniciar o plano terapêutico mapeando forças de caráter e, em paralelo, pode estabelecer metas mensuráveis em cada pilar da MEV.

Aplicações práticas

As recomendações a seguir traduzem as evidências em passos objetivos para o cotidiano clínico:

- Linguagem de forças: substituir "evite sedentarismo" por "cultive sua vitalidade física" aumenta a autoeficácia.
- Monitoramento 360°: combinar escalas de florescimento (p. ex., PERMA Profiler, Escala de Satisfação com a Vida, Escala de Bem-Estar Subjetivo) com

biomarcadores (IMC, HbA1c, cortisol salivar, polissonografia) mostra progresso tangível e reforça o comportamento.

- Prescrição social integrada: encaminhar para grupos de caminhada ou voluntariado une suporte social (variável positiva mais protetora) ao pilar de atividade física, reduzindo isolamento, depressão e ansiedade e aumentando o senso de propósito.
- Diário de gratidão acoplado a metas SMART: registrar gratidões diárias enquanto se acompanham metas de dieta ou exercício reforça a motivação intrínseca para hábitos saudáveis.
- Ritual de sono *mindful*-compassivo: associar higiene do sono a exercícios de *mindfulness* e autocompaixão reduz o cortisol noturno e amplia a resiliência emocional.
- Consulta baseada em virtudes: iniciar a anamnese identificando forças centrais (p. ex., esperança) e ligá-las aos pilares da MEV (use sua esperança para planejar refeições mais saudáveis); a personalização aumenta o sentido e o engajamento.

CONCLUSÃO

A Psiquiatria Positiva amplia o enfoque da psiquiatria, indo além da sintomatologia e do tratamento medicamentoso com evidências de benefícios na prevenção e no tratamento de transtornos mentais.

Sua utilização na prática clínica em conjunto com a MEV potencializa os benefícios dessas intervenções, uma vez que ambas compartilham o objetivo de promover saúde mental por meio da modificação de fatores comportamentais e ambientais. Estratégias baseadas em Psicologia Positiva, como exercícios de gratidão, fortalecimento de propósito e engajamento social, complementam as recomendações da MEV, ajudando os pacientes a desenvolver maior resiliência e equilíbrio emocional. Essa abordagem combinada expande as possibilidades terapêuticas e contribui para uma prática clínica mais eficaz e centrada no paciente.

Para se aprofundar

Artigo: Jeste DV, Palmer BW, Rettew DC, Boardman S. Positive psychiatry: its time has come. J Clin Psychiatry. 2015;76(6):675-683.

Publicação seminal que cunha o termo Psiquiatria Positiva, apresenta seus pilares (promoção do bem-estar, fortalecimento de traços positivos e integração biopsicossocial) e contrasta essa abordagem com o modelo psiquiátrico tradicional centrado na redução de sintomas, conclamando os clínicos a adotar intervenções baseadas em forças e resiliência na prática cotidiana.

Editorial: Jeste DV. Neurobiology of "Positive Psychiatry". Schizophr Bull. 2022;48(3):533-535.

Descreve os fundamentos neurobiológicos da Psiquiatria Positiva, evidenciando como a resiliência, o suporte social e a sabedoria modulam circuitos cerebrais, epigenética e percepção social.

Capítulo de livro: Danila AH, Machado L. Psiquiatria e Psicologia Positiva. In: Miguel EC, et al. (eds). Clínica psiquiátrica, 2a. ed. Vol. 3: A terapêutica psiquiátrica. Barueri: Manole, 2021. p. 328-338.

Aprofunda a base conceitual da Psiquiatria Positiva no cenário terapêutico: apresenta de forma concisa como traços mensuráveis (resiliência, otimismo, sabedoria e engajamento social) influenciam o prognóstico e podem ser avaliados rotineiramente; revisa fundamentos neurobiológicos e biomarcadores de cortisol a telômeros; e descreve intervenções breves de gratidão, *savoring* e fortalecimento de forças de caráter que, da prevenção primária à fase aguda psiquiátrica, reduzem sintomas e promovem bem-estar em transtornos mentais comuns e graves.

Livro: Machado L, Matsumoto LS. Psicologia positiva e psiquiatria positiva: a ciência da felicidade na prática clínica. Barueri: Manole; 2020. 400 p.

Unifica fundamentos de Psicologia e Psiquiatria Positiva, percorre neurociência das emoções, forças de caráter e marcadores de bem-estar, e traz uma seção clínica com protocolos de prevenção, *recovery*, integração à TCC, envelhecimento bem-sucedido, dependência química e cuidados paliativos.

REFERÊNCIAS BIBLIOGRÁFICAS

1. Jeste DV, Palmer BW, Rettew DC, Boardman S. Positive psychiatry: its time has come. J Clin Psychiatry. 2015;76(6):675-683.
2. Kim ES, Hagan KA, Grodstein F, De Meo DL, De Vivo I, Kubzansky LD. Optimism and cause-specific mortality: a prospective cohort study. Am J Epidemiol. 2017;185(1):21-9.
3. Jeste D V., Palmer BW. Positive Psychiatry: A Clinical Handbook. 1st ed. Washington: American Psychiatric Publishing; 2015.
4. Cloninger CR, Zohar AH. Personality and the perception of health and happiness. J Affect Disord. 2011;128(1-2):24-32.
5. Machado L, Tavares H, Petribú K, Pinto T, Cantilino A. Happiness and defense styles in psychiatrists. J Nerv Ment Dis. 2016;204(3):181-7.
6. Cloninger CR. Fostering spirituality and well-being in clinical practice. Psychiatr Ann. 2006;36:157-62.
7. Machado L, Tavares H, Petribú K, Zilberman M, Torres RF, Cantilino A. Happiness and health in psychiatry: what are their implications? Arch Clin Psychiatry (São Paulo). 2015;42(4):100-10.
8. Naber D, Karowa, Lambert M. Subjective well-being under the neuroleptic treatment and its relevance for compliance. Acta Psychiatr Scand Suppl. 2005;111(427):29-34.
9. Seligman MEP, Steen TA, Park N, Peterson C. Positive psychology progress – empirical validation of interventions. Am Psychol. 2005;60(5):410-21.
10. Sin NL, Lyubomirsky S. Enhancing well-being and alleviating depressive symptoms with positive psychology interventions: a practice-friendly meta-analysis. J Clin Psychol. 2009;65(5):467-487.
11. Bolier L, Haverman M, Westerhof GJ, Riper H, Smit F, Bohlmeijer E. Positive psychology interventions: a meta-analysis of randomized controlled studies. BMC Public Health. 2013;13:119.
12. Chakhssi F, Kraiss JT, Sommers-Spijkerman M, Bohlmeijer ET. The effect of positive psychology interventions on well-being and distress in clinical samples with psychiatric or somatic disorders: a systematic review and meta-analysis. BMC Psychiatry. 2018;18(1):211.
13. White CA, Uttl B, Holder MD. Meta-analyses of positive psychology interventions: The effects are much smaller than previously reported. PLoS One. 2019;14(5):e0216588.
14. Lim WL, Tierney S. The effectiveness of positive psychology interventions for promoting well-being of adults experiencing depression compared to other active psychological treatments: a systematic review and meta-analysis. J Happiness Stud. 2023;24(1):249-273.
15. Tomczyk S, Ewert C. Positive changes in daily life? A meta-analysis of positive psychological ecological momentary interventions. Appl Psychol Health Well Being. 2025;17(1):e70006.
16. Machado L, Cantilino A. A systematic review of the neural correlates of positive emotions. Rev Bras Psiquiatr. 2017;39(2):172-9.
17. Machado L, Matsumoto LS. Psicologia positiva e psiquiatria positiva: a ciência da felicidade na prática clínica. Barueri: Manole; 2020. 400 p.
18. Lewis GJ, Kanai R, Rees G, Bates TC. Neural correlates of the "good life": eudaimonic well-being is associated with insular cortex volume. SCAN. 2014;9:615-8.
19. Sato W, Kochiyama T, Uono S, Kubota Y, Sawada R, Yoshimura S, et al. The structural neural substrate of subjective happiness. Sci Rep. 2015;5(16891).

20. Clark DL, Boutros NN, Mendez MF. The brain and behavior, 3. ed. The brain and behavior. New York: Cambridge University Press; 2010.
21. Roepke SK, Mausbach BT, Patterson TL, et al. Effects of Alzheimer caregiving on allostatic load. J Health Psychol. 2011;16:58-69.
22. Price LH, Kao H-T, Burgers DE, et al. Telomeres and early-life stress: an overview. Biol Psychiatry. 2013;73:15-23.
23. Ornish D, Lin J, Daubenmier J, et al. Increased telomerase activity and comprehensive lifestyle changes: a pilot study. Lancet Oncol. 2008;9:1048-1057.
24. Finkel T, Holbrook NJ. Oxidants, oxidative stress and the biology of ageing. Nature. 2000;408:239-247.
25. Ng F, Berk M, Dean O, et al. Oxidative stress in psychiatric disorders: Evidence base and therapeutic implications. Int J Neuropsychopharmacol. 2008;11:851-876.
26. Jeste DV. Neurobiology of "Positive Psychiatry". Schizophr Bull. 2022;48(3):533-535.
27. Helliwell J, Layard R, Sachs J. World happiness report 2015 . 1st ed. New York: Sustainable Development Solutions Network; 2015. 1-171 p. Disponível em: http://eprints.lse.ac.uk/47487/
28. Favoretto C, et al. Involvement of brain cell phenotypes in stress-vulnerability and resilience. Frontiers in Neuroscience. 2023;17.
29. Russo S, et al. Neurobiology of resilience. Nature Neuroscience. 2012;15(11), 1475-1484.
30. Kageyama K, et al. Hypothalamic regulation of corticotropin-releasing factor under stress and stress resilience. Int J Molecular Sci. 2021;22(22),12242.
31. Hettwer MD, Lancaster TM, Raspor E, et al. Evidence from imaging resilience genetics for a protective mechanism against schizophrenia in the ventral visual pathway. Schiz Bull. 2022;48(3):551-562.
32. Holt-Lunstad J, Robles TF, Sbarra DA. Advancing social connection as a public health priority in the United States. Am Psychol. 2017;72(6):517-530.
33. Sarkar A, Harty S, Johnson KV-A, et al. The role of the microbiome in the neurobiology of social behaviour. Biol Rev. 2020;95:1131-1166.
34. Nguyen TT, Zhang X, Wu TC, et al. Association of loneliness and wisdom with gut microbial diversity and composition: an exploratory study. Front Psychiatry. 2021;12:648475.
35. Machado L, De Souza CTN, Cantilino A. Primary prevention in psychiatry: possibility or utopia? Rev Debates Psiquiatr. 2017:16–25.
36. Machado L, de Souza CTN, Nunes R de O, de Santana CN, Araujo CF De, Cantilino A. Subjective well-being, religiosity and anxiety: a cross-sectional study applied to a sample of Brazilian medical students. Trends Psychiatry Psychother. 2018;40(3):185-92.
37. Machado L, de Oliveira IR, Peregrino A, Cantilino A. Common mental disorders and subjective well-being: emotional training among medical students based on positive psychology. PLoS One. 2019;
38. Ducasse D, Dassa D, Courtet P, Brand-Arpon V, Walter A, Guillaume S, et al. Gratitude diary for the management of suicidal inpatients: a randomized controlled trial. Depress Anxiety. 2019;1-12.
39. Huffman JC, DuBois CM, Healy BC, Boehm JK, Kashdan TB, Celano CM, et al. Feasibility and utility of positive psychology exercises for suicidal inpatients. Gen Hosp Psychiatry. 2014;36(1):88-94.
40. Schrank B, Brownell T, Jakaite Z, Larkin C, Pesola F, Riches S, et al. Evaluation of a positive psychotherapy group intervention for people with psychosis: pilot randomised controlled trial. Epidemiol Psychiatr Sci. 2016;25(3):235-46.
41. Nguyen A, Frobert L, McCluskey I, Golay P, Bonsack C, Favrod J. Development of the positive emotions program for schizophrenia: An intervention to improve pleasure and motivation in schizophrenia. Front Psychiatry. 2016;7:1-9.
42. Favrod J, Nguyen A, Chaix J, Pellet J, Frobert L, Fankhauser C, et al. Improving pleasure and motivation in schizophrenia: a randomized controlled clinical trial. Psychother Psychosom. 2019;88(2):84-95.
43. Celano CM, Gomez-Bernal F, Mastromauro CA, Beale EE, DuBois CM, Auerbach RP, et al. A positive psychology intervention for patients with bipolar depression: a randomized pilot trial. J Ment Heal. 2018;0(0):1-9.
44. Kraiss JT, ten Klooster PM, Chrispijn M, Stevens A, Doornbos B, Kupka RW, et al. A multicomponent positive psychology intervention for euthymic patients with bipolar disorder to improve mental well-being and personal recovery: a pragmatic randomized controlled trial. Bipolar Dis. 2023;25(8):683-695.

45. Firth J, Solmi M, Wootton RE, et al. A meta-review of "lifestyle psychiatry": the role of exercise, smoking, diet and sleep in the prevention and treatment of mental disorders. World Psychiatry. 2020;19(3):360-380.
46. Merlo G, Vela A. Mental health in lifestyle medicine: a call to action. Am J Lifestyle Med. 2021;16(1):7-20.
47. Merlo G, Sugden SG. The power of lifestyle psychiatry: a new approach to mental health. Am J Lifestyle Med. 2025.

39

Psiquiatria Somatopsíquica: uma proposta para integrar a teoria mente-corpo na clínica psiquiátrica

Renata Fáro Guerra
Hermano Tavares

Pontos-chave

- A Intervenção Psiquiátrica Somatopsíquica (IPS) é uma intervenção corpo-mente transdiagnóstica que integra a clínica psiquiátrica, a neurociência, a ciência contemplativa e as terapias corpo-mente.
- A IPS busca promover a consciência corporal como ferramenta para regulação emocional, tomada de decisões e aumento da resiliência. Dessa forma, atua como um suporte potente para auxílio na mudança de hábito e no estilo de vida.
- A estrutura da IPS é composta por sete passos, aplicados gradativamente em um protocolo de oito semanas.
- A IPS baseia-se em quatro pilares conceituais: consciência corporal, agência, transcendência e gratidão-celebração.
- Esta intervenção visa o bem-estar e o florescimento humano, indo além do alívio dos sintomas.

INTRODUÇÃO

A relação corpo-mente tem sido objeto de reflexão e debate desde a Antiguidade. Na Grécia Antiga, filósofos como Hipócrates, considerado o pai da medicina, já reconheciam a interconexão entre corpo e mente, entendendo o ser humano como uma unidade funcional. No oriente, desde a Antiguidade até os dias atuais, a visão predominante considera a unidade mente-corpo na compreensão de doença e de saúde, como exemplos a medicina tradicional chinesa, com o conceito de Qi (energia vital) permeia todo o corpo, influenciando tanto a saúde física quanto a mental[1], e a medicina ayurvédica com sua abordagem rica e holística também[2]. No ocidente, essa visão integrada, no entanto, foi suplantada pela perspectiva dualista de René Descartes no século XVII, que separava corpo e mente como entidades distintas. Essa separação influenciou profundamente o pensamento ocidental e a prática médica por séculos. O dualismo cartesiano, ao separar corpo e mente como entidades distintas, contribuiu para uma abordagem fragmentada da saúde. No século XVIII, pensadores como Johann Heiroth, influenciado pelo vitalismo, propôs os termos "psicossomático" e "somatopsíquico"[3], sugerindo a influência recíproca entre mente e corpo. Sigmund Freud, no século XIX, embora reconhecesse a importância das emoções nos estados psicopatológicos e ego como primeiramente um ego corporal, manteve o foco na intervenção mental[4]. Foi apenas no século XX, com o trabalho pioneiro de Wilhelm Reich por meio da Terapia Reichiana[5] e posteriormente de Alexander Lowen com a Análise Bioenergética[6] que as terapias corpo-mente começaram a ganhar espaço, enfatizando a inseparabilidade entre corpo e mente no processo terapêutico. Embora ambos fossem médicos, esses conhecimentos não permaneceram no campo médico-científico.

Nas últimas décadas, a neurociência tem corroborado essa visão integrativa, principalmente após a publicação de *O erro de Descartes* por Antônio Damásio[7], demonstrando a profunda interconexão entre os processos corporais e mentais. Estudos têm revelado a importância das sensações corporais, especialmente da interocepção, na regulação emocional e na tomada de decisões[8]. As terapias corpo-mente têm ganhado crescente interesse no campo da saúde mental, mostrando-se eficazes no tratamento de depressão[9], ansiedade[10] e dependências[11]. Este capítulo apresenta a Intervenção Psiquiátrica Somatopsíquica (IPS), uma abordagem terapêutica inovadora que integra a clínica psiquiátrica com os conhecimentos da neurociência, da ciência contemplativa e das terapias corpo-mente, oferecendo uma nova perspectiva para o tratamento de transtornos mentais.

Fundamentos da relação corpo-mente: a consciência corporal como protagonista

A consciência corporal, um pilar fundamental para a compreensão da interação corpo-mente, desdobra-se em três dimensões principais: propriocepção, interocepção e atenção plena[12]. À medida que a consciência corporal se expande, dois novos construtos inter-relacionados emergem: a presença, entendida como a capacidade de se conectar plenamente com o momento presente, conosco e com o contexto, essencial para o nosso bem-estar; e a agência (descrita posteriormente)[13].

Propriocepção: o mapa do corpo no espaço

A propriocepção é a capacidade de perceber a posição e o movimento do corpo no espaço sem a visão. Receptores em músculos, tendões e articulações enviam informações constantes ao cérebro. A propriocepção alterada pode causar problemas de coordenação e equilíbrio, como observado em pacientes com fibromialgia, que superestimam o tamanho do corpo, correlacionando-se com a dor. Uma propriocepção alterada pode levar a problemas de coordenação, equilíbrio, afetando a nossa capacidade de realizar atividades cotidianas[14].

Interocepção: a voz silenciosa das vísceras

A interocepção, por sua vez, refere-se à leitura das informações provenientes das vísceras e da percepção do estado fisiológico do nosso organismo. Ela nos permite perceber a fome, a sede, o cansaço, a dor, o prazer e as emoções. Conecta-nos com o ritmo vital do nosso organismo, com as batidas do coração, com a respiração e a digestão. Essa leitura interna desempenha um papel fundamental na regulação emocional e na tomada de decisões, influenciando desde as nossas escolhas alimentares, relações sociais até a nossa capacidade de lidar com o estresse, conectando-nos com o ritmo vital do nosso organismo.

A consciência interoceptiva não se limita a sensações físicas, mas se entrelaça com a nossa experiência emocional e com a consciência de nós mesmos. O córtex insular, uma região do cérebro responsável por integrar sinais sensoriais do corpo e do ambiente, desempenha um papel crucial na interocepção[15]. Ele atua como um centro de processamento das sensações viscerais, conectando-as com as nossas experiências emocionais e contribuindo para a formação dos nossos sentimentos subjetivos. Alterações na atividade do neurotransmissor GABA no córtex insular, especialmente na sua parte anterior, têm sido observadas em pacientes com depressão, sugerindo que a interocepção e sua base neural desempenham um papel importante nos transtornos do humor[16]. Além disso, a hiperativação do córtex insular durante a ativação simpática na resposta de luta ou fuga e a hipoativação durante a resposta de desligamento/imobilização, apontadas pela Teoria Polivagal, reforçam a importância dessa região cerebral na regulação das respostas corporais ao estresse e às emoções[17].

Atenção Plena: a conexão com o momento presente

A Atenção Plena refere-se à capacidade de estar presente no momento, observando os pensamentos, as sensações e as emoções sem julgamento, com aceitação e curiosidade. As práticas meditativas cultivam a consciência dos nossos estados internos, promovendo a regulação emocional, a redução do estresse e o bem-estar psicológico. Seus benefícios para a saúde física são inúmeros, como a diminuição da reatividade do sistema nervoso autonômico, a melhora das funções imunitárias e da inflamação, o aumento da atividade da telomerase e a condução de maiores níveis de melatonina plasmática e serotonina. A prática, portanto, contribui para a integração corpo-mente, auxiliando-nos a habitar nosso corpo com mais presença e a regular as nossas emoções com mais equanimidade[18].

A TEORIA POLIVAGAL: RESPOSTAS À PERCEPÇÃO DE AMEAÇA E DE SEGURANÇA

A Teoria Polivagal, desenvolvida por Stephen W. Porges[17], oferece uma compreensão profunda da nossa resposta ao estresse, às emoções, à percepção de ameaça e de segurança.

Os três circuitos da regulação nervosa do sistema autônomo

A Teoria Polivagal[17] descreve três sistemas neurais que influenciam nosso comportamento e emoções em resposta a ameaças:

- Imobilização ("congelamento"): sistema mais antigo, ativado em perigo extremo quando luta ou fuga não são opções. Causa imobilização, desativação ou dissociação, mediado pelo nervo vago dorsal.
- Mobilização (luta ou fuga): ativado em perigo iminente, prepara o corpo para a

ação com aumento da frequência cardíaca, da respiração e da tensão muscular, mediado pelo sistema nervoso simpático.

- Engajamento social: sistema mais recente, responsável por interações sociais, comunicação e segurança. Permite conectar-se com outros, regular emoções e construir vínculos, mediado pelo nervo vago ventral e pelos nervos cranianos.

A hierarquia das respostas de defesa do sistema nervoso autônomo

O sistema nervoso busca constantemente a regulação e o equilíbrio, priorizando o engajamento social como estratégia principal. Quando percebemos segurança no ambiente e nas interações sociais, esse sistema é ativado, promovendo calma, conexão e bem-estar. Se, no entanto, a neurocepção detecta sinais de perigo, mas ainda assim o indivíduo se sente seguro, o sistema de engajamento social é o primeiro a ser ativado. Se não for possível a resolução, o sistema de mobilização (luta ou fuga) entra em ação, preparando o corpo para a ação. Se a ameaça persistir ou se intensificar e as estratégias de luta ou fuga se mostrarem ineficazes, o sistema de imobilização é ativado como último recurso. Essa hierarquia de respostas é fisiológica e não atende nossas escolhas conscientes.

Teoria Polivagal e Intervenção Psiquiátrica Somatopsíquica: a segurança começa no corpo

A IPS considera os princípios da Teoria Polivagal para promover a segurança e a regulação emocional. A neurocepção[17], nossa avaliação inconsciente do ambiente, baseia-se em grande parte nos sinais interoceptivos. Nosso sistema nervoso utiliza as informações sobre o estado interno do corpo para determinar se o ambiente é seguro ou perigoso e, consequentemente, qual sistema neural (engajamento social, mobilização ou imobilização) deve ser ativado. Por exemplo, se a interocepção detecta um aumento da frequência cardíaca e da tensão muscular, a neurocepção pode interpretar esses sinais como uma ameaça, ativando o sistema de luta ou fuga. Por outro lado, se detectamos uma sensação de calma e relaxamento, a neurocepção pode interpretar o ambiente como seguro, ativando o sistema de engajamento social, auxiliando na forma como lidamos com o meio externo.

Adicionalmente, é fundamental compreendermos que a sensação de segurança, que se inicia a partir dos mamíferos, é chave necessária para acessarmos nossas redes neurais mais evoluídas que nos permitem experienciar o essencialmente humano, como cooperação, criatividade, aprendizado, espiritualidade e apreciação estética[17]. A IPS escolhe acessar o psiquismo através do corpo e auxilia diretamente na construção da sensação de segurança, bem como desenvolve estratégias para regular o nosso sistema nervoso e para promover o bem-estar.

Agência

A agência refere-se à capacidade de agir intencionalmente sobre as próprias experiências, promovendo mudanças em direção ao bem-estar. Ela pode ser obtida tanto pela regulação direta das sensações corporais quanto por mudanças em padrões comportamentais que contribuem indiretamente para o estado interoceptivo da pessoa.

Podemos notar a agência quando, por exemplo, damos ao nosso corpo o que ele precisa, como água, comida ou descanso;

quando trocamos um trabalho estressante por um novo emprego com salário menor, porém mais adequado e com mais qualidade de vida; ou quando nos percebemos estressados e, por meio de práticas programadas como meditação e/ou técnica similar, reduzimos a excitabilidade ansiosa pelo monitoramento da respiração. A agência contribui para um senso de autorresponsabilidade, autoeficácia e promoção da autoestima e bem-estar[13].

Conexão interior e conexão com o transcendente: o *insight* como resposta

A espiritualidade é essencial para a saúde mental completa, e envolve a transcendência[19], considerada um nível de conhecimento que ultrapassa os limites físicos. A autotranscendência, traço de personalidade que expande os limites pessoais, pode levar à criatividade e espiritualidade madura quando combinada com autogestão[20]. A Organização Mundial da Saúde incluiu a dimensão espiritual na saúde em 1988, referindo-se ao sentido e significado da vida, independentemente da religião[21]. A experiência de fazer parte de algo maior e sentir-se acolhido beneficia a saúde e está ligada à espiritualidade.

O contato com as sensações corporais, especialmente por meio de uma atitude meditativa, retarda as respostas cognitiva e motora imediatas, enriquecendo a informação interoceptiva e facilitando a identificação das relações entre experiências somáticas, cognitivas e estímulos externos. Esse processo metacognitivo leva ao *insight* e à compreensão das conexões entre sensações corporais, emoções, pensamentos e contexto[8].

O corpo, como âncora da experiência psíquica, integra o mundo externo (transcendência) e interno (interocepção). Um corpo vitalizado e conectado à realidade permite o acesso à sabedoria interior, a soluções para problemas e a novas perspectivas, elucidando o melhor caminho a seguir.

Gratidão e celebração

A gratidão é fundamental para o bem-estar mental, reduzindo a ansiedade e a depressão e aumentando as emoções positivas. Práticas como diários de gratidão e cartas de agradecimento melhoram o humor, a autoestima e a percepção otimista da vida. A gratidão pode complementar tratamentos convencionais, promovendo uma abordagem abrangente para a saúde mental. Celebrar os motivos da gratidão reforça emoções positivas, aumentando a resiliência e o bem-estar geral[22].

FUNDAMENTOS DA INTERVENÇÃO PSIQUIÁTRICA SOMATOPSÍQUICA

A IPS baseia-se em quatro pilares conceituais: consciência corporal, agência, transcendência e gratidão-celebração. Esses pilares se complementam, criando um processo terapêutico integrado e profundo. A IPS busca ir além do alívio dos sintomas, visando o desenvolvimento do autoconhecimento, da autorregulação e da resiliência.

Objetivos da Intervenção Psiquiátrica Somatopsíquica

- Aumentar a consciência corporal: promover a percepção das sensações corporais e sua conexão com as emoções.

- Melhorar a regulação emocional: desenvolver a capacidade de lidar com as emoções de forma mais adaptativa.
- Aprimorar a tomada de decisões: utilizar a consciência corporal e emocional para tomar decisões mais alinhadas com os próprios valores e objetivos.
- Desenvolver a resiliência: fortalecer a capacidade de lidar com situações desafiadoras e se recuperar de adversidades, cultivar a autoaceitação, a conexão com o presente e a busca por uma vida mais plena e significativa
- Promover suporte para mudança de hábitos e estilo de vida.

Os 7 passos da Intervenção Psiquiátrica Somatopsíquica: o acesso ao psiquismo através do corpo

Antes de iniciar a vivência dos passos, o paciente deve escolher algo que ele deseja transformar na sua vida, pode ser uma emoção, um pensamento ou hábito vinculado a determinado comportamento que ele percebe que lhe é prejudicial de alguma forma.

Passo 1 – Presença e *grounding*

Este passo utiliza o *grounding*, exercício da Bioenergética[6], uma técnica que envolve uma sequência com posições específicas (Figura 1) e a atenção nas sensações corporais, principalmente nos pés e nas pernas, para ancorar a pessoa no momento presente. Recursos como música relaxante e contato visual empático por parte do psiquiatra contribuem para criar um ambiente seguro e acolhedor.

Objetivo

Criar uma sensação de segurança e desenvolver a presença.

Passo 2 – Mapeamento somatopsíquico

Neste passo, o paciente é guiado a explorar as sensações corporais associadas a emoções ou situações específicas que deseja abordar e transformar. O mapeamento é realizado em duas etapas:

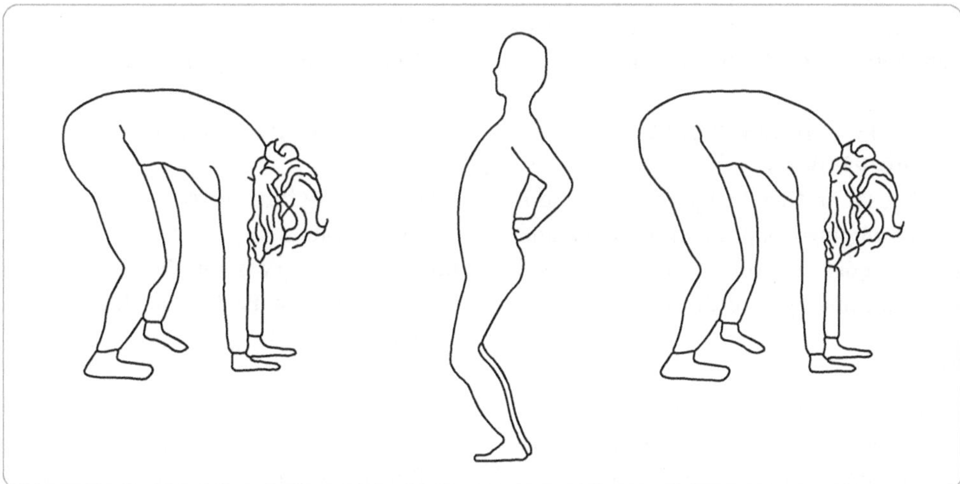

FIGURA 1 Sequência do exercício de *grounding*[6].

- Superficial: foca nas sensações gerais do corpo, iniciando pelas plantas dos pés até o topo da cabeça e depois retornando.
- Profundo: explora as características específicas das sensações mapeadas relacionadas ao que deseja transformar, com descrição mental das sensações, incluindo localização, temperatura, textura, forma, cor e até mesmo sons que representam a experiência.

Objetivo

Aprofundar a propriocepção, a interocepção e a conexão entre corpo e mente.

Passo 3 – Agência somatopsíquica

Após o mapeamento, o paciente é encorajado a encontrar de forma criativa e espontânea movimentos, posturas ou sons que ajudem a transformar as sensações e emoções mapeadas. O movimento é fundamental neste passo, estimulando a transformação das sensações, a expressão emocional e o incremento da agência.

Objetivo

Promover a capacidade de agir sobre as próprias experiências (agência), desenvolvendo um senso de autorregulação.

Passo 4 – Remapeamento somatopsíquico

Após a prática da agência, o paciente realiza um novo mapeamento, comparando as sensações corporais antes e depois da agência somatopsíquica.

Objetivo

Reforçar a percepção de autoeficácia, mostrando ao paciente o impacto das suas ações sobre as próprias experiências.

Passo 5 – *Insight* somatopsíquico

Neste passo, o paciente é convidado a conectar-se com a sua sabedoria interior e/ou com o transcendente. Com as mãos sobre o peito, olhos fechados, o paciente é orientado a voltar a atenção para o centro cardíaco e, em uma atitude interna de receptividade, esperar uma mensagem chegar na consciência na forma de uma palavra, frase ou imagem. Essa mensagem serve para lhe ajudar na resolução da questão do momento.

Objetivo

Facilitar o acesso à sabedoria interior e/ou transcendente e, assim, trazer novas perspectivas sobre as questões trazidas pelo paciente para a melhor resolução.

Passo 6 – Atenção Plena

A prática de Atenção Plena, cultivada ao longo de toda a intervenção, é aprofundada neste passo. O paciente é guiado a observar os estímulos internos e externos com aceitação e sem julgamento, auxiliando na regulação emocional e na conexão com o presente.

Objetivo

Cultivar a atenção plena, a aceitação das experiências sem julgamento, e integrar os passos vividos anteriormente.

Passo 7 – Fechamento

O paciente, com o auxílio do psiquiatra, busca integrar o *insight* obtido durante a sessão com a sua história de vida e o contexto atual.

Objetivo

Facilitar a compreensão dos padrões comportamentais e emocionais, abrindo caminho para mudanças comportamentais significativas.

O protocolo da Intervenção Psiquiátrica Somatopsíquica: uma intervenção transdiagnóstica

A IPS é estruturada em protocolo de 8 semanas, como as demais intervenções do Programa Ambulatorial de Medicina e Estilo de Vida (PROMEV) do Instituto de Psiquiatria do Hospital das Clínicas da Faculdade de Medicina da Universidade de São Paulo (IPq-HCFMUSP). Esse é um protocolo de entrada, juntamente com o protocolo de Psiquiatria Positiva, que todos os pacientes fazem ao adentrarem no PROMEV, em atividade desde 2019.

Embora o protocolo seja feito em grupo no ambulatório, a IPS também pode ser realizada individualmente. As sessões são iniciadas por uma breve introdução psicoeducacional sobre os fundamentos e os objetivos dos exercícios a serem realizados, que costumamos chamar de parte teórica. Em cada sessão, os passos praticados nas sessões anteriores são repetidos e, em seguida, novos passos são introduzidos. Os passos são introduzidos gradualmente até a 4ª sessão e da 5ª à 8ª sessão o conjunto de 7 passos é vivenciado integralmente. À medida que o protocolo avança, o conteúdo psicoeducacional é progressivamente reduzido para dar mais espaço à parte prática. É importante dizer que a IPS deve ser entregue em um contexto confiável, seguro e cooperativo que exige uma atitude não julgadora e acolhedora. A seguir, apresentamos cada sessão do protocolo.

Sessão 1 – *Grounding* e corporificação: conectando-se com o próprio corpo e com o momento presente

Teoria

A sessão começa com uma conversa sobre a importância da conexão corpo-mente. O psiquiatra explica os conceitos de propriocepção e interocepção, mostrando como a atenção às sensações corporais pode auxiliar na regulação emocional.

Prática

A prática de *grounding* (passo 1) é introduzida com o exercício descrito na Figura 1. O psiquiatra guia o paciente a se conectar com as sensações nos pés e nas pernas, respirando profundamente e se ancorando no presente.

Sessão 2 – Mapeamento das sensações: a mente no corpo

Teoria

O psiquiatra explica que as emoções se manifestam no corpo como sensações físicas e que, ao mapeá-las, podemos compreender melhor nossas emoções. Introduz o conceito de autoaceitação incondicional, atitude de aceitação completa de si mesmo como um ser humano valioso e digno de afeição, independentemente da demonstração de autoeficácia ou aprovação dos outros, com a intenção de apoiar os pacientes a entrarem em contato com suas emoções de forma autocompassiva, acolhendo todas as sensações sem julgamento. Em seguida, apresenta os níveis de corporificação[23] (Tabela 1), explicando que o objetivo da IPS é auxiliar o paciente a progredir nessa escala. Por fim, explica o mapeamento superficial (primeira parte do passo 2).

Prática

Após o *grounding*, o paciente é guiado a realizar o mapeamento superficial. O paciente é convidado a refletir sobre seu próprio nível de corporificação e a compartilhar suas experiências.

Sessão 3 – Agência somatopsíquica: transformando sensações com intuição e criatividade

Teoria

O psiquiatra explica o conceito de agência e os passos agência somatopsíquica (passo 3) e mapeamento somatopsíquico profundo (segunda parte do passo 2). Destaca a importância de explorar ativamente as possibilidades de mudança.

Prática

Após o *grounding* e o mapeamento superficial, o paciente realiza o mapeamento profundo, identificando as sensações corporais que estão vinculadas ao que ele deseja transformar. Quanto mais especificações, melhor (temperatura, tamanho, textura, cor, som etc.), incentivando a acolher as sensações, mesmo as desagradáveis, com autoaceitação incondicional. Em seguida, é realizada a agência somatopsíquica (passo 3) seguida pelo remapeamento somatopsíquico (passo 4), observando as mudanças

TABELA 1 Níveis de corporificação

Níveis de corporificação	
1. O corpo ausente	O corpo é dado como certo, os pacientes geralmente descrevem este estado quando iniciam suas práticas, e o corpo é frequentemente descrito como "ausente" ou "distante".
2. O estado corporal objetificado	O corpo é experimentado em oposição ao "*self*". O corpo e o "*self*" estão em tensão ou oposição um com o outro (desunião), o corpo se torna "sintomático" e o paciente descreve as fronteiras físicas, incluindo dor e algum grau de perda de função. Este estado às vezes é o sintoma que leva os pacientes à terapia.
3. Relação de imediatidade cultivada	Foi descrita tanto por profissionais quanto por pacientes e é experimentada como uma nova relação com o corpo, caracterizada por proximidade e aceitação, vivida sem objetificação.
4. O corpo subjetivo	Neste estágio o corpo é experimentado como uma fonte de significado, aprendizado e inteligência. Neste estágio, o corpo não é mais considerado apenas um veículo por meio do qual a mente executa seus projetos ou uma fonte de restrições e limites a seus objetivos. Em vez disso, ganha uma nova perspectiva, como um *locus* de consciência e subjetividade.
5. Auto-observador*	Vem da integração de referências à teoria corpo-mente e à prática contemplativa. A proposta é que o indivíduo avance em sua consciência corporal e se torne espectador de suas sensações corporais, emoções e pensamentos, sem se confundir com seus sintomas.

A evolução desses níveis é o processo que a maioria dos pacientes experimenta após terapias corpo-mente e pode ser entendido como uma progressão em direção a uma integração mais profunda do corpo e do *self*[23].

* Este quinto nível de *corporificação* é proposto pela Intervenção Psiquiátrica Somatopsíquica e é visto como o objetivo final.

nas sensações. A partir desta sessão, o paciente é convidado a escolher o que deseja transformar em sua vida, antes de vivenciar os passos.

Sessão 4 – *Insight* e transcendência: encontrando sabedoria interior e novas perspectivas

Teoria

O psiquiatra explica que o *insight* é um conhecimento profundo que surge de dentro, uma compreensão intuitiva que pode nos ajudar a encontrar soluções e novas perspectivas, e explica o *insight* somatopsíquico (passo 5). A transcendência é apresentada como a conexão com algo maior que si mesmo, seja uma força espiritual, a natureza ou a própria humanidade.

Prática

Vivência dos passos 1 a 4, e então vivencia o *insight* somatopsíquico.

Sessão 5 – Chaves da meditação: cultivando a calma e a clareza mental

Teoria

O psiquiatra aprofunda o conceito de Atenção Plena, explicando suas três chaves: relaxamento do corpo e da mente, observação atenta dos estímulos internos e externos e não julgamento das experiências[24].

Prática

Após os passos 1 a 5, o paciente é guiado a praticar Atenção Plena (passo 6), observando sua respiração, sensações corporais, pensamentos e emoções sem se identificar com eles. A sessão é então finalizada com o sétimo passo, o fechamento (passo 7).

Sessão 6 – Discernimento e regulação: identificando padrões e respostas corporais

Teoria

O psiquiatra discute a importância de identificar padrões de resposta e diferenciar os que promovem o bem-estar daqueles que geram sofrimento, provocando aumento da capacidade de discernir entre respostas adaptativas e mal adaptativas.

Prática

Após o paciente escolher um hábito ou fazer escolhas nocivas que deseja se livrar, faz-se a vivência dos 7 passos. O psiquiatra convida o paciente a pensar no que escolheu e a conectar as sensações corporais com suas respostas habituais. A vibração corporal[25] é introduzida como uma ferramenta para regular o sistema nervoso e promover o bem-estar e é praticada nesta seção no momento da agência somatopsíquica.

Sessão 7 – O último chamado: agora é o melhor momento para a mudança

Teoria

O psiquiatra auxilia o paciente a fazer um balanço do processo terapêutico, identificando os progressos alcançados e os desafios que ainda persistem, esclarece que esta sessão é a última no formato da vivência dos 7 passos para transformar algo desagradável, pois a última sessão será principalmente para integração das experiências vivenciadas durante as sessões anteriores do protocolo, e o incentivo de outras experiências positivas.

Prática

Os 7 passos são praticados com foco nos objetivos ainda não alcançados, buscando mobilizar recursos internos para a mudança. O psiquiatra reforça a importância do autocuidado e da prática contínua dos exercícios.

Sessão 8 – Gratidão e celebração: chaves de bem-estar para a vida toda

Teoria

O psiquiatra destaca a importância da gratidão como forma de reconhecer os aspectos positivos da vida e como um GPS, servindo como um localizador que permite a percepção de onde a pessoa realmente está, de tudo que já realizou, e a celebração como forma de reforçar as conquistas e o próprio valor.

Prática

O paciente é convidado a relembrar os momentos mais marcantes da terapia e, aceitando o processo exatamente como ocorreu, intenciona a se conectar a gratidão pelas transformações ocorridas. Faz-se os 7 passos, no primeiro mapeamento somatopsíquico, entra-se em contato com a gratidão, percebendo os efeitos nas percepções do corpo. A dança é utilizada como uma forma de celebrar a jornada e integrar corpo e mente de forma lúdica e prazerosa, vivenciada no momento da agência somatopsíquica. No remapeamento somatopsíquico, percebe-se os efeitos da celebração no corpo. O *insight* neste caso atende a perspectiva de como essa jornada pode ser ampliada ou sustentada deste momento em diante.

A IPS oferece uma abordagem transdiagnóstica para o tratamento da saúde mental, integrando o conhecimento de teorias corpo-mente, a ciência contemplativa e a neurociência. A IPS se alinha com as tendências atuais da psiquiatria, que buscam intervenções transdiagnósticas e personalizadas, focando nos mecanismos subjacentes aos transtornos mentais.

CONCLUSÃO

A IPS representa uma contribuição significativa para o campo da psiquiatria, propondo uma visão integrativa do ser humano. A intervenção busca ir além do alívio dos sintomas, intencionando incrementar o autoconhecimento, a consciência corporal, a regulação emocional, a tomada de decisão, a resiliência e o suporte na mudança de hábitos e estilo de vida. Futuros estudos controlados são necessários para avaliar a eficácia da IPS em diferentes populações e contextos clínicos, além da comparação com outras abordagens terapêuticas.

Para se aprofundar

Livro: Lowen A. O corpo em terapia: técnicas de análise bioenergética. São Paulo: Summus; 1996.

Livro: Levine PA. Uma voz sem palavras: como o corpo libera o trauma e restaura o bem-estar (CSM Rosa, CS Cruz, Trads.). São Paulo: Summus Editorial; 2012.

Livro: Porges SW. The polyvagal theory: neurophysiological foundations of emotions, attachment, communication, and self-regulation. New York: W. W. Norton & Company; 2011.

Livro: Osho. O livro completo da meditação: equilibrando corpo, mente e espírito. São Paulo: Companhia Editora Nacional; 2018.

REFERÊNCIAS BIBLIOGRÁFICAS

1. Schroeder E. Sobre o sistema da medicina chinesa antiga [System of ancient Chinese medicine]. An Paul Med Cir. 1957;74(5):313-36.
2. Chopra A, Doiphode VV. Ayurvedic medicine. Core concept, therapeutic principles, and current relevance. Med Clin North Am. 2002;86(1):75-89, vii.
3. CG Capitão, Carvalho EB. Psicossomática: duas abordagens de um mesmo problema. PSIC – Revista de Psicologia da Vetor Editora. 2006;7(2):21-29.
4. Freud S. The ego and the id. SE 19; 1923. p. 1-59.
5. Reich W. Algumas formas definidas de caráter (Trabalho original publicado em 1933). In: W. Reich Análise do caráter. São Paulo: Martins Fontes; 2003.
6. Lowen A. Bioenergética. São Paulo: Summus; 1982.
7. Damasio AR. Descartes' error and the future of human life. Sci Am. 1994;271(4):144.
8. Farb N, Daubenmier J, Price C, Gard T, Kerr C, Barnaby D, et al. Interoception, contemplative practice, and health. Frontiers in Psychology. 2015;6.
9. Little SA, Kligler B, Homel P, Belisle SS, Merrell W. Multimodal mind/body group therapy for chronic depression: a pilot study. Explore (NY). 2009;5(6):330-7.
10. Johnson J, Crespin D, Griffin K, Finch M, Rivard R, Baechler C, ert al. The effectiveness of integrative medicine interventions on pain and anxiety in cardiovascular inpatients: a practice-based research evaluation. Complementary and Alternative Medicine. 2014.
11. Tang Y, Posner M, Rothbart M, Volkow N. Circuitry of self-control and its role in reducing addiction. Trends in Cognitive Sciences. 2015.
12. Mehling W, Wrubel J, Daubenmier J, Price C, Kerr C, et al. Body Awareness: a phenomenological inquiry into the common ground of mind-body therapies. Philos Ethics Humanit Med. 2011;6:6.
13. Seth AK, Suzuki K, Critchley HD. An interoceptive predictive coding model of conscious presence. Front Psychol. 2012;2:395.
14. Valenzuela-Moguillansky C, Reyes-Reyes A, Gaete MI. Exteroceptive and interoceptive body-self awareness in fibromyalgia patients. Front Hum Neurosci. 2017; 11:117.
15. Craig AD. How do you feel? Interoception: the sense of the physiological condition of the body. Nat Rev Neurosci. 2002;3(8):655-666.
16. Wiebking C, de Greck M, Duncan NW, Tempelmann C, Bajbouj M, Northoff G. Interoception in insula subregions as a possible state marker for depression-an exploratory fMRI study investigating healthy, depressed and remitted participants. Front Behav Neurosci. 2015;9:82.
17. Porges SW. The Polyvagal Theory: neurophysiological foundations of emotions, attachment, communication, self-regulation. New York: W. W. Norton & Company; 2011.
18. Baer RA. Measuring mindfulness. contemporary buddhism. 2011;12(1):241-261.
19. Chiu L, Emblen JD, Van Hofwegen L, Sawatzky R, Meyerhoff H. An integrative review of the concept of spirituality in the health sciences. West J Nurs Res. 2004;26(4):405-28.
20. Cloninger CR, Svrakic DM, Przybeck TR. A psychobiological model of temperament and character. Arch Gen Psychiatry. 1993;50(12): 975-90.
21. World Health Organization (WHO). Division of Mental Health and Substance Abuse Prevention. WHOQOL and spirituality, religiosity and personal conviction (SRPB). Geneva: WHO; 1998.
22. Diniz G, Korkes L, Tristão LS, Pelegrini R, Bellodi PL, Bernardo WM. The effects of gratitude interventions: a systematic review and meta-analysis. Einstein (São Paulo). 2023;21: eRW0371.
23. Hudak PL, McKeever P, Wright JG. Unstable embodiments: a phenomenological interpretation of patient satisfaction with treatment outcome. J Med Humanit. 2007;28(1):31-44.
24. OSHO. O livro completo da meditação: equilibrando corpo, mente e espírito, 1.ed. São Paulo: Companhia Editorial Nacional; 2018.
25. Valluri J, Gorton K, Schmer C. Global meditation practices: a literature review. Holist Nurs Pract 2024;38.

40

Dependências comportamentais

Rodrigo Menezes Machado
Hermano Tavares

Pontos-chave

- Compreensão atual sobre o conceito de dependências comportamentais e sua relevância clínica.
- Principais avanços e desafios no diagnóstico dessas dependências nas classificações psiquiátricas contemporâneas.
- Modelos explicativos dos mecanismos psicológicos e neurobiológicos envolvidos.
- Identificação dos principais comportamentos que podem evoluir para um padrão problemático e seus impactos na qualidade de vida.
- Abordagens terapêuticas integradas e o papel da Medicina do Estilo de Vida (MEV) na prevenção e no manejo desses transtornos.

INTRODUÇÃO AO CONCEITO DE DEPENDÊNCIAS COMPORTAMENTAIS

As chamadas "dependências comportamentais" (DC) referem-se a um conjunto de condições em que a busca e a prática recorrente de determinada atividade (como jogar, apostar, comprar ou usar mídias digitais) tornam-se excessivas a ponto de acarretar prejuízos significativos na vida do indivíduo, seja em termos de saúde mental, relações interpessoais, desempenho acadêmico/profissional ou outras áreas de funcionamento. Embora historicamente esses comportamentos excessivos tenham sido menos reconhecidos do que as dependências químicas (como o transtorno por uso de álcool ou outras substâncias), o avanço das pesquisas e a crescente compreensão da neurobiologia dos impulsos e da adicção tornaram evidente que algumas atividades não relacionadas a substâncias podem compartilhar mecanismos subjacentes semelhantes aos das dependências químicas[1].

Ao longo dos anos, as DC têm ganhado relevância na literatura psiquiátrica, psicológica e no campo da saúde em geral. Recentes classificações diagnósticas, tanto a 5ª edição do *Manual Diagnóstico e Estatístico de Transtornos Mentais* (DSM-5-TR) quanto a Classificação Internacional de Doenças - 11ª revisão (CID-11) demonstram que há um debate contínuo e estruturado em torno do reconhecimento desses quadros como entidades clínicas legítimas[2,3].

Panorama histórico e evolução do conceito

Historicamente, a compreensão acerca da perda de controle de comportamentos hedônicos esteve inicialmente atrelada aos estudos sobre o abuso e a dependência de substâncias psicoativas (SUP). Os primeiros modelos teóricos de adicção, centrados em substâncias como álcool ou opioides, enfatizavam principalmente a farmacodinâmica e a farmacocinética, ignorando o fato de que comportamentos não relacionados à ingestão de drogas poderiam ativar circuitos cerebrais semelhantes. Entretanto, observações clínicas de casos em que pacientes apresentavam sintomas de dependência (por exemplo, *craving*/fissura, perda de controle e abstinência) frente a atividades como jogo de azar lançaram as bases para a expansão do conceito de dependência para além de substâncias químicas[4,5].

A primeira grande mudança nesse paradigma ocorreu com a inclusão do transtorno do jogo (*gambling disorder*), ou dependência de jogos de azar, na seção de transtornos relacionados a substâncias e transtornos adictivos do DSM. Tal inclusão abriu caminho para o aprofundamento da investigação científica e posterior reconhecimento de outros comportamentos potencialmente adictivos, como jogos eletrônicos (*gaming disorder*), que teve sua inclusão formal na CID-11, sob a nomenclatura de "transtorno de jogos eletrônicos". Em paralelo, o avanço das neurociências demonstrou que atividades consideradas "gratificantes" ativam regiões cerebrais de recompensa (sistema de recompensa cerebral - SRC), como o estriado ventral (especialmente o núcleo *accumbens*), de maneira semelhante ao que ocorre frente ao uso de SUP. Essas evidências neurobiológicas reforçaram a legitimidade do conceito de DC[2,3,6,7].

A evolução do conceito, portanto, se deu por uma convergência de evidências clínicas (casos de prejuízos significativos sem envolvimento de substâncias) e evidências empíricas (estudos de imagem cerebral, estudos epidemiológicos, entre outros). Hoje, entende-se que as DC também envolvem padrões de reforço e habituação, com forte participação de componentes volitivos (como impulsividade, *craving*, busca constante de gratificação) e emocionais (alívio de estados afetivos negativos ou busca de estados positivos intensos)[8,9].

Definições atuais e controvérsias terminológicas

Embora haja um relativo consenso de que DC correspondam a uma categoria de transtornos que compartilham semelhanças com as dependências químicas (ou transtorno por uso de substâncias - TUS), persistem algumas controvérsias em termos de terminologia e critérios diagnósticos. A adoção de um termo único e padronizado é dificultada pela complexidade desses fenômenos e pelos diferentes referenciais teóricos que embasam pesquisas e práticas clínicas.

- DSM-5-TR: reconhece formalmente o transtorno do jogo (*gambling disorder*) como uma condição análoga à dependência. Também descreve em seu capítulo "Condições para estudos posteriores" o transtorno do jogo pela internet (*internet gaming disorder*) como condição que requer mais estudos (essa condição, apesar de nomenclatura similar, não abrange o engajamento em apostas *online*, mas sim o engajamento em jogos eletrônicos – *games*). Contudo, outros comportamentos – como uso problemático de pornografia, compras compulsivas ou uso excessivo de redes sociais – não foram incluídos formalmente, devido à insuficiência de evidências ou falta de consenso entre os especialistas[2].
- CID-11 (ICD-11): formaliza "transtornos devidos a comportamentos adictivos" e inclui tanto "transtorno de jogo" (perda de controle frente aos jogos de azar) quanto "transtorno de jogo eletrônico" (referente aos *games*). Além disso, abre a possibilidade de classificar outros comportamentos potencialmente adictivos em uma categoria denominada "outros transtornos especificados devidos a comportamentos adictivos", a depender de achados clínicos e científicos mais sólidos. Vale menção sobre o transtorno do comportamento sexual compulsivo, que, embora seja classificado em outra categoria (transtornos do controle de impulsos), segue em debate sobre ser ou não considerado uma DC[3,9].

Essa pluralidade de visões reflete não apenas a diversidade de abordagens científicas, mas também diferentes tradições culturais e percepções sociais acerca do que constitui uma dependência. A discussão terminológica tem implicações diretas na forma como os pacientes são diagnosticados, acompanhados e tratados, sendo, portanto, um ponto central no desenvolvimento de protocolos de manejo clínico e de políticas públicas[9].

Contextualização no âmbito da Medicina do Estilo de Vida

A MEV propõe uma abordagem integral, com foco na promoção de hábitos saudáveis, na prevenção e na mudança comportamental como eixos centrais para a saúde física e mental. Tradicionalmente, prioriza-se a intervenção em pilares como atividade física, nutrição balanceada, cessação do tabagismo, redução do consumo de álcool e qualidade do sono. Contudo, diante das crescentes evidências sobre DC e seus impactos, fica cada vez mais claro que o espectro de intervenções da MEV deve abarcar essas condições, incluindo:

- Identificação de comportamentos de risco: os profissionais de saúde precisam considerar em suas anamneses a possibilidade de uso excessivo de jogos, *internet*, apostas, compras, pornografia e outras atividades passíveis de se tornarem comportamentos adictivos[10].
- Promoção de comportamentos saudáveis e balanceados: como forma de prevenir a escalada de certos hábitos para níveis problemáticos, recomenda-se a adoção de estratégias de autorregulação, limites de tempo, metas de lazer alternativo e outras práticas promotoras de saúde mental[11].
- Abordagem motivacional e aconselhamento: de maneira semelhante ao que se faz com hábitos alimentares e atividade física, a abordagem motivacional pode ser aplicada para ajudar o pacien-

te a identificar o comportamento problemático, estabelecer objetivos realistas de redução ou abstinência (conforme o caso) e ampliar o repertório de habilidades para lidar com estressores diários[11].

- Integração com políticas públicas: assim como se discutem estratégias de regulação de substâncias (álcool, tabaco) e a promoção de ambientes que favoreçam comportamentos saudáveis (pistas de caminhada, ciclovias, praças), a regulação e o manejo de outras atividades potencialmente adictivas se tornam parte relevante do escopo da saúde populacional[12,13].

Fundamentação teórica e bases neurobiológicas

A compreensão das DC passa necessariamente pelo estudo dos mecanismos que sustentam motivação, aprendizagem associativa e regulação do comportamento. Evidências sugerem que processos de reforço e circuitos cerebrais relacionados ao prazer participam ativamente da gênese e da manutenção desses quadros[10]. Neste tópico, abordaremos três eixos conceituais relevantes: o modelo de incentivo-saliência, o sistema de recompensa cerebral (SRC) e o modelo I-PACE.

Modelo teórico do incentivo-saliência

O modelo de incentivo-saliência se apresenta como importante referencial para explicar a transição de comportamentos ocasionais para quadros de dependência, pois diferencia dois sistemas psicológicos e neurobiológicos: o *wanting* (desejo ou busca) e o *liking* (prazer ou satisfação). Com a exposição repetida a um estímulo considerado altamente gratificante (seja substância ou comportamento), ocorre uma sensibilização progressiva dos circuitos de *wanting*, o que faz que o desejo de repetir o ato se intensifique desproporcionalmente em relação ao prazer efetivo obtido (o *liking*). Desse modo, mesmo que o prazer imediato já não seja tão intenso, a intensidade do "querer" permanece exagerada, criando um paradoxo em que o indivíduo persiste em buscar algo cujo valor hedônico pode ter diminuído ao longo do tempo[14,15].

Tal processo aparenta estar diretamente relacionado à modulação dopaminérgica no SRC. Tanto em TUS quanto em DC, a substância ou comportamento elevam os níveis de dopamina nesse circuito, reforçando a aprendizagem associativa e promovendo a sensibilização. À medida que ocorre a habituação ao estímulo, há uma modificação funcional do circuito que passa a responder de forma hiperativa às pistas (ou gatilhos) relacionadas ao potencial de ganho ou prazer. Isso se traduz em "viés atencional", no qual sinais ambientais previamente neutros (por exemplo, propagandas de cassino ou sons de máquinas de jogos) se tornam altamente salientes, desencadeando reações de forte ímpeto ou "fissura" (*craving*). Embora o modelo tenha sido originalmente proposto para explicar o TUS, evidências sugerem que os mesmos mecanismos se aplicam a diversas atividades potencialmente adictivas, como jogos de azar e jogos eletrônicos[14,15].

Sistemas neurobiológicos envolvidos – SRC

O SRC e estruturas correlatas são cruciais para entender como determinados comportamentos se tornam tão reforçadores e, muitas vezes, difíceis de controlar.

Evolutivamente, esses sistemas garantem a repetição de condutas adaptativas (alimentação, busca de abrigo, laços sociais) ao reforçar sensações de prazer. No entanto, no contexto das DC, ocorre um "sequestro" desse mecanismo natural em favor de atividades específicas[9,10].

O circuito mesolímbico de recompensa é o centro desse processo, tendo como ponto de partida a área tegmental ventral (ATV), localizada no mesencéfalo, que produz dopamina e a projeta para diversas regiões, sobretudo o núcleo *accumbens* (NAc). A dopamina, embora não seja o único neurotransmissor envolvido, exerce papel fundamental ao atribuir maior importância aos estímulos associados ao comportamento, amplificando o desejo[9,10,16-19].

Outra região de destaque é o córtex pré-frontal (CPF), responsável por funções como planejamento, tomada de decisão e regulação de impulsos. Nas DC, observa-se que déficits de controle inibitório e de regulação emocional podem surgir em paralelo ao fortalecimento dos circuitos de busca de recompensa, gerando um desequilíbrio entre a intensidade do desejo e a capacidade de se opor a ele. Adicionalmente, a repetição do comportamento com consequente liberação de dopamina consolida a formação de hábitos, de modo que estímulos ambientais previamente neutros se tornam "gatilhos" poderosos, acionando o circuito de recompensa e predispondo ao comportamento adictivo[9,10,16-19].

Modelo teórico I-PACE

O modelo I-PACE (*Interaction of Person-Affect-Cognition-Execution*) propõe uma visão abrangente do desenvolvimento e da manutenção das DC, ao considerar o papel conjunto de fatores pessoais, afetivos, cognitivos e de execução (funções de controle)[20].

No componente *Person*, são incluídos traços de personalidade (impulsividade, busca de novidades), histórico familiar de adicção e vulnerabilidades genéticas, além de experiências de vida que podem predispor ao uso repetido de um comportamento. Em *Affect*, o modelo enfatiza a busca por sensações prazerosas ou a regulação de emoções negativas (ansiedade, depressão, estresse). A dimensão *Cognition* contempla expectativas, crenças, memórias de recompensa e atenção seletiva aos estímulos relacionados ao comportamento, bem como distorções cognitivas que podem reforçar o ciclo adictivo. Por fim, *Execution* refere-se à capacidade (ou falha) de exercer controle inibitório, regular impulsos e planejar ações de forma efetiva, geralmente associada ao bom funcionamento do CPF[20].

Esse conjunto de variáveis se relaciona de forma dinâmica: em estágios iniciais, a curiosidade e o reforço positivo podem motivar o comportamento. Com a repetição, o reforço negativo (alívio de emoções desagradáveis) e a consolidação de memórias associadas ao prazer aumentam o impulso de repetição, enquanto o desgaste das funções executivas diminui a capacidade de resistir. O I-PACE, portanto, possibilita uma avaliação detalhada das vulnerabilidades em cada domínio e orienta intervenções mais personalizadas e transdiagnósticas, no âmbito clínico ou preventivo[20].

Em suma, tanto o modelo de incentivo-saliência quanto o I-PACE se articulam com a neurobiologia do SRC para explicar por que algumas pessoas desenvolvem quadros de DC[20].

PRINCIPAIS TIPOS DE DEPENDÊNCIAS COMPORTAMENTAIS

Transtorno do jogo (*gambling disorder* – TJ)

Prevalência, fatores de risco e impactos na saúde e qualidade de vida

Estudos epidemiológicos indicam que o transtorno do jogo afeta 1,41% da população adulta, variando conforme fatores culturais e acesso às apostas. Alguns dos principais fatores de risco incluem exposição precoce a jogos de azar na família, impulsividade, eventos estressantes e distorções cognitivas relativas às probabilidades de ganho. Em termos de qualidade de vida, observa-se deterioração das relações interpessoais, problemas financeiros crônicos e maior risco de depressão e ideação suicida, tornando-se um problema de saúde pública em muitos países[12,21].

Comorbidades

A presença de transtornos de humor, ansiedade e uso de substâncias é relativamente frequente em pessoas com transtorno do jogo. Traços de personalidade antissocial também se destacam, reforçando a necessidade de avaliação clínica minuciosa. Em muitos casos, o TJ coexiste com outras formas de dependência, o que agrava os riscos e dificulta a adesão ao tratamento[22].

TABELA 1 Critérios diagnósticos para transtorno do jogo, segundo o DSM-5-TR

Comportamento de jogo problemático persistente e recorrente, levando a sofrimento ou comprometimento clinicamente significativo, conforme indicado pela apresentação de quatro (ou mais) dos seguintes em um período de 12 meses:
Necessidade de apostar quantias cada vez maiores, a fim de atingir a excitação desejada.
Inquietude ou irritabilidade quando tenta reduzir ou interromper o hábito de jogar.
Fez esforços repetidos e malsucedidos no sentido de controlar, reduzir ou interromper o hábito de jogar.
Preocupação frequente com o jogo (p. ex., apresenta pensamentos persistentes sobre experiências de jogo passadas, avalia possibilidades ou planeja a próxima quantia a ser apostada, pensa em modos de obter dinheiro para jogar).
Frequentemente joga quando se sente angustiado (p. ex., sentimento de impotência, culpa, ansiedade, depressão).
Após perder dinheiro no jogo, frequentemente volta outro dia para ficar quite ("recuperar prejuízo").
Mente para esconder a extensão de seu envolvimento com o jogo.
Prejudicou ou perdeu um relacionamento significativo, o emprego ou uma oportunidade educacional ou profissional em razão do jogo.
Depende de outras pessoas para obter dinheiro a fim de saldar situações financeiras desesperadoras causadas pelo jogo.
O comportamento de jogo não é mais bem, explicado por um episódio maníaco.

Fonte: American Psychiatric Association, 2022[2].

Transtorno de jogo eletrônico (*gaming disorder*)

Prevalência, fatores de risco e impactos na saúde e qualidade de vida

Estima-se que cerca de 3% da população pode apresentar sintomas sugestivos de transtorno de jogo eletrônico, quando consideramos os critérios diagnósticos propostos pela CID-11 (estes os mais aceitos pela comunidade científica). Fatores de risco incluem características de personalidade (impulsividade, busca de sensações), ambiente familiar permissivo e disponibilidade quase ilimitada de jogos *online*. O impacto negativo ocorre em diversas esferas: isolamento social, prejuízos acadêmicos e laborais, alterações no padrão de sono e aumento de ansiedade e depressão[23,24].

TABELA 2 Critérios diagnósticos para *gaming disorder* pela CID-11

Padrão de comportamento persistente ou recorrente de jogar (jogos digitais ou videogames) *online* ou *offline* manifestado por:
Prejuízo do controle sobre o jogar jogos eletrônicos (p. ex., início, frequência, intensidade, duração, término, contexto).
Prioridade crescente dada ao jogo, na medida em que o jogo tem precedência sobre outros interesses da vida e atividades diárias.
Continuação ou intensificação da prática de jogar, apesar da ocorrência de consequências negativas.
O padrão de comportamento é grave o suficiente para resultar em prejuízo significativo nas áreas pessoal, familiar, social, educacional, ocupacional ou outras importantes áreas de funcionamento.
O padrão de comportamento do jogo pode ser contínuo ou episódico e recorrente.
O comportamento de jogo e outras características normalmente são evidentes durante pelo menos 12 meses para que um diagnóstico seja atribuído, embora a duração necessária possa ser encurtada se todos os requisitos diagnósticos forem cumpridos e os sintomas forem graves.

Fonte: World Health Organization, 2022[3].

Comorbidades

Assim como no TJ, quadros depressivos e ansiosos são frequentes, em especial o transtorno de ansiedade social. Há também associação a transtorno de déficit de atenção/hiperatividade (TDAH), o que ressalta a necessidade de avaliação integral do paciente para o manejo apropriado dos sintomas[24,25].

Outras dependências comportamentais

Compras compulsivas

A prevalência estimada desse transtorno varia de 1,5 a 8% da população em função do contexto sociocultural, da metodologia, critérios diagnósticos e instrumentos utilizados, mas como uma tendência mediana para cerca de 4%, o que o configuraria como a DC mais comum. Fatores como impulsividade, sobreposição com características de compulsividade expressas em outras esferas, além de elementos ambientais, como incentivo cultural ao consumismo, contribuem para o desenvolvimento do comportamento, que pode causar endividamento, conflitos familiares e comumente cursando com sintomas depressivos/ansiosos associados. Vale destacar o papel do comércio *online*, que facilita o acesso imediato a produtos, intensificando o risco de compras excessivas[26].

Comportamento sexual compulsivo e uso problemático de pornografia

Envolve engajamento recorrente em atividade sexual ou consumo de pornografia, causando prejuízos em relacionamentos, sofrimento emocional e impacto em outras áreas da vida. A CID-11 classifica o transtorno do comportamento sexual compulsivo como um transtorno do controle de impulsos, mas há debate sobre sua possível inclusão entre as DC, já que pesquisas mostram semelhanças com outros transtornos adictivos. Um estudo recente multicêntrico sinalizou uma estimativa de prevalência de 4,8%, validando transculturalmente instrumentos de rastreio (CSBD-19 e CSBD-7)[27-29].

Uso problemático de internet e redes sociais

Refere-se ao emprego excessivo de plataformas *online* (redes sociais, aplicativos de mensagens, *sites* de entretenimento), acarretando dificuldades de concentração, prejuízos em relações interpessoais e queda no desempenho acadêmico ou profissional. Os mecanismos de reforço envolvem *feedback* imediato e validação social (curtidas, comentários), desencadeando um ciclo de reforço positivo e induzindo o usuário a checagens constantes. A onipresença de dispositivos móveis e a pressão sociocultural para "estar sempre conectado" agravam o risco de desenvolvimento de um padrão adictivo. Os estudos epidemiológicos que tentam estabelecer estimativas de prevalência apresentam fragilidades metodológicas, uma vez que ainda não há consenso acerca da estrutura nosológica dessas condições. Deveremos observar evidencias clarificadoras ao longo dos próximos anos[30-33].

Em todas essas condições, observa-se uma sobreposição de fatores de risco (impulsividade, busca de gratificação, vulnerabilidades emocionais, déficit em controle inibitório), bem como a possibilidade de prejuízos graves em áreas fundamentais da vida do indivíduo. Comorbidades comuns incluem transtornos depressivos, ansiosos e algumas formas de transtorno de personalidade, além de possíveis associações com uso de SUP. O diagnóstico, ainda que não formalmente estabelecido para todos esses quadros, leva em conta a perda de controle, a alta recorrência do comportamento e os prejuízos funcionais. A ampliação da pesquisa em torno dessas DC emergentes segue fundamental para compreender sua prevalência real, fatores de risco específicos e estratégias de manejo clínico mais eficazes[9,33].

TRATAMENTO E ABORDAGENS TERAPÊUTICAS

A abordagem terapêutica das DC segue princípios semelhantes aos utilizados no tratamento de outras formas de adicção, mas com adaptações específicas a cada comportamento e às características do paciente. O manejo efetivo requer atenção multidisciplinar, envolvendo intervenções psicoterápicas, farmacológicas e estratégias integradas de cuidado que considerem as particularidades de cada indivíduo, bem como a relevância da MEV na promoção de hábitos saudáveis e na prevenção de recaídas[9,11,25,34,35].

Intervenções psicoterápicas baseadas em evidências

Terapia cognitivo-comportamental (TCC) e protocolos específicos

A TCC é uma das modalidades mais estudadas para o tratamento das DC. Seu foco recai na identificação e modificação de pensamentos automáticos, crenças disfuncionais e esquemas comportamentais que alimentam o ciclo adictivo. Protocolos específicos, desenvolvidos para transtornos como TJ e transtorno de jogo eletrônico, incluem estratégias de autorregulação, planejamento de atividades saudáveis e treino de habilidades para lidar com gatilhos ambientais e emocionais[9,11,34,36].

Entrevista Motivacional

A Entrevista Motivacional, por exemplo, visa fortalecer a motivação intrínseca para a mudança, ajudando o paciente a refletir sobre os prejuízos causados pelo comportamento e as vantagens de reduzi-lo ou abandoná-lo. Em paralelo, amplia a consciência situacional sobre as circunstâncias em que o comportamento adictivo costuma ocorrer[9,11,37].

Manejo de contingências e prevenção de recaída

Nessa vertente, reforços positivos (p. ex., recompensas em fases de abstinência ou redução) e planejamento de alternativas de lazer tornam-se fundamentais. O objetivo é criar um ambiente de suporte para que o paciente desenvolva habilidades de enfrentamento e impeça a reativação do comportamento adictivo em situações de maior vulnerabilidade. Planos de prevenção de recaída, com identificação de situações de risco e estratégias de *coping*, são frequentemente incorporados ao tratamento[9,11,37].

Mindfulness e terapias de terceira onda

Abordagens como *mindfulness-based relapse prevention* (MBRP) enfatizam a autorregulação da atenção e o desenvolvimento de uma postura não reativa frente a pensamentos e impulsos. Já modelos terapêuticos, como a terapia de aceitação e compromisso (ACT), propõem que o paciente entenda e aceite suas sensações e desejos, mas se comprometa com valores pessoais e ações coerentes, reduzindo a necessidade de buscar alívio ou prazer imediatos por meio do comportamento adictivo. Essas linhas configuram como abordagens promissoras no tratamento das DC, porém carecem de maior corpo de evidências que valide sua eficácia, devendo então ter enfoque científico no futuro[9,11,25,34].

Abordagens farmacológicas

Evidências atuais e lacunas de conhecimento

Não existe, até o momento, um fármaco com indicação específica e aprovada para o tratamento de DC. Parte dos estudos clínicos sugere a utilidade de antagonistas opioides (por exemplo, naltrexona e nalmefeno) em casos de transtorno do jogo ou comportamento sexual compulsivo. Entretanto, há necessidade de pesquisas adicionais que avaliem a eficácia e a segurança de intervenções farmacológicas em longo prazo[34,35,38].

Tratamento das comorbidades e melhora de desfechos

Uma estratégia relevante é tratar comorbidades psiquiátricas que possam intensificar ou contribuir para a perpetuação do comportamento adictivo, como transtorno depressivo maior e transtornos ansiosos. O uso criterioso de psicofármacos, como antidepressivos, pode levar a uma redução da sintomatologia comórbida e, indiretamente, amenizar a urgência do indivíduo em recorrer ao comportamento-problema. O controle dos sintomas de TDAH, por meio de estimulantes ou não estimulantes, também pode melhorar a capacidade de regulação de impulsos em DC, quando há tal comorbidade associada. Assim, a abordagem medicamentosa costuma ser mais efetiva quando alinhada a intervenções psicoterápicas e de estilo de vida[9,11,25,34,35].

Modelos de cuidado interdisciplinar

Integração com Medicina do estilo de vida e outros eixos terapêuticos

A interdisciplinaridade é um dos pilares para o sucesso terapêutico em DC. Equipes formadas por médicos, psicólogos, nutricionistas e educadores físicos podem unir esforços no desenvolvimento de programas que estimulem práticas saudáveis. A abordagem multidisciplinar permite o ajuste de fatores como sono, alimentação, atividade física e gerenciamento de estresse, criando bases sólidas de promoção de saúde e prevenção de recaídas[9,39,40].

Atividade física

Uma sequência de estudos pioneiros investigou o uso de um programa estruturado de atividade física aeróbica (grupos de corrida) no tratamento do TJ. Em um desses estudos, observou-se que a redução média da fissura durante as sessões de exercício era um preditor de adesão à abstinência das apostas ao fim do programa[41]. Além disso, reduções nos níveis séricos de prolactina (indicador indireto de aumento na atividade dopaminérgica central) correlacionaram-se de maneira significativa com a diminuição da fissura por apostas. Finalmente, a atividade física aeróbica em grupo reduziu até cinco vezes mais, em comparação com alongamentos em grupo, a sintomatologia e comorbidades associadas, como depressão, transtornos ansiosos e abuso de SUP[42,43]. Um grupo aberto de debates sobre qualidade e estilo de vida reduziu significativamente a reincidência nas apostas em 17 pacientes previamente tratados para TJ; após 2 anos de seguimento, nenhum deles voltou a preencher os critérios para o transtorno[44].

O conjunto dessas evidências, ainda que preliminares, a experiência clínica e a própria natureza hedônica da maioria das DC aponta para o fato de que a consolidação dos ganhos terapêuticos passa necessariamente pela adoção de um novo estilo de vida, que inclua revisão de hábitos e incorporação de novas práticas promotoras da saúde.

Grupos de apoio, programas de 12 passos e suporte *online*

O suporte social desempenha papel crucial na manutenção da mudança. Grupos presenciais ou virtuais (como os inspirados nos programas de 12 passos) oferecem espaço para partilhar experiências e estratégias de enfrentamento, reforçando a rede de apoio. Paralelamente, o avanço tecnológico possibilita o uso de plataformas digitais de acompanhamento e aplicativos de autocontrole, ampliando o acesso ao cuidado, especialmente em regiões onde há escassez de serviços especializados. Essa soma de recursos, quando bem orientada, aumenta a adesão ao tratamento, favorece a continuidade das práticas aprendidas e fomenta o empoderamento do paciente na gestão de seu comportamento adictivo[11,39].

CONCLUSÃO

As DC evidenciam relevância clínica e demandam uma visão abrangente, unindo perspectivas neurobiológicas, psicológicas e sociais. No âmbito da MEV, a ênfase em estratégias preventivas, promoção de hábitos saudáveis e suporte multiprofissional fortalece o enfrentamento dessas condições. Políticas públicas que viabilizem avaliação precoce, intervenções integradas e expansão do acesso a tratamentos especializados são fundamentais para melhorar desfechos clínicos e promover qualidade de vida.

Para se aprofundar

Livro: Tavares H, de Abreu CN, Seger L, Mariani MMC, Filomensky TZ, editores. Psiquiatria, saúde mental e a clínica da impulsividade. Barueri: Manole; 2021.

Explora de forma aprofundada a natureza dos transtornos do controle dos impulsos e dependências comportamentais, desde sua fundamentação teórica a aspectos práticos.

REFERÊNCIAS BIBLIOGRÁFICAS

1. Kardefelt-Winther D, Heeren A, Schimmenti A, et al. How can we conceptualize behavioural addiction without pathologizing common behaviours? Addiction. 2017;112(10):1709-15.
2. American Psychiatric Association. Diagnostic and statistical manual of mental disorders, 5th ed. text revision (DSM-5-TR). Washington: American Psychiatric Association Publishing; 2022.
3. World Health Organization. ICD-11 for mortality and morbidity statistics. 2022.
4. Everitt BJ, Robbins TW. Drug addiction: updating actions to habits to compulsions ten years on. Annu Rev Psychol. 2016:67:23-50.
5. Potenza MN. Should addictive disorders include non-substance-related conditions? Addiction. 2006:101 Suppl 1:142-51.
6. Stein DJ, Billieux J, Bowden-Jones H, et al. Balancing validity, utility and public health considerations in disorders due to addictive behaviours. World Psychiatry. 2018;17(3):363-4.
7. Leeman RF, Potenza MN. Similarities and differences between pathological gambling and substance use disorders: a focus on impulsivity and compulsivity. Psychopharmacology (Berl). 2011;219(2):469-90.
8. Brand M, Potenza MN. Behavioral addictions in the ICD-11: an important debate that is anticipated to continue for some time. J Behav Addict. 2023;12(3):585-9.
9. Brand M, Antons S, Bőthe B, et al. Current advances in behavioral addictions: from fundamental research to clinical practice. Am J Psychiatry. 2025;182(2):155-63.
10. Fujiwara H, Tsurumi K, Shibata M, et al. Life habits and mental health: behavioural addiction, health benefits of daily habits, and the reward system. Front Psychiatry. 2022:13:813507.
11. Kim HS, Hodgins DC. Component model of addiction treatment: a pragmatic transdiagnostic treatment model of behavioral and substance addictions. Front Psychiatry. 2018;9:406.
12. Wardle H, Degenhardt L, Marionneau V, et al. The Lancet Public Health Commission on gambling. Lancet Public Health. 2024:S2468-2667(24)00167-1.
13. Fineberg NA, Demetrovics Z, Potenza MN, et al. Global action on problematic usage of the internet: announcing a Lancet Psychiatry Commission. Lancet Psychiatry. 2025;12(1):11-13.
14. Berridge KC, Robinson TE. Liking, wanting, and the incentive-sensitization theory of addiction. Am Psychol. 2016;71(8):670-9.
15. Blum K, Gardner E, Oscar-Berman M, et al. "Liking" and "wanting" linked to reward deficiency syndrome (rds): hypothesizing differential responsivity in brain reward circuitry. Curr Pharm Des. 2012;18(1):113-8.
16. Clark L, Boileau I, Zack M. Neuroimaging of reward mechanisms in gambling disorder: an integrative review. Mol Psychiatry. 2019;24(5):674-93.
17. Goldstein RZ, Volkow ND. Dysfunction of the prefrontal cortex in addiction: neuroimaging findings and clinical implications. Nat Rev Neurosci. 2011;12(11):652-69.
18. Zheng YB, Zhang SN, Tang HD, et al. Gaming disorder: neural mechanisms and ongoing debates. J Behav Addict. 2025;14(1):55-78.
19. Mei B, Tao Q, Dang J, et al. Meta-analysis of structural and functional abnormalities in behavioral addictions. Addict Behav. 2024:157:108088.
20. Brand M, Müller A, Wegmann E, et al. Current interpretations of the I-PACE model of behavioral addictions. J Behav Addict. 2025;14(1):1-17.
21. Tran LT, Wardle H, Colledge-Frisby S, et al. The prevalence of gambling and problematic gambling: a systematic review and meta-analysis. Lancet Public Health. 2024;9(8):e594-e613.
22. Potenza MN, Balodis IM, Derevensky J, et al. Gambling disorder. Nat Rev Dis Primers. 2019;5(1):51.
23. Zhou R, Morita N, Ogai Y, et al. Meta-analysis of internet gaming disorder prevalence: assessing the impacts of DSM-5 and ICD-11 diagnostic criteria. Int J Environ Res Public Health. 2024;21(6):700.
24. Király O, Koncz P, Griffiths MD, et al. Gaming disorder: a summary of its characteristics and aetiology. Compr Psychiatry. 2023:122:152376.
25. Dong GH, Dai J, Potenza MN. Ten years of research on the treatments of internet gaming disorder: A scoping review and directions for future research. J Behav Addict. 2024;13(1):51-65.
26. Grant JE, Chamberlain SR. Compulsive buying disorder: conceptualization based on addictive, impulsive, and obsessive-compulsive features and comorbidity. Psychiatry Res Commun. 2004.
27. Pistre N, Schreck B, Grall-Bronnec M, et al. Should problematic sexual behavior be viewed

under the scope of addiction? A systematic review based on DSM-5 substance use disorder criteria. Addict Behav Rep. 2023:18:100510.
28. Sassover E, Kushnir T, Weinstein AM. Investigating mood-modification, withdrawal, and sensitization in compulsive sexual behaviour. Front Psychiatry. 2024;15:1421028.
29. Bőthe B, Koós M, Nagy L, et al. Compulsive sexual behavior disorder in 42 countries: Insights from the International Sex Survey and introduction of standardized assessment tools. J Behav Addict. 2023;12(2):393-407.
30. Fineberg NA, Menchón JM, Hall N, et al. Advances in problematic usage of the internet research: a narrative review by experts from the European network for problematic usage of the internet. Compr Psychiatry. 2022:118:152346.
31. Moretta T, Buodo G, Demetrovics Z, et al. Tracing 20 years of research on problematic use of the internet and social media: Theoretical models, assessment tools, and an agenda for future work. Compr Psychiatry. 2022:112:152286.
32. Liu L, Yao YW, Fang XY, et al. Compulsivity-related behavioral features of problematic usage of the internet: A scoping review of paradigms, progress, and perspectives. J Behav Addict. 2024;13(2):429-49.
33. Machado RM, Kim HS, Oliveira de Andrade V, et al. Gender differences in psychiatric comorbidity and personality characteristics among adults seeking treatment for problematic internet use. Front Psychiatry. 2022:13:1022749.
34. Sharma R, Weinstein AM. Recent treatment and novel imaging studies evaluating treatment of internet gaming disorder: a narrative review. Front Psychiatry. 2024:15:1408560.
35. Ioannidis K, Del Giovane C, Tzagarakis C, et al. Pharmacological management of gambling disorder: A systematic review and network meta-analysis. Compr Psychiatry. 2025:137:152566.
36. Wölfling K, Müller KW, Dreier M, et al. Efficacy of short-term treatment of internet and computer game addiction. JAMA Psychiatry. 2019;76(10):1018-25.
37. Schwenker R, Dietrich CE, Hirpa S, et al. Motivational interviewing for substance use reduction. Cochrane Database Syst Rev. 2023;12(12):CD008063.
38. Briken P. An integrated model to assess and treat compulsive sexual behaviour disorder. Nat Rev Urol. 2020;17(7):391-406.
39. Patterson MS, Spadine MN, Graves Boswell T, et al. Exercise in the treatment of addiction: a systematic literature review. Health Educ Behav. 2022:10901981221090155.
40. Moreira D, Dias P, Azeredo A, et al. A systematic review on intervention treatment in pathological gambling. Int J Environ Res Public Health. 2024;21(3):346.
41. Angelo DL, Tavares H, Bottura HML, et al. Physical exercise for pathological gamblers. Braz J Psychiatry. 2009;31(1):76.
42. Angelo DL, Tavares H, Zilberman ML. Evaluation of a physical activity program for pathological gamblers in treatment. J Gambl Stud. 2013;29(3):589-99.
43. Penna AC, Kim HS, de Brito AMC, et al The impact of an exercise program as a treatment for gambling disorder: A randomized controlled trial. Ment Health Phys Act. 2018;15:53-62.
44. Magalhães ACN, Jungerman FS, Silva MC, et al. Post-therapy group for pathological gamblers: improvement beyond symptoms. Braz J Psychiatry. 2009;31(2):181-2.

SEÇÃO VII

Substâncias de risco

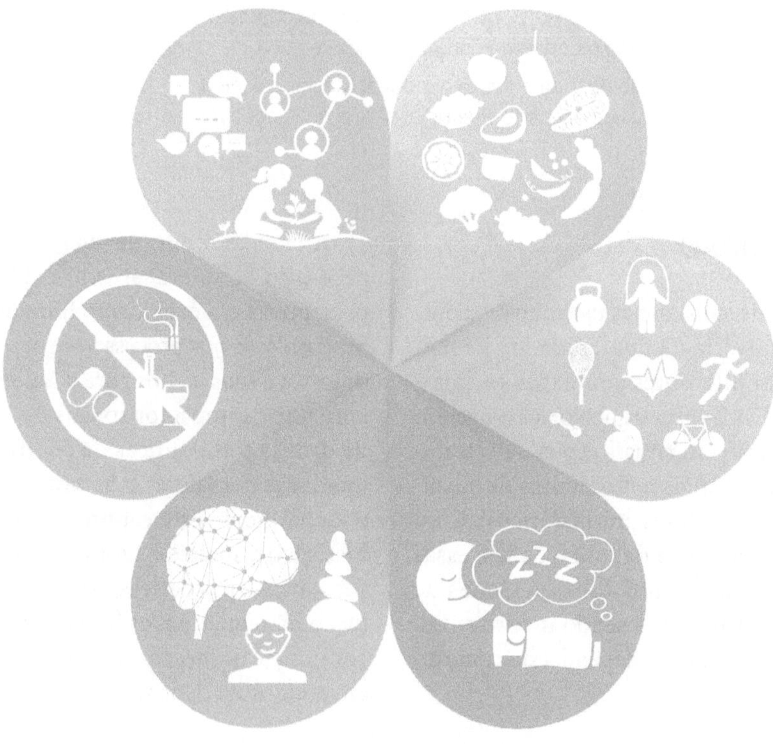

41

Aspectos históricos, sociais e biológicos do uso de substâncias psicoativas

Arthur Guerra de Andrade
Daniela Lé Tassinari

Pontos-chave

- O consumo de substâncias psicoativas acompanha a humanidade desde a Pré-História, desempenhando papéis terapêuticos, sociais e rituais em diferentes culturas.
- A questão envolve múltiplas dimensões e reflete influências culturais, sociais e políticas.
- O transtorno por uso de substâncias (TUS) resulta de alterações nos circuitos de recompensa, controle inibitório e resposta ao estresse, favorecendo o consumo compulsivo e a recaída.
- A Medicina do Estilo de Vida enfatiza a redução da exposição a substâncias nocivas como parte essencial para a promoção da saúde.

INTRODUÇÃO

O uso de substâncias psicoativas acompanha a história da humanidade e se manifesta em diferentes contextos sociais e culturais. Evidências arqueológicas sugerem sua utilização em rituais espirituais, tratamentos medicinais e momentos de socialização desde tempos pré-históricos[1]. Com o desenvolvimento das sociedades, essas substâncias passaram a ser reguladas de diferentes formas, ora sendo incentivadas, ora sendo proibidas, a depender do contexto histórico.

A ciência moderna avançou na compreensão da interação entre substâncias psicoativas e o organismo humano, aprofundando-se nos processos de dependência química e seus efeitos para a saúde. Paralelamente, os impactos sociais do consumo de drogas e as políticas de controle foram moldadas por fatores econômicos, culturais e ideológicos. Este capítulo traz aspectos históricos, sociais e biológicos do uso de substâncias psicoativas, destacando a evolução da regulação, os impactos sociais do consumo e os mecanismos neurobiológicos envolvidos na dependência.

ASPECTOS HISTÓRICOS DO USO DE SUBSTÂNCIAS PSICOATIVAS

Primeiros registros e uso ritualístico

Os registros mais antigos do uso de substâncias psicoativas remontam à Pré-História. Achados arqueológicos indicam que sociedades primitivas utilizavam plantas alucinógenas em rituais religiosos e espirituais. Evidências incluem pinturas rupestres na Espanha e Argélia, datadas de mais de 9.000 anos[1].

Diversas civilizações antigas documentaram o uso de psicoativos:

- Ópio: referências ao seu uso medicinal são encontradas em tábuas sumérias do terceiro milênio a.C., além de registros em cilindros babilônicos e representações artísticas cretenses e egípcias[2]. Homero, na Odisseia, menciona a substância como um meio para aliviar dores e sofrimentos[3].
- *Cannabis sativa*: usada na China desde 4000 a.C. para alívio corporal e comunicação espiritual[4]. Na Índia, era associada à meditação budista. Na Assíria (século IX a.C.), foi utilizada como incenso e os celtas a comercializavam pelo Mediterrâneo no século VII a.C.[5].
- Plantas psicoativas na América: indígenas utilizaram plantas como coca (*Erythroxylum coca*), vilca (*Anadenanthera* spp.), tabaco (*Nicotiana* spp.) e ayahuasca (*Banisteriopsis caapi*) para fins rituais, sociais e medicinais[6].
- Álcool: seu consumo remonta à Pré-História. Registros mesopotâmicos de 2200 a.C. indicam seu uso medicinal, e no Egito Antigo, cerca de 15% dos medicamentos continham cerveja ou vinho[7]. No Antigo Testamento, há diversas referências ao vinho, que frequentemente era misturado a outras substâncias para potencializar seus efeitos antes da invenção da destilação.

Uso de drogas na Antiguidade Clássica

A Escola Hipocrática Grega foi pioneira ao diferenciar os efeitos das substâncias conforme a dosagem, distinguindo o uso terapêutico do envenenamento. O ópio era amplamente empregado no tratamento de doenças e, entre líderes políticos, consumido em preparados chamados triacas para desenvolver tolerância contra venenos[8].

Os romanos herdaram a visão grega sobre drogas, considerando-as neutras, com efeitos positivos ou negativos dependendo do uso[9]. O cânhamo, a papoula e a videira eram amplamente consumidos, mas a cristianização do Império Romano alterou essa percepção. Com o crescimento da influência cristã, drogas associadas a cultos religiosos rivais foram marginalizadas. A moralidade cristã passou a reprimir práticas que envolviam substâncias psicoativas, promovendo o uso de óleos santos e água benta como substitutos[10].

Idade Média e Renascença

A visão histórica sobre a cannabis no mundo islâmico medieval foi marcada por uma dualidade: embora seu uso medicinal tenha sido reconhecido e transmitido desde a Antiguidade, seu consumo recreativo tornou-se um problema social significativo, especialmente a partir do século XII[11]. Na Europa medieval, o consumo de certas substâncias foi vinculado à feitiçaria e demonizado pela Igreja. A caça às bruxas incluiu a repressão a práticas populares que utilizavam drogas em rituais[12].

Durante a Renascença, exploradores, mercadores e missionários europeus intensificaram o contato com culturas orientais e indígenas, promovendo a introdução e a disseminação de substâncias psicoativas como o tabaco, a noz-de-cola e o láudano na Europa, ao mesmo tempo em que o conhecimento farmacológico começava a se estruturar sob uma perspectiva mais científica[13].

A regulação das drogas no século XVIII e XIX: expansão, controle e proibição

O século XVIII trouxe uma mudança significativa na relação das sociedades ocidentais com as substâncias psicoativas. O avanço do pensamento científico levou a um período de maior aceitação do uso de drogas, especialmente no contexto médico. Durante essa época, substâncias como o ópio, a cannabis e a coca eram amplamente utilizadas e comercializadas sem grandes restrições, sendo incorporadas tanto à medicina tradicional quanto à emergente indústria farmacêutica. O ópio, em especial, foi empregado no tratamento de diversas condições, incluindo dor crônica, distúrbios gastrointestinais e insônia. Esse período também foi marcado pelo florescimento do comércio global de substâncias psicoativas, com destaque para o Império Britânico e suas colônias na Ásia[14].

Contudo, com a Revolução Industrial e o avanço da química no século XIX, houve um aumento exponencial na produção e no consumo de drogas refinadas, como a morfina, sintetizada pela primeira vez em 1804 a partir do ópio, e a cocaína, isolada em 1859 da folha de coca. Embora amplamente aceitas na medicina, passaram a ser utilizadas recreativamente, levando a um aumento dos casos de abuso e dependência química. Nos Estados Unidos, o uso generalizado de opiáceos, junto à crescente preocupação com a saúde pública, resultou na adoção de medidas regulatórias mais restritivas. O *Harrison Narcotics Act* de 1914 foi a primeira legislação federal a limitar a distribuição e o consumo de opiáceos e cocaína, impondo sanções legais a usuários e comerciantes sem licenciamento[15].

Simultaneamente, a preocupação com o álcool levou à promulgação da Lei Seca nos Estados Unidos que foi de 1919 a 1933, proibindo a fabricação, distribuição e venda de bebidas alcoólicas. No cenário internacional, os Estados Unidos emergiram como uma das principais nações defensoras da regulamentação global das drogas, influenciando a criação da Convenção Única de Viena sobre Entorpecentes de 1961, que estabeleceu classificações mais rigorosas para substâncias psicoativas e serviu de base para legislações em diversos países[16].

Uso de substâncias psicoativas no Brasil

A regulamentação das drogas no Brasil sofreu influências históricas, políticas e científicas. No período colonial, o consumo de substâncias psicoativas ocorria entre indígenas e africanos escravizados, sobretudo em contextos religiosos e medicinais. Com a chegada dos portugueses, a regulação do seu uso começou a se estruturar sob as Ordenações Filipinas, que restringiam o comércio de venenos e outras substâncias tóxicas[17]. No século XIX, com os primeiros cursos de Farmácia e Medicina, surgiram as primeiras legislações mais específicas, incluindo normas sobre a venda e o uso de substâncias farmacológicas[18].

No início do século XX, a preocupação com o uso de entorpecentes cresceu globalmente, influenciando a legislação brasileira. Em 1921, o Brasil promulgou o Decreto-lei Federal n. 4.292, restringindo o uso de cocaína, ópio e morfina. Posteriormente, em 1932, a toxicomania foi reconhecida como doença de notificação compulsória e, em 1938, o Decreto-Lei n. 891 passou a normatizar a produção, o tráfico e o consumo de substâncias ilícitas. A partir da década de 1960, o Brasil aderiu a tratados internacionais que reforçaram o endurecimento das políticas antidrogas, incluindo a Convenção Única sobre Entorpecentes de 1961, que equiparava a maconha à heroína. A legislação continuou a evoluir nas décadas seguintes, refletindo preocupações sanitárias e de repressão ao tráfico. Em 1976, a Lei n. 6.368 ampliou as penalidades para porte de drogas, enquanto em 2006 a Lei n. 11.343 diferenciou usuários de traficantes, com penas alternativas para os primeiros.

A legislação mais recente antidrogas no Brasil é a Lei n. 13.840, de 5 de junho de 2019. Esta introduziu alterações significativas na Lei n. 11.343, de 23 de agosto de 2006, que institui o Sistema Nacional de Políticas Públicas sobre Drogas (Sisnad). A lei endurece as penas para crimes relacionados ao tráfico de drogas e reforça o papel das comunidades terapêuticas no tratamento de dependentes químicos, estabelecendo diretrizes para seu funcionamento e financiamento[19]. Atualmente, a política de drogas no Brasil permanece em discussão, envolvendo diferentes perspectivas sobre a regulação, a prevenção e o tratamento do uso de substâncias, com abordagens que variam entre estratégias de controle e medidas voltadas à redução de danos.

ASPECTOS SOCIAIS DO USO DE SUBSTÂNCIAS

"'Drogas' não são somente compostos dotados de propriedades farmacológicas determinadas, que possam ser [...] classificadas como boas ou más. Sua existência e seus usos envolvem questões complexas de liberdade e disciplina, sofrimento e prazer, devoção e aventura, transcendência e conhecimento, sociabilidade e crime, moralidade e violência, comércio e guerra."[20]
Júlio Assis Simão

O uso de substâncias psicoativas é um fenômeno presente em diversas sociedades ao longo da história, assumindo significados distintos conforme o contexto social, cultural e econômico em que ocorre. Em alguns casos, esse consumo está inserido em práticas coletivas reguladas, como rituais, celebrações e interações sociais legitimadas. Em outros, pode surgir como um sintoma do mal-estar contemporâneo, funcionando como uma resposta a precariedades subjetivas e sociais. Dunker discute como o consumo de drogas pode ser compreendido dentro de um quadro de sofrimento social, no qual a substância se torna uma tentativa de lidar com um vazio simbólico ou com a dificuldade de pertencimento em determinadas estruturas sociais[21].

Impactos sociais e econômicos do transtorno por uso de substâncias

Segundo o World Drug Report 2018 da UNODC, aproximadamente 275 milhões de pessoas utilizaram drogas pelo menos uma vez em 2016, representando 5,6% da população mundial entre 15 e 64 anos. Desses, cerca de 31 milhões desenvolveram transtornos relacionados ao uso de substâncias, necessitando de tratamento especializado. No entanto, apenas uma em cada seis pessoas com transtornos relacionados ao consumo de drogas recebe atendimento adequado, evidenciando desafios na oferta de serviços de saúde[22].

A dependência química, conforme definida pela American Society of Addiction Medicine, é uma condição médica crônica tratável, resultante de interações complexas entre circuitos cerebrais, predisposição genética, ambiente e experiências de vida. O consumo repetido de substâncias pode levar ao uso compulsivo, apesar das consequências adversas. Assim como ocorre com outras doenças crônicas, abordagens terapêuticas baseadas em evidências podem contribuir para melhores desfechos clínicos[23].

O transtorno por uso de substâncias (TUS) definido pelas diretrizes descritas no DSM-5[24] está associado a diversos impactos na esfera individual e coletiva. Sua abordagem inadequada pode resultar em aumento dos custos com saúde, redução da produtividade e maior incidência de complicações clínicas e sociais[25]. Além disso, o TUS leva a maior risco de mortalidade, sendo um fator importante a ser considerado na formulação de estratégias de saúde pública[22].

Por outro lado, evidências sugerem que o tratamento adequado para o TUS traz benefícios significativos. Estudos apontam que o acesso a tratamentos reduz o risco de overdose[26], diminui taxas de reincidência criminal[27] e melhora indicadores de saúde física e mental[28]. O custo-benefício do tratamento também é relevante: um estudo conduzido nos Estados Unidos estimou que, para cada dólar investido, há um retorno superior a 7 dólares em benefícios sociais e econômicos[29].

Abordagens terapêuticas e diretrizes de tratamento

Diferentes estratégias terapêuticas são utilizadas no manejo do TUS. A escolha do modelo de tratamento pode variar conforme o perfil do paciente e o nível de cuidado necessário[23], a estrutura dos serviços de saúde disponíveis e as diretrizes baseadas em evidências científicas. Estudos indicam que modelos terapêuticos que combinam suporte psicossocial, tratamento medicamentoso e estratégias individualizadas tendem a apresentar melhores desfechos clínicos[30,31].

Além disso, pesquisas recentes têm expandido a definição de recuperação em TUS, considerando não apenas a abstinência, mas também melhorias na qualidade de vida, redução de comportamentos de risco, manutenção de vínculos sociais positivos e restauração da autonomia[32]. Essa abordagem mais ampla tem sido avaliada para mensuração de desfechos terapêuticos, contribuindo para um entendimento mais abrangente do processo de recuperação[33,31].

ASPECTOS BIOLÓGICOS DO USO DE SUBSTÂNCIAS PSICOATIVAS

As substâncias psicoativas atuam em diferentes sistemas neuroquímicos, influenciando a neurotransmissão, a plasticidade sináptica e a homeostase do sistema nervoso central. Dependendo do tipo de substância e do padrão de uso, tais alterações podem ser transitórias ou levar a modificações estruturais e funcionais duradouras em circuitos de cognição, emoção e comportamento[34,35].

Neurofarmacologia geral das substâncias psicoativas

As substâncias psicoativas interagem com receptores, transportadores ou enzimas, modulando a neurotransmissão por diferentes mecanismos:

- Agonismo direto: ativa receptores específicos, mimetizando neurotransmissores endógenos. Exemplo: psilocibina e LSD atuam como agonistas parciais do receptor 5-HT[36].
- Modulação alostérica positiva: potencializa a ação de neurotransmissores sem ativar diretamente os receptores. Exemplo: benzodiazepínicos aumentam a atividade do receptor GABA[35].
- Antagonismo: bloqueia receptores e impede a ativação pelos neurotransmissores naturais. Exemplo: a cetamina atua como antagonista não competitivo do receptor NMDA[37].
- Inibição da recaptação: bloqueia transportadores responsáveis pela remoção de neurotransmissores da fenda sináptica, prolongando sua ação. Exemplo: cocaína inibe a recaptação de dopamina, noradrenalina e serotonina[34].
- Modulação indireta: interfere na regulação epigenética ou no metabolismo celular, influenciando a excitabilidade neuronal e a plasticidade sináptica Exemplo: anfetaminas aumentam a liberação de monoaminas via transporte reverso nos terminais pré-sinápticos[34].

Efeitos neurobiológicos das principais classes de substâncias psicoativas

Estimulantes

Cocaína, anfetaminas, metanfetamina e nicotina. Os estimulantes aumentam a neurotransmissão monoaminérgica, levando à excitação neuronal e ao reforço dos circuitos de recompensa[34]. Seus efeitos incluem:

- Inibição do transportador de dopamina: prolonga a sinalização dopaminérgica no núcleo *accumbens* e no córtex pré-frontal[34].
- Aumento da liberação de noradrenalina: ativa o sistema nervoso simpático, elevando a pressão arterial e a frequência cardíaca[35].
- Ativação de receptores nicotínicos colinérgicos: no caso da nicotina, isso promove a liberação de dopamina e a estimulação cognitiva[38].

Depressores do sistema nervoso central

Álcool, benzodiazepínicos e barbitúricos. Os depressores reduzem a excitabilidade neuronal, predominantemente via potencialização da neurotransmissão GABAérgica[35].

- Modulação alostérica positiva do receptor GABA: benzodiazepínicos e álcool aumentam a condutância de íons Cl, hiperpolarizando os neurônios e reduzindo sua excitabilidade[36].
- Inibição da neurotransmissão glutamatérgica: o álcool bloqueia os receptores NMDA, reduzindo a plasticidade sináptica e afetando a memória[37].
- Diminuição da atividade da rede de modo padrão: reduz a introspecção e os estados de consciência elevados[38].

Psicodélicos e alucinógenos

LSD, psilocibina, DMT, mescalina. Os psicodélicos são predominantemente agonistas parciais do receptor 5-HT, induzindo alterações perceptuais e cognitivas[36].

- Aumento da plasticidade sináptica: promovem remodelação estrutural via ativação de vias intracelulares como ERK e BDNF[36].

- Desacoplamento da rede de modo padrão: favorece estados alterados de consciência e experiências de dissolução do ego[37].
- Aumento da conectividade entre redes corticais e subcorticais: promove estados de sinestesia e percepção intensificada[38].

Opioides

Morfina, heroína, fentanil. Os opioides atuam como agonistas dos receptores µ-opioides, inibindo a neurotransmissão excitatória e promovendo analgesia e euforia[35].

- Inibição da liberação de neurotransmissores excitatórios (glutamato e substância P): reduz a nocicepção na medula espinhal[36].
- Ativação do sistema de recompensa: opioides elevam a liberação de dopamina no núcleo *accumbens*, contribuindo para a dependência[34].
- Supressão do reflexo respiratório: opioides de alta potência podem causar depressão respiratória fatal por inibição do tronco encefálico[38].

ASPECTOS BIOLÓGICOS DA DEPENDÊNCIA QUÍMICA

A dependência química é um transtorno cerebral crônico caracterizado por mudanças duradouras na neurocircuitária relacionada à motivação, ao controle inibitório e ao prazer[39]. A neurobiologia da dependência envolve três estágios principais: intoxicação; síndrome de abstinência/afeto negativo; e preocupação/compulsão; cada um associado a distintos circuitos cerebrais[39,40].

- Intoxicação: substâncias psicoativas aumentam a liberação de dopamina no núcleo *accumbens*, ativando o sistema de recompensa. Esse efeito reforçador é mediado por interações com o córtex pré-frontal e a amígdala[39].
- Síndrome de abstinência e afeto negativo: com o uso repetitivo, ocorre uma disfunção na homeostase dopaminérgica, levando à diminuição da resposta ao prazer e ao aumento da ativação da amígdala estendida, promovendo estados de estresse e ansiedade[40].
- Preocupação e compulsão: o uso crônico compromete o córtex pré-frontal, resultando em perda de controle inibitório e aumento do comportamento compulsivo de busca pela droga[39].

Os opioides, por exemplo, modulam além dos sistemas de recompensa o eixo hipotálamo-hipófise-adrenal, contribuindo para a desregulação do estresse e aumentando a vulnerabilidade ao consumo contínuo[41]. De forma semelhante, o álcool interfere na neurotransmissão glutamatérgica e GABAérgica, comprometendo a plasticidade sináptica e a função executiva[42]. Essas alterações sustentam a teoria alostática da dependência, em que o SNC passa por adaptações para compensar os efeitos das drogas, resultando em uma disfunção neuroquímica crônica[40].

CONCLUSÃO

O uso de substâncias psicoativas é um fenômeno multidimensional e a dependência química um transtorno crônico tratável que demanda abordagens abrangentes. No contexto da MEV, reduzir ou cessar a exposição a substâncias nocivas é um dos pilares fundamentais. Embora a abstinência prolongada seja o alvo terapêutico de maior impacto, outros marcadores, como a manutenção de vínculos, o bem-estar psicossocial, a redução de riscos associados ao uso e a restauração da autonomia, também são de interesse clínico. Integrar os princípios da MEV ao manejo do TUS amplia as possibilidades terapêuticas, promovendo a construção de um estilo de vida sustentável.

REFERÊNCIAS BIBLIOGRÁFICAS

1. Guerra-Doce E. Psychoactive substances in prehistoric times: examining the archaeological evidence. Time and Mind. 2015;8(1):91-112.
2. Merlin MD. Archaeological evidence for the tradition of psychoactive plant use in the old world. Econ Bot. 2003;57:295-323.
3. Homero. Odisseia. Ed. Murray A.T. Cambridge: Harvard University Press; 1919.
4. Li H. An archaeological and historical account of cannabis in China. Econ Bot. 1974;28(4): 437-48.
5. Russo E. History of cannabis and its preparations in saga, science, and sobriquet. Chemistry & Biodiversity. 2007;4:1614-48.
6. Schultes RE, Hofmann A. Plants of the gods: origins of hallucinogenic use. New York: A. van der Marck; 1987.
7. Patrick CH. Alcohol, culture, and society. Durham: Duke University Press; 1952.
8. Nutton V. Ancient medicine. London: Routledge; 2004.
9. Scarborough J. Drugs and narcotics in history: the opium poppy in Hellenistic and Roman medicine. 1995.
10. Macrae E. Antropologia: aspectos sociais, culturais e ritualísticos. In: Seibel SD, Toscano Jr. A. Dependência de drogas. São Paulo: Atheneu; 2001. p. 25-34.
11. Rosenthal F. Cannabis and alcohol: the green and the red. In: Man versus Society in Medieval Islam. Leiden: Brill; 2014. p. 746-753.
12. Levack, Brian P. (ed.), The Oxford handbook of witchcraft in early Modern Europe and Colonial America. Oxford Academic; 2013.
13. Porter, R. The greatest benefit to mankind: a medical history of humanity from antiquity to the present. London: HarperCollins; 1997.
14. Heyman G. Opiate use and abuse, history of. International Encyclopedia of the Social & Behavioral Sciences. 2015.
15. Musto DF. The American disease: origins of narcotic control, 3rd ed. New York: Oxford University Press; 1999. 432 p.
16. United Nations Office on Drugs and Crime (UNODC). Political Declaration and Plan of Action on International Cooperation Towards an Integrated and Balanced Strategy to Counter the World Drug Problem. Vienna: UNODC; 2009.
17. Torcato CEM. A história das drogas e sua proibição no Brasil: da Colônia à República (Tese Doutorado). São Paulo: Universidade de São Paulo; 2016.
18. Castro Neto AG, Couto Filho AB. Regulamentação e criminalização das drogas no Brasil. Estud Psicol (Campinas). 2023;40:e220150.
19. Brasil. Decreto n. 9.761, de 11 de abril de 2019. Aprova a Política Nacional sobre Drogas. Brasília: Diário Oficial da União; 2019.
20. Labate BC, Goulart SL, Fiore M, MacRae E, Carneiro HS (orgs.). Drogas e cultura: novas perspectivas. Salvador: EDUFBA; 2008. 440 p.
21. Dunker CIL. Mal-estar, sofrimento e sintoma: releitura da diagnóstica lacaniana a partir do perspectivismo animista. Tempo Soc. 2011;23(1):115-36.
22. United Nations Office on Drugs and Crime. World Drug Report 2018. United Nations publication, Sales No. E.18.XI.9.
23. American Society of Addiction Medicine. The ASAM national practice guideline for the treatment of opioid use disorder: 2020 focused update. Rockville: ASAM; 2020.
24. American Psychiatric Association (APA). Manual diagnóstico e estatístico de transtornos mentais: DSM-5-TR, 5. ed. texto revisado. Porto Alegre: Artmed; 2023.
25. Schulte MT, Hser YI. Substance use and associated health conditions throughout the lifespan. Public Health Rev. 2014;35(2).
26. Gossop M, Stewart D, Browne N, Marsden J. Factors associated with abstinence, lapse or relapse to heroin use after residential treatment: protective effect of coping responses. Addiction. 2002;97(10):1259-67.
27. Gossop M, Trakada K, Stewart D, Witton J. Reductions in criminal convictions after addiction treatment: 5-year follow-up. Drug Alcohol Depend. 2005;79(3):295-302.

28. Gossop M, Stewart D, Marsden J. Readiness for change and drug use outcomes after treatment. Addiction. 2007;102:301-308.
29. Ettner SL, Kotlerman J, Afifi A, et al. An alternative approach to reducing the costs of patient care? A controlled trial of the Multi-Disciplinary Doctor-Nurse Practitioner (MDNP) Model. Medical Decision Making. 2006;26(1):9-17.
30. Kiluk BD, Babuscio TA, Nich C, Carroll KM. Initial validation of a proxy indicator of functioning as a potential tool for establishing a clinically meaningful cocaine use outcome. Drug Alcohol Depend. 2017;179:400-7.
31. Witkiewitz K, Montes KS, Schwebel FJ, Tucker JA. What is recovery? Alcohol Res. 2020;40(3):40.01.
32. Amin-Esmaeili M, Farokhnia M, Susukida R, Leggio L, Johnson RM, Crum RM, et al. Reduced drug use as an alternative valid outcome in individuals with stimulant use disorders: findings from 13 multisite randomized clinical trials. Addiction. 2024;119(5):833-843.
33. Kirouac M, Stein ER, Pearson MR, Witkiewitz K. Viability of the World Health Organization quality of life measure to assess changes in quality of life following treatment for alcohol use disorder. Qual Life Res. 2017;26(11):2987-97.
34. Campbell RR, Lobo MK. Neurobiological mechanisms underlying psychostimulant use. Curr Opin Neurobiol. 2023;83:102786.
35. Rudin D, Liechti ME, Luethi D. Molecular and clinical aspects of potential neurotoxicity induced by new psychoactive stimulants and psychedelics. Exp Neurol. 2021;343:113778.
36. Kwan AC, Olson DE, Preller KH, Roth BL. The neural basis of psychedelic action. Nat Neurosci. 2022;25(11):1407-1419.
37. Avram M, Fortea L, Wollner L, et al. Large-scale brain connectivity changes following the administration of lysergic acid diethylamide, d-amphetamine, and 3,4-methylenedioxymethamphetamine. Mol Psychiatry. 2024.
38. Doss MK, de Wit H, Gallo DA. The acute effects of psychoactive drugs on emotional episodic memory encoding, consolidation, and retrieval: A comprehensive review. Neurosci Biobehav Rev. 2023;150:105188.
39. Koob GF, Volkow ND. Neurobiology of addiction: a neurocircuitry analysis. Lancet Psychiatry. 2016;3(8):760-773.
40. Koob GF, Schulkin J. Addiction and stress: an allostatic view. Neurosci Biobehav Rev. 2019;106:245-262.
41. Adinoff B. Neurobiologic processes in drug reward and addiction. Harv Rev Psychiatry. 2004;12(6):305-320.
42. Abrahao KP, Salinas AG, Lovinger DM. Alcohol and the brain: neuronal molecular targets, synapses, and circuits. Neuron. 2017;96(6):1223-1238.

42

Tabagismo

Daniela Lé Tassinari

Pontos-chave

- O tabagismo é a principal causa evitável de doenças e morte no mundo.
- A nicotina vicia ao atuar no sistema de recompensa cerebral, e fatores emocionais, sociais e ambientais dificultam a cessação.
- O tratamento traz muitos benefícios e consiste em intervenções comportamentais e farmacológicas que são complementares no processo de cessação.
- Intervenções sistêmicas e políticas de saúde têm um impacto significativo na promoção da cessação do tabagismo e na acessibilidade aos tratamentos eficazes.

INTRODUÇÃO

O tabagismo é considerado uma doença epidêmica decorrente da dependência da nicotina e se inclui na 11ª Classificação Internacional de Doenças (CID-11) sob o código 6C4A.2 – dependência de nicotina; no Manual Diagnóstico e Estatístico de Transtornos Mentais 5ª edição texto revisado (DSM-5-TR) é classificado como transtorno por uso de tabaco dentro da categoria "Transtornos relacionados a substâncias e transtornos aditivos"[1,2].

O uso do tabaco por meio de cigarros, charutos, cachimbos, narguilé, tabaco sem fumaça, cigarros de palha, dentre outras apresentações, mata e adoece milhões de pessoas todos os anos[3]. Mais de 8 milhões de pessoas morrem de uma doença relacionada ao tabaco a cada ano, sendo que 1,2 milhões morrem em decorrência de doenças adquiridas pela exposição passiva à substância[4]. A maior parte das mortes atribuídas ao tabagismo ocorre por câncer em diversos órgãos (34%), doenças cardiovasculares (32%) e doenças respiratórias (21%)[3,5].

No Brasil, o Instituto Nacional de Câncer (INCA) é o órgão do Ministério da Saúde (MS) responsável pelo Programa Nacional de Controle do Tabagismo (PNCT) e pela articulação da rede de tratamento do tabagismo no Sistema Único de Saúde (SUS). Graças às inúmeras ações desenvolvidas pelo programa, no Brasil, o percentual de adultos fumantes vem apresentando uma expressiva queda nas últimas décadas, passando de 34,8% em 1989 para 12,6% em 2019[6].

O objetivo deste capítulo é abordar a temática do tabagismo, que segue como grande desafio para a saúde global, integrando os conhecimentos atuais à luz da Medicina do Estilo de Vida.

NICOTINA

A nicotina é a principal substância psicoativa presente na planta do tabaco. Sua ação no organismo ocorre principalmente por meio da interação com os receptores colinérgicos nicotínicos (nAChRs), desencadeando a liberação de dopamina, norepinefrina, acetilcolina, serotonina, GABA, glutamato e endorfinas. Esses neurotransmissores estão envolvidos na modulação do humor, sensação de prazer e estimulação cognitiva, o que reforça o consumo da substância e contribui para o desenvolvimento da dependência[7,8].

Mais especificamente, a ativação dos receptores nicotínicos leva à liberação de dopamina em áreas como a área tegmental ventral (VTA), núcleo *accumbens* (NAc) e córtex pré-frontal, regiões envolvidas no aprendizado da recompensa e na criação de associações condicionadas entre o consumo de nicotina e estímulos ambientais relacionados ao ato de fumar, o que contribui para o desenvolvimento da compulsão[9,10].

A ingestão repetida de nicotina gera tolerância e dependência física, resultando em sintomas de abstinência quando seus níveis no sangue diminuem. Os sintomas incluem desejo intenso por cigarros, irritabilidade, inquietação, dificuldade de concentração, alterações de sono, ansiedade e anedonia[11].

As taxas de liberação da nicotina no organismo influenciam seu potencial aditivo, pois diferentes formas de administração (cigarros combustíveis, dispositivos eletrônicos de fumar – DEF, tabaco de mascar, adesivo, goma, pastilha) resultam em distintas respostas cerebrais[8].

Já os dispositivos eletrônicos de fumar que, em muitos casos, veiculam nicotina e outros componentes tóxicos por via inalatória, possuem fortes evidências quanto a toxicidade, dependência, doenças respiratórias graves, além de outros danos como explosões ou envenenamentos, não existindo, portanto, doses seguras para o seu uso[12].

AVALIAÇÃO CLÍNICA E DIAGNÓSTICO

O indivíduo deve apresentar pelo menos dois dos critérios a seguir em um período de 12 meses, sendo classificado como leve o transtorno com a presença de 2 a 3 critérios, moderado 4 a 5 critérios e grave com 6 ou mais critérios.

- Uso de tabaco em quantidades maiores ou por um período mais longo do que o planejado.
- Tentativas malsucedidas de reduzir ou controlar o uso de tabaco.
- Muito tempo gasto para obter, usar ou recuperar-se dos efeitos do tabaco.
- Desejo intenso (*craving*) ou forte necessidade de consumir tabaco.

- Uso recorrente que resulta no fracasso de cumprir obrigações em casa, no trabalho ou na escola.
- Continuação do uso apesar de problemas sociais ou interpessoais causados ou agravados pelo tabaco.
- Abandono ou redução de atividades sociais, profissionais ou recreativas devido ao uso de tabaco.
- Uso repetido em situações em que isso é fisicamente perigoso (por exemplo, fumar em locais proibidos).
- Uso contínuo do tabaco, mesmo com conhecimento de problemas físicos ou psicológicos causados ou agravados por ele.
- Desenvolvimento de tolerância (necessidade de quantidades cada vez maiores para obter o mesmo efeito ou efeito reduzido com a mesma quantidade).
- Sintomas de abstinência quando o consumo de tabaco é reduzido ou interrompido.

Além disso, o DSM-5-TR também reconhece a síndrome de abstinência do tabaco, que ocorre quando há interrupção ou redução no seu consumo, resultando em irritabilidade, ansiedade, dificuldade de concentração, aumento do apetite e humor deprimido.

Anamnese clínica

A anamnese clínica do tabagismo é uma ferramenta abrangente e personalizada, proposta pelo Programa Nacional de Combate ao Tabagismo (PNCT)[6], e abrange os aspectos apresentados a seguir.

Histórico patológico e fatores de risco

A presença de condições como hipertensão, diabetes, doenças cardiovasculares, respiratórias e transtornos psiquiátricos deve ser investigada. O tabagismo frequentemente agrava ou desencadeia essas condições.

História tabagística e padrões de consumo

É fundamental conhecer a idade de início do tabagismo, comportamentos ou emoções associadas ao ato de fumar (como estresse, consumo de café ou bebidas alcoólicas), tipo e quantidade de cigarro consumido diariamente, além dos gastos financeiros envolvidos.

Grau de dependência à nicotina

O Teste de Fagerström é utilizado na identificação da gravidade da dependência, podendo ser "muito baixa", "baixa", "média", "elevada" ou "muito elevada".

Fatores psicológicos e sociais

A presença de ansiedade, depressão, uso de medicamentos psicotrópicos e ambiente social influencia diretamente no sucesso da cessação. A convivência com fumantes em casa, pressão social e crenças disfuncionais sobre o tabagismo devem ser abordadas.

Motivação para parar de fumar

A avaliação do estágio de motivação permite adequar a abordagem terapêutica. Fumantes podem estar em diferentes estágios: pré-contemplação (sem intenção de parar), contemplação (considerando a cessação), preparação (planejando a mudança) ou ação (pronto para parar).

PILARES DA MEDICINA DO ESTILO DE VIDA E O TABAGISMO

A partir da anamnese, estratégias personalizadas podem ser implementadas para fortalecer a motivação e reduzir os riscos de recaída.

Nutrição

O tabagismo é frequentemente associado ao controle do peso e a preocupação com essa questão após parar de fumar representa uma barreira significativa para a cessação. Estudos indicam que fumantes tendem a pesar em média 4-5 kg a menos do que não fumantes, e que a interrupção do tabagismo pode levar a um ganho de peso de magnitude semelhante[13,14].

Acredita-se que a nicotina afeta o peso corporal por meio da supressão do apetite, aumento da taxa metabólica e alteração do comportamento alimentar[15-18].

Embora esses efeitos sejam bem estabelecidos em roedores, a relação entre tabagismo, ingestão alimentar e controle do peso em humanos é mais complexa e envolve fatores como influências sociais e ambientais, microbiota intestinal, aspectos psicológicos e predisposição genética[19].

Apesar do menor volume das porções alimentares, fumantes podem ingerir alimentos com maior densidade energética e menor qualidade nutricional, além de apresentarem preferência por alimentos ricos em gorduras e *fast food*[20]. O tabagismo também altera as preferências alimentares e a percepção do sabor, uma vez que reduz a sensibilidade gustativa, o que pode levar a um maior consumo de sal, açúcar e condimentos[21]. Além disso, fumantes apresentam padrões alimentares distintos dos não fumantes e ex-fumantes, com menor ingestão de vitaminas, minerais e fibras e maior consumo de álcool[22,23].

A adoção de estratégias nutricionais pode contribuir para minimizar os impactos do ganho de peso na cessação do tabagismo. A dieta mediterrânea, por exemplo, tem sido apontada como eficaz na redução do risco de doenças metabólicas associadas ao tabagismo[24]. Além disso, a identificação e o manejo de crenças disfuncionais sobre o aumento do peso no processo de cessação do tabagismo são essenciais para aumentar as chances de sucesso na abordagem.

Atividade física

Uma metanálise de 2023, que avaliou 40 estudos com diferentes protocolos de exercícios físicos, indicou um efeito positivo das intervenções agudas na redução da fissura e dos sintomas de abstinência, além de melhorias no humor, com aumento do bem-estar e redução de emoções negativas[25-27].

Apesar desses benefícios, a eficácia do exercício físico como estratégia de longo prazo para o abandono do tabagismo ainda é inconclusiva. São necessários mais estudos para compreender se a atividade física pode, de fato, aumentar as taxas de sucesso e quais seriam as abordagens mais eficazes para diferentes perfis de fumantes[25].

Manejo do estresse

Em relação ao estresse, o tabagismo é frequentemente utilizado como estratégia de enfrentamento para aliviá-lo. No entanto, a literatura sugere que, a longo prazo, o tabagismo pode, na verdade, agravar o estresse percebido[28,29].

As evidências sobre a eficácia de *mindfulness*, acupuntura, hipnoterapia, fitoterapia chinesa e yoga no tratamento para interrupção do tabagismo ainda são consideradas insuficientes para fazer uma recomendação a favor ou contra essas terapias[30]. Em países onde essas abordagens são utilizadas por usuários de tabaco que desejam parar de fumar, seu uso pode ser mais efetivo quando integrado a suporte comportamental, intervenções digitais e/ou farmacoterapia auxiliar[30].

Comorbidades psiquiátricas

A presença de um transtorno psiquiátrico não deve ser utilizada como justificativa para que os profissionais de saúde deixem de incentivar e apoiar a descontinuação do uso do tabaco. Um estudo revelou que indivíduos com doenças psiquiátricas apresentam uma prevalência de tabagismo significativamente mais elevada em comparação aos sem esses transtornos[31]. Além disso, essa população apresenta um risco maior de recaída e podem se beneficiar de intervenções mais longas e intensivas, tanto farmacológicas quanto comportamentais[31].

Sono

O sono pode ser significativamente afetado pelo tabagismo, e fumantes tendem a relatar insônia inicial e terminal além de horários de dormir tardios[3].

Estudos indicam que fumantes crônicos apresentam alterações na manutenção e na arquitetura do sono, incluindo redução do sono de ondas lentas (SWS), aumento do tempo desperto após o início do sono (WASO) e maior prevalência dos estágios leves N1 e N2. Além disso, o hábito de fumar está associado a fragmentação do sono, aumento da latência para o sono REM e maior risco de distúrbios como insônia, apneia obstrutiva do sono e síndrome das pernas inquietas[33,34,35].

A abstinência da nicotina também provoca alterações no sono, o que por vezes é um fator que pode dificultar o processo de parada do tabagismo. Trata-se de um efeito transitório durante o processo de cessação e o uso de TRN pode auxiliar nessa questão[36].

A avaliação do sono deve ser, portanto, integrada à abordagem clínica de fumantes. Além disso, a orientação sobre higiene do sono e a monitorização de melhorias nos seus padrões após a suspensão do tabaco podem ser estratégias relevantes para o êxito do tratamento[37,38].

Tabaco, conexões sociais e políticas públicas

O contexto social e as interações podem influenciar tanto a iniciação quanto a cessação do tabagismo. Fatores como o apoio de profissionais de saúde, relacionamentos conjugais e a influência de pares desempenham um papel importante nesses processos. Além disso, intervenções sistêmicas e políticas de saúde têm um impacto significativo na promoção do abandono do tabagismo e na acessibilidade a tratamentos eficazes[39-43,30].

ESTRATÉGIAS PRÁTICAS PARA A CESSAÇÃO DO TABAGISMO

O uso de farmacoterapia e suporte comportamental são eficazes quando aplicados isoladamente no tratamento do tabagismo. No entanto, a combinação dessas abordagens é mais eficaz do que seu uso individual, pois seus mecanismos de ação são complementares[44,45].

Intervenções comportamentais

Aconselhamento breve

- Abordagem Mínima (PAAP – Perguntar, Avaliar, Aconselhar e Preparar): um método rápido e simples, adequado para profissionais que não podem oferecer acompanhamento contínuo, como em pronto atendimento e triagens. Pode gerar impactos positivos, alcançando grande número de fumantes a um custo reduzido[6].

- Abordagem Básica (PAAPA – Perguntar, Avaliar, Aconselhar, Preparar e Acompanhar): inclui acompanhamento do fumante na fase crítica da abstinência, aumentando suas chances de sucesso. É indicada para todos os fumantes, sobrepõe-se à PAAP por garantir suporte contínuo[6].

A abordagem envolve três etapas principais, listadas a seguir.

Perguntar e avaliar

- "Você fuma? Há quanto tempo?" (diferencia a experimentação do uso regular).
- "Quantos cigarros você fuma por dia?" (pacientes que fumam 20 ou mais cigarros por dia provavelmente terão maior chance de desenvolver fortes sintomas de síndrome de abstinência na cessação de fumar).
- "Quanto tempo após acordar acende o 1º cigarro?" (pacientes que fumam nos primeiros 30 minutos após acordar provavelmente terão maior chance de desenvolver fortes sintomas de síndrome de abstinência na cessação de fumar).
- "O que você acha de marcar uma data para deixar de fumar?" (permite avaliar se o fumante está pronto para iniciar o processo de cessação de fumar). Em caso de resposta afirmativa, perguntar: "Quando?"
- "Já tentou parar?" Se a resposta for afirmativa, fazer a pergunta a seguir.
- "O que aconteceu?" (permite identificar o que ajudou e o que atrapalhou a deixar de fumar, para que esses dados sejam trabalhados na próxima tentativa).

Aconselhar e preparar

Com base nas respostas, o profissional deve adaptar suas orientações. Para pacientes sem intenção de parar, deve-se focar na sensibilização e na oferta de apoio contínuo. Já para aqueles dispostos a cessar, recomenda-se marcar uma data para a parada, discutir os sintomas da abstinência e sugerir estratégias para lidar com os gatilhos, como:

- Alternativas comportamentais: beber água, mascar chicletes sem açúcar, praticar técnicas de respiração.
- Evitar estímulos associados ao fumo: reduzir consumo de café e álcool, modificar rotinas que envolvam cigarro.
- Gerenciamento do estresse: utilizar exercícios físicos e técnicas de relaxamento.

Acompanhar

Realizar retornos periódicos para apoiar o fumante nos primeiros 6 meses, período crítico para evitar recaídas. Esses encontros permitem reforçar a motivação, avaliar dificuldades e ajustar estratégias conforme necessário.

Suporte comportamental intensivo

Fumantes que necessitam de um suporte mais estruturado podem se beneficiar de modalidades de apoio intensivo, que incluem acompanhamento individual, em grupo ou por telefone. Nenhuma dessas modalidades se mostrou superior às outras em termos de eficácia, tornando importante oferecer múltiplas opções para aumentar a adesão dos pacientes[30]. O suporte comportamental pode ser complementado por intervenções digitais, como aplicativos e mensagens de texto, que fornecem apoio adicional. Esse tipo de suporte é especialmente relevante em locais onde há acesso limitado a tratamentos farmacológicos[3].

Manejo de recaídas e pacientes não motivados

- Para recaída: abordar a situação sem julgamentos, analisando os fatores que levaram à recaída e incentivando novas tentativas, além de considerar abordagens mais intensivas[6].
- Para ausência de interesse em parar: podem ser identificadas barreiras, como falta de informação, medo da abstinência ou tentativas frustradas anteriores. Estratégias motivacionais contínuas podem aumentar a disposição para a cessação ao longo do tempo[6].

Intervenções digitais para cessação do tabagismo

As tecnologias digitais surgem como aliadas importantes. Intervenções como mensagens de texto, aplicativos de celular, inteligência artificial e plataformas *on-line* servem como suporte complementar ou ferramenta de autogestão[38]. A adoção dessas ferramentas deve considerar a personalização das mensagens e a inclusão de conteúdos interativos, tornando-as mais eficazes para diferentes perfis de fumantes[30].

Farmacoterapia

O tratamento farmacológico deve ser ofertado a todos os indivíduos que desejam cessar o tabagismo, exceto nas situações para as quais as evidências de eficácia são insuficientes, como adolescentes, usuários de tabaco sem fumaça, uso de menos de 10 cigarros ao dia; ou caso haja contraindicações médicas para tal, como por exemplo gestantes[30].

A Organização Mundial da Saúde (OMS) recomenda o uso de vareniclina, TRN, bupropiona e citisina como opções farmacológicas. Entre essas opções, a vareniclina, a TRN e a bupropiona são consideradas tratamentos de primeira linha. Além disso, a combinação de diferentes modalidades de TRN – utilizando um adesivo transdérmico associado a uma forma de curta duração, como goma de mascar ou pastilhas – pode ser uma alternativa eficaz[30].

> **Para se aprofundar**
>
> **Artigo:** WHO clinical treatment guideline for tobacco cessation in adults. Geneva: World Health Organization; 2024.
>
> Oferece recomendações atualizadas, baseadas em evidências robustas, com enfoque global e aplicabilidade prática para diferentes contextos clínicos.

REFERÊNCIAS BIBLIOGRÁFICAS

1. Organização Mundial da Saúde (OMS). International Classification of Diseases 11th Revision (ICD-11). Disorders due to substance use, including tobacco. Geneva: World Health Organization; 2023. Disponível em: https://icd.who.int/en.
2. American Psychiatric Association (APA). Manual diagnóstico e estatístico de transtornos mentais: DSM-5-TR, 5. ed. texto revisado. Porto Alegre: Artmed; 2023.
3. WHO Global Report: mortality attributable to tobacco. Geneva: World Health Organization; 2012.
4. Christopher JL, Aravkin AY, Zheng P, Abbafati C, Abbas KM, Abbasi-Kangevari M, et al. Global burden of 87 risk factors in 204 countries and territories, 1990-2019: a systematic analysis for the Global Burden of Disease Study 2019. Lancet. 2020;396:1223-1249.
5. The health consequences of smoking: 50 years of progress: a report of the Surgeon General. US Dept of Health and Human Services; 2014.
6. Instituto Nacional de Câncer (INCA). Programa Nacional de Controle do Tabagismo. Rio de Janeiro: INCA; 1989.

7. Benowitz NL. Pharmacology of nicotine: addiction, smoking-induced disease, and therapeutics. Annu Rev Pharmacol Toxicol. 2009;49:57-71.
8. Wills L, Ables JL, Braunscheidel KM, Caligiuri SP, Elayouby KS, Fillinger C, et al. Neurobiological mechanisms of nicotine reward and aversion. Pharmacol Rev. 2022;74:271-310.
9. Chiamulera C, West RJ. What role does dopamine really play in tobacco addiction? Addiction. 2018;113:1379-80.
10. Inguscio BM, Cartocci G, Modica E, Rossi D, Martinez-Levy AC, Cherubino P, et al. Smoke signals: a study of the neurophysiological reaction of smokers and non-smokers to smoking cues inserted into antismoking public service announcements. Int J Psychophysiol. 2021;167:22-9.
11. Piper ME.With drawal:expanding a key addiction construct. Nicotine Tob Res. 2015;17(12):1405-1415.
12. Asfar T, Jebai R, Li W, et al. Risk and safety profile of electronic nicotine delivery systems (ENDS): an umbrella review to inform ENDS health communication strategies. Tobacco Control. 2024;33:373-382.
13. Tian J, Venn A, Otahal P, Gall S. The association between quitting smoking and weight gain: a systematic review and meta-analysis of prospective cohort studies. Obes Rev. 2015;16(10):883-901.
14. Veldheer S, Yingst J, Zhu J, Foulds J. Ten-year weight gain in smokers who quit, smokers who continued smoking and never smokers in the United States, NHANES 2003-2012. Int J Obes (Lond). 2015;39(12):1727-32.
15. Chao AM, Wadden TA, Ashare RL, Loughead J, Schmidt HD. Tobacco smoking, eating behaviors, and body weight: a review. Curr Addict Reports. 2019;6(3):191-9.
16. Miyata G, Meguid MM, Varma M, Fetissov SO, Kim HJ. Nicotine alters the usual reciprocity between meal size and meal number in female rat. Physiol Behav. 2001;74(1-2):169-76.
17. Takeda K, Aotani D, Kuga Y, Jinno T, Guo T, Ogawa K, et al. A mouse model of weight gain after nicotine withdrawal. Biochem Biophys Res Commun. 2022;588:140-6.
18. Martínez de Morentin PB, Whittle AJ, Fernø J, Nogueiras R, Diéguez C, Vidal-Puig A, et al. Nicotine induces negative energy balance through hypothalamic AMP-activated protein kinase. Diabetes. 2012;61(4):807-17.
19. Hu T, Yang Z, Li MD. Pharmacological effects and regulatory mechanisms of tobacco smoking effects on food intake and weight control. J Neuroimmune Pharmacol. 2018;13:453-466.
20. Dallongeville J, Marécaux N, Fruchart JC, Amouyel P. Cigarette smoking is associated with unhealthy patterns of nutrient intake: a meta-analysis. J Nutr. 1998;128(9):1450-7.
21. Chéruel F, Jarlier M, Sancho-Garnier H. Effect of cigarette smoke on gustatory sensitivity, evaluation of the deficit and of the recovery time-course after smoking cessation. Tob Induc Dis. 2017;15:15.
22. Dyer AR, Elliott P, Stamler J, Chan Q, Ueshima H, Zhou BF; INTERMAP Research Group. Dietary intake in male and female smokers, ex-smokers, and never smokers: The INTERMAP study. J. Hum. Hypertens. 2003;17:641-654.
23. Miyoshi K, Kimura Y, Miyawaki T. Dietary habits, nutrition intake, and alcohol consumption based on types of smoking and smoking status: a cross-sectional study. Nutrients. 2024;16:3881.
24. Lin W, Alfheeaid HA, Alasqah I, Alqarawi N, Alotaibi SA, Alribdi FF, et al. Dietary patterns among smokers and non-smokers: findings from the National Health and Nutritional Examination Survey (NHANES) 2017-2018. Nutrients. 2024;16(13):2035.
25. Zhou Y, Feng W, Guo Y, Wu J. Effect of exercise intervention on smoking cessation: a meta-analysis. Front. Physiol. 2023;14:1221898.
26. Van Rensburg KJ, Taylor A, Hodgson T. The effects of acute exercise on attentional bias towards smoking-related stimuli during temporary abstinence from smoking. Addict. 2009;104(11):1910-1917.
27. Van Rensburg KJ, Taylor A, Benattayallah A, Hodgson T. The effects of exercise on cigarette cravings and brain activation in response to smoking-related images. Psychopharmacology. 2012;221(4):659-666.
28. Klaiman T, Farrell N, Sheu D, Belk A, Silvestri J, Kim J, Coffman R, Hart J. Use of tobacco during COVID-19: a qualitative study among medically underserved individuals. PLoS One. 2024;19(8):e0308966.
29. Hajek P, Taylor T, McRobbie H. The effect of stopping smoking on perceived stress levels. Addiction. 2010;105(8):1466-71.

30. World Health Organization (WHO). WHO clinical treatment guideline for tobacco cessation in adults. Geneva: World Health Organization; 2024.
31. Smith PH, Mazure CM, McKee SA. Smoking and mental illness in the U.S. population. Tob Control. 2014;23:e147-e153 (2014)
32. Xie Y, Sun P, Huang H, Wu J, Ba Y, Zhou G, et al. Network analysis of smoking-related sleep characteristics in Chinese adults. Ann Med. 2024;56(1):2332424.
33. Gordon HW. Differential effects of addictive drugs on sleep and sleep stages. J Addict Res OPAST Group 2019;3(2).
34. Conroy DA, Arnedt JT. Sleep and substance use disorders: an update. Curr Psychiatr Rep. 2014;16(10):487.
35. Ohayon MM, Roth T. Prevalence of restless legs syndrome and periodic limb movement disorder in the general population. J Psychosom Res. 2002;53(1):547e54.
36. Mauries S, Rolland B, Mallevays M, Catoire S, Zehani F, Sauvage K, et al. Conditions of sleep restoration after smoking cessation: a systematic review. Sleep Med Rev. 2024;80:102041.
37. Catoire S, Nourredine M, Lefebvre S, Couraud S, Gronfier C, Rey R, et al. Tobacco-induced sleep disturbances: a systematic review and meta-analysis. Sleep Med Rev. 2021;60:101544.
38. Martin JL, Barnes I, Green J, Reeves GK, Beral V, Floud S. Social influences on smoking cessation in mid-life: Prospective cohort of UK women. PLoS One. 2019;14(12):e0226019.
39. Britton M, Haddad S, Derrick JL. Perceived partner responsiveness predicts smoking cessation in single-smoker couples. Addict Behav. 2019;88:122-128.
40. Bowdring MA, Loftus P, Wang SD, Pang RD, Kirkpatrick MG. Interactive associations between abstinence plans and romantic partner conflict and support with cigarette smoking. Drug Alcohol Depend. 2023;243:109756.
41. Muttarak R, Gallus S, Franchi M, et al. Why do smokers start? Eur J Cancer Prev. 2013;22(2):181-186.
42. Yuan P, Westmaas JL, Thrul J, Toussaert S, Hilton JF, White JS. Effectiveness of peer-support interventions for smoking cessation: a systematic review and meta-analysis. Nicotine & Tobacco Research. 2023;25(9):1515-1524.
43. Patnode CD, Henderson JT, Coppola EL, Melnikow J, Durbin S, Thomas RG. Interventions for tobacco cessation in adults, including pregnant persons: updated evidence report and systematic review for the US Preventive Services Task Force. JAMA. 2021;325(3):280-298.
44. Stead LF, Koilpillai P, Fanshawe TR, Lancaster T. Combined pharmacotherapy and behavioural interventions for smoking cessation. Cochrane Database Syst Rev. 2016;3:CD008286.

43

Alcoolismo

André Malbergier
Maria Amália Accari Pedrosa

Pontos-chave

- O abuso de álcool é um importante fator de risco para mais de 200 doenças e para o aumento da mortalidade.
- Há tratamentos farmacológicos e psicoterapêuticos eficazes para a dependência de álcool.
- O álcool vem sendo considerado um importante fator associado ao risco de câncer.
- Há controvérsias sobre o potencial benefício (especialmente cardiovascular) do álcool em baixas doses.

INTRODUÇÃO

No Brasil, o álcool é uma substância psicoativa lícita, enraizada na cultura tanto no consumo social (encontros, comemorações e confraternizações) como em situações isoladas, sendo sinônimo de recompensa e relaxamento. Ademais, o consumo não se restringe ao nosso país e tampouco à atualidade. A bebida alcoólica faz parte da sociedade desde as descrições da mitologia grega, representando Baco como deus do vinho, assim como na mitologia romana, com Dionísio.

Apesar do consumo disseminado e frequente em nosso país, os dados brasileiros demonstram uma redução de 10,4% no consumo per capita de álcool (de 8,6 L em 2010 para 7,7 L em 2019). Por outro lado, os dados de 2023 indicam um aumento do consumo abusivo, passando de 18,1% (2010) para 20,8%[1,2]. Embora haja uma diminuição de óbitos atribuíveis ao álcool no período de 2010 a 2019, a pandemia marcou uma inversão dessa tendência no período de 2020 a 2022[1].

Este capítulo aborda o uso de álcool e suas implicações na saúde do indivíduo.

Para tal, elucidam-se a diferenciação entre o consumo de álcool e o alcoolismo, qual a relação de ambos com a saúde e qualidade de vida, as possibilidades de tratamento e as mudanças de hábitos.

ABORDAGEM DIAGNÓSTICA

Panorama atual

Quando consideramos a carga global de doenças e o cálculo dos anos de vida perdidos ajustados por incapacidade (DALY, sigla em inglês para *disability-adjusted life years*)[2,3], o uso nocivo de álcool está associado a mais de 200 doenças e lesões e aproximadamente 5% da carga mundial de doenças[4]. Os dados do Sistema de Vigilância de Doenças Crônicas Não Transmissíveis do Ministério da Saúde (Vigitel) apontam um aumento do consumo abusivo de álcool em 2023 (de 18,1% para 20,8%), sendo maior entre homens (27,3%) do que entre mulheres (15,2%), com maior concentração nas faixas etárias de 18 a 54 anos[1].

Apesar de consumir álcool não significar necessariamente apresentar problemas ou doenças, não podemos deixar de destacar que o efeito psicoativo gerado em um só episódio já pode gerar alguns agravos como violência entre pares e acidentes automobilísticos (até 36% das mortes por acidentes de trânsito estão relacionadas ao uso de álcool)[1,4].

Quando o padrão de uso é considerado problemático?

Para a definição do uso problemático, atualmente utilizamos duas principais classificações diagnósticas: o Manual Diagnóstico e Estatístico de Transtornos Mentais – texto revisado (DSM-5-TR), elaborado pela Associação Psiquiátrica Americana[5], e a Classificação Internacional de Doenças – 11ª edição (CID-11), elaborada pela Organização Mundial da Saúde[6]. A seguir, são apresentados os critérios diagnósticos do DSM-5, que utiliza o número de critérios preenchidos na avaliação como parâmetro de gravidade do quadro.

Critérios DSM-5[5]

Um padrão problemático de uso de substâncias, levando ao comprometimento ou sofrimento clinicamente significativo, é manifestado por pelo menos dois dos seguintes critérios, ocorrido durante um período de 12 meses:

1. Tolerância, definida por qualquer um dos seguintes aspectos:
   - Necessidade de quantidades progressivamente maiores da substância para atingir a intoxicação ou o efeito desejado.
   - Acentuada redução do efeito com o uso continuado da mesma quantidade de substância.
2. Síndrome de abstinência, manifestada por qualquer um dos seguintes aspectos:
   - Síndrome de abstinência característica para a substância.
   - A mesma substância (ou uma substância estreitamente relacionada) é consumida para aliviar ou evitar sintomas de abstinência.
3. Desejo persistente ou esforços mal-sucedidos no sentido de reduzir ou controlar o uso da substância.
4. A substância é frequentemente consumida em maiores quantidades ou por um período mais longo do que o pretendido.
5. Muito tempo é gasto em atividades necessárias para a obtenção da substância,

na utilização ou na recuperação de seus efeitos.

6. Problemas legais recorrentes relacionados ao uso de substâncias.
7. Uso recorrente da substância, resultando no fracasso em desempenhar papéis importantes no trabalho, na escola ou em casa.
8. Uso continuado da substância, apesar de problemas sociais e interpessoais persistentes ou recorrentes causados ou exacerbados por seus efeitos.
9. Importantes atividades sociais, profissionais ou recreacionais são abandonadas ou reduzidas em virtude do uso da substância.
10. Uso recorrente da substância em situações nas quais isso representa perigo para a integridade física.
11. O uso da substância é mantido apesar da consciência de ter um problema físico ou psicológico persistente ou recorrente, que tende a ser causado ou exacerbado por esse uso.

Classificação de gravidade:

- 2 ou 3 critérios: leve.
- 4 ou 5 critérios: moderado.
- 6 ou mais critérios: grave.

Critérios CID-11

A Classificação Internacional de Doenças (CID-11)[6] discorre sobre o uso de uma maneira um pouco diferente, estabelecendo três padrões de uso, em uma gradação do prejuízo para o indivíduo, sendo eles:

- Uso perigoso (*hazardous use*) (código QE1X): não é considerado um transtorno, mas um "fator de risco à saúde". Ocorre quando o padrão de uso, apesar de não ter causado danos, aumenta sensivelmente o risco de consequências prejudiciais à saúde física ou mental para o usuário ou para terceiros.
- Uso nocivo (código 6C4X): avaliação de danos à saúde física ou mental do indivíduo ou comportamentos prejudiciais à saúde de outras pessoas. Mantém-se por pelo menos 12 meses em caso de uso episódico, ou por pelo menos um mês em caso de uso contínuo.
- Dependência (6C4X): há um transtorno da regulação do uso, com prejuízo no controle, fissura, tolerância e abstinência. O uso é persistente e prioritário em relação a outras atividades, ocorrendo apesar dos danos ou consequências negativas.

Ressalta-se que a CID-11 ainda não está oficialmente em uso no Brasil, apesar de já haver tradução, estando prevista sua implementação para janeiro de 2027[7].

Afinal, há dose segura?

No Brasil, não existe uma definição oficial de padrão de dose segura. Segundo o National Institute on Alcohol Abuse and Alcoholism (NIAAA)[8], agência dos Estados Unidos que conduz e apoia pesquisas sobre transtornos por uso de álcool e problemas relacionados, uma dose de bebida é definida como contendo 14 g de álcool puro. Já a Organização Mundial da Saúde (OMS)[9] define uma dose como contendo entre 10 e 12 g de álcool.

Embora haja um debate atual sobre uma possível dose segura e até benéfica do consumo de álcool, é importante ressaltar que, para algumas condições e situações, não há dose considerada segura[10,11]. Entre essas situações, podemos citar: menores de 18 anos, gestantes, uso de determinados medicamentos, condução de veículos e operação de máquinas[11].

Não se tem estabelecido um padrão seguro de consumo, pois, como evidenciado nos critérios diagnósticos, o impacto do álcool não se limita à quantidade ingerida, mas também à alteração comportamental e ao impulso, variando individualmente[12]. Alguns estudos indicam que o consumo moderado seria: para mulheres, até 3 doses por episódio e até 7 doses semanais[12,14]. Para homens, até 4 doses por episódio ou até 14 doses semanais.

O beber pesado episódico (BPE) é definido como o consumo de 5 ou mais doses por episódio para homens e 4 ou mais doses para mulheres, sendo considerado problemático caso ocorra pelo menos uma vez no último mês[12,14].

O IMPACTO ALÉM DA SAÚDE MENTAL

Efeitos cardiovasculares

Estudos demonstram que o consumo de álcool aumenta o risco de hipertensão, cardiomiopatia, fibrilação atrial, *flutter* e derrames. Comparando-se um consumo de 0-25 g/semana com um consumo de 100 g/semana, o maior consumo está linearmente associado a um maior risco de acidente vascular cerebral, insuficiência cardíaca, doença hipertensiva fatal e aneurisma fatal da aorta, além do aumento do risco de doença coronariana[15,16]. Como citado anteriormente, há controvérsias sobre os possíveis benefícios do uso baixo a moderado de álcool para a saúde cardiovascular. Estudos

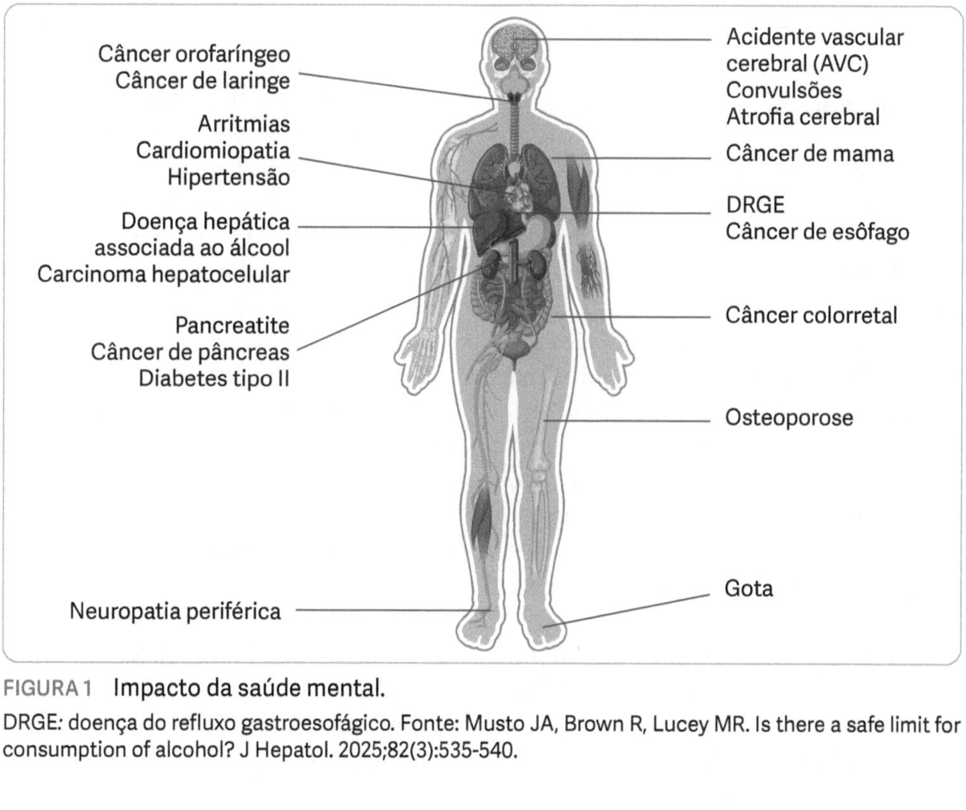

FIGURA 1 Impacto da saúde mental.

DRGE: doença do refluxo gastroesofágico. Fonte: Musto JA, Brown R, Lucey MR. Is there a safe limit for consumption of alcohol? J Hepatol. 2025;82(3):535-540.

recentes indicam que não há redução no risco de mortalidade por todas as causas para indivíduos que consomem menos de 25 g de etanol por dia em comparação aos abstêmios[16,17].

Particularidades no sexo feminino

Mulheres parecem ser mais sensíveis aos efeitos do álcool e consequentemente mais vulneráveis aos seus efeitos nocivos. Tais diferenças estão relacionadas a fatores metabólicos como enzimas hepáticas, predisposição genética e menor peso corporal magro[11,15]. Além disso, as mulheres apresentam intoxicação mais rápida e maior risco de doenças, incluindo câncer de mama e lesões hepáticas. O consumo regular de 25 g de etanol por dia está associado a um risco significativamente maior de mortalidade entre mulheres que bebem em comparação às que não bebem ao longo da vida[17].

Álcool e câncer

O consumo de álcool está relacionado a pelo menos sete tipos de câncer. Todavia, seu consumo é um dos menos conhecidos como fator de risco e consequentemente não é comumente citado como alvo estratégico para redução do risco de câncer[12]. No Canadá, dados indicam que aproximadamente 7.000 mortes por câncer por ano são atribuídas ao consumo de álcool, sendo os mais comuns: câncer de mama, colorretal, reto, boca e garganta, fígado, esôfago e laringe[18].

Álcool e doença hepática

O consumo excessivo de álcool, mesmo por poucos dias, pode levar ao acúmulo de gordura no fígado (esteatose hepática alcoólica). A hepatite alcoólica, uma doença hepática grave, geralmente ocorre após consumo abusivo e é menos comum em casos de uso ocasional[12]. Em casos mais avançados, podem ocorrer cirrose e câncer hepático. Em 2023, as principais causas de internações hospitalares atribuíveis ao álcool foram a síndrome de dependência de álcool e a doença alcoólica do fígado[18].

MANEJO PRÁTICO

Ferramentas para a rotina clínica

Pela sua frequência, estudos reforçam a importância da triagem para transtorno por uso de álcool em qualquer avaliação médica. Para profissionais não especialistas, uma ferramenta útil e prática é o CAGE, um questionário sistematizado com quatro perguntas[19]:

- Você já tentou diminuir ou cortar (*Cut down*) a bebida?
- Você já ficou incomodado ou irritado (*Annoyed*) com outros por que criticaram seu jeito de beber?
- Você já se sentiu culpado (*Guilty*) por causa do seu jeito de beber?
- Você já teve que beber para aliviar os nervos ou reduzir os efeitos de uma ressaca (*Eye-opener*)?

Duas ou mais respostas positivas indicam a necessidade de uma avaliação mais detalhada[19].

Estágio motivacional

Entre a detecção e o tratamento, destaca-se a motivação. Muitas vezes, familiares ou profissionais de saúde identificam um padrão problemático de consumo e tentam sensibilizar o paciente sobre a necessidade de tratamento. Entretanto, na prática, a motivação do paciente nem sempre está alinhada à dos demais[20].

Um indivíduo motivado procura tratamento voluntariamente e tende a apresentar maior adesão ao planejamento terapêutico. Assim, a avaliação do estágio motivacional do paciente é essencial para direcionar estratégias de intervenção. Os estágios motivacionais incluem[20,21]:

- Pré-contemplação: o paciente não reconhece o problema e não demonstra interesse na mudança.
- Contemplação: há percepção do problema, mas ainda existem dúvidas sobre a necessidade de mudança.
- Ação: estratégias de mudança começam a ser aceitas e implementadas.
- Manutenção: consolidação das mudanças e adoção de planos para prevenção de recaídas.

Mesmo quando há retrocessos nos estágios motivacionais, qualquer avanço pode gerar sensibilização terapêutica construtiva e não punitiva.

Plano de ação: desintoxicação e neuroproteção

Após o diagnóstico, é de extrema importância a estratificação da gravidade do paciente e formação de uma equipe com profissionais da saúde para traçar um plano terapêutico, incluindo o tipo de intervenção indicada. Visando à abstinência, o primeiro mês de tratamento constitui o período de desintoxicação, sendo este de extrema importância para o engajamento do paciente, mas também para sua segurança clínica[22].

Diante da redução ou retirada abrupta do álcool em um usuário crônico, o organismo passa por adaptações relacionadas aos sistemas gabaérgicos e glutamatérgicos, resultando na síndrome de abstinência alcoólica (SAA). Tal síndrome consiste em sinais e sintomas como tremores, irritabilidade, taquicardia, insônia, tontura, náuseas, elevação de pressão arterial e, em casos graves, confusão mental, convulsões, alucinações visuais e táteis[22,23].

Os sintomas iniciam de 6 a 12 horas após o último consumo, podendo persistir em até 8 dias, sendo este período do tratamento de especial vigilância. Em casos mais graves, o paciente pode apresentar *delirium tremens*, quadro associado a 5-10% de mortalidade. O aumento da gravidade demanda suporte hospitalar[23,24].

O tratamento essencial está associado a hidratação, observação e controle de sinais vitais, e neuroproteção com reposição de vitaminas do complexo B (especialmente tiamina em altas doses) e sedação com benzodiazepínicos – como diazepam ou lorazepam[24].

Manejo pós-crítico e manutenção do tratamento da dependência alcoólica

Após a fase crítica do risco de SAA, inicia-se uma etapa fundamental para a manutenção da abstinência e a prevenção de recaídas. Nesta fase, a maior parte dos pacientes pode ser manejada em regime ambulatorial ou em Hospital Dia, sendo a internação indicada apenas em casos específicos, como falha no tratamento ambulatorial, risco clínico elevado ou descompensação de transtornos psiquiátricos comórbidos, especialmente na presença de sintomas psicóticos, ideação suicida ou heteroagressiva, e prejuízo significativo do juízo crítico[25,26].

Independentemente do local onde o tratamento é realizado, algumas diretrizes fundamentais devem ser seguidas, garantindo um cuidado ético, humanizado e individualizado, incluindo aspectos farmacológicos, clínicos, psicológicos, sociais e comportamentais.

Tratamento farmacológico

O tratamento medicamentoso da dependência do álcool é baseado em drogas aprovadas para redução do *craving* (fissura ou desejo muito intenso de uso), prevenção de recaídas e tratamento de comorbidades psiquiátricas associadas. Dentre os fármacos mais utilizados, destacam-se:

- Acamprosato: atua na modulação do sistema glutamatérgico, reduzindo o desejo pelo álcool. É eliminado principalmente por via renal, devendo-se avaliar a função renal do paciente antes de prescrevê-lo. Atualmente, não está disponível no Brasil[27].
- Dissulfiram: inibidor irreversível da enzima aldeído desidrogenase (ALDH), causando um efeito aversivo ao álcool. A ingestão de álcool durante o uso pode resultar em sintomas como taquicardia, confusão mental, sudorese e náuseas. Em decorrência desses riscos, seu uso deve ser cauteloso e, idealmente, monitorado com apoio de familiares ou equipe de saúde[27,28].
- Naltrexona: antagonista dos receptores opioides, reduzindo os efeitos reforçadores do álcool. É contraindicado em pacientes que fazem uso de opioides, pois a naltrexona pode precipitar sintomas de abstinência desses fármacos. Além disso, como seu metabolismo é hepático, deve ser usada com muita cautela em pacientes hepatopatas. Os efeitos colaterais mais comuns incluem náuseas, tontura e sonolência, geralmente transitórios[27,29].

Apesar de ainda não ser aprovada pelas principais agências reguladoras de medicamentos ao redor do mundo, as drogas análogas de GLP-1 (usadas para tratar diabetes tipo 2 e obesidade, ex. semaglutida e liraglutida) têm se mostrado eficazes no tratamento do transtorno por uso de álcool em estudos iniciais e parecem promissoras em alguns casos[13].

Manejo clínico e comorbidades

Pacientes com dependência alcoólica frequentemente apresentam comorbidades clínicas e psiquiátricas que devem ser abordadas, incluindo doenças hepáticas, neuropatias, síndromes carenciais e transtornos psiquiátricos concomitantes, como depressão e transtornos de ansiedade[27].

Mudança de hábitos e reabilitação física

A dependência do álcool impacta significativamente a nutrição, o metabolismo e as condições físicas. Portanto, faz-se necessária uma abordagem que contemple:

- Avaliação e correção de déficits nutricionais, incluindo a suplementação de vitaminas do complexo B para prevenção de neuropatias e síndrome de Wernicke-Korsakoff[28].
- Reabilitação física, com incentivo à prática de atividades físicas regulares, contribuindo para a melhora do bem-estar, redução da ansiedade e aumento do repertório da vida diária.

Abordagem psicológica e motivacional

A psicoterapia desempenha um papel crucial na manutenção da abstinência. Algumas estratégias incluem:

- Entrevista Motivacional (EM): fundamental para fortalecer a motivação para a mudança, explorando a percepção do paciente sobre sua condição e identificando gatilhos e fatores de proteção contra recaídas[30].
- Terapia Cognitivo-Comportamental (TCC): auxilia na identificação e modificação de padrões de pensamento disfuncionais relacionados ao consumo do álcool[30,31].
- Grupos de ajuda mútua: a participação em grupos como Alcoólicos Anônimos (AA) e outros grupos de apoio comunitário tem demonstrado benefícios na manutenção da abstinência e no fortalecimento do suporte social[32].

A motivação pode oscilar ao longo do tratamento, sendo essencial o manejo adequado de lapsos e recaídas, reforçando estratégias de mudança comportamental e promovendo o engajamento no tratamento[33].

Reabilitação social

A reinserção social é um aspecto essencial para a recuperação. Deve-se incentivar:

- O resgate de habilidades sociais e a reconstrução de relações familiares e interpessoais.
- O estímulo ao retorno às atividades acadêmicas e profissionais.
- O incentivo a hábitos saudáveis de lazer e práticas recreativas.

Suporte social e garantia de direitos

O suporte social tem um impacto significativo na adesão ao tratamento e na qualidade de vida do paciente. Assim, é fundamental:

- Engajamento de familiares no processo terapêutico.
- Construção de redes de apoio social envolvendo grupos terapêuticos, comunidades religiosas e iniciativas comunitárias.
- Garantia de direitos humanos básicos, incluindo moradia, alimentação e acesso a serviços de saúde.

CONCLUSÃO

O transtorno por uso de álcool (TUA) é uma doença crônica, assim como a asma, diabetes e hipertensão, caracterizando-se por períodos alternantes de estabilidade e recaída[5]. Assim como outras condições crônicas, exige tratamento contínuo, sendo que a taxa de manutenção da abstinência após 12 meses é de aproximadamente 30%[1].

O impacto do álcool vai além da mortalidade e da dependência, afetando a qualidade de vida e contribuindo para a carga global de doenças. O uso nocivo está associado a diversas causas externas, incluindo violência interpessoal, acidentes automobilísticos e complicações clínicas relacionadas ao consumo excessivo[1]. Segundo a Organização Mundial da Saúde (OMS), não há um nível seguro de ingestão alcoólica, especialmente em situações específicas, como durante a gravidez, na adolescência e em indivíduos com comorbidades psiquiátricas ou clínicas preexistentes[2].

Nos últimos anos, estudos científicos têm fomentado debates sobre os possíveis efeitos do consumo moderado de álcool e suas implicações na saúde pública. Entretanto, os benefícios sugeridos devem ser analisados com cautela, pois os riscos superam os potenciais ganhos, especialmente considerando o impacto do álcool no aumento da morbidade global[1,34].

Desafios e estratégias no tratamento do alcoolismo

O tratamento dos transtornos por uso de substâncias é complexo e multifatorial, exigindo abordagens que considerem o indivíduo e seu contexto social e cultural. O álcool, apesar de ser uma substância psicoativa com potencial de dependência, é amplamente aceito na sociedade, o que dificulta sua ressignificação durante o tratamento[4,35].

A identificação do transtorno por uso de álcool é apenas o primeiro passo. Para garantir a adesão e continuidade do cuidado, alguns fatores são determinantes no engajamento do paciente, incluindo suporte social (impacto significativo na manutenção da abstinência e prevenção de recaídas)[21] e garantia de direitos humanos básicos (pois a vulnerabilidade social aumenta o risco de recaídas)[36].

Um tratamento ideal deve ser individualizado, considerando as particularidades de cada paciente e seus desafios. O principal objetivo não é apenas a redução do consumo, mas sim o fortalecimento da autonomia, permitindo que o paciente desenvolva recursos para lidar com os impulsos relacionados ao álcool. Dessa forma, é possível promover a reconstrução da rotina, a reabilitação social e a melhoria na qualidade de vida.

Para se aprofundar

Livro: Malbergier A. Abordagem clínica da dependência de drogas, álcool e nicotina: manual para profissionais de saúde mental. Barueri: Manole; 2018.

Artigo: Musto JA, Brown R, Lucey MR. Is there a safe limit for consumption of alcohol? J Hepatol. 2025;82(3):535-540.

REFERÊNCIAS BIBLIOGRÁFICAS

1. Andrade AG, organizador. Álcool e a saúde dos brasileiros: panorama 2024. São Paulo: CISA Centro de Informações sobre Saúde e Álcool; 2024.
2. World Health Organization. Global status report on alcohol and health 2018. Geneva: WHO; 2018.
3. Institute for Health Metrics and Evaluation (IHME). Global Burden of Disease 2021: findings from the GBD 2021 Study. Seattle: IHME; 2024.
4. Van Der Velde L, Shabaan AN, Månsson A, Wennberg P, Allebeck P, Karlsson TG, et al. Alcohol-attributed disease burden and formal alcohol policies in the Nordic countries (1990-2019): an analysis using the Global Burden of Disease Study 2019. Eur J Public Health. 2025;35(1):52-9.
5. American Psychiatric Association (APA). Manual diagnóstico e estatístico de transtornos mentais: DSM-5-TR, 5. ed. texto revisado. Porto Alegre: Artmed; 2023.
6. World Health Organization (WHO). ICD-11 Implementation or transition guide. Geneva: WHO; 2019. Disponível em: https://bit.ly/3IGuvVe
7. Brasil. Ministério da Saúde. Nota Técnica n. 60/2022-CGIAE/DAENT/SVS/MS: Diretrizes sobre consumo de álcool e saúde pública no Brasil. Brasília: Ministério da Saúde; 2022.
8. Chen CM, Slater ME, Castle I-JP, Grant BF. Alcohol use and alcohol use disorders in the United States: main findings from the 2012-2013 National Epidemiologic Survey on Alcohol and Related Conditions-III (NESARC-III). NIH publication n. 16-AA-8020. U.S. Alcohol Epidemiologic Data Reference Manual, Vol. 10. Bethesda: NIAAA; 2016.

9. World Health Organization (WHO). Global status report on alcohol and health 2018. Geneva: WHO; 2018.
10. Witkiewitz K, Roos CR, Pearson MR, Hallgren KA, Maisto SA, Kirouac M, et al. How much is too much? Patterns of drinking during alcohol use disorder treatment and associations with post-treatment outcomes. Drug Alcohol Depend. 2017;177:93-101.
11. Kerr WC, Stockwell T. Understanding standard drinks and drinking guidelines. Drug Alcohol Rev. 2012;31(2):200-5.
12. Bryazka D, Reitsma MB, Griswold MG, Abate KH, Abbafati C, Abbasi-Kangevari M, et al. Population-level risks of alcohol consumption by amount, geography, age, sex, and year: a systematic analysis for the Global Burden of Disease Study 2020. Lancet. 2022;400(10347):185-235.
13. Lähteenvuo M, Tiihonen J, Solismaa A, Tanskanen A, Mittendorfer-Rutz E, Taipale H. Repurposing semaglutide and liraglutide for alcohol use disorder. JAMA Psychiatry. 2025;82(1):94-98.
14. .Wood AM, Kaptoge S, Butterworth AS, Willeit P, Warnakula S, Bolton T, et al. Risk thresholds for alcohol consumption: combined analysis of individual-participant data for 599,912 current drinkers in 83 prospective studies. Lancet. 2018;391(10129):1513-23.
15. Arora M, ElSayed A, Beger B, Naidoo P, Shilton T, Jain N, et al. The impact of alcohol consumption on cardiovascular health: myths and measures. Glob Heart. 2022;17(1):45.
16. Van De Luitgaarden IAT, Van Oort S, Bouman EJ, Schoonmade LJ, Schrieks IC, Grobbee DE, et al. Alcohol consumption in relation to cardiovascular diseases and mortality: a systematic review of Mendelian randomization studies. Eur J Epidemiol. 2022;37(7):655-69.
17. Zhao J, Stockwell T, Naimi T, Churchill S, Clay J, Sherk A. Association between daily alcohol intake and risk of all-cause mortality: a systematic review and meta-analyses. JAMA Netw Open. 2023;6(3):e236185.
18. Canadian Centre on Substance Use and Addiction. Canada's guidance on alcohol and health: final report. Ottawa: Canadian Centre on Substance Use and Addiction; 2023.
19. Masur J, Monteiro MG. Validation of the "CAGE" alcoholism screening test in a Brazilian psychiatric inpatient hospital setting. Braz J Med Biol Res. 1983;16(3):215-8.
20. Connors GJ, DiClemente CC, Velasquez MM, Donovan DM. Substance abuse treatment and the stages of change: selecting and planning interventions, 2. ed. New York: Guilford Press; 2013.
21. Miller WR, Rollnick S. Motivational interviewing: helping people change. 3. ed. New York: Guilford Press; 2012.
22. Schuckit MA. Recognition and management of withdrawal delirium (delirium tremens). N Engl J Med. 2014;371(22):2109-13.
23. Mayo-Smith MF. Pharmacological management of alcohol withdrawal: a meta-analysis and evidence-based practice guideline. JAMA. 1997;278(2):144-51.
24. Tyler RE, Leggio L. Biological basis of addiction and alcohol use disorder. Clin Liver Dis. 2024;23(1).
25. Soyka M. Treatment of alcohol dependence. Clin Exp Pharmacol Physiol. 2014;41(3):167-7.
26. Mann K, Hermann D. Pharmacotherapy of alcohol dependence: a review of the clinical data. CNS Drugs. 2010;24(6):477-8.
27. Skinner MD, Lahmek P, Pham H, Aubin HJ. Disulfiram efficacy in the treatment of alcohol dependence: a meta-analysis. PLoS One. 2014;9(2):e8736.
28. O'Malley SS, Kranzler HR. Naltrexone and alcohol dependence. Arch Gen Psychiatry. 2000;57(7):673-80.
29. Griswold MG, Fullman N, Hawley C, Arian N, Zimsen SR, Tymeson HD, et al. Alcohol use and burden for 195 countries and territories, 1990-2016: a systematic analysis for the Global Burden of Disease Study 2016. Lancet. 2018;392(10152):1015-35.
30. Nutt DJ, King LA, Saulsbury W, Blakemore C. Development of a rational scale to assess the harm of drugs of potential misuse. Lancet. 2007;369(9566):1047-53.
31. White WL, Evans AC, Lamb R, Achara-Abrahams I. Recovery management: transcending the limitations of addiction treatment. Behavioral Health Management. 2003;23(3):38-44.
32. Kadden RM. Cognitive-behavioral coping skills therapy manual: a clinical research guide for therapists treating individuals with alcohol abuse and dependence. NIH Publication; 1994.
33. Tonigan JS, Miller WR, Connors GJ. The search for meaningful AA-related change scores. Psychol Addict Behav. 2000;14(4):287-94.

34. Witkiewitz K, Marlatt GA. Relapse prevention for alcohol and drug problems: that was Zen, this is Tao. Am Psychol. 2004;59(4):224-35.
35. Griswold MG, Fullman N, Hawley C, Arian N, Zimsen SR, Tymeson HD, et al. Alcohol use and burden for 195 countries and territories, 1990-2016: a systematic analysis for the Global Burden of Disease Study 2016. Lancet. 2018; 392(10152):1015-35.
36. Nutt DJ, King LA, Saulsbury W, Blakemore C. Development of a rational scale to assess the harm of drugs of potential misuse. Lancet. 2007;369(9566):1047-53.

44

Abuso de medicamentos no Brasil

Angela Suemi Shimuta

Pontos-chave

- O abuso de medicamentos no Brasil decorre de fatores múltiplos e de uma cultura médica centrada na medicalização sintomática, gerando dependência e polifarmácia.
- Há padrões distintos por faixa etária, com destaque para o uso excessivo de antibióticos, psicoestimulantes, ansiolíticos e benzodiazepínicos.
- A Medicina do Estilo de Vida (MEV) e a desprescrição promovem saúde duradoura ao focar em causas, reduzir fármacos desnecessários e envolver o paciente no cuidado.

INTRODUÇÃO: O DUPLO ROSTO DO ABUSO MEDICAMENTOSO

O abuso de medicamentos no Brasil vai além da automedicação irresponsável, incluindo o uso fora de indicações médicas, em doses excessivas ou com fins recreativos, o que pode levar a dependência, agravamento de comorbidades e aumento do risco de eventos adversos, inclusive mortes. Também há excesso de prescrições, muitas vezes impulsionado por falta de tempo, pressões institucionais ou ausência de suporte a abordagens integrativas. Vivemos um paradoxo: ampla disponibilidade de fármacos eficazes coexistindo com uma epidemia silenciosa de polifarmácia, dependência e disfunções induzidas por medicamentos.

Esse modelo, centrado no alívio sintomático em vez da causa, perpetua a medicalização crônica, fragiliza o paciente e onera o sistema de saúde. Nesse cenário, a Medicina do Estilo de Vida (MEV) e a desprescrição clínica despontam como estratégias fundamentais para promover saúde verdadeira, com base em evidências e foco causal.

CAUSAS DO ABUSO DE MEDICAMENTOS

O uso excessivo e, muitas vezes, desnecessário de medicamentos ocorre por múltiplos fatores, que vão desde a expectativa social de soluções rápidas até falhas estruturais na formação médica e na organização da assistência em saúde.

Fatores relacionados ao paciente

O abuso de medicamentos pelos pacientes é um fenômeno multifatorial, influenciado por fatores individuais, socioculturais e educacionais. Histórico psiquiátrico, predisposição genética e experiências adversas na infância aumentam a vulnerabilidade à dependência. No nível neurobiológico, a disfunção do sistema dopaminérgico mesocorticolímbico e a redução da atividade do córtex pré-frontal dorsolateral explicam a perda de controle e o comportamento compulsivo. A cultura do alívio imediato, o fácil acesso a psicotrópicos e práticas inadequadas de prescrição reforçam a medicalização. Muitos pacientes associam eficácia clínica à prescrição medicamentosa, mesmo quando mudanças no estilo de vida seriam mais seguras e eficazes. A automedicação com base em experiências alheias, aliada à desinformação na internet, amplia o risco de uso inadequado.

A propaganda de medicamentos por mídias e influenciadores digitais contribui para a banalização do consumo, mascarando riscos e efeitos adversos. A falta de educação em saúde leva ao uso prolongado de fármacos como antiácidos, anti-inflamatórios e benzodiazepínicos, com consequências como dependência, disbiose e deficiências nutricionais. Soma-se a isso a fiscalização insuficiente no Brasil, que permite o acesso indiscriminado a substâncias potencialmente perigosas, agravando o ciclo de uso irresponsável e seus impactos à saúde pública.

Fatores relacionados ao profissional de saúde

A medicalização da medicina pelos profissionais de saúde é um fenômeno complexo, impulsionado por diversos fatores estruturais e culturais dentro do sistema de saúde. Um dos principais aspectos relacionados a essa prática é o tempo reduzido de consulta. Em muitos serviços de saúde, os médicos têm poucos minutos para atender cada paciente, o que os obriga a priorizar o alívio imediato dos sintomas em vez de uma investigação mais aprofundada das causas subjacentes. Como consequência, a prescrição de medicamentos torna-se uma solução rápida e prática, muitas vezes sem um plano claro de descontinuação.

Outro fator relevante é a formação acadêmica centrada na farmacologia. O modelo tradicional de ensino médico ainda é fortemente focado em diagnóstico, doença e tratamento medicamentoso, com pouco espaço dedicado à prevenção, escuta ativa e intervenções comportamentais baseadas em evidências. Isso limita a capacidade dos profissionais de explorar alternativas não farmacológicas e incentiva a dependência de prescrições para tratar condições clínicas. A pressão para atender rapidamente e evitar conflitos com pacientes também contribui para a medicalização excessiva. Muitos médicos sentem-se pressionados a prescrever medicamentos para "não perder o paciente" ou evitar frustrações durante a consulta. Existe ainda uma cultura enraizada de que "não receitar nada" é equivalente a "não fazer nada", o que desvaloriza estratégias de cuidado não farmacológicas.

Além disso, a falta de apoio institucional para a implementação de estratégias integrativas representa um obstáculo significativo. Mesmo profissionais capacitados em MEV frequentemente encontram dificuldades em aplicar mudanças comportamentais nos pacientes em decorrência da ausência de estrutura, tempo adequado e respaldo institucional. O sistema de saúde, em geral, não valoriza esse tipo de abordagem, limitando o alcance de práticas preventivas e integrativas. Outro elemento que reforça a medicalização é a influência indireta da indústria farmacêutica. Apesar dos avanços éticos e regulamentações mais rigorosas, ainda há um impacto considerável por meio da distribuição de amostras grátis, campanhas publicitárias, visitas de representantes e cursos patrocinados. Esses incentivos moldam a preferência dos médicos por determinadas classes terapêuticas, muitas vezes em detrimento de abordagens não medicamentosas e preventivas.

CLASSES DE MEDICAMENTOS COM MAIOR ÍNDICE DE ABUSO

Abuso por automedicação realizada pelos pacientes ou uso sem controle médico

Analgésicos comuns (paracetamol, dipirona, ibuprofeno)[1,2,3]

O uso frequente e indiscriminado de analgésicos para qualquer dor, cefaleia ou febre leve é uma prática comum, muitas vezes realizada sem um diagnóstico adequado. Esse hábito, aparentemente inofensivo, pode trazer riscos significativos à saúde do paciente, especialmente quando os medicamentos são utilizados de forma contínua e sem supervisão médica. O paracetamol é um dos analgésicos mais populares, mas quando consumido em altas doses, figura entre as principais causas de hepatotoxicidade no mundo. A facilidade de acesso e a percepção de segurança do medicamento levam muitos pacientes a exceder as doses recomendadas, aumentando o risco de danos hepáticos graves.

A dipirona, por sua vez, é considerada segura para uso em curto prazo, porém seu consumo indiscriminado pode mascarar sintomas de condições clínicas mais graves. Além disso, em situações raras, o uso prolongado está associado a quadros de aplasia medular, uma condição grave que compromete a produção de células sanguíneas na medula óssea. O uso rotineiro de analgésicos também contribui para a banalização da dor, que passa a ser tratada de forma automática e sem a devida investigação da causa subjacente. Esse comportamento pode retardar o diagnóstico de patologias importantes e perpetuar o ciclo de automedicação sem controle clínico.

Anti-inflamatórios não esteroidais (diclofenaco, nimesulida, ibuprofeno, cetoprofeno)

Os anti-inflamatórios não esteroides (AINEs)[4,5] são frequentemente utilizados sem indicação clara para tratar dores articulares, febre e inflamações inespecíficas. Embora amplamente acessíveis e muitas vezes vendidos sem receita, seu uso prolongado ou repetido pode trazer riscos significativos à saúde. Entre as complicações mais comuns estão gastrite, úlceras, sangramentos digestivos, insuficiência renal e até eventos cardiovasculares. A percepção equivocada de que esses medicamentos "não possuem efeitos colaterais" contribui para o uso indiscriminado, ignorando os potenciais danos a longo prazo.

Antibióticos (amoxicilina, azitromicina, ciprofloxacino, cefalexina)

Os antibióticos[6,7] são frequentemente usados com abuso em infecções respiratórias virais, mesmo sendo ineficazes para tratar essas condições. A crença equivocada de que eles podem acelerar a recuperação de sintomas gripais ou resfriados leva ao uso indiscriminado, sem critérios clínicos adequados. Essa prática contribui significativamente para o desenvolvimento de resistência bacteriana, um problema de saúde pública que dificulta o tratamento de infecções no futuro. Além disso, o uso excessivo de antibióticos pode desregular o microbioma intestinal, enfraquecendo a imunidade e aumentando a suscetibilidade a outras doenças.

No Brasil, embora existam regulamentações que exigem prescrição médica para a compra de antibióticos, muitas pessoas ainda conseguem acesso sem receita, principalmente em regiões onde a fiscalização é menos rigorosa. Essa facilidade de aquisição agrava o problema, promovendo o consumo descontrolado e os riscos associados.

Benzodiazepínicos (diazepam, clonazepam, alprazolam)

Os benzodiazepínicos[8,9] são inicialmente prescritos para o tratamento de insônia ou ansiedade, mas, muitas vezes, são mantidos por anos sem reavaliação médica adequada. Essa prática pode levar à dependência física e psicológica, além de causar uma série de efeitos colaterais significativos, como amnésia, fadiga, prejuízo cognitivo, quedas e até mesmo maior risco de demência em idosos. Outro fator preocupante é o "efeito rebote", que ocorre quando a interrupção abrupta do medicamento provoca um retorno ainda mais intenso dos sintomas originais. Esse fenômeno perpetua o ciclo de uso contínuo, dificultando a descontinuação do fármaco de forma segura.

No Brasil, o III Levantamento Nacional sobre o Uso de Drogas pela População Brasileira (Fiocruz, 2017) indicou que aproximadamente 2,9% da população adulta relatou uso não médico de benzodiazepínicos, enquanto 1,4% mencionaram o uso indevido de analgésicos opioides. Esses números têm apresentado uma tendência de crescimento, especialmente após a pandemia de covid-19, que exacerbou quadros de ansiedade e insônia, levando ao aumento significativo da prescrição e do consumo desses medicamentos.

Psicoestimulantes (metilfenidato, modafinil, anfetaminas)

Os psicoestimulantes[10,11] têm sido cada vez mais utilizados por estudantes, profissionais e jovens adultos que buscam melhorar a concentração, aumentar o desempenho cognitivo ou até mesmo controlar o peso. Essa tendência de uso fora de indicações médicas formais tem se intensificado, especialmente em ambientes acadêmicos e corporativos de alta performance.

Quando utilizados sem um diagnóstico formal de transtorno de déficit de atenção e hiperatividade (TDAH), esses medicamentos podem provocar uma série de efeitos adversos. Entre os principais riscos estão taquicardia, ansiedade, irritabilidade, insônia e, em casos mais graves, crises de pânico e dependência psicológica. O uso indiscriminado e sem acompanhamento médico eleva consideravelmente esses riscos. Popularizados sob o conceito de "*smart drugs*", esses psicoestimulantes são muitas vezes consumidos sem qualquer controle ou supervisão adequada. A falsa sensação de segurança associada ao seu uso esconde os potenciais danos à saúde física e mental, agravados pela falta de conscientização sobre os efeitos colaterais e o risco de dependência.

Laxantes e diuréticos (bisacodil, sene, furosemida, hidroclorotiazida)

Os diuréticos e laxantes[12,13] são frequentemente utilizados com objetivos estéticos, visando "desinchar" ou reduzir o peso de maneira rápida. Essa prática, embora comum, pode trazer riscos significativos para a saúde quando realizada sem orientação médica adequada. O uso indiscriminado de diuréticos pode provocar efeitos adversos graves, como desidratação, hipocalemia (redução dos níveis de potássio no sangue), hipotensão e até arritmias cardíacas. Esses desequilíbrios podem comprometer o funcionamento normal do organismo, especialmente em usos prolongados.

Da mesma forma, os laxantes, quando utilizados de forma contínua e sem necessidade clínica, podem levar à constipação rebote, causando um efeito contrário ao desejado. Além disso, o uso excessivo pode gerar dependência intestinal e distúrbios hidroeletrolíticos, desequilibrando os níveis de sódio e potássio no corpo. Esses medicamentos são frequentemente associados a transtornos alimentares, sobretudo em adolescentes e mulheres jovens, que buscam resultados rápidos e estéticos sem considerar os riscos para a saúde. A falta de conscientização sobre os efeitos colaterais agrava o problema, perpetuando o uso inadequado e perigoso dessas substâncias.

Prescrições excessivas na prática médica convencional realizadas pelos profissionais de saúde por faixas etárias

Crianças e adolescentes

Entre as principais prescrições excessivas estão os antibióticos[14,15], que são usados de forma indiscriminada, especialmente em casos de infecções respiratórias virais nas quais são ineficazes. O uso inadequado desses medicamentos contribui para o desenvolvimento de resistência bacteriana, dificultando tratamentos futuros e aumentando o risco de complicações. Antialérgicos e corticoides também estão entre os fármacos comumente abusados. Eles são utilizados para o manejo de sintomas alérgicos e dermatológicos, muitas vezes de forma prolongada e sem acompanhamento médico adequado. Essa prática pode levar a efeitos adversos como supressão do sistema imunológico, alterações hormonais e aumento da vulnerabilidade a infecções.

Os psicoestimulantes[16], como o metilfenidato (Ritalina®), têm tido um aumento significativo nas prescrições para tratamento de TDAH. No entanto, observa-se um uso crescente fora das indicações clínicas, especialmente por jovens em busca de melhora no desempenho cognitivo. Essa prática não supervisionada pode gerar efeitos neurológicos adversos, dependência e impactos no desenvolvimento endócrino. O abuso desses medicamentos está associado a uma série de riscos, incluindo supressão do sistema imunológico, disbiose precoce, efeitos neurológicos e alterações endócrinas, particularmente em populações vulneráveis.

Jovens adultos (18-35 anos)

Principais medicamentos abusados

Os ansiolíticos e antidepressivos[17,18] são frequentemente prescritos para o tratamento de transtornos de ansiedade e depressão. No entanto, muitos pacientes iniciam o uso desses medicamentos sem suporte psicoterápico contínuo, fundamental para um tratamento mais eficaz e sustentável. A falta de acompanhamento psicológico pode levar ao uso prolongado e até mesmo à dependência química, além de dificultar o manejo adequado dos sintomas a longo prazo.

Anabolizantes e hormônios tireoidianos são amplamente utilizados com finalidades estéticas e para emagrecimento. Embora possam promover ganhos rápidos de massa muscular e redução de peso, o uso indiscriminado e sem orientação médica acarreta sérios riscos para a saúde. Entre os principais efeitos adversos estão alterações no eixo hormonal, infertilidade e danos aos sistemas cardiovascular e hepático. Diuréticos e laxantes, por sua vez, são comumente utilizados para perda de peso, especialmente entre mulheres jovens. A promessa de um emagrecimento rápido leva muitas pessoas a usá-los sem a devida orientação médica, expondo o organismo a riscos significativos. O uso contínuo dessas substâncias pode desencadear transtornos alimentares, desidratação, desequilíbrios eletrolíticos e até dependência intestinal.

Adultos de meia-idade (35-59 anos)

Entre os principais medicamentos utilizados de forma abusiva atualmente destacam-se os benzodiazepínicos e hipnóticos[19,20], amplamente prescritos para o controle de ansiedade e insônia crônica. O uso prolongado desses fármacos, muitas vezes sem reavaliação médica adequada, pode levar à dependência física e psicológica, além de prejuízos cognitivos significativos. Anti-inflamatórios e analgésicos também são usados de forma recorrente para tratar dores musculoesqueléticas, muitas vezes sem um diagnóstico clínico claro. Esse uso indiscriminado pode mascarar sintomas de doenças subjacentes, além de provocar efeitos adversos como lesões renais, hepáticas e complicações gastrointestinais, especialmente quando utilizados por longos períodos sem supervisão médica.

Os opioides, por sua vez, são amplamente utilizados no manejo da dor, apresentando alto potencial de dependência. Estudos demonstram que até mesmo tratamentos curtos com opioides prescritos podem levar ao uso prolongado e à dependência[31]. O consumo indiscriminado desses medicamentos sem um plano claro de descontinuação aumenta significativamente o risco de abuso e de complicações graves. Entre os principais riscos associados ao abuso desses medicamentos estão as interações medicamentosas prejudiciais, falência renal e hepática, além da perda da autonomia terapêutica.

Idosos (60+ anos)

A polifarmácia[21,22] é caracterizada pelo uso contínuo de cinco ou mais medicamentos de forma simultânea, uma prática comum mesmo quando não há revisões regulares das prescrições. Esse cenário é especialmente preocupante em pacientes idosos e portadores de doenças crônicas, nos quais o acúmulo de medicações eleva o risco de interações medicamentosas e efeitos adversos graves. Entre os medicamentos mais comumente envolvidos na polifarmácia estão os antipsicóticos e benzodiazepínicos, frequentemente prescritos para quadros de demência. Esses fármacos são utilizados para controle comportamental, agitação e insônia, muitas vezes de maneira prolongada e sem reavaliações clínicas. O uso contínuo pode levar a sedação excessiva, perda cognitiva e aumento do risco de quedas.

Anti-hipertensivos e hipoglicemiantes também são frequentemente prescritos em excesso ou sem a individualização de metas terapêuticas. A falta de ajustes personalizados pode provocar hipotensão, hipoglicemia e outros efeitos adversos que comprometem a qualidade de vida dos pacientes. Os inibidores da bomba de prótons (IBP)[23], como omeprazol e pantoprazol, são amplamente utilizados como "protetores gástricos", muitas vezes de forma indiscriminada e sem critérios clínicos claros. O uso prolongado desses medicamentos está associado a riscos como deficiência de vitamina B12, osteoporose e infecções gastrointestinais.

As estatinas[24], por sua vez, são frequentemente prescritas para pacientes sem risco cardiovascular real, expondo-os a potenciais efeitos adversos sem benefício clínico comprovado. Da mesma forma, os corticoides orais são utilizados para tratar sintomas inespecíficos, muitas vezes sem uma avaliação detalhada da causa subjacente, o que aumenta o risco de efeitos colaterais graves. Os riscos associados à polifarmácia incluem quedas, confusão mental, hospitalizações frequentes e maior risco de mortalidade.

CONSEQUÊNCIAS DO USO PROLONGADO E INDISCRIMINADO DE MEDICAMENTOS

O uso prolongado de antibióticos, inibidores da bomba de prótons (IBP), anti-inflamatórios não esteroidais (AINEs), psicotrópicos e corticoides pode comprometer significativamente a integridade do microbioma[25], levando a disbiose, inflamação crônica, resistência bacteriana, comprometimento imunológico e aumento do risco de doenças metabólicas, autoimunes e neurodegenerativas. Além desses impactos, o consumo contínuo dessas classes de medicamentos afeta vias epigenéticas, acelerando o envelhecimento biológico.

Entre os efeitos adversos mais comuns, os benzodiazepínicos[26], como o diazepam, estão associados à dependência e a quedas, sendo alternativas recomendadas a higiene do sono e a prática de respiração diafragmática. Os IBP[27], como o omeprazol, podem causar disbiose e deficiência de vitamina B12, e podem ser substituídos por estratégias como jejum intermitente e redução do consumo de ultraprocessados. Já os antidepressivos, como a fluoxetina, estão relacionados à disfunção sexual e ganho de peso, sendo a atividade física e o suporte emocional alternativas eficazes para redução dos sintomas.

De acordo com uma revisão publicada no *British Medical Journal* por Makary & Daniel[29], erros médicos representam a terceira principal causa de morte nos Estados Unidos, ficando atrás apenas de doenças cardíacas e câncer. Estima-se que mais de 100.000 mortes por ano no país estejam diretamente associadas a eventos adversos causados por medicamentos, sendo o uso excessivo e prolongado de opioides um dos principais fatores. O caso da Purdue Pharma, com o marketing agressivo do OxyContin[32], destaca-se como um dos maiores escândalos de saúde pública da história moderna.

Além disso, em pacientes com doenças crônicas, é crucial atentar para interações medicamentosas perigosas, tanto farmacocinéticas quanto farmacodinâmicas. Alguns exemplos incluem: o uso concomitante de benzodiazepínicos e opioides, que aumenta o risco de depressão respiratória; a combinação de AINEs, inibidores da enzima conversora da angiotensina (IECA) e diuréticos, que pode levar à insuficiência renal aguda; e o uso conjunto de antidepressivos e triptanos, elevando o risco de síndrome serotoninérgica.

A MEV COMO ALTERNATIVA TERAPÊUTICA EFICAZ

A MEV propõe uma abordagem integrativa para a prevenção e o tratamento do abuso de medicamentos, focando em estratégias que visam tratar a causa das doenças, em vez de apenas controlar os sintomas. Entre as principais intervenções propostas estão a educação em saúde, a promoção da atividade física, terapias comportamentais – como a Terapia Cognitivo-Comportamental (TCC) – e práticas integrativas, incluindo *mindfulness*, conforme demonstrado por Goyal et al. em publicação no *JAMA Internal Medicine*. Por meio do cuidado focado nos pilares da MEV é possível controlar doenças crônicas, reduzindo significativamente a necessidade de medicamentos em médio e longo prazo. Exemplos incluem a redução da pressão arterial com a dieta DASH, a melhora da depressão com a prática regular de exercícios físicos e a reversão da disbiose com uma dieta rica em fibras e a retirada de IBP e antibióticos de uso contínuo.

A alimentação saudável é um dos pilares fundamentais da MEV. Por meio de uma dieta equilibrada e anti-inflamatória, é possível corrigir causas metabólicas subjacentes, como resistência à insulina, inflamação e disbiose – fatores que muitas vezes geram sintomas tratados com fármacos. Um exemplo prático é a redução do uso de estatinas, antiácidos e laxantes em pacientes que adotam uma alimentação rica em fibras e nutrientes.

O exercício físico regular atua como um antidepressivo, ansiolítico e anti-hipertensivo natural, além de melhorar dores musculoesqueléticas. A prática constante de atividade física está associada à diminuição do uso de antidepressivos, analgésicos e benzodiazepínicos, promovendo melhor qualidade de vida e menos dependência de medicamentos.

O sono de qualidade também é essencial para a saúde. Transtornos do sono estão frequentemente associados ao uso crônico de hipnóticos e ansiolíticos. Medidas de higiene do sono e regulação do ciclo circadiano podem reduzir significativamente a necessidade desses medicamentos. A terapia cognitivo-comportamental e práticas de relaxamento são alternativas eficazes para substituir o uso de zolpidem ou clonazepam, por exemplo.

O gerenciamento do estresse é outro pilar fundamental da MEV. O estresse crônico está ligado ao uso excessivo de analgésicos, corticoides e psicotrópicos para controlar sintomas psicossomáticos. Técnicas como respiração diafragmática, *mindfulness* e intervenções comportamentais ajudam a reduzir a medicalização excessiva da ansiedade e dos sintomas relacionados ao estresse.

Relacionamentos saudáveis também desempenham um papel importante na saúde mental e física. O isolamento social e conflitos interpessoais aumentam sintomas como insônia, dor crônica e depressão. Intervenções sociais focadas no fortalecimento de vínculos podem reduzir a necessidade de fármacos, especialmente em idosos e adultos que enfrentam sofrimento emocional.

Por fim, a cessação de substâncias nocivas, como tabaco, álcool e a automedicação, é essencial para prevenir a polifarmácia. O uso contínuo dessas substâncias perpetua quadros clínicos que demandam tratamentos medicamentosos múltiplos. A interrupção do tabagismo, por exemplo, reduz a necessidade de broncodilatadores e corticoides, enquanto a suspensão de analgésicos crônicos melhora quadros de dor rebote.

A MEV[34-37], portanto, oferece intervenções eficazes e baseadas em pilares comportamentais que promovem a remissão de doenças crônicas e reduzem a dependência de medicamentos, proporcionando uma abordagem mais segura e sustentável para a saúde a longo prazo.

ESTRATÉGIAS PRÁTICAS DE DESPRESCRIÇÃO[39,40,41,42,43,44]

A desprescrição é um processo sistemático destinado a reduzir ou suspender medicamentos considerados desnecessários ou que apresentam riscos para o paciente. A Sociedade Brasileira de Geriatria e Gerontologia (SBGG) orienta os médicos a adotarem práticas de desprescrição como parte essencial do cuidado ao idoso, visando prevenir os riscos associados à polifarmácia[38] e ao uso de medicamentos potencialmente inapropriados. Embora o Brasil ainda não possua um protocolo nacional unificado para desprescrição, a SBGG recomenda abordagens baseadas em evidências para guiar os profissionais nesse processo.

Uma das principais estratégias sugeridas é a avaliação periódica da prescrição, que envolve a revisão regular de todos os medicamentos utilizados pelo paciente. Essa análise permite avaliar a real necessidade, a eficácia e a segurança de cada fármaco, identificando aqueles que podem ser reduzidos ou suspensos. Além disso, a SBGG recomenda a utilização de ferramentas clínicas para facilitar a identificação de medicamentos potencialmente inapropriados. Entre os critérios mais utilizados estão o Beers, o STOPP/START e o *Medication Appropriateness Index* (MAI), que ajudam a identificar oportunidades de desprescrição com base em evidências clínicas.

Outra medida essencial é a simplificação do regime medicamentoso, que visa reduzir a complexidade das prescrições. Ao tornar o tratamento mais simples e fácil de seguir, melhora-se a adesão do paciente e minimizam-se os riscos de erros na administração dos medicamentos. A educação e a corresponsabilidade do paciente também são pilares fundamentais no processo de desprescrição. Incluir o paciente nas decisões sobre seus tratamentos promove maior compreensão dos riscos e benefícios dos medicamentos, além de aumentar o engajamento e a adesão às mudanças propostas. Por fim, a SBGG destaca a importância do monitoramento contínuo após a desprescrição. Esse acompanhamento permite observar a resposta clínica do paciente e ajustar o tratamento conforme necessário, garantindo segurança e eficácia durante todo o processo.

CONCLUSÃO

O abuso de medicamentos é uma realidade preocupante no Brasil, refletindo não apenas comportamentos individuais, mas uma cultura médica centrada na medicalização. É urgente transformar essa lógica por meio da valorização da escuta clínica, da abordagem causal e do protagonismo do paciente em seu processo de cura. A MEV, aliada a práticas de desprescrição responsáveis e orientadas por evidências, oferece um caminho seguro, sustentável e profundamente humano. Trata-se de restaurar a saúde com base em ciência, propósito e empatia – um modelo que trata, educa e transforma.

Para se aprofundar

Artigo: Scott IA, et al. Reducing inappropriate polypharmacy: the process of deprescribing. JAMA Intern Med. 2015;175(5):827-834.

Esse artigo detalha um protocolo em cinco etapas para revisão e suspensão segura de medicamentos, destacando o benefício clínico da desprescrição.

Revisão: de Andrade CD et al. Opioid consumption and prescription in Brazil: integrative review. Braz J Pain. 2021.

Esta revisão analisa os padrões de prescrição e consumo de opioides no Brasil, apontando a escassez de dados, as falhas nas políticas e o uso frequente de automedicação com analgésicos.

REFERÊNCIAS BIBLIOGRÁFICAS

1. Larson AM. Acetaminophen hepatotoxicity. Clin Liver Dis. 2007;11(3):525-548.
2. Lee WM. Acetaminophen (APAP) hepatotoxicity: isn't it time for APAP to go away?" J Hepatol. 2017;67(6):1324-1331.
3. Andrade SE, Martinez C, Walker AM. Comparative safety of NSAIDs with a focus on dipyrone. Drug Saf. 1998;19(6):481-490.
4. Hernández-Díaz S, García Rodríguez LA. Epidemiologic assessment of the safety of conventional nonsteroidal anti-inflammatory drugs. Am J Med. 2001;110(3):20-27.
5. Solomon DH, et al. Cardiovascular risk of nonsteroidal antiinflammatory drugs. N Engl J Med. 2006;354(2):170-179.
6. Centers for Disease Control and Prevention (CDC). Antibiotic resistance threats in the United States. CDC Report. 2019.
7. World Health Organization (WHO). Global action plan on antimicrobial resistance. WHO Report; 2015.
8. Olfson M, King M, Schoenbaum M. Benzodiazepine use in the United States. JAMA Psychiatry. 2015;72(2):136-142.
9. Busto U, Sellers EM, Naranjo CA. A comparison of the abuse liability of benzodiazepines and other sedative hypnotics." J Clin Psychopharmacol. 1986;6(4):237-247.
10. Wilens TE, Faraone SV, Biederman J, Gunawardene S. Does stimulant therapy of attention-deficit/hyperactivity disorder beget later substance abuse? A meta-analytic review of the literature. Pediatrics. 2003;111(1):179-185.
11. Arria AM, DuPont RL. Nonmedical prescription stimulant use among college students: why we need to do something and what we need to do. J Addict Dis. 2010;29(4):417-426.
12. Baker JH, Girdler SS. Diuretics and laxatives as weight control strategies: predictors of initiation and chronic use. Eat Behav. 2012;13(2):176-179.
13. Bryant-Waugh R, et al. Laxative abuse in patients with eating disorders. Int J Eat Disord. 2010;43(5):381-384.
14. Hersh AL, Shapiro DJ, Pavia AT, Shah SS. Antibiotic prescribing in ambulatory pediatrics in the United States. Pediatrics. 2011;128(6):1053-1061.
15. Arnold SR, Straus SE. Interventions to improve antibiotic prescribing practices in ambulatory care. Cochrane Database Syst Rev. 2005;(4):CD003539.
16. Wolraich ML, et al. ADHD: Clinical practice guideline for the diagnosis, evaluation, and treatment of attention-deficit/hyperactivity disorder in children and adolescents. Pediatrics. 2011;128(5):1007-1022.
17. Mojtabai R, Olfson M. National trends in long-term use of antidepressant medications: results from the US National Health and Nutrition Examination Survey. J Clin Psychiatry. 2014;75(2):169-177.
18. Kanayama G, Hudson JI, Pope HG Jr. Illicit anabolic-androgenic steroid use and dependence: a review of the literature. Drug Alcohol Depend. 2008;98(1-2):1-15.
19. Baldwin DS, Aitchison K, Bateson A, et al. Benzodiazepines: risks and benefits. A reconsideration. J Psychopharmacol. 2013;27(11):967-971.
20. Shah A, Hayes CJ, Martin BC. Characteristics of initial prescription episodes and likelihood of long-term opioid use: United States, 2006-2015. Mayo Clin Proc. 2017;92(7):881-890.
21. Maher RL, Hanlon JT, Hajjar ER. Clinical consequences of polypharmacy in elderly. Expert Opin Drug Saf. 2014;13(1):57-65.
22. Fried TR, O'Leary J, Towle V, Goldstein MK, Trentalange M, Martin DK. Health outcomes asso-

ciated with polypharmacy in community-dwelling older adults: a systematic review. J Am Geriatr Soc. 2014;62(12):2261-2272.

23. Moayyedi P, et al. Safety of proton pump inhibitors based on a large, multi-year cohort study of patients receiving routine care. Gastroenterology. 2019;156(6):1254-1273.
24. Ridker PM, Cook NR. Statins: New american guidelines for prevention of cardiovascular disease. Lancet. 2013;382(9907):1762-1765.
25. Blaser MJ. Antibiotic use and its consequences for the normal microbiome. Science. 2016;352(6285):544-545.
26. Baldwin DS, Aitchison K, Bateson A, et al. Benzodiazepines: risks and benefits. A reconsideration. J Psychopharmacol. 2013;27(11):967-971.
27. Freedberg DE, Kim LS, Yang YX. The risks and benefits of long-term use of proton pump inhibitors: expert review and best practice advice from the American Gastroenterological Association. Gastroenterology. 2017;152(4):706-715.
28. Serretti A, Mandelli L. Antidepressants and body weight: a comprehensive review and meta-analysis. J Clin Psychiatry. 2010;71(10):1259-1272.
29. Makary MA, Daniel M. Medical error: the third leading cause of death in the US. BMJ. 2016;353:i2139.
30. James JT. A new, evidence-based estimate of patient harms associated with hospital care. J Patient Saf. 2013;9(3):122-128.
31. Volkow ND, McLellan AT. Opioid abuse in chronic pain: misconceptions and mitigation strategies. N Engl J Med. 2016;374(13):1253-1263.
32. Van Zee A. The promotion and marketing of OxyContin: commercial triumph, public health tragedy. Am J Public Health. 2009;99(2):221-227.
33. Gandhi TK, Weingart SN, Borus J, et al. Adverse drug events in ambulatory care. N Engl J Med. 2003;348(16):1556-1564.
34. Egger G, Binns A, Rossner S. Lifestyle medicine: managing diseases of lifestyle in the 21st century. McGraw-Hill Medical. 2017.
35. Lianov L, Johnson M. Physician competencies for prescribing lifestyle medicine. JAMA. 2010;304(2):202-203.
36. American College of Lifestyle Medicine. What is lifestyle medicine? ACLM. 2022.
37. Goyal M, Singh S, Sibinga EM, et al. Meditation programs for psychological stress and well-being: a systematic review and meta-analysis. JAMA Intern Med. 2014;174(3):357-368.
38. Scott IA, Hilmer SN, Reeve E, et al. Reducing inappropriate polypharmacy: The process of deprescribing. JAMA Intern Med. 2015;175(5):827-834.
39. Sociedade Brasileira de Geriatria e Gerontologia (SBGG). Diretrizes para cuidados ao idoso: polifarmácia e desprescrição. SBGG Publicações. 2021.
40. Sociedade Brasileira de Geriatria e Gerontologia (SBGG). Política Nacional de Saúde da Pessoa Idosa: Diretrizes para prescrição medicamentosa. SBGG Publicações. 2018.
41. American Geriatrics Society. 2019 updated AGS Beers criteria for potentially inappropriate medication use in older adults. J Am Geriatr Soc. 2019;67(4):674-694.
42. O'Mahony D, O'Sullivan D, Byrne S, O'Connor MN, Ryan C, Gallagher P. STOPP/START criteria for potentially inappropriate prescribing in older people: version 2. Age Ageing. 2015;44(2):213-218.
43. Mangin D, Sweeney K, Heath I. Preventive health care in elderly people needs rethinking. BMJ. 2007;335(7614):285-287.
44. Kouladjian O'Donnell L, Gnjidic D, Nahas R, Pearson SA, Sawan M, et al. Decision-making for deprescribing: A systematic review of clinicians' and patients' perspectives. Br J Clin Pharmacol. 2017;83(5):946-956.
45. Goldstein RZ, Volkow ND. Dysfunction of the prefrontal cortex in addiction: Neuroimaging findings and clinical implications. Nat Rev Neurosci. 2011;12(11):652-669.

SEÇÃO VIII

Conexão

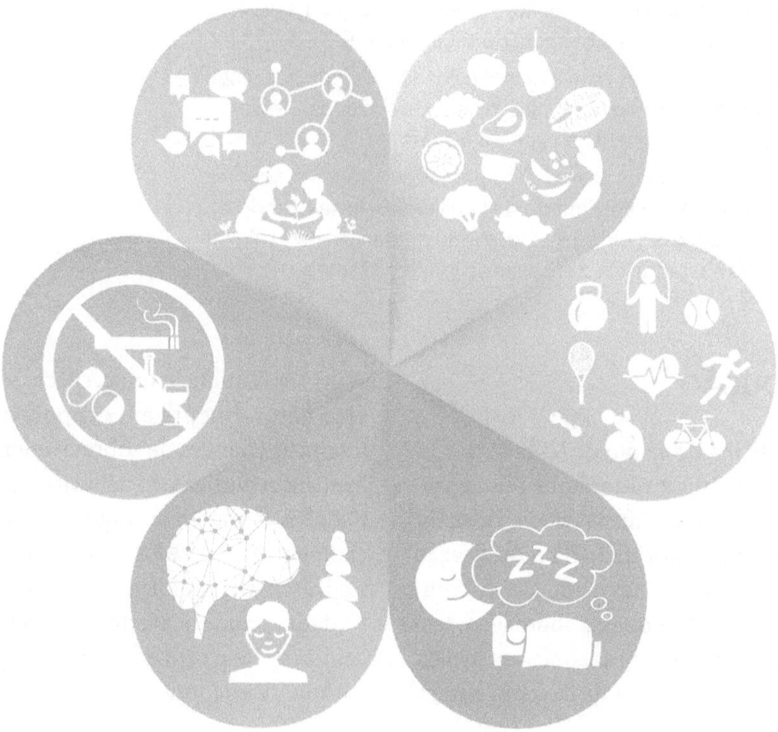

45

Conexão social e sensação de pertencimento

Maiara Andréa Fugió
Natália Magno Araújo Ferreira
Roberta Amaral

Pontos-chave

- O senso de pertencimento é essencial para a saúde emocional e física, influenciando desde o desenvolvimento infantil até as interações sociais na vida adulta. Sua ausência está relacionada a maior risco de depressão, ansiedade, isolamento e até mortalidade precoce.
- Laços sociais positivos modulam sistemas fisiológicos, reduzindo níveis de estresse e inflamação, o que contribui para a prevenção de doenças crônicas e melhora da saúde mental.
- Exemplos de regiões com alta longevidade mostram que vínculos sociais fortes e apoio comunitário estão associados a maior bem-estar, engajamento e expectativa de vida.
- Grupos terapêuticos promovem aprendizado coletivo, suporte emocional e desenvolvimento de habilidades, fortalecendo a adesão a hábitos saudáveis e tornando mudanças no estilo de vida mais sustentáveis e eficazes ao longo do tempo.

INTRODUÇÃO

A Medicina do Estilo de Vida (MEV) é uma abordagem inovadora que busca prevenir, tratar e, em alguns casos, reverter doenças crônicas por meio da modificação de hábitos dos pacientes e adoção de comportamentos saudáveis. Essa abordagem tem como um de seus pilares as conexões sociais, fundamentais para a saúde e o bem-estar[1].

O ser humano é uma espécie social, que vive naturalmente em grupos, o que aumenta as chances de sobrevivência em sua história evolutiva e beneficia a reprodução. Estudos demonstram que indivíduos socialmente conectados tendem a viver mais e apresentam maior resistência a uma variedade de doenças, desde enfermidades cardíacas até o câncer, quando comparados aos que se encontram isolados.

Pesquisas apontam que a presença ou ausência de conexões sociais pode modular a atividade dos sistemas neurais e endócrinos, como o sistema nervoso simpático (SNS) e o eixo hipotálamo-hipófise-adrenal (HPA), influenciando de maneira significativa a fisiopatologia das doenças[2]. Sabemos que a hiperativação do eixo HPA aumenta os níveis de cortisol, que podem contribuir para inflamação crônica, resistência à insulina e maior risco de doenças psiquiátricas, como depressão e ansiedade. Isso reforça a importância de vínculos sociais na saúde física e mental, mostrando que pertencimento e apoio emocional não são apenas fatores psicológicos, mas também reguladores biológicos do estresse.

Neste capítulo abordaremos a sensação de pertencimento na saúde e os benefícios das conexões sociais por meio das intervenções em grupo, incentivadas como estratégia para criar ou fortalecer vínculos saudáveis e promover mudanças comportamentais sustentáveis.

O PAPEL DO PERTENCIMENTO NA SAÚDE

Pertencimento – uma necessidade humana básica

A necessidade de pertencimento foi primeiramente mencionada pelos psicólogos Baumeister e Leary, sendo definida como uma motivação que os seres humanos têm para procurar e manter laços sociais profundos, positivos e recompensadores. Dessa forma, ela se refere não só à necessidade de estar inserido em um grupo, mas à qualidade dos laços estabelecidos com outros indivíduos e à presença do sentimento de aceitação por parte do grupo[3].

Ainda segundo os pesquisadores, os seres humanos têm necessidade de ter e manter um relacionamento duradouro, estável e significativo com um grupo de pessoas. Essas relações são importantes porque moldam o comportamento, o pensamento e as emoções de uma pessoa[4]. Podemos dizer então que tal necessidade é fundamental, básica para uma vida saudável e satisfatória.

O senso de pertencimento em múltiplas comunidades

O indivíduo não faz parte de uma comunidade, mas de múltiplas; sua identidade se expressa nesse conjunto de pertencimentos. É a partir das comunidades às quais pertence que o indivíduo reconhece a si mesmo, toma conhecimento de seus interesses e canaliza seus afetos. Essas interações podem ser formalizadas no bairro, na igreja e no trabalho; ou não ser formalizadas, mas são essas interações que medem a participação e a inclusão social[5].

Relação do afeto no senso de pertencimento

A necessidade de pertencimento não se restringe a grupos minoritários ou excluídos do direito de participação[6]. Trata-se de um anseio que parece caracterizar a condição humana, tendo seu início na relação entre mãe e bebê e que se repete infinitamente nas diferentes modalidades de interação, tecidas ao longo do percurso existencial. Essa confirmação do eu, transmitida por meio da linguagem corporal, na primeira fase da vida, fornece ao ser confiança e ordem, diante da complexidade inerente à realidade do mundo.

Impacto e prejuízos do senso de não pertencimento

A sensação de pertencer raramente se torna objeto de problematização, enquanto o indivíduo não experimenta sua negação. O pertencimento se transforma em conteúdo da percepção, no momento em que o sujeito se questiona pelos motivos que desencadeiam rejeição ou exclusão, de forma contínua[6].

Déficits no sentimento de pertencimento foram identificados como prejudiciais às habilidades de socialização, levando à ansiedade e ao isolamento social. Além disso, o sentimento de solidão tem valor preditivo em relação à mortalidade entre adultos mais velhos e está relacionada com decréscimos na saúde física e habilidades cognitivas[3].

A dor da rejeição não é apenas uma figura de expressão ou de linguagem, mas algo tão real como a dor física. Segundo uma nova pesquisa, experiências intensas de rejeição social ativam as mesmas áreas no cérebro que atuam na resposta a experiências sensoriais dolorosas[7].

O isolamento social aparece como um risco de vida tão elevado como o tabagismo, a obesidade, a inatividade física e altos níveis de colesterol[8].

Senso de pertencimento e atividade física

Estudos têm indicado que aqueles com déficit de senso de pertencimento usualmente relatam maiores níveis de depressão, ideação suicida, solidão, ansiedade e pior bem-estar psicológico[9].

O senso de pertencimento pode surgir de atividades físicas e de lazer realizadas na presença de outros[9]. Muitas pessoas mais velhas praticam atividades físicas em grupo buscando integração social, identificação de grupo, compromisso, aprovação e propósito[9]. Por sua vez, o senso de pertencimento contribui para o bem-estar psicológico do indivíduo.

CONEXÕES SOCIAIS E LONGEVIDADE

Pesquisas epidemiológicas apontam que indivíduos com laços sociais fortes tendem a viver mais e a ter uma melhor qualidade de vida. Comunidades conhecidas por sua longevidade, como as das Zonas Azuis, compartilham um traço comum: o forte senso de pertencimento e suporte social. Nessas culturas, as relações interpessoais são priorizadas, e o cuidado mútuo se torna um pilar essencial da vida cotidiana.

Em um estudo, a análise temática ressalta a permanência dos idosos em suas comunidades, favorecida por redes sólidas de apoio social. Um exemplo notável disso é visto em Okinawa, onde grupos *Moai* – coletivos sociais dedicados a fornecer apoio vitalício – são predominantes[10]. Esses grupos são fundamentais para motivar centenários a permanecerem em suas comunidades, ajudando-os a permanecer engajados e conectados. Em áreas como Sardenha e Nicoya, é costume que indivíduos idosos vivam perto ou com suas famílias, garantindo que recebam o apoio necessário[11]. Essa prática é também observada em Okinawa, onde os membros *Moai* geralmente residem a uma curta distância uns dos outros, promovendo um apoio consistente que é especialmente crucial para o envelhecimento no local. A pesquisa enfatiza a importância dessas interações sociais locais para melhorar o bem-estar da comunidade[12].

Além disso, a interação social positiva estimula a liberação de ocitocina, hormônio associado ao bem-estar e à redução do cortisol, fortalecendo assim os mecanismos neurobiológicos envolvidos no enfrentamento do estresse.

Benefícios do trabalho em grupo nas intervenções de Medicina do Estilo de Vida

O apoio social, seja da família, de amigos ou da comunidade, pode atuar como um amortecedor contra os desafios da vida, contribuindo para a saúde mental e física[13].

Apoio social e motivacional

A participação em grupos oferece um ambiente de suporte mútuo, no qual os indivíduos compartilham experiências, desafios e conquistas. Esse compartilhamento fortalece a motivação e o comprometimento com as mudanças necessárias para um estilo de vida mais saudável[14]. Além disso, a troca de vivências facilita a construção coletiva de conhecimento, promovendo um aprendizado mais significativo e uma reflexão profunda sobre a realidade dos participantes[15].

Otimização de recursos e eficiência

As intervenções em grupo também contribuem para a otimização de recursos em saúde. Estudos indicam que programas coletivos reduzem a demanda por consultas individuais, otimizando o tempo dos profissionais e ampliando o acesso dos usuários aos serviços[16]. Além disso, esses programas favorecem vínculos entre usuários, profissionais de saúde e os próprios serviços, resultando em um atendimento mais integrado e eficaz[17].

Desenvolvimento de habilidades e autonomia

Os grupos proporcionam um espaço seguro para que os participantes desenvolvam habilidades práticas e adquiram conhecimentos essenciais para o autocuidado e a gestão de sua saúde. A interação coletiva permite que os indivíduos expressem suas necessidades e angústias, tornando-se mais autônomos e confiantes em suas decisões relacionadas ao estilo de vida[18].

Promoção de mudanças sustentáveis

A dinâmica grupal favorece a criação de um senso de comunidade e pertencimento, fatores fundamentais para a manutenção de mudanças comportamentais a longo prazo. O suporte contínuo dos pares e a responsabilização mútua incentivam a adesão às novas práticas e ajudam a superar obstáculos ao longo do processo de transformação do estilo de vida[19].

Conclusão

O pertencimento, as conexões sociais e as interações em grupo não são apenas aspectos desejáveis da experiência humana, mas necessidades básicas que impactam profundamente a qualidade de vida. A magnitude do impacto das conexões sociais na sobrevivência foi comparável a fatores de risco tradicionais, como tabagismo e sedentarismo, e superior a fatores como obesidade e poluição ambiental[20].

Ao integrar estratégias que promovam interações sociais saudáveis na prática clínica, é possível melhorar não apenas a saúde física e mental dos indivíduos, mas também sua longevidade e seu bem-estar geral. Além da construção de comunidades mais resilientes e solidárias, criar um ambiente onde as pessoas se sintam acolhidas, valorizadas e conectadas deve ser um dos pilares de qualquer abordagem terapêutica no cuidado da saúde integral.

As intervenções em grupo na MEV representam uma abordagem eficaz para a promoção da saúde e prevenção de doenças crônicas. Elas potencializam o aprendizado, oferecem suporte emocional e otimizam os recursos do sistema de saúde, contribuindo para a adesão a hábitos saudáveis e para mudanças comportamentais sustentáveis ao longo do tempo.

Para se aprofundar

Livro: Buettner D. Zonas Azuis: Os Segredos dos lugares mais saudáveis do planeta. São Paulo: nVersos; 2025.

Neste livro, o jornalista investiga as comunidades mais longevas do mundo e revela os fatores comuns que contribuem para a saúde e vitalidade ao longo da vida.

Artigo: Gastal CA, Pilati R. Escala de Necessidade de Pertencimento: adaptação e evidências de validade. Psico-USF. 2016;21(2):285-292.

Este artigo apresenta a adaptação brasileira de uma escala psicométrica que avalia o quanto os indivíduos necessitam sentir-se conectados socialmente. É uma leitura útil para profissionais da saúde e pesquisadores que desejam compreender o papel do pertencimento na saúde mental e no comportamento.

Livro: Waldinger R, Schulz M. Uma boa vida: como viver com mais significado e realização. Rio de Janeiro: Sextante; 2023.

Baseado no mais longo estudo científico sobre felicidade já conduzido, este livro revela em detalhes como relacionamentos de qualidade são o fator mais consistente de bem-estar ao longo da vida. Com linguagem acessível e ótimos *insights*, oferece reflexões práticas sobre como cultivar vínculos significativos e viver com mais propósito.

Documentário: Como viver até os 100: Os Segredos das Zonas Azuis. Netflix; 2023.

Produção que explora *in loco* as cinco Zonas Azuis do planeta, mostrando hábitos cotidianos, redes sociais e valores culturais que se associam à longevidade extraordinária. Traz entrevistas com centenários e especialistas, além de dicas aplicáveis ao dia a dia para promover saúde e o bem-estar.

REFERÊNCIAS BIBLIOGRÁFICAS

1. American College of Lifestyle Medicine. Lifestyle medicine: evidence review and recommendations. 2020.
2. Eisenberger NI, Cole SW. Social neuroscience and health: neurophysiological mechanisms linking social ties with physical health. Nature neuroscience. 2012;15(5):669-674.
3. Gastal CA, Pilati R. Escala de Necessidade de Pertencimento: adaptação e evidências de validade. Psico-USF. 2016;21(2):285-292.
4. Miriam Debieux R. O que é o sentimento de pertencimento? Atualidades, Jornal da USP no ar, 1 edição, 2023.
5. Salles MM, Barros S. Inclusão social de pessoas com transtornos mentais: a construção de redes sociais na vida cotidiana. Ciência & Saúde Coletiva. 2013;18(7):2129-2138.
6. Mathias D. Pertencimento: discussão teórica. Alea. 2023;25(1).
7. Kross E, et al. Social rejection shares somatosensory representations with physical pain. Proc Natl Acad Sci U S A. 2011;108(15):6270-5.

8. Rodrigues VB, Madeira M. Suporte social e saúde mental: revisão de literatura. Revista da Faculdade de Ciências da Saúde Porto: Edições Universidade Fernando Pessoa; 2009. p. 390-399.
9. Bailey M, McLaren S. Physical activity alone and with others as predictors of sense of belonging and mental health in retirees. Aging & Mental Health. 2005;9(1):82-90.
10. Brunner E, Cable N, Iso H. Health in Japan: social epidemiology of Japan since the 1964 Tokyo Olympics; Oxford University Press.
11. Madrigal-Leer F, Martìnez-Montandòn A, Solìs-Umaña M, Helo-Guzmàn F, Alfaro-Salas K, Barrientos-Calvo I, et al. Clinical, functional, mental and social profile of the Nicoya Peninsula centenarians, Costa Rica, 2017. Aging Clin Exp Res. 2019;32:313-321.
12. Najafi P, Mohammadi M. Redefining age-friendly neighbourhoods: Translating the promises of Blue Zones for contemporary urban environments. Int J Environmental Res Public Health. 2024;21(3):365.
13. Umberson D, Montez JK. Social relationships and health: a flashpoint for health policy. J Health Social Behav. 2010;51(Suppl):S54-S66.
14. Martins CC, Lopes MVO, Souza AC. Group interventions for lifestyle changes: an integrative review. J Health Psychology. 2019;24(5):673-684.
15. Bandura A. Social foundations of thought and action: a social cognitive theory. New York: Prentice-Hall; 1986.
16. Ornish D, Brown SE, Scherwitz LW, et al. Can lifestyle changes reverse coronary heart disease? The Lifestyle Heart Trial. J Am Med Association. 1998;280(23):2001-2007.
17. Schmidt MI, Duncan BB, Silva GA. Public health strategies for chronic disease prevention: The role of community-based interventions. The Lancet Global Health. 2021;9(4):e412-e419.
18. Deci EL, Ryan RM. The "what" and "why" of goal pursuits: Human needs and the self-determination of behavior. Psychological Inquiry. 2000;11(4):227-268.
19. Prochaska JO, DiClemente CC. Stages and processes of self-change of smoking: Toward an integrative model of change. J Consulting and Clinical Psychology. 1983;51(3):390-395.
20. Holt-Lunstad J, Smith TB, Layton JB. Social relationships and mortality risk: a meta-analytic review. PLoS Med. 2010;7:e1000316.

46

Conexão com o mundo natural

Isadora Moraes Marchesi
Lucas Maria Sobrinho Hapner

Pontos-chave

- Há uma crescente urbanização e um consequente distanciamento da natureza na vida contemporânea.
- Esse distanciamento causa impactos importantes na saúde física e mental.
- Evidências apontam para uma redução da incidência de doenças crônicas, de mortalidade e aumento de qualidade de vida em pessoas que têm maior contato com o mundo natural.
- Conhecer os conceitos e ferramentas práticas para prescrição de natureza permite aos profissionais ampliarem seu arsenal terapêutico para lidar com os desafios atuais de saúde.
- Estratégias individuais e políticas públicas são necessárias para reduzir os impactos negativos na saúde causados pelo estilo de vida moderno.

INTRODUÇÃO*

Atualmente, mais da metade da população mundial vive em áreas urbanas e até 2050 a estimativa é que atinja 68%[1]. Além disso, dados revelam que os indivíduos passam mais de 90% do seu tempo em ambientes fechados[2]. Essa intensa urbanização é considerada fator de risco para a saúde física e mental. A prevalência de qualquer transtorno psiquiátrico é 56% maior em áreas urbanas em comparação com áreas rurais[3]. Outro efeito bem estabelecido é o aumento da temperatura nessas regiões, gerando as chamadas ilhas de calor urbanas, levando à importante redução da qualidade de vida e a outros potenciais problemas de saúde[4].

A preocupação em amenizar os efeitos prejudiciais gerados pela urbanização data

* Os autores sugerem a leitura desse capítulo escutando a *playlist* https://www.youtube.com/watch?v=0fjo9Z-wpepA para poder experienciar parte da teoria descrita adiante.

de cerca de 2500 anos atrás, quando Ciro, o Grande, construiu jardins na capital da Pérsia para criar espaços de maior relaxamento frente à agitação da cidade. Mais tarde, durante o Renascimento, o médico Paracelso apontou para a importante conexão do corpo com a natureza: "A arte de curar vem da natureza, não do médico"[5]. Então, na década de 1980, no Japão, surge uma política pública como ferramenta de cuidado, denominada *shinrin-yoku* ou banho de floresta, que é uma prática de imersão na natureza, na qual a conexão com esta se faz de forma consciente por meio dos cinco sentidos: visão, audição, paladar, olfato e tato e cujo objetivo é auxiliar no manejo de estresse provocado pelo estilo de vida contemporâneo[6].

O objetivo deste capítulo é aprofundar seus conhecimentos teóricos e práticos sobre a conexão da natureza com a saúde física, mental e emocional, a fim de amplificar seu arsenal terapêutico na construção de um estilo de vida saudável em meio aos atuais desafios de saúde.

TEORIAS SOBRE A RELAÇÃO DO HOMEM COM A NATUREZA

Existem diferentes teorias que explicam os efeitos da conexão da natureza com o corpo e a mente. A hipótese biofílica é uma delas. Ela pressupõe que os seres humanos possuem uma ligação biológica inata com a natureza, visto que essa conexão está enraizada em sua história evolutiva[7]. Já a teoria de restauração da atenção (ART) sugere que nos ambientes urbanos, onde os estímulos são excessivos e constantes, há um gasto significativamente maior da atenção voluntária, além da dificuldade de sua restauração[8]. Em contrapartida, a exposição a ambientes naturais poderia auxiliar na restauração da capacidade de atenção[9]. Por fim, a teoria da recuperação do estresse (SRT) defende a ideia de que ambientes naturais têm a capacidade de favorecer uma recuperação mais rápida ao estresse do que ambientes urbanos[10].

EFEITOS FISIOLÓGICOS SECUNDÁRIOS À CONEXÃO COM A NATUREZA

A interação do homem com a natureza gera mudanças sistêmicas. Foi descrito na literatura que o banho de floresta promoveu diversos efeitos fisiológicos positivos, entre eles a redução da frequência cardíaca, da pressão arterial, do nível de cortisol salivar e da atividade da amilase salivar. Esses achados são traduzidos pela menor atividade do sistema nervoso simpático e maior atividade do sistema nervoso parassimpático durante a exposição a ambientes naturais[11-13]. Além disso, foram estudadas também alterações no sistema imunológico, que revelaram que caminhar em florestas tem o efeito de aumentar a atividade e o número de células NK (*natural killers*), as quais apresentam importante papel na defesa contra infecções e no combate às células tumorais[14].

Esses efeitos sobre os diferentes sistemas fisiológicos funcionam de forma interligada, uma vez que alterações no sistema nervoso influenciam diretamente as sinalizações dos sistemas endócrino e imunológico, impactando no funcionamento do organismo como um todo[6]. A Figura 1 ilustra os impactos fisiológicos e psicológicos associados ao banho de floresta.

A literatura descreve diversos potenciais mecanismos que explicam essas alterações associadas ao banho de floresta[16]. Um deles é a ação dos compostos orgânicos voláteis produzidos pelas plantas, por exemplo as fitoncidas que, quando inaladas, podem

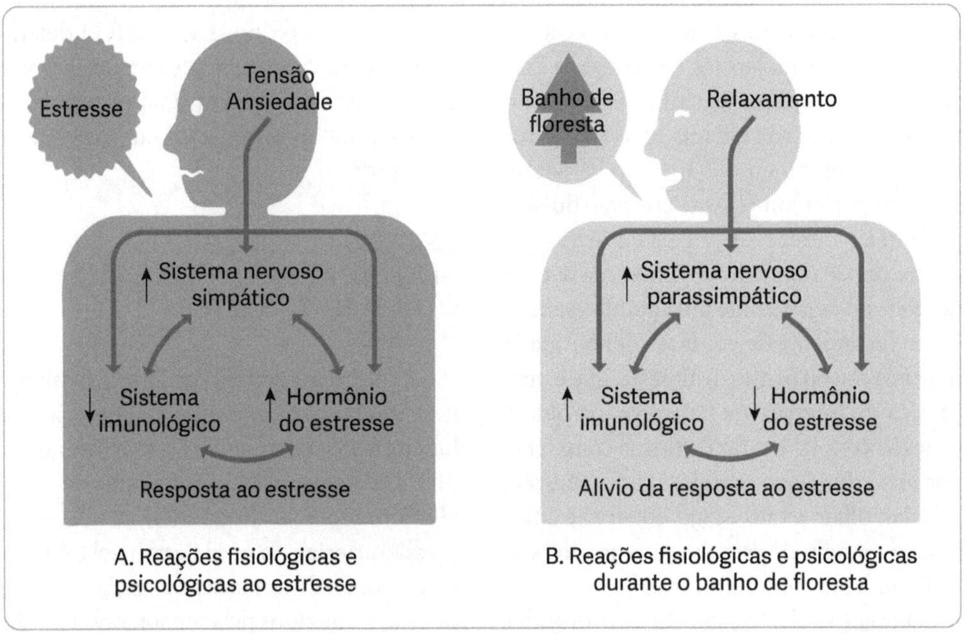

FIGURA 1 Esta figura mostra os *feedbacks* entre o sistema nervoso, o sistema endócrino e o sistema imunológico nas reações fisiológicas e psicológicas ao estresse (A) e ao banho de floresta (B), respectivamente[15].

resultar em efeitos anti-inflamatórios, antioxidantes, melhora da função cognitiva, entre outros benefícios fisiológicos e psicológicos. Além dessa associação olfativa, outros elementos sensoriais de forma integrada, principalmente o visual, também devem ser considerados[17,18]. A Figura 2 sintetiza como os componentes sensoriais no contato com a natureza podem trazer benefícios para a saúde.

Como tentativa de estabelecer possíveis vias neurofisiológicas para explicar os benefícios da conexão com a natureza, um estudo de intervenção avaliou a resposta da atividade da amígdala, área relacionada ao estresse, após atividade física na natureza e em ambiente urbano. Foi encontrada uma redução da atividade da amígdala no grupo que realizou 1 hora de caminhada na natureza, enquanto no grupo que realizou a mesma 1 hora de caminhada em ambiente urbano não foi verificada essa redução[20]. O mesmo ocorreu quando se analisou a atividade de uma região do córtex pré-frontal associada ao processo de ruminação, frequentemente presente nos quadros depressivos. Houve menor atividade dessa região após 90 minutos de caminhada na natureza, enquanto a mesma alteração não foi observada após a caminhada em ambiente urbano[21].

OS BENEFÍCIOS DA NATUREZA PARA A SAÚDE FÍSICA E MENTAL

Além das alterações fisiológicas já citadas, a literatura aponta outros benefícios clínicos para a saúde física com a exposição às áreas verdes, como a redução da mortalidade por todas as causas e por doenças cardiovasculares, redução da incidência de

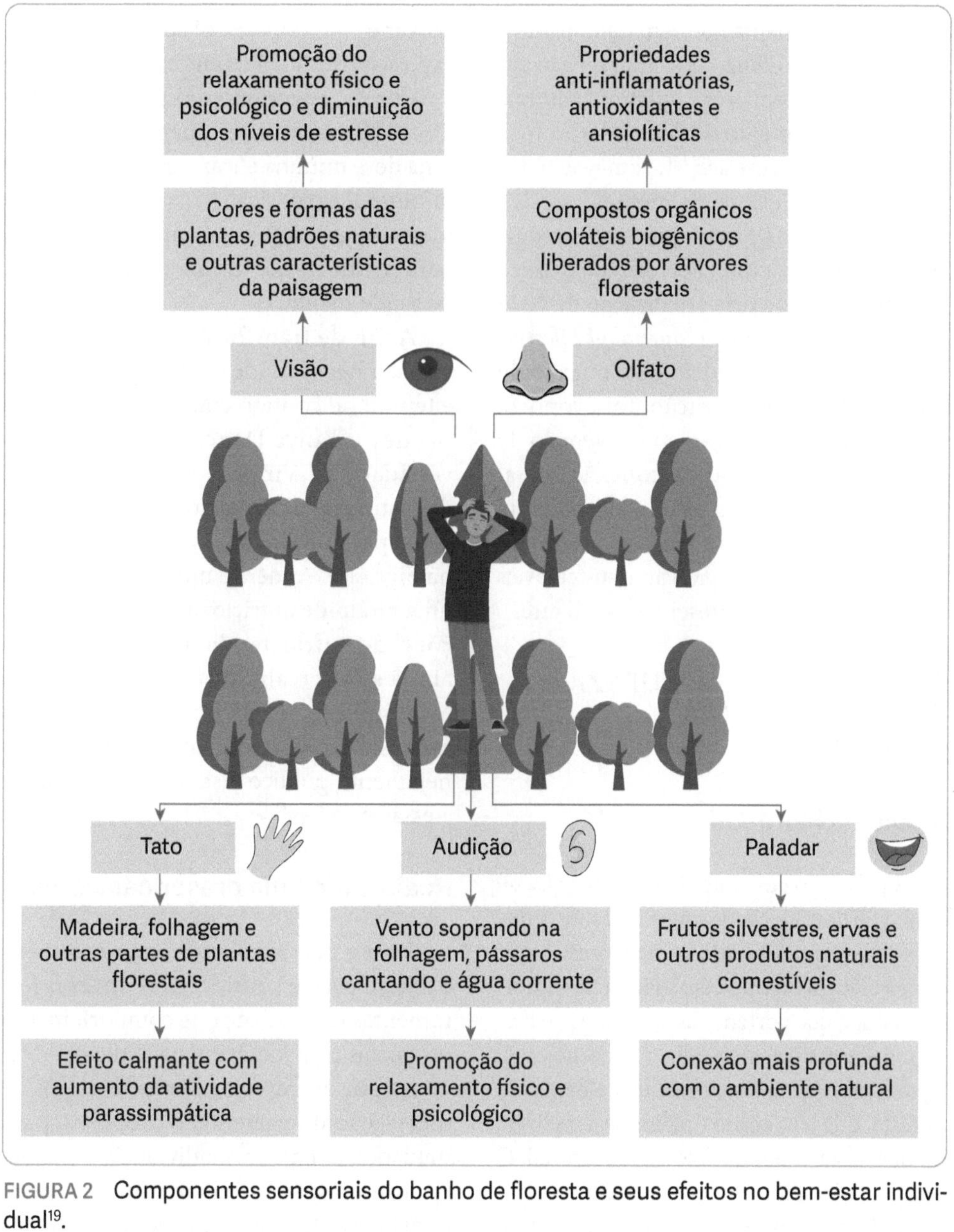

FIGURA 2 Componentes sensoriais do banho de floresta e seus efeitos no bem-estar individual[19].

diabetes tipo 2, acidente vascular encefálico, hipertensão, dislipidemia, asma e doença coronariana[22].

Ademais, diversos outros estudos envolvendo o banho de floresta e efeitos na saúde mental demonstraram que ele pode reduzir sintomas de ansiedade, depressão, raiva, fadiga mental e levar ao aumento de vigor e melhora do sono[23], assim como pode promover sensação de calma, relaxamento, bem-estar emocional, clareza mental, foco e motivação[24].

Outra ferramenta que vem demonstrando benefícios é o *Blue Care*, intervenção em saúde realizada em áreas aquáticas naturais que visa o tratamento de doenças e promoção de saúde e bem-estar[25,26], com resultados principalmente em saúde mental[27].

Os benefícios psicológicos e fisiológicos referentes à conexão com a natureza são corroborados pela atualização de 2025 publicada no *American Journal of Lifestyle Medicine* sobre o Modelo de Conexão de Merlo[28]. Nessa atualização, foi proposta a expansão da avaliação e intervenção de estilo de vida no pilar de conexão social para outros seis domínios de conexão, entre eles, a conexão com a natureza, propondo inclusive intervenções práticas e sustentáveis como as que serão apresentadas adiante.

PRESCRIÇÃO DE NATUREZA COMO ESTRATÉGIA TERAPÊUTICA

Medicina Florestal

A partir do conceito de *shinrin-yoku ou* banho de floresta citado anteriormente, surge mais recentemente a Medicina Florestal, que é uma ciência baseada em evidências, interdisciplinar, que pertence às categorias de medicina alternativa, ambiental e preventiva[6]. É a prática de forma sistematizada do banho de floresta, que tem como finalidade a melhora do bem-estar mental, físico e emocional. O cerne da Medicina Florestal está em usufruir desses benefícios gerados pelo contato com a natureza como pilar terapêutico[23].

Tempo e forma de exposição à natureza

Segundo estudos, a diminuição do estresse mais eficiente, medida pelo cortisol salivar e alfa-amilase, foi com uma dose de exposição de 20-30 minutos de contato com a natureza, sugerindo um ponto de partida[29]. Além disso, a recomendação geral de uma dose mínima eficaz semanal foi de 120 minutos de exposição à natureza, com alvo ideal entre 200-300 minutos por semana para melhores efeitos gerais nas medidas de saúde mental[30].

A fim de transformar em ferramenta visual a necessidade de diferentes formas e tempo de contato com a natureza, Tim Beatley e Tanya Denckla-Cobb da Universidade da Virgínia criam a Pirâmide da Natureza, um projeto de *The Nature of Cities* para servir como guia, representada na Figura 3. A ideia é muito semelhante a uma pirâmide nutricional, sugerindo "porções" de nutrientes da natureza. Embora ainda sejam realizados estudos quanto a essas indicações, ela inicia uma conversa essencial e importante sobre políticas e planejamento público visando acessibilidade a essas porções[31].

Realizando uma prescrição verde

Para o planejamento dessas recomendações deve-se considerar as diversas ferramentas de mudança de comportamento propostas pela Medicina do Estilo de Vida, como por exemplo avaliar os estágios de motivação do paciente, o propósito para mudança, as barreiras individuais e as experiências prévias de contato com a natureza; considerar as conexões sociais possíveis para essa jornada; e a elaboração de metas SMART, com sua reavaliação e refinamento[32].

Uma das formas de firmar o autocompromisso do paciente pode ser por meio da escrita de um acordo conforme o exemplo da Tabela 1.

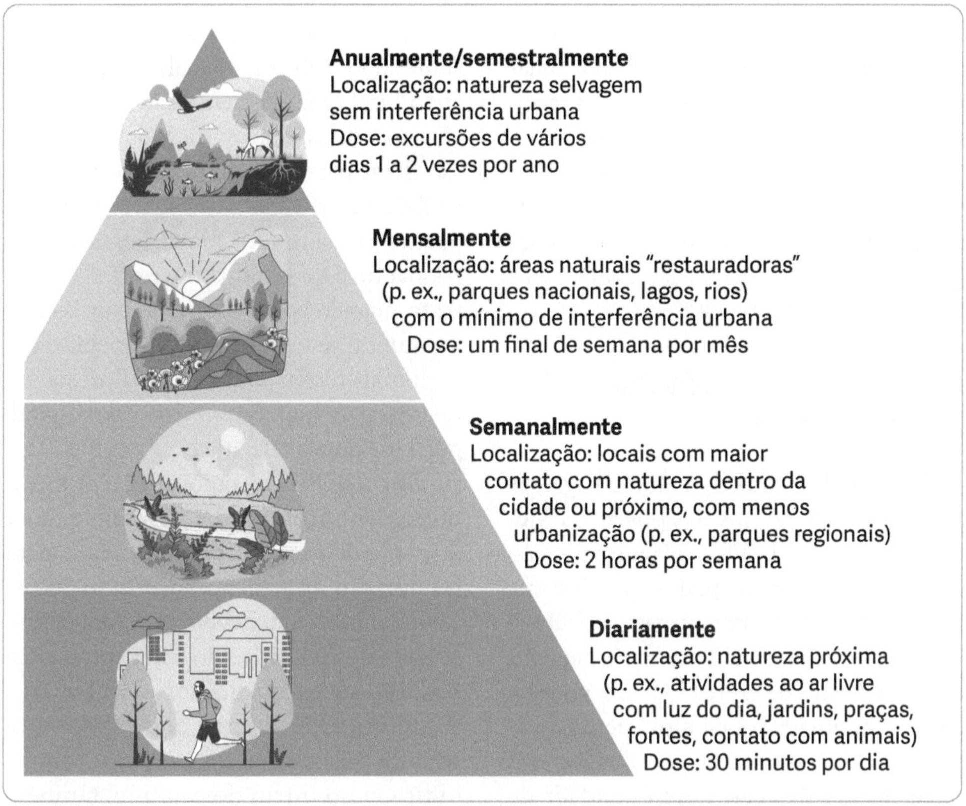

FIGURA 3 O que compõe a base da pirâmide é o contato com a natureza, que deve formar a maior parte das nossas experiências diárias, em locais próximos à vizinhança. À medida que subimos ao topo estão lugares onde a imersão na natureza ocorre com intensidade e duração maiores, porém menos frequentes. Entre a base e o topo existem muitas oportunidades e experiências naturais[31].

TABELA 1 Modelo prático de como prescrever o contato com a natureza conforme motivação e disponibilidade individual

Nome	
Local	Onde você se sente confortável e seguro? Onde você gosta de estar em contato com a natureza?
Atividade	O que você gostaria de fazer ao visitar espaços verdes? Prefere se envolver em atividades físicas, exercícios ou tempo para relaxamento?
Frequência	Com que frequência você quer visitar os espaços verdes ao longo da semana? Em qual horário do dia?
Duração	Quanto tempo você gostaria de passar nesses espaços verdes a cada semana?
Intensidade/ qualidade	Qual o tamanho e a qualidade do espaço verde?

De maneira geral, as prescrições de Terapia Florestal têm o potencial de proporcionar benefícios significativos à saúde com riscos relativamente baixos. Porém, é fundamental considerar cuidados relevantes, como a segurança do ambiente de exposição, clima adequado, alergias a certos ambientes naturais ou risco de uma reação anafilática e fobias relacionadas ao ambiente[32].

Aplicabilidade em Medicina do Estilo de Vida

Existem diferentes maneiras de agregar a Terapia Florestal nos seis pilares da Medicina do Estilo de Vida. Na alimentação saudável, por exemplo, pode-se cultivar sua própria horta, com ervas, vegetais e frutas e preparar refeições ao ar livre como piqueniques. Na prática de exercício físico, pode-se considerar atividades de movimento ao ar livre como caminhar, fazer trilhas, andar de bicicleta e brincar. Com finalidade de manejo de estresse, são recomendadas práticas de atividades passivas, como escrever ou ler ao ar livre e deitar no chão, ou mais ativas, como meditação e *mindfulness*[33]. Em relação ao controle de substâncias tóxicas, o tempo passado na natureza reduz o estresse e diminui o risco de comportamentos arriscados. A exposição à luz natural pela manhã é importante para regular o ritmo circadiano, possibilitando maior quantidade e qualidade de sono, assim como as conexões sociais, com as mais diversas atividades em grupo que proporcionam o contato com a natureza[32].

Uso da tecnologia para contato com a natureza

Pesquisas atuais compararam os efeitos de uma experiência de natureza urbana física com uma experiência de natureza virtual (utilizando realidade virtual) sobre estresse, afeto, vitalidade e restauração e indicaram que, quando as características dos ambientes são altamente semelhantes, uma caminhada na floresta virtual provoca benefícios semelhantes a uma caminhada na floresta real[34], ressoando com estudos anteriores[35,36]. Portanto, quando houver barreiras para acessar a natureza, como para pessoas imobilizadas e/ou mais idosas, o banho de floresta em realidade virtual, ou *shinrin-yoku* digital, pode ser uma alternativa.

Outro uso da tecnologia advém de estudos científicos que descreveram o ouvir do canto de pássaros sendo benéfico para restauração da atenção, sugerindo que os sons da natureza reduzem as demandas no sistema de atenção endógeno, ajudando a restaurar a atenção direcionada[37]. Por isso, a recomendação de criar uma *playlist* com sons de pássaros ou da natureza, como a indicada no início do capítulo, também pode ser outra ferramenta acessível. Além disso, podem ser usados aplicativos para monitorização da frequência do contato com a natureza, localização de parques mais próximos e até para formação de grupos de encontros em ambientes naturais.

Políticas públicas

À medida que estudos foram publicados corroborando os benefícios em saúde física, mental e emocional por meio do contato com o mundo natural, diversas políticas e iniciativas começaram a surgir visando ampliar tal prática e minimizar os impactos negativos do estilo de vida urbanizado.

Governos, como o da Nova Zelândia, implementaram ações de prescrição verde[38]. Outro exemplo é o relatório inglês que estimou os custos evitados com saúde pública devido ao espaço verde de Londres, estimando £950 milhões por ano com o aumento do acesso aos parques[39].

Além de reduzir custos, as pesquisas têm demonstrado o efeito de reduzir a disparidade social por meio da maior disponibilidade de áreas verdes. Sabe-se que bairros de baixa renda têm menor disponibilidade de espaços verdes[40] e estudos estão apontando esse dado como um importante fator de desigualdade de saúde. Eles sugerem que pessoas que vivem em áreas com maior densidade de árvores nas ruas relatam uma melhor percepção de saúde e menos condições cardiometabólicas[41], além da redução da mortalidade cardiovascular e por todas as causas[42].

Por isso, os espaços verdes podem estar negligenciados como um recurso barato e poderoso de política pública para o combate de determinantes de saúde como renda.

CONCLUSÃO

O afastamento do mundo natural com a consequente urbanização é um fator bastante impactante para a saúde física e mental. Um olhar atento para essa questão e a busca por reaproximação com a natureza significa caminhar na direção da construção de saúde física e mental de qualidade. Como profissionais da saúde, incentivar o contato com a natureza, incluindo explorar e expandir o conhecimento dessa modalidade terapêutica e prescrever essas estratégias baseadas em evidências se torna algo cada vez mais fundamental, além da necessidade do incentivo de políticas públicas que viabilizem essa conexão e promovam saúde diminuindo os impactos da urbanização. A natureza, portanto, torna-se uma aliada poderosa na promoção da saúde.

Para se aprofundar

Vídeo: Prática imersiva na natureza: https://www.youtube.com/watch?v=Ulp-nAwQ02Cw

Artigo: Sundermann M, Chielli D, Spell S. Nature as medicine: The 7th (unofficial) pillar of lifestyle medicine. Am J Lifestyle Med. 2023;17(5):717-729.

TEDx Prescrição de natureza: Nooshin Razani. Prescribing nature for health. TEDxNashville.

REFERÊNCIAS BIBLIOGRÁFICAS

1. United Nations, Department of Economic and Social Affairs, Population Division. World Urbanization Prospects: the 2018 revision (ST/ESA/SER. A/420). New York: United Nations; 2019.
2. U.S. Environmental Protection Agency. Report to Congress on indoor air quality: volume 2. EPA/400/1-89/001C. Washington: U.S. EPA; 1989.
3. Peen J, Dekker J, Schoevers RA, Have MT, de Graaf R, Beekman AT. Is the prevalence of psychiatric disorders associated with urbanization? Soc Psychiatr Epidemiol. 2007;42:984-989.
4. Leal Filho W, Wolf F, Castro-Díaz R, Li C, Ojeh VN, Gutiérrez N, et al. Addressing the urban heat islands effect: a cross-country assessment of the role of green infrastructure. Sustainability. 2021;13(2):753.
5. Williams F. This is your brain on nature. National Geographic. 2016 [acessado em 3 mar. 2025]. Disponível em: https://www.nationalgeographic.com/magazine/article/call-to-wild
6. Li Q, editor. Forest Medicine. Hauppauge: Nova Science; 2012; pp. 1-316.
7. Kellert SR, Wilson EO, editors. The biophilia hypothesis. Washington: Island Press; 1993.
8. Kaplan S. The restorative benefits of nature: toward an integrative framework. J Environ Psychol. 1995;15:169-182.
9. Kaplan R, Kaplan S. The experience of nature: a psychological perspective. New York: Oxford University Press; 1989.
10. Ulrich RS, Simons RF, Losito BD, Fiorito E, Miles MA, Zelson M. Stress recovery during exposure

to natural and urban environments. J Environ Psychol. 1991;11:201-230.

11. Park BJ, Tsunetsugu Y, Ishii H, Furuhashi S, Hirano H, Kagawa T, et al. Physiological effects of Shinrin-yoku (taking in the atmosphere of the forest) in a mixed forest in Shinano Town, Japan. Scand J For Res. 2008;23:278-83.
12. Tsunetsugu Y, Park BJ, Ishii H, Hirano H, Kagawa T, Miyazaki Y. Physiological effects of Shinrin-yoku (taking in the atmosphere of the forest) in an old-growth broadleaf forest in Yamagata prefecture, Japan. J Physiol Anthropol. 2007;26(2):135-42.
13. Yamaguchi M, Deguchi M, Miyazaki Y. The effects of exercise in forest and urban environments on sympathetic nervous activity of normal young adults. J Int Med Res. 2006;34:152-159.
14. Okada S, Li Q, Whitin JC, Clayberger C, Krensky AM. Intracellular mediators of granulysin-induced cell death. J Immunol. 2003;171:2556-62.
15. Li Q. New concept of Forest Medicine. Forests. 2023;14:1024.
16. Kuo M. How might contact with nature promote human health? Promising mechanisms and a possible central pathway. Front Psychol. 2015;6:1093.
17. Tokin BP, Kamiyama K. A Mysterious phytoncide in plants. Tokyo: Kodansha; 1980.
18. Antonelli M, Donelli D, Barbieri G, Valussi M, Maggini V, Firenzuoli F. Forest volatile organic compounds and their effects on human health: A state-of-the-art review. Int J Environ Res Public Health. 2020;17(18):6506.
19. Antonelli M, Donelli D, Carlone L, Maggini V, Firenzuoli F, Bedeschi E. Effects of forest bathing (shinrin-yoku) on individual well-being: an umbrella review. Int J Environ Health Res. 2022;32(8):1842-1867.
20. Sudimac S, Sale V, Kühn S. How nature nurtures: amygdala activity decreases as the result of a one-hour walk in nature. Mol Psychiatry. 2022;27(11):4446-4452.
21. Bratman GN, Hamilton JP, Hahn KS, Daily GC, Gross JJ. Nature experience reduces rumination and subgenual prefrontal cortex activation. Proc Natl Acad Sci USA. 2015;112:8567-72.
22. Twohig-Bennett C, Jones A. The health benefits of the great outdoors: A systematic review and meta-analysis of greenspace exposure and health outcomes. Environ Res. 2018;166:628-637.
23. Li Q. Effects of forest environment (shinrin-yoku/forest bathing) on health promotion and disease prevention: the establishment of "Forest Medicine". Environ Health Prev Med. 2022;27:43.
24. Markwell N, Gladwin TE. Shinrin-yoku (forest bathing) reduces stress and increases people's positive affect and well-being in comparison with its digital counterpart. Ecopsychology. 2020;12(4):247-256.
25. Foley R, Kistemann T. Blue space geographies: enabling health in place. Health Place. 2015;35:157-165.
26. Sempik J, Bragg R. Green care: nature-based interventions for vulnerable people. In: Barton J, Bragg R, Wood C, Pretty J, editors. Green exercise: linking nature, health and well-being. Abingdon, Oxon: Routledge; 2016.
27. Britton E, Kindermann G, Domegan C, Carlin C. Blue care: a systematic review of blue space interventions for health and wellbeing. Health Promot Int. 2020;35(1):50-69.
28. Merlo G, Snellman L, Sugden SG. Connectedness: the updated and expanded pillar of lifestyle psychiatry and lifestyle medicine. Am J Lifestyle Med. 2025 Jun 2.
29. Hunter MR, Gillespie BW, Chen SY. Urban nature experiences reduce stress in the context of daily life based on salivary biomarkers. Front Psychol. 2019;10:722.
30. White MP, Alcock I, Grellier J, et al. Spending at least 120 minutes a week in nature is associated with good health and well-being. Sci Rep. 2019;9:7730.
31. Knapp J, Says DK, Says H, et al. Exploring the nature pyramid: the nature of cities. 2015 [acessado em 3 mar. 2025]. Disponível em: https://www.thenatureofcities.com/2012/08/07/exploring-the-naturepyramid/
32. Sundermann M, Chielli D, Spell S. Nature as medicine: The 7th (unofficial) pillar of lifestyle medicine. Am J Lifestyle Med. 2023;17(5):717-729.
33. Timko Olson ER, Hansen MM, Vermeesch A. Mindfulness and shinrin-yoku: potential for physiological and psychological interventions during uncertain times. Int J Environ Res Public Health. 2020;17(24):9340.
34. Reese G, Stahlberg J, Menzel C. Digital Shinrin-yoku: do nature experiences in virtual reality reduce stress and increase well-being as strongly as similar experiences in a physical forest? Virtual Reality. 2022;26:1245-1255.

35. Mattila O, Korhonen A, Pöyry E, Hauru K, Holopainen J, Parvinen P. Restoration in a virtual reality forest environment. Comput Hum Behav. 2020;107:106295.
36. Reese G, Kohler E, Menzel C. Restore or get restored: The effect of control on stress reduction and restoration in virtual nature settings. Sustainability. 2021;13(4):1995.
37. Van Hedger SC, Nusbaum H, Clohisy L, Jaeggi SM, Buschkuehl M, Berman M. Of cricket chirps and car horns: the effect of nature sounds on cognitive performance. Psychon Bull Rev. 2018;26(2):522-530.
38. New Zealand Ministry of Health. Green prescription patient survey report. 2016. Disponível em: http://www.health.govt.nz/publication/green-prescription-patient-survey-2016-report.
39. Vivid Economics. Natural capital accounts for public green space in London. Vivid Economics; 2017.
40. Astell-Burt T, Feng X, Mavoa S, Badland HM, Giles-Corti B. Do low-income neighbourhoods have the least green space? A cross-sectional study of Australia's most populous cities. BMC Public Health. 2014;14:292.
41. Kardan O, Gozdyra P, Misic B, Moola F, Palmer LJ, Paus T, Berman MG. Neighborhood greenspace and health in a large urban center. Sci Rep. 2015;5:11610.
42. Gascon M, Triguero-Mas M, Martínez D, Dadvand P, Rojas-Rueda D, Plasència A, et al. Residential green spaces and mortality: A systematic review. Environ Int. 2016;86:60-7.

47

Transcendentalidade e espiritualidade

André Luiz da Silva

Pontos-chave

- A transcendentalidade é uma dimensão essencial e frequentemente negligenciada na promoção da saúde integral.
- Espiritualidade, sentido de vida e conexão com algo maior estão associados a desfechos positivos em saúde física e mental[1].
- Ferramentas como FICA, HOPE, FACIT-Sp e programas de sentido de vida são cientificamente validadas e aplicáveis à prática clínica[2,3].
- Abordagens baseadas em transcendentalidade melhoram a adesão ao tratamento de doenças crônicas como hipertensão, diabetes, depressão e câncer[4-6].
- A escuta acolhedora e o respeito à diversidade de crenças são fundamentos éticos imprescindíveis[7,8].

INTRODUÇÃO

Apesar das evidências crescentes sobre os benefícios da transcendentalidade na saúde, ela ainda é pouco abordada na prática clínica. Entre os principais fatores estão a formação biomédica centrada em modelos reducionistas, o receio de invadir a privacidade dos pacientes e a escassez de ferramentas didáticas para abordagem ética da espiritualidade[9,10].

A Medicina do Estilo de Vida (MEV) propõe intervenções baseadas em evidências para prevenir e tratar doenças crônicas. Entre seus pilares clássicos, frequentemente destaca-se a ausência de uma abordagem sistemática sobre a transcendentalidade. Essa dimensão inclui espiritualidade, religiosidade, sentido de vida e bem-estar existencial[3]. A transcendentalidade tem ganhado espaço na literatura científica como um importante determinante social de saúde, influenciando desfechos clínicos, adesão terapêutica e qualidade de vida[11].

A prática da MEV sem considerar aspectos existenciais pode se tornar reducionista, especialmente diante da complexidade dos indivíduos e de suas experiências de sofrimento. Este capítulo visa oferecer uma base conceitual e ferramentas aplicáveis à prática clínica, respeitando os princípios da bioética e os limites culturais[8,12].

FUNDAMENTOS DA TRANSCENDENTALIDADE EM SAÚDE

Conceitos-chave

Transcendentalidade refere-se à experiência subjetiva de conexão com algo maior que o "eu" individual. Pode ser religiosa ou não religiosa e se manifesta em formas como espiritualidade, busca de sentido, compaixão, propósito e experiências de plenitude[13].

Evidências em saúde

Diversos estudos relacionam espiritualidade com menor risco de mortalidade[14], menor uso de substâncias[15], melhor controle de doenças crônicas[16] e aumento da resiliência em situações de crise[17]. Revisões sistemáticas apontam redução de sintomas depressivos em populações que recebem intervenções voltadas ao bem-estar espiritual, como meditação, prece ou exploração de sentido[18,19].

Embora os termos transcendentalidade, espiritualidade e religiosidade sejam frequentemente usados como sinônimos na prática clínica, cada um possui significados distintos e complementares.

Transcendentalidade é um conceito mais amplo e filosófico, que remete à busca humana de conexão com o que está além da materialidade, podendo incluir experiências de sentido, propósito, pertencimento cósmico e autotranscendência, mesmo fora de qualquer tradição espiritual formal. Já a espiritualidade é entendida como a dimensão da existência que envolve o reconhecimento de algo sagrado, interconectado ou maior que o eu individual, expressando-se por meio de valores, experiências subjetivas, práticas contemplativas ou vínculos interpessoais profundos. Religiosidade, por sua vez, refere-se à filiação a sistemas organizados de crenças e práticas, como rituais, textos sagrados, dogmas e comunidades religiosas. Assim, um indivíduo pode ser espiritual sem ser religioso, e a transcendentalidade pode se manifestar em vivências não religiosas nem espirituais tradicionais, como em experiências com a arte, a natureza ou a compaixão profunda[20].

A Tabela 1 delimita aspectos importantes de cada um desses conceitos.

FERRAMENTAS DE AVALIAÇÃO E ABORDAGEM ESPIRITUAL

Modelos integrativos: 3H e BMSEST

Além das ferramentas estruturadas de entrevista, destacam-se modelos conceituais como o modelo 3H (*Head, Heart and Hands*), que propõe integrar aspectos cognitivos, afetivos e comportamentais da espiritualidade na prática clínica[21]. Outro modelo amplamente citado é o BMSEST (*Biopsychosocial-Spiritual and Ecological Systems Model*), que insere a espiritualidade como dimensão essencial na atenção centrada na pessoa, interligando fatores ambientais, sociais e transcendentais no processo de cuidado (Figura 1).

TABELA 1 Tabela comparativa: transcendentalidade, espiritualidade e religiosidade

Aspecto	Transcendentalidade	Espiritualidade	Religiosidade
Definição	Experiência de conexão com algo além do eu	Busca por sentido, propósito e conexão	Adesão a um sistema religioso organizado
Abrangência	Mais ampla, inclui espiritualidade e religiosidade	Subconjunto da transcendentalidade	Subconjunto da espiritualidade
Expressão	Arte, natureza, compaixão, filosofia	Meditação, reflexão, vínculos afetivos profundos	Ritos, orações, leitura de textos sagrados
Pertencimento institucional	Não requer	Não requer	Requer (igrejas, templos, comunidades religiosas)
Possibilidade de autodefinição	Pode ocorrer mesmo em ateus/agnósticos	Amplamente autodefinida	Requer identificação religiosa formal
Foco principal	Sentido e conexão com o transcendente	Crescimento interior e sentido	Obediência e vivência de crenças e normas religiosas
Risco de dogmatismo	Baixo	Médio	Potencialmente alto

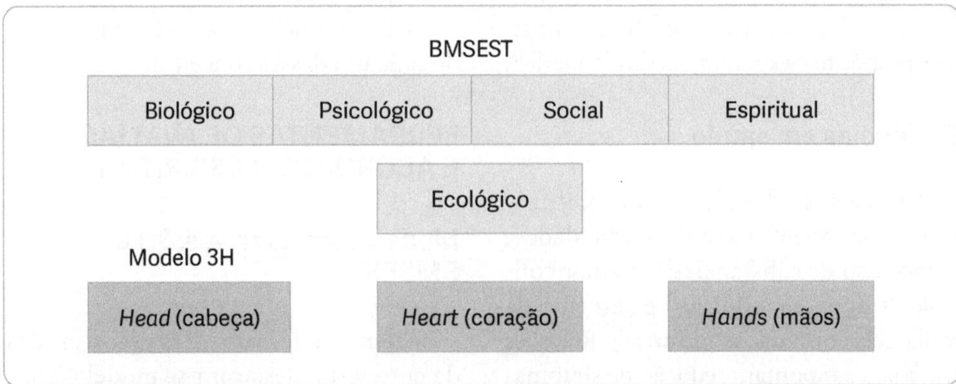

FIGURA 1 Representação esquemática dos modelos integrativos 3H e BMSEST.
Fonte: Anandarajah, 2008[21].

Esses modelos oferecem uma visão ampliada do cuidado em saúde, valorizando o ser humano em sua totalidade e promovendo intervenções mais significativas em contextos de sofrimento, dor crônica ou doença avançada. A abordagem da transcendentalidade nesses modelos dialoga com os conceitos da psicologia analítica de Carl Gustav Jung, especialmente sobre a busca de individuação, os arquétipos espirituais e o papel do *Self* como estrutura transcendente que unifica os opostos psíquicos[22]. Para Jung, a espiritualidade representa um eixo fundamental no processo de amadurecimento psíquico e de construção de sentido diante do sofrimento humano.

Anamnese espiritual com FICA

A ferramenta FICA é simples, validada e fácil de ser aplicada em contextos ambulatoriais[23]. Permite conhecer as crenças e necessidades espirituais do paciente sem induzi-lo a nenhuma visão religiosa. Estudos apontam que sua utilização melhora a relação médico-paciente, aumenta a satisfação com o cuidado e favorece a autonomia[8].

FACIT-Sp

FACIT-Sp é um instrumento validado para mensurar o bem-estar espiritual em pacientes com doenças crônicas[24]. Avalia três domínios: sentido, paz e fé. Pode ser usado em contextos como Oncologia, Cuidados Paliativos, APS e Endocrinologia. Estudos demonstram que escores elevados no FACIT-Sp se associam a menor sintomatologia depressiva e melhor adesão medicamentosa em pacientes com doenças crônicas como câncer, diabetes tipo 2 e insuficiência cardíaca[19,25].

APLICABILIDADE NA MEDICINA DO ESTILO DE VIDA

Doenças cardiovasculares

Pacientes que relatam maior sentido de vida têm menor incidência de síndrome metabólica e eventos cardiovasculares[26]. Programas de *mindfulness* espiritual, retiros e meditação de compaixão demonstraram redução da pressão arterial sistólica e da frequência de crises hipertensivas[27].

Diabetes mellitus tipo 2

Pacientes que se engajam em práticas de autocuidado motivadas por valores

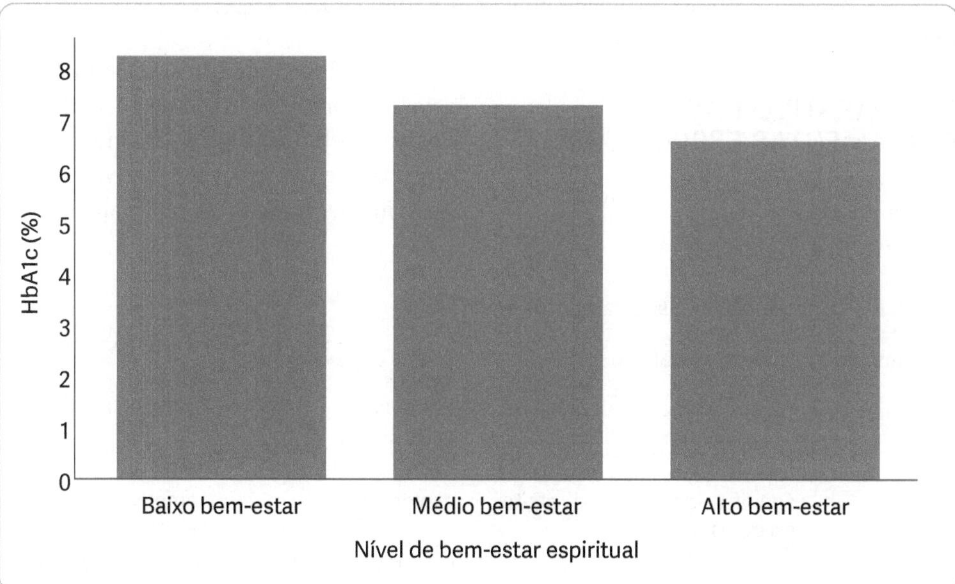

FIGURA 2 Correlação entre bem-estar espiritual (FACIT-Sp) e controle glicêmico (HbA1c). Fonte: Tavares e Panzini, 2021[19].

espirituais ou propósito relatam melhor controle glicêmico, adesão à dieta e menor risco de *burnout*[19]. O uso do FACIT-Sp correlacionou-se com hemoglobina glicada (HbA1c) mais baixa em diversos estudos longitudinais[24].

Câncer

A espiritualidade é uma das principais fontes de *coping* em Oncologia[27]. Intervenções que exploram o sentido de vida, mesmo em pacientes terminais, reduzem sintomas de sofrimento existencial e melhoram a qualidade de vida[28,29]. O uso do FICA é recomendado em *check-ups* oncológicos[23].

Depressão e ansiedade

Abordagens baseadas em sentido, como a logoterapia[29], bem como a integração de valores espirituais no tratamento, reduzem recaídas e aumentam a responsividade à psicoterapia e farmacoterapia[7,31]. Ferramentas como FICA e FACIT-Sp ajudam a identificar fontes de significado terapêutico[23,24].

COMPARATIVO DAS FERRAMENTAS ESPIRITUAIS

Ver Tabela 2.

SHINRIN-YOKU (BANHO DE FLORESTA) E TRANSCENDENTALIDADE

O banho de floresta, ou *shinrin-yoku*, é uma prática de origem japonesa que consiste em caminhar lenta e conscientemente por ambientes naturais como florestas, com foco em silêncio, contemplação e conexão com a natureza. Estudos demonstram que o *shinrin-yoku* reduz os níveis de cortisol, melhora a variabilidade da frequência cardíaca e reduz sintomas de ansiedade e depressão[32-34]. Do ponto de vista da transcendentalidade, essa prática favorece experiências de expansão da consciência, conexão com o sagrado e sensação de pertencimento cósmico. Em contextos clínicos, pode ser recomendada como estratégia de suporte espiritual não confessional, integrando o componente ecológico do modelo BMSEST e a dimensão "Hands" (ação transformadora) do modelo 3H.

CUIDADOS ÉTICOS E CULTURAIS

A abordagem da transcendentalidade deve ser sempre centrada no paciente. Imposições religiosas, proselitismo, jargões espirituais e discursos normativos devem ser evitados. A escuta ativa, a validação da

TABELA 2 Comparativo das ferramentas espirituais

Ferramenta	Domínios avaliados	Forma de aplicação	Indicação clínica principal
FICA	Fé, importância, comunidade, abordagem no cuidado	Entrevista estruturada	Avaliação inicial em consultas[23]
HOPE	Esperança, religião organizada, espiritualidade pessoal, efeitos no cuidado	Entrevista aberta e exploratória	Situações complexas e paliativas[21]
FACIT-Sp	Sentido, paz, fé	Questionário validado (autopreenchimento ou entrevista)	Monitoramento em doenças crônicas[24]

experiência do paciente e o respeito à diversidade são fundamentais para garantir beneficência e não maleficência[8,12,35].

Para se aprofundar

Livro: Koenig HG, King DE, Carson VB. Handbook of religion and health. Oxford University Press; 2012.

Artigo: Puchalski CM, Ferrell B, Virani R, Otis-Green S, Baird P, Bull J, et al. Improving the quality of spiritual care as a dimension of palliative care. J Palliat Med. 2009;12(10):885-904.

Livro: Wong PT. The human quest for meaning: a handbook of psychological research and clinical applications. Routledge; 2012.

REFERÊNCIAS BIBLIOGRÁFICAS

1. Koenig HG, King DE, Carson VB. Handbook of religion and health. Oxford University Press; 2012.
2. Puchalski CM, Ferrell B, Virani R, Otis-Green S, Baird P, Bull J, et al. Improving the quality of spiritual care as a dimension of palliative care. J Palliat Med. 2009;12(10):885-904.
3. Wong PT. The human quest for meaning: a handbook of psychological research and clinical applications. Routledge; 2012.
4. McCullough ME, Hoyt WT, Larson DB, Koenig HG, Thoresen C. Religious involvement and mortality: a meta-analytic review. Health Psychol. 2000;19(3):211-22.
5. Büssing A, Balzat HJ, Heusser P. Spiritual needs of patients with chronic pain diseases and cancer. Eur J Med Res. 2010;15(6):266-73.
6. Salsman JM, et al. Development and psychometric evaluation of the FACIT–Sp. Psychooncology. 2011;20(5):556-62.
7. Sulmasy DP. Spiritual issues in the care of dying patients. JAMA. 2006;296(11):1385-92.
8. Puchalski CM, Blatt B, Kogan M, Butler A. Spirituality and health: the development of a field. Acad Med. 2014;89(1):10-6.
9. Mueller PS, Plevak DJ, Rummans TA. Religious involvement, spirituality, and medicine. Mayo Clin Proc. 2001;76(12):1225-35.
10. George LK, Ellison CG, Larson DB. Spirituality and health: what we know, what we need to know. J Soc Clin Psychol. 2000;19(1):102-16.
11. Krause N. Meaning in life and mortality. J Gerontol B Psychol Sci Soc Sci. 2009;64B(4):517-27.
12. Saad M, Medeiros R. Medicina e espiritualidade: fundamentos e práticas. São Paulo: Comenius; 2014.
13. Gall TL, Malette J, Guirguis-Younger M. Spirituality and religiousness: a diversity of definitions. J Relig Health. 2011;50(1):20-30.
14. Chida Y, Steptoe A. Positive psychological well-being and mortality. Psychosom Med. 2008;70(7):741-56.
15. Smith TB, McCullough ME, Poll J. Religiousness and depression. Psychol Bull. 2003;129(4):614-36.
16. Lucchetti G, Lucchetti ALG, Espinha DCM, Oliveira LR, Leite JR, Koenig HG. Spirituality and health in the curricula of medical schools in Brazil. BMC Med Educ. 2012; 12:78.
17. Park CL, et al. Meaning making and adjustment to cancer. J Couns Psychol. 2008;55(2):240-55.
18. Fisher JW. Comparing levels of spiritual well-being in religious youth groups and secular schools. Int J Child Spiritual. 2001;6(1):17-27.
19. Tavares J, Panzini RG. Espiritualidade e qualidade de vida em pacientes com doenças crônicas. Rev Psiquiatr Clin. 2021;48(2):53-9.
20. Koenig HG. Religion, spirituality, and health: the research and clinical implications. ISRN Psychiatry. 2012; 2012:278730.
21. Anandarajah G. The 3H and BMSEST models for spiritual care in family medicine. Perm J. 2008;12(3):50-5.
22. Jung CG. O homem e seus símbolos, 2. ed. Rio de Janeiro: Nova Fronteira; 2008.
23. Borneman T, Ferrell B, Puchalski CM. Evaluation of the FICA tool. J Pain Symptom Manage. 2010;40(2):163-73.
24. Vallurupalli M, Lauderdale K, Balboni MJ, Phelps AC, Block SD, Ng AK, et al. The role of spirituality and religious coping in quality of life in advanced cancer. J Support Oncol. 2012;10(2):81-7.

25. Pearce MJ, Singer JL, Prigerson HG. Religious coping among caregivers. J Health Psychol. 2006;11(5):743-59.
26. Li Q. Effect of forest bathing trips on human immune function. Environ Health Prev Med. 2010;15(1):9-17.
27. Park BJ, Tsunetsugu Y, Kasetani T, Kagawa T, Miyazaki Y. Physiological effects of shinrin-yoku. Environ Health Prev Med. 2010;15(1):18-26.
28. Hansen MM, Jones R, Tocchini K. Shinrin-yoku and nature therapy: a review. Int J Environ Res Public Health. 2017;14(8):851.
29. Breitbart W, Rosenfeld B, Gibson C, Pessin H, Poppito S, Nelson C, et al. Meaning-centered group psychotherapy for patients with advanced cancer: a pilot randomized controlled trial. Psychooncology. 2010;19(1):21-8.
30. Frankl VE. Em busca de sentido, 36. ed. Petrópolis: Vozes; 2008.
31. Fitchett G, Canada AL. The role of religion/spirituality in coping with cancer. In: Holland JC, editor. Psycho-oncology, 2. ed. Oxford University Press; 2010.
32. World Health Organization (WHO). WHOQOL-SRPB Users manual. Geneva: WHO; 2002.
33. Ironson G, Solomon GF, Balbin EG, O'Cleirigh C, George A, Kumar M, et al. The Ironson-Woods Spirituality Index and HIV/AIDS. Ann Behav Med. 2002;24(1):34-48.
34. LeMay K, Wilson KG. Existential distress in life-threatening illness. Clin Psychol Rev. 2008;28(3):472-93.
35. Hodge DR. A template for spiritual assessment. Soc Work. 2006;51(4):317-26.

48

Estratégias de comunicação interpessoal

Tatiana Marins Farias
Flávia Regina de Oliveira

Pontos-chave

- A comunicação eficaz é uma abordagem centrada na pessoa são cruciais para engajar pacientes na adoção de hábitos de vida saudáveis.
- Estratégias como Metas SMART e Entrevista Motivacional oferecem ferramentas práticas para guiar e apoiar a mudança de comportamento.
- O fortalecimento das forças de caráter e a criação de um ambiente psicologicamente seguro promovem autoconfiança e um ambiente terapêutico acolhedor.
- A prática de *mindfulness* e a validação das experiências do paciente são essenciais para o bem-estar e a construção de vínculos de confiança.
- O *Coaching* em Saúde integra diversas abordagens, capacitando o profissional a auxiliar o paciente na manutenção de mudanças duradouras.

INTRODUÇÃO

As doenças crônicas não transmissíveis (DCNT), a exemplo de diabetes, hipertensão, doenças cardíacas, acidente vascular cerebral e algumas neoplasias, frequentemente associadas a fatores de risco relacionados ao estilo de vida, são a principal causa de morte no mundo, representando 74% dos óbitos, segundo a Organização Mundial da Saúde (OMS)[1]. No Brasil, a situação não é diferente. Em 2019, as DCNT foram responsáveis por 54,7% das mortes registradas, totalizando mais de 730 mil óbitos. Destes, 41,8% ocorreram de forma prematura, ou seja, entre 30 e 69 anos de idade[2].

Segundo a Declaração de Doha[3], a Medicina do Estilo de Vida trata-se de uma disciplina clínica, médica e de saúde que fornece cuidados baseados em evidências científicas para promover o bem-estar, prevenir e até reverter doenças crônicas não transmissíveis, por meio de intervenções terapêuticas para modificar comportamentos para melhorar a saúde geral e o bem-estar das pessoas.

IMPORTÂNCIA DA INTERVENÇÃO NO ESTILO DE VIDA

A intervenção no estilo de vida é uma estratégia eficaz para prevenir e controlar as DCNT. Estudos têm demonstrado que mudanças nos hábitos de vida, como uma dieta saudável, exercícios regulares e não fumar, podem reduzir o risco de desenvolver DCNT[4]. Além disso, a intervenção no estilo de vida também pode ajudar a melhorar a qualidade de vida e a reduzir os custos de saúde.

ESTRATÉGIAS E FERRAMENTAS PARA MUDANÇA DE COMPORTAMENTO

Existem diversas estratégias e ferramentas que podem ser utilizadas na relação entre o profissional da saúde e o paciente para promover a mudança de comportamento para hábitos mais saudáveis. Neste capítulo, o papel fundamental da comunicação na relação médico-paciente é explorado para engajar os pacientes em mudanças para hábitos mais saudáveis e prevenir, tratar e reverter as DCNT.

Observa-se como a comunicação eficaz pode ajudar a superar as barreiras para a mudança, aumentar a motivação e a autoeficácia dos pacientes, e melhorar os resultados de saúde. Além disso, são discutidas estratégias práticas para os profissionais de saúde melhorarem sua comunicação com os pacientes e promoverem a mudança de comportamento para uma vida mais saudável.

Com o advento da inteligência artificial, muitos temem como ela impactará a prática médica. As *soft skills*, habilidades do desenvolvimento emocional, comportamental e cognitivo, a exemplo da comunicação, do pensamento crítico e estruturado, da capacidade de trabalho em equipe, da consciência cultural, da sociabilidade, da empatia e do respeito à diversidade, serão um diferencial no atendimento médico. Este capítulo é essencial para o médico do futuro[5].

- O clínico do futuro como parceiro para a saúde trabalhará colaborativamente com os pacientes, que são membros informados e empoderados de sua própria equipe de atendimento.
- O clínico do futuro ajudará as pessoas a se manterem saudáveis em vez de esperar até que fiquem doentes, focando em cuidados de saúde preventivos.
- O clínico do futuro com conhecimento em tecnologia melhorará os resultados dos pacientes usando dados e as mais recentes tecnologias de saúde digital, que estão em constante evolução.
- O clínico do futuro com maior equilíbrio entre a vida pessoal e profissional poderá evitar a síndrome de *burnout*, tão prevalente na atualidade.
- O clínico do futuro acessível está ciente das desigualdades em saúde e trabalha em um sistema que torna o atendimento mais disponível para populações diversas.

As estratégias e ferramentas utilizadas na relação médico-paciente para promover a mudança de comportamento para hábitos mais saudáveis são diversas e podem ser adaptadas às necessidades individuais dos pacientes. A seguir estão algumas das principais estratégias e ferramentas utilizadas.

Método Clínico Centrado na Pessoa

O Método Clínico Centrado na Pessoa (MCCP) é um modelo específico de condução de consulta médica que enfatiza a compreensão integral da pessoa, colocando-a no centro do cuidado, reconhecendo-a como participante ativo em sua própria saúde. Essa perspectiva valoriza não apenas os aspectos biomédicos (focados na doença), mas também os psicológicos, sociais e emocionais do indivíduo (focados na pessoa). Segundo Stewart et al.[6], essa abordagem busca transformar o método clínico tradicional, promovendo uma relação mais colaborativa entre profissional da saúde e paciente.

O MCCP, inicialmente estruturado em seis componentes, foi posteriormente consolidado em quatro componentes principais, visando integrar os elementos anteriores de forma mais coesa e facilitar a aplicação prática do método[6]. Os quatro componentes são:

- Explorar a saúde, a doença e a experiência da doença: compreender tanto os aspectos biomédicos quanto as percepções e sentimentos do paciente em relação à sua condição.
- Entender a pessoa na totalidade: considerar a pessoa em seu contexto biopsicossocial, incluindo determinantes sociais que influenciam a sua saúde.
- Elaborar um plano conjunto de manejo dos problemas: desenvolver estratégias terapêuticas que atendam necessidades e expectativas da pessoa, respeitando a sua autonomia de decisão.
- Intensificar a relação entre a pessoa e o médico: fortalecer a comunicação e a confiança mútua, essenciais para um cuidado eficaz e humanizado em parceria com a pessoa.

Essa estratégia requer uma mudança de paradigma, em que o profissional de saúde atua como facilitador, ouvindo ativamente e envolvendo o paciente nas decisões sobre seu tratamento. Essa abordagem tem mostrado melhorar a satisfação dos pacientes, a adesão aos tratamentos e os desfechos clínicos.

Comunicação Não Violenta

A comunicação é a base das relações humanas, é o alicerce da vida no que tange a necessidade visceral do ser humano em viver em grupos e a busca pelo pertencimento. Por meio do tipo de comunicação estabelecida se molda o caminho e o resultado dessa troca. O conceito de Comunicação Não Violenta (CNV) foi desenvolvido por Marshall Rosenberg[6]. Ao entender como uma comunicação assertiva muda completamente a abordagem médica, invariavelmente tanto o médico como o paciente ampliam seu próprio repertório que será usado em outras áreas da vida.

É importante notar que esses conceitos estão inter-relacionados e podem ser aplicados juntos para criar uma comunicação eficaz e respeitosa.

A CNV é a tomada de consciência de nossas necessidades, nossa humanidade, nossa capacidade de conexão e nossa capacidade de comunicação para além de qualquer linguagem rebuscada ou especulações gramaticais e lógicas.

A CNV é uma abordagem que busca promover a empatia e a compreensão entre as pessoas, ajudando a estabelecer uma relação mais saudável e respeitosa entre profissional e paciente[7].

Metas SMART

O conceito de metas SMART não é novo. Concebido em 1981 por George Doran, Arthur Miller e James Cunningham[8,9] com foco em empresas, hoje sua aplicação se estende por diversas áreas de atuação. Essa abordagem busca promover a definição de metas claras e alcançáveis por meio da utilização dos critérios SMART (*Specific, Measurable, Achievable, Relevant e Time-bound*), ajudando os pacientes a estabelecerem metas realistas e a se tornarem mais motivados para alcançá-las[8,9].

- S: *Specific*/Específica: uma meta vaga, como "Quero começar a me exercitar", não passa de uma ideia, que provavelmente se perderá em meio ao dia a dia. Ao passo que: "Vou caminhar 3 vezes por semana", é algo muito mais direcionado e com maiores chances de engajamento.
- M: *Measurable*/Mensurável: complementando o exemplo acima: "Vou caminhar por 30 minutos 3 vezes por semana". Pode ser um número, uma porcentagem, algo que demonstre sucesso ao longo do tempo, que se possa observar uma evolução.
- A: *Attainable*/Atingível: colocar inicialmente uma meta que parece muito distante irá gerar a sensação de fracasso muito precocemente. No caso, pedir para alguém que se queixa de dor nos joelhos que inicie a prática de corrida diária é muito fora da realidade. Ajustar as expectativas junto ao paciente é fundamental. "Vou caminhar 2 horas por dia por 30 dias" para alguém que está totalmente sedentário pode se tornar um fardo e a meta provavelmente será abandonada.
- R: *Relevant*/Relevante: o hábito que será trabalhado está alinhado com a mudança que o paciente deseja alcançar? Se o desejo é melhorar os níveis de colesterol, iniciar aulas de meditação, por exemplo, não ajudará no processo. O direcionamento deve ser enquadrado no objetivo inicial traçado juntamente com o paciente.
- T: *Time-bound*/Tempo limite: esse item nada mais é do que colocar uma data para o *follow up*, em que os resultados serão analisados e, se necessário, reajustados.

Intervenção com Forças de Caráter

Segundo Machado e Matsumoto[10], uma das maiores referências em Psicologia Positiva, o autor Martin Seligman, enfatiza como as abordagens psicológicas tendem a focar na psicopatologia ao invés das forças de caráter, para contribuir com o florescimento das pessoas. Dessa forma, Martin Seligman e Christopher Peterson[11] intensificaram estudos enfatizando constructos psicológicos inversos ao sofrimento humano, propondo uma classificação de 24 forças de caráter distribuídas em seis virtudes principais: sabedoria, coragem, humanidade, justiça, temperança e transcendência.

Essa abordagem busca promover o bem-estar e a felicidade por meio da identificação e do fortalecimento das forças de caráter e virtudes, ajudando os pacientes a se concentrarem em seus pontos fortes e a desenvolverem uma mentalidade mais positiva[12], além de maior autoestima e confiança em si mesmos[13], sendo considerada uma ferramenta importante nas intervenções clínicas para o enfraquecimento e desativação de crenças desadaptativas[9], o que é importante para mudanças de comportamento.

Um estudo realizado por uma equipe de 55 pesquisadores, ao longo de 3 anos, identificou 24 forças de caráter humanas, agrupadas em seis virtudes, dentre elas: sabedoria, coragem, humanidade, justiça, temperança e transcendência[14]. O Inventário de Forças de Caráter do Instituto VIA Character, instrumento traduzido em vários idiomas, pode ser utilizado para conhecer todas as forças de caráter da pessoa, das mais altas para as mais baixas[14]. Esse instrumento foi rigorosamente validado em diversas regiões do mundo, com diferentes características, e traduzido para vários idiomas, demonstrando boa psicometria (confiabilidade e validade). É disponibilizado ao público gratuitamente[11,13].

Além de conhecer as forças de caráter (etapa de conscientização), é preciso explorar todas as 24 forças (etapa de exploração), além de avaliar a necessidade de intervenções, conforme o método Conscientização, Exploração e Aplicação (CEA), criado a partir de um programa intensivo de intervenção em forças de caráter[15], descrito pelo autor Ryan Niemiec[14].

Após aplicação do VIA, várias ferramentas podem ser utilizadas para aumentar a produtividade das pessoas, a satisfação com a vida, identificar e realizar propósitos de vida, otimizar relações interpessoais, além do engajamento[6] que são os pilares do bem-estar. Isso se aplica também na relação do profissional da saúde com o paciente.

Apesar de ter sido amplamente divulgado, cerca de dois terços das pessoas ainda não conhecem suas próprias forças de caráter[14]. No entanto, pesquisas demonstram que reconhecer e trabalhar com essas forças é uma estratégia eficaz para promover mudanças de comportamento saudáveis, aumentando as chances de bem-estar e o florescimento humano. Essa abordagem representa uma contribuição significativa para a prática da Medicina do Estilo de Vida.

Validação

Estratégia fundamental nas relações interpessoais, incluindo as terapêuticas, a validação proporciona à pessoa um ambiente de segurança emocional e compreensão, promovendo mudanças de comportamento saudáveis. Segundo Marsha Linehan[17], validar não significa concordar com o paciente, mas reconhecer a coerência interna de suas emoções e experiências. No livro *The power of validation*, Hall e Cook[18] destacam que a validação contribui com a autorregulação emocional ao reduzir a reatividade emocional, facilitando o desenvolvimento de comportamentos mais saudáveis.

Quando um paciente se sente validado, ele ganha confiança para modificar padrões de comportamento desadaptativos que comprometem o seu autocuidado e, consequentemente, a sua saúde. Linehan[17] enfatiza que a validação é essencial para construir um equilíbrio entre aceitação da realidade e mudança, possibilitando que o paciente desenvolva habilidades de tolerância ao desconforto e resolução de problemas. Da mesma forma, Hall e Cook[18] apontam que se sentir compreendido é essencial para o bem-estar emocional e a construção de relações saudáveis.

A estratégia de validação contribui diretamente para a construção de uma "vida que vale a pena ser vivida"[17]. Quando o paciente percebe que suas emoções são reconhecidas, ele se sente fortalecido para fazer escolhas mais saudáveis e alinhadas com suas metas de vida. Dessa forma, a validação não apenas fortalece o vínculo entre profissional da saúde e paciente, mas também atua como um catalisador essencial para mudanças positivas e duradouras na vida da pessoa.

Entrevista Motivacional

Antes de qualquer conceito referente à Entrevista Motivacional, deve-se levar em consideração alguns pontos importantes:

- Abordagem com base nos estágios de mudança.
- Comunicação não violenta.

Estágios de mudança[19] – Modelo Transteórico de Mudança Comportamental: deve-se saber em qual ponto os envolvidos estão para ser elaborada a melhor estratégia rumo à mudança. Para estabelecer uma comunicação adequada com o paciente primeiramente o profissional deve entender o ponto em que está no que se refere ao estilo de vida e quais são as expectativas do paciente.

"Ninguém muda até que esteja pronto para isso"[20].

- Pré-contemplação: a pessoa não tem ou não pretende fazer mudanças tão cedo. Ela não está pronta ou até mesmo não reconhece a necessidade de mudar, chegando às vezes a ironizar o tema abordado. Sem previsão para mudança nos próximos 6 meses.
- Contemplação: o indivíduo tem ciência do problema e está disposto à mudança nos próximos 6 meses, porém existe uma ambivalência – aceita e ao mesmo tempo rejeita.
- Preparação: o indivíduo está pronto para ação nos próximos 30 dias, com sinais de leves mudanças de comportamento.
- Ação: o indivíduo realizou mudanças de comportamento nos últimos 6 meses e se mostra empenhado em mantê-las.
- Manutenção: o indivíduo sustenta as mudanças há mais de 6 meses, esforçando-se para prevenir recaídas.

Quatro competências essenciais estão envolvidas na Entrevista Motivacional:

- Questões abertas: são perguntas que não podem ser respondidas com uma ou duas palavras. Esse tipo de pergunta oferece a oportunidade para que o paciente discorra sobre suas percepções do assunto. Costuma começar com palavras como: "o quê", "como", "conte-me mais sobre isso".
- Afirmações: são úteis para aumentar a consciência e uma percepção mais positiva do paciente em suas forças, esforços e intenções.
- Reflexões: transmite a sensação de que o paciente está verdadeiramente sendo escutado e compreendido.
- Recapitulação: auxilia o paciente a organizar melhor os seus próprios pensamentos, assim como também acaba sendo uma verificação do entendimento da conversa na totalidade.

Segurança Psicológica

Segundo Timothy R. Clark[21], a Segurança Psicológica é definida como um ambiente em que as pessoas se sentem seguras para expressar ideias, preocupações e emoções, sem medo de julgamento, represálias ou retaliações, o que é fundamental nas relações terapêuticas, considerando que, quando o paciente se sente mais à vontade para compartilhar informações relevantes sobre sua saúde, permite um tratamento mais eficaz e individualizado.

Ao considerar que no livro *The 4 stages of Psychological Safety: defining the path to inclusion and innovation*, Timothy R. Clark[21] apresenta uma análise profunda sobre a importância da Segurança Psicológica no desempenho de equipes. Essa também pode ser uma estratégia na relação entre profissional da saúde e paciente, contribuindo com a promoção do bem-estar e a adesão a comportamentos saudáveis.

A criação de um espaço seguro, em que o paciente sente que seus pensamentos e experiências são validadas, contribui para o engajamento de pacientes no tratamento e para mudanças de comportamento. Clark[21] destaca que, ao passar pelos quatro estágios da Segurança Psicológica (inclusão, aprendizado, contribuição e desafio), as pessoas se tornam mais propensas a engajar-se em processos de melhoria e crescimento.

No contexto da saúde, isso significa que os pacientes estão mais dispostos a adotar hábitos mais saudáveis e buscar apoio quando necessário, fortalecendo o vínculo na relação entre profissional e paciente, item fundamental no método clínico centrado na pessoa, anteriormente citado neste capítulo. Isso resulta em maior engajamento no tratamento, na prevenção de doenças e no bem-estar do paciente. Assim, a Segurança Psicológica também se torna uma estratégia essencial para um cuidado humanizado.

Mindfulness e a prática médica

A sociedade atual nos conduziu para uma mente que divaga quase o tempo todo. Um estudo realizado pelos psicólogos Matthew A. Killingsworth e Daniel T. Gilbert da Universidade de Harvard[22] comprovou que nossa mente divaga aproximadamente 47% do tempo, ou seja, está em algum lugar que não no momento presente.

Estar realmente conectado ao momento presente requer consciência e treinamento, pois estamos imersos em um bombardeio de informações que nos distraem e, como consequência, vivemos no piloto automático. Esse *modus operandi* impacta diretamente nas nossas escolhas, sendo que muitas vezes elas refletem padrões os quais não temos plena consciência.

À primeira vista pode parecer que *mindfulness*, ou atenção plena, não tem uma relação direta na abordagem com o paciente na MEV. Entretanto, diversos estudos demonstram que a prática de *mindfulness* tem um efeito positivo tanto em médicos como em pacientes.

Em relação à prática de *mindfulness* no que se refere ao médico ou profissional da saúde, ela traz diversos benefícios por meio da consciência e compaixão, desempenhando um papel crucial para conduzir seus pacientes e, no caso de lideranças, também conduzir a equipe de maneira mais assertiva[23]. Em revisão de 16 artigos constatou-se que os programas de *mindfulness* ajudam os profissionais da saúde a lidar com o estresse no ambiente de trabalho, facilitando as práticas clínicas, fomentando calma, foco e aceitação de limitações e aumentando a compaixão e a atenção aos pacientes[24].

Mindfulness e forças de caráter

Mindfulness, ou atenção plena, é uma prática que envolve focar no momento presente de maneira consciente, sem julgamentos, o que favorece uma maior percepção de si mesmo e do ambiente ao redor. Uma maior atenção às forças de caráter, principalmente as forças de assinatura, permite que os indivíduos às desenvolvam de forma profunda e autêntica. Ao combinar essa prática com as forças de caráter como coragem, gratidão, esperança, é possível cultivar mudanças de comportamento que promovem a saúde mental e emocional, conduzindo os indivíduos a uma vida mais plena e equilibrada[14].

Ao praticar *mindfulness*, uma pessoa pode desenvolver a gratidão, por exemplo, ao perceber e valorizar as pequenas coisas do cotidiano ou aumentar sua autoconsciência, o que fortalece a coragem e a capacidade de tomar decisões saudáveis. Dessa forma, *mindfulness* e forças de caráter não só se complementam, mas também se potencializam mutuamente, criando um ciclo virtuoso que pode transformar padrões de comportamento prejudiciais em atitudes mais adaptativas e positivas[14].

Além disso, a integração de *mindfulness* com as forças de caráter tem um impacto significativo na construção de hábitos saudáveis. A prática constante de *mindfulness* ajuda a regular as emoções, aumentar a clareza mental e reduzir o estresse, aspectos fundamentais para a mudança de comportamento a longo prazo. O cultivo das forças de caráter, por sua vez, contribui para a motivação e a resiliência necessárias para adotar e manter comportamentos saudáveis, como alimentação equilibrada, atividade física regular e estratégias eficazes para lidar com adversidades. A junção dessas duas abordagens, portanto, oferece um caminho robusto para promover a saúde mental e física, possibilitando que os indivíduos vivam uma vida mais significativa e cheia de bem-estar[14].

ELIMINAÇÃO DA CULTURA DE DESCRENÇA

No artigo "*The Cultural Imperative of Patient-Centered Care*"[16], Beach e Kerns enfatizam a importância de compreender as diferenças culturais na relação médico-paciente para melhorar a qualidade do atendimento. Eles destacam que a falta de sensibilidade cultural pode levar a mal-entendidos, diminuição da confiança e, consequentemente, a uma cultura de descrença, em que pacientes não se sentem ouvidos ou respeitados. Para superar isso, os autores sugerem que os profissionais de saúde desenvolvam competências culturais, promovam a comunicação aberta e reconheçam as diversas perspectivas dos pacientes, criando um ambiente de confiança mútua[16].

Coaching em saúde

Pode-se dizer que o conceito de *coaching* em saúde engloba todas as definições e estratégias descritas acima, mas com enfoque maior na monitorização e no acompanhamento das mudanças alcançadas inicialmente pela abordagem na Entrevista Motivacional.

Coaching em saúde e bem-estar [é]:

"Uma abordagem centrada no paciente em que os pacientes determinam pelo menos parcialmente seus objetivos, usam autodescoberta ou processos de aprendizagem ativa com educação de conteúdo para trabalhar em direção a seus objetivos e automonitorar comportamentos para aumentar a responsabilidade, tudo dentro do contexto de um relacionamento interpessoal com um *coach*. O *coach* é um profissional de saúde treinado em teoria de mudança de comportamento, estratégias motivacionais e técnicas de comunicação, usadas para ajudar os pacientes a desenvolver motivação intrínseca e obter habilidades para criar mudanças sustentáveis para melhorar a saúde e o bem-estar."[25]

CONCLUSÃO

A intervenção no estilo de vida é uma estratégia eficaz para prevenir e controlar as DCNT. As diversas estratégias e ferramentas apresentadas neste texto podem ser utilizadas na relação médico-paciente para promover a mudança de comportamento para hábitos mais saudáveis. É fundamental que os profissionais de saúde estejam capacitados para utilizar essas estratégias e ferramentas de forma eficaz, promovendo uma abordagem mais personalizada e centrada na pessoa.

Para se aprofundar

Livro: Rosenberg MB. Comunicação não-violenta: uma linguagem de vida. São Paulo: Ágora; 2003.

Livro: Machado L, Matsumoto LS, orgs. Psicologia positiva e psiquiatria positiva: a ciência da felicidade na prática clínica, 1. ed. Barueri: Manole; 2019.

Livro: Niemiec RM. Intervenções com forças de caráter: um guia de campo para praticantes, 7. ed. São Paulo: Hogrefe; 2019.

Livro: Niemec RM. The mindfulness and character strengths workbook. [S.l.]: Hogrefe Publishing, 2023.

Livro: Hall KD, Cook MH. The power of validation: arming your child against low self-esteem, anxiety, and depression. Oakland: New Harbinger; 2011.

Livro: Clark TR. Os 4 estágios da segurança psicológica: definindo o caminho para inclusão e inovação. Tradução de Daniel Salgado. Rio de Janeiro: Alta Books, 2023.

REFERÊNCIAS BIBLIOGRÁFICAS

1. Brasil. Ministério da Saúde. Saúde apresenta atual cenário das doenças não transmissíveis no Brasil. Brasília: Ministério da Saúde; 2022. Disponível em: https://www.gov.br/saude/pt-br/assuntos/noticias/2021/setembro/saude-apresenta-atual-cenario-das-doencas-nao-transmissiveis-no-brasil
2. World Health Organization. Noncommunicable diseases: progress monitor 2022. Geneva: WHO, 2022. Disponível em: https://www.who.int/publications/item/9789240047761. Acesso em: 17 maio 2023.
3. Global Alliance for Lifestyle Medicine. The Doha Declaration. Lifestyle Medicine Global; 2024. Disponível em: https://lifestylemedicineglobal.org/doha-declaration/.
4. World Health Organization. WHO global report on trends in prevalence of tobacco smoking 2000-2025, 2nd ed. Geneva: WHO; 2018. Disponível em: https://www.who.int/publications/i/item/9789241514170.
5. Elsevier. Clinician of the Future Report 2023. Disponível em: https://elsevier.com/connect/clinician-of-the-futur
6. Stewart M, Brown JB, Weston WW, McWhinney IR, McWilliam CL, Freeman TR. Medicina centrada na pessoa: transformando o método clínico, 3rd. ed. Porto Alegre: Artmed; 2017.
7. Rosenberg MB. Comunicação não-violenta: uma linguagem de vida. São Paulo: Ágora; 2003.
8. Doran GT. There's a S.M.A.R.T. way to write management's goals and objectives. Manage Rev. 1981;70(11):35-6.
9. White ND, et al. Using the SMART-EST Goals in lifestyle medicine prescription. Am J Lifestyle Med. 2020;14(3):271-273.
10. Machado L, Matsumoto LS, orgs. Psicologia positiva e psiquiatria positiva: a ciência da felicidade na prática clínica, 1. ed. Barueri: Manole; 2019.
11. Peterson C, Seligman ME. Character strengths and virtues: a handbook and classification. Washington: American Psychological Association; 2004.
12. Seligman MEP. Felicidade autêntica. Rio de Janeiro: Objetiva; 2019.
13. Park N, Peterson C. Character strengths and happiness among young children: Content analysis of parental descriptions. J Happiness Stud. 2006;7(3):323-341.
14. Niemiec RM. Intervenções com forças de caráter: um guia de campo para praticantes, 7. ed. São Paulo: Hogrefe; 2019.
15. Dubreuil P, Forest J, Gillet N, Fernet C, Thibault-Landry A, Crevier-Braud L, et al. Facilitating well-being and performance through the development of strengths at work: results from an

intervention program. Int J Appl Posit Psychol. 2016;1:1-19.
16. Beach MC, Kerns RD. The cultural imperative of patient-centered care. J Gen Intern Med. 2013;28(12):1551-3.
17. Linehan MM. Cognitive-behavioral treatment of borderline personality disorder. New York: Guilford Press; 2010.
18. Hall KD, Cook MH. The power of validation: arming your child against low self-esteem, anxiety, and depression. Oakland: New Harbinger; 2011.
19. Prochaska JO, et al. The Transtheoretical Model of Health Behavior Change. Am J Health Promotion. 1997;12(1):38-48.
20. Thompson DA. Lifestyle medicine Rx: 101 ways to transform your health and life. Baltimore: Purposely Created; 2019.
21. Clark TR. The 4 stages of psychological safety: defining the path to inclusion and innovation. Oakland: Berrett-Koehler Publishers; 2020.
22. Bradt S. Wandering mind not a happy mind. The Harvard Gazette. 2010. Disponível em: https://news.harvard.edu/gazette/story/2010/11/wandering-mind-not-a-happy-mind/
23. Malik H, Annabi CA. The impact of mindfulness practice on physician burnout: A scoping review. Front. Psychol. 2022;13:956651.
24. Falconiere IV, Riella AHSN, Câmara GT, Agnol ED, Dantas RAE. Mindfulness e redução do estresse: uma análise sobre a influência em profissionais de saúde. REAMed. 2025;25:e19175.
25. Ahmann E, Saviet M, Conboy L, Smith K, Iachini B, DeMartin R. Health and wellness coaching and sustained gains: a rapid systematic review. Am J Lifestyle Med. 2023;18(2):162-180.

49

Intervenções promotoras de conexão

Daniela Panisi de Oliveira

Pontos-chave

- Práticas que promovem vínculos consigo e com os outros fortalecem circuitos de bem-estar e são fundamentais para a saúde física, mental e emocional.
- Movimentos corporais conscientes restauram a conexão mente-corpo, facilitando a autorregulação emocional e a reconstrução da identidade.
- O esporte promove inclusão, diversidade e coesão social, atuando como instrumento de empoderamento e diplomacia comunitária.
- Arte, música e contato com a natureza reduzem o estresse, estimulam o vínculo social e devem integrar estratégias de cuidado em saúde.

INTRODUÇÃO

O pilar da conexão na Medicina do Estilo de Vida é aquele que corre maior risco de passar despercebido ou até mesmo ser pouco valorizado tanto por profissionais quanto por pacientes. Entretanto, percebemos cada vez mais o quanto a conexão influencia na longevidade, na qualidade de vida e na promoção de saúde e de sentido para a vida das pessoas.

Segundo Antonio Damásio, o sentimento de pertencimento e a formação de consciência são fundados no corpo e suas emoções[1]. Ou seja, para nos conectarmos conosco e com os outros precisamos desenvolver interocepção. Essa é a percepção dos estados fisiológicos internos do corpo como batimentos cardíacos, sensações viscerais e respiração. Segundo o autor, a interocepção é fundamental para o bem-estar e a saúde mental. Juntamente com a propriocepção (a percepção da posição e do movimento do corpo no espaço), exerce um papel fundamental na construção da consciência[2].

Podemos pensar, dessa forma, que intervenções que promovem conexões internas (com o próprio corpo) e externas (com pessoas e ambientes) podem ter efeitos benéficos para a saúde física e mental. Este capítulo pretende explorar os benefícios do esporte, da dança e de outras práticas de movimento e como podem ser ferramentas fundamentais para trabalhar o conhecimento de si mesmo, a sensação de pertencimento, a regulação emocional, a coesão social, dentre outros.

CONEXÃO E SAÚDE

A capacidade de formar vínculos é essencial ao ser humano. Formar e manter relações está profundamente enraizada nos processos biológicos. Van der Kolk diz que as atividades que envolvem movimento corporal ajudam a reconstruir conexões entre corpo e mente que podem ter sido "perdidas" ou não formadas em decorrência de experiências traumáticas, sendo fundamental para a saúde mental[3]. Peter Levine destaca o papel crucial do movimento na liberação de traumas armazenados no corpo[4]. Outros estudos ainda indicam que o aumento de taxas de ansiedade, depressão e mortalidade precoce está associado a baixos níveis de suporte social[5]. Pode-se observar o quanto a desconexão dos processos corporais pode prejudicar a saúde física e mental. Por outro lado, empenhar-se em práticas que fortalecem a conexão corpo-mente pode melhorar a capacidade de lidar com estresse e a resiliência[6]. Essa conexão com estados internos do corpo, a interocepção, cria uma base fisiológica para sentimentos e decisões conscientes, sendo essencial para regulação emocional e tomada de decisões adaptativas[7].

Essa conexão com o que acontece consigo mesmo é chamada de conexão intrapessoal. Envolve autopercepção, regulação emocional e autoconsciência. Já a conexão interpessoal é a capacidade de formar e manter relações significativas com outras pessoas. Envolve suporte social, empatia e coesão comunitária. Esta última é fortalecida por atividades em que possam ser trabalhadas colaboração e empatia. A oxitocina é um hormônio associado ao vínculo social e alguns estudos demonstram que sua liberação é estimulada por experiências sociais positivas[8] que podem ser vivenciadas nos esportes. Além disso, práticas que combinam a expressão corporal com a interação social, como por exemplo dança e esportes coletivos, podem melhorar significativamente a qualidade das relações interpessoais e reduzir sentimentos de solidão[9].

Fazer a diferenciação entre a conexão interpessoal e a conexão intrapessoal é importante para que possamos escolher quais intervenções utilizar para promover bem-estar. Enquanto a conexão intrapessoal constrói uma base interna para regulação emocional, necessária para a conexão interpessoal, esta última organiza o senso de pertencimento e suporte.

ESPORTE COMO PROMOTOR DE CONEXÃO

O esporte, tanto individual quanto coletivo, é um promotor essencial no desenvolvimento de vínculos entre pessoas, comunidades e nações. Incentivando o convívio social, a cooperação entre os participantes e outras formas de fortalecer as relações interpessoais, intrapessoais e culturais, o esporte desempenha um importante papel na integração de diferentes grupos e na promoção de diversidade.

O esporte e a coesão social

Putnam diz que a participação em atividades coletivas favorece a construção de redes sociais e o aumento do capital social, elementos fundamentais para o fortalecimento das comunidades[10]. O esporte, quando bem trabalhado, é um meio propenso para estimular interações positivas entre pessoas de diferentes etnias e classes sociais. Dessa forma, desempenha um papel importante para fortalecer relações e construir uma sociedade menos conflituosa.

Além disso, quando integrado em programas comunitários, as atividades esportivas aumentam o potencial de inclusão social. Segundo Rubio, oportunidades de socialização e integração entre diversos grupos são oferecidas por meio desses programas, além dos benefícios para a saúde e o bem-estar físico[11]. Em comunidades marginalizadas, o esporte dissolve temporariamente fronteiras sociais e culturais em benefício de objetivos comuns como a busca pelo desempenho ou melhor trabalho em equipe. Freiburg defende que também é uma ferramenta que promove o empoderamento, especialmente de jovens em situação de vulnerabilidade e mulheres, aumentando a participação social e criando novos modelos de liderança[12]. Podemos também observar o impacto do esporte na inclusão social em iniciativas como os Jogos Paralímpicos, que tentam promover a equidade e a mudança de percepções sociais. Estudos mostram que pessoas com deficiência que participam de atividades esportivas aumentam sua autoestima e integração social e também desenvolvem habilidades de liderança[11]. Assim, o esporte contribui para desmistificar barreiras relacionadas às diferenças sociais e à deficiência.

Diplomacia esportiva

Este termo tem sido usado para designar a aproximação de estados, governos e pessoas empregando atletas e utilizando o esporte como ferramenta para disseminar uma determinada ideologia. Pode-se abrir canais de diálogo e reduzir tensões políticas ou o contrário. Um dos exemplos marcantes que temos na história é conhecido como "Diplomacia do Pingue-Pongue". Nos anos 1970, o Campeonato Mundial de Tênis de Mesa de 1971 abriu a porta para a relação entre Estados Unidos e China que estava interrompida há 22 anos[13]. Freiburg reforça que grandes eventos esportivos criam plataformas únicas para troca de valores culturais e sociais, fortalecendo laços entre nações em conflito anteriormente[12].

Hobsbawn argumenta que grandes eventos esportivos funcionam como palco para a expressão de identidades nacionais (construídas por meio do próprio esporte que fomenta também o sentimento de pertencimento), ao mesmo tempo em que desenvolvem interações entre culturas distintas[14]. Esses eventos reforçam o orgulho nacional (o que pode ser perigoso), mas também o reconhecimento da diversidade global, necessária para a diplomacia. Esses eventos também aumentam o capital social, ajudando a desenvolver a economia e o turismo, além de projetar a imagem dos países anfitriões no cenário global[15].

Tecnologia e conectividade digital no esporte

O avanço das tecnologias digitais transformou significativamente o mundo, no esporte não foi diferente. As redes sociais permitem que atletas, equipes e fãs interajam em tempo real e ultrapassem barreiras geográficas[16]. É importante lembrar que, apesar da integração promovida, as redes sociais apresentam grandes desafios. Segundo Rubio, as organizações esportivas deveriam promover o respeito mútuo nas interações digitais, incentivando o uso positivo, na tentativa de evitar desafios como interações sociais negativas e polarização[11]. Ao mesmo tempo, Freiburg argumenta que a tecnologia possibilita a democratização da informação, permitindo que indivíduos de regiões remotas acessem conteúdos esportivos, promovendo inclusão[12].

Inclusive, podemos lembrar que o acesso de novos públicos ao esporte tem sido facilitado por transmissões ao vivo e pela produção de conteúdos esportivos em plataformas digitais. Esse é um fator importante quando levamos em consideração países em desenvolvimento onde a infraestrutura para a prática esportiva é limitada.

DANÇA E EXPRESSÃO CORPORAL

A dança oferece uma forma única de conexão. Combinando movimento, ritmo e expressão emocional, a dança ajuda as pessoas a se reconectarem com seus corpos, mostrando-se uma ferramenta eficaz na integração de experiências traumáticas[17]. Damásio revela ainda que a música e o movimento podem evocar emoções profundas, promovendo a autorregulação emocional[18]. Ele também descreve a interocepção como um mecanismo essencial para a geração de sentimentos conscientes, permitindo que o cérebro monitore estados internos do corpo, criando uma base fisiológica para os sentimentos[2]. Ao integrar movimento e percepção corporal, a dança atua nessas circuitárias interoceptivas, aumentando a consciência corporal e as possibilidades de regulação emocional[7]. Estudos de neuroimagem mostram que a dança ativa áreas relacionadas a empatia, criatividade e regulação emocional[29].

A dança tem sido usada para retardar o declínio cognitivo e melhorar o equilíbrio físico em idosos[30]. Do mesmo modo, a dança terapêutica tem demonstrado resultados significativos na redução da violência e no fortalecimento da autoimagem, ganhando espaço em contextos clínicos[31].

Além disso, em comunidades marginalizadas, a dança tem se mostrado uma ferramenta importante na redução da violência e no fortalecimento da autoimagem das pessoas que frequentam esses programas[32]. Isso demonstra que a dança apresenta papel importante na construção da identidade cultural e na coesão social.

OUTRAS INTERVENÇÕES PROMOTORAS DE CONEXÃO

Práticas contemplativas

Segundo Peter Levine, as práticas de meditação e *mindfulness* promovem conexão interna, redução de estresse e maior autoconsciência corporal, fundamental para a liberação de traumas[33]. As evidências demonstram que a meditação pode aumentar a espessura do córtex pré-frontal e melhorar a conectividade entre regiões associadas à regulação emocional, induzindo mudanças estruturais no cérebro[34].

Artes e criação coletiva

A arte é parte integrante da vida, desde nossos antepassados. Por meio da arte podemos expressar aquilo que, muitas vezes, é difícil expressar pelo diálogo. Teatro, música, poesia e outras atividades artísticas estão associadas à melhora de conexões sociais e de saúde mental. São práticas que oferecem tanto benefícios mentais quanto coletivos. Keleman comenta que a expressão criativa e o movimento ajudam na reorganização de padrões emocionais, contribuindo para a resiliência e o aumento da funcionalidade da pessoa[35].

Os grupos de criação coletiva podem ser lugares que promovem um ambiente seguro para a expressão criativa[36]. Koelsch diz que essas atividades artísticas coletivas são associadas à liberação de neurotransmissores, como dopamina e serotonina, responsáveis pela sensação de bem-estar[37]. Isso faz desses espaços importantes promotores de saúde e bem-estar para desenvolver autoconhecimento, habilidades sociais e autoestima.

Comunidades marginalizadas e vulneráveis podem se beneficiar de intervenções artísticas que são usadas para construir identidade cultural, autoestima, promover inclusão social e criar redes de apoio. Programas de teatro comunitário e projetos artísticos têm demonstrado impacto significativo na melhora da autoestima, na redução da agressividade e no fortalecimento de vínculos interpessoais[38,39].

Além disso, há benefícios fisiológicos na criação artística. Por exemplo, a dança melhora a saúde cardiovascular, a flexibilidade e a mobilidade. Atividades como escultura, desenho ou pintura colaboram para a diminuição do estresse, reduzindo o cortisol[40].

A combinação dos impactos físicos, emocionais e sociais das artes nas pessoas e nas comunidades torna as intervenções artísticas ferramentas poderosas para intervenções em saúde mental e promoção do bem-estar.

Música

A música é uma das formas de arte que se destaca quando falamos em promoção de saúde emocional. Ela fortalece conexões interpessoais e reduz sentimentos de isolamento, por meio da liberação de oxitocina (conhecida como "hormônio do vínculo") que acontece quando uma pessoa toca instrumentos ou canta em coros[41]. A prática musical ainda ativa circuitos como o núcleo *accumbens*, associado à recompensa, diminuindo sintomas depressivos e aumentando a motivação[42]. Um estudo demonstrou que pessoas que participam de coros comunitários relatam maior satisfação com a vida e redução de estresse em comparação a pessoas que não tinham atividades musicais[43].

Não à toa, a musicoterapia tem sido um campo crescente, sendo usada no tratamento de dependência química e transtornos como ansiedade, depressão, estresse pós-traumático, entre outros[44].

Natureza e movimento ao ar livre

Estudos mostram que a interação com a natureza promove bem-estar, despertando emoções que reforçam a conexão com o mundo ao nosso redor[45,46]. A exposição à natureza também reduz os níveis de cortisol, promove o relaxamento e melhora a saúde imunológica[47]. Assim, atividades físicas realizadas em ambientes naturais tendem a promover maior benefício físico e emocional, contribuindo indiretamente para a promoção de relações mais saudáveis.

Tai chi chuan

O tai chi chuan é uma prática milenar chinesa que combina atenção plena, respiração e movimentos suaves. Promove tanto a conexão interpessoal quanto intrapessoal, podendo ser praticado individualmente e em grupo. A prática regular do tai chi promove maior percepção corporal, regula o estresse e melhora a regulação emocional[48]. O tai chi também tem sido associado à prevenção de declínio cognitivo em idosos[49].

As aulas de tai chi, que frequentemente acontecem em grupos, promovem interações sociais e senso de pertencimento. Os movimentos dos praticantes são síncronos, fortalecendo a empatia e os vínculos sociais[50]. Por ser uma abordagem corporal que promove a regulação emocional e o desenvolvimento de consciência corporal, o tai chi pode ser uma boa ferramenta para o tratamento de pessoas com estresse pós-traumático ou ansiedade[51].

CONCLUSÃO

O movimento em seus mais diferentes aspectos, além de outras abordagens promotoras de conexão abordadas neste capítulo, são apenas alguns exemplos de intervenções que podem ser utilizadas para promoção de saúde e bem-estar. Ao observar os estudos apresentados, torna-se clara a importância dessas intervenções não apenas para benefícios físicos, como também para a construção de conexões sociais e vínculos mais profundos. Programas que integram essas abordagens na saúde pública podem agregar no tratamento da saúde física, mental e intervir diretamente no isolamento social.

O esporte promove inclusão em diferentes níveis. Revela-se como ferramenta para trabalhar desde a coesão social até a diplomacia internacional, demonstrando o potencial de superar fronteiras físicas e culturais, transcendendo desafios e criando redes de solidariedade. Também pode-se observar que o uso das tecnologias pode ser benéfico, expandindo o alcance do esporte, conectando pessoas e criando comunidades unificadas. Entretanto, também apresenta desafios como exclusão digital e interações negativas. Portanto, faz-se necessário o trabalho de educação emocional para que pessoas e atletas possam usar a tecnologia de maneira saudável, para promover o impacto social e diplomático do esporte.

É importante para o profissional de saúde promover diferentes maneiras de interconexão e intraconexão a fim de possibilitar às pessoas um papel efetivo como agentes em sua própria mudança e como construtores de uma sociedade mais justa, inclusiva e interconectada.

Para se aprofundar

Artigo: Coalter F. Sport and social inclusion: evidence-based policy and practice. Social Inclusion. 2017;5(2):141-149.

Este artigo analisa criticamente as evidências sobre o esporte como ferramenta de inclusão social, destacando os limites das abordagens baseadas apenas em resultados esportivos e defendendo práticas estruturadas e contextualizadas que promovam empoderamento, coesão comunitária e desenvolvimento de habilidades sociais.

Artigo: Karkou V, Aithal S, Zubala A, Meekums B. Effectiveness of dance movement therapy in the treatment of adults with depression: a systematic review with meta-analyses. Frontiers in Psychology. 2019;10:936.

Este artigo apresenta uma revisão sistemática com metanálises sobre os efeitos terapêuticos da dança, mostrando como ela atua na regulação emocional, melhora da autoimagem e fortalecimento de vínculos sociais, sendo uma estratégia relevante para promoção de saúde mental e conexão.

REFERÊNCIAS BIBLIOGRÁFICAS

1. Damásio A. The feeling of what happens: body and emotion in the making of consciousness. Harcourt Brace; 1999.
2. Damásio A, Carvalho GB. The nature of feelings: evolutionary and neurobiological origins. Nat Rev Neurosci. 2013;14(2):143-52.
3. Van der Kolk B. The body keeps the score: brain, mind, and body in the healing of trauma. Viking; 2014.
4. Levine PA. In an unspoken voice: how the body releases trauma and restores goodness. North Atlantic Books; 2010.
5. Holt-Lunstad J, Smith TB, Layton JB. Social relationships and mortality risk: a meta-analytic review. PLoS Med. 2010;7(7):e1000316.
6. Eisenberger NI, Lieberman MD. Why rejection hurts: a common neural alarm system for physical and social pain. Trends in Cognitive Sciences. 2004;8(7):294-300.
7. Damásio A. O erro de Descartes: emoção, razão e o cérebro humano. São Paulo: Companhia das Letras; 1996.
8. Pressman SD, Cohen S. Does positive affect influence health? Psychological Bulletin. 2005;131(6):925-971.
9. Mehling WE, Wrubel J, Daubenmier JJ, Price CJ, Kerr CE, Silow T, et al. Body awareness: a phenomenological inquiry into the common ground of mind-body therapies. Philos Ethics Humanit Med. 2011;6(1):6.
10. Putnam RD. Bowling alone: the collapse and revival of the American community. New York: Simon & Schuster; 2000.
11. Rubio K. O esporte como agente de inclusão social. São Paulo: Senac; 2015.
12. Freiburg J. Sport and empowerment: a global perspective. London: Routledge; 2018.
13. Sampson C. Ping pong diplomacy: the secret history of the game that changed the world. New York: Hachette Books; 2017.
14. Hobsbawm E. Nations and nationalism since 1780: programme, myth, reality. 2nd ed. Cambridge: Cambridge University Press; 1992.
15. Grix J, Houlihan B. Sports and international relations: the politics of sport in the globalized world. London: Routledge; 2014.
16. Sanderson J. Social media and sport: the emerging field. London: Routledge; 2011.
17. Van der Kolk B. Posttraumatic stress disorder and the nature of trauma. Dialogues Clin Neurosci. 2000;2(1):7-22.
18. Damásio A. Looking for Spinoza: joy, sorrow, and the feeling brain. Harcourt; 2003.
19. Coakley J. Sports in society: issues and controversies. 11th ed. New York: McGraw-Hill Education; 2011.
20. Levermore R. Sport and international relations: politics, diplomacy and conflict. London: Palgrave Macmillan; 2010.
21. McDonald M, et al. Sport and social inclusion: evidence and insights from practice. London: Routledge; 2018.
22. Pegoraro A. Sport and social media: a review and research agenda. J Sport Management. 2010;24(3):249-67.
23. Hobsbawm E. Nations and nationalism since 1780: programme, myth, reality, 2nd ed. Cambridge: Cambridge University Press; 1992.
24. Keleman S. Emotional anatomy: the structure of experience. Center Press; 1985.
25. Dishman RK, O'Connor PJ. Lessons in exercise neurobiology: the case of endorphins. Ment Health Phys Act. 2009;2(1):4-9.
26. Rebar AL, Stanton R, Geard D, Short C, Duncan MJ, Vandelanotte C. A meta-meta-analysis of the effect of physical activity on depression and anxiety in non-clinical adult populations. Health Psychol Rev. 2015;9(3):366-78.
27. Schutzer KA, Graves BS. Barriers and motivations to exercise in older adults. Prev Med. 2004;39(5):1056-61.
28. Van der Kolk B. Posttraumatic stress disorder and the nature of trauma. Dialogues Clin Neurosci. 2000;2(1):7-22.
29. Karkou V, Aithal S, Zubala A, Meekums B. Effectiveness of dance movement therapy in the treatment of adults with depression: a systematic review with meta-analyses. Front Psychol. 2019;10:936.
30. Keogh JW, Kilding AE, Pidgeon P, Ashley L, Gillis D. Physical benefits of dancing for healthy

older adults: a review. J Aging Phys Act. 2009;17(4):479-500.

31. Payne H, Stott D, Smith A. The bodymind approach in clinical practice: a study of outcomes for patients with medically unexplained symptoms. Arts Psychother. 2020;69:101671.
32. Quiroga Murcia C, Kreutz G, Clift S, Bongard S. Shall we dance? An exploration of the perceived benefits of dancing on well-being. Arts Health. 2010;2(2):149-63.
33. Levine PA. Waking the tiger: healing trauma. North Atlantic Books; 1997.
34. Hölzel BK, Carmody J, Vangel M, Congleton C, Yerramsetti SM, Gard T, et al. Mindfulness practice leads to increases in regional brain gray matter density. Psychiatry Res. 2011;191(1):36-43.
35. Keleman S. Emotional Anatomy. Center Press; 1985.
36. Bungay H, Vella-Burrows T. The effects of participating in creative activities on the health and well-being of children and young people: a rapid review of the literature. Perspect Public Health. 2013;133(1):44-52.
37. Koelsch S. Brain correlates of music-evoked emotions. Nat Rev Neurosci. 2014;15(3):170-180.
38. Putland C. Arts and health: a new paradigm for health promotion. Health Promot Int. 2008;23(4):325-334.
39. Daykin N, de Viggiani N, Pilkington P, Moriarty Y. Music making for health and wellbeing in youth justice settings: Mediated outcomes and a framework for evaluation. Health Promot Int. 2013;28(2):197-210.
40. Stuckey HL, Nobel J. The connection between art, healing, and public health: a review of current literature. Am J Public Health. 2010;100(2):254-263.
41. Freeman W. A neurobiological role of music in social bonding. Ann N Y Acad Sci. 2001;930:419-421.
42. Menon V, Levitin DJ. The rewards of music listening: response and physiological connectivity of the mesolimbic system. Neuroimage. 2005;28(1):175-184.
43. Pearce E, Launay J, Dunbar RIM. The ice-breaker effect: singing mediates fast social bonding. R Soc Open Sci. 2015;2(10):150221.
44. Maratos A, Crawford MJ, Procter S. Music therapy for depression: It seems to work, but how? Br J Psychiatry. 2011;199(2):92-93.
45. Andrews GJ, Chen S, Myers S. The "taking place" of health and wellbeing: Towards non-representational theory. Soc Sci Med. 2014;108:210-22.
46. Gladwell VF, Brown DK, Wood C, Sandercock GR, Barton JL. The great outdoors: how a green exercise environment can benefit all. Extreme Physiol Med. 2013;2(1):3.
47. Hartig T, Mitchell R, de Vries S, Frumkin H. Nature and health. Annu Rev Public Health. 2014;35:207-28.
48. Wayne PM, Kaptchuk TJ. Challenges inherent to tai chi research: part I – Tai chi as a complex multicomponent intervention. J Altern Complement Med. 2008;14(1):95-102.
49. Taylor-Piliae RE, Newell KA, Cherin R. Tai Chi exercise for older adults: a meta-analysis of research. Geriatr Nurs. 2012;33(3):223-34.
50. Field T. Tai chi research review. Complement Ther Clin Pract. 2011;17(1):17-21.
51. Wang C, Bannuru R, Ramel J, Kupelnick B, Scott T, Schmid CH. Tai Chi on psychological well-being: systematic review and meta-analysis. BMC Complement Altern Med. 2010;10:23.

50

Experiências traumáticas e impacto na saúde social

Diogo R. Lara
Mariana Bendlin Calzavara
Paula Guimarães

Pontos-chave

- A vida moderna enfraquece os vínculos sociais, reduzindo o suporte emocional e a resiliência ao trauma.
- O impacto traumático depende mais da vivência pessoal e do apoio recebido do que do evento em si, e a maioria dos traumas são de natureza interpessoal.
- Traumas afetam o corpo, a mente, os relacionamentos e o desempenho, levando ao adoecimento e isolamento.
- As terapias de processamento de memórias são mais eficazes que medicamentos, e novas abordagens são promissoras (terapia digital, psicodélicos).
- Os pilares da Medicina do Estilo de Vida fortalecem a resiliência e ajudam na recuperação pós-trauma e na reconexão social.

A NATUREZA SOCIAL HUMANA E A FRAGMENTAÇÃO CONTEMPORÂNEA

A natureza humana é fundamentalmente social, moldada por milhares de anos de evolução em que a sobrevivência dependia da cooperação em pequenos grupos[1]. Essa inclinação inata para a conexão e a colaboração nos permitiu enfrentar desafios ambientais, criar estruturas sociais complexas e desenvolver culturas ricas. Contudo, essa natureza social e cooperativa coexiste com uma faceta competitiva ligada à disputa por recursos, *status* ou parceiros, refletindo a complexidade das nossas interações (Figura 1).

No entanto, um olhar sobre a história recente revela um paradoxo crescente. Nos últimos 200 anos, principalmente, assistimos a uma transformação social sem precedentes, marcada pela Revolução Industrial e pela urbanização massiva. Embora tenham trazido progressos tecnológicos e econômicos, as

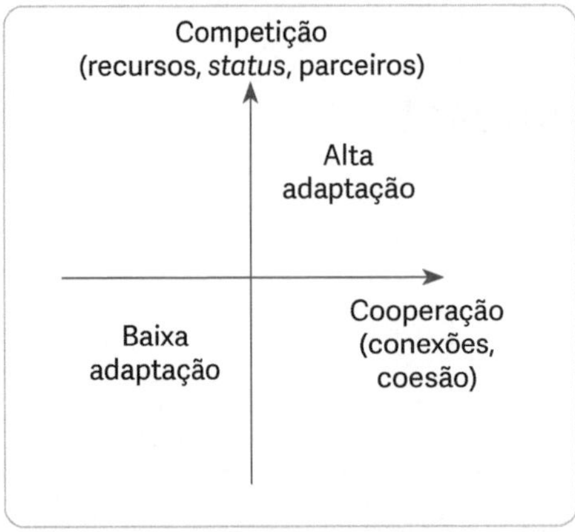

FIGURA 1 A matriz básica das relações humanas de cooperação e competição.

estruturas comunitárias tradicionais foram muito afetadas com a migração do campo para as cidades, afastando-se do apoio mútuo e da estabilidade das redes de parentesco e vizinhança. A vida urbana, com seu ritmo acelerado e maior anonimato, passou a favorecer o individualismo econômico, as relações mais superficiais e a solidão.

Mais recentemente, a revolução digital intensificou e modificou essa tendência. Se, por um lado, as tecnologias de comunicação permitem manter contato por meio de grandes distâncias, por outro, promovem a superficialidade das interações e um sentimento de isolamento paradoxal – estar "sozinho junto"[2]. Não à toa, há décadas tem havido um declínio significativo no número médio de confidentes[3], com a diminuição do círculo de amizades íntimas e a percepção de menor disponibilidade de amparo social em momentos de crise tornaram-se mais comuns. Essa crescente fragmentação do tecido social representa um desafio considerável para o bem-estar individual e coletivo, sendo um estressor por si só e reduzindo a resiliência às adversidades pela carência de suporte emocional.

O QUE SÃO EXPERIÊNCIAS TRAUMÁTICAS

No campo da saúde mental, o termo "trauma psicológico" refere-se a uma resposta emocional e fisiológica profunda a eventos perturbadores.

O trauma ocorre quando uma ou várias experiências sobrecarregam a capacidade de um indivíduo de lidar, integrar emoções e dar sentido ao ocorrido, podendo gerar consequências duradouras no funcionamento psicológico, social e físico[4].

A essência da experiência traumática frequentemente envolve medo intenso, impotência, perda de controle e de suporte (pessoas íntimas), além de ameaça à vida ou integridade física e psicológica. Internamente, pode ser descrita como uma "fratura interna", uma quebra na continuidade do *self* ou da própria história. Manifestações como dissociação são comuns durante ou após o evento: a pessoa pode sentir-se desconectada de si mesma, do seu corpo ou da realidade ("perder o chão", "ir para um plano paralelo", sentir-se como observadora externa da própria vida). Outra resposta possível é o congelamento ("*freeze*"), uma imobilidade involuntária em que o indivíduo sente-se incapaz de reagir ou fugir, reação biológica primitiva ligada à ativação do sistema parassimpático dorsal[5].

É importante destacar que o trauma reside menos no evento em si e mais na experiência subjetiva e fisiológica da pessoa. O que é traumático para um indivíduo pode não ser para outro, dependendo de diversos fatores.

A "equação" do sofrimento: a vulnerabilidade e a resiliência ao trauma

Para compreender por que certas experiências tornam-se traumáticas, podemos pensar numa "equação do sofrimento" (Figura 2). De um lado, temos fatores que aumentam o potencial de impacto: intensidade, duração e natureza do evento (quão ameaçador, violento ou inesperado ele foi), além da vulnerabilidade individual (personalidade, histórico de traumas prévios, sexo feminino, fase do desenvolvimento, estado emocional e fatores genéticos)[6].

Do outro lado, atuando como amortecedores e protetores, estão o amparo externo (disponibilidade e qualidade do apoio social, familiar, profissional e comunitário após o evento) e os recursos internos (habilidades de enfrentamento, resiliência prévia, senso de autoeficácia, capacidade de encontrar significado, senso de propósito, espiritualidade e fé).

Quando a magnitude do evento e a vulnerabilidade superam a capacidade de proteção oferecida pelo amparo externo e recursos internos, aumenta significativamente a probabilidade da experiência resultar em trauma psicológico[4]. A presença de ambiente seguro e relações de apoio após um evento traumático é essencial para mitigar efeitos negativos a longo prazo. Sua ausência pode ser ainda mais traumática que o próprio evento. Por exemplo, quando uma menina revela o abuso sexual cometido pelo padrasto e a mãe, ao invés de acolher, ignora, acusa ou culpabiliza a menina. Na psicoterapia, essa "reversão do amparo" frequentemente revela-se mais dolorosa do que o próprio abuso original.

Tipos de eventos traumáticos

As experiências traumáticas podem ser categorizadas em:

- Eventos traumáticos agudos (trauma simples): eventos únicos, curtos e de alto impacto, como acidentes graves, desastres naturais, assaltos, ofensa pontual, violência física pontual, humilhação pública, traição afetiva ou abuso sexual isolado.
- Eventos traumáticos crônicos: envolvem exposição repetida ou prolongada

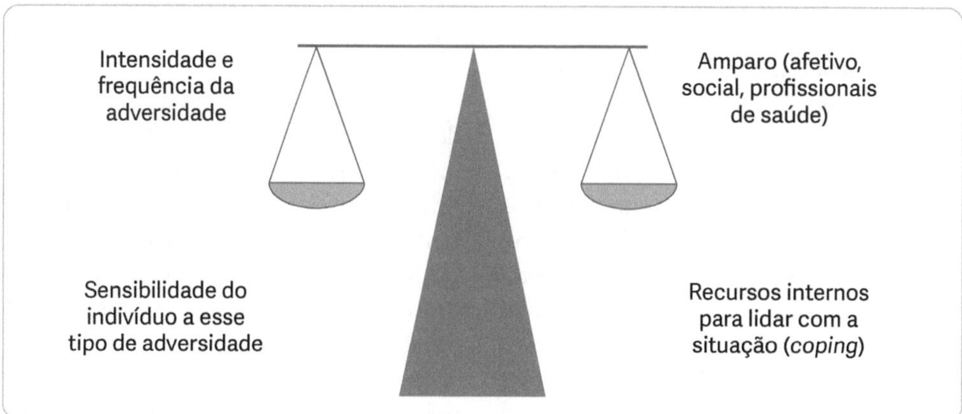

FIGURA 2 A equação do sofrimento.

a situações adversas. Exemplos incluem violência doméstica constante, *bullying* sistemático, exposição contínua a combates ou violência comunitária, abuso emocional ou negligência persistentes.

- Trauma complexo ou de desenvolvimento: decorre de múltiplas experiências adversas interpessoais durante períodos críticos do desenvolvimento, especialmente infância. Frequentemente envolvem cuidadores ou figuras de autoridade, comprometendo a segurança e o apego. Exemplos incluem abuso físico, sexual ou emocional crônico desde a infância, negligência severa, violência física inexplicada e perdas ou separações traumáticas precoces. O trauma complexo afeta profundamente a identidade, a regulação emocional, os relacionamentos interpessoais e a visão de mundo[4].

Entre os diferentes tipos de eventos estressores, os de natureza emocional tendem a ser mais prejudiciais (abuso emocional, negligência emocional, humilhações...)[7].

A reconfiguração da mente e adaptação pós-trauma

Uma experiência traumática não é apenas uma "má lembrança"; ela reconfigura o funcionamento mental e do sistema nervoso. Em resposta à ameaça avassaladora, o cérebro ativa mecanismos de sobrevivência. Se não houver a recuperação imediata, a consequência comum é um acúmulo desse sofrimento, o aumento das defesas psicológicas e o desenvolvimento de estratégias de adaptação, que funcionam como camadas protetoras em torno da dor subjacente (Figura 3). Quanto mais grave e precoce as adversidades, mais primitivas precisam ser essas defesas. Defesas mais brandas incluem tentar agradar ou fingir para evitar conflito e impressionar por meio do desempenho (ambas visando o pertencimento), tornar-se hipervigilante e controlador, e desenvolver uma forte autossuficiência, fechando-se emocionalmente. Pode haver comportamentos de fugir ou descontar a dor em distrações ou vícios, reclamar ou culpar os outros, e agredir ou manipular para obter controle. Em situações mais graves, entram as respostas de congelamento, paralisia e ou dissociação da experiência emocional.

Embora originalmente sirvam a um propósito protetor durante ou imediatamente após o trauma (como respostas adaptativas à ameaça), essas mesmas defesas podem tornar-se, mais tarde, desadaptativas na vida cotidiana, interferindo nos relacionamentos, no trabalho e na saúde geral. O mundo pode passar a ser percebido como um lugar perigoso, e a confiança nos outros ou em si mesmo pode ser profundamente abalada. Compreender o trauma como uma lesão, com adaptações neurobiológicas e psicológicas associadas, é essencial para abordá-lo de forma eficaz e compassiva no contexto da saúde[4].

IMPACTO DAS EXPERIÊNCIAS TRAUMÁTICAS NA SAÚDE E NAS RELAÇÕES SOCIAIS

Estima-se que uma vasta proporção das doenças, talvez entre 75 e 90%, possam ser influenciadas ou diretamente causadas por diversos estressores acumulados[8]. É importante entender as diferentes etapas dessa "trajetória do adoecimento" que vai desde os eventos estressores até o adoecimento em si (Figura 4).

A origem da maioria dos eventos traumáticos é o próprio ser humano: somos os grandes estressores de nós mesmos.

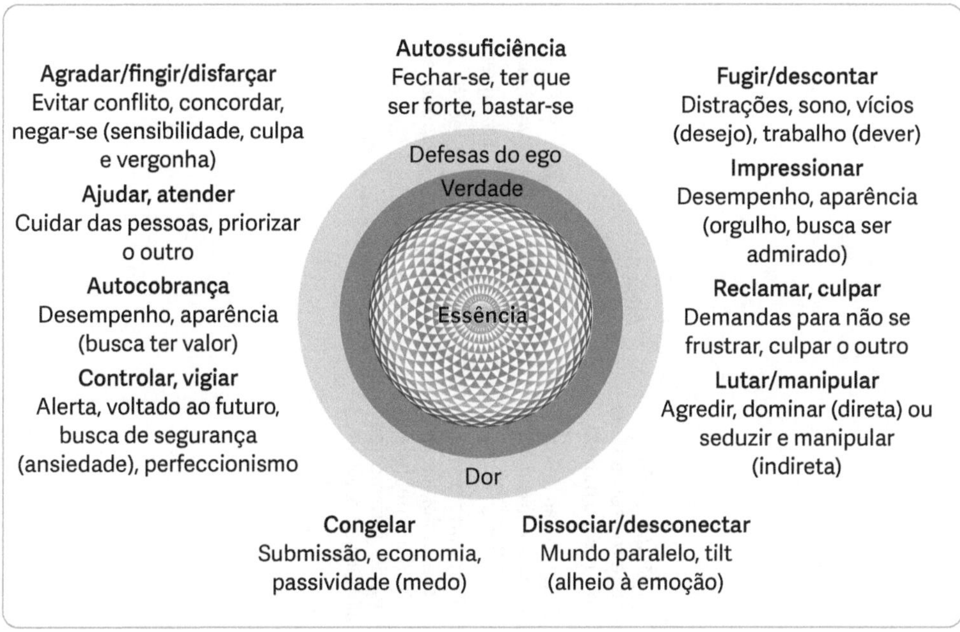

FIGURA 3 As defesas mais comuns de adaptação frente aos estressores e eventos traumáticos.

Eventos como falta de reconhecimento, negligência, cobranças excessivas, acidentes, críticas constantes, desamparo, perdas, traições, violência, rejeições, abusos, entre outros, desencadeiam reações emocionais negativas que, por sua vez, ficam marcados como memórias de sofrimento (registros traumáticos) que acumulam com o tempo.

A reação traumática ativa uma cascata fisiológica com desregulação do sistema nervoso autônomo (SNA): ocorre o desligamento do sistema vagal ventral (segurança, conexão social e calma), ativação do sistema simpático (luta ou fuga) e/ou do sistema vagal dorsal (imobilização, congelamento)[5]. Cronicamente, leva não apenas ao desgaste fisiológico direto e uma liberação sustentada de hormônios de estresse, como o cortisol, mas também pode induzir a descuidos com a saúde (alimentação, sono...).

O resultado biológico dessa cascata inclui inflamação crônica de baixo grau, aumento do estresse oxidativo, alterações na imunidade (tornando o corpo mais suscetível a infecções ou, paradoxalmente, a doenças autoimunes) e disbiose intestinal (desequilíbrio da microbiota). Essas alterações fisiopatológicas são reconhecidas como mecanismos centrais que ligam o estresse psicossocial a um amplo espectro de doenças físicas e mentais[8]. Já as consequências psicológicas são o aumento da sensibilidade emocional, da ansiedade, da raiva e dos impulsos, assim como a diminuição da vontade, da atenção (funções executivas) e a conexão social[7].

Eventos traumáticos isolados são codificados pelo hipocampo, responsável pela memória episódica e contextual, criando uma memória detalhada: "Isso aconteceu".

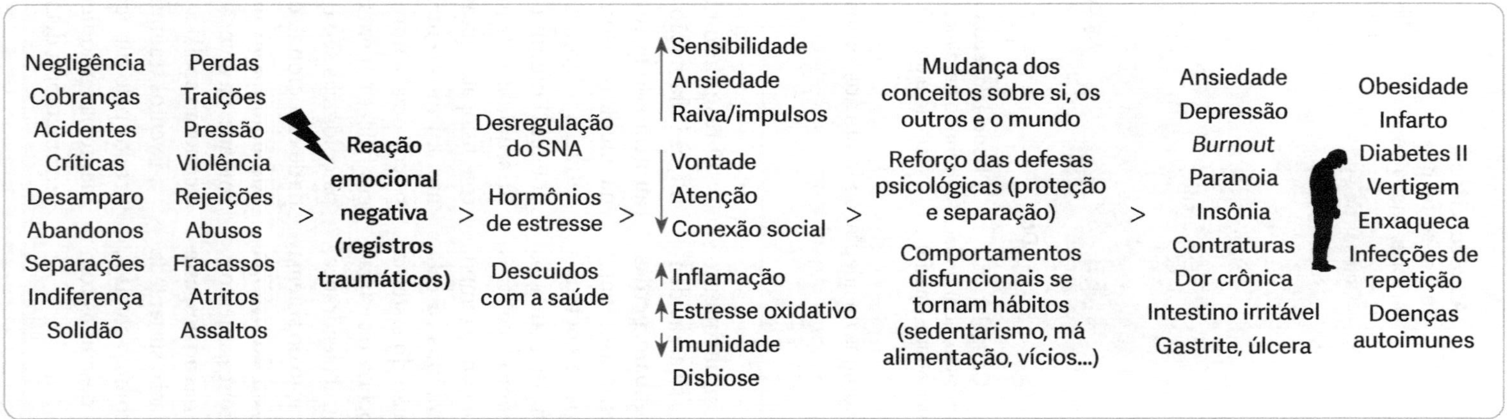

FIGURA 4 A trajetória do adoecimento a partir dos eventos estressores.

Contudo, com a repetição, essa codificação inclui o corpo estriado, estrutura envolvida em hábitos e respostas automáticas, resultando em respostas mais generalizadas e automáticas ("Isso acontece")[4]. Dessa maneira, os conceitos sobre si, os outros e o mundo mudam, com o reforço das defesas psicológicas (visando a sobrevivência e a adaptação) e dos comportamentos disfuncionais que se tornam hábitos prejudiciais, como sedentarismo, má alimentação e vícios (em comida, substâncias, redes sociais, pornografia...)

Como desfecho desse processo, surgem os transtornos mentais (ansiedade, depressão, *burnout*, vícios, isolamento social, transtorno do estresse pós-traumático – TEPT), as repercussões negativas na conexão (isolamento, desconfiança/paranoia, agressividade, reatividade) e quadros clínicos como obesidade, dor crônica, síndrome do intestino irritável, doenças cardiovasculares, diabetes tipo II, gastrite/úlceras, enxaquecas, infecções de repetição e doenças autoimunes.

Não é à toa que estudos epidemiológicos sobre experiências adversas na infância (ACE – *adverse childhood experiences*) mostram consistentemente uma forte relação dose-resposta entre o número de ACE e o risco aumentado para depressão maior, transtornos de ansiedade, abuso de substâncias, dor crônica (como fibromialgia) e redução da expectativa de vida[9].

O impacto do trauma também afeta as relações interpessoais e o desempenho ocupacional. Indivíduos que passaram por traumas significativos frequentemente têm dificuldades em manter conexões sociais saudáveis[4]. Isso leva ao isolamento social e à desconfiança e gera fatores associados a impactos negativos na saúde física e mental. O isolamento social é um preditor importante de mortalidade e solidão ligada a desfechos psicológicos negativos[10].

ABORDAGENS TERAPÊUTICAS

A recuperação de saúde física, mental e social requer uma abordagem integrada que inclui intervenções específicas para as memórias traumáticas assim como condutas voltadas ao estilo de vida.

Tratamento farmacológico do trauma

Uma revisão sistemática e metanálise apontou um pequeno efeito positivo dos antidepressivos serotoninérgicos e da quetiapina (como monoterapia), e da prazosina, brexipiprazol e risperidona (como adjuvantes) na redução dos sintomas de TEPT[11]. Como o efeito é relativamente pequeno, o uso de medicações tem sido recomendado somente quando as terapias focadas no trauma não estão disponíveis.

Abordagens psicoterápicas para o trauma

As psicoterapias focadas no trauma são consideradas tratamento de primeira linha, visando diretamente o processamento das memórias e emoções traumáticas, facilitando uma integração adaptativa dessas experiências[12]. O objetivo não é esquecer o trauma, mas reduzir sua carga emocional, permitindo que a memória integre-se à história pessoal sem perturbações contínuas.

Entre as abordagens principais está a Terapia Cognitivo-Comportamental Focada no Trauma (TCC-FT), incluindo Terapia de Exposição Prolongada e Terapia de Processamento Cognitivo, que oferecem psicoeducação, habilidades de enfrentamento, exposição gradual às memórias traumáticas e reestruturação cognitiva para modificar crenças disfuncionais. A eficácia da TCC-FT é amplamente documentada, embora exija considerável tempo e esforço e, ainda assim, não costuma gerar um sentimento real de integração.

A revolução das terapias de processamento de memórias

Nos últimos 30 anos, houve grande avanço na eficácia e rapidez das terapias de processamento de memórias, capazes de acessar rapidamente origens do sofrimento (memórias com emoções, sensações e crenças negativas associadas) para processá-las. Diferentemente das terapias comportamentais baseadas na extinção de memórias, utilizam o paradigma de reconsolidação, tornando-as lábeis e rapidamente passíveis de serem rapidamente processadas, ou seja, "descarregadas" e liberadas do sistema.

Entre essas abordagens, destaca-se a Dessensibilização e Reprocessamento por Movimentos Oculares (EMDR), desenvolvida por Francine Shapiro[13]. Esse modelo postula que o trauma bloqueia o processamento neurológico normal, deixando memórias "congeladas" com as emoções, sensações e crenças originais. A estimulação bilateral (movimentos oculares, toques ou sons) é usada para facilitar o reprocessamento e a integração adaptativa das memórias traumáticas, sendo reconhecido internacionalmente como eficaz para TEPT[12].

A Experiência Somática, desenvolvida por Peter Levine[5], foca na resposta fisiológica ao trauma e a consciência das sensações corporais ("*felt sense*") para ajudar o indivíduo a processar e liberar a energia de sobrevivência (luta, fuga, congelamento) "presa" no sistema nervoso durante o evento traumático.

Já o *Brainspotting*, de David Grand, utiliza pontos específicos do olhar que ativam memórias traumáticas ("*brainspots*"). Ao manter o foco nesses pontos, aliado à atenção plena e sintonia relacional, busca acessar e liberar material subcortical neuropsicológico[14].

Entre as abordagens mais recentes, a Abordagem Integrada da Mente (AIM) e o Insidelic, de Diogo Lara, destacam-se como métodos que vão além da resolução do trauma, buscando uma reforma mental ampla e profunda reconexão consigo e com outros. Concebem o adoecimento como sofrimento acumulado que, uma vez descarregado, restaura o fluxo vital e permite atualização das defesas mentais, visando desabilitar mecanismos de defesa que foram importantes no passado, mas passaram a ser um problema. Dessa forma, há redução da atuação do ego e fortalecimento da expressão autêntica do Ser/*Self*, que é capaz de sentir, estar, conectar, perceber e atuar com mais clareza, afeto e assertividade.

Novas tendências: terapia digital e terapia assistida com psicodélicos

Se por um lado os *smartphones* têm prejudicado a saúde mental e social das pessoas em função dos interesses econômicos das redes sociais, eles também são um meio para facilitar o acesso ao cuidado e diminuir resistências ao tratamento, principalmente por meio de aplicativos como os de meditação (Calm® e Headspace®) e de terapia digital (Cíngulo®). Em particular, o Cíngulo® contém programas personalizados de terapia autoguiada contendo técnicas autoaplicáveis baseadas no EMDR, *Brainspotting*, Experiência Somática, AIM e Insidelic, voltadas especificamente para questões de fundo traumático, além de conteúdos de desenvolvimento de habilidades sociais.

A busca por tratamentos mais eficazes para o trauma e transtornos relacionados tem impulsionado a investigação científica sobre o potencial terapêutico de substâncias psicodélicas e empatógenas, administradas em contextos clínicos controlados e associadas à psicoterapia. Particularmente, a 3,4-metilenodioximetanfetamina (MDMA), um empatógeno, e a psilocibina, um psicodélico clássico derivado de cogumelos, têm demonstrado resultados promissores em ensaios clínicos rigorosos[15]. Acredita-se que a MDMA facilite o processamento terapêutico de memórias traumáticas ao reduzir a resposta de medo na amígdala e aumentar sentimentos de empatia, conexão e segurança interpessoal, criando uma "janela terapêutica" ótima para revisitar experiências dolorosas sem ser sobrecarregado pela angústia. Por outro lado, a psilocibina parece induzir estados de profunda introspecção e flexibilidade cognitiva, permitindo aos pacientes reavaliar narrativas pessoais disfuncionais e obter novas perspectivas sobre seus traumas, possivelmente por meio da modulação de redes neurais chave, como a rede de modo padrão (*default mode network*), e do estímulo à neuroplasticidade[16]. É crucial enfatizar que essas substâncias não são "curas" por si só, mas ferramentas catalisadoras em um processo psicoterapêutico estruturado, que envolve sessões de preparação, acompanhamento durante a experiência psicoativa e integração posterior de *insights* e emoções emergentes[16].

O PAPEL DA MEDICINA DO ESTILO DE VIDA NA RECUPERAÇÃO DO TRAUMA

A Medicina do Estilo de Vida (MEV) desempenha um papel essencial no manejo do trauma por se concentrar em intervenções que abordam um modo de viver que favorece o estabelecimento de estratégias de proteção contra os efeitos adversos de experiências traumáticas. Fundamentada nos seis pilares essenciais para a saúde e o bem-estar (alimentação equilibrada, atividade física regular, controle do estresse, sono reparador, controle da exposição a fatores tóxicos e conexões sociais positivas), essa ciência surge como um campo robusto e eficaz no gerenciamento de danos psicológicos. A integração desses pilares não apenas aprimora a qualidade de vida dos indivíduos, mas também fortalece suas capacidades intrínsecas de resiliência, facilitando uma adaptação mais saudável às adversidades.

Como base na trajetória do adoecimento (Figura 4) fica claro perceber os pontos de intervenção que a MEV proporciona.

As intervenções voltadas ao manejo do estresse visam reconhecer os eventos perturbadores e reduzir o seu impacto, com práticas que promovem a autoconsciência e incentivam uma compreensão mais profunda de nossas emoções e comportamentos. Essas abordagens não apenas ajudam a reduzir os níveis de cortisol no corpo, mas também fortalecem o capital psicológico positivo, que abrange resiliência, otimismo, autoeficácia e esperança – recursos essenciais para lidar com o trauma[17].

Quanto aos descuidos com a saúde, as intervenções alimentares emergem como importantes coadjuvantes na recuperação emocional e na gestão de condições como estresse crônico, depressão e ansiedade. A pesquisa recente enfatiza o papel de padrões dietéticos anti-inflamatórios, como a dieta mediterrânea, rica em ômega-3 (encontrado em peixes gordos), polifenóis (presentes em frutas, vegetais coloridos e chá verde), vitaminas do complexo B e fibras (abundantes em grãos integrais, legumes e verduras) para redução da neuroinflamação sistêmica e central e a otimização da comunicação no eixo intestino-cérebro[18]. A saúde do microbioma intestinal, diretamente influenciada pela dieta – por exemplo, por meio da ingestão de fibras prebióticas e alimentos fermentados contendo probióticos –, é cada vez mais reconhecida como crucial para a regulação do humor e o desenvolvimento da resiliência psicológica[19].

A atividade física regular é amplamente reconhecida como uma intervenção eficaz para melhora do humor e redução dos sintomas de ansiedade e depressão. Uma abrangente revisão de 2023 confirma que atividades como caminhada, corrida, yoga e treino de força podem ter um impacto moderado a grande na depressão, com uma eficácia comparável ou até superior à de antidepressivos, mas com um perfil de efeitos colaterais mais favorável[20]. O exercício também desempenha um papel crucial no manejo do estresse cotidiano, ajudando a regular a resposta fisiológica do corpo e a aumentar a resiliência psicológica frente aos desafios[21]. Trata-se de estratégia complementar na recuperação de traumas[22].

A redução da exposição a substâncias tóxicas, como álcool, drogas e tabaco, é crucial para reduzir as consequências deletérias do trauma sobre a saúde. Cada vez mais, as intervenções comportamentais precisam incluir a toxicidade digital, com a exposição a redes sociais, pornografia e *bets*, além da luz azul emitida por telas[23].

A relação bidirecional entre sono e saúde mental é inegável, tornando as intervenções focadas no sono cruciais para o manejo do estresse e a recuperação da saúde mental e social. Estratégias como a Terapia Cognitivo-Comportamental para Insônia (TCC-I), considerada padrão-ouro, e a melhoria da higiene do sono demonstram eficácia não apenas na resolução da insônia, mas também na redução significativa de sintomas de depressão e ansiedade, frequentemente comórbidos[24]. Ao restaurar padrões de sono saudáveis, melhora-se a regulação emocional, a resiliência ao estresse e a função cognitiva, impactando positivamente o bem-estar geral[25].

Por fim, o suporte social desempenha um papel fundamental no fortalecimento da resiliência emocional, proporcionando senso de pertencimento e segurança. Conexões sociais significativas funcionam como um importante fator de proteção ("*buffer*"), ajudando a mitigar os efeitos adversos do estresse na saúde mental e física, e a promover a saúde de forma integral[26]. Essa rede de apoio não só facilita estratégias de enfrentamento mais eficazes diante de desafios, mas também está diretamente associada a melhores desfechos em saúde mental e bem-estar geral[27].

CONCLUSÃO

Estressores e eventos traumáticos deixam marcas profundas que reverberam em diversas dimensões da vida de um indivíduo. A compreensão e o tratamento do trauma evoluíram, reconhecendo a necessidade de uma abordagem integral, que deve incluir intervenções para a mente, o corpo e os relacionamentos.

O adoecimento também pode ser visto como um grande chamado para a pessoa reconsiderar a sua vida, seus relacionamentos e seu senso de identidade. Isso envolve o desenvolvimento de habilidades de enfrentamento saudáveis, a promoção da resiliência e o cultivo de um senso de propósito e significado na vida.

Apesar dos avanços na compreensão e no tratamento do trauma, ainda existem desafios significativos a serem superados para garantir que as pessoas que sofreram trauma recebam o cuidado que merecem. Dentre esses estão o acesso ao tratamento adequado, com profissionais qualificados e humanos.

Superar esses desafios na prática clínica exige um compromisso contínuo com a pesquisa, a educação, e a colaboração entre profissionais de saúde, formuladores de políticas e membros da comunidade para que o trauma seja compreendido, prevenido e tratado de forma eficaz, permitindo que as pessoas se recuperem e vivam vidas plenas e significativas.

Para se aprofundar

Livro: van der Kolk, B. A. O corpo guarda as marcas: cérebro, mente e corpo na cura do trauma. Rio de Janeiro: Intrínseca; 2015.

Traz uma visão global do impacto do trauma e as abordagens de tratamento

Livro: Levine PA. Uma voz sem palavras: como o corpo liberta o trauma e restaura o bem-estar. São Paulo: Summus; 2012.

Mostra como a consciência corporal é fundamental para resiliência e recuperação do trauma.

Livro: U.S. Department of Health and Human Services (HHS), Office of the Surgeon General. Our Epidemic of Loneliness and Isolation: The U.S. Surgeon General's Advisory on the healing effects of social connection and community. Washington: HHS; 2023.

Traz uma visão geral sobre a crise da conexão da sociedade moderna e seus impactos.

REFERÊNCIAS BIBLIOGRÁFICAS

1. Tomasello M. Why we cooperate. Cambridge: MIT Press; 2009.
2. Turkle S. Alone together: why we expect more from technology and less from each other. New York: Basic Books; 2011.
3. McPherson M, Smith-Lovin L, Brashears ME. Social isolation in America: changes in core discussion networks over two decades. Am Sociol Rev. 2006;71(3):353-75.
4. van der Kolk BA. O corpo guarda as marcas: cérebro, mente e corpo na cura do trauma. Rio de Janeiro: Intrínseca; 2015.
5. Levine PA. Uma voz sem palavras: como o corpo liberta o trauma e restaura o bem-estar. São Paulo: Summus; 2012.
6. Admon R, Milad MR, Hendler T. A causal model of post-traumatic stress disorder: disentangling predisposed from acquired neural abnormalities. Trends Cogn Sci. 2013;17(7):337-47.
7. Sudbrack R, Manfro PH, Kuhn IM, de Carvalho HW, Lara DR. What doesn't kill you makes you stronger and weaker: how childhood trauma relates to temperament traits. J Psychiatr Res. 2015 Mar;62:123-9.
8. McEwen BS. Neurobiological and systemic effects of chronic stress. Chronic Stress (Thousand Oaks). 2017;1:2470547017692328.
9. Hughes K, Bellis MA, Hardcastle KA, Sethi D, Butchart A, Mikton C, et al. The effect of multiple adverse childhood experiences on health: a systematic review and meta-analysis. Lancet Public Health. 2017;2(8):e356-66.
10. Hong JH, Knapp S, Novotny J, Lee MK, McPherson ME, Schafer MH. Are loneliness and social isolation equal threats to health and well-being? An outcome-wide longitudinal approach. J Behav Med. 2023;46(6):1031-46.

11. Hoskins MD, Sinnerton R, Nakamura A, Underwood JFG, Slater A, Lewis C, et al. Pharmacological-assisted psychotherapy for post-traumatic stress disorder: a systematic review and meta-analysis. Eur J Psychotraumatol. 2021;12(1):1853379.
12. American Psychological Association. Clinical practice guideline for the treatment of posttraumatic stress disorder (PTSD) in adults. Washington (DC): American Psychological Association; 2017.
13. Shapiro F. Dessensibilização e reprocessamento por movimentos oculares (EMDR): princípios básicos, protocolos e procedimentos, 3ª ed. Porto Alegre: Artmed; 2019.
14. Grand D. Brainspotting: the revolutionary new therapy for rapid and effective change. Boulder (CO): Sounds True; 2013.
15. Yong ASJ, Bratuskins S, Sultani MS, Blakeley B, Davey CG, Bell JS. Safety and efficacy of methylenedioxymethamphetamine (MDMA)-assisted psychotherapy in post-traumatic stress disorder: an overview of systematic reviews and meta-analyses. Aust N Z J Psychiatry. 2025;59(4):339-60.
16. Carhart-Harris RL, Goodwin GM. The therapeutic potential of psychedelic drugs: past, present, and future. Neuropsychopharmacology. 2017;42(11):2105-13.
17. Luthans F, Youssef CM, Avolio BJ. Psychological capital: developing the human competitive edge. New York: Oxford University Press; 2007.
18. Marx W, Veronese N, Kelly JT, Smith L, Stranges S, D'Cunha NM, et al. The impact of diets and dietary components on depression: a systematic umbrella review of meta-analyses of observational studies. Mol Psychiatry. 2023;28(9):3595-608.
19. O'Riordan KJ, Moloney GM, Keane L, Clarke G, Cryan JF. The gut microbiota-immune-brain axis: therapeutic implications. Cell Rep Med. 2025;6(3):101982.
20. Singh B, Olds T, Curtis R, Dorling D, Dumuid D, Virgara R, et al. Effectiveness of physical activity interventions for improving depression, anxiety and distress: an overview of systematic reviews. Br J Sports Med. 2023;57(18):1203-9.
21. Gerber M, Fuchs R, Pühse U. Role of exercise and fitness in the prevention and treatment of stress-related mental disorders. In: Sport and Exercise Psychology Research. London: Academic Press; 2020. p. 351-85.
22. Newman CL, Motta RW. The effects of exercise on PTSD and co-occurring depression and anxiety: a systematic literature review. Int J Emerg Ment Health Hum Resilience. 2019;21(2):1-19.
23. Chang AM, Aeschbach D, Duffy JF, Czeisler CA. Evening use of light-emitting eReaders negatively affects sleep, circadian timing, and next-morning alertness. Proc Natl Acad Sci USA. 2015;112(4):1232-7.
24. Scott AJ, Webb TL, Martyn-St James M, Rowse G, Weich S. Improving sleep quality leads to better mental health: a meta-analysis of randomised controlled trials. Sleep Med Rev. 2021;60:101556.
25. Hertenstein E, Trinca E, Wunderlin M, Schneider CL, Züst MA, Fehér KD, et al. Cognitive behavioural therapy for insomnia in patients with depression: a systematic review and meta-analysis. Sleep Med Rev. 2022;62:101597.
26. Okely JA, Cukić I, Kirtley OJ, Cvorovic J, Galante J, Humphry A, et al. Social connection as a buffer: a machine learning analysis of risk and protective factors for mental health and well-being. J Affect Disord. 2023;323:679-88.
27. Wang Z, Chen J, Jia S, Liu Y, Zhang X. The relationship between social support and resilience: a meta-analysis. J Happiness Stud. 2023;24(1):331-54.

51

Uso excessivo das redes sociais digitais

Luciana Volkmann

Pontos-chave

- As plataformas de mídias sociais exploram vulnerabilidades neurobiológicas, apresentando desafios únicos e riscos potenciais para os indivíduos e a sociedade.
- Identificar a população de risco para o uso problemático das redes sociais digitais é fundamental na avaliação clínica e no desenvolvimento de estratégias de prevenção e cuidado em saúde.
- O uso excessivo das redes sociais digitais impacta negativamente a saúde física e mental dos usuários por meio de diversos mecanismos que serão explorados no decorrer deste capítulo.
- Comprometimento da saúde mental, saúde cognitiva (exaustão mental, atenção, memória e tomada de decisão), funcionamento diário e no estilo de vida (distúrbios do sono, sedentarismo, isolamento social, gerenciamento do estresse) estão fortemente associados ao uso problemático das redes sociais.
- Estratégias de uso consciente, como restrição de tempo, "dieta digital", estímulo à leitura profunda, estímulo à atenção plena e estímulo à atividade física, devem ser recomendadas para mitigar os efeitos negativos do uso das redes sociais digitais.

INTRODUÇÃO

A capacidade de formar e manter conexões sociais foi fundamental para a sobrevivência e evolução da espécie humana. Nossa vantagem competitiva sempre esteve na habilidade de cooperar em grande escala e criar redes sociais complexas, permitindo o compartilhamento de conhecimento, a organização das sociedades e o enfrentamento de desafios coletivos[1]. Os vínculos sociais significativos – ambientes onde podemos nos sentir seguros e engajados em atividades de cooperação – revelaram-se essenciais para a saúde física e mental. Sentir-se pertencente a um grupo reduz o estresse, fortalece a imunidade e promove o bem-estar emocional[2,3]. No campo da saúde mental, o apoio de familiares, amigos ou grupos de referência atua como um fator protetor contra depressão, ansiedade, doenças cardiovasculares entre outras[4].

A internet se tornou parte essencial da vida cotidiana, trazendo consigo inúmeros benefícios, desde a conveniência das compras *online*, estudo, pesquisa, assim como a manutenção dos laços com amigos e familiares. Nesse cenário, as redes sociais digitais (RSD) despontam como importantes plataformas para compartilhar experiências, receber suporte emocional e vivenciar a sensação de pertencimento. Criadas inicialmente para atender à necessidade humana de conexão e troca de informações, elas evoluíram rapidamente para plataformas altamente sofisticadas, regidas por algoritmos que influenciam comportamentos, emoções e interações, mudando drasticamente a forma como nos comunicamos e criamos conexões[5].

Embora as plataformas de mídia social ofereçam oportunidades sem precedentes para a conexão e autoexpressão, elas também apresentam desafios únicos e riscos potenciais. O uso generalizado das mídias sociais se tornou uma preocupação significativa, levantando preocupações sobre seu impacto potencial em vários aspectos da vida dos usuários, particularmente sua saúde mental e bem-estar físico. Isso gera debates intensos entre especialistas de diversas áreas e é considerado por alguns uma crise social que requer atenção e intervenção urgentes[6,7].

Neste capítulo, examinaremos de que forma o uso das redes sociais digitais afeta a saúde física e mental do usuário, como identificar populações de maior risco e quais estratégias podem ser adotadas para reduzir eventuais consequências negativas.

CARACTERÍSTICAS DAS REDES SOCIAIS DIGITAIS E SUAS REPERCUSSÕES

As interações mediadas pelas RSD têm características próprias que as diferenciam das conexões *offline*, gerando repercussões específicas na vida dos usuários como observado a seguir.

Acessibilidade e onipresença

A internet móvel e os *smartphones* tornaram as RSD acessíveis 24 horas por dia, em praticamente qualquer lugar. Essa disponibilidade constante pode gerar dificuldade para o usuário desconectar-se e estabelecer limites, levando a sobrecarga de informações, fadiga cognitiva e aumento do estresse[7,8].

Algoritmos e bolhas de filtro

Os algoritmos de recomendação personalizam o *feed* de cada usuário com base em seu histórico de interações. Embora melhorem a relevância do conteúdo, eles tendem a criar câmaras de eco, reforçando visões já compartilhadas e isolando o indivíduo de perspectivas diversas. Isso aprofunda a polarização de opiniões e solidifica vieses cognitivos, dificultando o diálogo e a empatia[9].

Representação e comparação social

As RSD, ao mediar a interação por meio de representações do indivíduo, podem suscitar desafios e riscos até então inexistentes na interação *offline*. As conexões são estabelecidas e mantidas por meio de ferramentas que proporcionam a emergência dessas representações, incentivando, assim, comparações, distorções na percepção da realidade, reforço de narrativas idealizadas, insegurança e baixa autoestima. Essa mediação reduz a capacidade de compreensão mútua, diminuindo a empatia e aumentando a possibilidade de conflitos *online*[9].

Reforço dopaminérgico, uso compulsivo e FOMO

Características das plataformas de RSD como: algoritmo, curadoria de conteúdo, notificações, *feedback* social instantâneo (curtidas, comentários, compartilhamentos) e ausência de um "fim" claro no *feed* são especialmente eficientes em ativar o sistema de recompensa dopaminérgico. Isso incentiva o uso repetitivo e prolongado das plataformas, tornando o indivíduo vulnerável a padrões de uso compulsivo[7,10].

Além disso, na tensão entre a necessidade de pertencimento ao mundo digital e o risco do uso problemático surge o "medo de ficar de fora" - FOMO (*fear of missing out*). Caracterizado pelo receio constante de perder eventos relevantes quando desconectado, o FOMO pode levar a privação de sono, ansiedade, dificuldade de controle emocional e prejuízos ao bem-estar físico[9].

Alcance, viralização e riscos sociais

Conteúdos emocionalmente carregados tendem a se espalhar rapidamente, um único *post* pode atingir milhares ou milhões de pessoas em instantes. Essa escalabilidade pode ser útil, por exemplo, para organizar campanhas de solidariedade ou arrecadação de fundos.

Por outro lado, o alcance massivo somado às características já expostas (câmaras de eco, polarização de opiniões, vieses cognitivos, conexões mediadas por representações) abre espaço para conflitos *online*, disseminação de desinformação, pânico coletivo, *cyberbulling* e linchamentos virtuais[11].

POPULAÇÕES DE RISCO PARA USO PROBLEMÁTICO DAS REDES SOCIAIS DIGITAIS

O risco de comportamento repetitivo ou compulsivo estimulado pelo uso das redes sociais será maior quanto mais intenso for o uso dessas plataformas. A lógica é a mesma para qualquer substância viciante, a exposição contínua e/ou presença de vulnerabilidades aumenta o risco de desenvolver comportamento de dependência, no entanto existem algumas vulnerabilidades às quais o clínico precisa estar atento.

Adolescentes e adultos jovens

O tempo de uso de mídias sociais é significativamente maior entre adolescentes e adultos jovens, tendência global que muitas vezes reflete um caráter recreativo. Entretanto, nessa faixa etária o córtex pré-frontal ainda não está completamente desenvolvido e o controle inibitório fraco aumenta a vulnerabilidade ao uso problemático[8]. Além disso, por estarem em fase de experimentação e exibirem elevada sensibilidade social e necessidade de validação, esses jovens podem carecer de recursos para avaliar criticamente o conteúdo consumido. Esse padrão intensivo de uso tem impacto significativo na saúde psicológica durante anos cruciais de desenvolvimento, podendo prejudicar a produtividade e o desempenho escolar de forma definitiva[7,12-16].

Ansiedade social, baixa autoestima e solidão

Pessoas com ansiedade social, baixa autoestima ou solidão tendem a buscar nas interações digitais compensação por vínculos frágeis ou insatisfatórios no mundo real. Habilidades sociais pouco desenvolvidas levam esses indivíduos a baixa assertividade, apreensão e medo de avaliação negativa, perpetuando um ciclo de isolamento e reforçando medos.

As mídias sociais podem parecer uma forma mais "segura" de estabelecer conexões, mas frequentemente nessas interações essas pessoas acabam por se sentirem ainda mais excluídas ao compararem suas vidas às representações idealizadas dos outros. Quanto mais tempo esses indivíduos permanecem em conexão *online*, menos experimentam as relações no mundo real e menos desenvolvem habilidades sociais, podendo entrar em um ciclo em que o uso excessivo agrava o humor e aumenta o isolamento[15,17]. O uso intensivo de mídias sociais aumenta significativamente a probabilidade de isolamento social e solidão[5].

Depressão, ansiedade e alta carga de estresse diário

Saúde mental precária, depressão, ansiedade e alta carga de estresse diário estão fortemente associados ao uso problemático da internet e redes sociais[6,7,9,17-19]. O uso da internet e das redes sociais servem como uma tentativa de reduzir tensões e estados de humor negativos, no entanto a recorrência às redes sem desenvolver habilidades de enfrentamento reforça o uso compulsivo[20].

Anedonia

A anedonia, caracterizada pela falta de motivação ou dificuldade em experimentar prazer em ações normalmente satisfatórias ou prazerosas, é um sintoma central em quadros depressivos e em algumas outras condições médicas e parece ter papel importante no desenvolvimento de comportamentos aditivos em adultos. Esse sintoma está associado a menor sensibilidade à recompensa e menor ativação do circuito dopaminérgico em resposta a estímulos agradáveis ou gratificantes. A internet oferece uma abundância de fontes de recompensa a um custo mínimo, nesse sentido pode ser particularmente relevante no desenvolvimento do comportamento de vício na tentativa de compensar déficits na experiência hedônica. Nesses casos, é essencial usar estratégias que visem a restauração da capacidade de prazer em atividades saudáveis, antes de focar somente na redução do comportamento aditivo[21].

Gênero feminino

Diversos estudos demonstram que o público feminino é o mais assíduo nas mídias sociais, além disso estão mais suscetíveis aos impactos negativos das redes sociais por diversos fatores biopsicossociais. Em primeiro lugar, elas são mais propensas à comparação social (especialmente em plataformas visuais como Instagram® e TikTok®), o que intensifica sentimentos de inadequação e baixa autoestima diante de padrões estéticos idealizados[16,22]. Além disso, apresentam maior dificuldade na regulação emocional, respondendo com níveis mais altos de ansiedade e depressão a *feedbacks* negativos *online*[23]. Esse conjunto de fatores reforça a necessidade de abordagens específicas de gênero para promover o uso saudável das mídias sociais.

OS IMPACTOS NA SAÚDE

Saúde mental

Saúde mental é entendida como a combinação de bem-estar emocional, psicológico e social e impacta diretamente o funcionamento e a qualidade de vida, influenciando como respondemos ao estresse, como nos relacionamos ou fazemos escolhas. O uso generalizado e massivo das redes sociais digitais se tornou uma preocupação crescente entre educadores, profissionais de saúde, pesquisadores e sociedade.

O impacto negativo das redes sociais na saúde mental dos indivíduos costuma seguir um percurso em três fases interligadas:

- Exposição e captura de atenção.
  - As plataformas usam algoritmos de recomendação e notificações intermitentes para atrair e manter nossa atenção. Curtidas, comentários e sugestões de vídeo ativam o sistema de recompensa dopaminérgico, seduzindo o usuário a permanecer conectado[6,7].
- Tentativa de regulação emocional ("automedicação digital").
  - Muitos indivíduos recorrem às redes sociais para aliviar o mal-estar de forma imediata, gerando uma sensação breve de prazer ou alívio[7,15].
  - Esse alívio é transitório: o pico de prazer gerado pela dopamina é acompanhado de mal-estar, sensação de vazio ou irritabilidade. Ao desconectar, surgem culpa e medo de ficar de fora (FOMO)[9].
- Ciclo recíproco de reforço e agravamento.
  - Predisposição – uso excessivo: indivíduos mais vulneráveis (por exemplo: adolescentes, pessoas com baixa autoestima, ansiedade social ou depressão) tendem a se engajar mais intensamente nas redes.
  - Uso excessivo – agravamento dos sintomas: quanto maior o uso, maior o risco de estresse, ansiedade e depressão. Além disso, o tempo prolongado *online* prejudica o sono, fragmenta a atenção, cria bolhas de opinião e reduz as interações presenciais, intensificando o isolamento, a solidão e a diminuição do bem-estar.
  - Agravamento dos sintomas – mais uso: diante do sofrimento crescente, recorre-se novamente à "automedicação digital", iniciando um ciclo de *feedback* que consolida o comportamento aditivo[15].

Esse ciclo de recíproca e reforço entre redes sociais e saúde mental explica por que o uso problemático pode evoluir, em alguns casos, para dependência comportamental, com consequências que se estendem ao desempenho escolar ou profissional, às relações interpessoais e ao bem-estar.

Impactos cognitivos, atenção e tomada de decisão

Considerando que a capacidade de sustentar atenção e foco são elementos chave na performance cognitiva e que a exposição digital excessiva traz repercussões significativas na capacidade de atenção, no processamento cognitivo e na tomada de decisão, existe uma preocupação atual sobre a possível deterioração mental gerada pelo superconsumo, especialmente de mídias sociais digitais, um fenômeno que tem sido denominado "*brain rot*"[12].

As plataformas de mídias sociais incentivam um ciclo interminável de consumo, levando à sobrecarga de informações, geralmente de baixa qualidade e pouco desafiadores, o que pode mascarar percepções significativas e dificultar o discernimento de fontes confiáveis. Como resultado, temos aumento da ansiedade e menor sustentação do foco de atenção, reduzindo a capacidade de processar e interagir com a riqueza de informação disponível[12]. Além disso, a interação com as redes sociais exige atenção seletiva e tomada de decisão constante, levando à fadiga mental e, consequentemente, à redução no desempenho de tarefas que exigem habilidades perceptivo-cognitivas (tomada de decisão, estratégia e precisão técnica)[24].

A exposição continuada às mídias sociais digitais leva a dificuldades com a capacidade de consumir conteúdo mais longo e sem cortes, e esgota ainda mais o envolvimento significativo com experiências de vida real[6,12]. Isso leva à redução da capacidade de investir em atividades intelectuais mais restauradoras, como pensamento profundo, reflexão ou resolução de problemas, acarretando declínio grave na função cognitiva, tornando tarefas cotidianas que requerem atenção sustentada e esforço mental muito mais difíceis de performar[12].

Prejuízos no funcionamento diário, estilo de vida e suas consequências

Tempo é um recurso escasso. O uso excessivo das redes sociais digitais consome grande parte desse recurso, trazendo prejuízos em diversas áreas da vida cotidiana (escolar, acadêmica, profissional e pessoal) e impactando diretamente o estilo de vida.

O uso de telas à noite é um dos principais fatores que levam ao sono insuficiente induzido por comportamento, comprometendo tanto a quantidade quanto a qualidade do descanso. A exposição à luz azul em horários noturnos inibe a liberação de melatonina endógena, alterando o ritmo circadiano e resultando em:

- Atraso na latência do sono (dificuldade para adormecer).
- Sono fragmentado e superficial.
- Maior estado de alerta e vigilância noturna.
- Dificuldade de relaxamento e manutenção de fases profundas do sono[25].

O sono de má qualidade piora a saúde mental e medeia grande parte da associação entre uso de mídias sociais e piora de sintomas depressivos, ansiosos e de estresse. A exposição prolongada ao uso noturno de telas também pode contribuir para alterações metabólicas e aumento do risco de doenças crônicas ao longo do tempo[6,26].

Além do sono, quase todos os pilares do estilo de vida são afetados pelo uso abusivo de mídias sociais, sendo comumente associados a sedentarismo, aumento do estresse e empobrecimento das relações interpessoais[18].

No âmbito do funcionamento diário, o uso excessivo de internet e mídias sociais associa-se a:

- Procrastinação e descuido de responsabilidades.
- Declínio no desempenho escolar e acadêmico.
- Queda de produtividade e fracasso profissional[18].

Em síntese, é fundamental avaliar cada um desses domínios – sono, atividade física, estresse, relacionamentos e rotina diária – e propor intervenções integradas que restabeleçam o equilíbrio no estilo de vida, melhorem o funcionamento cotidiano e previnam complicações de longo prazo.

SOLUÇÕES

Diante da ampla disseminação das redes sociais digitais e dos impactos negativos identificados em diversas dimensões da saúde, especialmente mental, torna-se essencial discutir caminhos possíveis para mitigar esses efeitos. Embora o uso dessas plataformas esteja profundamente enraizado na vida cotidiana de grande parte da população, a literatura tem apontado estratégias promissoras capazes de reduzir os riscos associados a seu uso excessivo ou disfuncional. O objetivo dessa seção é sugerir intervenções, baseadas em evidências, que contribuam para um uso mais consciente, equilibrado e saudável das redes sociais digitais.

Intervenções psicoeducativas

Entre as estratégias voltadas à promoção do uso mais saudável das redes sociais digitais, destacam-se as intervenções psicoeducativas, que atuam diretamente na conscientização, orientação e capacitação dos usuários, ajudando jovens a navegar no ambiente digital de forma segura.

- Monitoração do uso das mídias digitais por pais e professores[5], considerando inclusive restrições ou proibições de redes sociais para crianças até certa idade, conforme orientações da Organização Mundial da Saúde[27].
- Educação sobre gestão de tempo e desenvolvimento de um cronograma de atividades que inclua oportunidades para recreação/relaxamento[17].
- Estratégias de uso consciente como restrição do tempo de uso, estímulo à automonitoração e fortalecimento do autocontrole[5,17].
- Estratégias de controle ambiental como redução de acesso à internet ou deixar dispositivos/*smartphones* em lugares inconvenientes, distantes ou com menor acessibilidade podem ajudar no autocontrole[17].
- Desenvolvimento de hábitos saudáveis, com garantia de sono adequado, estímulo à atividade física e promoção de interações presenciais[5].
- Integrar ética digital ao currículo, ensinando alunos sobre as implicações de suas ações *online* e a importância do desenvolvimento do pensamento crítico[5].

Técnicas de autorregulação emocional e treinamento de atenção plena

O *design* das redes sociais digitais é cuidadosamente arquitetado para capturar a atenção dos usuários e mantê-los engajados pelo maior tempo possível. Esse funcionamento, baseado em mecanismos de recompensa imediata, contribui para o uso compulsivo e a consequente perda de controle, com prejuízos à saúde física e mental. Diante desse cenário, torna-se fundamental investir em estratégias que promovam a autorregulação emocional e fortaleçam o autocontrole.

Evidências indicam que o estresse atua como fator de risco importante para o comportamento de vício, enquanto o autocontrole exerce efeito protetor. A atenção plena (*mindfulness*) tem se mostrado eficaz na redução do estresse e na melhoria da autorregulação. Um estudo recente demonstrou que a atenção plena melhorou o autocontrole e reduziu o estresse, sendo que ambos mediaram parcialmente a relação entre estresse e vício em internet. Assim, o treinamento em atenção plena configura-se como uma intervenção acessível e baseada em evidências, com potencial para integrar programas que visem a prevenção ou o tratamento das condições relacionadas ao uso problemático das redes sociais digitais[20].

O papel da atividade física

A atividade física tem sido amplamente reconhecida como um pilar fundamental para a promoção da saúde física e mental. Evidências robustas na literatura científica indicam que a prática regular de exercícios reduz o estresse e melhora significativamente sintomas de ansiedade e depressão, tanto em indivíduos com diagnóstico formal quanto na população geral. Além disso, a atividade física tem um papel fundamental na saúde do sono[28]. Conforme vimos ao longo deste capítulo, o uso disfuncional ou intensivo de redes sociais está associado a níveis mais elevados de estresse, depressão, ansiedade e distúrbios do sono.

Nesse contexto, um estudo recente[6] com estudantes universitários chineses contribui de maneira relevante para a compreensão da interação entre esses fatores. Entre os principais achados, destaca-se que altos níveis de atividade física exerceram um papel protetor frente aos impactos negativos do uso intensivo de mídias sociais sobre a saúde mental. Esse efeito foi especialmente evidente entre os participantes que faziam uso mais intenso dessas plataformas: quanto maior o engajamento em atividade física, menor é o impacto negativo do uso de mídias sociais nos desfechos de saúde mental. Esse padrão sugere que a prática regular de exercícios pode atuar como um fator de resiliência da psicobiologia, amortecendo os efeitos deletérios do consumo excessivo de mídias sociais. Outro achado relevante foi a qualidade do sono que apareceu como um mediador parcial dessas relações, reforçando a importância de intervenções que considerem múltiplas dimensões do estilo de vida.

Outro aspecto de destaque no estudo diz respeito às diferenças de gênero. As mulheres relataram maior uso de mídias sociais, níveis mais elevados de sintomas depressivos e menor engajamento em atividade física em comparação aos homens. Além disso, a associação entre uso de mídias sociais e sintomas de depressão foi mais forte entre as mulheres. Esses dados sugerem que mulheres podem estar particularmente vulneráveis aos impactos negativos do uso intensivo de redes sociais, especialmente quando não praticam atividade física de forma regular[6].

Treinamentos de habilidades sociais

O desenvolvimento de habilidades sociais é crucial por diversos motivos, que vão desde o bem-estar emocional até a eficácia em contextos acadêmicos e profissionais. Desenvolver competências como empatia, escuta ativa e comunicação não verbal adequada é necessário para a criação de vínculos mais profundos e satisfatórios, reduzindo a necessidade de "busca de conforto" em ambientes virtuais. Sendo assim, o treinamento de habilidades sociais pode ser útil para aumentar o envolvimento em atividades *offline* em populações de risco, reduzindo a gravidade da comorbidade ansiedade/vício digital[17,29].

Pessoas que optam por relacionamentos predominantemente *online* acabam não desenvolvendo habilidades emocionais importantes como regulação emocional, enfrentamento de situações ansiogênicas e, assim, têm maior dificuldade de construir repertório emocional para lidar com situações *offline*.

QUANDO SOLICITAR AUXÍLIO ESPECIALIZADO

A avaliação psiquiátrica torna-se imprescindível quando o paciente apresenta sofrimento intenso, comprometimento das funções diárias ou comportamentos de risco, especialmente se as interações *online* passaram a substituir seus relacionamentos presenciais. Durante a entrevista, é fundamental explorar o conteúdo do pensamento, identificar sinais de agressividade – tanto auto quanto heteroagressiva – e investigar cuidadosamente a presença de ideação suicida.

Para se aprofundar

Livro: Carr N. The shallows: what the internet is doing to our brains. W. W. Norton & Company; 2010.

Obra baseada em estudos de neurociência sobre como o uso intensivo da internet, especialmente na forma de navegação rápida está moldando nossa cognição.

Livro: Recuero R. Redes sociais na internet. Sulina; 2009.

Explora o que são e como funcionam as redes sociais mediadas por computador, em termos sociológicos e estruturais.

Série de TV: Thorne J, Graham, S (criadores). Barantini P (diretor). Adolescência. Netflix®; 2025.

A série ilustra os desafios e oportunidades da passagem para a vida adulta num mundo pautado pela hiperconectividade.

FERRAMENTAS PRÁTICAS

Entre os instrumentos de avaliação e mensuração dos comportamentos ligados à dependência de internet descritos na literatura, destacamos:

- *Internet Addiction Test* – IAT e IAT-10 (versão reduzida): fornece um índice geral de gravidade do uso problemático da internet. É um dos mais utilizados, conta com versões adaptadas para diversos idiomas, inclusive para o público brasileiro[30,31].
- *Internet Severity and Activities Addiction Questionnaire* – ISAAQ e ISAAQ-10 (versão reduzida): acrescenta a capacidade de identificar quais atividades estão mais associadas ao padrão compulsivo e pode ser mais útil para avaliar especificamente o uso problemático de redes sociais digitais, mas ainda não temos uma versão formalmente adaptada e validada para o português do Brasil[8].

A Tabela 1 mostra a versão adaptada para a população brasileira do IAT[30].

TABELA 1 *Internet Addiction Test* (IAT) – versão adaptada para a população brasileira

1. Com que frequência você acha que passa mais tempo na internet do que pretendia?
2. Com que frequência você abandona as tarefas domésticas para passar mais tempo na internet?
3. Com que frequência você prefere a emoção da internet à intimidade com seu/sua parceiro(a)?
4. Com que frequência você cria relacionamentos com novo(a)s amigo(a)s da internet?
5. Com que frequência outras pessoas em sua vida se queixam sobre a quantidade de tempo que você passa na internet?
6. Com que frequência suas notas ou tarefas da escola pioraram por causa da quantidade de tempo que você fica na internet?
7. Com que frequência você acessa seu *email* antes de qualquer outra coisa que precise fazer?
8. Com que frequência piora seu desempenho ou produtividade no trabalho por causa da internet?
9. Com que frequência você fica na defensiva ou guarda segredo quando alguém lhe pergunta o que você faz na internet?
10. Com que frequência você bloqueia pensamentos perturbadores sobre sua vida pensando em se conectar para acalmar-se?
11. Com que frequência você se pega pensando em quando vai entrar na internet novamente?
12. Com que frequência você teme que a vida sem internet seria chata, vazia e sem graça?
13. Com que frequência você explode, grita ou se irrita se alguém o(a) incomoda enquanto está na internet?
14. Com que frequência você dorme pouco por ficar conectado(a) até tarde da noite?
15. Com que frequência você se sente preocupado(a) com a internet quando está desconectado(a) imaginando que poderia estar conectado(a)?
16. Com que frequência você se pega dizendo "só mais alguns minutos" quando está conectado(a)?
17. Com que frequência você tenta diminuir o tempo que fica na internet e não consegue?
18. Com que frequência você tenta esconder a quantidade de tempo em que está na internet?
19. Com que frequência você opta por passar mais tempo na internet em vez de sair com outras pessoas?
20. Com que frequência você se sente deprimido(a), mal-humorado(a) ou nervoso(a) quando desconectado(a) e esse sentimento vai embora assim que você volta a se conectar à internet?

Categorias de resposta: 1 = Raramente; 2 = Às vezes; 3 = Frequentemente; 4 = Muito frequentemente; 5 = Sempre.

Escores entre 20-39 pontos sugerem que o usuário tem controle total sobre o uso da internet; escores entre 40-69 significam frequentemente problemas devido ao uso da internet; e pontuações entre 70-100 significam que a internet está causando problemas significativos31.

REFERÊNCIAS BIBLIOGRÁFICAS

1. Harari YN. Sapiens: uma breve história da humanidade, 1ª ed. Porto Alegre: L&PM; 2018.
2. Ornish D, Ornish A. Ame mais. In: Reverta!: como simples mudanças no estilo de vida podem reverter a maioria das doenças crônicas, 1ª ed. São Paulo: nVersos; 2020. p. 163-172.
3. Carvalho AP. Conexão social como pilar fundamental de proteção à saúde. In: Katekawa A, Pimental CVMB, Gamini DC, Martinez D, Machado G, Watanabe J, et al, eds. Medicina do estilo de vida, 1ª ed. São Paulo: Editora dos Editores, 2022. p. 285-290.
4. Abreu LN, Almeida KM. Solidão e isolamento social: uma visão clínica. In: Carvalho APL, Lafer B, Schuch FB, eds. Psiquiatria do estilo de Vida, 1ª ed. Santana de Parnaíba: Manole, 2021.
5. Osman WA. Social media use and associated mental health indicators among University students: a cross-sectional study. Sci Rep. 2025;15:9534.
6. Wang Q, Zhang J, Xiao M. Association between social media use, physical activity level, and depression and anxiety among college students: a cross-cultural comperative study. Sci Rep. 2025;15:6596.
7. Nazari A, Housseinnia M, Heydari H, Garmaroudi G. Depression, anxiety, and stress associated with Internet addiction in Iranian general population: a cross-sectional study. J Educ Health Promot. 2025;14:1-8.
8. Dores AR, Antunes C, Geraldo A, Carvalho IP, Marques, A, Pereira I, et al. Validation of the ISAAQ-10 to assess problematic internet and social media use: A psychometric study in a Portuguese population. Compr Psychiatry. 2025;126:152499.
9. Andrade TP, Alves N. Conectividade e saúde mental: como as redes sociais influenciam o bem-estar psicológico dos usuários. Revista JRG de Estudos Acadêmicos. 2024;15: e151301.
10. Lembke A. Nação dopamina: por que o excesso de prazer está nos deixando infelizes e o que podemos fazer para mudar, 1ª ed. São Paulo: Vestígio; 2023.
11. Soares F, Recuero R. Como a grande mídia ajuda a espalhar desinformação sobre a covid-19. M/C Journal. 2021; 24: 2735.
12. Yousef AMF, Alshamy A, Tlili A, Merwally AHS. Demystifying the new dilemma of brain rot in the digial era: a rewiew. Brain Sci. 2025; 15, 283.
13. Feng Y, Ma Y, Zhong Q. The relationship between adolescents' stress and internet addiction: a mediated-moderation Model. Frontiers in Psychology. 2019;10:2248.
14. Saikia AM, Das J, Barman P, Bharali MD. Internet addiction and its relationships with depression, anxiety, and stress in urban adolescents of Kamrup District, Assam. J Fam Community Med. 2019;26:108-12.
15. Lai CM, et al., The mediating role of Internet addiction in depression, social anxiety, and subjective psychosocial well-being among adolescents in six Asian countries: a structural equation modelling approach. Public Health. 2015;1-13.
16. Oliveira J. Neuroanthropology and body image: the impact of technology and cultural shifts on self-perception. Culture, Medicine, and Psychiatry. 2025. Disponível em: https://doi.org/10.1007/s11013-025-09907-6
17. Cai H, Xi H-T, Wang Z, Han L, Liu S, Zhu Q, et al. The association between internet addiction and anxiety in nursing students: a network analysis. Frontiers in Psychiatry. 2021;12:723355.
18. Kootesh BR, Raisi M, Ziapour A. Investigation of relationship internet addict with mental health and quality sleep in students. Acta Medica Mediterranea. 2016;32:1921.
19. Akin A, Iskender M. Internet addiction and depression, anxiety and stress. IOJES. 2011;3(1):138-148.
20. Song W, Park J. The influence of stress on internet addiction: mediating effects of self-control and mindfulness. Int J Ment Health Addict. 2019;17.
21. Guillot CR, Bello MS, Tsai JY, Huh J, Leventhal AM, Sussman S. Longitudinal associations between anhedonia and internet-related addictive behaviors in emerging adults. Comput Human Behav. 2016;62:475-479.
22. Fardouly J, Diedrichs PC, Vartanian LR, Halliwell E. Social comparisons on social media: The impact of Facebook on young women's body image concerns and mood. Body Image. 2015;13:38-45.
23. Primack BA, Shensa A, Sidani JE, Whaite EO, Lin LY, Rosen D, et al. Social media use and

perceived social isolation among young adults in the U.S. Am J Prev Med. 2017;53(1):1-8.

24. Freitas-Junior C, Nakamura F, Costa Y, Batista G, Fortes L. Effect of daily social media use smartphones before training on attack efficiency and repeated vertical jump ability in yong male volleyball players: a randomized and crossover trial. Cyberpsychol Behav Soc Netw. 2024;25:e12258.
25. Borges DGS, Baldasso IM, Porto R. Principais disruptores do sono e seu impacto na saúde. In: Katekawa A, Pimental CVMB, Gamini DC, Martinez D, Machado G, Watanabe J, et al, eds. Medicina do estilo de vida, 1ª ed. São Paulo: Editora dos Editores, 2022. p. 215-221.
26. Jain A, Sharma R, Gaur KL, Yadav N, Sharma P, Sharma N, et al. Study of internet addiction and its association with depression and insomnia in university students. J Family Med Prim Care. 2020;9:1700-6.
27. World Health Organization. Guidelines on physical activity, sedentary behaviour and sleep for children under 5 years of age [Internet]. Geneva: WHO; 2019 [cited 2025 Apr 25]. Disponível em: https://www.who.int/publications/i/item/9789241550536
28. Pinto AJ, Coelho D, Peçanha T. Atividade física e sua relação com saúde e processos patológicos. In: Katekawa A, Pimental CVMB, Gamini DC, Martinez D, Machado G, Watanabe J, et al, eds. Medicina do estilo de vida, 1ª ed. São Paulo: Editora dos Editores, 2022. p. 179-186.
29. Cacioppo JT, Hughes ME, Waite LJ, Hawkley LC, Thisted RA. Loneliness as a specific risk factor for depressive symptoms: cross-sectional and longitudinal analyses. Psychol Aging. 2006;21(1):140-51.
30. Conti M, Jardim Á, Hearst N, Cordás T, Tavares, H, Nabuco, C. Evaluation of semantic equivalence and internal consistency of a Portuguese version of the Internet Addiction Test (IAT). Rev Psiquiatria Clínica. 2011;39:106-110.
31. Widyanto L, McMurran M. The psychometric properties of the internet addiction test. Cyberpsychol Behav. 2004;7(4):443-50.

SEÇÃO IX

Prevenção e tratamento de problemas clínicos relacionados ao estilo de vida

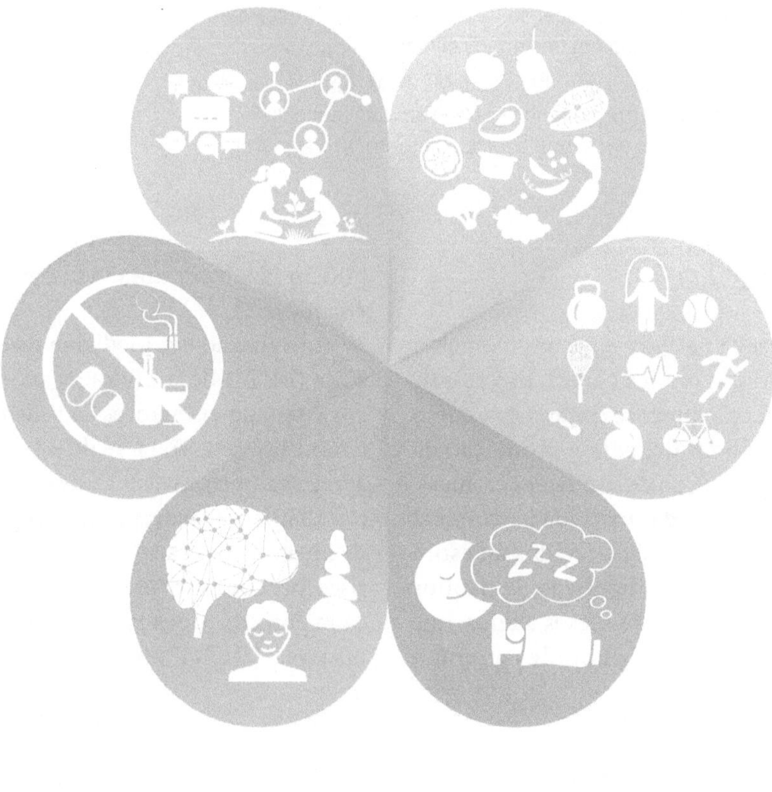

52

Avaliação de indivíduos assintomáticos: *check-up*

André Luiz Moschetta
Paula Flores Schlickmann
Bruno A. Colontoni

Pontos-chave

- O foco do *check-up* em Medicina do Estilo de Vida (MEV) vai além do rastreamento de doenças, incorporando sistematicamente a análise de fatores de risco comportamentais.
- A anamnese direcionada e o uso de instrumentos validados permitem uma estratificação precisa do risco comportamental.
- A racionalização do uso de exames complementares deve ser priorizada, evitando a indicação de recursos diagnósticos sem impacto comprovado em desfechos clínicos.
- O modelo de cuidado orientado pela MEV contribui para a prática baseada em valor, promovendo ganhos em qualidade de vida, redução de custos em saúde e fortalecimento da autonomia do paciente.

INTRODUÇÃO

A consulta de *check-up* é um momento privilegiado na prática clínica, não apenas para a detecção precoce de doenças, como também, sobretudo, para a promoção da saúde e a prevenção de condições crônicas. A grande maioria das morbidades crônicas vem de elementos relacionados ao estilo de vida, ou seja, da repetição de hábitos insalubres ao longo de meses a anos, que se reconhecidos e melhorados a tempo podem favorecer uma vida mais longeva e saudável[1,2].

A avaliação em Medicina do Estilo de Vida (MEV) de indivíduos assintomáticos é focada em fatores causais precoces e modificáveis. Trata-se de estratégia que agrega valor à assistência, de custo-benefício altamente favorável, não dependendo de intervenções caras e/ou agregadoras de risco, benéfica para prevenção e tratamento da maioria das doenças crônicas não transmissíveis (DCNT), em variados contextos socioeconômicos. Apesar de os estudos mostrarem que até 80% das doenças crônicas podem ser prevenidas ou remitidas com a aplicação dessas estratégias[2], a tendência atual é de sua subutilização nos cenários assistenciais, com pouco tempo dispendido e raro uso de instrumentos específicos validados, apesar de sua ampla disponibilidade na literatura.

Dentre os maiores desafios contemporâneos na prática assistencial à saúde está o uso irracional de meios diagnósticos, o que aumenta o risco de diagnósticos excessivos ("*overdiagnosis*") e tratamentos excessivos ("*overtreatment*"), com consequências indesejadas para indivíduos e populações, em termos econômicos e de saúde. Há evidências em nosso meio de que as estratégias convencionais de *check-up* desencadeiam mais ações prescritivas do que de aconselhamento e prevenção[1].

Neste capítulo, são apresentados conceitos básicos e recomendações práticas para o uso da MEV na avaliação de indivíduos assintomáticos. São sugeridas abordagens claras, concisas e reprodutíveis, permitindo avaliar e acompanhar dados objetivos dos pacientes ao longo do tempo.

O MODELO DOS SEIS PILARES E OS SINAIS VITAIS DA MEV[2]

A partir da reunião de evidências científicas publicadas nas últimas décadas, de boa qualidade metodológica, a MEV reuniu os elementos fundamentais da interação entre estilo de vida e saúde em um modelo de seis domínios, os chamados Pilares da MEV. São eles: atividade física, nutrição, sono, gerenciamento do estresse, conexão e substâncias de risco. Dada a importância desse modelo na sua capacidade de impactar de modo positivo doenças cardiovasculares, diabetes tipo 2, obesidade, doenças autoimunes, transtornos mentais, câncer e até o envelhecimento precoce, suas propriedades mais relevantes foram organizadas de modo a ser avaliadas e acompanhadas como sinais vitais, os Sinais Vitais da MEV. Estes incluem ferramentas para os seis pilares acrescidos da aferição de antropometria, pulso, pressão, medidas diretas de aptidão física e exames complementares metabólicos.

Em um *check-up*, a avaliação incompleta de um dos domínios do estilo de vida pode ocultar um fator essencial ao raciocínio clínico, levando a problemas no processo diagnóstico e terapêutico. A avaliação dos Pilares e dos Sinais Vitais da MEV, diferentemente de abordagens isoladas, funciona de modo amplo e sinérgico, abrindo caminho para *insights* e diagnósticos comportamentais de alta relevância, já que alcança a complexidade da interação contínua e duradoura de características e hábitos presentes no paciente.

ELEMENTOS FUNDAMENTAIS DE MEV NA AVALIAÇÃO DO INDIVÍDUO SAUDÁVEL*

Nutrição

Durante a consulta, é fundamental explorar a qualidade da dieta do paciente, buscando identificar padrões alimentares que possam contribuir para o risco de doenças crônicas. Deve-se perguntar sobre a frequência do consumo de frutas, vegetais, grãos integrais, leguminosas e fontes saudáveis de proteína, como peixes e oleaginosas.

---

* Para uma abordagem aprofundada destes elementos, recomenda-se verificar as seções e os capítulos específicos deste livro.

Ao mesmo tempo, é importante avaliar o consumo de carnes processadas, alimentos ultraprocessados, ricos em açúcares adicionados, gorduras saturadas e sódio, que estão fortemente associados ao aumento do risco para a saúde.

Diversos instrumentos podem ser utilizados na prática clínica para avaliar de forma eficiente os hábitos alimentares do paciente assintomático, dentre os quais, destacamos:

- Recordatório alimentar de 24 horas (24HR): fornece uma visão rápida do consumo alimentar recente, útil em consultas iniciais. Deve ser usado com cautela, pois não representa hábitos habituais[3].
- Questionário de Frequência Alimentar (QFA)[4]: avalia padrões de consumo ao longo do tempo e é mais adequado para identificar tendências de longo prazo, incluindo ingestão de alimentos ultraprocessados, frutas, vegetais e fontes de gordura.
- Índices de Qualidade da Dieta (ex.: HEI - *Healthy Eating Index*): utilizados em pesquisas e, em alguns contextos clínicos, para quantificar o grau de adesão a padrões alimentares saudáveis (como dieta Mediterrânea, DASH, *Whole Food Plant-based*).
- Abordagens simplificadas: questionamentos diretos podem ser feitos em forma de triagem, como: "Quantas porções de frutas e vegetais você consome por dia?", "Com que frequência consome alimentos ultraprocessados?", "Quantas refeições faz fora de casa por semana?" Essas perguntas têm boa validade preditiva e podem ser usadas em ambientes de atenção primária com tempo limitado.

Atividade física

A avaliação da prática de atividade física deve incluir aspectos como a frequência, a intensidade, o tipo e a duração dos exercícios, além de investigar o tempo diário gasto em comportamentos sedentários, como assistir TV ou trabalhar sentado. O uso de ferramentas validadas, como o Questionário Internacional de Atividade Física (IPAQ)[5], pode ajudar a quantificar o nível de atividade do paciente. Uma pergunta rápida e eficaz seria: "Nos últimos sete dias, em quantos dias você praticou pelo menos 30 minutos de atividade física que envolvesse um esforço físico moderado ou intenso?" Essa abordagem permite identificar tanto pacientes inativos, que podem se beneficiar de orientações mais intensivas, quanto aqueles que já têm uma rotina ativa, mas que podem precisar de ajustes para otimizar os resultados.

Sono

O sono é um pilar crucial mas frequentemente negligenciado por pacientes e profissionais de saúde. A privação crônica do sono e a má qualidade do descanso noturno estão associadas a uma série de condições adversas, incluindo obesidade, hipertensão, diabetes, depressão e maior risco de eventos cardiovasculares. Durante o *check-up*, o profissional de saúde deve investigar duração e qualidade do sono, questionando o paciente sobre o número de horas dormidas por noite, a presença de despertares frequentes, a sensação de descanso ao acordar e sinais de distúrbios do sono, como ronco alto ou apneias observadas. Há ferramentas como o Índice de Qualidade do Sono de Pittsburgh (PSQI) e o questionário STOP-BANG[6] (para triagem de apneia do sono), que podem ser úteis em contextos específicos. Perguntas simples, como "Quantas horas você costuma dormir por noite?", "Você se sente descansado ao acordar?", ou "Você já foi informado de que ronca alto ou de que para de respirar enquanto dorme?", podem abrir espaço para discussões mais aprofundadas sobre seu sono.

Estresse

Avaliar o estresse na consulta pode ser desafiador, mas perguntas como "Nos últimos meses, você tem se sentido sob muito estresse?" e "Quais situações têm sido mais difíceis de lidar?" ajudam a criar um espaço de escuta empática. Além disso, escalas simples, como a *Perceived Stress Scale* (PSS)[7,8], podem ser aplicadas rapidamente para quantificar o nível de estresse percebido. Pode-se também aplicar escalas de ansiedade e depressão como GAD-77(ansiedade)[9] e PHQ-98(depressão)[10]. Devem ser exploradas também as estratégias de enfrentamento do paciente, se ele utiliza técnicas de relaxamento, *mindfulness*, atividade física ou outras práticas de autocuidado diante dos desafios.

Conexão

Este pilar pode ser explorado perguntando-se: "Você tem amigos ou familiares com quem pode contar quando precisa de apoio?", ou "Com que frequência você participa de atividades sociais ou comunitárias?". Essas perguntas ajudam a identificar indivíduos em risco de isolamento, indicando a necessidade de avaliações mais aprofundadas de saúde mental e encaminhamentos sobre redes de apoio ou intervenções psicossociais[2].

Substâncias de risco

Sua abordagem deve ser empática, objetiva e não moralizante, com foco na compreensão do comportamento e no estágio motivacional do paciente. É essencial registrar não apenas o *status* atual (fumante, ex-fumante, nunca fumou), mas também detalhes como carga tabágica (maços/ano), métodos anteriores de cessação, nível de dependência nicotínica e motivação atual para parar. O Teste de Fagerström para Dependência de Nicotina[11] é uma ferramenta breve e validada que permite estimar o grau de dependência física à nicotina, sendo útil para indicar a necessidade de tratamento farmacológico.

No que se refere ao uso de álcool, a avaliação deve considerar quantidade, frequência e padrão de consumo. Um instrumento amplamente recomendado é o AUDIT-C, versão reduzida do *Alcohol Use Disorders Identification Test*, desenvolvido pela Organização Mundial da Saúde[12], composta por apenas três perguntas, podendo ser usada como triagem rápida em ambiente ambulatorial.

O rastreamento de uso de substâncias de risco deve sempre ser seguido de aconselhamento breve, especialmente em casos de uso de risco ou dependência em estágio inicial. Intervenções simples, mesmo com duração inferior a 5 minutos, demonstram impacto positivo na redução do consumo e aumento da motivação para mudança.

Avaliações multidomínio

Ferramentas de triagem estimulam uma discussão precoce sobre hábitos, permitindo tempo para intervenção antes que o processo patológico se instale e doenças se desenvolvam[2]. São apresentados aqui três questionários de avaliação multidomínio, enquanto ferramentas de abordagem mais específica são encontradas em seções e capítulos específicos deste livro.

Formulário de Loma Linda/ACLM para Avaliação de Estilo de Vida[13]

É uma avaliação detalhada de 12 páginas e inclui triagens preventivas recomendadas, uma seção sobre controle de peso e os seis pilares da Medicina do Estilo de Vida, ainda sem versão validada para a língua portuguesa. Um estudo robusto de validação, na língua original, mostrou eficácia, como resultado de múltiplas iterações e do *feedback* de especialistas e leigos. A ferramenta, embora conceitualmente inalterada desde sua criação, foi aprimorada em linguagem e usabilidade, tornando-se prática, clínica e centrada no paciente. Sua versão curta (questionário de duas páginas com 14 perguntas) possui uma brevidade que favorece a aplicação em atendimentos preventivos e de doenças crônicas, permitindo rápida identificação de áreas que merecem mais atenção[14]. Esses instrumentos ainda não foram completamente validados, mas oferecem opções interessantes para o reconhecimento de elementos de estilo de vida necessitando de intervenção[2].

Questionário de Avaliação de Medicina do Estilo de Vida[14]

Foi desenvolvido como uma ferramenta de triagem global que avalia rapidamente os comportamentos de saúde mais impactantes com base em evidências atuais. Oferece uma abordagem sistemática e prática, por meio de 21 itens, para avaliar os pilares da MEV. Possui fácil aplicação e permite o monitoramento longitudinal de comportamentos relacionados à saúde. A resposta aos itens gera uma "pontuação de estilo de vida" global, além de pontuações específicas em cinco domínios: Movimento, Nutrição, Conexão, Uso de substâncias e Recuperação. Seu uso ainda é mais difundido nos Estados Unidos, com adoção limitada em outros contextos, não possuindo versão validada em língua portuguesa. Um trabalho recente de validação mostrou ter altos níveis de relevância e clareza entre especialistas certificados em Medicina do Estilo de Vida[15].

Questionário "Estilo de Vida Fantástico"[16]

Instrumento validado que possui versão brasileira, autoaplicável e desenvolvido para medir de forma abrangente os principais aspectos do estilo de vida de indivíduos, com foco na promoção da saúde. Baseado no acrônimo em inglês FANTASTIC, possui nove domínios (Família e amigos, Atividade física, Nutrição, Tabaco e tóxicos, Álcool, Sono/estresse/sexo seguro, Tipo de comportamento, Introspecção e Carreira) e contém 25 itens que analisam comportamentos nas últimas semanas. Suas principais vantagens são baixo custo, facilidade de aplicação em larga escala, boa reprodutibilidade (R = 0,92) e validade de construto razoável (Kappa até 0,70), o que o torna útil em atenção primária e estudos epidemiológicos. Está reproduzido em Ferramentas, no final deste capítulo.

Exame físico

Avaliação Antropométrica[17]

Índice de massa corporal (IMC): medida amplamente utilizada e de fácil cálculo, definida pela fórmula:

$$\textbf{IMC} = \textbf{peso (kg)/altura}^2\ \textbf{(m}^2\textbf{)}$$

É um indicador prático, econômico e fortemente associado ao risco de diversas doenças crônicas. Adultos com IMC ≥ 25 apresentam risco aumentado para doenças cardiovasculares, resistência à insulina e diabetes tipo 2, osteoartrite, apneia obstrutiva do sono e diversos tipos de câncer. Porém, não diferencia a massa magra da massa gorda, podendo superestimar o excesso de gordura em indivíduos musculosos e subestimar a adiposidade em idosos ou em pessoas com sarcopenia[2,17].

- Circunferência da cintura: a medida da circunferência da cintura é uma ferramenta relevante na avaliação do risco cardiometabólico, por refletir a adiposidade visceral independentemente do IMC e ter boa correlação com risco de doenças crônicas. Seus valores diagnósticos de obesidade para adultos é de ≥ 102 cm para homens e ≥ 88 cm para mulheres. A Organização Mundial da Saúde (OMS) recomenda que a medida seja feita no ponto médio entre a costela mais inferior e a crista ilíaca. Sua validade é reduzida em indivíduos com IMC > 35 kg/m^2.
- Razão cintura-quadril: marcador de distribuição de gordura corporal com validade clínica importante. Razões acima dos valores normais (homens ≤ 0,90, mulheres ≤ 0,85) estão associadas a maior risco de complicações metabólicas, como resistência à insulina, dislipidemias e diabetes.
- Razão cintura-altura: obtida dividindo a circunferência da cintura pela altura, é um indicador simples e sensível para avaliar a obesidade central e o risco cardiometabólico. Valores acima de 0,5 sugerem maior risco em adultos, independentemente do sexo ou etnia. Por sua simplicidade e aplicabilidade em diferentes contextos clínicos e populacionais, tem sido recomendada como ferramenta de triagem prática para obesidade e risco metabólico a ela associado.
- Porcentagem de gordura corporal: a composição corporal, particularmente a porcentagem de gordura, fornece uma medida direta do excesso de adiposidade. Faixas de referência para gordura corporal saudável: em homens, normal < 25% e obesidade ≥ 30%; em mulheres, normal < 30% e obesidade ≥ 35%.

Diversos métodos podem ser utilizados[18]:

- Paquímetros de pele. Pontos fortes: portáteis, acessíveis, e de uso relativamente simples. Limitações: acurácia dependente do operador; menos confiáveis em pessoas com obesidade; oferecem certo grau de desconforto para o examinado.
- Impedância bioelétrica (BIA). Pontos fortes: prática, barata, portátil e segura. Limitações: menos precisa; sensível à variação na hidratação, perda de peso ou estados de doença.
- Métodos por imagem (DEXA, TC, RM). Pontos fortes: elevada acurácia; permitem avaliação regional de gordura. Limitações: alto custo; pouca portabilidade; necessidade de infraestrutura especializada.

Pulso[2]

O pulso é um marcador fisiológico facilmente acessível, amplamente utilizado na prática clínica e em avaliações de saúde populacional. Embora não seja específico, representa um importante indicador indireto de possíveis disfunções orgânicas ou de baixo nível de condicionamento físico.

Estudos observacionais demonstraram uma associação inversa entre a frequência cardíaca de repouso e a mortalidade cardiovascular, bem como a mortalidade por todas as causas e o risco de demências. Uma frequência cardíaca persistentemente elevada em repouso pode sinalizar maior chance de eventos adversos de saúde, refletindo sobrecarga autonômica e reduzida eficiência cardíaca. Intervenções de estilo de vida, especialmente programas regulares de treinamento aeróbico ou de resistência, bem como práticas mente-corpo como a yoga, têm mostrado potencial para reduzir de forma significativa a frequência cardíaca de repouso, promovendo adaptação cardiovascular benéfica[2,19].

Pressão arterial[2]

A pressão arterial é um dos parâmetros clínicos mais relevantes na prática médica, sendo reconhecida como um dos principais fatores de risco modificáveis para morte e adoecimento. Ela contribui para o aumento da mortalidade por doenças cardíacas, acidente vascular cerebral (AVC) e demais condições vasculares, além de elevar a incidência de angina, infarto agudo do miocárdio, insuficiência cardíaca, AVC isquêmico e hemorrágico, doença arterial periférica e aneurisma de aorta abdominal. A prevalência de hipertensão apresenta clara tendência de aumento com a idade, sendo observada em mais da metade dos adultos acima de 60 anos. Este dado ressalta a importância da triagem sistemática e do controle rigoroso dos níveis pressóricos na população idosa[2,20].

Medidas de aptidão física[2,21]

A avaliação da aptidão física constitui uma ferramenta prática e de baixo custo, com grande valor preditivo para desfechos de saúde. Diferentes domínios podem ser mensurados em ambientes clínicos utilizando testes simples e validados, conforme detalhado na Seção "Atividade Física" deste livro. Quando possível, o encaminhamento para um profissional de saúde especializado em avaliação funcional ou treinamento físico pode proporcionar uma análise mais aprofundada. Os principais aspectos objetivos da aptidão física e sugestões de testes a serem considerados para sua checagem incluem[2,21]:

- Aptidão cardiorrespiratória: teste de degrau (*step test*); teste da caminhada de seis minutos.
- Resistência muscular: testes de agachamentos, flexões de braço ou abdominais.
- Flexibilidade: *sit-and-reach test* (teste de sentar e alcançar).
- Força muscular: pode ser feita por meio de testes como o *hand grip* para membros superiores.

Exames complementares[2]

No contexto da MEV, os exames complementares em *check-ups* ocupam um papel secundário em relação às avaliações centrais baseadas em comportamentos sustentados, contudo, principalmente na avaliação realizada por médicos, tornam-se essenciais. Embora não exista consenso sobre a composição ideal de uma solicitação de exames, determinadas avaliações laboratoriais podem ser valiosas para a personalização de estratégias preventivas e terapêuticas, especialmente o perfil metabólico glicêmico e lipídico, entre outros parâmetros relacionados ao risco cardiometabólico. Vale lembrar que sua solicitação e interpretação devem sempre considerar a individualidade biológica, o momento clínico e o contexto de vida do paciente. Sua indicação e análise devem estar alinhadas ao nível de conhecimento técnico-científico de cada profissional, para que não se promovam condutas excessivas, medicalização indevida ou conclusões descontextualizadas.

CONCLUSÃO

Como o ambiente de *check-up* pode variar desde consultas muito rápidas até atendimentos com tempo adequado, é fundamental adaptar o uso dos instrumentos de cuidado conforme o contexto e os envolvidos no processo – paciente, profissional, ambiente e sistema de saúde.

Após a avaliação dos seis pilares, o profissional de saúde deve fornecer um *feedback* construtivo ao paciente, destacando tanto os comportamentos saudáveis quanto os aspectos que podem ser aprimorados. A utilização de estratégias para engajar o paciente, como entrevista motivacional, facilita o processo de mudança promovendo seu protagonismo na gestão da própria saúde. Além disso, é essencial que seja estabelecido um plano de ação e que este seja realista, com metas específicas e acompanhamento longitudinal[2].

Em resumo, a consulta de *check-up* orientada pela MEV representa uma mudança de paradigma, em que o foco deixa de ser a simples detecção de doenças para se concentrar na promoção de comportamentos saudáveis. Essa abordagem não apenas melhora a qualidade de vida dos pacientes, mas também contribui para a sustentabilidade dos sistemas de saúde.

Para se aprofundar

Livro: Frates B, Bonnet JP, Joseph R, Peterson JA. The lifestyle medicine handbook: an introduction to the power of healthy habits. Carmel: Healthy Learning; 2018.

Livro: Clayton JS, Bonnet J. Foundations of lifestyle medicine board review manual, 4th ed. American College of Lifestyle Medicine; 2023.

Livro: Sagner M, Egger G; Binns A; Rössne S (eds.). Lifestyle medicine: lifestyle, the environment and preventive medicine in health and disease, 3. ed. Londres: Academic Press, 2017.

FERRAMENTAS

Questionário de Estilo de Vida Fantástico[16]

Instruções: marque um X na alternativa que melhor descreve o seu comportamento ou situação no mês passado. As explicações às questões que geram dúvidas encontram-se no final do questionário.

Família e amigos					
Tenho alguém para conversar sobre as coisas que são importantes para mim.	Quase nunca	Raramente	Algumas vezes	Com relativa frequência	Quase sempre
Dou e recebo afeto.	Quase nunca	Raramente	Algumas vezes	Com relativa frequência	Quase sempre
Atividade					
Sou vigorosamente ativo pelo menos durante 30 minutos por dia (corrida, bicicleta etc.).	Menos de 1 vez por semana	1-2 vezes por semana	3 vezes por semana	4 vezes por semana	5 ou mais vezes por semana
Sou moderadamente ativo (jardinagem, caminhada, trabalho de casa).	Menos de 1 vez por semana	1-2 vezes por semana	3 vezes por semana	4 vezes por semana	5 ou mais vezes por semana
Nutrição					
Como uma dieta balanceada.*	Quase nunca	Raramente	Algumas vezes	Com relativa frequência	Quase sempre
Frequentemente como em excesso (1) açúcar, (2) sal, (3) gordura animal (4) bobagens e salgadinhos.	Quatro itens	Três itens	Dois itens	Um item	Nenhum
Estou no intervalo de ___ kg do meu peso considerado saudável.	Mais de 8 kg	8 kg	6 kg	4 kg	2 kg
Cigarro e drogas					
Fumo cigarros.	Mais de 10 por dia	1 a 10 por dia	Nenhum nos últimos 6 meses	Nenhum no ano passado	Nenhum nos últimos cinco anos
Uso drogas como maconha e cocaína.	Algumas vezes				Nunca
Abuso de remédios ou exagero.	Quase diariamente	Com relativa frequência	Ocasionalmente	Quase nunca	Nunca
Ingiro bebidas que contêm cafeína (café, chá ou "colas").	Mais de 10 vezes por dia	7 a 10 vezes por dia	3 a 6 vezes por dia	1 a 2 vezes por dia	Nunca
Álcool					
Minha ingestão média por semana de álcool é: ___ doses.**	Mais de 20	13 a 20	11 a 12	8 a 10	0 a 7

(continua)

(continuação)

Bebo mais de quatro doses em uma ocasião.	Quase diariamente	Com relativa frequência	Ocasionalmente	Quase nunca	Nunca
Dirijo após beber.	Algumas vezes				Nunca
Sono, cinto de segurança, estresse e sexo seguro					
Durmo bem e me sinto descansado	Quase nunca	Raramente	Algumas vezes	Com relativa frequência	Quase sempre
Uso cinto de segurança.	Nunca	Raramente	Algumas vezes	A maioria das vezes	Sempre
Sou capaz de lidar com o estresse do meu dia a dia.	Quase nunca	Raramente	Algumas vezes	Com relativa frequência	Quase sempre
Relaxo e desfruto do meu tempo de lazer.	Quase nunca	Raramente	Algumas vezes	Com relativa frequência	Quase sempre
Pratico sexo seguro.***	Quase nunca	Raramente	Algumas vezes	Com relativa frequência	Sempre
Tipo de comportamento					
Aparento estar com pressa.	Quase sempre	Com relativa frequência	Algumas vezes	Raramente	Quase nunca
Sinto-me com raiva e hostil.	Quase sempre	Com relativa frequência	Algumas vezes	Raramente	Quase nunca
Introspecção					
Penso de forma positiva e otimista.	Quase nunca	Raramente	Algumas vezes	Com relativa frequência	Quase sempre
Sinto-me tenso e desapontado.	Quase sempre	Com relativa frequência	Algumas vezes	Raramente	Quase nunca
Sinto-me triste e deprimido.	Quase sempre	Com relativa frequência	Algumas vezes	Raramente	Quase nunca
Trabalho					
Estou satisfeito com meu trabalho ou função.	Quase nunca	Raramente	Algumas vezes	Com relativa frequência	Quase sempre

*Dieta balanceada (para pessoas com idade de 4 anos ou mais): pessoas diferentes necessitam de diferentes quantidades de comida. A quantidade de comida necessária por dia dos quatro grupos de alimentos depende da idade, do tamanho corporal, do nível de atividade física, do sexo e do fato de estar grávida ou amamentando. A tabela a seguir apresenta o número mínimo e máximo de porções de cada um dos grupos. Por exemplo, crianças podem escolher o número menor de porções, ao passo que adolescentes do sexo masculino podem optar por um número maior de porções. Para a maioria das pessoas, o número intermediário é suficiente.

Grãos e cereais	Frutas e vegetais	Derivados do leite	Carnes e semelhantes	Outros alimentos
Escolha, com maior frequência, grãos integrais e produtos enriquecidos	Escolha, com maior frequência, vegetais verdes escuros e alaranjados.	Escolha produtos com baixo conteúdo de gordura.	Escolha, com maior frequência, carnes magras, aves e peixes, assim como ervilhas, feijão e lentilha.	Outros alimentos que não estão em nenhum dos grupos apresentam altos teores de gordura e calorias e devem ser usados com moderação.
Porções recomendadas por dia				
5-12	5-10	Crianças (4-9 anos) 2-3 Jovens (10-16 anos) 3-4 Adultos 2-4 Grávidas e amamentando 3-4	2-3	

**Álcool: 1 dose = 1 lata de cerveja (340 mL) ou 1 copo de vinho (142 mL) ou 1 curto (42 mL); ***Sexo seguro refere-se ao uso de métodos de prevenção de infecção e concepção.

Classificação do estilo de vida.		
Pontuação	**Classificação do estilo de vida**	**Indica que o estilo de vida...**
85 a 100	Excelente	Proporciona ótima influência para a saúde.
70 a 84	Muito bom	Proporciona adequada influência para a saúde.
55 a 69	Bom	Proporciona muitos benefícios para a saúde.
35 a 54	Regular	Proporciona alguns benefícios para a saúde, porém também riscos.
0 a 34	Necessita melhorar	Apresenta muitos fatores de risco.

REFERÊNCIAS BIBLIOGRÁFICAS

1. Junior MF, Oliveira RV, Lichtenstein A, Favarato MHS, Martins MA. Rastreamento de doenças: inovando o check-up, 1ª ed. Barueri: Manole; 2023.
2. Clayton JS, Bonnet J. Foundations of Lifestyle Medicine Board Review Manual, 4th ed. American College of Lifestyle Medicine; 2023.
3. Ortega RM, Pérez-Rodrigo C, López-Sobaler AM. Dietary assessment methods: dietary records. Nutrición Hospitalaria. 2015;31(supl. 3):38-45.
4. Craig CL, Marshall AL, Sjöström M, Bauman AE, Booth ML, Ainsworth BE, et al. International physical activity questionnaire: 12-country reliability and validity. Med Sci Sports Exerc. 2003;35(8):1381-95.
5. Willett W, Sampson L, Stampfer MJ, Rosner B, Bain C, Witschi J, et al. Reproducibility and validity of a semiquantitative food frequency questionnaire. Am J Epidemiol. 1985;122(1):51-65.
6. Chung F, Yegneswaran B, Liao P, Chung SA, Vairavanathan S, Islam S, et al. STOP questionnaire: a tool to screen patients for obstructive sleep apnea. Anesthesiology. 2008;108(5):812-21.
7. Andreou E, Alexopoulos EC, Lionis C, Varvogli L, Gnardellis C, Chrousos GP, et al. Perceived Stress Scale: reliability and validity study in Greece. Int J Environ Res Public Health. 2011;8(8):3287-98.

8. Cohen S, Kamarck T, Mermelstein R. A global measure of perceived stress. J Health Soc Behav. 1983;24(4):385-96.
9. Spitzer RL, Kroenke K, Williams JBW, Löwe B. A brief measure for assessing generalized anxiety disorder: the GAD-7. Arch Intern Med. 2006;166(10):1092-7.
10. Kroenke K, Spitzer RL, Williams JB. The PHQ-9: validity of a brief depression severity measure. J Gen Intern Med. 2001;16(9):606-13.
11. Fagerström KO, Schneider NG. Measuring nicotine dependence: a review of the Fagerström Tolerance Questionnaire. J Behav Med. 1989;12(2):159-82.
12. Bush K, Kivlahan DR, McDonell MB, Fihn SD, Bradley KA; for the Ambulatory Care Quality Improvement Project (ACQUIP). The AUDIT Alcohol Consumption Questions (AUDIT-C): an effective brief screening test for problem drinking. Arch Intern Med. 1998;158(16):1789-95.
13. Loma Linda University Health; American College of Lifestyle Medicine. Lifestyle assessment long form; 2017 [citado em 3 abr. 2025].
14. Loma Linda University Health; American College of Lifestyle Medicine. Lifestyle assessment long form; 2019 [atualizado em maio 2018; citado em 3 abr. 2025].
15. Bonnet JP. Content and Face Validation of the Lifestyle Medicine Assessment. Am J Lifestyle Med. 2023;18(2):252-259. Erratum in: Am J Lifestyle Med. 2024:15598276241244950.
16. Rodriguez Añez CR, Reis RS, Petroski EL. Versão brasileira do questionário "Estilo de Vida Fantástico": tradução e validação para adultos jovens. Arq Bras Cardiol. 2008;91(2):102-9.
17. Rubino F, Cummings DE, Eckel RH, Cohen RV, Wilding JPH, Brown WA, et al. Definition and diagnostic criteria of clinical obesity. Lancet Diabetes Endocrinol. 2025;13(3):221-262.
18. Fosbøl MØ, Zerahn B. Contemporary methods of body composition measurement. Clin Physiol Funct Imaging. 2015;35(2):81-97.
19. Kristal-Boneh E, Silber H, Harari G, Froom P. The association of resting heart rate with cardiovascular, cancer and all-cause mortality. Eight year follow-up of 3527 male Israeli employees (the CORDIS Study). Eur Heart J. 2000;21(2):116-24.
20. Whelton PK, Carey RM, Aronow WS, et al. 2017 ACC/AHA/ AAPA/ABC/ACPM/AGS/APhA/ASH/ ASPC/NMA/PCNA. Guideline for the prevention, detection, evaluation, and management of high blood pressure in adults: a report of the American College of Cardiology/American Heart Association Task Force on Clinical Practice Guidelines. Hypertension. 2018;71(6):e13-e115.
21. American College of Sports Medicine. ACSM's guidelines for exercise testing and prescription, 10th ed. Philadelphia: Wolters Kluwer; 2018.

53

Sinais e sintomas: diagnóstico diferencial baseado no estilo de vida

André Luiz Moschetta
Tatiane Martins de Barros

Pontos-chave

- A maioria dos sinais e sintomas clínicos tem, em algum grau, relação com o estilo de vida do paciente, seja como causa primária, seja como fator agravante. Reconhecer essa influência permite prevenção, diagnóstico e tratamento mais efetivos.
- A Medicina do Estilo de Vida (MEV) fornece recursos práticos e cientificamente embasados para que profissionais de saúde abordem os determinantes cotidianos da saúde, permitindo intervenções direcionadas à raiz dos problemas e aumentando a segurança e eficácia do cuidado.
- Embora seja poderosa na prevenção e no controle de doenças crônicas, a MEV não substitui abordagens tradicionais, e sim as potencializa. Reconhecer seus limites é essencial para um cuidado ético e centrado no paciente.
- A análise dos sinais e sintomas deve ser integrada à avaliação clínica. Isso possibilita um diagnóstico diferencial mais apurado e intervenções personalizadas que combinam mudanças comportamentais com tratamentos médicos, quando necessários.

INTRODUÇÃO

Em maior ou menor grau, como etiologia ou como agravante, os hábitos cotidianos originam ou ampliam anormalidades, distúrbios, da fisiologia, e a evolução natural desse processo patológico leva ao surgimento de queixas. Essas alterações objetivas, detectadas à entrevista, ao exame físico ou em exames complementares, compõem o que chamamos de sinais e sintomas[1-3].

Dentre os escopos da Medicina do Estilo de Vida (MEV) está a elucidação de sinais e sintomas ou o diagnóstico de doenças, ligados ao estilo de vida. Contudo, virtualmente todos os sinais e sintomas crônicos possuem o estilo de vida envolvido em sua gênese ou agravamento. O esclarecimento dessa relação entre queixa e fator de estilo de vida pode servir como motivador suficiente para mudanças de comportamento[1-4].

O presente capítulo nasceu da necessidade em munir os profissionais da saúde no exercício da MEV, de uma ferramenta útil no seu contato cotidiano com os pacientes. A segurança para o paciente está acima de tudo, e, por meio do uso de uma abordagem racional e baseada em evidências científicas de boa qualidade, procura-se diminuir o risco de erros na condução dos casos. Além disso, o diagnóstico diferencial envolvendo estilo de vida para os fenômenos que se apresentam à sua frente no cotidiano – sobretudo de médicos clínicos – enriquece sua prática ao permitir intervenções focadas na raiz dos problemas, uma das premissas da MEV[4].

Nesse estudo de sinais, sintomas e respectivos diagnósticos diferenciais, não se pretendeu representar a totalidade de etiologias descritas na literatura, e sim destacar as causas mais comuns e impactantes. Por isso, recomenda-se sempre contextualizar e individualizar seu uso prático.

A IMPORTÂNCIA DE SE CONHECEREM OS LIMITES DA MEV NA AVALIAÇÃO E ASSISTÊNCIA EM SAÚDE

Entender, testemunhar e/ou vivenciar o potencial da MEV é uma jornada profissional inesquecível e transformadora. Todavia, reconhecer os limites da área é fundamental na avaliação e assistência em saúde. Embora seja única na prevenção de doenças crônicas, a MEV não substitui tratamentos convencionais, especialmente na propedêutica cotidiana, e em condições agudas ou graves. Quando seus limites são atingidos, espera-se que o profissional solicite auxílio para especialistas ou associe tratamentos convencionais, respeitando as evidências científicas para um cuidado integral.

SINAIS E SINTOMAS COMUMENTE RELACIONADOS AO ESTILO DE VIDA

Câimbras

- Quando encaminhar para avaliação especializada: episódios frequentes ou intensos, especialmente noturnos; fraqueza muscular; presença de alterações sensitivas; uso de medicamentos como diuréticos ou estatinas. Pode indicar distúrbios neuromusculares, doenças metabólicas ou alterações circulatórias[2,5].
- Quando o estilo de vida pode ser a etiologia[2,3,5]:
  - Hidratação: baixa ingestão de água pode contribuir para distúrbios hidroeletrolíticos.
  - Atividade física: exercícios que extrapolam a capacidade individual e posturas inadequadas por tempo prolongado podem provocar contrações musculares dolorosas.
  - Nutrição: dietas com deficiência de magnésio, potássio, cálcio ou sódio podem estar associadas a cãibras.
  - Sono: câimbras noturnas podem estar associadas a alterações no ciclo de sono.

Cefaleia

- Quando encaminhar para avaliação especializada: início súbito e intenso ("pior dor da vida"); associada a febre, vômitos, rigidez de nuca, déficit neurológico, alteração visual; cefaleias persistentes ou progressivas. Pode indicar enxaqueca, cefaleia em salvas, hipertensão intracraniana, dissecção vascular, entre outros[6].

- Quando o estilo de vida pode ser a etiologia[2,6]:
  - Sono: privação ou excesso de sono podem ser gatilhos para dor de cabeça.
  - Estresse: fator comum em cefaleias tensionais.
  - Alimentação: jejum prolongado, excesso de cafeína ou consumo de certos alimentos (queijos curados, embutidos).
  - Postura: má postura durante o dia ou no sono.
  - Uso de telas: exposição prolongada sem pausas pode causar cefaleia por tensão ocular.

Constipação

- Quando encaminhar para avaliação especializada: sangramento, perda de peso, anemia, constipação súbita em idosos, uso de opioides ou outras drogas constipantes. Pode ser manifestação de doenças obstrutivas, neurológicas, metabólicas ou funcionais graves[7].
- Quando o estilo de vida pode ser a etiologia[2,3,7]:
  - Nutrição: baixa ingestão de fibras e líquidos.
  - Atividade física: sedentarismo reduz a motilidade intestinal.
  - Hábitos: supressão do desejo de evacuar, rotina irregular.
  - Estresse: pode afetar a motilidade intestinal.

Déficit de memória

- Quando encaminhar para avaliação especializada: alterações de memória com impacto funcional, início súbito ou progressão rápida, associação com outros déficits cognitivos, alterações comportamentais, uso de medicamentos sedativos ou doenças sistêmicas. Pode estar relacionado a quadros demenciais, transtornos psiquiátricos, distúrbios metabólicos, neurológicos ou carenciais[8,9].
- Quando o estilo de vida pode ser a etiologia[8,9]:
  - Sono: restrição crônica de sono afeta a consolidação da memória.
  - Estresse: estados de estresse crônico prejudicam a atenção e a memória.
  - Alimentação: dietas pobres em micronutrientes e hipoglicemia podem impactar o desempenho cognitivo.
  - Estímulo cognitivo: falta de estímulo mental e social pode reduzir a capacidade de memória.
  - Uso de substâncias: álcool e sedativos impactam negativamente na função mnêmica.

Disfonia/rouquidão

- Quando encaminhar para avaliação especializada: rouquidão persistente por mais de 2 semanas, associada a dor, hemoptise, perda de peso, tabagismo, refluxo intenso ou sintomas neurológicos. Pode ser sinal de lesão em cordas vocais, paralisia laríngea, câncer de laringe ou doença do refluxo gastroesofágico grave[10].
- Quando o estilo de vida pode ser a etiologia[2,10]:
  - Uso vocal: uso excessivo ou inadequado da voz pode causar fadiga vocal e disfonia funcional.
  - Hidratação: ingesta hídrica insuficiente prejudica a lubrificação das cordas vocais.

- Refluxo: estilo de vida que favorece refluxo gastroesofágico (alimentação, álcool, obesidade) pode agravar a disfonia.
- Tabagismo: irrita a mucosa laríngea e está associado a disfonia crônica.

Dispepsia/má digestão

- Quando encaminhar para avaliação especializada: dor epigástrica persistente, perda de peso, vômitos recorrentes, hemorragia digestiva, uso crônico de anti-inflamatórios não esteroides (AINE), idade acima de 50 anos com início recente dos sintomas. Pode indicar úlcera, gastrite severa, neoplasias, gastroparesia ou doença do refluxo[11].
- Quando o estilo de vida pode ser a etiologia[2,11]:
  - Alimentação: dietas ricas em gordura, açúcar, frituras ou álcool favorecem a dispepsia funcional.
  - Hábito alimentar: comer rápido, em excesso ou deitado logo após as refeições.
  - Estresse: pode alterar o eixo cérebro-intestino, exacerbando sintomas dispépticos.
  - Tabagismo e álcool: aumentam a acidez gástrica e irritação mucosa.

Dispneia/falta de ar

- Quando encaminhar para avaliação especializada: dispneia em repouso ou em esforço leve; progressiva; associada a dor torácica, cianose, ortopneia, sibilância, edema ou tosse persistente. Pode indicar insuficiência cardíaca, asma, doença pulmonar obstrutiva crônica (DPOC), embolia pulmonar, anemia severa ou causas neuromusculares[2,3].
- Quando o estilo de vida pode ser a etiologia[2,3,10]:
  - Sedentarismo: reduz capacidade cardiorrespiratória e condicionamento.
  - Ansiedade: pode causar hiperventilação e sensação subjetiva de falta de ar.
  - Tabagismo: compromete a função pulmonar mesmo em pessoas jovens.
  - Exposição a poluentes: pode agravar ou gerar sintomas respiratórios.

Dor musculoesquelética

- Quando encaminhar para avaliação especializada: dor persistente ou progressiva; associada a rigidez matinal prolongada, edema, limitação funcional, perda de força, febre ou história de trauma. Pode indicar artrite inflamatória, fibromialgia, miosites, doenças degenerativas articulares ou neoplasias ósseas[12].
- Quando o estilo de vida pode ser a etiologia[12]:
  - Postura: postura inadequada no trabalho ou no sono pode gerar dores crônicas.
  - Atividade física: exercício em excesso ou ausência de movimento contribui para dor musculoarticular. Baixa flexibilidade e mobilidade articular também são causas.
  - Estresse: pode gerar tensão muscular crônica.
  - Sono: sono não reparador favorece dor e hipersensibilidade muscular.

Edema/inchaço

- Quando encaminhar para avaliação especializada: edema persistente, assimétrico, doloroso, associado a dispneia, ganho de peso, oligúria, ascite ou história de doenças cardíacas, renais ou hepáticas. Pode indicar insuficiência cardíaca, síndrome nefrótica, cirrose, trombose venosa ou linfedema[2,3,10].

- Quando o estilo de vida pode ser a etiologia[2,3,10]:
  - Permanência prolongada em pé ou sentado: facilita acúmulo de líquido nos membros inferiores.
  - Nutrição: consumo excessivo de sal ou de carboidratos de alto índice glicêmico pode causar retenção hídrica.
  - Hidratação inadequada: pode afetar o equilíbrio hidroeletrolítico.
  - Inatividade física: reduz retorno venoso e linfático.

Fadiga/cansaço crônico

- Quando encaminhar para avaliação especializada: alterações involuntárias de peso, alterações no humor, febre ocasional, parestesias, edemas, dispneia, alterações no cabelo, pele ou unhas, déficit cognitivo, palpitações, tosse. Sintoma muito inespecífico, podendo ser uma das primeiras manifestações de doenças neurológicas, psiquiátricas, endocrinológicas, cardiológicas, cânceres, infecções e doenças autoimunes[2,13].
- Quando o estilo de vida pode ser a etiologia[2,3,13]:
  - Sono: qualidade insuficiente ou quantidade reduzida pode levar à sensação de cansaço constante.
  - Estresse: o estresse excessivo prolongado pode causar exaustão física e mental.
  - Atividade física: a falta de atividade física reduz os níveis de energia e aumenta a sensação de fadiga. Em alguns casos, o excesso de esforço físico pode levar a quadros de fadiga.
  - Nutrição: dietas pobres em nutrientes, com baixos níveis de vitaminas e minerais, podem contribuir para a falta de energia. São comuns os quadros de dietas excessivamente restritivas, do ponto de vista calórico, levando à fadiga. Baixa ingestão de água também deve ser considerada.
  - Substâncias de risco: o abuso de substâncias como álcool, nicotina, estimulantes, opioides e outras drogas pode levar ao cansaço e à fadiga crônica por diversos mecanismos fisiológicos e metabólicos.

Flatulência

- Quando encaminhar para avaliação especializada: presença de dor abdominal persistente, distensão abdominal severa, alterações no hábito intestinal, emagrecimento, sinais de má absorção ou sangue nas fezes. Pode indicar disbiose, intolerância alimentar, síndrome do intestino irritável, doença celíaca ou neoplasias[14].
- Quando o estilo de vida pode ser a etiologia[14]:
  - Alimentação: dietas ricas em fibras fermentáveis (feijão, repolho, cebola, laticínios) favorecem a produção de gases.
  - Hábito alimentar: ingestão rápida, fala durante as refeições e uso de canudos aumentam a deglutição de ar.
  - Sedentarismo: pode reduzir o trânsito intestinal, favorecendo o acúmulo de gases.
  - Estresse: afeta a motilidade e sensibilidade intestinal.

Halitose/mau hálito

- Quando encaminhar para avaliação especializada: halitose persistente apesar de higiene adequada, associada a alterações digestivas, sinusites recorrentes, infecções orais ou doenças sistêmicas. Pode estar relacionada a doenças periodontais, refluxo gastroesofágico, diabetes ou insuficiência hepática/renal[2].
- Quando o estilo de vida pode ser a etiologia[2,3]:
  - Higiene oral: escovação inadequada, ausência de uso do fio dental e não limpeza da língua.
  - Hidratação: baixa ingestão de água reduz o fluxo salivar.
  - Jejum prolongado: estimula a produção de compostos sulfurados.
  - Alimentação: consumo de cebola, alho, café e bebidas alcoólicas.
  - Tabagismo: compromete a flora oral e a saúde bucal.

Hipertensão arterial

- Quando encaminhar para avaliação especializada: pressão persistentemente elevada (≥ 140 x 90 mmHg em múltiplas aferições), sintomas associados (cefaleia, visão turva, dor torácica, dispneia, palpitações), história familiar importante, sinais de lesão de órgão-alvo. Pode indicar hipertensão primária ou secundária (renal, endócrina, medicamentosa)[2,3].
- Quando o estilo de vida pode ser a etiologia[2,3]:
  - Alimentação: dieta rica em sódio, ultraprocessados e pobre em potássio.
  - Sedentarismo: reduz a capacidade de regulação autonômica e vascular.
  - Estresse: pode causar picos pressóricos frequentes.
  - Álcool e tabaco: aumentam a pressão arterial por efeitos vasoconstritores e inflamatórios.
  - Obesidade: associada à resistência insulínica e à hiperatividade simpática.

Irritabilidade

- Quando encaminhar para avaliação especializada: persistente e com prejuízo funcional, associada a transtornos do humor, sintomas cognitivos, histórico de trauma cranioencefálico, flutuações hormonais ou falha de resposta a mudanças no estilo de vida. Pode indicar depressão, transtorno bipolar, transtorno do déficit de atenção e hiperatividade (TDAH) ou condições neurológicas[15].
- Quando o estilo de vida pode ser a etiologia[4,15]:
  - Sono: privação ou fragmentação do sono afeta diretamente a regulação emocional.
  - Estresse: ambientes cronicamente estressantes elevam os níveis de cortisol, favorecendo reações impulsivas e irritabilidade.
  - Nutrição: consumo excessivo de cafeína ou dietas muito restritivas podem desencadear irritabilidade.
  - Atividade física: prática regular de exercícios contribui para a estabilidade emocional; sua ausência pode aumentar a irritabilidade.
  - Substâncias de risco: abstinência de álcool, nicotina ou estimulantes pode provocar irritabilidade significativa.

Libido diminuída

- Quando encaminhar para avaliação especializada: redução persistente da libido com impacto significativo na qualidade de vida ou nos relacionamentos, associada a sintomas hormonais, sintomas depressivos, dor na relação sexual, uso de psicofármacos ou suspeita de doenças metabólicas ou hormonais (como hipogonadismo, menopausa, diabetes)[16].

- Quando o estilo de vida pode ser a etiologia[4,16]:
  - Sono: sono inadequado compromete a produção hormonal e a libido.
  - Estresse: estresse crônico reduz o desejo sexual por mecanismos neuroendócrinos.
  - Exercício: sedentarismo está associado à disfunção sexual; já o excesso pode levar à queda de testosterona.
  - Substâncias de risco: tabagismo e consumo excessivo de álcool afetam a libido.

Lombalgia/dor lombar

- Quando encaminhar para avaliação especializada: dor com irradiação para membros inferiores; déficits neurológicos (ex.: fraqueza, dormência); incontinência urinária/fecal; febre; perda de peso; trauma recente; história de câncer; dor noturna progressiva. Pode indicar hérnia discal, estenose espinhal, fraturas vertebrais, infecções, tumores ou doenças inflamatórias[2,3,10].
- Quando o estilo de vida pode ser a etiologia[2,3,10]:
  - Sono: colchões inadequados e posturas insalubres durante o sono podem causar e agravar lombalgias.
  - Estresse: tensão emocional pode se manifestar como dor lombar muscular.
  - Atividade física: sedentarismo e má postura favorecem dores lombares; excesso ou técnica inadequada em atividades físicas também. Baixa flexibilidade em paravertebrais, cíngulo pélvico e membros inferiores predispõem a lombalgias.

Nictúria/urinar à noite

- Quando encaminhar para avaliação especializada: frequente (> 2x/noite) e com impacto na qualidade do sono, associada a sintomas urinários novos (urgência, dor, sangue), edema, hipertensão, diabetes, distúrbios do sono ou falha de resposta a medidas comportamentais. Também quando a quantidade de urina à noite é maior do que de dia. Pode indicar *diabetes mellitus*, insuficiência cardíaca, distúrbios renais, prostáticos ou síndrome da apneia do sono[3].
- Quando o estilo de vida pode ser a etiologia[2,3,10]:
  - Hidratação: ingesta líquida excessiva no período noturno.
  - Estresse: a ansiedade pode aumentar a frequência urinária, inclusive à noite.
  - Nutrição: consumo excessivo de líquidos no período noturno e ingestão de cafeína ou álcool aumentam a produção urinária noturna.
  - Sono: despertares noturnos por má qualidade do sono podem ser interpretados como necessidade de urinar.

Parestesias/formigamento

- Quando encaminhar para avaliação especializada: parestesias persistentes ou progressivas, assimetria, déficit motor associado, histórico de trauma, sintomas visuais ou cognitivos associados, alterações metabólicas (glicemia, eletrólitos);

uso de neurotóxicos. Pode representar neuropatias periféricas, esclerose múltipla, acidente vascular cerebral (AVC) e outras doenças do sistema nervoso central, *diabetes mellitus*, carências vitamínicas ou intoxicações[2,3,10].

- Quando o estilo de vida pode ser a etiologia[2,3,10]:
  - Nutrição: por meio da deficiência de vitaminas do complexo B, especialmente B1, B6 e B12.
  - Postura: compressão nervosa por uso excessivo de eletrônicos ou ergonomia inadequada.
  - Estresse: crises de ansiedade podem desencadear parestesias por hiperventilação.
  - Sono: posições inadequadas ao dormir podem causar compressão nervosa transitória.
  - Álcool: uso crônico de álcool é uma causa de parestesias por neuropatia.

Prurido/coceira

- Quando encaminhar para avaliação especializada: prurido generalizado sem lesões aparentes, duração prolongada (> 6 semanas), presença de icterícia, emagrecimento, febre ou linfadenopatia, prurido noturno intenso, falha de tratamento tópico, história de doenças hepáticas, renais ou hematológicas. Pode indicar colestase, insuficiência renal, linfoma, *diabetes mellitus*, hipertireoidismo, dermatites crônicas ou doenças parasitárias[2,10].
- Quando o estilo de vida pode ser a etiologia[2,10]:
  - Sono: distúrbios do sono podem exacerbar a percepção do prurido, especialmente à noite.
  - Estresse: estados emocionais podem desencadear ou piorar quadros de coceira psicogênica.
  - Pele seca: banhos excessivamente quentes, baixa hidratação e clima seco agravam.

Refluxo/pirose (azia)

- Quando encaminhar para avaliação especializada: sintomas persistentes (> 4 semanas) apesar de medidas comportamentais, disfagia, perda de peso, idade > 50 anos com início recente dos sintomas. Pode indicar doença do refluxo gastroesofágico (DRGE) complicada, esofagite, hérnia hiatal ou neoplasias esofágicas[17].
- Quando o estilo de vida pode ser a etiologia[17]:
  - Alimentação: deitar-se logo após refeições, dieta rica em gorduras, cafeína e alimentos ultraprocessados, refeições volumosas à noite.
  - Estresse: pode aumentar a produção ácida gástrica e reduzir a motilidade gastrintestinal.
  - Atividade física: exercícios intensos após refeições favorecem o refluxo. Sedentarismo contribui para obesidade abdominal, fator de risco.
  - Tabagismo e alcoolismo: redução do tônus do esfíncter esofágico inferior.

Sonolência excessiva

- Quando encaminhar para avaliação especializada: episódios de adormecimento involuntário durante o dia; dificuldade em manter-se acordado em situações passivas; roncos intensos; pausas respiratórias durante o sono; cefaleias matinais; confusão ao despertar; uso de medicamentos sedativos; presença de doenças neurológicas, respiratórias ou metabólicas. Pode ser manifestação de distúrbios como apneia obstrutiva do sono, narcolepsia, hipersonia idiopática, depressão, insuficiência hepática ou renal, hipotireoidismo e efeitos colaterais medicamentosos[2,3,10].

- Quando o estilo de vida pode ser a etiologia[2-4]:
  - Sono: privação crônica de sono, higiene do sono inadequada, uso excessivo de telas à noite e horários irregulares de dormir e acordar são causas comuns de sonolência diurna.
  - Estresse: altos níveis de estresse afetam a qualidade do sono e podem provocar sensação de fadiga e sonolência ao longo do dia.
  - Atividade física: sedentarismo está associado à baixa qualidade do sono. Por outro lado, exercícios intensos à noite podem prejudicar o início do sono.
  - Nutrição: refeições pesadas ou ricas em carboidratos simples próximas ao horário de dormir podem interferir no sono; deficiências nutricionais (ex.: ferro, B12) também devem ser consideradas. Cafeína e outros estimulantes a partir do meio-dia podem interferir na fisiologia do sono.
  - Má higiene do sono: falta de exposição diurna e excesso de exposição a telas eletrônicas comprometem o ritmo circadiano. O uso de álcool pode causar sonolência diurna.

Tontura/vertigem

- Quando encaminhar para avaliação especializada: início abrupto, presença de confusão, parestesia ou fraqueza em extremidade. Na presença de perda auditiva, ou sintomas persistentes. Pode indicar AVC, migrânea vestibular, doença de Ménière, disfunção vestibular central, hipotensão, bradicardia[2,10].
- Quando o estilo de vida pode ser a etiologia[2,4]:
  - Nutrição: a desidratação pode causar hipotensão ortostática e reduzir a perfusão cerebral. Carboidratos refinados e cafeína podem causar disfunção do labirinto.
  - Sono: a privação de sono afeta o processamento sensorial e o equilíbrio corporal, predispondo à vertigem.
  - Excesso de estimulantes (cafeína, álcool): podem interferir no sistema vestibular e na pressão arterial.
  - Atividade física: sedentarismo prejudica o equilíbrio e condicionamento, e pouca massa muscular predispõe a hipotensão.
  - Estresse crônico ou ansiedade: podem causar hiperventilação e ativação autonômica, gerando sensação de desequilíbrio.

Tosse

- Quando encaminhar para avaliação especializada: tosse persistente (> 4 semanas); tosse produtiva com sangue; associada a dispneia, febre ou perda de peso; antecedentes de tabagismo ou exposição a agentes tóxicos; uso de inibidor da enzima conversora de angiotensina (IECA); ausculta alterada; imunossupressão. Pode indicar asma, DPOC, tuberculose, câncer de pulmão, refluxo gastroesofágico ou infecções respiratórias crônicas[2,3,10].
- Quando o estilo de vida pode ser a etiologia[10]:

- Sono: refluxo noturno não percebido pode causar tosse crônica ao deitar.
- Nutrição: obesidade e hábitos alimentares que favorecem refluxo aumentam a irritação das vias aéreas.
- Substâncias tóxicas: exposição ativa ou passiva ao tabaco, poeiras, vapores químicos e uso de cigarro eletrônico são causas comuns de tosse crônica.

Tremores

- Quando encaminhar para avaliação especializada: início súbito, assimetria, progressão rápida, associação com rigidez, lentidão ou alterações cognitivas, piora em repouso ou com movimento fino, uso de medicamentos neurológicos ou psiquiátricos. Podem estar relacionados a Parkinson, tremor essencial, hipertireoidismo, ansiedade, efeitos colaterais medicamentosos, intoxicações ou distúrbios neurológicos centrais[18].
- Quando o estilo de vida pode ser a etiologia[18]:
  - Sono: a privação de sono pode exacerbar tremores fisiológicos.
  - Estresse: ansiedade e estresse excessivo são causa comuns de tremores transitórios.
  - Atividade física: fadiga muscular ou falta grave de força.
  - Substâncias de risco: abstinência de álcool, uso de nicotina e outros estimulantes podem induzir tremores.
  - Nutrição: cafeína em excesso pode causar os sintomas.

Visão turva

- Quando encaminhar para avaliação especializada: início súbito, dor ocular, perda de campo visual, alteração pupilar ou sintomas neurológicos. Pode indicar AVC, neurite óptica, glaucoma agudo, retinopatia diabética ou catarata[19].
- Quando o estilo de vida pode ser a etiologia[19]:
  - Glicemia: hiperglicemia crônica e descompensada.
  - Pressão arterial: hipertensão não controlada.
  - Tela: uso prolongado de telas sem pausas.
  - Hidratação: a ingesta inadequada afeta lubrificação ocular.
  - Estresse: quando há excesso de tensão, a musculatura ocular pode falhar e desencadear sintomas visuais.

Zumbido/barulho no ouvido

- Quando encaminhar para avaliação especializada: início súbito, unilateral, associado a perda auditiva, vertigem ou dor, pulsátil, interferência com o sono ou humor, exposição prévia a ruído intenso, uso de ototóxicos. Pode estar relacionado a presbiacusia, doença de Ménière, neurinoma do acústico, otosclerose, hipertensão intracraniana ou distúrbios vasculares[20].
- Quando o estilo de vida pode ser a etiologia[20]:
  - Sono: a privação de sono pode exacerbar a percepção de zumbido já existente.
  - Estresse: frequentemente associado à piora do zumbido por mecanismos centrais de atenção e ansiedade.
  - Atividade física: em geral benéfica, mas esforço físico extenuante pode gerar sensação temporária de pressão ou zumbido em casos específicos.
  - Substâncias de risco: cafeína em excesso, nicotina, álcool e uso de dro-

gas ototóxicas estão entre os principais gatilhos.
- Exposição a ruídos excessivamente altos é causa comum.

Para se aprofundar

Livro: Bouchier IAD, Ellis H, Fleming PR, Lopes AC, Dantas F, editores. French's diagnóstico diferencial em clínica médica, 13. ed. Rio de Janeiro: Medsi; 2002. 918 p.

Um clássico da prática clínica, este manual oferece uma abordagem sistemática e abrangente do raciocínio diagnóstico, referência fundamental para médicos na identificação e diferenciação de quadros clínicos complexos.

Livro: Hinrichsen SL. Causas de diagnóstico diferencial, 1. ed. Rio de Janeiro: Medbook; 2014.

Obra prática e objetiva, que organiza de forma direta as principais causas de sinais, sintomas e achados clínicos, funcionando como um guia ágil para o raciocínio diagnóstico no dia a dia.

Livro: Rosa AAA, Barros E, Soares JLFM. Sintomas e sinais na prática médica: consulta rápida, 1. ed. Porto Alegre: Artmed; 2007. 830 p.

Guia conciso e bem estruturado, pensado para consulta rápida, que auxilia na correlação entre sinais, sintomas e possíveis diagnósticos, extremamente útil em contextos ambulatoriais e hospitalares.

REFERÊNCIAS BIBLIOGRÁFICAS

1. Feldman MD, Christensen JF, Satterfield JM. Behavioral medicine: a guide for clinical practice, 5. ed. New York: McGraw-Hill Education; 2019.
2. Bouchier IAD, Ellis H, Fleming PR, Lopes AC, Dantas F. French's diagnóstico diferencial em clínica médica, 13. ed. Rio de Janeiro: Medsi; 2002. 918 p.
3. Porto CC. Semiologia médica, 8. ed. Rio de Janeiro: Guanabara Koogan; 2019.
4. Egger G, Binns A, Rössner S, Sagner M, editores. Lifestyle medicine, 3. ed. Londres: Academic Press; 2017.
5. Dijkstra JN, Boon E, Kruijt N, et al. Muscle cramps and contractures: causes and treatment. Pract Neurol. 2023;23(1):23-34.
6. Rizzoli P, Mullally WJ. Headache. Am J Med. 2018;131(1):17-24.
7. Bharucha AE. Constipation. Best Pract Res Clin Gastroenterol. 2007;21(4):709-31.
8. Petersen RC. Mild cognitive impairment: epidemiology, pathology, and clinical assessment. In: DeKosky ST, Wilterdink JL, editores. UpToDate. Waltham: UpToDate; 2024.
9. Yoon PS, Ooi CH, How CH. Approach to the forgetful patient. Singapore Med J. 2018;59(3):121-5.
10. Rosa AAA, Barros E, Soares JLFM. Sintomas e sinais na prática médica: consulta rápida, 1. ed. Porto Alegre: Artmed; 2007. 830 p.
11. Black CJ, Paine PA, Agrawal A, et al. British Society of Gastroenterology guidelines on the management of functional dyspepsia. Gut. 2022;71(9):1697-723.
12. Krasin E, Warschawski Y, Khoury A. The clinician's guide to differential diagnosis of non-localized musculoskeletal pain a primer on musculoskeletal medicine. Bull Hosp Jt Dis (2013). 2022;80(4):236-45.
13. Latimer KM, Gunther A, Kopec M. Fatigue in adults: evaluation and management. Am Fam Physician. 2023;108(1):58-69.
14. Abraczinskas D. Overview of intestinal gas and bloating. In: Talley NJ, Hussain Z, editores. UpToDate. Waltham: UpToDate; 2024.

15. Coccaro E. Intermittent explosive disorder in adults: clinical features, assessment, and diagnosis. In: McElroy S, Solomon D, editores. UpToDate. Waltham: UpToDate; 2024.
16. Simon JA. Low sexual desire: is it all in her head? Pathophysiology, diagnosis, and treatment of hypoactive sexual desire disorder. Postgrad Med. 2010;122(6):128-36.
17. Tack J, Pandolfino JE. Pathophysiology of gastroesophageal reflux disease. Gastroenterology. 2018;154(2):277-88.
18. Spindler MA. Overview of tremor. In: Hurtig HI, Eichler AF, editores. UpToDate. Waltham: UpToDate; 2024.
19. Feroze KB, Gurnani B, O'Rourke MC. Transient loss of vision. 2024. In: StatPearls. Treasure Island: StatPearls Publishing; 2025.
20. Dinces EA. Etiology and diagnosis of tinnitus. In: Deschler DG, Hussain Z, editores. UpToDate. Waltham: UpToDate; 2025.

Obesidade e síndromes relacionadas: dislipidemia, diabetes e doença hepática esteatótica

Marina Cunha Silva Pazolini
Tassiane Oliveira Alvarenga

Pontos-chave

- A obesidade é uma doença crônica, multifatorial, progressiva e recidivante, com impactos amplos nos sistemas metabólico, cardiovascular, inflamatório e psicossocial.
- Complicações como dislipidemia, diabetes tipo 2 e doença hepática esteatótica metabólica fazem parte do mesmo espectro de disfunção metabólica associada à obesidade. Essas condições estão intimamente ligadas e respondem positivamente a intervenções consistentes no estilo de vida.
- Entre as estratégias da Medicina do Estilo de Vida estão a alimentação baseada em vegetais, a prática regular de atividade física, o sono reparador, o manejo do estresse, o fortalecimento das conexões sociais e a cessação do tabagismo e do consumo nocivo de álcool.
- Respeitar a biografia, o contexto e os objetivos do paciente são essenciais para promover adesão, autonomia e sucesso terapêutico a longo prazo.

INTRODUÇÃO

A obesidade é uma doença crônica sem cura, mas que pode ter controle, assim como a hipertensão arterial, o diabetes, a dislipidemia (DLP) e a depressão. É recorrente, pois a interrupção do tratamento pode resultar em reganho de peso, e progressiva, já que tende a se agravar na ausência de intervenção[1].

Ela está associada ao desenvolvimento, à progressão ou à piora de mais de 230 comorbidades metabólicas, estruturais (osteoartrose), inflamatórias (doenças autoimunes), degenerativas (osteoartrose de quadril e joelho), neoplásicas (câncer de mama, endométrio e colorretal) e psicológicas (depressão, insônia e ansiedade)[2]. Reconhecida globalmente como um dos maiores desafios de saúde pública do século XXI, sua prevalência tem aumentado de forma alarmante, afetando pessoas de todas as idades em escala mundial[3].

Ao contrário da visão reducionista que ainda permeia parte da sociedade que enxerga a obesidade como consequência exclusiva de escolhas individuais, estudos recentes reforçam que ela é resultado de uma interação complexa entre fatores genéticos, epigenéticos, ambientais, metabólicos, comportamentais e sociais[4]. Nesse contexto, a abordagem da obesidade deve ir além da simples restrição calórica associada à prática de atividade física, exigindo estratégias amplas, integradas e sustentáveis.

É nesse cenário que a Medicina do Estilo de Vida (MEV) surge como um paradigma promissor. Com base em evidências robustas, a MEV propõe intervenções que atuam nas causas raiz da obesidade e suas doenças associadas – como diabetes tipo 2 (DM2), DLP e doença hepática esteatótica metabólica (DHEM)[5]. A MEV oferece não apenas uma possibilidade de remissão clínica, mas também de transformação sustentável na saúde e na qualidade de vida das pessoas com sobrepeso e obesidade[5].

Este capítulo aborda a fisiopatologia da obesidade e as principais condições metabólicas associadas, e revisa o papel da MEV no seu manejo.

EPIDEMIOLOGIA E FATORES DE RISCO PARA OBESIDADE

Prevalência de obesidade e doenças associadas

A obesidade é reconhecida como uma epidemia global. Segundo dados da *World Obesity Federation* (Tabela 1), estima-se que, até 2030, mais da metade da população mundial viverá com sobrepeso ou obesidade.

Estudos indicam que de 60 a 80% das pessoas com obesidade apresentam pelo menos uma comorbidade metabólica. DLP, DM2 e DHEM estão entre as principais, com suas prevalências acompanhando o ganho de peso[1,6].

Fatores genéticos e epigenéticos

A predisposição genética envolve uma complexa interação entre genes e ambiente.

TABELA 1 Estimativas globais e números projetados de prevalência de homens e mulheres (com 20 anos ou mais) vivendo com IMC alto, 2010, 2015 e 2030 (em milhões)

Homens	IMC 25 < 30 kg/m²		IMC 30<35 kg/m²		IMC 35+ kg/m²		Todos com IMC alto	
2010	570	26%	164	7%	51	2%	786	36%
2015	665	28%	203	8%	69	3%	936	39%
2030	966	33%	346	12%	141	5%	1.453	50%
Mulheres	**IMC 25 < 30 kg/m²**		**IMC 30 < 35 kg/m²**		**IMC 35+ kg/m²**		**Todos com IMC alto**	
2010	518	23%	203	9%	106	5%	826	37%
2015	592	24%	244	10%	133	5%	968	40%
2030	834	28%	399	14%	244	8%	1.477	50%

IMC: índice de massa corporal. Fontes: NCD-RisC (2024), estimativas populacionais da ONU (2024) e projeções da Federação Mundial da Obesidade[3].

Polimorfismos em genes como *FTO*, *MC4R* e *LEPR* se associam a aumento da ingestão calórica, redução da saciedade e acúmulo de tecido adiposo visceral. Estima-se que a herança genética responda por 40 a 70% da variabilidade do índice de massa corporal (IMC) entre os indivíduos, enquanto fatores ambientais contribuem com os 30 a 60% restantes[7].

A epigenética trouxe novas perspectivas ao demonstrar que exposições desde a vida intrauterina, como dieta materna hipercalórica, obesidade gestacional e disfunções metabólicas, alteram a metilação do DNA e influenciam a expressão de genes relacionados à homeostase energética, aumentando o risco de obesidade ao longo da vida[8].

Fatores ambientais e comportamentais

O ambiente tem papel central no desenvolvimento e na perpetuação da obesidade. A urbanização crescente, o marketing agressivo de alimentos ultraprocessados, o fácil acesso a produtos hipercalóricos, as porções cada vez maiores e a redução da atividade física são amplamente reconhecidas como fatores obesogênicos. Além disso, há evidências robustas sobre a influência do sono de má qualidade, do estresse crônico e do uso de dispositivos eletrônicos na desregulação do eixo hipotálamo-hipófise-adrenal, favorecendo o aumento da ingestão alimentar e o acúmulo de gordura visceral[4,9].

Papel da microbiota intestinal

A microbiota intestinal vem sendo estudada como um importante modulador metabólico. Alterações na composição e diversidade das bactérias intestinais (disbiose) estão associadas ao aumento da permeabilidade intestinal, ativação do sistema imune inato e produção de metabólitos inflamatórios como os lipopolissacarídeos (LPS), que contribuem para a resistência à insulina (RI) e ganho de peso, mas o mecanismo pelo qual induzem a obesidade ainda precisa ser mais estudado[10].

Indivíduos com obesidade apresentam menor diversidade microbiana e predomínio de bactérias do filo *Firmicutes* em relação a *Bacteroidetes*. Intervenções com dieta rica em fibras, pre e probióticos têm se mostrado eficazes na modulação da microbiota e melhora do perfil metabólico, mas até o momento não há um papel estabelecido para o tratamento da obesidade[11].

FISIOPATOLOGIA DA OBESIDADE E SUAS COMPLICAÇÕES METABÓLICAS

A obesidade é uma condição marcada por desregulação neuroendócrina, inflamação crônica de baixo grau, RI e desequilíbrio energético persistente, mesmo após intervenções terapêuticas. Deve ser compreendida como uma doença sistêmica, multifatorial e cronicamente recorrente, que ultrapassa a esfera do comportamento alimentar[2].

Para que a obesidade se desenvolva, é necessário um saldo energético positivo mantido ao longo do tempo, resultado da interação entre predisposição individual e um ambiente obesogênico. Esse cenário envolve falhas nos mecanismos homeostáticos, como aumento da ingestão calórica, redução do gasto energético, maior tendência ao armazenamento de gordura e menor eficiência na lipólise e oxidação de lipídios, que elevam o *setpoint* do peso hipotalâmico, levando ao acúmulo progressivo de adiposidade[5].

Lee Kaplan, um dos maiores estudiosos do metabolismo energético e do *setpoint* hipotalâmico, convida-nos a ver a obesidade por um outro ângulo:

> "Não é comer muito que leva a obesidade, e sim a obesidade que faz com que o paciente coma muito. Não é comer pouco que trata a obesidade, e sim tratar a obesidade com MEV e medicações aprovadas, seguras e efetivas, que vão ajudar o paciente com obesidade a conseguir comer pouco"[12].

Ou seja, essas alterações fisiopatológicas cerebrais levam o "rádio cerebral a ficar sintonizado em comida", chamado "*food noise*", que dificulta a adesão à dieta[13].

Centro de regulação da fome e o papel do hipotálamo

O hipotálamo é central na regulação da homeostase energética, integrando sinais periféricos e centrais para controlar apetite, saciedade, gasto energético e composição corporal. No núcleo arqueado, dois grupos neuronais antagonistas modulam esse equilíbrio: os neurônios NPY/AgRP, de ação orexígena, que estimulam o apetite, e os neurônios POMC/CART, de ação anorexígena, que promovem a saciedade[2]. Esses neurônios recebem estímulos hormonais periféricos de curto prazo (como grelina, peptídeo YY e GLP-1) e de longo prazo (como leptina e insulina), que ativam as vias de saciedade. Além disso, influências emocionais do sistema límbico e do córtex pré-frontal também desempenham um papel crucial nesse controle[2].

A saciação é o sinal que determina o fim da refeição, sendo mediada pela distensão gástrica, por receptores vagais e hormônios como CCK, GLP-1 e PYY. Já a saciedade refere-se ao intervalo entre as refeições sem a sensação de fome, sendo regulada por leptina, insulina e composição corporal. O modelo "panela-banheira" ilustra essa diferença: a panela (estômago) enche rapidamente, representando a saciação, enquanto a banheira (estoques de gordura) demora mais para sinalizar uma saciedade prolongada. Isso explica, em parte, por que dietas restritivas, ao reduzirem a gordura corporal e os níveis de leptina, levam a um aumento da fome e uma hiperfagia compensatória[2].

Tipos de fome: homeostática, hedônica e executiva

O comportamento alimentar é influenciado por três circuitos cerebrais distintos: o comer homeostático é baseado em necessidade energética, regulada por distensão gástrica, hipoglicemia e sinalização hormonal; o comer hedônico é motivado por prazer, recompensa e estímulos externos (ex.: cheiro, cor, memória afetiva), com forte envolvimento do sistema dopaminérgico mesolímbico; e o comer função executiva é associado ao planejamento, ao controle inibitório e a decisões conscientes, dependente da integridade do córtex pré-frontal[2].

Na obesidade, a fome hedônica tende a prevalecer sobre os mecanismos homeostáticos, especialmente em ambientes obesogênicos, levando ao consumo excessivo de alimentos hipercalóricos, mesmo sem déficit energético. O consumo frequente de alimentos ultraprocessados hiperpalatáveis ativa o circuito de recompensa cerebral (área tegmentar ventral – núcleo *accumbens* – córtex pré-frontal), promovendo a liberação de dopamina e sensação de prazer[14].

Com o tempo, ocorre uma adaptação dopaminérgica, tornando necessário um estímulo cada vez maior para alcançar o mesmo nível de recompensa, um mecanismo semelhante ao observado em dependências químicas. Isso contribui para a perpetuação do comportamento alimentar compulsivo, mesmo diante de consequências adversas. Além disso, estudos indicam que, em pessoas com obesidade, a ativação do córtex pré-frontal em resposta a alimentos hiperpalatáveis é reduzida em comparação àquelas sem excesso de peso, o que as torna mais suscetíveis a comportamentos alimentares compulsivos e dificulta o controle inibitório e o planejamento[15,16].

Regulação do peso corporal e adaptação metabólica

O corpo possui mecanismos robustos de defesa do peso corporal, conhecidos como *setpoint* energético, que resistem à perda de peso por meio da redução do gasto energético em repouso (até 30 kcal por kg perdido), do aumento compensatório do apetite (até 100 kcal por kg perdido) e da economia adaptativa (menor termogênese, redução da atividade simpática e de hormônios como os tireoidianos e a leptina)[16]. Esse fenômeno explica por que a manutenção da perda de peso é muito mais difícil do que o emagrecimento inicial e reforça a necessidade de intervenções sustentadas e multidimensionais[12].

Inflamação crônica e disfunção adipocitária

A disfunção adipocitária é central no desenvolvimento da obesidade e suas comorbidades metabólicas. Em indivíduos saudáveis, o tecido adiposo funciona como um reservatório de energia dinâmico e funcional, armazenando lipídios de forma eficiente e regulando a liberação de ácidos graxos conforme as necessidades do organismo. No entanto, na obesidade, ocorre um crescimento excessivo dos adipócitos (hipertrofia) e, em alguns casos, aumento do número dessas células (hiperplasia). Quando a capacidade de expansão do tecido adiposo subcutâneo é atingida, ocorre o aumento da deposição de ácidos graxos livres (AGL) nos sítios visceral e ectópico em outros órgãos[17].

No músculo, o aporte aumentado de AGL promove a RI e inibe a captação de glicose mediada pelo hormônio. Além disso, a RI no tecido adiposo visceral facilita a lipólise que eleva a quantidade de AGL e aumenta mais o fluxo de AGL para o fígado, acarretando RI hepática. Essa leva a alterações hepáticas: aumento da produção de glicose, lipogênese *de novo* e dislipidemia aterogênica (hipertrigliceridemia, redução do HDL-c e elevação de LDL-c pequenas e densas (LDL-p). Os triglicerídeos e os metabólitos tóxicos induzem lipotoxicidade, disfunção mitocondrial e estresse do retículo endoplasmático, levando ao dano hepatocitário, apoptose e fibrose. No pâncreas, o excesso de AGL favorece a disfunção da célula-β por meio de lipotoxicidade, hiperglicemia e diabetes[17].

O estado global de RI resulta em hiperinsulinemia, que potencializa a reabsorção renal de sódio e aumenta a atividade do sistema nervoso simpático, contribuindo para a hipertensão. Esse tecido adiposo disfuncional sofre infiltração de macrófagos, libera citocinas inflamatórias (TNF-α, IL-6, MCP-1) e adipocinas pró-inflamatórias, tornando-se mais resistente à insulina e comprometendo a liberação da adiponectina com ação anti-inflamatória. Essas alterações favorecem a ocorrência de DLP, DHEM, DM2 e doenças cardiovasculares esquematizadas na Figura 1[18].

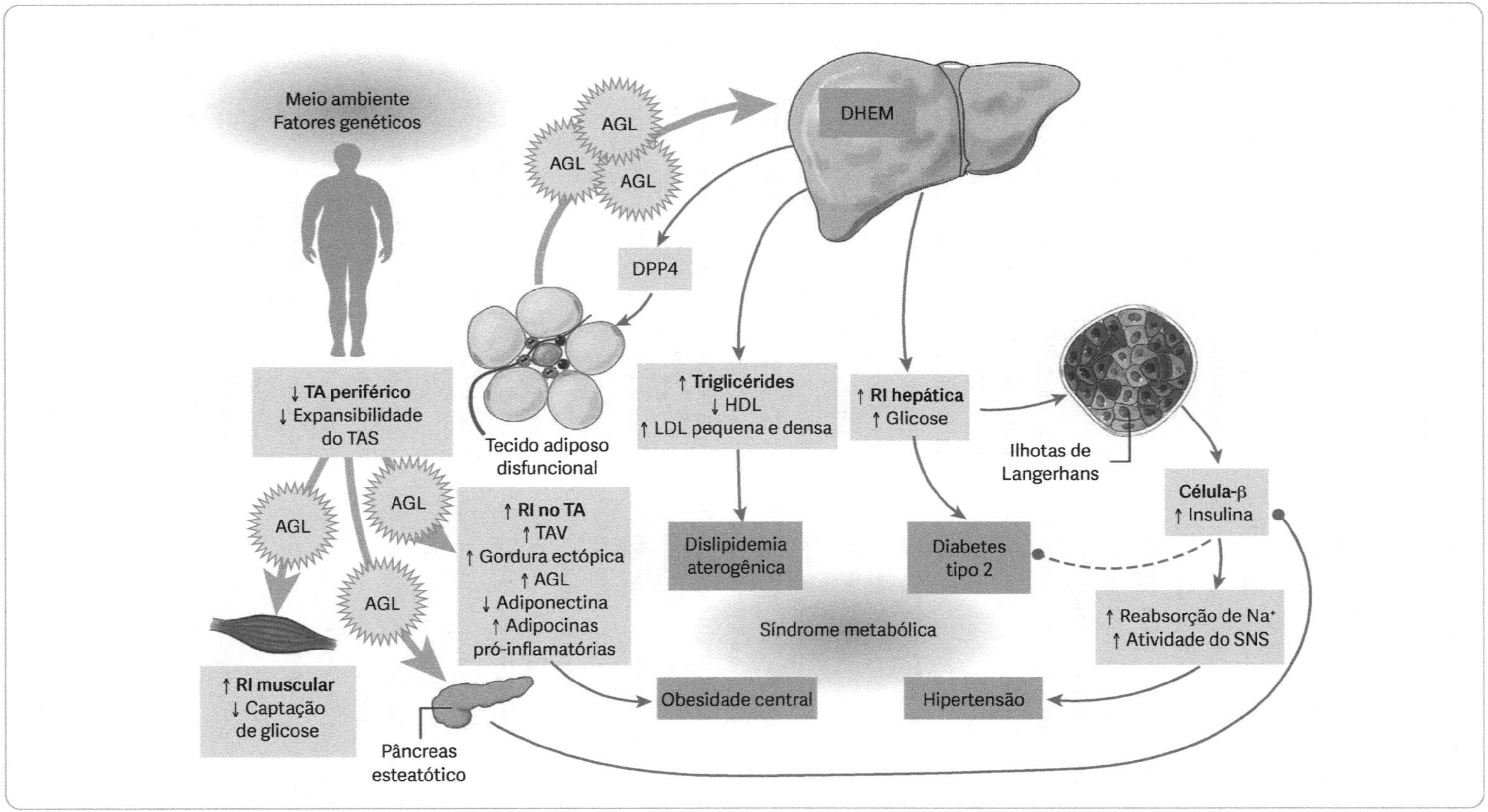

FIGURA 1 Disfunção adipocitária, inflamação e suas consequências.

AGL: ácido graxo livre; DHEM: doença hepática esteatótica metabólica; HDL: lipoproteína de alta densidade; RI: resistência à insulina; SNS: sistema nervoso simpático; TA: tecido adiposo; TAS: tecido adiposo subcutâneo; TAV: tecido adiposo visceral. Setas com pontas agudas significam estímulo ou aumento, enquanto as de extremidades rombas indicam inibição ou repressão. As setas tracejadas indicam redução progressiva em uma via. Fonte: adaptada de: Silva Júnior et al., 2024[18].

O impacto do excesso de peso é relativo, pois mesmo um pequeno aumento pode ter efeitos metabólicos negativos quando ocorre em indivíduos com baixo limiar para acúmulo de gordura visceral, mesmo com IMC normal. Por outro lado, pessoas com IMC elevado, mas maior capacidade de armazenamento seguro de gordura, podem não apresentar alterações metabólicas significativas, sem disfunção adipocitária apesar da sobrecarga energética recebida. No entanto, o termo "obesidade saudável" é inadequado, uma vez que o excesso de gordura corporal independe do perfil metabólico para gerar diversas outras doenças[17].

OBESIDADE E *DIABETES MELLITUS* TIPO 2

Diretrizes atualizadas, como a AACE 2023 e o *ADA Standards of Care 2024*, reforçam o papel da perda de peso como componente essencial no controle glicêmico e na remissão do DM2. Estudos longitudinais como o *UK Prospective Diabetes Study* (UKPDS) demonstraram que indivíduos com obesidade têm risco significativamente aumentado para desenvolvimento de DM2. O ambiente inflamatório crônico de baixo grau relacionado à obesidade induz a RI, contribuindo para hiperinsulinemia compensatória e, com o tempo, exaustão das células beta pancreáticas[18].

O estudo *Diabetes Prevention Program* (DPP) demonstrou que uma intervenção no estilo de vida ao longo de 3,2 anos na fase de pré-diabetes e sobrepeso/obesidade reduziu em 58% o risco de progressão para DM2. O acompanhamento a longo prazo mostrou reduções de risco de 27 a 43% após até 20 anos. A perda de peso foi o principal fator preditivo para a prevenção do DM2, com uma redução de 16% no risco a cada kg perdido[19].

O estudo DIRECT investigou a remissão do DM2 por meio de uma dieta de muito baixa caloria, mostrando que 46% dos participantes alcançaram remissão, percentual que chegou a 86% entre aqueles que perderam mais de 15 kg. Os resultados indicam que a perda de peso significativa pode levar à remissão do DM2, especialmente quando ocorre logo após seu diagnóstico[20].

A Diretriz da Sociedade Brasileira de Diabetes 2024 recomenda uma redução mínima de 5% do peso corporal inicial para melhorar o controle glicêmico. É fundamental o paciente ser informado precocemente sobre a possibilidade de remissão do diabetes com a intervenção, pois quanto menor o tempo desde o diagnóstico (média de 6 anos), maiores são as chances de sucesso[21].

A prevenção e a remissão do diabetes não devem ser vistas como eventos pontuais, mas como processos contínuos e sustentáveis, que dependem da adesão sustentável às mudanças da MEV e do acompanhamento clínico[21].

DOENÇA HEPÁTICA ESTEATÓTICA METABÓLICA ASSOCIADA À OBESIDADE

A DHEM é caracterizada pelo aumento do conteúdo de gordura no fígado (ultrapassando 5% do parênquima hepático) e pode ser classificada como esteatose quando há mínima inflamação ou esteato-hepatite (quando há inflamação lobular e balonização de hepatócitos, com ou sem fibrose). Esteato-hepatite pode evoluir para diferentes graus de fibrose, cirrose (5%), e apresentar complicações como hipertensão portal ou carcinoma hepatocelular[22].

A avaliação do risco de fibrose avançada associada à DHEM, inicialmente com escores laboratoriais, como o Fibrosis-4 (FIB-4), é recomendado em todos os adultos com pré-diabetes ou DM2. Quando há risco indeterminado ou alto de fibrose avançada (FIB-4 ≥ 1,3) deve-se fazer investigação adicional com elastografia transitória[22].

Perda de peso é o pilar fundamental no manejo da DHEM. Perdas de 3% já resultam em melhora, a partir de 5% reduzem a inflamação e estabilizam a fibrose; perdas ≥ 7%, quando sustentadas, podem resolver a DHEM em 65 a 90% dos casos[23].

DIAGNÓSTICO E AVALIAÇÃO CLÍNICA

As classificações mais recentes da obesidade propõem uma abordagem funcional e clínica, permitindo estratificar melhor o risco e orientar condutas personalizadas[6].

Diagnóstico e composição corporal

O diagnóstico da obesidade é tradicionalmente estabelecido pelo índice de massa corporal (IMC), calculado como peso (kg) dividido pela altura ao quadrado (m^2), com valores ≥ 30 kg/m^2 definidores de obesidade (Tabela 2). No entanto, este método é limitado por não distinguir entre massa magra e gordura corporal, e nem refletir a distribuição do tecido adiposo[2].

Pacientes com excesso de gordura visceral apresentam risco aumentado mesmo com IMC normal - quadro chamado de "obesidade metabólica em indivíduos de peso normal" (*metabolically obese normal weight - MONW*). Por outro lado, pacientes com IMC elevado mas com boa composição corporal (ex.: atletas, ou obesidade predominantemente subcutânea) podem apresentar menor risco cardiovascular, entretanto essa condição tende a ser transitória e requer vigilância[24].

A circunferência da cintura (CC) é um marcador mais sensível de adiposidade visceral, fortemente associada ao risco cardiometabólico. Mensura-se com fita métrica a região localizada no ponto médio entre a última costela e a crista ilíaca, em expiração. Os parâmetros com risco elevado de morbidade e mortalidade por sexo e etnia constam na Tabela 3. Outras medidas como razão cintura-quadril (> 0,85 mulheres e > 0,9 homens), razão cintura- altura (> 0,5 para ambos os sexos), índice de adiposidade corporal (IAC) e índice de massa visceral (VAI) podem complementar a avaliação[25].

TABELA 2 Classificação internacional da obesidade segundo o índice de massa corporal (IMC) e o risco de doença que divide a adiposidade em graus ou classes

IMC (kg/m^2)	Classificação	Obesidade grau	Risco de doença
<18,5	Magro ou baixo peso	0	Normal ou elevado
18,5-24,9	Norma ou eutrófico	0	Normal
25-29,9	Sobrepeso	0	Pouco elevado
30-34,9	Obesidade	I	Elevado
35-39,9	Obesidade	II	Muito elevado
> ou igual 40	Obesidade	III	Muitíssimo elevado

Fonte: Organização Mundial da Saúde https://www.who.int.

TABELA 3 Parâmetros para risco cardiovascular, segundo circunferência da cintura

Etnia	Risco CV elevado		Risco CV significativamente elevado	
	Mulher	Homem	Mulher	Homem
Caucasiana	> 80 cm	> 94 cm	> 88 cm	> 102 cm
Latina	> 83 cm	> 88 cm	> 90 cm	> 94 cm
Africana	> 71,5 cm	> 76,5 cm	> 81,5 cm	> 80,5 cm
Asiática	> 80 cm	> 85 cm	ND	ND

Fonte: Obesity Canada & Canadian Association of Bariatric Physicians and Surgeons.

Nova classificação: obesidade pré-clínica e clínica

Na obesidade pré-clínica há excesso de tecido adiposo sem ainda alterações laboratoriais ou doenças associadas. Nesse estágio, pode já haver RI subclínica, inflamação leve e disfunção endotelial silenciosa, sem critérios para síndrome metabólica. A obesidade clínica, por sua vez, envolve manifestações evidentes, como: dislipidemia aterogênica, hiperglicemia ou DM2, hipertensão arterial, DHEM, apneia obstrutiva do sono, doenças osteoarticulares, síndrome dos ovários policísticos e transtornos psiquiátricos (depressão, ansiedade, compulsão)[26].

Essa classificação favorece uma abordagem mais proativa e legitima o diagnóstico na ausência de IMC ≥ 30 kg/m^2, especialmente em pacientes com composição corporal alterada.

Nessa nova classificação, considera-se obesidade:

- IMC mais um ou mais critérios antropométricos (circunferência da cintura; razão cintura-quadril; razão cintura/altura).
- DEXA *scan*/bioimpedância elétrica com percentual dę gordura elevado.
- Dois critérios antropométricos mais IMC normal.

Exemplos: IMC acima de 30 + CC aumentada = confirma obesidade; IMC normal, percentual de gordura pela DEXA aumentrado + CC aumentada = confirma obesidade; IMC de sobrepeso e dois critérios antropométricos = confirma obesidade.

Ferramentas de estratificação de risco

Além dos índices tradicionais, novas abordagens têm sido incorporadas à prática clínica[2]: bioimpedância elétrica e DEXA *scan* para análise de composição corporal e distribuição da massa magra/gorda; elastografia hepática transitória (FibroScan®) para avaliação de fibrose hepática em pacientes com DHEM; índice de massa visceral (VAI), que considera CC, triglicerídeos, HDL-c e IMC para avaliar adiposidade disfuncional; escalas de adesão ao estilo de vida saudável, como o *MEDLIFE Index* ou o *Lifestyle Vital Signs.*

ESTRATÉGIAS DE INTERVENÇÃO BASEADAS NA MEDICINA DO ESTILO DE VIDA

A atuação multiprofissional em MEV deve ser integrada e centrada na pessoa. Mais do que prescrever dietas e exercícios, deve-se educar, motivar e acompanhar a jornada de transformação dos pacientes com empatia e propósito[5].

A avaliação clínica fundamentada na Medicina do Estilo de Vida é esquematizada na Tabela 4.

O aconselhamento, fundamentado em evidências científicas, é uma estratégia central para promover mudanças sustentáveis, pois considera fatores individuais, sociais e ambientais que influenciam a adesão às intervenções[32]. Sua eficácia depende da clareza, objetividade e personalização das orientações, fortalecendo a autonomia do paciente e impactando positivamente sua qualidade de vida, tanto em atendimentos individuais quanto em programas coletivos[5,33].

TABELA 4 Avaliação clínica fundamentada na Medicina do Estilo de Vida

Avaliação clínica
Pedir permissão para conversar sobre o peso e para oferecer tratamento para obesidade.
Por que e como ganhou peso (o que estava acontecendo na época – trabalho, casamento, luto, variações hormonais – gestação, menopausa, mudança de cidade, crise financeira, interrupção do tabagismo, uso de medicações).
Histórico de peso ao longo da vida (peso máximo, peso mínimo após alguma intervenção, peso habitual).
Padrão alimentar (beliscador, hiperfágico, emocional, síndrome do comer noturno, excesso de álcool).
Rastrear ativamente transtornos alimentares (escala sCOFF[27]), TCAP[28] distorção da autoimagem, estigma do peso internalizado[29]. Crie um ambiente de não julgamento e acolhedor para discutir isso.
Avaliar comorbidades associadas à obesidade – HAS, SAOS (escala de Epworth[30]), DHEM, DM, DLP.
Rastrear ativamente ansiedade e depressão (PHQ-4[31]).
Avaliar tratamentos prévios de perda de peso, o que funcionou e o que não funcionou.
Peso que se sente bem – alinhar caso as expectativas do paciente sejam de muita perda de peso.
História de excesso de peso na família.
Buscar entender o meio do paciente, com quem mora, como é o trabalho, como são os relacionamentos interpessoais.
Avaliar a rotina focando nos pilares da Medicina do Estilo de Vida, rotina alimentar, nível de atividade física, sono (hora que dorme e que acorda), fatores estressores e ferramentas de enfrentamento, uso de tabaco e álcool.
Avaliação antropométrica
Peso, altura e índice de massa corporal (Tabela 2).
Circunferência da cintura (Tabela 3).
Circunferência cervical*.
Pressão arterial.
Exames laboratoriais
Perfil lipídico (colesterol total, HDL-c, LDL-c e triglicerídeos).
Glicemia de jejum e hemoglobina glicada (HbA1c), ácido úrico, ferritina.

(continua)

TABELA 4 Avaliação clínica fundamentada na Medicina do Estilo de Vida (*continuação*)
Insulinemia de jejum e HOMA-IR (estimar resistência à insulina).
Transaminases (ALT, AST) e GGT (marcadores de DHEM).
Hormônios tireoidianos e cortisol basal (excluir causas secundárias).
PCR-us (marcador de inflamação subclínica e risco cardiovascular).
Estratégias de abordagem baseados na Medicina do Estilo de Vida
Criar modelo de decisão compartilhada no cuidado com ambiente de apoio, não julgamento e empatia. Pergutar: Qual o seu problema? O que importa para você?
Avaliar o estágio de prontidão e de motivação do paciente para perda de peso.
Explicar a natureza crônica da obesidade, a necessidade de um tratamento a longo prazo e a importância da manutenção do peso perdido.
Explicar as estratégias disponíveis e a necessidade de uma mudança de estilo de vida em qualquer perda de peso.
Determinar a meta de perda de peso de maneira realista e honesta.
Criar objetivos e estratégias de tratamento claros e objetivos com o paciente (Método SMART).
Criar metas AAA: Autênticas, com Autonomia, com Afeto.
Discutir barreiras ao tratamento.
Sugerir um instrumento para medir o movimento para mensurar a quantidade basal de atividade durante uma semana (aplicativos com pedômetros, *fitbit*) e recordatório alimentar (diário ou aplicativos como *myfitnesspal*) se convir.
Prescrever medicação antiobesidade ou encaminhar para cirurgia bariátrica se apropriado. Buscar sempre o melhor tratamento baseado em evidência científica pesando os riscos *vs.* benefícios.
Oferecer acompanhamento e reavaliações contínuas e regulares, inicialmente a cada 15 a 30 dias, incentivando a solução de barreiras e consolidando as conquistas.
Oferecer prestação de contas em um sentido de apoio e automonitorização.
Avaliar o encaminhamento para equipe multidisciplinar nutricionista, psicólogo e treinador físico quando apropriado.

DHEM: doença hepática esteatótica metabólica; DLP: dislipidemia; DM: *diabetes mellitus*; HAS: hipertensão arterial sistêmica; SAOS: síndrome da apneia obstrutiva do sono; TCAP: transtorno da compulsão alimentar periódica; *circunferência cervical cm somar + 4 cm (se HAS), + 3 cm (se roncos), + 3 cm (engasgos noturnos). Probabilidade de SAOS < 43 cm baixa; 43-48 cm moderada; > 48 cm alta.

QUANDO SOLICITAR AUXÍLIO ESPECIALIZADO

Encaminhamento para endocrinologista

Falha terapêutica com medidas de mudança de estilo de vida e primeira linha farmacológica; obesidade grau II ou III (IMC ≥ 35 kg/m^2) com comorbidades significativas (ex.: DM2, apneia do sono, osteoartrite etc.); necessidade de avaliação para terapia farmacológica mais complexa ou indicação de cirurgia bariátrica; casos com suspeita de causas secundárias de obesidade (síndromes genéticas, endocrinopatias etc.); DM2 mal controlado ou com múltiplas comorbidades.

Encaminhamento para hepatologista

Diagnóstico ou suspeita de doença hepática gordurosa não alcoólica (DHGNA) com sinais de fibrose hepática significativa (FIB-4 > 1,3; elastografia alterada; plaquetopenia; aumento persistente de transaminases); DHEM associada à síndrome metabólica com fatores de risco cardiovascular importantes; suspeita de esteato-hepatite com risco de progressão para cirrose.

Encaminhamento para nutricionista e educador físico

Todo paciente com obesidade deve ter acompanhamento multiprofissional.

Nutricionista: para plano alimentar individualizado, com foco em qualidade alimentar e adesão sustentável.

Profissional de Educação Física: para prescrição segura e individualizada de atividade física.

Encaminhamento para psiquiatra e psicólogo

Transtorno alimentar, comportamentos purgativos, restrição extrema, compulsão alimentar frequente, distorção da imagem corporal; impacto nutricional (perda de peso acentuada, alterações laboratoriais; sofrimento psíquico importante ou comorbidades psiquiátricas associadas (ansiedade, depressão etc.).

Psiquiatra: diagnóstico e manejo clínico/medicamentoso de transtornos como bulimia, anorexia, compulsão alimentar periódica (TCAP).

Psicólogo com experiência em transtornos alimentares: para psicoterapia (ex.: terapia cognitivo-comportamental, abordagem baseada em *mindfulness*).

CONCLUSÃO

A obesidade e suas síndromes relacionadas são expressões de uma complexa disfunção metabólica e comportamental. A Medicina do Estilo de Vida oferece um caminho baseado em evidências para tratar de forma personalizada, ética, humana e sustentável as causas subjacentes do problema.

Para se aprofundar

Artigo: Wharton S, Lau DCW, Vallis M, Sharma AM, Biertho L, Campbell-Scherer D, et al. Obesity in adults: a clinical practice guideline. CMAJ. 2020;192(31):E875-E891.

Artigo: Bray GA, Kim KK, Wilding JPH. The science of obesity management: an Endocrine Society scientific statement. Endocr Rev. 2018;39(2):79-132.

Livro: Sales P, Cercato C, Halpern A. O essencial em endocrinologia, 2ª ed. Rio de Janeiro: Guanabara Koogan; 2023. Parte 7, Obesidade; p. 491-650.

REFERÊNCIAS BIBLIOGRÁFICAS

1. Bray GA, Heisel WE, Afshin A, Jensen MD, Dietz WH, Long M, et al. The science of obesity management: an Endocrine Society Scientific Statement. Endocr Rev. 2018;39(2):79-132.
2. Sales P CCHA. Parte 7 Obesidade. In: O essencial em endocrinologia, 2. ed. Rio de Janeiro: Guanabara Koogan; 2023. p. 491-650.
3. World Obesity Federation. World Obesity Atlas 2025. Disponível em: https://data.worldobesity.org/publications/?cat=23. World Obesity Federation; 2025.

4. Llewellyn C, Wardle J. Behavioral susceptibility to obesity: Gene-environment interplay in the development of weight. Physiol Behav. 2015;152:494-501.
5. Rippe JM. Manual of Lifestyle Medicine. Boca Raton: CRC Press; 2021.
6. Wharton S, Lau DCW, Vallis M, Sharma AM, Biertho L, Campbell-Scherer D, et al. Obesity in adults: a clinical practice guideline. Can Med Assoc J. 2020;192(31):E875-91.
7. Loos RJF. Recent progress in the genetics of common obesity. Br J Clin Pharmacol. 2009 Dec 27;68(6):811-29.
8. Godfrey KM, Reynolds RM, Prescott SL, Nyirenda M, Jaddoe VW V, Eriksson JG, et al. Influence of maternal obesity on the long-term health of offspring. Lancet Diabetes Endocrinol. 2017;5(1):53-64.
9. Pontzer H, Yamada Y, Sagayama H, Ainslie PN, Andersen LF, Anderson LJ, et al. Daily energy expenditure through the human life course. Science (1979). 2021;373(6556):808-12.
10. Marchesi JR, Adams DH, Fava F, Hermes GDA, Hirschfield GM, Hold G, et al. The gut microbiota and host health: a new clinical frontier. Gut. 2016;65(2):330-9.
11. Ridaura VK, Faith JJ, Rey FE, Cheng J, Duncan AE, Kau AL, et al. Gut microbiota from twins discordant for obesity modulate metabolism in mice. Science (1979). 2013;341(6150).
12. Kaplan LM. Metabolic adaptation and defense of body fat mass: implications for obesity treatment. Disponível em: https://www.ifso.com/pdf/lee-m-kaplan-new.pdf. Congresso Mundial da IFSO; 2023.
13. Hayashi D, Edwards C, Emond JA, Gilbert-Diamond D, Butt M, Rigby A, et al. What is food noise? A conceptual model of food cue reactivity. Nutrients. 2023;15(22):4809.
14. Volkow ND, Wang GJ, Baler RD. Reward, dopamine and the control of food intake: implications for obesity. Trends Cogn Sci. 2011;15(1):37-46.
15. Volkow ND, Wang GJ, Tomasi D, Baler RD. The addictive dimensionality of obesity. Biol Psychiatry. 2013;73(9):811-8.
16. Melby C, Paris H, Foright R, Peth J. Attenuating the biologic drive for weight regain following weight loss: must what goes down always go back up? Nutrients. 2017;9(5):468.
17. Blüher M. Adipose tissue dysfunction in obesity. Exp Clin Endocrinol Diabetes. 2009 Apr 8;117(06):241-50.
18. Silva Júnior WS, Valério CM, Araujo-Neto JM de, Godoy-Matos AF, Bertoluci M. Manejo da doença hepática esteatótica metabólica (DHEM) no diabetes tipo 2 e pré-diabetes. In: Diretriz da Sociedade Brasileira de Diabetes. Conectando Pessoas; 2024.
19. Gong Q, Zhang P, Wang J, Ma J, An Y, Chen Y, et al. Morbidity and mortality after lifestyle intervention for people with impaired glucose tolerance: 30-year results of the Da Qing Diabetes Prevention Outcome Study. Lancet Diabetes Endocrinol. 2019;7(6):452-61.
20. Lean ME, Leslie WS, Barnes AC, Brosnahan N, Thom G, McCombie L, et al. Primary care-led weight management for remission of type 2 diabetes (DiRECT): an open-label, cluster-randomised trial. Lancet. 2018;391(10120):541-51.
21. Ramos S, Campos LF, Baptista DR, Strufaldi M, Gomes DL, Guimarães DB, et al. Terapia nutricional no pré-diabetes e no diabetes mellitus tipo 2. In: Diretriz da Sociedade Brasileira de Diabetes. Conectando Pessoas; 2023.
22. Silva Júnior WS, Valério CM, Araujo-Neto JM de, Godoy-Matos AF, Bertoluci M. Manejo da doença hepática esteatótica metabólica (DHEM) no diabetes tipo 2 e pré-diabetes. In: Diretriz da Sociedade Brasileira de Diabetes. Conectando Pessoas; 2024.
23. Koutoukidis DA, Koshiaris C, Henry JA, Noreik M, Morris E, Manoharan I, et al. The effect of the magnitude of weight loss on non-alcoholic fatty liver disease: A systematic review and meta-analysis. Metabolism. 2021;115:154455.
24. Gómez-Zorita S, Queralt M, Vicente MA, González M, Portillo MP. Metabolically healthy obesity and metabolically obese normal weight: a review. J Physiol Biochem. 2021 Feb 11;77(1):175-89.
25. Ross R, Neeland IJ, Yamashita S, Shai I, Seidell J, Magni P, et al. Waist circumference as a vital sign in clinical practice: a Consensus Statement from the IAS and ICCR Working Group on Visceral Obesity. Nat Rev Endocrinol. 2020;16(3):177-89.
26. Rubino F, Cummings DE, Eckel RH, Cohen R V, Wilding JPH, Brown WA, et al. Definition and diagnostic criteria of clinical obesity. Lancet Diabetes Endocrinol. 2025;13(3):221-62.

27. Teixeira AA, Roque MA, de Freitas AA, dos Santos NF, Garcia FM, Khoury JM, et al. The Brazilian version of the SCOFF questionnaire to screen eating disorders in young adults: cultural adaptation and validation study in a university population. Braz J Psychiatry. 2021;43(6):613-6.
28. Freitas S, Lopes CS, Coutinho W, Appolinario JC. Tradução e adaptação para o português da Escala de Compulsão Alimentar Periódica. Rev Bras Psiquiatria. 2001;23(4):215-20.
29. Tarozo M, Bueno Júnior CR, Neufeld CB, Pessa RP. Adaptação cultural e características psicométricas da Weight Bias Internalization Scale (WBIS). Psicologia - Teoria e Prática. 2022;24(2).
30. Bertolazi AN, Fagondes SC, Hoff LS, Pedro VD, Menna Barreto SS, Johns MW. Portuguese-language version of the Epworth sleepiness scale: validation for use in Brazil. J Bras Pneumologia. 2009;35(9):877-83.
31. Löwe B, Wahl I, Rose M, Spitzer C, Glaesmer H, Wingenfeld K, et al. A 4-item measure of depression and anxiety: validation and standardization of the Patient Health Questionnaire-4 (PHQ-4) in the general population. J Affect Disord. 2010;122(1-2):86–95.
32. Williams MS, McKinney SJ, Cheskin LJ. Social and structural determinants of health and social injustices contributing to obesity disparities. Curr Obes Rep. 2024;13(3):617-25.
33. Wharton S, Lau DCW, Vallis M, Sharma AM, Biertho L, Campbell-Scherer D, et al. Obesity in adults: a clinical practice guideline. CMAJ. 2020;192(31):E875-91.

55

Doenças cardiovasculares

Bruno A. Colontoni
Fernanda Dias Weiler
Guilherme Anchieta da Silva Gomes
Rafael Luís Marchetti

Pontos-chave

- As intervenções da Medicina do Estilo de Vida (MEV) têm o potencial de reduzir os riscos de desenvolvimento de doenças cardiovasculares e de reverter condições já estabelecidas.
- Ajustes na dieta, higiene do sono, controle do estresse e cessação de tóxicos são pilares importantes no controle da hipertensão arterial.
- A fibrilação atrial está estreitamente relacionada ao estilo de vida, pois fatores como obesidade, sedentarismo e estresse aumentam seu risco.
- Na insuficiência cardíaca, a MEV tem papel fundamental na atuação nos fatores de risco (estágio A) e na redução da progressão da doença nos demais estágios, permitindo a melhora da qualidade de vida dos pacientes (morbidade) e da sobrevida em alguns casos.

INTRODUÇÃO

A MEV emerge como uma abordagem crucial no enfrentamento das doenças cardiovasculares, um conjunto de condições que representam uma das principais causas de mortalidade no mundo contemporâneo. Essas doenças, que incluem hipertensão arterial, infarto do miocárdio, FA e IC, são multifatoriais e complexas, resultantes da interação de fatores genéticos, comportamentais e ambientais.

Nesse contexto, as intervenções da MEV não apenas podem reduzir o risco de desenvolvimento de doenças cardiovasculares, mas também têm o potencial de reverter condições já estabelecidas, promovendo uma melhor qualidade de vida. Este capítulo aborda as principais doenças cardiovasculares com ênfase nas intervenções baseadas nos pilares da MEV.

HIPERTENSÃO ARTERIAL SISTÊMICA

Prevalência e definição

A hipertensão arterial sistêmica (HAS) é uma condição crônica que afeta um terço da população mundial[1]. Caracteriza-se como um dos maiores fatores de risco para doença arterial coronária (DAC), acidente vascular cerebral (AVC) e insuficiência renal[1]. Sua detecção é dificultada pelo fato de ser muitas vezes assintomática, retardando seu diagnóstico e tratamento.

Nos últimos anos, as diretrizes médicas de todo o mundo têm proposto diminuir as metas de pressão arterial (PA). A nova diretriz da Sociedade Europeia de Cardiologia (ESC) de 2024, por exemplo, propôs níveis ainda mais baixos para definição de HAS, como uma pressão sistólica igual ou superior a 130 mmHg e/ou uma pressão diastólica igual ou superior a 80 mmHg[2].

Pilar: Nutrição

A alimentação saudável desempenha um papel fundamental na prevenção e no controle da PA[3,4]. A dieta mediterrânea, rica em frutas, vegetais, grãos integrais, azeite de oliva e peixes, tem se mostrado eficaz na redução dos níveis pressóricos. Outra abordagem valiosa é a dieta DASH (*Dietary Approaches to Stop Hypertension*), específica para HAS, que enfatiza a ingestão de alimentos ricos em potássio, cálcio e magnésio, com baixo teor de gordura e grãos integrais[4]. Por fim, a dieta *Whole Food Plant Based* também se mostra promissora na gestão do problema, ao priorizar o consumo de alimentos vegetais integrais e limitar a ingesta de alimentos processados e ricos em sódio. A restrição de sal, por sua vez, pode levar a uma menor retenção de líquidos e, consequentemente, a um controle do problema[2].

Pilar: Atividade física

A prática regular de atividade física pode ser benéfica tanto na prevenção quanto no tratamento da HAS. Indivíduos fisicamente ativos apresentam risco 30% menor de desenvolver o problema em comparação aos sedentários[3].

O treinamento aeróbico reduz a PA em vigília em hipertensos e em situações de estresse físico, mental e psicológico. O exercício físico resistido dinâmico ou isotônico reduz os níveis de pressão em pré-hipertensos, mas parece não ter efeito hipotensor em hipertensos[3].

Portadores de HAS devem ser motivados à prática de 30 minutos de exercícios aeróbicos de moderada intensidade (caminhar, correr, andar de bicicleta e nadar) 5 a 7 vezes por semana. Exercícios de resistência devem ser praticados 2 a 3 vezes por semana. Benefício adicional pode ser obtido com o aumento gradual de atividade aeróbica moderada até 300 minutos por semana ou vigorosa de 150 minutos por semana.

Pilar: Controle de tóxicos

O consumo crônico e elevado de bebidas alcoólicas aumenta a PA de forma consistente[5]. Estima-se que um aumento de 10 g/dia no álcool ingerido eleve a PA em 1 mmHg, e a diminuição nesse consumo reduz a PA[5]. Recomenda-se moderação no consumo de álcool.

O tabagismo, o uso de cigarros eletrônicos e o uso de narguilé/shisha podem aumentar a PA e acelerar processos aterotrombóticos por meio de uma variedade de mecanismos potenciais, incluindo efeitos deletérios sobre a função endotelial, inflamação, metabolismo dos lipídios e trombose[6].

Pilar: Sono

Estudos têm demonstrado que a privação do sono e/ou sua má qualidade elevam os níveis de PA, contribuindo para o desenvolvimento e agravamento da hipertensão. O aumento dos níveis de cortisol e adrenalina estariam implicados.

Além disso, a apneia do sono está fortemente ligada à hipertensão. Pesquisas indicam que seu tratamento pode resultar em melhorias significativas no controle pressórico[2]. Por outro lado, um sono de qualidade, que envolve ciclos de sono profundo e reparador, tem mostrado benefícios no tratamento das HAS, reduzindo a inflamação e promovendo um equilíbrio hormonal saudável[3].

Pilar: Controle de estresse

Técnicas de gerenciamento do estresse, psicoterapias comportamentais e meditação revelam forte tendência à redução dos níveis pressóricos. Os mecanismos envolvidos podem ser decorrentes de adaptações neuro-humorais, vasculares e estruturais, como reduções nas concentrações de catecolaminas e cortisol, na resistência vascular periférica, na atividade da renina e nos níveis circulantes de angiotensina II. Além disso, podem ocorrer melhorias na função vasodilatadora endotelial, na função diastólica do ventrículo esquerdo, na variabilidade da frequência cardíaca e no aprimoramento da função cardiovagal[3].

CARDIOPATIA ISQUÊMICA

Conceito

As Diretrizes Brasileiras de Dislipidemias e Prevenção de Aterosclerose[7] reforçam a definição de aterosclerose como "uma doença inflamatória crônica de origem multifatorial, que ocorre em resposta à agressão endotelial, acometendo principalmente a camada íntima de artérias de médio e grande calibre". Essa definição de aterosclerose foi amparada em um artigo de 2013 publicado no periódico *The New England Journal of Medicine,* que amplia o raciocínio da fisiopatologia da aterosclerose para além de alterações nos níveis séricos das lipoproteínas.

A abordagem tradicional da DAC tem se estruturado em três pilares principais (tratamento da estenose coronariana, redução dos níveis de LDL-colesterol e inibição da agregação plaquetária), aos quais se somam evidências mais recentes que apontam para um quarto componente terapêutico relevante: o manejo da inflamação crônica.

No entanto, à medida que o entendimento da fisiopatologia da DAC evolui – especialmente no reconhecimento de sua base inflamatória, metabólica e comportamental – torna-se evidente a necessidade de uma abordagem mais abrangente, centrada no paciente e voltada às causas modificáveis da doença. Nesse contexto, a MEV complementa e potencializa as intervenções tradicionais ao atuar nos determinantes fundamentais da aterogênese, sendo uma prática verdadeiramente centrada na etiologia multifatorial da doença cardiovascular.

Doença aterosclerótica e MEV

Na década de 1990, um grupo de pesquisadores liderado por Dean Ornish publicou no periódico *The Lancet* o *Lifestyle Heart Trial*, um ensaio clínico randomizado e controlado com o objetivo de avaliar o impacto de intervenções não farmacológicas na progressão da DAC, tendo como desfecho principal a redução da estenose coronariana. O grupo intervenção foi submetido a um protocolo intensivo que incluía dieta ovolactovegetariana com baixo teor de gordura, sessões em grupo para manejo do estresse com técnicas como meditação, relaxamento e visualização guiada, atividade física moderada regular e cessação do tabagismo.

Apesar de limitações metodológicas – compreensíveis à luz das diretrizes contemporâneas de desenho e condução de ensaios clínicos –, os autores conseguiram demonstrar efeitos clínicos e laboratoriais consistentes: aumento da prática de atividade física, melhora no manejo do estresse, redução no consumo de gorduras, melhora no perfil lipídico, diminuição da intensidade, frequência e duração dos episódios de angina e regressão da estenose coronariana, com resultados mais pronunciados entre os participantes com maior adesão às intervenções propostas.

Anos mais tarde, o mesmo grupo publicou um estudo com desenho semelhante, reforçando os achados prévios e mostrando que, no subgrupo com alta adesão ao tratamento, houve redução média de até 7% na estenose coronariana ao longo de 5 anos. Esses resultados, embora não generalizáveis a toda população com DAC, contribuíram significativamente para a validação científica das intervenções de Medicina do Estilo de Vida como estratégia terapêutica coadjuvante – e, em alguns casos, transformadora – na condução da doença aterosclerótica.

Estudos como COURAGE[11] e ISCHEMIA[12] investigaram estratégias de tratamento para DAC estável, mostrando que a terapia médica otimizada – que inclui mudanças de estilo de vida, teve resultados semelhantes à revascularização percutânea (angioplastia) em relação a eventos cardiovasculares maiores.

Tratamento da estenose *versus* tratamento da isquemia

Grande parte dos profissionais cardiologistas confiam muito na terapia farmacológica para tratamento desses pacientes e quase todos os profissionais de saúde temem a intervenção de atividade física em pacientes cardiopatas, entretanto, a Diretriz Sul Americana de Prevenção e Reabilitação Cardiovascular[13] mostra que em pacientes cardiopatas a taxa de eventos é de um por 112.000 pacientes/hora, com risco de IAM de um por 300.000 pacientes/hora e de mortalidade é de um por 790.000 pacientes/hora, ou seja, muito baixo, sendo assim, as contraindicações absolutas de exercício físico moderado são muito restritas conforme mostra a Tabela 1.

Abordagem da inflamação *versus* abordagem isolada do LDL-colesterol: estabilização da placa aterosclerótica e freio no processo aterogênico

Os estudos com estatinas evidenciam seu impacto na morbidade e mortalidade cardiovascular sob duas perspectivas: a primeira, mais linear, associa a redução do LDL-colesterol à menor formação de placas ateroscleróticas. A segunda, frequentemente

TABELA 1 **Contraindicações absolutas para a prática do exercício físico em programa de reabilitação cardiovascular extra-hospitalar**[13]

Infarto agudo do miocárdio muito recente (< 72 h)
Angina instável (< 72 h da estabilização)
Valvopatias graves sintomáticas com indicação cirúrgica – reabilitar somente após o procedimento cirúrgico
Hipertensão arterial descontrolada: PAS > 190 mmHg e/ou PAD > 120 mmHg
Insuficiência cardíaca descompensada
Arritmias ventriculares complexas, graves
Suspeita de lesão de tronco de coronária esquerda, instabilizada ou grave
Endocardite infecciosa, miocardite, pericardite
Cardiopatias congênitas severas não corrigidas, sintomáticas
Tromboembolismo pulmonar e tromboflebite – fase aguda
Dissecção de aorta – tipo A ou fase aguda do tipo B
Obstrução severa sintomática do trato de saída do ventrículo esquerdo com baixo débito esforço-induzido
Diabetes mellitus descontrolada
Todo quadro infeccioso sistêmico agudo

PAS: pressão arterial sistólica; PAD: pressão arterial diastólica.

negligenciada, refere-se à ação anti-inflamatória das estatinas – mecanismo que permite um paralelo com a Medicina do Estilo de Vida, também eficaz na redução da inflamação sistêmica.

Na Medicina do Estilo de Vida, o manejo do estresse é um pilar central, sustentado por evidências que associam estresse crônico, depressão e ansiedade à maior resposta inflamatória. O *Lifestyle Heart Trial* demonstrou que essa abordagem beneficia o paciente cardiopata não apenas por induzir o relaxamento, mas também por melhorar a função parassimpática[14].

Pesquisadores da Carolina do Sul nos Estados Unidos desenvolveram um índice para avaliar o potencial inflamatório da dieta. Dietas ricas em ômega-3, fibras, especiarias e vegetais mostraram-se anti-inflamatórias, enquanto aquelas com excesso de carboidratos refinados, calorias, gorduras e proteína animal apresentaram maior potencial inflamatório. Em metanálise, esse grupo identificou um aumento de 36% no risco cardiovascular entre os indivíduos com dieta mais inflamatória. Além disso, a prática regular de atividade física – a partir de 150 minutos semanais – correlaciona-se com redução de marcadores inflamatórios associados à inflamação crônica de baixo grau[15].

INSUFICIÊNCIA CARDÍACA

Definição

A insuficiência cardíaca (IC) é uma síndrome clínica causada por alterações estruturais ou funcionais do coração, levando à incapacidade de suprir adequadamente as demandas metabólicas ou o fazendo à custa de pressões de enchimento elevadas. Isso resulta em sintomas de congestão pulmonar (dispneia, ortopneia), sistêmica (edema, ascite) e sinais de baixo débito (fadiga, fraqueza). A IC é classificada pela fração de ejeção do ventrículo esquerdo (FEVE) e em estágios A a D, permitindo abordagem progressiva. A Medicina do Estilo de Vida (MEV) atua de forma relevante na prevenção (estágio A) e na contenção da progressão da IC, com impacto positivo na qualidade de vida e, em alguns casos, na sobrevida.

Prevalência

A IC é uma condição de alta morbidade e mortalidade, afetando mais de 64 milhões de pessoas no mundo. No Brasil, o registro BREATHE aponta a baixa adesão ao tratamento como principal causa de reinternações. Fatores como tabagismo, obesidade, hipertensão, diabetes e doenças negligenciadas (como febre reumática e doença de Chagas) contribuem para a persistência da IC. Sua etiologia está fortemente relacionada ao estilo de vida: a doença isquêmica responde por 65% dos casos em homens e 48% em mulheres[16]. Outros fatores incluem HAS, *diabetes mellitus* (DM), obesidade, estresse, sedentarismo e uso de substâncias como tabaco, álcool e cocaína. Determinantes sociais, também abordados pela MEV, afetam diretamente a incidência, o prognóstico e a adesão ao tratamento.

Diabetes, hipertensão e obesidade estão associadas tanto à IC com fração de ejeção reduzida (ICFEr) quanto à IC com fração de ejeção preservada (ICFEp), que representa metade dos casos de IC[17]. O controle desses fatores de risco reduz significativamente a incidência e a progressão da doença. A MEV desempenha papel fundamental na prevenção e no manejo dessas condições, podendo reduzir significativamente o impacto da IC na população.

Pilar: Alimentação

A alimentação adequada tem papel fundamental tanto na prevenção quanto no manejo da IC, auxiliando no controle de doenças cardiometabólicas como HAS, DM, obesidade e dislipidemia.

Embora não haja um padrão alimentar específico nas diretrizes mais recentes, os padrões mediterrâneo, DASH e outras dietas à base de plantas fornecem benefícios para a maioria dos pacientes com IC, bem como para comorbidades comuns, como DM, HAS e doença renal crônica.

Além de uma dieta saudável, pacientes com IC ou em risco devem buscar manter um peso adequado, considerando, de forma geral, o IMC como referência.

A relação entre peso e IC é complexa. Enquanto a obesidade contribui para disfunção ventricular e remodelamento cardíaco, influenciando na fisiopatologia da ICFEp e ICFEr, por outro lado, a perda de peso não intencional em pacientes com IC avançada pode ser decorrente da caquexia cardíaca, agravando o prognóstico. O acompanhamento nutricional é essencial na IC para evitar tanto a desnutrição quanto o excesso de peso. A abordagem deve ser individualizada, focando na manutenção de um estado nutricional adequado e no controle de comorbidades associadas.

A restrição do consumo de sal é um dos principais pontos da dieta para IC, embora o nível ideal de ingestão ainda seja debatido. Diretrizes brasileiras[19] e europeias[20] recomendam evitar o consumo excessivo (> 5 g/dia), enquanto estudos, como o SODIUM-HF[21], sugerem que restrições severas (< 1,5-2 g/dia) não reduzem claramente os eventos clínicos em pacientes ambulatoriais. O dano potencial da restrição de sódio na IC é tipicamente atribuído à ativação neuro-hormonal no contexto de hipovolemia e/ou diminuição da perfusão renal, além de ser acompanhado por deficiências nutricionais relevantes, como ingestão insuficiente de calorias ou nutrientes (em especial proteínas).

Nesse sentido, algumas estratégias defendidas pela MEV são fundamentais para evitar a ingesta excessiva de sódio como: substituir o sal por temperos naturais como ervas, alho, cebola e limão; reduzir alimentos ultraprocessados, como embutidos *fast-foods* e enlatados; priorizar frutas e vegetais frescos, naturalmente pobres em sódio.

Pilar: Atividade física

A atividade física regular é fundamental na prevenção e no tratamento da IC, reduzindo o risco de doenças cardiometabólicas. Até os anos 1980, pacientes com IC eram desencorajados a se exercitar, mas o estudo multicêntrico HF-ACTION demonstrou que o exercício é seguro em casos de ICFEr, melhorando a qualidade de vida e reduzindo hospitalizações por IC, embora sem impacto significativo na mortalidade geral.

Entre os benefícios do exercício destacam-se: aumento da tolerância ao esforço, melhora da força, massa muscular, função endotelial, ventilação e regulação autonômica. Além disso, a prática regular contribui para a saúde mental – no HF-ACTION[22], 28% dos pacientes apresentavam depressão clínica, com melhora sintomática em 3 meses.

A maioria dos estudos envolve programas estruturados de reabilitação cardíaca, com destaque para o treinamento aeróbico (melhora da capacidade funcional e da qualidade de vida) e o de resistência (prevenção de fragilidade e melhora do equilíbrio, atividades diárias e saúde óssea).

Trata-se de uma intervenção segura, acessível e custo-efetiva, devendo ser amplamente promovida. O início e a intensidade do treinamento devem ser individualizados, sendo rotineiramente indicado para ICFEr e incentivado para ICFEp.

Pilar: Controle de tóxico

O controle de substâncias nocivas desempenha um papel fundamental na prevenção e no manejo da IC.

Tabagismo

O tabaco é um fator de risco significativo para a cardiomiopatia isquêmica e deve ser evitado tanto para a prevenção quanto para o manejo da IC. Parar de fumar reduz a progressão da doença cardiovascular e traz benefícios à função respiratória, com consequente melhora da qualidade de vida.

Álcool

O consumo de álcool está associado a diversas doenças cardíacas, incluindo arritmias e cardiomiopatia dilatada alcoólica, uma etiologia importante de IC. A diretriz europeia de IC[20] sugere ser benéfica nenhuma ingestão de álcool e recomenda abstinência para pacientes portadores de cardiomiopatia dilatada de origem alcoólica.

Anabolizantes

O uso indiscriminado de esteroides anabolizantes androgênicos (EAA) tem se tornado um problema crescente. Um estudo de coorte publicado em fevereiro de 2025 no *Circulation*[23] com cerca de 1.189 usuários de EAA e acompanhamento de 11 anos demonstrou aumento do risco de IAM em 3 vezes; (IC 95%; 1,67-5,39) e IC em 3,63 vezes (IC 95%; 2,01-6,55).

Esses resultados reforçam o impacto negativo dos anabolizantes na saúde cardiovascular, aumentando a mortalidade e o risco de IC.

Outros potenciais tóxicos

A cocaína é cardiotóxica, aumenta o risco de IAM, arritmias e está diretamente relacionada à piora da IC. Outras substâncias como opioides, metanfetaminas e cannabis estão associados a pior prognóstico dos portadores de IC.

A eliminação do tabagismo, a abstinência de álcool e a conscientização sobre os riscos dos anabolizantes e demais tóxicos são medidas essenciais para a prevenção e o tratamento da IC.

Pilar: Sono

O sono adequado é essencial para a saúde física e mental, devendo ser avaliado quanto à qualidade, duração e regularidade. Para a população geral, sono restaurador e duração entre 7 e 8 horas/noite são os parâmetros mais associados à menor incidência de eventos cardiovasculares. Uma coorte do UK Biobank[24], com mais de 72 mil participantes (média de 62 anos), mostrou que padrões de sono irregulares – com variações superiores a 3 horas nos horários de dormir/acordar, despertares frequentes e fragmentação – aumentaram em 45% o risco de IC e em 24% o risco de infarto em 8 anos. Quanto maior a regularidade, menor a incidência desses eventos.

Distúrbios respiratórios do sono, como apneia obstrutiva e central, acometem mais de 50% dos pacientes com IC (47-76% em ICFEr e 55% em ICFEp)[26,27]. Associam-se à ativação neuro-hormonal, hipoxemia, fragmentação do sono, inflamação sistêmica e estresse oxidativo, contribuindo para a progressão da IC, hospitalizações e mortalidade. Pacientes com IC e sintomas como sonolência diurna, roncos ou apneias devem ser avaliados por polissonografia. O tratamento inclui perda de peso, dispositivos de avanço mandibular e, principalmente, uso de pressão positiva contínua nas vias aéreas (CPAP), que melhora a oxigenação noturna e a qualidade do sono, sendo indicada em casos de IC com apneia do sono[20].

Pilar: Controle de estresse

A saúde mental está intimamente relacionada à IC, sendo o estresse exacerbado fator de risco para doenças causadoras do problema, como HAS e a cardiomiopatia isquêmica. Do ponto de vista das comorbidades que influenciam na progressão da doença, 20-30% dos pacientes com IC apresentam ansiedade e depressão[25], o que gera pior qualidade de vida, baixa adesão ao tratamento, maior risco de hospitalização e aumento da mortalidade.

Pilar: Conexão

Isolamento social e solidão são fatores de risco relevantes para doenças cardiovasculares. Uma coorte do UK Biobank[25] com 464.773 participantes (média de 56,5 anos) e 12.898 casos de IC ao longo de 12,3 anos mostrou aumento de risco de IC em 19% entre os mais isolados socialmente e 17% entre os que relataram solidão, independentemente de outros fatores.

Em contrapartida, boa saúde social está associada à maior longevidade e menor mortalidade. Uma coorte com 330.716 pessoas e 12,4 anos de acompanhamento demonstrou que, para cada ponto adicional em um escore de saúde social (engajamento, lazer social e suporte), houve redução de 6% na mortalidade geral, 8% na cardiovascular e 4% na por câncer – com relação dose-resposta.

Estima-se que altos níveis de saúde social podem acrescentar até 1,7 anos de vida aos 45 anos e 1,5 anos aos 65. Os pilares para promovê-la incluem engajamento com familiares e amigos, cultivo de vínculos íntimos e participação em atividades sociais.

FIBRILAÇÃO ATRIAL

Introdução

A fibrilação atrial (FA), arritmia sustentada mais comum, afeta cerca de 50 milhões de pessoas no mundo[29], com prevalência crescente. Associada a AVC, IC e maior mortalidade, representa importante desafio de saúde pública. Seu aumento é impulsionado pelo envelhecimento populacional e por fatores modificáveis como obesidade, hipertensão, diabetes, apneia do sono, DAC, IC e uso de álcool ou tabaco. Apesar dos avanços tecnológicos, as taxas de sucesso da ablação por cateter permanecem estáveis, reforçando a urgência de estratégias preventivas. Evidências recentes apontam benefícios do manejo do estilo de vida e dos fatores de risco, propondo uma mudança no modelo assistencial da FA[30].

Papel dos fatores de risco cardiovasculares

Diversos fatores de risco cardiovasculares estabelecidos são conhecidos por serem preditores independentes do desenvolvimento de FA. Dados da coorte original de Framingham identificaram envelhecimento, hipertensão, IC congestiva, DAC, doença cardíaca valvar e *diabetes mellitus* como fatores de risco independentes[31]. Uma metanálise recente de 12 estudos de coorte e caso-controle demonstrou a associação independente entre esses fatores de risco e o desenvolvimento de FA[32].

Fatores de risco da FA tratados de forma inadequada são potenciais contribuintes significativos para a recorrência da FA[33].

Diabetes

Estudos clássicos mostraram que DM foi significativamente associado ao desenvolvimento de FA[31]. Uma metanálise recente de 1,6 milhão de indivíduos mostrou um risco quase 40% maior de FA em pacientes com DM após ajuste para fatores de confusão cardiovasculares tradicionais. O risco de FA tem sido observado como maior com maior duração de DM e pior controle glicêmico, apoiando ainda mais a noção de que o dano glicêmico sustentado pode ser arritmogênico[34]. Assim, o controle rigoroso da glicemia emerge como estratégia crucial para mitigar o risco e a recorrência da FA em pacientes diabéticos.

Hipertensão arterial sistêmica

A PA mal controlada aumenta o risco de FA. A exposição prolongada à pré-hipertensão também está associada a um risco aumentado de FA. Portanto, manter a PA dentro das diretrizes recomendadas é importante para a prevenção primária da FA[31].

Obesidade

A obesidade está associada ao desenvolvimento e à progressão da FA. Ela resulta em alterações diretas no miocárdio atrial, formando o substrato para a FA. A obesidade tem impacto adverso significativo nas tentativas de manter o ritmo sinusal; cada aumento de 5 unidades no índice de massa corporal (IMC) está associado a um risco 10% e 13% maior de FA pós-operatória e pós-ablação, respectivamente. O controle do peso é importante na prevenção e no tratamento da FA[35].

Em pacientes com FA que estão com obesidade ou com sobrepeso (IMC >27 kg/m^2), recomenda-se a perda de peso, com uma meta ideal de pelo menos 10% de perda de peso para reduzir os sintomas, a carga, a recorrência e a progressão para FA persistente[36].

Pilares do estilo de vida

A implementação do estilo de vida saudável no manejo da FA se faz necessário por dois motivos. Primeiro, o efeito benéfico amplamente conhecido dos hábitos nos fatores de risco cardiovascular, com implicação direta na carga de FA e desfechos clínicos. Em segundo, os efeitos diretos do estilo de vida na FA, como veremos a seguir.

Alimentação

A promoção de uma dieta saudável é uma estratégia eficaz para a prevenção de doenças cardiovasculares, incluindo a FA. No entanto, as evidências relacionadas à prevenção da FA por meio de suplementos dietéticos são inconsistentes.

Diversos estudos avaliaram o papel dos ácidos graxos ômega-3 na FA, demonstrando uma relação inversa entre os níveis plasmáticos de ácidos graxos poli-insaturados ômega-3 e a prevalência de FA. Contudo, a suplementação não demonstrou efeito significativo ou, em alguns casos, apresentou potencial para aumentar a FA. Embora a suplementação de vitamina D não seja útil em nível populacional, seu uso no período perioperatório em indivíduos deficientes reduz a incidência de FA.

A importância do controle de peso nos sintomas, na carga e na recorrência da FA é cada vez mais reconhecida, levando a várias intervenções dietéticas. Embora as evidências sobre dietas específicas ainda estejam em evolução, um estudo alerta contra o uso de dietas de baixo carboidrato, que foram associadas a um aumento no risco de FA incidente, independentemente do tipo de proteína ou gordura usado para substituir os carboidratos[37].

A relação entre cafeína e FA tem sido objeto de diversos estudos. Uma metanálise com 230.000 pacientes identificou uma fraca associação entre cafeína e risco reduzido de FA, com 6% de redução na incidência para cada 300 mg/dia de consumo[38]. Apesar disso, 25-28% dos pacientes com FA relatam a cafeína como gatilho. Não há evidências de que reduzir a ingestão de cafeína diminua a incidência ou carga de FA. A redução do consumo não é uma estratégia universalmente utilizada no manejo da FA. Faltam estudos prospectivos sobre o tema, indicando a necessidade de mais pesquisas[35].

Atividade física

A inatividade física, além de contribuir indiretamente para a fibrilação atrial (FA) por meio de fatores de risco associados, tem sido reconhecida como fator de risco independente. Ensaios randomizados mostram que o exercício aeróbico prescrito pode reduzir a carga arrítmica em FA não permanente e melhorar a capacidade funcional e a qualidade de vida em todos os tipos de FA[39]. No estudo ACTIVE-AF, uma intervenção combinando treino supervisionado e domiciliar por 6 meses resultou em menor recorrência da arritmia, menor carga de FA e melhor qualidade de vida.

Exercícios regulares após o diagnóstico de FA estão associados à menor incidência de IC e mortalidade. A recomendação atual é de 210 minutos semanais de atividade aeróbica moderada a vigorosa, com controle da frequência ventricular por meio de testes funcionais[29,39]. Embora benéfico, o exercício excessivo – especialmente entre atletas de *endurance* – pode elevar o risco de FA, chegando a ser cinco vezes maior que em não atletas, embora essa condição afete uma minoria da população[40]. Estratégias de modulação autonômica, como yoga e tai chi, também têm se mostrado eficazes. O estudo "YOGA My Heart" demonstrou que 3 meses de yoga reduziram a carga arrítmica, melhoraram sintomas e ampliaram a qualidade de vida em pacientes com FA[41].

Sono

A prevalência de distúrbios respiratórios do sono (DRS) em pacientes com fibrilação atrial (FA) é alta, frequentemente superior a 20% e, em alguns grupos, acima de 50%, mesmo sem sintomas típicos, o que justifica a investigação ativa. Estudos observacionais indicam menor recorrência e carga de FA em pacientes tratados para DRS, especialmente após cardioversão ou ablação. No entanto, ensaios clínicos randomizados de menor escala não confirmaram esse benefício, possivelmente por excluírem pacientes com maior potencial de resposta, como os com apneia sintomática, obesidade ou doença cardiovascular. Assim, embora o impacto do tratamento dos DRS na manutenção do ritmo sinusal permaneça incerto, o rastreamento da apneia obstrutiva do sono é recomendado em pacientes com FA, dada sua elevada prevalência[29].

Tóxicos

Cigarro

O uso de tabaco está associado ao aumento do risco de FA, com uma relação dose-dependente mais proeminente em fumantes ativos. A doença pulmonar obstrutiva crônica (DPOC) é um fator de risco independente para FA, e o tabagismo afeta negativamente a eficácia da ablação de FA. Embora não haja dados específicos sobre FA em programas de cessação de tabagismo, o suporte e aconselhamento para parar de fumar são recomendados como parte de uma estratégia de prevenção da FA[35].

Álcool

Pacientes com FA que buscam uma estratégia de controle do ritmo devem minimizar ou eliminar o consumo de álcool para reduzir a recorrência e a carga da FA[42]. Estudos demonstraram que a abstinência ou a redução do consumo de álcool (≤ 3 doses padrão por semana) pode diminuir os sintomas, a carga e a progressão da FA. O álcool pode alterar a eletrofisiologia atrial, tornando o átrio mais propenso a fibrilar, e evitar o álcool pode reduzir o risco de eventos de FA a curto prazo[43].

Controle de estresse

A relação entre saúde mental e fibrilação atrial (FA) tem ganhado destaque, revelando uma complexidade que vai além dos fatores somáticos tradicionais. Transtornos mentais estão associados a maior risco de FA, possivelmente por comportamentos de risco, má adesão ao tratamento e efeitos de psicofármacos. Além disso, a morbidade psicológica relacionada à FA afeta significativamente o curso da doença e a qualidade de vida[44].

O estresse, tanto agudo quanto crônico, tem sido associado à maior incidência de FA, embora as evidências sejam mistas. Um estudo dinamarquês identificou correlação entre estresse percebido e FA, mas a associação perdeu significância após ajustes[45]. Já uma pesquisa sueca encontrou que tensão ocupacional eleva o risco de FA em quase 50%[46].

A literatura apresenta resultados divergentes sobre o impacto de fatores como ansiedade, raiva, depressão e estresse ocupacional na FA, com metanálises recentes não confirmando associações consistentes. Ainda assim, a possível influência da saúde mental sobre a FA sustenta o valor de estratégias preventivas, como o manejo do estresse e as técnicas de relaxamento, na redução da carga da doença.

CONCLUSÃO

Os pilares da MEV desempenham papel fundamental no manejo das doenças cardiovasculares, integrando intervenções que promovem uma alimentação saudável, a prática regular de exercícios físicos, a gestão do estresse e o abandono de comportamentos nocivos. Profissionais de saúde devem enfatizar o potencial transformador da MEV para a trajetória clínica dos pacientes, promovendo uma maior adesão ao tratamento e, consequentemente, uma melhora significativa na sua qualidade de vida.

Para se aprofundar

Livro: Katekawa A, Pimentel CVMB, Ganimi DC, Martinez D, Machado G, Watanabe J, et al. MEV. São Paulo: Editora dos Editores; 2022.

Artigo: Ilonze O, Forman D, LeMond L, et al. Beyond guideline-directed medical therapy: nonpharmacologic management for patients with heart failure. J Am Coll Cardiol HF. 2025;13(2)185-199.

REFERÊNCIAS BIBLIOGRÁFICAS

1. Feitosa ADM, Barroso WKS, Mion Junior D, Nobre F, Mota-Gomes MA, Jardim PCB, et al. Diretrizes brasileiras de medidas da PA dentro e fora do consultório – 2023. Arq Bras Cardiol. 2024;121(4):e20240113.
2. McEvoy JW, et al. 2024 ESC Guidelines for the management of elevated blood pressure and hypertension. Eur Heart J. 2024.
3. Barroso WKS, Rodrigues CIS, Bortolotto LA, Mota-Gomes MA, Brandão AA, Feitosa ADM, et al. Diretrizes Brasileiras de HAS – 2020. Arq Bras Cardiol. 2021;116(3):516-658.
4. Appel LJ, Brands MW, Daniels SR, Karanja N, Elmer PJ, Sacks FM, American Heart Association. Dietary approaches to prevent and treat hypertension: a scientific statement from the American Heart Association. Hypertension. 2006;47(2):296.
5. Biddinger KJ, Emdin CA, Haas ME, et al. Association of habitual alcohol intake with risk of cardiovascular disease. JAMA Netw Open. 2022;5:e223849.
6. Rigotti NA, Kruse GR, Livingstone-Banks J, Hartmann-Boyce J. Treatment of tobacco smoking: a review. JAMA. 2022;327:566.
7. Faludi AA, Izar MCO, Saraiva JFK, Chacra APM, Bianco HT, Afiune Neto A, et al. Atualização da Diretriz Brasileira de Dislipidemias e Prevenção da Aterosclerose – 2017. Arq Bras Cardiol. 2017;109(2Supl1):1-76.
8. ISIS-2. Randomised trial of intravenous streptokinase, oral aspirin, both, or neither among 17 187 cases of suspected acute myocardial infarction. Lancet. 1988;332(8607):349-360.
9. Ridker PM, Everett BM, Thuren T, et al. Antiinflammatory therapy with canakinumab for atherosclerotic disease. N Engl J Med. 2017;377(12):1119-1131.
10. Ornish D, Scherwitz LW, Billings JH, et al. Intensive lifestyle changes for reversal of coronary heart disease. Lancet. 1998;344(8927):1397-1402.
11. Boden WE, O'Rourke RA, Teo KK, et al. Optimal medical therapy with or without PCI for stable coronary disease. N Engl J Med. 2007;356(15):1503-1516.
12. Collemman E, et al. Effects of an invasive versus conservative strategy on outcomes in patients with unstable angina or non-ST-segment elevation myocardial infarction: ISCHEMIA Trial. N Engl J Med. 2020;382(15):1395-1406.
13. Serrano CV, Mendes L, Almeida R, et al. Diretriz Sul-Americana de Prevenção e Reabilitação Cardiovascular. Arq Bras Cardiol. 2020; 114(1):1-50.
14. Ramsay JR, Cummings C, Zubaran C, et al. The use of technology in mental health: a critical review of the literature. Front Neurosci. 2019;13:384.
15. Chung MK, Allen J, Parkinson J, et al. A new era of electronic health records and research: how advances in technology are revolutionizing patient care. Am J Cardiol. 2011;107(4):5-11.

16. Savarese G, Becher PM, Lund LH, Seferovic P, Rosano GMC, Coats AJS. Global burden of heart failure: a comprehensive and updated review of epidemiology. Cardiovasc Res. 2023;118(17):3272-87.
17. Ciapponi A, Alcaraz A, Calderón M, Matta MG, Chaparro M, Soto N, et al. Burden of heart failure in Latin America: a systematic review and meta-analysis. Rev Esp Cardiol (Engl Ed). 2016;69(11):1051-60.
18. Hamo CE, Li X, Ndumele CE, Mukhopadhyay A, Adhikari S, Blecker S. Association between cardiometabolic comorbidity burden and outcomes in heart failure. J Am Heart Assoc. 2025;14(3).
19. Rohde LEP, Montera MW, Bocchi EA, Clausell NO, de Albuquerque DC, Rassi S, et al. Diretriz Brasileira de IC Crônica e Aguda. Arq Bras Cardiol. 2018;111(3):436-539.
20. McDonagh TA, Metra M, Adamo M, Baumbach A, Böhm M, Burri H, et al. 2021 ESC guidelines for the diagnosis and treatment of acute and chronic heart failure. Eur Heart J. 2021;42(36):3599-726.
21. Ezekowitz JA, Colin-Ramirez E, Ross H, Escobedo J, Macdonald P, Troughton R, et al. Reduction of dietary sodium to less than 100 mmol in heart failure (SODIUM-HF): an international, open-label, randomized, controlled trial. Lancet. 2022;399(10333):1391-400.
22. O'Connor CM, Whellan DJ, Lee KL, Keteyian SJ, Cooper LS, Ellis SJ, et al. Efficacy and safety of exercise training in patients with chronic heart failure: HF-ACTION randomized controlled trial. JAMA. 2009;301(14):1439.
23. Loprinzi PD. The effects of free-living physical activity on mortality after congestive heart failure diagnosis. Int J Cardiol. 2016;203:598-9.
24. Windfeld-Mathiasen J, Heerfordt IM, Dalhoff KP, Trærup Andersen J, Andersen MA, Johansson KS, et al. Cardiovascular disease in anabolic androgenic steroid users. Circulation. 2025.
25. Chaput JP, Biswas RK, Ahmadi M, Cistulli PA, Rajaratnam SMW, Bian W, et al. Sleep regularity and major adverse cardiovascular events: a device-based prospective study in 72,269 UK adults. J Epidemiol Community Health. 2024.
26. Dharia SM, Brown LK. Epidemiology of sleep-disordered breathing and heart failure: what drives what. Curr Heart Fail Rep. 2017;14(5):351–64.
27. Ilonze OJ, Forman DE, LeMond L, Myers J, Hummel S, Vest AR, et al. Beyond guideline-directed medical therapy: nonpharmacologic management for patients with heart failure. JACC Heart Fail. 2025;13(2).
28. Duan T, Cao Z, Huang X, Wang X, Sun T, Xu C. Association of social health with all-cause mortality and cause-specific mortality: a population-based cohort study. J Affect Disord. 2024;359:49-58.
29. Writing Committee Members, Joglar JA, Chung MK, Armbruster AL, Benjamin EJ, Chyou JY, et al. 2023 ACC/AHA/ACCP/HRS Guideline for the diagnosis and management of atrial fibrillation: a report of the American College of Cardiology/American Heart Association Joint Committee on Clinical Practice Guidelines. J Am Coll Cardiol. 2024;83(1):109-279.
30. Lau DH, Nattel S, Kalman JM, Sanders P. Modifiable risk factors and atrial fibrillation. Circulation. 2017;136(6):583-596.
31. Benjamin EJ, Levy D, Vaziri SM, D'Agostino RB, Belanger AJ, Wolf PA. Independent risk factors for atrial fibrillation in a population-based cohort. The Framingham Heart Study. JAMA. 1994;271(11):840-4.
32. Rangnekar G. The characterisation of risk factors, substrate and management strategies for atrial fibrillation dissertation. School of Medicine, The University of Adelaide; 2015.
33. Link MS, Haïssaguerre M, Natale A. Ablation of atrial fibrillation: patient selection, periprocedural anticoagulation, techniques, and preventive measures after ablation. Circulation. 2016;134:339-352.
34. Huxley RR, Filion KB, Konety S, Alonso A. Meta-analysis of cohort and case-control studies of type 2 diabetes mellitus and risk of atrial fibrillation. Am J Cardiol. 2011;108(1):56-62.
35. Chung MK, Eckhardt LL, Chen LY, Ahmed HM, Gopinathannair R, Joglar JA, et al. Lifestyle and risk factor modification for reduction of atrial fibrillation: a scientific statement from the American Heart Association. Circulation. 2020;141(16):e750-e772.
36. Pathak RK, Middeldorp ME, Meredith M, Mehta AB, Mahajan R, Wong CX, et al. Long-term effect of goal-directed weight management in an atrial fibrillation cohort: a Long-Term Follow-Up Study (LEGACY). J Am Coll Cardiol. 2015;65(20):2159-69.

37. Zhang S, Zhuang X, Lin X, Zhong X, Zhou H, Sun X, et al. Low-carbohydrate diets and risk of incident atrial fibrillation: a prospective cohort study. J Am Heart Assoc. 2019;8(9):e011955.
38. Cheng M, Hu Z, Lu X, Huang J, Gu D. Caffeine intake and atrial fibrillation incidence: dose response meta-analysis of prospective cohort studies. Can J Cardiol. 2014;30(4):448-54.
39. Elliott AD, Verdicchio CV, Mahajan R, Middeldorp ME, Gallagher C, Mishima RS, et al. An exercise and physical activity program in patients with atrial fibrillation: The ACTIVE-AF randomized controlled trial. JACC Clin Electrophysiol. 2023;9(4):455-465.
40. Abdulla J, Nielsen JR. Is the risk of atrial fibrillation higher in athletes than in the general population? A systematic review and meta-analysis. Europace. 2009;11(9):1156-9.
41. Lakkireddy D, Atkins D, Pillarisetti J, Ryschon K, Bommana S, Drisko J, et al. Effect of yoga on arrhythmia burden, anxiety, depression, and quality of life in paroxysmal atrial fibrillation: the YOGA My Heart Study. J Am Coll Cardiol. 2013;61:1177-1182.
42. Voskoboinik A, Kalman JM, De Silva A, Nicholls T, Costello B, Nanayakkara S, et al. Alcohol abstinence in drinkers with atrial fibrillation. N Engl J Med. 2020;382(1):20-28.
43. Marcus GM, Modrow MF, Schmid CH, et al. Individualized studies of triggers of paroxysmal atrial fibrillation: the I-STOP-AFib randomized clinical trial. JAMA Cardiol. 2022;7:167-174.
44. Shantsila E, Choi EK, Lane DA, Joung B, Lip GYH. Atrial fibrillation: comorbidities, lifestyle, and patient factors. Lancet Reg Health Eur. 2024;37:100784.
45. Graff S, Prior A, Fenger-Grøn M, Christensen B, Glümer C, Larsen FB, et al. Does perceived stress increase the risk of atrial fibrillation? A population-based cohort study in Denmark. Am Heart J. 2017;188:26-34.
46. Wu H, Li C, Li B, Zheng T, Feng K, Wu Y. Psychological factors and risk of atrial fibrillation: a meta-analysis and systematic review. Int J Cardiol. 2022;362:85-92.
47. Fu Y, He W, Ma J, Wei B. Relationship between psychological factors and atrial fibrillation: a meta-analysis and systematic review. Medicine (Baltimore). 2020;99(16):e19615.

56

Cânceres

Alexander Daudt
Lucy Bonazzi Daudt
Aline Kirjner
Fernanda Kraemer
Gisele Lobato
Lorena Caleffi

Pontos-chave

- O câncer é uma doença associada ao estilo de vida e, portanto, prevenível.
- A carga da doença tem aumentado inclusive em pacientes mais jovens, devido ao modo de vida moderno (antropógenos).
- A busca da saúde mental, com tratamento da ansiedade e da depressão, é essencial para integrar aos cuidados de quem tem câncer com essas comorbidades.
- Os seis pilares da Medicina do Estilo de Vida (MEV) ajudam na prevenção e no tratamento do câncer.

INTRODUÇÃO

O câncer é uma doença antiga e onipresente, com registros de tumores em fósseis pré-históricos e descrições em papiros egípcios. Observações históricas clássicas já relacionavam exposições ambientais a câncer: Sir Percival Pott, no século XVIII, descreveu câncer de escroto em limpadores de chaminés (o primeiro câncer ocupacional documentado), e estudos de Bradford Hill e Richard Doll estabeleceram a causalidade do tabagismo ao câncer de pulmão. Esses exemplos ilustram que fatores do ambiente e do estilo de vida desempenham um papel-chave na carcinogênese desde muito antes da Era Moderna[1].

No contexto atual, o exame das tendências globais de incidência de câncer e dos crescentes custos terapêuticos evidencia a enorme magnitude do problema e prenuncia o agravamento da crise nos sistemas de saúde, diante da carga futura da doença caso nada seja feito para preveni-la. Sabe-se hoje que, assim como em outras doenças crônicas não transmissíveis, a vasta maioria dos casos de câncer está associada a fatores ambientais e comportamentais modificáveis. Estima-se que apenas cerca de 5-10% dos cânceres resultem de predisposição genética herdada, o que implica que até aproximadamente 90% dos casos poderiam ser evitados por mudanças no estilo de vida[2,3]. De forma mais conservadora, organismos internacionais estimam que pelo menos um terço de todos os cânceres poderia ser prevenido pela adoção de hábitos saudáveis[4-6].

A MEV representa, portanto, um componente essencial na estratégia de controle do câncer, focando na promoção de comportamentos protetores e na redução de exposições de risco ao longo da vida.

EPIDEMIOLOGIA E FATORES DE RISCO DO CÂNCER

O câncer representa hoje um grave problema de saúde pública mundial. Em 2020, estimaram-se cerca de 19,3 milhões de novos casos de câncer no mundo e 10 milhões de mortes atribuíveis à doença naquele ano. A sobrevida também vem aumentando: aproximadamente 50 milhões de pessoas no mundo vivem com um diagnóstico de câncer ocorrido nos 5 anos prévios. Contudo, projetam-se tendências ascendentes significativas: espera-se um aumento de 55% na incidência global de câncer entre 2020 e 2040, principalmente devido ao crescimento e envelhecimento populacional e à difusão de hábitos de risco. Apesar de alguns avanços nos tratamentos terem contribuído para uma discreta redução da mortalidade (a taxa global de mortalidade por câncer diminuiu aproximadamente 15% desde 1990), o impacto absoluto da doença continua a expandir-se.

Em termos econômicos e sociais, o câncer impõe um fardo enorme: estima-se que em 2020 ocorreram cerca de 250 milhões de DALYs (*disability-adjusted life years*, ou anos de vida saudáveis perdidos) relacionados ao câncer. O custo econômico global projetado do câncer no período de 2020 a 2050 alcança US$ 25,2 trilhões, valor que evidencia como a doença consome recursos vultosos. Cada dólar investido na prevenção potencialmente economizaria cerca de dez dólares em custos de tratamento, reforçando a importância de intervenções preventivas[7].

No Brasil, o cenário é igualmente preocupante. O câncer já representa a segunda causa de morte no país, e a carga da doença tem aumentado. Estima-se que, em 2020, os fatores de risco evitáveis – notadamente tabagismo, infecções, dieta inadequada, sedentarismo, sobrepeso e obesidade – tenham sido responsáveis por cerca de 34% dos casos de câncer em homens e 35% em mulheres e por cerca de 46 e 39% das mortes por câncer em homens e mulheres, respectivamente. Esses números traduzem o grande potencial de prevenção que poderíamos alcançar ao controlar exposições conhecidas[8].

Os principais fatores de risco associados estão bem estabelecidos na literatura epidemiológica. Entre eles destacam-se: o tabagismo, responsável isoladamente por cerca de 20% do total uma de casos e pela "pandemia" de câncer de pulmão; o consumo de álcool em excesso; as infecções crônicas por agentes oncogênicos (como os vírus HBV, HCV, HPV, EBV, HTLV-1 e a bactéria *Helicobacter pylori*, entre outros, implicados em cânceres de fígado, colo do útero, estômago e linfomas); a exposição a radiações ionizantes ou ultravioleta; e a imunossupressão prolongada (por exemplo, em transplantados), que aumenta a suscetibilidade a neoplasias oportunistas[9].

Além desses, fatores metabólicos e comportamentais ligados ao estilo de vida moderna desempenham papel central: destacam-se a dieta de baixo valor nutritivo, a inatividade física, o excesso de peso corporal/obesidade e condições associadas como o diabetes tipo 2. Em suma, tabagismo, consumo de álcool, alimentação inadequada, sedentarismo e obesidade configuram os fatores de risco modificáveis mais significativos para o câncer, sendo o tabagismo isoladamente o de maior impacto em diversos estudos[2,3]. Abordar esses determinantes por meio de mudanças no estilo de vida e políticas de saúde pública poderia reduzir substancialmente a incidência e a mortalidade por câncer.

As razões para o aumento expressivo na incidência global de câncer nas últimas décadas relacionam-se não só ao envelhecimento populacional, mas principalmente ao nosso modo de vida moderno. O conceito de exposoma descreve a soma total das exposições ambientais e comportamentais ao longo da vida, e ele vem se alterando drasticamente desde meados do século XX em direção a padrões tipicamente ocidentais.

Em muitos países, observam-se, nas últimas gerações, crescimento nas taxas de sobrepeso e obesidade, aumento da inatividade física, adoção de dietas ocidentalizadas (ricas em gorduras saturadas, carnes vermelhas e processadas, açúcar e ultraprocessados, com baixa ingestão de frutas, verduras, grãos integrais e fibras) e maior consumo de bebidas açucaradas, inclusive entre crianças e jovens. Esse novo perfil de exposições – característico do Antropoceno, marcado por "antropógenos" (produtos, ambientes e estilos de vida artificiais criados pelo homem) – está associado à maior ocorrência de cânceres ao redor do mundo.

Há evidências de que a incidência de diversos cânceres tem aumentado em faixas etárias mais jovens (adolescentes e adultos de 20-50 anos), fenômeno em parte atribuído à difusão global precoce de fatores de risco como obesidade, sedentarismo e dietas não saudáveis[10,11]. Por exemplo, observa-se crescimento na incidência de neoplasias relacionadas à obesidade (como câncer de endométrio, colorretal, pâncreas e outros) em coortes mais jovens com menos de 50 anos, possivelmente refletindo a velocidade perturbadora do aumento das taxas de obesidade infantil nas últimas décadas[10,11]. Esse panorama reflete a necessidade urgente de intervenções efetivas em nível populacional para reverter a epidemia crescente de doenças crônicas particularmente relacionadas à obesidade.

Em contraste com a longa defasagem temporal necessária para que políticas públicas impactem indicadores epidemiológicos de câncer, a MEV foca na atuação imediata sobre os hábitos individuais, oferecendo tanto uma estratégia preventiva quanto uma abordagem complementar no cuidado aos pacientes já diagnosticados. A seguir, exploraremos os principais pilares da MEV e as evidências de sua influência na prevenção do câncer e no manejo do paciente oncológico.

Os seis pilares da Medicina do Estilo de Vida e o câncer

Os seis pilares da MEV – atividade física, nutrição, evitação de substâncias tóxicas, sono adequado, controle do estresse e conexão social – são reconhecidos globalmente pelas organizações e sociedades médicas pelo seu papel tanto na prevenção primária quanto na melhora da qualidade de vida e diminuição de mortalidade específica e geral dos pacientes oncológicos.

ATIVIDADE FÍSICA

A prática regular de exercícios físicos está consistentemente associada à prevenção primária e secundária de diversos tipos de câncer, em especial tumores de mama, cólon e reto e próstata. Mecanismos biológicos mediados pela atividade física incluem a melhora da sensibilidade à insulina e do metabolismo da glicose, modulação de hormônios de crescimento, fortalecimento da imunidade e redução de inflamações sistêmicas – todos fatores envolvidos na carcinogênese.

Por outro lado, o comportamento sedentário (permanecer longos períodos sentado ou inativo), independentemente da prática de exercícios formais, também tem sido ligado a maior risco de câncer de cólon, endométrio e pulmão. Para além da prevenção primária, manter-se fisicamente ativo traz benefícios importantes aos pacientes com diagnóstico de câncer e sobreviventes. Exercícios regulares durante e após o tratamento oncológico estão associados a melhora da sobrevida global, redução do risco de recorrência e melhora da qualidade de vida, atenuando sintomas como fadiga, declínio funcional e estresse relacionados ao tratamento[12-14].

Sociedades médicas sugerem que sobreviventes de câncer realizem pelo menos 150 minutos semanais de atividade aeróbica moderada (ou 75 minutos vigorosa), além de exercícios de força muscular em 2 dias por semana, salvo contraindicações clínicas[14,15]. Tais níveis de atividade têm mostrado impacto positivo no condicionamento físico, na funcionalidade e no bem-estar desses pacientes.

Nesse contexto, a Entrevista Motivacional (EM) tem se mostrado uma abordagem promissora. Trata-se de uma técnica de comunicação centrada na pessoa, que busca mobilizar a motivação interna por meio da escuta ativa, do acolhimento da ambivalência e do respeito à autonomia. Em revisão sistemática e metanálise publicada em 2024, a EM demonstrou efetividade em aumentar os níveis de atividade física em adultos, inclusive em contextos clínicos diversos. Os resultados apontaram maior impacto na adesão a exercícios de intensidade leve a moderada, sendo menos consistentes para atividades vigorosas[16].

Integrada a programas de MEV, a EM pode representar um recurso viável para profissionais da saúde que buscam promover mudanças de comportamento sustentáveis, respeitando as capacidades, valores e realidades de cada paciente.

NUTRIÇÃO

A alimentação desempenha um papel crítico tanto na gênese quanto na prevenção de neoplasias. Uma dieta balanceada, predominantemente à base de vegetais – rica em frutas, verduras, legumes, cereais integrais e leguminosas – está associada a menor risco de vários cânceres, ao passo que padrões alimentares com alto teor de carne vermelha e processada, gorduras saturadas, açúcares e alimentos ultraprocessados tendem a aumentar o risco de neoplasias malignas.

A obesidade, frequentemente consequência de desequilíbrios nutricionais e sedentarismo, contribui para cerca de 20% das mortes por câncer em geral, por meio de múltiplos mecanismos que incluem estado inflamatório crônico, hiperinsulinemia e aumento de hormônios esteroides circulantes que favorecem a proliferação celular maligna[17,18]. Por outro lado, padrões alimentares saudáveis como a dieta mediterrânea têm associação a menor incidência de câncer e prevenção da obesidade, o que é benéfico considerando a estreita relação entre obesidade e câncer.

Em termos de intervenção, programas nutricionais específicos, como restrição calórica controlada, jejum intermitente ou dietas com compostos bioativos, estão sendo estudados pelo potencial de modularem vias de sinalização associadas à progressão tumoral[19]. Para pacientes oncológicos, as recomendações nutricionais enfatizam a manutenção de um peso saudável e a adoção de uma dieta rica em vegetais e pobre em alimentos processados e açúcar, o que pode melhorar a tolerância ao tratamento e reduzir o risco de recorrência[20]. A perda de peso intencional em indivíduos obesos após o tratamento também tem sido investigada quanto a seus efeitos em desfechos oncológicos.

A MEV representa um componente integral e fundamental no manejo do paciente oncológico, com a Nutrição Oncológica emergindo como pilar indispensável em todas as fases da jornada do paciente – desde a prevenção primária e secundária até o tratamento ativo e os cuidados paliativos. A MEV enfatiza o impacto significativo dos hábitos de vida na etiologia, progressão e prognóstico do câncer, e a nutrição, como um de seus pilares centrais, exerce influência substancial na modulação de vias metabólicas, inflamatórias e imunológicas, afetando diretamente a resposta terapêutica, a tolerância aos efeitos adversos e, crucialmente, a qualidade de vida global do paciente ao longo do *continuum* do cuidado oncológico[21].

A importância da nutrição oncológica em cada etapa da jornada

Prevenção

Uma dieta rica em frutas, vegetais, grãos integrais e leguminosas, aliada à restrição de alimentos ultraprocessados, carne vermelha em excesso e álcool, pode reduzir significativamente o risco de diversos tipos de câncer. Estudos recentes demonstram a correlação entre padrões alimentares saudáveis e a modulação da microbiota intestinal, influenciando a imunovigilância e a prevenção do câncer[22].

Tratamento

A Nutrição Oncológica individualizada é fundamental para minimizar a toxicidade e os efeitos colaterais do tratamento – como náuseas, vômitos, mucosite, anorexia e alterações intestinais –, garantindo melhor adesão terapêutica e preservando a quantidade e a função da massa muscular, fundamentais para a metabolização das drogas utilizadas. A terapia nutricional adequada pode otimizar a resposta à quimioterapia, radioterapia e imunoterapia, melhorando a eficácia do tratamento e reduzindo sua toxicidade, além de diminuir riscos de infecção, inflamação e deiscência de anastomoses pós-cirúrgicas[23].

Reabilitação

Após o tratamento ativo, a Nutrição Oncológica auxilia na recuperação da função física, na prevenção da recorrência do câncer e na promoção da saúde em longo prazo. A adoção de um estilo de vida saudável, com ênfase na alimentação equilibrada e na prática regular de atividade física, reduz o risco de comorbidades e melhora a qualidade de vida. É essencial considerar a adequação individual de macro e micronutrientes[24].

Cuidados paliativos

Nos estágios avançados da doença, a Nutrição Oncológica visa aliviar sintomas, proporcionar conforto e preservar a qualidade de vida. A terapia nutricional individualizada pode minimizar o sofrimento, melhorar a aceitação da dieta, garantir a ingestão adequada de nutrientes e oferecer conforto ao paciente e seus familiares.

Nutrição, prognóstico e qualidade de vida em Oncologia

A desnutrição, comumente subestimada, configura-se como um fator prognóstico adverso relevante, associada à menor sobrevida e pior qualidade de vida[25]. Surpreendentemente, a obesidade sarcopênica – caracterizada pela coexistência de obesidade e perda de massa muscular – impõe riscos semelhantes aos da desnutrição clássica, exacerbando a inflamação sistêmica, a toxicidade dos tratamentos e a progressão da doença[26,27]. Dessa forma, a avaliação e a intervenção nutricional precoces e individualizadas são imperativas para otimizar a resposta terapêutica, mitigar complicações e promover o bem-estar integral dos pacientes.

A sinergia da nutrição com os outros pilares da MEV

É fundamental destacar que a Nutrição Oncológica não atua de forma isolada, mas sim em sinergia com os demais pilares da MEV, como a atividade física, o manejo do estresse, o sono adequado e o abandono do tabagismo. A combinação dessas intervenções potencializa os benefícios para o paciente com câncer, melhorando a função muscular, reduzindo a fadiga e otimizando a resposta ao tratamento[21-24].

EVITAR SUBSTÂNCIAS TÓXICAS

A exposição a agentes tóxicos e carcinogênicos conhecidos deve ser minimizada para prevenir o câncer. Nesse contexto, os alvos principais das recomendações de saúde pública são o tabaco e o álcool. O tabagismo isoladamente é responsável por cerca de 30% de todas as mortes por câncer e por grande parte da incidência de tumores malignos de pulmão, cabeça e pescoço, esôfago, bexiga, rim, pâncreas, entre outros. Não há nível seguro de consumo de tabaco; assim, evitar fumar (ou cessar o tabagismo o quanto antes) é a medida de maior impacto na prevenção do câncer em escala global.

Similarmente, o consumo abusivo de álcool contribui para a carga de diversos cânceres e, idealmente, deveria ser evitado ou pelo menos moderado dentro dos limites recomendados, no máximo uma dose alcoólica ao dia para mulheres (= 14 g) e duas para homens (= 28 g). O consumo excessivo de álcool configura um importante fator dietético de risco: o etanol e seus metabólitos (como o acetaldeído) são carcinogênicos e contribuem especialmente para câncer de fígado, cavidade oral, esôfago e mama. Estima-se que cerca de 20% das mortes por câncer sejam atribuíveis ao conjunto tabaco + álcool.

Portanto, políticas de controle do tabagismo e de redução do uso nocivo de álcool (como taxação de bebidas, leis antifumo, campanhas educativas) são componentes essenciais de estratégias efetivas contra o câncer. No nível individual, profissionais devem aconselhar fortemente a cessação do tabagismo e a moderação do álcool tanto para a prevenção primária quanto para pacientes já diagnosticados, já que essas substâncias também aumentam o risco de segundo tumor primário e podem piorar os efeitos colaterais dos tratamentos oncológicos. Em sobreviventes de câncer, evitar produtos de tabaco e manter baixo consumo de álcool faz parte das diretrizes de acompanhamento, visando reduzir riscos de recorrência e outras complicações[28].

Cessação do tabagismo: algumas fontes de informação

Instituto Nacional de Câncer, Brasil
http://www.inca.gov.br (procure e clique na sessão: Tabagismo)

National Cancer Institute, Estados Unidos
http://cancer.gov/cancertopics/tobacco (informações em inglês e em espanhol)

Livro: Raw M. Pare de fumar para sempre. São Paulo: Publifolha; 2004.

SONO

O sono de qualidade é fundamental para a restauração fisiológica e a manutenção da homeostase do organismo. Alterações crônicas do padrão de sono podem desregular ritmos circadianos e eixos hormonais, influenciando processos biológicos relacionados ao câncer. Embora a privação crônica de sono ainda não seja reconhecida como fator de risco robusto para a incidência de câncer de forma generalizada, evidências sugerem possíveis ligações entre distúrbios do sono (como apneia obstrutiva, insônia crônica ou trabalho noturno em turnos que perturbam o ritmo circadiano) e maior risco de determinados cânceres, incluindo mama e próstata.

As maiores incidências de câncer de mama, próstata e colorretal entre trabalhadores com turnos noturnos fez com que a International Agency for Research on Cancer (IARC) classificasse o trabalho em turnos noturnos como situação possivelmente carcinogênica, justamente pela interrupção do ciclo claro-escuro e a supressão da melatonina, um hormônio com propriedades anticancerígenas, e a desregulação de genes envolvidos no controle do ciclo celular e no reparo do DNA[29].

Independentemente disso, assegurar sono adequado (7 a 9 horas/noite) é benéfico para a saúde geral e particularmente importante em pacientes com câncer: um sono reparador auxilia na recuperação durante a quimioterapia ou radioterapia, melhora a função imunológica e diminui a fadiga. Insônia e má qualidade do sono são comuns entre sobreviventes de câncer e associam-se a pior qualidade de vida; portanto, intervenções para higiene do sono e manejo de sintomas como dor que prejudiquem o dormir fazem parte da abordagem integrada ao paciente oncológico[30]. A interação triádica entre sono, imunidade e câncer representa uma área crescente de pesquisa biomédica, com implicações clínicas significativas.

CONEXÃO

O isolamento social e a solidão têm sido associados ao aumento da incidência e mortalidade por câncer e demais doenças crônicas, destacando a importância da conexão social como fator de proteção[31]. Vias biológicas potenciais pelas quais relações sociais satisfatórias podem influenciar os desfechos incluem a diminuição da carga alostática relacionada ao estresse, um precursor de doenças crônicas, incluindo o câncer, e sua associação com níveis mais baixos de marcadores inflamatórios, como PCR, IL-6 e TNFα[32].

Uma revisão sistemática e metanálise de 90 estudos de coorte constatou que o isolamento social e a solidão estão significativamente associados ao aumento da mortalidade por todas as causas e por câncer. Especificamente, o isolamento social foi associado a um maior risco de mortalidade por câncer de 24%, em comparação com aqueles socialmente conectados[33]. Isso ressalta a importância da integração social na redução do risco de mortalidade por câncer.

No câncer de mama, o isolamento social tem sido consistentemente associado ao aumento do risco e da mortalidade. Por outro lado, o apoio social demonstrou melhorar a sobrevida e a qualidade de vida em sobreviventes de câncer de mama, enfatizando o papel da saúde psicossocial na sobrevivência ao câncer[34,35].

O estudo da Women's Health Initiative descobriu que o baixo apoio social percebido antes de um diagnóstico de câncer colorretal estava associado a maior mortalidade geral e específica do câncer em mulheres na pós-menopausa, destacando a importância da integração social no prognóstico do paciente[36]. Portanto, a conexão social desempenha um papel significativo na prevenção primária e secundária do câncer conforme a literatura médica, da qual os estudos anteriores são representativos.

MANEJO DO ESTRESSE

O estresse é uma resposta adaptativa essencial à sobrevivência. No entanto, quando se torna crônico e não é manejado adequadamente, transforma-se em um fator de risco relevante para o desenvolvimento e a piora de condições crônicas, incluindo o câncer. Em pacientes oncológicos, o estresse não apenas emerge como consequência do impacto emocional do diagnóstico e do tratamento, mas também atua fisiologicamente. A ativação prolongada do eixo hipotálamo-hipófise-adrenal (HPA) e do sistema nervoso autônomo contribui para um estado de inflamação crônica, imunossupressão e alterações metabólicas que podem, inclusive, comprometer o prognóstico oncológico[37,38].

A literatura evidencia que pessoas expostas a altos níveis de estresse apresentam maior propensão ao consumo alimentar emocional, à perda de motivação para atividade física, ao sono irregular e à menor capacidade de autocuidado. Esses comportamentos de risco estão intimamente associados a piores desfechos clínicos, tanto durante quanto após o tratamento oncológico. Além disso, o estresse influencia negativamente a percepção de dor, tornando os sintomas mais intensos e difíceis de controlar[39,40].

O diagnóstico de câncer inaugura uma nova etapa na vida de uma pessoa e frequentemente ultrapassa a sua capacidade de lidar com situações difíceis. Trata-se de uma experiência que remete à urgência de encontrar formas de enfrentar as incertezas, o medo e, simultaneamente, sustentar a esperança ao longo de todo o tratamento e após sua conclusão.

É importante lembrar que o adoecimento por câncer costuma ocorrer em uma vida já atravessada por estressores cotidianos. Por isso, destaca-se a importância de incluir um profissional de saúde mental na equipe interdisciplinar, capaz de considerar tanto as condições psíquicas prévias quanto os mecanismos habituais que o paciente utiliza para lidar com situações de crise – os quais nem sempre estavam sendo bem gerenciados antes do adoecimento. O câncer, portanto, soma-se aos estressores naturais de uma vida já estabelecida[41].

Estudos demonstram que o estresse e a depressão estão ligados a piores desfechos clínicos, por mecanismos biológicos (como a menor atividade de células imunológicas anticâncer) e comportamentais (como menor adesão ao tratamento ou abandono de hábitos saudáveis)[42].

Nesse contexto, uma triagem sistemática e acessível do sofrimento emocional é essencial. O uso do *Distress Thermometer*, ferramenta validada pelo National Comprehensive Cancer Network (NCCN), tem se mostrado particularmente útil. A escala visual de 0 a 10 permite que o paciente indique seu nível subjetivo de sofrimento; escores iguais ou superiores a 4 indicam risco emocional e justificam encaminhamento para profissional da área de saúde mental. Essa escala é acompanhada por uma lista de problemas distribuídos em domínios prático, familiar, emocional, espiritual e físico, oferecendo um panorama imediato das principais fontes de sofrimento. Estudos associam escores elevados a maior risco de abandono do tratamento, internações recorrentes e pior qualidade de vida[43].

Além disso, é fundamental que os profissionais da saúde consigam reconhecer os estressores mais comuns enfrentados por esses pacientes, como medo da morte, efeitos adversos do tratamento, mudanças corporais, perda da identidade ocupacional e incertezas em relação ao futuro, e ofereçam estratégias concretas para o manejo. Esses fatores estão entre as principais causas de sofrimento psicológico relatadas nos levantamentos clínicos com pacientes oncológicos.

Questões como depressão, ansiedade, medo da recorrência, transtorno de estresse pós-traumático (TEPT) e dificuldades para retornar ao trabalho são extremamente prevalentes, especialmente entre mulheres, pessoas com menor renda, menor escolaridade e histórico prévio de sofrimento psíquico. A depressão, por exemplo, é comum em pessoas com múltiplas comorbidades, imagem corporal negativa, solidão e preocupações financeiras – sendo estas também as que apresentam menor adesão ao tratamento e menor engajamento em mudanças de estilo de vida[39,42].

Técnicas de autorregulação, como respiração consciente, relaxamento muscular progressivo, visualização positiva, além de atividade física regular, sono reparador, alimentação equilibrada e fortalecimento de conexões sociais, são pilares da MEV que se mostram altamente eficazes na redução do estresse. Por isso, técnicas eficazes de redução do estresse são recomendadas como parte importante do tratamento oncológico. Práticas mente-corpo como *mindfulness*, meditação, ioga e exercícios de relaxamento têm mostrado melhorar o bem-estar psicossocial de pacientes oncológicos, ajudando a controlar ansiedade, depressão e sintomas como dor ou insônia. Ao melhorar o estado emocional e reduzir a inflamação associada ao estresse, essas intervenções podem impactar positivamente a sobrevivência e a qualidade de vida[44].

A prática de meditação, especialmente em programas baseados em *mindfulness*, como o *Mindfulness-Based Stress Reduction* (MBSR), tem mostrado benefícios consistentes na redução do estresse em pacientes com câncer. A meditação atua regulando a atenção e promovendo uma atitude de aceitação e não julgamento diante das experiências vividas, favorecendo a diminuição da ruminação mental e o aumento da autocompaixão.

Em pacientes com câncer de mama, evidências indicam melhora de sintomas como dor, ansiedade, insônia, fadiga e declínio cognitivo ligados ao tratamento oncológico. Além disso, a prática proporciona maior sensação de calma, empoderamento e equilíbrio emocional, contribuindo para um enfrentamento mais adaptativo da doença.

A aplicabilidade da meditação nesse contexto exige sensibilidade: considerando que o paciente oncológico nem sempre está em condições de reflexão profunda, é possível iniciar com práticas breves e acessíveis, como exercícios de respiração consciente ou escaneamento corporal, que podem ser realizados com suporte de áudios ou orientação profissional, mesmo em pequenos intervalos do dia[45,46].

No contexto da MEV, compreender o estresse como um *strain* – uma sobrecarga crônica, distinta da resposta aguda ao estressor – é essencial. Essa sobrecarga contínua se manifesta por meio de sintomas como fadiga, irritabilidade, insônia, dores físicas e emocionais e pode estar associada ao desenvolvimento de ansiedade generalizada, depressão e outros distúrbios do humor, com impacto direto na adesão ao tratamento e na qualidade de vida do paciente com câncer.

O modelo ACE (*Analyze, Change, Evaluate*), proposto por Egger e Reznik, oferece uma abordagem prática para o manejo do estresse na clínica. Analisar os estressores, mudar o ambiente ou a resposta ao estresse e avaliar continuamente a eficácia das estratégias adotadas permitem intervir de forma estruturada e personalizada. Esse modelo é particularmente útil em contextos de alta carga emocional, como o câncer, em que o paciente frequentemente perde a sensação de controle[47].

É fundamental, durante o período de tratamento oncológico, que os pacientes sejam incentivados a comunicarem suas necessidades de ajuda no contexto familiar e social. Identificar pessoas que possam oferecer uma escuta atenta e interessada no que o paciente tem a dizer sobre seus medos e preocupações é uma forma importante de gerenciar estresse. Falar não é só uma forma de sentir-se acolhido, como também de organizar seus pensamentos e colocar em palavras seus sentimentos. Por isso a importância de incentivar o paciente a comunicar suas necessidades da vida diária ao seu círculo social e familiar para obter ajuda nas rotinas que temporariamente não consiga realizar.

Outro fator com potencial fortalecimento dos mecanismos de enfrentamento e gerenciamento de estresse são os grupos de suporte para pacientes com câncer. Esses grupos proporcionam um espaço seguro para que os pacientes compartilhem experiências e emoções e contribuem para um enfrentamento mais adaptativo da doença, promovendo um senso de comunidade e reduzindo os sentimentos de isolamento[48].

É interessante lembrar que o câncer é uma doença da família, e seus membros tendem a apresentar reações emocionais similares às do paciente, porém em períodos diferentes, também sujeitos ao estresse e à necessidade de desenvolver formas construtivas de enfrentamento[41,49]. Além disso, incentivar o registro diário de hábitos e emoções, como sugerido em programas baseados em diário alimentar e emocional, pode ser uma ferramenta poderosa para promover o autoconhecimento e identificar padrões disfuncionais. Esse tipo de intervenção favorece a substituição de comportamentos automáticos por escolhas conscientes e alinhadas aos objetivos de saúde do paciente[50].

Pacientes têm tendência a imaginar que não estão fazendo tudo que poderiam pela sua recuperação. Assim, empaticamente o profissional de saúde pode reforçar ao paciente, durante todo o seu processo de tratamento, o quanto está lidando bem com um dos maiores desafios que existem: buscar restabelecer sua saúde e se equilibrar entre os sentimentos de medo e esperança.

Por fim, reconhecer que o estresse crônico é um fenômeno biopsicossocial, com raízes em fatores genéticos, contextuais e comportamentais, é fundamental para promover uma abordagem integrada. A MEV propõe o fortalecimento da resiliência por meio de conexões sociais, sono de qualidade, alimentação anti-inflamatória, prática de atividades físicas regulares e manejo de pensamentos disfuncionais – pilares que devem ser incorporados como parte essencial da jornada terapêutica do paciente oncológico.

CONCLUSÃO

A articulação entre MEV e o entendimento e tratamento do câncer representa uma abordagem essencial e promissora diante da crescente carga global de neoplasias. A prevenção primária do câncer por meio da adoção disseminada de hábitos saudáveis poderia evitar milhões de casos e mortes, aliviando a carga sobre indivíduos e sistemas de saúde. Após o diagnóstico de câncer, os cuidados do paciente oncológico por meio dos pilares da MEV resultam em melhores desfechos quanto ao tratamento e à qualidade de sobrevida.

Paralelamente, a incorporação de intervenções de estilo de vida no cuidado de pacientes já diagnosticados, desde o diagnóstico, atravessando o tratamento ativo e continuando no acompanhamento, oferece uma oportunidade de melhorar a tolerabilidade terapêutica, promover a reabilitação e talvez até prolongar a sobrevida livre de doença. Para os profissionais de saúde, isso se traduz na necessidade de educar, motivar e apoiar os pacientes em mudanças comportamentais duradouras, atuando como catalisadores de transformações positivas em seu estilo de vida.

Em última instância, enfrentar o câncer não se resume a atacar as células malignas com cirurgias, químio ou radioterapia, mas também a nutrir a saúde do paciente em sua totalidade – e é nessa missão que os pilares da MEV mostram todo o seu valor.

Para se aprofundar

Guideline: American Cancer Society (ACS) Prevention and Early Detection Guidelines: https://www.cancer.org/health-care-professionals/american-cancer-society-prevention-early-detection-guidelines.html

Guideline: ASCO Guidelines: https://www.asco.org/practice-patients/guidelines

Guideline: World Cancer Research Fund/American Institute for Cancer Research (WCRF/AICR) Guidelines: https://www.wcrf.org/preventing-cancer/cancer-prevention/our-cancer-prevention-recommendations/

REFERÊNCIAS BIBLIOGRÁFICAS

1. Faguet R. A brief history of cancer: age-old milestones underlying our current knowledge database. Int J Cancer. 2015;136(9):2022-36.
2. Ford ES, Bergmann MM, Kröger J, Schienkiewitz A, Weikert C, Boeing H. Healthy living is the best revenge: findings from the European Prospective Investigation into Cancer and Nutrition-Potsdam Study. Arch Intern Med. 2009;169(15):1355-62.
3. Anand P, Kunnumakkara AB, Sundaram C, Harikumar KB, Tharakan ST, Lai OS, et al. Cancer is a preventable disease that requires major lifestyle changes. Pharm Res. 2008;25(9):2097-116.
4. International Agency for Research on Cancer. [acesso em maio de 2025]. Disponível em: https://www.iarc.who.int/
5. Union for International Cancer Control. [acesso em maio de 2025]. Disponível em: https://www.uicc.org/

6. Cancer Research UK. [acesso em maio de 2025]. Disponível em: https://www.cancerresearchuk.org
7. Chen S, Cao Z, Prettner K, Kuhn M, Yang J, Jiao L, et al. Estimates and projections of the global economic cost of 29 cancers in 204 countries and territories from 2020 to 2050. JAMA Oncol. 2023;9(4):465-72.
8. Silva GA, Moura L, Curado MP, Gomes FS, Otero U, Rezende LFM, et al. The fraction of cancer attributable to ways of life, infections, occupation, and environmental agents in Brazil in 2020. PLoS ONE. 2016;11(2):
9. National Cancer Institute. Cancer Prevention Overview (PDQ®). Health Professional Version. [acesso em maio de 2025]. Disponível em: https://www.cancer.gov/about-cancer/causes-prevention/hp-prevention-overview-pdq#_97
10. Ugai T, Sasamoto N, Lee H-Y, Ando M, Song M, Tamimi RM, et al. Is early-onset cancer an emerging global epidemic? Current evidence and future implications. Nat Rev Clin Oncol. 2022;19(10):656-73.
11. Gupta S, Harper A, Ruan Y, Barr R, Frazier AL, Ferlay J, et al. International trends in the incidence of cancer among adolescents and young adults. J Natl Cancer Inst. 2020;112(11):1105-17.
12. Kerr J, Anderson C, Lippman SM. Physical activity, sedentary behaviour, diet, and cancer: an update and emerging new evidence. Lancet Oncol. 2017;18(8):e457-e471.
13. Friedenreich CM, Ryder-Burbidge C, McNeil J. Physical activity, obesity and sedentary behavior in cancer etiology: epidemiologic evidence and biologic mechanisms. Mol Oncol. 2021;15(3):790-800.
14. Rock CL, Thomson C, Gansler T, Gapstur SM, McCullough ML, Patel AV, et al. American Cancer Society Guideline for Diet and Physical Activity for Cancer Prevention. CA Cancer J Clin. 2020;70(4):245-71.
15. World Health Organization. WHO guidelines on physical activity and sedentary behaviour. Genebra: WHO; 2020.
16. Zhu S, Sinha D, Kirk M, Michalopoulou M, Hajizadeh A, Wren G, et al. Effectiveness of behavioral interventions with motivational interviewing on physical activity outcomes in adults: systematic review and meta-analysis. BMJ. 2024;386:e078713.
17. Wiseman MJ. Nutrition and cancer: prevention and survival. Br J Nutrition. 2019;122(5):481-7.
18. Ligibel JA, Bohlke K, May AM, Clinton SK, Demark-Wahnefried W, Gilchrist SC, et al. Exercise, diet, and weight management during cancer treatment: ASCO Guideline. J Clin Oncol. 2022;40(22):2491-507.
19. Caprara G, Pallavi R, Sanyal S, Pelicci PG. Dietary restrictions and cancer prevention: state of the art. Nutrients. 2025;17(3):503.
20. Rock CL, Thomson CA, Sullivan KR, Howe CL, Kushi LH, Caan BJ, et al. American Cancer Society nutrition and physical activity guideline for cancer survivors. CA Cancer J Clin. 2022;72(3):230-62.
21. Muscaritoli M, Arends J, Bachmann P, Baracos V, Barthelemy N, Bertz H, et al. ESPEN practical guideline: clinical nutrition in cancer. Clin Nutr. 2021;40(5):2898-2913.
22. Nagpal R, et al. Gut microbiota modulation for cancer prevention and therapy. Pharmacological Research. 2023;187:106575.
23. Baracos VE. Cancer-associated malnutrition. Eur J Clin Nutr. 2018;72(9):1255-1259.
24. Ligibel JA, Alfano CM, Courneya KS, Gunter MJ, Morris GS, Patel AV, et al. American Cancer Society guidelines on nutrition and physical activity for cancer prevention and survivors. CA Cancer J Clin. 2023;73(1):36-69.
25. Fearon K, Strasser F, Anker SD, Bosaeus I, Bruera E, Fainsinger R, et al. Definition and classification of cancer cachexia: an international consensus. Lancet Oncol. 2011;12(5):489-95.
26. Prado CM, Lieffers JR, McCargar LJ, Reiman T, Sawyer MB, Baracos VE. Prevalence and clinical implications of sarcopenic obesity in patients undergoing chemotherapy for solid tumours. Clinical Nutrition. 2012;31(5):654-658.
27. Baracos VE. Cancer-associated sarcopenia and systemic inflammation. Br J Cancer. 2018;119(3):232-8.
28. Zhang YB, Pan XF, Chen J, Cao A, Zhang Y-G, Xia L, et al. Combined lifestyle factors, incident cancer, and cancer mortality: a systematic review and meta-analysis of prospective cohort studies. Br J Cancer. 2020;122(7):1085-93.
29. Erren TC, Reiter RJ. Defining chronodisruption. J Pineal Res. 2009;46(3):245-7.
30. Cao C, Patel AV, Liu R, Cao Y, Friedenreich CM, Yang L. Trends and cancer-specific patterns of

physical activity, sleep duration, and daily sitting time among US cancer survivors, 1997-2018. J Natl Cancer Inst. 2023;115(12):1563-75.

31. Larrabee Sonderlund A, Thilsing T, Sondergaard J. Should social disconnectedness be included in primary-care screening for cardiometabolic disease? A systematic review of the relationship between everyday stress, social connectedness, and allostatic load. PloS One. 2019;14(12):e0226717.
32. Boen CE, Barrow DA, Bensen JT, Farnan L, Gerstel A, Hendrix L, et al. Social relationships, inflammation, and cancer survival. Cancer Epidemiol Biomarkers Prev. 2018;27(5):541-9.
33. Wang F, Gao Y, Han Z, Yu Y, Long Z, Jiang X, et al. A systematic review and meta-analysis of 90 cohort studies of social isolation, loneliness and mortality. Nat Hum Behav. 2023;7(8):1307-19.
34. Hilakivi-Clarke L, de Oliveira Andrade F. Social isolation and breast cancer. Endocrinology. 2023;164(10):bqad126.
35. Wright LE, Sudheendra PK. Evidence for the benefits of lifestyle medicine interventions in breast cancer survivorship. Oncologist. 2024.
36. Kroenke CH, Paskett ED, Cené CW, Caan BJ, Luo J, Shadyab AH, et al. prediagnosis social support, social integration, living status, and colorectal cancer mortality in postmenopausal women from the women's health initiative. Cancer. 2020;126(8):1766-75.
37. Selye H. The general adaptation syndrome and the diseases of adaptation. J Clin Endocrinol. 1946;6(2):117-230.
38. Lerman I, et al. Psychoneuroimmunology and cancer: a decade of progress. Brain, Behavior, and Immunity. 2022;102:338–345.
39. Dozois DJA, Dobson KS. The prevention of anxiety and depression: theory, research, and practice. Washington, DC: American Psychological Association; 2004.
40. Lumley MA, Schubiner H. Emotional awareness and expression therapy for chronic pain. Curr Rheumatol Rep. 2019;21(7):30.
41. Holland JC, Lewis S. The Human Side of Cancer: Living with Hope, Coping with Uncertainty. New York: HarperCollins; 2000.
42. Bortolato B, Hyphantis TN, Valpione S, Perini G, Maes M, Morris G, et al. Depression in cancer: the many biobehavioral pathways driving tumor progression. Cancer Treat Rev. 2017:52:58-70.
43. Ownby KK. Use of the distress thermometer in clinical practice. J Adv Pract Oncol 2019;10(2):175-9.
44. Mansfield S, Ma Do N, Saunders IM, Soriano K, Unke J. Lifestyle medicine cancer toolkit and 2023. American College of Lifestyle Medicine.
45. Del Castanhel F, Liberali R. Mindfulness-Based Stress Reduction on breast cancer symptoms: systematic review and meta-analysis. Einstein. 2018;16 (4):1-10.
46. Demarzo M et al. Mindfulness aplicado à saúde. PROMEF- Programa de atualização em Medicina de Família e Comunidade Artmed Panamericana, 2017. E-book. [acesso em maio de 2025]. Disponível em: https://www.researchgate.net/publication/317225586_Mindfulness_Aplicado_a_Saude_Mindfulness_for_Health.
47. Egger G, Reznik R. Stress: its role in the S-AD phenomenon. In: Sagner M, Egger G, Binns A, Rossner S, editores. Lifestyle medicine, 3. ed. Amsterdam: Elsevier; 2017. p. 223–34.
48. Jablotschkin M, Binkowski L, Hoopii RM, Weis J. Benefits and challenges of cancer peer support groups: A systematic review of qualitative studies. Eur J Cancer Care (Engl). 2022;31(6):e13700.
49. Bonazzi LG, Resiliência em mulheres com câncer de mama. In: Hoch LC, Rocca SM, organizadores. Sofrimento, Resiliência e Fé: Implicações para as relações de cuidado. São Leopoldo: Sinodal; 2007. p. 91-101.
50. Katz DL, Colino S. Bring your head to the table. In: Katz D, Colino S, editores. Disease Proof. New York: Hudson Street Press; 2013. p. 76-8.

57

Doença de Alzheimer, doença de Parkinson e demência vascular

Louise de Toledo Montesanti
Mariana Mendes Benaducci

Pontos-chave

- A Medicina do Estilo de Vida, baseada em pilares como alimentação, atividade física, sono, manejo do estresse, relações positivas e controle de álcool e tabaco, desempenha um papel crucial na prevenção e manejo das doenças de Parkinson e de Alzheimer e na demência vascular.
- Estudos recentes destacam intervenções práticas que mitigam sintomas motores e não motores em Parkinson e promovem a preservação cognitiva no Alzheimer.
- Intervenções multicomponentes mostram-se eficazes para reduzir o declínio cognitivo.
- Integração de abordagens de estilo de vida em protocolos clínicos oferece benefícios substanciais à qualidade de vida dos pacientes.

INTRODUÇÃO

As doenças neurodegenerativas, incluindo Parkinson, Alzheimer e demência vascular, representam desafios significativos à saúde pública global, afetando milhões de pessoas em todo o mundo. Essas condições são caracterizadas por progressão lenta e irreversível, impactando funções motoras, cognitivas e emocionais. Embora tratamentos farmacológicos sejam amplamente utilizados, abordagens não farmacológicas, especialmente baseadas nos pilares da Medicina do Estilo de Vida, estão ganhando destaque, principalmente no meio científico, como estratégias complementares eficazes para melhorar a qualidade de vida dos pacientes e retardar a progressão da doença, entregando uma qualidade de vida para pacientes e familiares, que por vezes as estratégias farmacológicas não entregam ou das quais não chegam a um platô[1,2].

DOENÇA DE PARKINSON

Alimentação

A alimentação desempenha um papel essencial no manejo da doença de Parkinson. Evidências crescentes destacam a dieta mediterrânea e a dieta MIND como intervenções promissoras, associadas à redução de 33% no risco de desenvolvimento da doença e a um retardo médio de 4,2 anos no seu início[3]. De acordo com Rees et al., essas dietas, ricas em frutas, vegetais, grãos integrais, azeite de oliva e peixes, estão associadas à melhora dos sintomas motores e não motores, além de uma redução no estresse oxidativo e inflamação crônica[2]. Adicionalmente, Veronese et al. sugerem que a inclusão de alimentos ricos em antioxidantes pode contribuir para o alívio de sintomas motores e promover a neuroproteção[4]. Por outro lado, a dieta ocidental, que possui alto consumo de açúcar e alimentos ultraprocessados, está associada a um aumento de 45% na incidência de Parkinson ao longo de 5 anos[5].

Atividade física

A prática regular de atividade física reduz significativamente o risco de Parkinson. Uma revisão sistemática e metanálise demonstraram que indivíduos fisicamente ativos apresentam 23% menos risco de desenvolver Parkinson[6]. Para aqueles que já possuem o diagnóstico, o estudo de Jiang et al destaca que a prática regular de atividade física, especialmente exercícios aeróbicos e de resistência, melhora a utilização da dopamina e promove a neuroplasticidade, aliviando sintomas motores[6]. Intervenções como o *tai chi* e a ioga também demonstraram reduzir quedas e melhorar o equilíbrio[7]. O *tai chi*, quando comparado a exercícios de alongamento e caminhada, mostrou redução de 42% no risco de quedas em pacientes com Parkinson[7]. Outro estudo, conduzido por Kaufman et al, mostrou que exercícios de resistência moderada ajudam na preservação funcional em longo prazo, reduzindo em 28% o risco de declínio funcional[8].

Sono

O sono também tem se mostrado um fator para a prevenção do Parkinson. Estudos demonstram que indivíduos com alta qualidade de sono apresentam um risco 11% menor de desenvolver a doença[9]. Sabe-se também que problemas de sono são frequentes, agravando sintomas motores e cognitivos. Segundo o estudo de Veronese et al., intervenções baseadas em higiene do sono, incluindo a manutenção de horários regulares e a redução da luz azul, demonstraram reduzir a insônia e melhorar a qualidade do sono[4]. Um estudo recente de Hale et al. sugeriu que a terapia cognitivo-comportamental voltada ao sono melhora tanto os sintomas de insônia quanto os níveis de energia em pacientes com Parkinson[10].

Manejo do estresse

Wu et al. realizaram uma metanálise com 22 ensaios clínicas, que levou à conclusão de que a terapia cognitivo-comportamental (TCC) para pacientes com doença de Parkinson contribui para a melhora da depressão e ansiedade, e, em comparação com grupos controle, houve melhora significativa até mesmo na cognição global[11]. Entre intervenções não farmacológicas, terapias *mindfulness* como ioga e *tai chi* mostraram-se significativas tanto na melhora da qualidade de vida do paciente com a doença como na melhora dos sintomas motores[12].

Relacionamentos positivos

Não se sabe se o isolamento social acontece devido à piora dos sintomas do Parkinson ou se este leva ao isolamento social. Um estudo com 1.527 indivíduos demonstrou que indivíduos solitários relataram 55% mais sintomas severos, enquanto aqueles com rede social ampla tiveram redução de 21% nos sintomas em comparação com os considerados solitários[13].

Já o estudo de Geng et al. foi uma coorte do UK Biobank com 192.340 indivíduos, livres de Parkinson no início, com seguimento médio de 12,5 anos; o que os pesquisadores encontraram foi que indivíduos isolados, independentemente da predisposição genética, têm 19% mais chances de terem Parkinson[14]. No Brasil, em grandes metrópoles, conseguimos encontrar grupos de apoio para pacientes e cuidadores.

Controle de álcool e tabaco

Estudos sugerem que o consumo moderado de álcool pode ser protetor, enquanto o tabagismo apresenta associação complexa com a doença. Alguns estudos indicam menor risco de desenvolvimento, mas com malefícios gerais que superam os benefícios[15,16]. Atualmente, não há dose segura recomendada para álcool ou tabaco no contexto de doenças neurodegenerativas.

DOENÇA DE ALZHEIMER

Alimentação

A dieta mediterrânea e a dieta MIND também são amplamente estudadas no contexto do Alzheimer. Segundo o relatório da *Lancet Commission*, tanto a dieta MIND quanto a mediterrânea são recomendadas para promoção da saúde cognitiva, sem evidências suficientes para estabelecer superioridade de uma sobre a outra. Elas são fundamentais para reduzir fatores de risco modificáveis, incluindo inflamação crônica e deposição de beta-amiloide[17]. Uma vez que o relatório não apresenta diferença em resultados entre as duas dietas, o profissional pode alinhar as orientações de acordo com a preferência e acessos do paciente.

Atividade física

Intervenções que envolvem exercícios multicomponentes, com frequência de 2 a 3 vezes por semana, mostram-se efetivos para a estabilização da cognição, conforme destacado no estudo de Kaufman et al. (2024) para pacientes com comprometimento cognitivo leve[8,18].

O *FINGER Trial*, ensaio clínico randomizado com 1.260 participantes, famoso por suas intervenções multifatoriais, revelou que a prática de atividade física regular reduziu o declínio cognitivo em 25% ao longo de 2 anos[19]. Além disso, Ornish et al. trouxeram que intervenções multicomponentes, incluindo o exercício físico, podem levar a melhora funcional em idosos com comprometimento cognitivo leve e Alzheimer inicial[20].

Sono

Distúrbios do sono estão intimamente ligados ao Alzheimer, com redução na qualidade do sono e aceleração da deposição de beta-amiloide. Segundo o estudo de Hale et al., técnicas de relaxamento e higiene do sono demonstraram melhorar a qualidade do sono e retardar o declínio cognitivo em pacientes com comprometimento cognitivo leve[21]. Entre as abordagens estudadas, o uso de pressão positiva contínua nas vias aéreas (CPAP), para paciente com apneia, mostrou reduzir o declínio cognitivo em caso de comprometimento leve e reduzir marcadores inflamatórios no sangue[21]. O relatório do *Lancet*, por sua vez, reforça que a abordagem multidisciplinar para melhorar o sono deve ser integrada aos cuidados de pacientes com alto risco.[17]

Manejo do estresse

Mindfulness também é eficaz no Alzheimer, reduzindo os níveis de cortisol, que estão associados ao declínio cognitivo acelerado. Intervenções baseadas em meditação também melhoram a função de memória em pacientes[22].

Relacionamentos positivos

Conexões sociais saudáveis estão associadas a menor risco de declínio cognitivo. Programas comunitários e participação em atividades sociais foram eficazes para melhorar o bem-estar e reduzir sintomas de depressão em idosos institucionalizados[23]. Ornish et al. demonstraram que relações positivas são fatores-chave na redução do risco de Alzheimer em indivíduos predispostos[22]. Um estudo de coorte longitudinal que acompanhou 10.288 servidores públicos por até 28 anos de acompanhamento revelou que pessoas com alta frequência de contato social, fora do ciclo familiar, apresentaram risco 12% menor de desenvolver demência, independentemente de fatores sociodemográficos, como educação e estado civil[24].

Controle de álcool e tabaco

O estudo de Jung et al. indica que o consumo moderado de vinho pode ser benéfico devido a compostos antioxidantes como o resveratrol, enquanto o tabagismo está consistentemente associado a um maior risco de Alzheimer[25,26]. Embora haja evidências observacionais, as diretrizes atuais não estabelecem uma recomendação específica de consumo; a indicação ou validação tem sido motivo de debate, com alguns profissionais considerando que "nenhuma dose é segura" devido aos riscos associados ao abuso e outros possíveis desfechos.

DEMÊNCIA VASCULAR

Alimentação

A American Heart Association recomenda a adoção da dieta do mediterrâneo e da dieta DASH para redução de risco de acidente vascular cerebral, que pode aumentar o risco de um quadro de demência vascular[27]. Assim como na recomendação da associação, uma revisão sistemática identificou padrões alimentares que levam à redução do risco. Consiste em uma dieta que prioriza mais a ingesta de plantas, com elevado consumo de frutas e vegetais, e trouxe que uma alimentação rica em carnes processadas e alimentos ultraprocessados está associada a aumento do risco[28].

Atividade física

Embora a literatura ainda careça de consenso sobre a dose-resposta ideal, há evidências consistentes de que a atividade física contribui para a prevenção da demência vascular por meio do controle da hipertensão, dislipidemia e melhora da perfusão cerebral; além disso, ela estimula a disponibilidade de neurotrofinas, fundamentais para o cuidado com os neurônios[29].

Sono

A apneia obstrutiva do sono é um fator de risco cardiovascular que pode levar à doença de pequenos vasos cerebrais, que é causa para a demência vascular. Entretanto, estudos não encontraram uma relação direta entre a apneia e demência vascular, como foi visto para outras síndromes demenciais[30]. Mesmo sem evidência de uma correlação direta, sabendo dos impactos de um sono não reparador também para outras condições de saúde, dispositivos de pressão positiva contínua (CPAP) podem ser uma opção para o tratamento do paciente. Segundo Trujillo-Rangel et al., a modulação dos ritmos circadianos e do estresse oxidativo representa uma estratégia promissora para prevenir ou retardar a progressão da demência vascular[31].

Manejo do estresse

Emerge novamente o papel do exercício físico. Segundo Popovic et al., a prática regular de exercícios físicos aeróbicos e de resistência melhora a resiliência ao estresse, diminuindo os desfechos negativos na saúde cardiovascular[32]. É evidenciado também o papel do sono restaurador como fator importante para a saúde cognitiva e cardiovascular[31].

Relacionamentos positivos

Tratando-se da demência vascular, os estudos ainda são incipientes em trazer a relação direta entre relacionamentos positivos e a prevenção de demência vascular. O que se encontra de forma vasta são estudos que trazem a importância de intervenções para fatores de risco modificáveis, como hipertensão arterial e obesidade, e que pessoas com relacionamentos positivos têm mais chances de serem aderentes às intervenções[33].

CONCLUSÃO

A integração de intervenções baseadas nos pilares da Medicina do Estilo de Vida oferece uma abordagem poderosa e baseada em evidências para a prevenção e manejo das doenças de Parkinson, Alzheimer e demência vascular. Estudos demonstram que a combinação de estratégias como dietas saudáveis, atividade física regular, controle de estresse e manutenção de relações sociais pode melhorar significativamente a qualidade de vida e retardar a progressão dessas condições, devendo ser incluídas na prática clínica do profissional e no acompanhamento de pacientes de qualquer idade.

Sabe-se que aproximadamente 40% das doenças são atribuíveis a 14 fatores de risco modificáveis e que no Brasil esse número chega a cerca de 44,9%. Abre-se um vasto panorama para trabalharmos, com destaque para a obesidade, depressão e inatividade física na América Latina[34]. Políticas de saúde devem promover essas intervenções como parte de um cuidado integral.

REFERÊNCIAS BIBLIOGRÁFICAS

1. Yoon SY, Park YH, Lee HJ, Kang DR, Kim YW. Lifestyle factors and Parkinson disease risk. Neurology. 2022;98(6):e641-e652.
2. Rees J, Ryan J, Laws M, Devine A. Whole of diet patterns in Parkinson's disease: a scoping review. Nutr Neurosci. 2024;27(6):547-65.
3. Agarwal P, Holland TM, Wang Y, Bennett DA, Morris MC. MIND diet associated with reduced incidence and delayed progression of parkinsonism in old age. J Nutr Health Aging. 2018;22(10):1211-5.

4. Veronese N, Nova A, Fazia T, Riggi E, Yang L, Piccio L, et al. Nutrition and lifestyle factors in Parkinson's disease. Mov Disord. 2024;39(7):1203-12.
5. Zhang X, Molsberry SA, Schwarzschild MA, Ascherio A, Gao X. Association of diet and physical activity with all-cause mortality among adults with Parkinson disease. JAMA Netw Open. 2022;5(8):e2227738.
6. Jiang C, Zhang S, Chen Y, Wang H, He X, Bin C, et al. Physical activity and risk of Parkinson's disease: a meta-analysis. J Neurol. 2024;271(12):7434-59.
7. Li F, Harmer P, Fitzgerald K, Eckstrom E, Stock R, Galver J, et al. Tai Chi and postural stability in patients with Parkinson's disease. N Engl J Med. 2012;366(6):511-9.
8. Kaufman J, Dyrek P, Fredericson M, Oppezzo M, Roche M, Frehlich L, et al. The role of physical exercise in cognitive preservation: A systematic review. Am J Lifestyle Med. 2023;18(4):574-91.
9. Veronese N, Nova A, Fazia T, Riggi E, Yang L, Piccio L, et al. Contribution of nutritional, lifestyle, and metabolic risk factors to Parkinson's disease. Mov Disord. 2024;39(7):1203-12.
10. Hale D, et al. Sleep and cognitive decline: a comprehensive review. Sleep Sci. 2023.
11. Wu X, Shi M, Lian Y, Zhang H. Cognitive behavioral therapy approaches to the improvement of mental health in Parkinson's disease patients: a systematic review and meta-analysis. BMC Neurol. 2024;24:352.
12. He S, Fang W, Wu J, Zhang J, Hu Z, Gu R, et al. Whether mindfulness-guided therapy can be a new direction for the rehabilitation of patients with Parkinson's disease: a network meta-analysis of non-pharmacological alternative motor-/sensory-based interventions. Front Psychol. 2023;14:1162574.
13. Subramanian I, Farahnik J, Mischley LK. Synergy of pandemics-social isolation is associated with worsened Parkinson severity and quality of life. NPJ Parkinsons Dis. 2020;6:28.
14. Geng T, Li Y, Peng Y, Chen X, Xu X, Wang J, et al. Social isolation and the risk of Parkinson disease in the UK biobank study. NPJ Parkinsons Dis. 2024;10(1):79.
15. Jung SY, Chun S, Cho EB, Han H, Yoo J, Yeo Y, et al. Changes in smoking and alcohol consumption in Parkinson's disease. Front Aging Neurosci. 2023:15:1223310.
16. Morris MC, Tangney CC, Wang Y, Sacks FM, Bennett DA, Aggarwal NT. MIND diet associated with reduced incidence of Alzheimer's disease. Alzheimers Dement. 2015;11(9):1007-14.
17. Lancet Commission. The global impact of lifestyle interventions in Alzheimer's disease. 2024.
18. Kaufman J, et al. Physical activity guidelines for cognitive health. Aging Health. 2024.
19. Ngandu T, Lehtisalo J, Solomon A, Levälahti E, Ahtiluoto S, Antikainen R, et al. A 2 year multidomain intervention of diet, exercise, cognitive training, and vascular risk monitoring versus control to prevent cognitive decline in at-risk elderly people (FINGER): a randomised controlled trial. Lancet. 2015;385(9984):2255-63.
20. Ornish D, Madison C, Kivipelto M, Kemp C, McCulloch CE, Galasko D, et al. Effects of lifestyle changes on Alzheimer's progression. Alzheimers Res Ther. 2024;16(1):122.
21. Hale D, et al. Multidisciplinary approaches to sleep disorders. Sleep Med. 2023.
22. Ornish D, et al. Long-term effects of lifestyle changes in Alzheimer's disease. Alzheimers Res J. 2024.
23. Farina FR, et al. Social support networks and cognitive decline. Dement Stud. 2024.
24. Sabia S, Dugravot A, Dartigues JF, Abell J, Elbaz A, Kivimäki M, et al. Association of social contact with dementia and cognition: 28-year follow-up of the Whitehall II cohort study. PLoS Med. 2019;16(8):e1002862.
25. Jung S, et al. Moderation of alcohol intake and cognitive outcomes. Cogn Res J. 2023.
26. Lancet Commission. Tobacco cessation and Alzheimer's risk reduction. Public Health Rep. 2024.
27. Kleindorfer DO, Towfighi A, Chaturvedi S, Cockroft KM, Gutierrez J, Lombardi-Hill D, et al. 2021 Guideline for the Prevention of Stroke in Patients with Stroke and Transient Ischemic Attack: A Guideline from the American Heart Association/American Stroke Association. Stroke. 2021;52(7):e364-e467.
28. Griffiths A, Matu J, Tang EYH, Robinson L, Stephan BCM. Foods, dietary patterns, and risk of vascular dementia: a systematic review. Nutr Metab (Lond). 2024;21(1):105.
29. Billinger SA, Awick EA, Vidoni ED, Buxton W, Camicioli R, Dvorak LA, et al. Prevention of vas-

cular contributions to cognitive impairment and dementia: the role of physical activity and exercise. Stroke. 2024;55(4):812-21.

30. Guay-Gagnon M, Vat S, Forget MF, Tremblay--Gravel M, Ducharme S, Nguyen QD, et al. Sleep apnea and the risk of dementia: a systematic review and meta-analysis. J Sleep Res. 2022;31(5):e13589.
31. Trujillo-Rangel WA, Acuña-Vaca S, Padilla-Ponce DJ, Herrera-Ruiz D, Jiménez-Ferrer E, Navarrete A, et al. Modulation of the circadian rhythm and oxidative stress as molecular targets to improve vascular dementia: a pharmacological perspective. Int J Mol Sci. 2024;25(8):4401.
32. Popovic D, Bjelobrk M, Tesic M, Rosic G, Jankovic R, Jakovljevic DG. Defining the importance of stress reduction in managing cardiovascular disease: the role of exercise. Prog Cardiovasc Dis. 2022;70:84-93.
33. Mangialasche F, Kivipelto M, Solomon A, Fratiglioni L. Dementia prevention: current epidemiological evidence and future perspective. Alzheimers Res Ther. 2012;4(1):6.
34. Paradela RS, Calandri I, Pozo Castro N, Garat E, Delgado C, Crivelli L, et al. Population attributable fractions for risk factors for dementia in seven Latin American countries: an analysis using cross-sectional survey data. Lancet Glob Health. 2024;12(10):e1600-e1610.

58

Alterações da imunidade

Paula Pinhão Coelho de Paula

Pontos-chave

- A saúde imunológica é um pilar fundamental para manter o equilíbrio do organismo e a saúde na totalidade.
- O sistema imunológico funciona por mecanismos complexos e ativados por vários gatilhos.
- A resposta imunológica é dividida em resposta inata e resposta adaptativa.
- Vários fatores influenciam as etapas da resposta imunológica.
- Os principais problemas do sistema imunológico são: imunodeficiências, doenças autoimunes e hiper-reatividades (alergias).
- O estilo de vida influencia sobremaneira a eficácia do sistema imunológico.

INTRODUÇÃO

Humanos e outros mamíferos vivem em um mundo que é densamente povoado por micróbios patogênicos e não patogênicos e contém uma vasta gama de substâncias tóxicas ou alergênicas que ameaçam a homeostase. A comunidade de micróbios inclui patógenos obrigatórios e organismos comensais benéficos que o hospedeiro deve tolerar e manter sob controle para suportar a função normal dos tecidos e órgãos[1].

A imunidade é um dos pilares fundamentais para a manutenção da saúde e do bem-estar. O sistema imunológico é responsável pela defesa do organismo contra patógenos e agentes agressores, garantindo a homeostase e prevenindo doenças.

O sistema imunológico evoluiu para proteger o hospedeiro de um universo de micróbios patogênicos em constante evolução, ajudando-o a eliminar substâncias tóxicas ou alergênicas que entram pelas superfícies mucosas[1]. Entretanto, diversos fatores podem comprometer essa defesa natural, tornando o indivíduo mais suscetível a infecções, doenças autoimunes e inflamações crônicas.

Identificar esses fatores que interferem no bom funcionamento do sistema imunológico vem sendo um desafio cada vez mais estudado e detalhado pela ciência. O funcionamento das defesas, como elas são ativadas, como as exacerbações imunológicas podem ser prejudiciais e, especialmente, como melhorar a atividade das funções de imunidade tem sido objeto de estudo intensivo.

O FUNCIONAMENTO NORMAL DA IMUNIDADE

O sistema imunológico é uma rede complexa de células, tecidos e moléculas que atuam em conjunto para defender o organismo contra patógenos[2]. Essa defesa pode ser mediada por componentes da imunidade inata e adaptativa, que trabalham de maneira coordenada para garantir uma resposta eficiente e duradoura[3].

Imunidade inata

A imunidade inata é considerada a primeira linha de defesa do organismo e está presente desde o nascimento. Ela atua rapidamente no sítio de infecção, porém é menos específica. Fazem parte da imunidade inata as barreiras físicas, como pele e mucosas; barreiras químicas, como enzimas e ácidos; e células de defesa, como macrófagos, neutrófilos e células *natural killer* (NK). Essa linha de defesa é extremamente importante e capaz de eliminar diversas ameaças ao organismo humano antes mesmo de causarem algum problema para o seu funcionamento[4].

Imunidade adaptativa

A imunidade adaptativa é ativada quando a imunidade inata não consegue eliminar a ameaça. Ela é mais específica e responde de maneira direta contra os antígenos que estiverem gerando essa resposta. Essa linha de defesa envolve a participação de linfócitos B e T, responsáveis pela produção de anticorpos. Durante o trabalho da imunidade adaptativa, o sistema imunológico é capaz de formar uma memória imunológica mais rápida e eficiente contra futuras exposições ao mesmo patógeno.

Etapas da resposta imunológica

São várias etapas que precisam ser ativadas para a resposta imune ocorrer de maneira coordenada e atuar de maneira eficaz para eliminar os patógenos e garantir a proteção do organismo. É necessário reconhecer o agente agressor, primeiramente. Agentes da resposta inata, como macrófagos e células dendríticas, detectam o patógeno por meio de receptores que indicam o padrão molecular associado a patógeno (PAMP). A partir desse reconhecimento, essas células ativam o mecanismo de fagocitose, que nada mais é do que internalizar aquele agente externo para poder apresentar ao sistema formador de anticorpos. Também nessa etapa aparecem as células NK, responsáveis por identificar e eliminar células infectadas ou anormais.

Enquanto estão realizando a fagocitose, macrófagos liberam sinais ao redor do sítio de infecção para recrutar mais células imunológicas no local. Esses sinais são chamados de citocinas inflamatórias, sendo as mais conhecidas: fator de necrose tumoral alfa (TNF-α) e interleucinas 1 e 6 (IL-1 e IL-6)[3].

Quando a resposta inata não é suficiente para eliminar a ameaça, as células dendríticas viajam até os linfonodos e exibem o mecanismo de "apresentar antígenos". Essas células, que fagocitaram o agente invasor, expressam em sua parede celular uma senha, um sinal, um código para que o linfócito T entenda que tipo de agente invasor é aquele e ative a resposta imune adaptativa, mais específica e mais eficaz.

Quando os linfócitos T são ativados, outra característica da resposta imune acontece, através do envio de células citotóxicas para o sítio da infecção e da ativação dos linfócitos B, que, quando estimulados, se transformam em plasmócitos e secretam grande quantidade de anticorpos que se ligam aos patógenos, neutralizando-os e facilitando sua eliminação.

Após toda essa cadeia de resposta imunológica, chamada de cascata da inflamação, depois que macrófagos fagocitam agentes patológicos neutralizados, parte dos linfócitos B se torna células de memória. Eles adquirem a capacidade de reconhecimento rápido daquele antígeno e são capazes de produzir anticorpos específicos em um contato futuro com esse mesmo patógeno[3].

PRINCIPAIS PROBLEMAS RELACIONADOS À IMUNIDADE

Vimos acima, rapidamente, como é complexa a cadeia imunológica e quantas etapas são necessárias para que a resposta seja eficaz e capaz de eliminar ameaças. Diante de tantos detalhes, é possível que falhas aconteçam e tragam consequências reais e desconfortáveis. Podemos classificar os distúrbios imunológicos em três grandes grupos: imunodeficiências, doenças autoimunes e hiper-reatividade (alergias).

Imunodeficiências

A imunodeficiência é um grupo heterogêneo de doenças que afetam diferentes componentes do sistema imunológico. Os padrões de infecção, etiologia e envolvimento de órgãos não são semelhantes nessa população de risco[5].

As imunodeficiências podem ser primárias: um grupo de doenças genéticas que afetam o funcionamento do sistema imunológico, tornando o organismo mais suscetível a infecções recorrentes, graves e de difícil tratamento. Essas condições resultam de mutações genéticas que comprometem a produção ou a função das células de defesa, como macrófagos, linfócitos e citocinas inflamatórias. Esse tipo de problema pode se manifestar desde os primeiros meses de vida e precisam ser tratados de maneira objetiva[5].

Existem também as causas secundárias para imunodeficiências, sendo as mais comuns. Nesse tipo de problema, as células do sistema imunológico e os anticorpos podem ser inativados por uso de medicamentos conhecidos como imunossupressores. Nesse caso, por alguma questão clínica, como um transplante de órgão, o paciente precisa fazer uso de medicação que controle seu sistema imunológico para evitar rejeição ao tecido transplantado, de modo a deixá-lo suscetível a várias infecções[5].

Outra causa de imunodeficiência secundária é a infecção viral pelo vírus do HIV[6]. O vírus da imunodeficiência humana é capaz de entrar no linfócito T CD4 e captar o seu núcleo, inabilitando sua função de organizador da resposta imunológica adaptativa. Além disso, o vírus se reproduz dentro do núcleo, libera várias cópias e destrói o linfócito. Pessoas vivendo com HIV (PCHIV) podem apresentar níveis de linfócitos T muito baixos, o que as torna completamente suscetíveis a infecções oportunistas[7].

Doenças autoimunes

Doenças autoimunes são caracterizadas por uma resposta imune a componentes antigênicos do próprio hospedeiro. A etiologia não é bem compreendida. As evidências disponíveis apontam para uma interação entre fatores genéticos, epigenéticos, ambientais, infecciosos e de estilo de vida[8].

As doenças autoimunes acontecem quando o sistema imunológico, erroneamente, ataca tecidos do próprio corpo como se fossem agentes invasores, causando inflamação e destruição de tecidos. Exemplos desse tipo de doença incluem o lúpus eritematoso sistêmico, a artrite reumatoide e a esclerose múltipla.

Há uma discussão rica e valiosa de por que esse tipo de doença tem sido cada vez mais comum. Em que momento o sistema imunológico perde a capacidade de reconhecer adequadamente uma ameaça externa e passa a destruir células próprias? Qual é o estímulo para isso? Veremos mais à frente como o estilo de vida pode estar influenciando todo esse mecanismo.

Hiper-reatividade (alergias)

Quando um grão de poeira se assenta na mucosa nasal de uma pessoa, não é para acontecer nada dentro do organismo dela. Entretanto, há uma imensidade de pessoas que, quando um grão de poeira se assenta na mucosa nasal delas, isso deflagra uma resposta do sistema imunológico capaz de reagir a esse grão como se ele fosse o pior microrganismo do mundo.

Toda a cascata da inflamação é ativada, citocinas inflamatórias são liberadas, e os linfócitos B secretam anticorpos específicos reacionais para não deixar esse grão entrar no organismo. A partir dessa reação vêm a coceira nasal, espirros, produção de coriza e todo o quadro clínico conhecido como alergia[9].

O grande problema disso é que, em determinadas situações, essa resposta é tão exagerada que pode gerar consequências catastróficas para o indivíduo, como a anafilaxia e o choque anafilático. Nessas situações, a enxurrada de citocinas inflamatórias é capaz de provocar efeitos deletérios em órgãos e sistemas, prejudicando funções vitais e podendo levar à morte. Pacientes com reações alérgicas exacerbadas devem ser acompanhados por médicos especialistas e ter mecanismos de tratamento rápido à mão.

A INFLUÊNCIA DO ESTILO DE VIDA NA IMUNIDADE

Já vimos como o sistema imunológico é um sistema complexo, que depende de várias ativações em vias diferentes para funcionar com eficácia e eliminar a ameaça trazida por agentes patogênicos. Cada um desses caminhos percorridos pelas células de defesa e anticorpos é influenciado por diversos fatores, incluindo fatores ambientais e de estilo de vida[3].

A relação entre estilo de vida e imunidade tem sido amplamente estudada e vem mostrando que aspectos como alimentação, atividade física, qualidade do sono, controle do estresse e qualidade dos relacionamentos desempenham papel essencial na regulação imunológica[3,4,10].

Indivíduos que adotam uma alimentação equilibrada, praticam exercícios físicos regularmente e utilizam técnicas para gerenciar o estresse apresentam menor incidência de doenças infecciosas e inflamatórias[10]. Ao longo desta sessão, exploraremos os principais pilares do estilo de vida que impactam diretamente a resposta imunológica.

Alimentação

A qualidade da alimentação exerce um papel crucial na manutenção da eficácia do sistema imunológico. Micronutrientes como vitaminas A, C, D e E, zinco, ferro e selênio desempenham funções essenciais na resposta imune[11].

No primeiro ensaio clínico controlado registrado, publicado em 1753, James Lind alimentou grupos de homens que sofriam de escorbuto com dietas diferentes e observou que aqueles que consumiam frutas cítricas tiveram a recuperação mais notável[12].

Estudos populacionais conduzidos em vários países, a maioria deles usando pesquisas nacionais de ingestão alimentar, mostraram que alimentos ultraprocessados são tipicamente produtos de alta densidade energética, ricos em açúcar, gorduras não saudáveis e sal e pobres em fibras alimentares, proteínas, vitaminas e minerais[13-15].

Estudos transversais e longitudinais mostraram que o aumento na participação alimentar de alimentos ultraprocessados resultam em deterioração da qualidade nutricional da dieta geral[16], aumento da obesidade[17], hipertensão, doenças coronarianas e cerebrovasculares[18], dislipidemia, síndrome metabólica, distúrbios gastrintestinais e câncer de mama e total[19]. Toda essa desregulação leva a um desequilíbrio de todo o metabolismo, resultando em consequências desastrosas para o sistema imunológico.

Atividade física

Não restam dúvidas de que a prática de atividade física reduz riscos para doenças crônicas e exerce benefícios imensos para a manutenção da saúde do corpo e da mente. Durante a prática do exercício físico, há um aumento significativo da circulação de células e elementos que compõem o sistema imunológico, melhorando a varredura e o reconhecimento de ameaças. Dessa maneira, fica mais fácil detectar e eliminar patógenos ou crescimentos celulares aberrantes que poderiam resultar em infecções graves ou doenças crônicas cardiovasculares ou neoplásicas[20-22]. É importante enfatizar que excessos podem ser deletérios: relatos e estudos demonstram que o excesso de exercício pode levar a uma supressão imunológica temporária, tornando o organismo mais suscetível a infecções[20-22].

Qualidade do sono

Evidências crescentes demonstram que a curta duração do sono (< 6 ou 7 horas/noite) e a má qualidade do sono estão associadas ao início e desenvolvimento de uma série de doenças crônicas, suscetibilidade a doenças infecciosas agudas e mortalidade prematura[23-27].

A descoberta de conexões recíprocas entre o sistema nervoso central, o sono e o sistema imunológico mostrou que o sono melhora as defesas imunológicas e que sinais aferentes de células imunológicas o promovem. Um mecanismo pelo qual o sono é proposto para fornecer uma vantagem de sobrevivência é em termos de suporte a um sistema imunológico integrado neuralmente que pode antecipar lesões e ameaças infecciosas. No entanto, nos tempos modernos, ameaças sociais crônicas podem impulsionar o desenvolvimento de distúrbios do sono em humanos, o que pode contribuir para a desregulação de respostas inflamatórias e antivirais[28].

Gerenciamento do estresse

Desde o início dos tempos, os organismos têm sido sujeitos à pressão evolutiva do ambiente. A capacidade de responder a ameaças ambientais ou estressores, como predação ou desastres naturais, aumentou a sobrevivência e, portanto, a capacidade reprodutiva, e as respostas fisiológicas que deram suporte a essas respostas puderam ser selecionadas.

Os humanos modernos raramente encontram muitos dos estímulos que comumente evocavam respostas de luta ou fuga para seus ancestrais, como predação ou clima inclemente sem proteção. No entanto, a resposta fisiológica humana continua a refletir as demandas de ambientes anteriores.

Ameaças que não exigem uma resposta física (por exemplo, exames acadêmicos) podem, portanto, ter consequências físicas, incluindo alterações no sistema imunológico. De fato, nos últimos 30 anos, mais de 300 estudos foram feitos sobre estresse e imunidade em humanos, e juntos eles mostraram que os desafios psicológicos são capazes de modificar várias características da resposta imunológica[29].

O mecanismo pelo qual o estresse crônico pode comprometer a função imunológica não está totalmente elucidado, mas uma das razões é que, ao aumentar a liberação de hormônios como o cortisol, ele suprime a resposta imunológica[29]. Há relatos mostrando uma provável relação entre momentos de estresse e queda no número de linfócitos associados à ocorrência de doença por herpes-simples[30,31].

Algumas descobertas já sugerem possíveis efeitos da meditação *mindfulness* em marcadores específicos de inflamação, imunidade mediada por células e envelhecimento biológico, mas esses resultados são provisórios e requerem replicação adicional[32].

CONCLUSÃO

Diante de tudo que foi falado, é evidente que o sistema imunológico desempenha um papel essencial na proteção do organismo contra agentes patogênicos, influenciado por diversos fatores internos e externos. Embora sua complexidade envolva uma série de células e mecanismos altamente especializados, sua eficiência pode ser significativamente modulada por hábitos diários. Alimentação equilibrada, prática regular de atividades físicas, sono adequado e controle do estresse são elementos fundamentais para fortalecer a imunidade e garantir uma resposta eficaz contra infecções e outras doenças.

Portanto, adotar um estilo de vida saudável não só contribui para a manutenção do equilíbrio imunológico, mas também reduz o risco de enfermidades e promove maior qualidade de vida. Ao compreender a inter-relação entre saúde e hábitos diários, possibilita-se fazer escolhas mais conscientes, que favoreçam o fortalecimento das defesas naturais do corpo. Assim, investir em cuidados preventivos e em uma rotina saudável é a melhor estratégia para garantir o bom funcionamento do sistema imunológico e uma vida mais longa e saudável.

Para se aprofundar

Livro: Collen A. 10% humano. Rio de Janeiro: Sextante; 2016.

Livro: Richtel M. Imune: a extraordinária história de como o organismo se defende das doenças. HarperCollins; 2019.

Artigo: Chaplin DD. Overview of the immune response. J Allergy Clin Immunol. 2010;125(2 Suppl 2):S3-23.

REFERÊNCIAS BIBLIOGRÁFICAS

1. Chaplin DD. Overview of the immune response. J Allergy Clin Immunol. 2010;125(2 Suppl 2):S3-23.
2. Calder PC. Nutrition, immunity and COVID-19. BMJ Nutr Prev Health. 2020;3(1):74-92.
3. Malagutti W, organizador. Imunização, imunologia e vacinas. Rubio; 2011.
4. Gombart AF, Pierre A, Maggini S. A review of micronutrients and the immune system: working in harmony to reduce the risk of infection. Nutrients. 2020;12(1):236.
5. Meidani M, Naeini AE, Rostami M, Sherkat R, Tayeri K. Immunocompromised patients: review of the most common infections happened in 446 hospitalized patients. J Res Med Sci. 2014;19(Suppl 1):S71-S73.
6. Masur H, Michelis MA, Greene JB, Onorato I, Stouwe RA, Holzman RS, et al. An outbreak of community-acquired Pneumocystis carinii pneumonia: Initial manifestation of cellular immune dysfunction. N Engl J Med. 1981;305(24):1431-8.
7. Collier AC, Handsfield HH. Acquired immune deficiency syndrome. Urol Clin North Am. 1984;11(1):187-97.
8. Kirsch-Volders M, Bolognesi C, Ceppi M, Bruzzone M, Fenech M. Micronuclei, inflammation and auto-immune disease. Mutat Res Rev Mutat Res. 2020:786:108335.
9. Muche-Borowski C, Kopp M, Reese I, Sitter H, Werfel T, Schäfer T. Allergy Prevention. Dtsch Arztebl Int. 2009;106(39):625-31.
10. Pedersen BK, Saltin B. Exercise as medicine - evidence for prescribing exercise as therapy in 26 different chronic diseases. Scand J Med Sci Sports. 2015:25 Suppl 3:1-72.
11. Gleeson M, Bishop NC. The influence of exercise on immune function. Sports Med. 2013.
12. Bartholomew M. James Lind's treatise of the scurvy (1753). Postgrad Med J. 2002;78(925):695-6.
13. Moubarac J-C, Batal M, Louzada ML, Steele EM, Monteiro CA. Consumption of ultra-processed foods predicts diet quality in Canada. Appetite. 2017:108:512-20.
14. Monteiro CA, Cannon G, Levy RB, Moubarac J-C, Louzada MLC, Rauber F, et al. Ultra-processed foods: what they are and how to identify them. Public Health Nutr. 2019;22(5):936-41.
15. Louzada MLC, Ricardo CZ, Steele EM, Levy RB, Cannon G, Monteiro CA. The share of ultra-processed foods determines the overall nutritional quality of diets in Brazil. Public Health Nutr. 2018;21(1):94-102.
16. Steele EM, Popkin B, Swinburn B, Monteiro CA. The share of ultra-processed foods and the overall nutritional quality of diets in the US: evidence from a nationally representative cross-sectional study. Popul Health Metr. 2017;15(1):6.
17. Louzada MLC, Baraldi LC, Steele EM, Martins APB, Canella DS, Moubarac J-C, et al. Consumption of ultra-processed foods and obesity in Brazilian adolescents and adults. Prev Med. 2015:81:9-15.
18. Mendonça R, Lopes A, Pimenta AM, Gea A, Martinez-Gonzalez MA, Bes-Rastrollo M, et al. Ultraprocessed food consumption and the incidence of hypertension in a Mediterranean cohort: the Seguimiento Universidad de Navarra Project. Am J Hypertens. 2017;30(4):358-66.
19. Fiolet T, Srour B, Sellem L et al. Consumption of ultra-processed foods and cancer risk: results from NutriNet-Santé prospective cohort. BMJ. 2018:360:k322. 2018.
20. Nieman DC. Exercise, infection, and immunity. Int J Sports Med. 1994:15 Suppl 3:S131-41.
21. Walsh NP. Recommendations to maintain immune health in athletes. Eur J Sport Sci. 2018;18(6):820-31.
22. Peake JM, Neubauer O, Walsh NP, Simpson RJ. Immune function and exercise. J Appl Physiol (1985). 2017;122(5):1077-87.
23. Prather AA, Janicki-Deverts D, Hall MH, Cohen S. Behaviorally assessed sleep and susceptibility to the common cold. Sleep. 2015;38(9):1353-9.

24. Cappuccio FP, D'Elia L, Strazzullo P, Miller MA. Quantity and quality of sleep and incidence of type 2 diabetes: a systematic review and metaanalysis. Diabetes Care. 2010;33(2):414-20.
25. King CR, Knutson KL, Rathouz PJ, Sidney S, Liu K, Lauderdale DS. Short sleep duration and incident coronary artery calcification. JAMA. 2008;300(24):2859-66.
26. Patel SR, Malhotra A, Gao X, Hu FB, Neuman MI, Fawzi WW. A prospective study of sleep duration and pneumonia risk in women. Sleep. 2012;35(1):97-101.
27. Cohen S, Doyle WJ, Alper CM, Janicki-Deverts D, Turner RB. Sleep habits and susceptibility to the common cold. Arch Intern Med. 2009;169(1):62-7.
28. Irwin MR. Sleep and inflammation: partners in sickness and in health. Nat Rev Immunol. 2019;19(11):702-15.
29. Segerstrom SC, Miller GE. Psychological stress and the human immune system: a meta-analytic study of 30 years of inquiry. Psychol Bull. 2004;130(4):601-30.
30. Schmidt DD, Zyzanski S, Ellner J, Kumar ML, Arno J. Stress as a precipitating factor in subjects with recurrent herpes labialis. J Fam Pract. 1985;20(4):359-66.
31. Schmidt DD, Schmidt PM, Crabtree BF, Hyun J, Anderson P, Smith C. The temporal relationship of psychosocial stress to cellular immunity and herpes labialis recurrences. Fam Med. 1991;23(8):594-9.
32. Black DS, Slavich GM. Mindfulness meditation and the immune system: a systematic review. Ann N Y Acad Sci. 2016;1373(1):13-24.

59

Síndromes dolorosas crônicas

Mariana Rebêlo César Cavalcanti
Ricardo Kobayashi

Pontos-chave

- A dor crônica é uma experiência que persiste por mais de 3 meses, influenciada por fatores emocionais, biomecânicos e biopsicossociais.
- A dor crônica afeta cerca de 20% da população global e diminui a qualidade de vida, além de gerar altos custos socioeconômicos.
- A lombalgia é a principal causa de incapacidade e absenteísmo no trabalho.
- Entre os mecanismos que levam à sensibilização central, estão fatores associados ao estresse crônico, distúrbios metabólicos e alterações na microbiota intestinal.
- O tratamento deve ser multimodal e com avaliação multidisciplinar e intervenções personalizadas.
- A Medicina do estilo de vida é fundamental para o manejo da dor crônica, integrando as intervenções nos 6 pilares.
- A cinesiofobia é muito frequente entre esses indivíduos, sendo fundamental a adoção de estratégias para melhorar o engajamento na atividade física.

INTRODUÇÃO

A dor crônica já é considerada uma doença[1] e um problema de saúde grave que afeta aproximadamente 20% dos adultos em todo o mundo[2], levando a um comprometimento na qualidade de vida do indivíduo e impacto socioeconômico significativo, com altos custos em saúde, alta taxa de absenteísmo, perda de produtividade, comprometimento funcional e incapacidade[3]. Com o envelhecimento da população, espera-se que esse número continue a aumentar[2].

No Brasil, a dor é a principal causa de incapacidade física e funcional dos doentes afastados do trabalho. Sua prevalência média é de 45,59% da população, afetando principalmente as mulheres[4]. Além disso, a lombalgia é a principal causa de dor crônica[4] e de absenteísmo no país, além da principal causa de anos vividos com incapacidade em países em desenvolvimento e desenvolvidos, liderando o *ranking* responsável pela aposentadoria prematura dos trabalhadores – acima das doenças cardíacas, diabetes, hipertensão, neoplasia, doenças respiratórias e asma combinadas[1].

A International Association for the Study of Pain (IASP) define a dor crônica como uma experiência sensitiva e emocional desagradável que persiste por mais de 3 meses, associada ou semelhante a uma lesão tecidual real ou potencial, de acordo com sua fisiopatologia: nociceptiva, neuropática, nociplástica ou mista; primária ou secundária[2]. A percepção da dor se dá através de vias neuronais que transmitem estímulos dolorosos ao córtex somatossensorial, modulada por sistemas inibitórios e excitatórios provenientes do sistema nervoso periférico e central (sistema inibitório descendente). Nocicepção refere-se à percepção do estímulo doloroso, que depende da integridade dessas vias, enquanto a dor distinta da nocicepção é uma experiência mais complexa, que envolve fenômenos de modulação neuronal. Sensibilização, tanto periférica quanto central, pode explicar a dor em pacientes que não apresentam alterações estruturais que justifiquem suas queixas[5].

Durante a avaliação da dor crônica, é fundamental avaliar os mecanismos de dor presentes, a área da dor, a qualidade dos sintomas e sua intensidade, os fatores de melhora e piora do quadro e as comorbidades associadas. O objetivo do tratamento deve ser a redução de sua intensidade e a melhora da função do segmento acometido e da funcionalidade social do indivíduo, bem como de sua qualidade de vida[1,5]. Para alcançar esses objetivos, é crucial a identificação das causas e dos fatores que perpetuam a dor, bem como ter em mente que estamos diante de uma condição caracterizada por correlatos fisiológicos e biológicos, modulados por emoções, fatores de personalidade e estilos de enfrentamento, com evolução e o prognóstico afetados por fatores socioeconômicos, apoio social, nível educacional, situação relacionada ao trabalho etc. O sucesso do tratamento demanda o acompanhamento com médico e equipe capacitados para avaliação e manejo da dor, com abordagem multimodal e equipe multi e interdisciplinar[1,3,6].

Nesse contexto, a Medicina do Estilo de Vida (MEV) surge como estratégia eficaz na prevenção e no manejo de síndromes dolorosas crônicas, pois sua abordagem centrada no indivíduo visa restaurar a saúde e melhorar ou prevenir condições crônicas[7,8] com ação sobre os fatores mecânicos, metabólicos, imunológicos e inflamatórios que podem estar associados à neuroinflamação e modulação epigenética para cronificação de dor[1,9,10]. Para cada um dos pilares da MEV, é essencial considerar o estágio de mudança comportamental em que o paciente se encontra e, com abordagem empática, envolvê-lo ativamente no processo de sua recuperação, fortalecendo seu papel como agente da própria saúde (Figura 1)[3,10]. Muitas vezes, os pacientes veem a dor como algo incontrolável, que leva à baixa autoeficácia e desesperança. Em contrapartida, aqueles com maior percepção de autoeficácia tendem a experimentar menos dor, emoções negativas e limitações, além de responderem melhor ao tratamento[3,11,12].

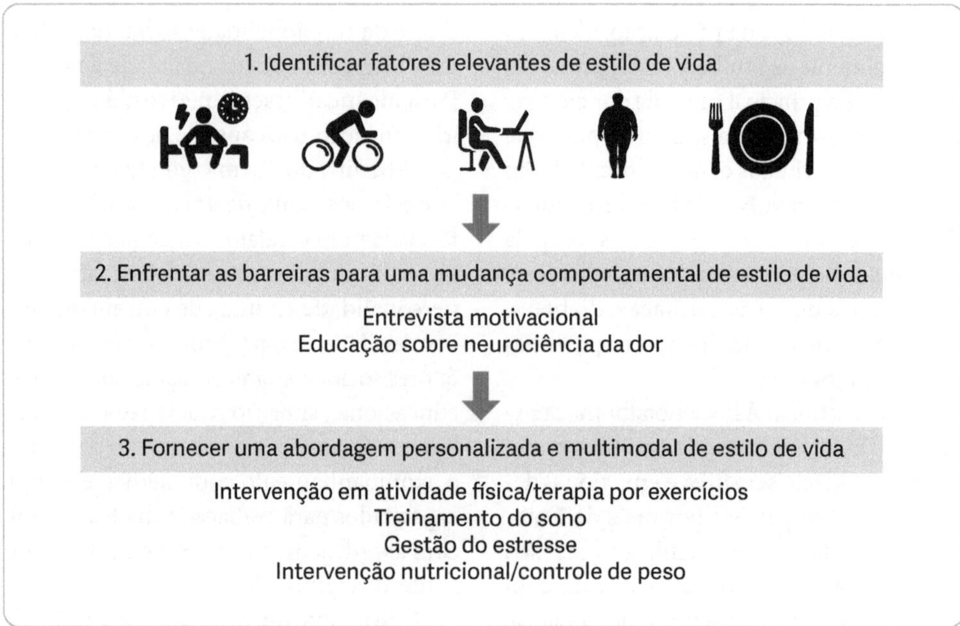
1. Identificar fatores relevantes de estilo de vida
2. Enfrentar as barreiras para uma mudança comportamental de estilo de vida
Entrevista motivacional
Educação sobre neurociência da dor
3. Fornecer uma abordagem personalizada e multimodal de estilo de vida
Intervenção em atividade física/terapia por exercícios
Treinamento do sono
Gestão do estresse
Intervenção nutricional/controle de peso

FIGURA 1 Como desenvolver uma intervenção multimodal personalizada para dor crônica. Fonte: Nijs et al., 2024[10].

PILARES DA MEDICINA DO ESTILO DE VIDA NO MANEJO DA DOR CRÔNICA

Alimentação

Os comportamentos alimentares e a ingestão dietética podem influenciar a ocorrência e manutenção da percepção da dor[13]. Diversas condições de dor crônica têm sido associadas a fatores nutricionais, incluindo osteoartrite, artrite reumatoide, fibromialgia, dor lombar, síndrome do intestino irritável (SII), dor pélvica, neuropatia diabética, enxaqueca, neuralgia pós-herpética e síndrome do túnel do carpo[13,14].

A adesão a um padrão alimentar saudável, como a dieta mediterrânea, ou *whole food plant-based diet*, está inversamente associada aos níveis de biomarcadores inflamatórios no sangue[13,15]. Tais dietas são ricas em grãos integrais, frutas, verduras, azeite de oliva e peixes. São padrões alimentares anti-inflamatórios ricos em antioxidantes, fibras e ácidos graxos ômega-3 que têm sido associados a redução da inflamação sistêmica e da dor[16].

O eixo intestino-cérebro refere-se à comunicação bidirecional entre o intestino e o cérebro, tradicionalmente considerada integradora de sinais imunológicos, neurais e hormonais. A microbiota intestinal é um fator gastrointestinal chave que integra esse conceito, agora denominado "eixo microbiota-intestino-cérebro". Diversos estudos têm demonstrado o envolvimento da disfunção dessa comunicação com a patogênese de distintas condições, como doenças metabólicas (por exemplo, obesidade e diabetes), doenças hepáticas e doenças neurológicas (por exemplo, Alzheimer, Parkinson, autismo, depressão e dor)[17].

Além dos processos inflamatórios e de estresse oxidativo, a presença de produtos de glicação avançada e disfunções mitocondriais, comumente observadas em casos de obesidade, síndrome metabólica e *diabetes mellitus*, são intensificadas pelas alterações metabólicas resultantes de uma microbiota desequilibrada[1].

Uma dieta pobre em fibras, com excesso proteico e rica em gordura saturada e produtos ultraprocessados, somada ao uso de múltiplas medicações e por dificuldades na digestão e absorção, aspectos comuns entre vários pacientes crônicos e idosos, leva a uma disbiose intestinal, com redução na diversidade e na qualidade dos microrganismos intestinais que resulta em potencialização dos efeitos endotóxicos e uma assinatura epigenética que promove ações obesogênicas, inflamatórias e que podem estar relacionadas ao desenvolvimento de doenças autoimunes e câncer, além de interferir em vias de sinalização neuronal e desajuste na produção de neurotransmissores, elevando o risco de doenças psiquiátricas e neurológicas e intensificando os sintomas de dor crônica e depressão[1,17,18].

A obesidade é um fator que agrava várias síndromes dolorosas, o que torna a manutenção de um peso corporal saudável uma meta terapêutica importante[9,13]. Existe uma relação bidirecional entre má nutrição e dor crônica, uma vez que a dor pode alterar a percepção do prazer alimentar. Geha et al. identificaram que indivíduos com dor lombar crônica apresentaram sinalização de prazer alimentar reduzida e interrupção dos sinais de saciedade, contribuindo para a obesidade nesse grupo[19]. A prevalência de dor musculoesquelética crônica e sua gravidade aumenta com o aumento do índice de massa corporal (IMC), sendo a obesidade e o sobrepeso comorbidades comuns em condições como síndrome do túnel do carpo, dor pélvica, osteoartrite, dor lombar e fibromialgia[1].

É importante ressaltar que o baixo peso também está associado a maior prevalência de dor crônica[14]. Na Austrália, até 50% dos idosos com mais de 65 anos apresentam desnutrição ou estão em risco aumentado dela. Evidências sugerem que indivíduos com dor no quadril e no joelho estão mais propensos a desenvolver sarcopenia e sofrer quedas[14]. Além disso, a desnutrição pode afetar adolescentes com dor crônica e transtornos alimentares, especialmente aqueles que enfrentam problemas gastrointestinais, ansiedade e níveis elevados de incapacidade funcional[14].

Particularidades do paciente idoso

Idosos com dor crônica têm quase duas vezes mais chances de desenvolver fragilidade[14]. A dificuldade de abrir potes e embalagens devido a condições como artrite ou redução da força pode reduzir a variedade alimentar e a capacidade de consumir os alimentos preferidos. Pequenas adaptações no ambiente, como o uso de utensílios de cozinha ergonômicos e a reorganização dos itens na cozinha, podem ajudá-los a manter a qualidade da dieta. Alimentos parcialmente preparados e porcionados em embalagens plásticas com fechos, como frutas e vegetais congelados, facilitam o preparo, minimizam o desperdício, reduzem a necessidade de idas frequentes ao mercado e melhoram a variedade alimentar. Também pode ser útil orientá-los na compra de peito de frango desossado, verduras já lavadas, frutas cortadas e queijo ralado, por exemplo – dicas que podem não fazer parte do imaginário dessa população[20].

Além das limitações físicas, mudanças sociais, como a perda de um cônjuge, podem levar ao isolamento, diminuindo o desejo de preparar refeições equilibradas. A depressão e o abuso de álcool são preocupações adicionais que afetam o consumo alimentar adequado[20].

De modo geral, devemos dar preferência aos alimentos em sua forma integral, em detrimento de suplementos isolados[20]. No entanto, a baixa ingestão dietética de micronutrientes, especialmente ácidos graxos ômega-3, vitaminas B1, B3, B6, B12 e D, magnésio, zinco e β-caroteno[16,18], também está associada à dor neuropática ou inflamatória crônica. A suplementação da dieta com esses nutrientes específicos contribui para o alívio da dor crônica, conforme observado em revisões sistemáticas sobre dor pélvica crônica, dor lombar, artrite reumatoide ou dor articular secundária a doenças inflamatórias do intestino, enxaqueca, dor crônica não oncológica, dor em doença hepática crônica ou artralgia relacionada a inibidores da aromatase no câncer de mama[16]. Fundamental se atentar à disponibilidade de vitamina D[18] e cálcio, optando-se por fontes baixas em gordura saturada, e à prevenção de osteoporose, especialmente em mulheres[20].

No manejo da dor crônica, é essencial implementar avaliações nutricionais que ajudem a identificar a saúde alimentar e seus impactos. A equipe multidisciplinar deve incluir profissionais de nutrição que possam proporcionar intervenções dietéticas personalizadas, focadas em padrões alimentares que promovem a saúde. Recomenda-se uma dieta rica em vegetais, grãos integrais e gorduras saudáveis, enquanto se limita o consumo de açúcares adicionados e alimentos ultraprocessados, que exacerbam a inflamação e a dor[14].

Gerenciamento do estresse e saúde emocional

Embora a dor crônica possa contribuir para o sofrimento emocional, vários estudos longitudinais prospectivos mostraram que o sofrimento emocional pode preceder e ser um fator de risco para o desenvolvimento de diversas condições comuns de dor crônica, incluindo dor lombar, distúrbios temporomandibulares (DTM) e dor crônica pós-cirúrgica[21], além de estarem fortemente relacionados à intensificação da dor crônica[3].

O estresse crônico está associado a um aumento significativo do estresse oxidativo, levando a uma desregulação imunológica e expressão inflamatória exacerbada[1,20], com redução da atividade da telomerase e telômeros encurtados e alterações bioquímicas, mediadas pelo eixo simpatoadrenal (SAM) e pelo eixo hipotálamo-hipófise-adrenal (HPA)[20].

Estudos demonstram que uma atitude positiva está associada a redução significativa do risco de sintomas depressivos e estresse. Portanto, práticas eficazes de enfrentamento e elicitação da resposta de relaxamento são fundamentais para aprimorar a resiliência, melhorando a adaptação do eixo HPA[20]. Além das intervenções nos demais pilares da MEV – que trarão impacto na saúde emocional –, intervenções como terapia cognitivo-comportamental (TCC), acupuntura e práticas mente-corpo, como *mindfulness* e meditação, *qigong*, *tai chi*, yoga, escaneamento corporal e técnicas de consciência da respiração, além da prática de gratidão e espiritualidade, são exemplos de abordagens promissoras para auxiliar na resiliência emocional e na redução da percepção dolorosa[20,22].

Indivíduos com doença de Parkinson, fibromialgia, artrite reumatoide e osteoartrite podem se beneficiar da prática de todos os estilos de *tai chi*, pois foi mostrado que aliviam a gravidade dos sintomas e a dor específica da doença, além de aumentarem o equilíbrio, a estabilidade e a qualidade de vida geral destes, com benefícios persistindo após um acompanhamento de 3 anos[20].

Evidências também demonstram que a prática da yoga pode ser particularmente útil para aqueles que sofrem de dor nas costas, enxaquecas e algumas condições gastrintestinais e cardiovasculares e buscam saúde mental. É fundamental avaliar adequadamente as diferenças entre os estilos de yoga para recomendar a prática mais adequada ao estado de saúde do paciente e seus objetivos de tratamento[20].

Consciência da respiração

É uma meditação de foco único, que consiste na prática de manter a atenção concentrada na respiração. É considerada a prática de meditação mais fácil de ser aplicada[20]. A respiração abdominal para ativação do sistema parassimpático, em que a inspiração infla o abdome e a expiração desinfla o abdome é amplamente divulgada[20], sendo uma técnica recomendada para os momentos de relaxamento do corpo, especialmente útil quando não há necessidade de sustentar o corpo em relação à gravidade, sendo importante para o gerenciamento do estresse crônico, insônia e de crises de ansiedade.

No entanto, grande parte das dores crônicas está associada a desequilíbrios biomecânicos que também são influenciados pelas nossas emoções desde o início de nosso desenvolvimento motor, e, estas, por sua vez, influenciam a maneira como respiramos. Assim, a mecânica respiratória tem o potencial de perpetuar ou não uma postura que não só mantém um estado de ansiedade crônica, como também gera uma tensão miofascial e osteoarticular descabidas. Podemos, portanto, também fazer uso do exercício de consciência da respiração para ajustá-la adotando uma atitude corporal ativa e não estressada, mais eficiente para os momentos em que estamos de pé ou sentados de forma ativa, fazendo uso de técnicas de respiração ensinadas no *qigong*, no pilates, na ginástica hipopressiva e em algumas ativações do yoga (devendo-se ter especial atenção para evitar o excesso de ativação do esfíncter anal, tantas vezes solicitado em algumas práticas de yoga)[22-25]. Para esse objetivo, existe evidência de grau B que apoia o uso de exercícios respiratórios no tratamento da dor lombar crônica e inespecífica[26].

Conexão

O suporte social é amplamente reconhecido como fator crucial para a saúde emocional, associado a níveis reduzidos de depressão e ansiedade na população geral, além de prever diminuições no sofrimento emocional ao longo do tempo[20,21]. Em indivíduos com dor crônica, estudos indicam que o suporte social se correlaciona com menores índices de depressão, ansiedade e menor severidade da dor e menor incapacidade relacionada à dor. Um estudo transversal revelou que uma maior conexão social também estava relacionada a menos ansiedade e, assim, a menos dor. Intervenções que fortaleçam o suporte social e ofereçam estratégias de enfrentamento para emoções negativas podem ser eficazes na melhora da dor e na qualidade de vida dos pacientes[21].

Sono e dor

A qualidade do sono desempenha um papel crucial na modulação da dor. Estudos demonstram que a privação do sono não apenas aumenta a percepção da dor, como também está associada a deteriorações do estado emocional, como a depressão e a ansiedade, as quais podem amplificar a experiência dolorosa[27]. Uma revisão narrativa sugere que a promoção de um sono adequado pode reduzir significativamente a severidade da dor em diferentes populações, incluindo aqueles com dor crônica, como fibromialgia e dor lombar[28]. O sono insuficiente compromete a função cognitiva e a regulação emocional, facilitando um ciclo vicioso entre dor e insônia[28].

As intervenções que focam na higiene do sono, incluindo rotinas regulares de sono e técnicas de relaxamento, podem servir como ferramentas eficazes para o manejo da dor. Abordagens combinadas que integram educação sobre sono, terapias cognitivas e intervenções comportamentais podem potencialmente melhorar tanto a qualidade do sono quanto a intensidade da dor[29]. Estudos demonstram que a privação do sono diminui a inibição da dor, aumentam a intensidade da dor, aumentam a frequência da dor musculoesquelética e aumentam a incapacidade funcional da dor crônica (Figura 2)[30].

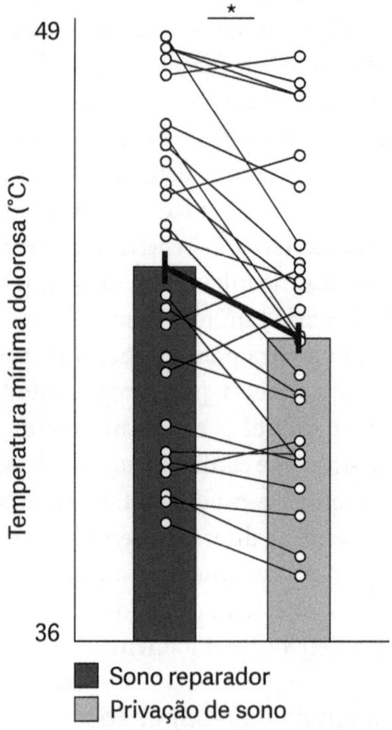

FIGURA 2 Diferença significativa na dor por estímulo térmico entre pacientes com sono reparador e não reparador (privação de sono). Fonte: Edwards et al., 2016[30].

Substâncias tóxicas e dor

O consumo de substâncias como tabaco e álcool tem implicações significativas na experiência e na gestão da dor. O tabagismo, em particular, está associado ao desenvolvimento e à cronicidade da dor, possivelmente por meio de mecanismos neurobiológicos que afetam a modulação da dor central[31]. A nicotina, embora tenha um efeito analgésico inicial, está associada a aumento da dor crônica em longo prazo, demonstrando que a cessação do tabagismo pode resultar em diminuição da intensidade da dor[32].

Da mesma forma, o uso de álcool pode alterar a maneira como a dor é percebida, afetando tanto os mecanismos de processamento da dor como o estado emocional dos indivíduos. Pesquisas indicam que os consumidores de álcool têm uma maior probabilidade de relatar dor crônica, aumentando a complexidade no tratamento, pois muitas vezes a dor é usada como uma justificativa para o consumo de álcool, criando um ciclo vicioso.[33] A identificação e o tratamento de comportamentos de uso de substâncias são essenciais na gestão da dor, especialmente em pacientes que apresentam múltiplas comorbidades[28,34].

Atividade física e dor

A atividade física é um dos componentes mais importantes na gestão da dor crônica. Intervenções que incorporam exercícios físicos têm demonstrado eficácia em reduzir a dor e melhorar a funcionalidade em variados contextos clínicos, incluindo dor musculoesquelética e dor crônica geral[35]. A comparação entre abordagens isoladas e multimodais revela que a integração de exercício com outros fatores, como educação sobre dor e gestão do estresse, tende a proporcionar melhores resultados clínicos em termos de redução da dor e melhoria da qualidade de vida[36].

O treinamento de resistência e programas de exercícios aeróbicos, quando feitos de forma supervisionada e adaptada às capacidades do paciente, demonstram não apenas benefícios físicos, mas também psicológicos, como redução da ansiedade e da depressão, que, como já mencionado, são comorbidades comuns entre pacientes com dor crônica[35,37].

Entre os fatores associados a maior engajamento e adesão à prática de exercício físico estão o acompanhamento profissional, grupo de exercícios como apoio social, prazer na atividade e percepção de resultados obtidos. O medo do movimento (cinesiofobia) e crenças sobre riscos de lesão e de que a atividade física deve ser evitada para alcançar redução da dor, embora sejam equivocadas, persistem no imaginário dos pacientes que devem ser contornados com estratégias educativas, motivacionais e comportamentais. Borges et al. identificaram que até mesmo o fornecimento de orientações de exercícios em material impresso foi capaz de aumentar a adesão da prática física na Atenção Primária[38].

A necessidade de uma abordagem personalizada e a frequência e intensidade da atividade física são determinantes na eficácia dos programas de exercícios, sendo recomendável a construção de programas individualizados que considerem a condição clínica e as preferências do paciente[28].

CONCLUSÃO

A integração dos fatores de estilo de vida no manejo da dor crônica é fundamental, pois operações isoladas de cada fator muitas vezes não são suficientes para alcançar melhorias significativas. Portanto, um enfoque compreensivo que considera alimentação, intestino, saúde mental, conexão, suporte social, sono, substâncias tóxicas e atividade física, junto a intervenções individualizadas e multimodais, pode resultar em melhores desfechos clínicos e na promoção da saúde geral dos pacientes com dor crônica (Figura 3).

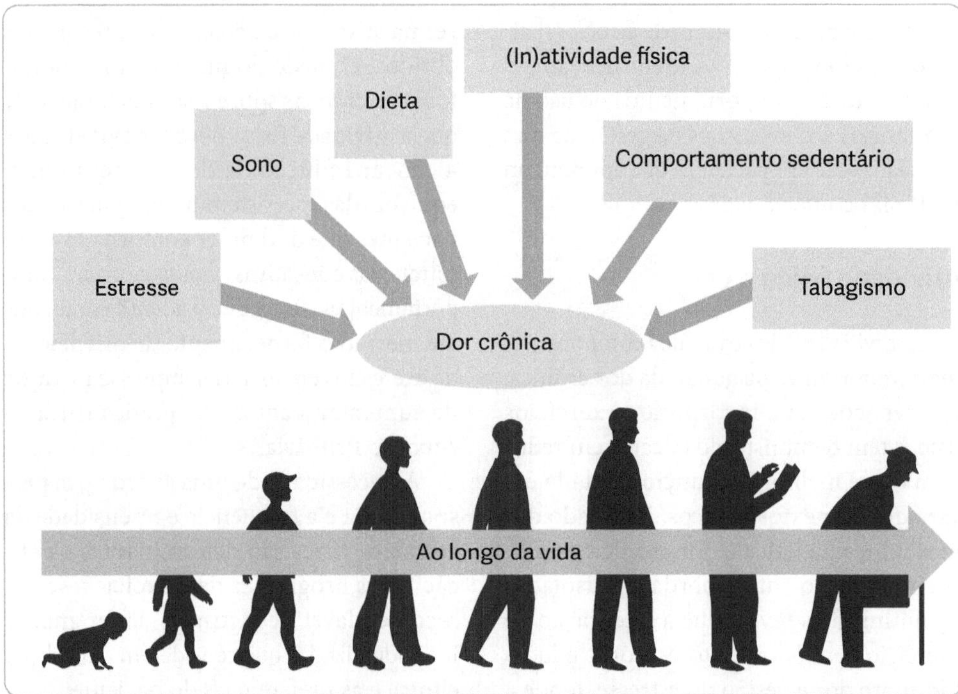

FIGURA 3 **Alguns dos principais fatores de estilo de vida que influenciam na dor crônica.**
Fonte: Nijs et al., 2020[28].

REFERÊNCIAS BIBLIOGRÁFICAS

1. Liggieri AC, Tsai AWW, Moraes FB, Liu IAW, Forni JEN, Fim M, et al. Tratado de dor musculoesquelética, 2. ed. Barueri: Alef; 2022. 596 p.
2. Treede RD, Rief W, Barke A, Aziz Q, Bennett MI, Benoliel R, et al. Chronic pain as a symptom or a disease: The IASP classification of chronic pain for the International Classification of Diseases (ICD-11). Pain. 2019;160:19-27.
3. Galvez-Sánchez CM, Montoro CI. Chronic pain: clinical updates and perspectives. J Clin Med. 2022;11:3474.
4. Aguiar DP, Souza CP, Barbosa WJ, Santos-Júnior FF, Oliveira AS. Prevalência de dor crônica no Brasil: revisão sistemática. BrJP São Paulo. 2021;4(03):257-67.
5. Tsai AWW, Kobayashi R, Liu IAW, Fim M, Liggieri AC, Machado ES. Atualização no manejo da dor musculoesquelética. Rev Bras Ortop. 2024;59(2):e160-e171.
6. Crews JC. Multimodal pain management strategies for office-based and ambulatory procedures. JAMA. 2002;288(05):629-32.
7. Rippe JM. Lifestyle medicine: the health promoting power of daily habits and practices. Am J Lifestyle Med. 2018.
8. Bauer UE, Briss PA, Goodman RA, Bowman BA. Prevention of chronic disease in the 21st century: elimination of the leading preventable causes of premature death and disability in the USA. Lancet. 2014;384(9937):45-52.
9. Spiller RC. Changing views on diverticular disease: impact of aging, obesity, diet, and microbiota. Neurogastroenterol Motil. 2015;27(3):305-12.
10. Nijs J, Malfliet A, Roose E, Lahousse A, Van Bogaert W, Johansson E, et al. Personalized multimodal lifestyle intervention as the best-evidenced treatment for chronic pain: state-of-the-art clinical perspective. J Clin Med. 2024;13(3):644.
11. Mirsharifa SM, Mirzaian B, Dousti Y. The efficacy of Acceptance and Commitment Therapy (ACT)

matrix on depression and psychological capital of the patients with irritable bowel syndrome. Open Access Maced J Med Sci. 2019;7(3):421-7.
12. Wicksell RK, Kemani M, Jensen K, Kosek E, Kadetoff D, Sorjonen K, et al. Acceptance and commitment therapy for fibromyalgia: A randomized controlled trial. Eur J Pain. 2013;17(40:599-611.
13. Elma Ö, Yilmaz ST, Deliens T, Coppieters I, Clarys P, Nijs J, et al. Do nutritional factors interact with chronic musculoskeletal pain? A systematic review. J Clin Med. 2020;9(3):702.
14. Elma Ö, Brain K, Dong H-J. The importance of nutrition as a lifestyle factor in chronic pain management: a narrative review. J Clin Med. 2022;11(19):5950.
15. Estruch R, Sacanella E, Lamuela-Raventós RM. Ideal dietary patterns and foods to prevent cardiovascular disease: beware of their anti-inflammatory potential. J Am Coll Cardiol. 2020;76(19):2194-6.
16. Dragan S, Șerban M-C, Damian G, Buleu F, Valcovici M, Christodorescu R. Dietary patterns and interventions to alleviate chronic pain. Nutrients. 2020;12(9):2510.
17. Guo R, Chen L-H, Xing C, Liu T. Pain regulation by gut microbiota: molecular mechanisms and therapeutic potential. Br J Anaesth. 2019;123(5):637-54.
18. Ferreira NV, Gomes Gonçalves N, Khandpur N, Steele EM, Levy RB, Monteiro C, et al. Higher ultraprocessed food consumption is associated with depression persistence and higher risk of depression incidence in the Brazilian Longitudinal Study of Adult Health. J Acad Nutr Diet. 2025;125(5):630-640.e7.
19. Geha P, deAraujo I, Green B, Small DM. Decreased food pleasure and disrupted satiety signals in chronic low back pain. Pain. 2014;155:712-22.
20. Rippe JM, editor. Lifestyle medicine. 4. ed. Boca Raton: CRC Press; 2024.
21. Franqueiro AR, Yoon J, Crago MA, Curiel M, Wilson JM. The interconnection between social support and emotional distress among individuals with chronic pain: a narrative review. Psychol Res Behav Manag. 2023;16:4389-99.
22. Fenske JN, Berland DW, Chandran S, Van Harrison R, Schneiderhan J, Hilliard PE, et al. Pain management. Ann Arbor: Michigan Medicine University of Michigan; 2021.
23. Zou L, Yeung A, Quan X, Boyden SD, Wang H. A systematic review and meta-analysis of mindfulness-based (Baduanjin) exercise for alleviating musculoskeletal pain and improving sleep quality in people with chronic diseases. Int J Environ Res Public Health. 2018;15(2):206.
24. Liang Z, Tian S, Wang C, Zhang M, Guo H, Yu Y, et al. The best exercise modality and dose for reducing pain in adults with low back pain: a systematic review with model-based Bayesian network meta-analysis. J Orthop Sports Phys Ther. 2024;54(5):315-27.
25. Bellido-Fernández L, Jiménez-Rejano JJ, Chillón-Martínez R, Lorenzo-Muñoz A, Pinero-Pinto E, Rebollo-Salas M. Clinical relevance of massage therapy and abdominal hypopressive gymnastics on chronic nonspecific low back pain: a randomized controlled trial. Disabil Rehabil. 2021;44(16):4233-40.
26. Anderson BE, Bliven KCH. The use of breathing exercises in the treatment of chronic, nonspecific low back pain. J Sport Rehabil. 2017;26(5):452-8.
27. Dorsey S, et al. Sleep disturbances and chronic pain. Pain Medicine. 2017;18(4):610-4.
28. Nijs J, D'Hondt E, Clarys P, Deliens T, Polli A, Malfliet A, et al. Lifestyle and chronic pain across the lifespan: An inconvenient truth? PM R. 2020;12(4):410-9.
29. Jansson-Fröjmark M, et al. Psychological interventions for chronic insomnia: a systematic review. J Psychosom Res. 2017;92:1-8.
30. Edwards RR, Dworkin RH, Turk DC, Angst MS, Dionne R, Freeman R, et al. Patient phenotyping in clinical trials of chronic pain treatments: IMMPACT recommendations. Pain. 2016;157(9):1851-71.
31. Schmid KL, et al. The impact of tobacco smoking on chronic pain: a review. Pain Physician. 2016;19(2):E143-E150.
32. Mikkelsen K, et al. Smoking, pain, and analgesic effects in chronic pain conditions: a systematic review. Neuropsychobiology. 2021;79:279-287.
33. Rasulov M, et al. Alcohol and pain: the bidirectional relationship. Pain Research and Management. 2020;2020:1-8.
34. Nijs J, Meeus M, Cagnie B, Roussel NA, Dolphens M, Van Oosterwijck J, et al. A modern neuroscience approach to chronic spinal pain: combining pain neuroscience education with

cognition-targeted motor control training. Phys Ther. 2014;94(5):730-8.

35. Geneen LJ, Moore RA, Clarke C, Martin D, Colvin LA, Smith BH. Physical activity and exercise for chronic pain in adults: an overview of Cochrane Reviews. Cochrane Database Syst Rev. 2017;4:CD011309.
36. Gatchel RJ, Peng YB, Peters ML, Fuchs PN, Turk DC. The biopsychosocial approach to chronic pain: theory and practice. Psychol Bull. 2007;133(4):581-624.
37. Khanna R, et al. Individualized exercise programs for chronic pain patients: a review. Clinical Rehabilitation. 2019;33(5):866-77.
38. Borges PA, Koerich MHA, Wengerkievicz KC, Knabben RJ. Barreiras e facilitadores para adesão à prática de exercícios por pessoas com dor crônica na Atenção Primária à Saúde: estudo qualitativo. Physis. 2023;33.

SEÇÃO X

Medicina do Estilo de Vida em populações e cenários específicos

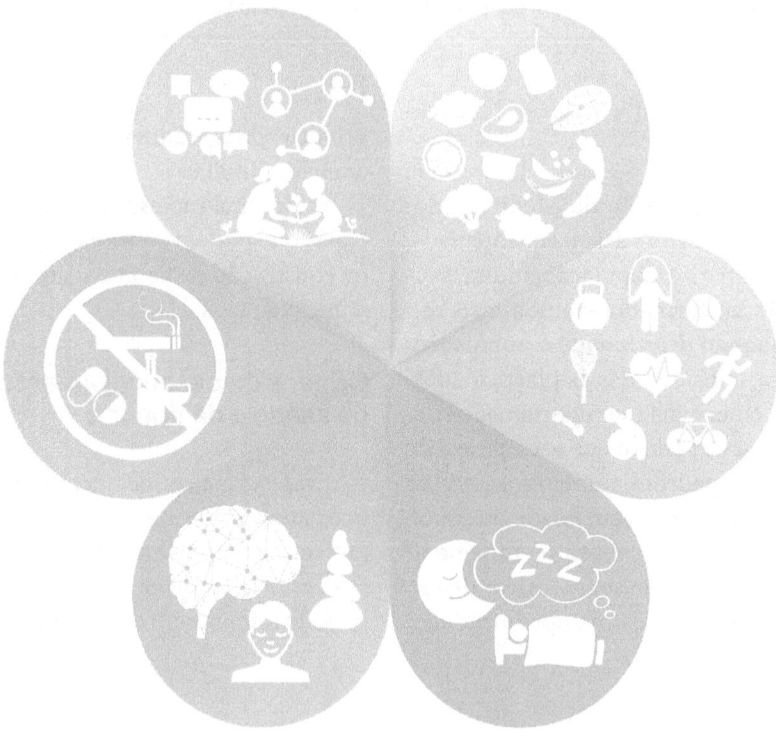

60

Crianças e adolescentes

Claudia Terzian

Pontos-chave

- Ao investir na promoção da saúde infantil, contribui-se não apenas para o bem-estar físico, mental e social, mas também para a redução do risco de doenças crônicas e o favorecimento da longevidade com qualidade ao longo da vida.
- A infância é um período crítico em que fatores intrauterinos, nutricionais, ambientais e epigenéticos modulam a saúde física e mental ao longo da vida, com possíveis efeitos intergeracionais.

INTRODUÇÃO

Embora a aplicação da Medicina do Estilo de Vida (MEV) seja frequentemente discutida para a população adulta, seu potencial transformador é ainda mais relevante quando direcionada à população pediátrica, consideradas as plasticidades biológica, emocional e comportamental da infância. É neste período que se estabelecem as bases para padrões alimentares, práticas de atividade física, qualidade do sono, estratégias de enfrentamento emocional e formas de interação social. Além disso, seu uso na infância é uma oportunidade privilegiada de influenciar positivamente o núcleo familiar.

Este capítulo apresenta conceitos e estratégias que podem subsidiar o profissional na construção de hábitos saudáveis desde o início da vida.

Origens do desenvolvimento da saúde e da doença

Evidências científicas têm demonstrado que fatores ambientais, nutricionais, epigenéticos e comportamentais presentes em fases críticas do desenvolvimento – como o período intrauterino e os primeiros anos de vida – podem modular a expressão gênica e programar funções fisiológicas, influenciando a saúde ao longo de toda a vida[1].

Estudos longitudinais como o *Dutch Hunger Winter*, que avaliou os efeitos da subnutrição materna durante a Segunda Guerra Mundial, revelaram que a exposição fetal à escassez nutricional se associou a maior risco de obesidade, diabetes tipo 2 e doenças cardiovasculares na vida adulta[2,3]. De forma semelhante, o *Project Viva*, nos Estados Unidos, demonstrou que a qualidade da dieta materna durante a gestação influencia parâmetros metabólicos e inflamatórios nos filhos[4,5]. Há ainda evidências do estudo ALSPAC indicando alterações epigenéticas relacionadas à dieta materna, como a metilação de genes reguladores do metabolismo[6].

Além disso, observa-se que a composição corporal e a alimentação dos pais podem afetar não apenas a saúde da primeira geração de descendentes, mas também de gerações subsequentes, sugerindo efeitos intergeracionais[7]. O período intrauterino, em especial, é considerado uma janela crítica de vulnerabilidade, pois o crescimento e o desenvolvimento fetal ocorrem de forma acelerada. Alterações nesse ambiente, como deficiências nutricionais ou exposição a toxinas, podem resultar em adaptações biológicas que aumentam o risco de doenças crônicas ao longo da vida[8,9].

Os mecanismos biológicos que explicam como os fatores precoces afetam a saúde ao longo da vida envolvem diferentes processos interligados. A epigenética é um dos principais, consistindo em alterações que não modificam a sequência do DNA, mas sim sua expressão gênica, influenciada pelo ambiente, pela nutrição e pelo estilo de vida. Essas marcas epigenéticas podem ter efeitos duradouros, alterando a suscetibilidade para doenças metabólicas, cardiovasculares e neuropsiquiátricas.

Outro mecanismo importante é a programação metabólica, na qual o organismo fetal adapta suas funções fisiológicas a partir das condições intrauterinas vivenciadas. Por exemplo, um ambiente de restrição nutricional pode levar o feto a desenvolver respostas metabólicas de economia energética, que, se persistirem na infância e na vida adulta em ambientes de maior oferta calórica, aumentam o risco de obesidade e outras doenças crônicas[10]. Além disso, a exposição a fatores adversos nos períodos iniciais da vida pode induzir um estado de inflamação crônica de baixo grau, caracterizado pela ativação persistente do sistema imune, o que também contribui para o desenvolvimento de doenças não transmissíveis ao longo dos anos.

A microbiota intestinal é também um determinante importante, cuja composição e diversidade são estabelecidas desde o nascimento e sofrem grande influência do tipo de parto, do aleitamento materno, da alimentação e da exposição ambiental[3,10]. A microbiota atua de forma direta na regulação da imunidade, do metabolismo e até do comportamento, sendo um elo importante na relação entre exposições precoces e desenvolvimento futuro de doenças[10].

À luz destes conhecimentos pode-se concluir que os momentos críticos para intervenção preventiva continuam sendo os de crescimento e desenvolvimento, abrangendo desde a pré-concepção até a adolescência. Entre os principais fatores associados estão: estado nutricional materno pré-concepção e durante a gestação; exposição a toxinas ambientais e estresse materno; amamentação e introdução alimentar; qualidade do sono e atividade física na infância; e vínculo afetivo e ambiente psicossocial.

A integração do conceito de Origens Desenvolvimentistas da Saúde e da Doença (DOHaD) na prática pediátrica, aliada à MEV, cria oportunidades valiosas para desenvolver estratégias preventivas nos primeiros anos de vida, promovendo hábitos saudáveis. Ao considerar a interação entre os aspectos genéticos e ambientais, é possível implementar intervenções precoces que não apenas previnem doenças crônicas, mas também promovem um desenvolvimento saudável e um bem-estar duradouro.

PILARES DA MEDICINA DO ESTILO DE VIDA NA PERSPECTIVA PEDIÁTRICA

Nutrição

Gestação e puerpério

A nutrição é crucial durante o período reprodutivo, sendo útil como um fator modificável no risco de doenças ao longo da vida. Embora a Organização Mundial da Saúde (OMS) forneça diretrizes para cuidados pré-natais, faltam recomendações abrangentes sobre as necessidades nutricionais das mulheres desde a pré-concepção até a lactação. O papel da nutrição ao longo desse *continuum* – cobrindo a pré-concepção, a gravidez, o parto, a infância e a adolescência – recebeu pouca atenção no passado, mas recentemente passou a ser um foco importante de discussão entre pesquisadores e especialistas[11].

Um aspecto importante é a diferença entre o aumento das necessidades energéticas e a demanda elevada por micronutrientes, como vitaminas e minerais. Embora seja necessário aumentar cerca de 300 calorias diárias, especialmente nas fases finais da gestação, a ingestão adequada de micronutrientes, como ácido fólico, ferro e cálcio, é fundamental para o desenvolvimento fetal e a saúde materna.

O período que abrange 2 a 3 meses antes e após a concepção é considerado um estágio crítico na programação da saúde do feto, em que a otimização da função dos gametas e o desenvolvimento inicial da placenta são fundamentais. Durante essa janela de tempo, a suplementação de ácido fólico tem sido extensivamente estudada, evidenciando que sua ingestão adequada pode reduzir a incidência de defeitos do tubo neural em até 70%. Outros benefícios associados à suplementação de ácido fólico durante o período periconcepcional incluem a redução do risco de complicações gestacionais, como pré-eclâmpsia, aborto espontâneo e resultantes desfavoráveis, como baixo peso ao nascer, tamanho pequeno para a idade gestacional, natimorto e morte neonatal; além disso, alguns estudos sugerem uma possível relação com a diminuição da incidência de autismo em crianças[12].

As repercussões da falta de ferro durante a gravidez e no período fetal inserem-se em um cenário crucial, uma vez que a reposição desse mineral após um período indefinido pode não ser adequada para corrigir deficiências estruturais já presentes nas estruturas cerebrais em formação, afetando o desenvolvimento cognitivo e motor da criança. Da mesma forma, a deficiência de zinco antes da concepção prejudica o crescimento fetal, placentário e a formação do tubo neural[11,12].

O estado nutricional materno inadequado está ligado a padrões anormais de crescimento fetal, como baixo peso ao nascer (BPN) e macrossomia, que aumentam o risco de doenças crônicas. Uma dieta equilibrada, rica em vegetais, frutas, grãos integrais e peixes, e pobre em carne vermelha gordurosa e alimentos processados, é fundamental para uma gravidez saudável. Dietas que restringem macronutrientes devem ser evitadas em decorrência do risco de desequilíbrios nutricionais. O índice de massa corporal (IMC) materno pré-gestacional influencia o ganho de peso gestacional (GPG) e suas complicações, e embora a melhoria nutricional ideal ocorra antes da concepção, estabelecer metas de GPG durante a gestação pode ser uma abordagem viável[11].

Esses fatores de risco pré-concepcionais podem criar padrões que impactam a saúde de forma cumulativa na idade adulta e nas gerações seguintes, considerando as evidências crescentes sobre os efeitos a longo prazo da má nutrição materna e da obesidade na saúde infantil[13].

Concluindo, a nutrição desempenha um papel fundamental na saúde materno-fetal e no desenvolvimento a longo prazo das crianças. Neste contexto, é essencial que diretrizes abrangentes orientem as mulheres em todas as etapas do ciclo reprodutivo, com o objetivo de minimizar riscos e promover o bem-estar nas gerações futuras. A adoção de práticas nutricionais saudáveis deve ser incentivada como uma prioridade em saúde pública, considerando seu impacto direto na prevenção de doenças crônicas e na promoção de um futuro saudável para as crianças.

Aleitamento materno e introdução alimentar

Os primeiros mil dias de vida de uma criança, que vão da concepção até os 2 anos, são fundamentais para o desenvolvimento físico e cognitivo, estabelecendo como bases para a saúde ao longo da vida. Nesse contexto, o aleitamento materno e a introdução alimentar são pilares essenciais. A promoção do aleitamento materno pela Organização Mundial da Saúde (OMS) e pelo Fundo das Nações Unidas para a Infância (UNICEF) representa uma estratégia crucial para a melhoria da saúde infantil e é reconhecida nos Objetivos de Desenvolvimento do Milênio.

Além disso, a importância do aleitamento materno se estende além do curto prazo, com relatórios internacionais destacando seu papel na saúde pública e na prevenção de doenças crônicas. O atraso no início do aleitamento materno está associado a um aumento significativo nas chances de mortalidade neonatal, especialmente por infecções. Por outro lado, a prática de aleitamento materno na primeira hora de vida pode reduzir em 22% a taxa de mortalidade neonatal. Esse período é crítico, e o efeito protetor do aleitamento, especialmente do colostro, é resultado da colonização intestinal por bactérias benéficas presentes no leite materno e da produção de fatores imunológicos bioativos que atendem às necessidades do recém-nascido.

Recomenda-se que o aleitamento materno exclusivo ocorra até os 6 meses de vida, sendo ideal sua continuidade até os 2 anos, totalizando os mil primeiros dias de nutrição. Os benefícios do aleitamento materno incluem a redução da morbidade e mortalidade associada a diarreias e infecções respiratórias, assim como a diminuição do risco de obesidade na infância e condições crônicas como hipertensão, diabetes e hipercolesterolemia[14,15].

A introdução alimentar é um marco fundamental no desenvolvimento infantil, com repercussões que se estendem por toda a vida. Mais que a simples oferta de novos alimentos, esse processo representa uma oportunidade única de estabelecer comportamentos alimentares saudáveis, prevenir doenças crônicas e fortalecer vínculos familiares.

Na perspectiva da MEV, que valoriza intervenções baseadas em evidências para promover saúde e bem-estar, a introdução alimentar é vista como um momento estratégico para orientar famílias sobre escolhas alimentares saudáveis, ambiente alimentar adequado e práticas que respeitem a individualidade da criança e da família.

As diretrizes para a introdução alimentar no Brasil são fundamentadas no *Guia Alimentar da População Brasileira* e no *Guia Alimentar para Crianças Brasileiras Menores de 2 Anos*, ambos publicados pelo Ministério da Saúde. Esses documentos reforçam a importância de uma alimentação baseada em alimentos *in natura* e minimamente processados, destacando que o início da alimentação complementar deve ocorrer aos 6 meses de vida com a oferta de alimentos de todos os grupos, em diferentes formatos e texturas, sem adição de açúcar e sal. Desde o início, a alimentação deve ser diversificada e colorida, evitando-se o uso de alimentos ultraprocessados e permitindo que a criança explore, toque e participe do ato de se alimentar .

Além disso, um ambiente acolhedor e livre de distrações, como televisão ou dispositivos eletrônicos, é crucial, pois favorece a formação de hábitos alimentares equilibrados desde cedo[16,17].

A adoção adequada das recomendações na introdução alimentar contribui para a formação de hábitos saudáveis que tendem a se manter nas demais fases da infância e adolescência. Evidências mostram que comportamentos alimentares desenvolvidos nos primeiros anos influenciam preferências, aceitação alimentar e relação com a comida ao longo da vida[18,19]. Assim, orientar famílias e promover um ambiente alimentar positivo desde o início são estratégias eficazes para a prevenção de doenças e para a promoção da saúde integral. Essa abordagem ajuda na prevenção de doenças crônicas e promove um estilo de vida que contribui para uma maior expectativa de vida e uma qualidade melhorada nos anos vividos[17-19].

Sono

O sono é um dos pilares essenciais, sendo determinante para o crescimento, o desenvolvimento neurocognitivo, o equilíbrio emocional, a imunidade e a saúde metabólica[20]. O sono de má qualidade ou insuficiente tem sido associado a desfechos negativos na saúde física e mental de crianças e adolescentes, aumentando o risco de obesidade, dificuldades de aprendizagem, transtornos comportamentais e distúrbios metabólicos[20].

A quantidade e a qualidade do sono variam conforme a faixa etária. Segundo a National Sleep Foundation e recomendações da Sociedade Brasileira de Pediatria (SBP), as necessidades médias de sono são, em média, 14 a 17 horas para recém-nascidos, 12 a 16 horas para lactentes, 11 a 14 horas para crianças pequenas, 10 a 13 horas para pré-escolares, 9 a 12 horas para escolares e 8 a 10 horas para adolescentes[20]. Além do tempo, aspectos como regularidade, ambiente tranquilo e ausência de telas antes de dormir são fundamentais para a qualidade do sono[21].

A privação ou má qualidade de sono afeta a saúde física, emocional e cognitiva da criança, resultando em déficits de atenção, memória, aprendizagem e rendimento escolar, alterações no humor e irritabilidade, além de dificuldade na autorregulação emocional. Também está relacionada à obesidade infantil em decorrência da desregulação hormonal, do aumento do apetite e do menor gasto energético, além de elevar o risco de hipertensão, resistência insulínica e inflamações. A função imunológica é prejudicada, aumentando a suscetibilidade a infecções e risco de acidentes[20-22].

A promoção de hábitos saudáveis de sono deve começar desde os primeiros meses de vida[21,22]. Entre as principais recomendações estão:

- Estabelecer uma rotina regular de sono e horários consistentes para dormir e acordar, inclusive nos fins de semana.
- Criar um ambiente propício, escuro, silencioso e com temperatura agradável.
- Evitar exposição a telas (televisão, celular, *tablets*, videogames) pelo menos 1 hora antes de dormir, especialmente pela luz azul que prejudica a produção de melatonina.
- Adotar rituais relaxantes antes de dormir, como banho morno, leitura ou músicas calmas.
- Respeitar os sinais de sono da criança e evitar atividades estimulantes no período noturno.
- Valorizar o modelo familiar, com os pais praticando bons hábitos de sono, favorecendo o aprendizado e a adesão das crianças.

Os desafios na promoção do sono saudável incluem o uso excessivo de telas, o aumento das demandas escolares e sociais, e a dificuldade dos pais em estabelecer limites e rotinas. Na prática clínica, deve-se abordar o sono de forma sistemática em todas as consultas, orientando a família sobre sua importância e identificando precocemente distúrbios como insônia comportamental, parassonias e transtornos respiratórios do sono.

Atividade física

Reconhecida como um dos pilares centrais da MEV, a atividade física desempenha um papel crucial no crescimento e no desenvolvimento motor, cognitivo, emocional e social de crianças e adolescentes. Desde os primeiros anos de vida, o movimento espontâneo e a brincadeira ativa são essenciais para o desenvolvimento de habilidades motoras e cognitivas, fortalecimento muscular, formação óssea, controle do peso e saúde metabólica. Além disso, favorecem o humor, a qualidade do sono, a socialização e o bem-estar geral[23,24].

A prática regular de atividade física também exerce um papel fundamental no desenvolvimento cerebral, especialmente durante a infância e adolescência – períodos críticos para o crescimento e a formação de redes neurais. Os exercícios estimulam a circulação sanguínea, promovendo maior oferta de oxigênio e nutrientes ao cérebro e favorecendo a neurogênese e a plasticidade cerebral[25-27]. Além disso, estão associados à liberação de neurotransmissores como endorfinas e serotonina, que contribuem para a melhoria do humor, da memória e da capacidade de aprendizado[27]. Assim, a atividade física não apenas impulsiona o desenvolvimento cognitivo, mas também é fundamental para o equilíbrio emocional e social, preparando o jovem para enfrentar desafios acadêmicos e relacionais de maneira mais eficaz[25,26].

De acordo com as orientações da OMS e da SBP, a prática de atividade física deve ser estimulada desde os primeiros anos de vida[23,24]. Para crianças menores de 1 ano, recomenda-se que sejam incentivadas a realizar movimentos ativos várias vezes ao dia, incluindo períodos em posição de bruços sob supervisão. Para crianças de 1 a 5 anos, o ideal é acumular pelo menos 3 horas diárias de atividades físicas, variando entre intensidades leves, moderadas e vigorosas[23,24]. Já para crianças e adolescentes de 5 a 17 anos, é indicado um mínimo de 60 minutos diários de atividade física de intensidade moderada a vigorosa, incluindo atividades que fortaleçam músculos e ossos, como correr, saltar e brincar, pelo menos três vezes na semana[23,24].

Na promoção da atividade física na infância e adolescência, os "9 *F-words*" (família, facilitadores, instalações, força, excitação física, função, diversão, sensação e futuro) oferecem um modelo abrangente para estimular a participação ativa. Esses fatores ressaltam a importância de um ambiente de apoio, com a participação da família e de facilitadores, como professores e treinadores, além do acesso a espaços adequados para a prática esportiva[24,28]. Valorizar a diversão e as sensações positivas durante o exercício é essencial para manter o interesse das crianças. Além disso, promover o desenvolvimento de força e resistência física é fundamental para um crescimento saudável[24]. Apesar dos reconhecidos benefícios, o sedentarismo infantil vem aumentando, impulsionado por maior tempo de tela, insegurança urbana, redução de espaços públicos e excesso de atividades passivas. Dados brasileiros mostram que uma parcela significativa de crianças e adolescentes não atinge as recomendações mínimas de atividade física[29].

Entre as estratégias para promoção de hábitos ativos e saudáveis, destacam-se: incentivar o brincar ativo desde os primeiros meses de vida; reduzir o tempo de tela, conforme recomenda a SBP – nenhuma exposição antes dos 2 anos e controle rigoroso a partir dessa idade; orientar os pais a serem exemplos ativos para seus filhos; prescrever atividade física durante as consultas pediátricas, respeitando as preferências, idade e limitações individuais; valorizar atividades ao ar livre e o contato com a natureza; incentivar a participação em comunidades e espaços coletivos que estimulem a prática esportiva.

Dessa forma, ao integrar a atividade física à rotina desde a infância, não só prevenimos doenças crônicas e o sedentarismo, mas também favorecemos o desenvolvimento integral, a autonomia e a qualidade de vida de crianças e adolescentes.

Manejo do estresse na infância

O estresse é uma resposta fisiológica natural e adaptativa, fundamental para a sobrevivência. Na infância, porém, a capacidade de manejar o estresse depende diretamente da maturação neurológica e do ambiente relacional em que a criança está inserida. A literatura atual classifica o estresse infantil em três categorias: positivo, tolerável e tóxico. O estresse positivo é breve e faz parte do desenvolvimento saudável, como no primeiro dia de aula. O estresse tolerável ocorre diante de situações mais intensas, como a perda de um ente querido, sendo possível sua superação com apoio adequado. Já o estresse tóxico resulta da exposição contínua a adversidades, como negligência, violência ou abandono, na ausência de suporte afetivo, podendo ter efeitos duradouros sobre o desenvolvimento físico e mental da criança[30].

Do ponto de vista neurobiológico, a resposta ao estresse envolve a ativação do eixo hipotálamo-hipófise-adrenal (HHA) e estruturas cerebrais como a amígdala, o hipocampo e o córtex pré-frontal. A amígdala é responsável pela detecção de ameaças e ativação emocional. O hipocampo atua no registro e contextualização da experiência, enquanto o córtex pré-frontal exerce papel modulador, inibindo respostas impulsivas e regulando emoções. Como essa última região amadurece mais tardiamente, crianças pequenas não possuem a capacidade plena de autorregulação, tornando-se altamente dependentes da corregulação emocional proporcionada pelos adultos[31,32].

A presença de cuidadores sensíveis e atentos é decisiva para ajudar a criança a reconhecer, nomear e lidar com suas emoções. Estudos mostram que vínculos seguros modulam a ativação do HHA, protegendo o cérebro infantil dos efeitos prejudiciais do estresse crônico. Em contrapartida, crianças expostas a estresse tóxico apresentam maior risco de alterações na arquitetura cerebral, especialmente em áreas como o hipocampo e a amígdala, além de maior predisposição a doenças cardiovasculares, metabólicas e transtornos psiquiátricos na vida adulta[33].

Nesse contexto, o manejo adequado do estresse na infância inclui intervenções que promovam ambientes seguros, previsíveis e afetivos, rotinas saudáveis, estímulo à atividade física, sono adequado, alimentação equilibrada e estratégias de educação emocional. Assim, integrar o cuidado emocional à prática pediátrica é essencial para a formação de crianças mais resilientes e saudáveis.

Relacionamentos na infância

Os relacionamentos interpessoais são fundamentais para o desenvolvimento infantil, afetando diretamente aspectos emocionais, cognitivos e físicos. Desde o nascimento, o contato humano e os vínculos de afeto oferecem segurança e suporte necessários para o amadurecimento do cérebro social e emocional. Relações positivas funcionam como fator protetor contra estressores, enquanto vínculos frágeis ou abusivos aumentam o risco de adoecimento físico e mental[30,34].

O contato com a natureza desempenha um papel importante nesse cenário. Ambientes naturais favorecem interações sociais mais espontâneas, atividades cooperativas e níveis reduzidos de ansiedade e estresse em crianças[35]. Estudos mostram que brincar ao ar livre não só melhora o humor e a atenção, mas também fortalece vínculos familiares e de amizade, além de promover empatia, criatividade e negociação de conflitos[34].

No ambiente familiar, a relação entre irmãos representa uma das primeiras oportunidades para a criança aprender a lidar com diferenças, compartilhar recursos, resolver disputas e desenvolver empatia. Embora os conflitos sejam frequentes, eles são também oportunidades valiosas de aprendizado socioemocional, desde que haja orientação adequada dos adultos. Relações fraternas positivas estão associadas a melhores indicadores de saúde mental e satisfação na vida adulta[35].

Por outro lado, relações negativas, como o *bullying*, representam sérias ameaças ao bem-estar infantil. Definido como agressão repetitiva e intencional entre pares, o *bullying* afeta a saúde emocional, podendo levar a quadros de ansiedade, depressão, isolamento social e prejuízos no rendimento escolar[36]. Crianças vítimas ou perpetradoras apresentam maior risco de problemas psicológicos ao longo da vida. A criação de ambientes afetivos, inclusivos e respeitosos na escola e na família, bem como a promoção da empatia e da comunicação não violenta, são estratégias fundamentais na prevenção desse fenômeno.

Além disso, atividades em grupo, como esportes coletivos e práticas culturais, oferecem oportunidades para que crianças aprendam a lidar com frustrações, compartilhar conquistas e desenvolver habilidades sociais. Práticas simples, como refeições em família, passeios em parques e tempo livre de qualidade sem telas, também favorecem o fortalecimento dos vínculos afetivos e a construção de memórias emocionais positivas[37].

Portanto, o estímulo às relações saudáveis, ao contato com a natureza e a mediação adequada de conflitos são estratégias essenciais para o desenvolvimento equilibrado e a promoção da saúde na infância. A atuação conjunta de famílias, educadores e profissionais de saúde é indispensável para oferecer às crianças ambientes seguros, afetivos e enriquecedores.

Uso de substâncias: impactos, riscos e prevenção

O uso de substâncias psicoativas na infância e adolescência é uma questão de crescente importância na saúde pública e na prática pediátrica. Considera-se atualmente que o tabagismo e o uso de álcool e de outras drogas são problemas pediátricos, pois a iniciação acontece precocemente, em uma fase de intensa vulnerabilidade emocional e neurobiológica[38]. O cérebro em desenvolvimento é especialmente suscetível aos efeitos dessas substâncias, que podem comprometer áreas críticas envolvidas no controle inibitório, no planejamento, no julgamento e na regulação emocional.

Entre essas substâncias, os dispositivos eletrônicos para fumar (VAPE) vêm se destacando pelo rápido aumento de uso entre adolescentes. Embora sejam frequentemente percebidos como menos nocivos, esses dispositivos contêm altas concentrações de nicotina, além de solventes e compostos tóxicos que prejudicam o desenvolvimento pulmonar, cardiovascular e neurológico. Estudos mostram que o uso do VAPE aumenta significativamente o risco de dependência nicotínica, transtornos de humor e comportamento, além de potencializar o início precoce do tabagismo convencional[39].

O álcool continua sendo a substância psicoativa mais consumida entre adolescentes e está associado ao maior número de mortes diretas e indiretas nessa faixa etária. Acidentes de trânsito, violência interpessoal, intoxicações, comportamento sexual de risco e suicídio são frequentemente relacionados ao consumo de álcool. Além disso, a exposição precoce e repetida ao álcool interfere negativamente no desenvolvimento cerebral, afetando o funcionamento de áreas responsáveis pelo aprendizado, memória e controle de impulsos[40].

O fato de que o cérebro do adolescente está em constante remodelação o torna mais vulnerável aos efeitos tóxicos das substâncias. As áreas corticais relacionadas ao planejamento, julgamento e controle emocional ainda estão em formação, enquanto o sistema límbico, relacionado ao prazer e à recompensa, amadurece mais precocemente. Esse descompasso aumenta a propensão a comportamentos impulsivos e de risco, tornando a exposição precoce ao álcool, nicotina e outras drogas ainda mais prejudicial.

Para a prevenção efetiva, é fundamental promover ambientes protetores, vínculos familiares saudáveis e o incentivo a práticas esportivas e atividades de lazer. Estratégias eficazes incluem a limitação da exposição a ambientes permissivos, o aconselhamento breve em consultas pediátricas e programas de prevenção que integrem família e escola. Programas combinados de orientação a pais e estudantes mostraram-se eficazes na redução do uso de substâncias, no atraso da experimentação e no fortalecimento da resiliência de crianças e adolescentes frente a situações de risco[41].

INTEGRANDO OS PILARES DA MEDICINA DO ESTILO DE VIDA NA PEDIATRIA

É imperativo que os profissionais de saúde, independentemente da especialidade, incorporem os princípios da MEV em suas práticas clínicas. Médicos de família, pediatras, nutricionistas, psicólogos e enfermeiros têm papel essencial na orientação de pais, cuidadores e jovens, promovendo hábitos saudáveis desde os primeiros anos de vida. Integrar os pilares da MEV no atendimento pediátrico representa um passo fundamental para a prevenção precoce e a construção de um ciclo contínuo de bem-estar. O futuro da MEV na Pediatria se mostra promissor, impulsionado pelo avanço das pesquisas e por uma crescente conscientização social acerca da importância da prevenção. Essa abordagem não apenas transforma o cuidado das crianças, mas também contribui para a formação de adultos mais saudáveis e resilientes.

Ao disseminar o conhecimento sobre saúde e bem-estar de forma acessível e prática, a MEV se consolida como uma ferramenta poderosa na promoção de um futuro no qual as novas gerações estejam mais preparadas para enfrentar os desafios de saúde com confiança e autonomia.

Conclui-se, portanto, que estamos apenas no início de uma jornada capaz de transformar vidas e moldar gerações, em que cada passo em direção a hábitos mais saudáveis se configura como uma conquista significativa no combate às doenças crônicas não transmissíveis.

Para se aprofundar

Artigo: Foundations of pediatric lifestyle medicine. Children (Basel). 2025;12(3):304.

Revisão abrangente dos fundamentos da Medicina do Estilo de Vida em Pediatria, integrando evidências atuais sobre nutrição, sono, atividade física, manejo emocional e prevenção de doenças crônicas desde a infância.

REFERÊNCIAS BIBLIOGRÁFICAS

1. Hagemann E, Silva DT, Davis JA, Gibson LY, Prescott SL. Developmental Origins of Health and Disease (DOHaD): the importance of life-course and transgenerational approaches. Paediatr Respir Rev. 2021;40:3-9.
2. Barker DJP. Fetal origins of coronary heart disease. BMJ. 1995;311(6998):171-4.
3. Hoffman DJ, Powell TL, Barrett ES, Hardy DB. Developmental origins of metabolic diseases. Physiol Rev. 2021;101(3):739-795.
4. Silveira PP, Portella AK, Goldani MZ, Barbieri MA. Developmental origins of health and disease (DOHaD). J Pediatr (Rio J) 2007;83(6).
5. Roseboom TJ, de Rooij SR, Painter RC. The Dutch famine and its long-term consequences for adult health. Early Hum Dev. 2006;82(8):485-91.
6. Oken E, Rifas-Shiman SL, Field AE, Frazier AL, Gillman MW. Maternal gestational weight gain and offspring weight in adolescence. Obstet Gynecol. 2007;110(5):999-1007.
7. Godfrey KM, Lillycrop KA, Burdge GC, Gluckman PD, Hanson MA. Epigenetic mechanisms and the mismatch concept of the developmental origins of health and disease. Pediatr Res. 2007;61(5 Pt 2):5R-10R.
8. Rando OJ, Simmons RA. I'm eating for two: parental dietary effects on offspring metabolism. Cell. 2015;161(1):93-105.
9. Gluckman PD, Hanson MA. Developmental origins of disease paradigm: a mechanistic

and evolutionary perspective. Pediatr Res. 2004;56(3):311-7.

10. Hsu CN, Hou CY, Hsu WH, Tain YL. Early-life origins of metabolic syndrome: mechanisms and preventive aspects. Int J Mol Sci. 2021;22(21):11872.
11. Marshall NE, Abrams B, Barbour LA, Catalano P, Christian P, Friedman JE, et al. The importance of nutrition in pregnancy and lactation: lifelong consequences. Am J Obstet Gynecol. 2022;226(5):607-632.
12. Stephenson J, Heslehurst N, Hall J, Schoenaker DAJM, Hutchinson J, Cade JE, et al. Before the beginning: nutrition and lifestyle in the preconception period and its importance for future health. Lancet. 2018;391(10132):1830-1841.
13. Hanson M, Barker M, Dodd JM, Kumanyika S, Norris S, Steegers E, et al. Interventions to prevent maternal obesity before conception, during pregnancy, and post partum. Lancet Diabetes Endocrinol. 2017;5(1):65-76.
14. Cunha AJ, Leite ÁJ, Almeida IS. The pediatrician's role in the first thousand days of the child: the pursuit of healthy nutrition and development. J Pediatr (Rio J). 2015;91(6 Suppl 1):S44-51
15. Binns C, Lee M, Low WY. The long-term public health benefits of breastfeeding. Asia Pac J Public Health. 2016;28(1):7-14.
16. Brasil. Ministério da Saúde (MS). Guia alimentar para a população brasileira. Brasília: MS, 2014
17. Brasil. Ministério da Saúde (MS). Guia alimentar para crianças brasileiras menores de 2 anos. Brasília: MS; 2019.
18. Birch LL. Learning to eat: behavioral and psychological aspects. Nestle Nutr Inst Workshop Ser. 2016;85:125-34.
19. Schwartz C, Scholtens PA, Lalanne A, Weenen H, Nicklaus S. Development of healthy eating habits early in life. Review of recent evidence and selected guidelines. Appetite. 2011;57(3):796-807.
20. Paruthi S, Brooks LJ, D'Ambrosio C, et al. Consensus statement of the American Academy of Sleep Medicine on the recommended amount of sleep for healthy children. J Clin Sleep Med. 2016;12(11):1549-1561.
21. Sociedade Brasileira de Psiquiatria (SBP). Documento do Departamento Científico de Medicina do Sono: Higiene do sono. 2017.
22. Halal CS, Nunes ML. Educação em higiene do sono na infância: quais abordagens são efetivas? Uma revisão sistemática da literatura. J Pediatr (Rio J). 2014;90(5):449-456.
23. World Health Organization (WHO). Guidelines on physical activity and sedentary behaviour. Geneva: WHO; 2020
24. Sociedade Brasileira de Pediatria (SBP). Promoção da atividade física na infância e adolescência. Rio de Janeiro: SBP; 2014.
25. Carson V, Hunter S, Kuzik N, et al. Systematic review of physical activity and cognitive development in early childhood. J Sci Med Sport. 2016;19(7):573-8.
26. López-Vicente M, Forns J, Suades-González E, et al. Physical activity and cognitive trajectories in school-aged children: the INMA birth cohort study. J Pediatr. 2017;188:35-41.e1.
27. Hillman CH, Erickson KI, Kramer AF. Be smart, exercise your heart: exercise effects on brain and cognition. Nat Rev Neurosci. 2008;9(1):58-65.
28. Faigenbaum AD, Rebullido TR, Chulvi-Medrano. Youth physical activity is all about the "F-words". Strength and Conditioning Journal. 2020;42(6):2-6.
29. Instituto Brasileiro de Geografia e Estatística (IBGE). Pesquisa Nacional de Saúde do Escolar 2015. Rio de Janeiro: IBGE; 2016.
30. Shonkoff JP, Garner AS; Committee on Psychosocial Aspects of Child and Family Health. The lifelong effects of early childhood adversity and toxic stress. Pediatrics. 2012;129(1):e232-46.
31. Tottenham N, Galván A. Stress and the adolescent brain: amygdala-prefrontal cortex circuitry and ventral striatum as developmental targets. Neurosci Biobehav Rev. 2016;70:217-227.
32. McLaughlin KA, Sheridan MA, Lambert HK. Childhood adversity and neural development: Deprivation and threat as distinct dimensions of early experience. Neurosci Biobehav Rev. 2014;47:578-591.
33. Herzberg MP, Gunnar MR. Early life stress and brain function: Activity and connectivity associated with processing emotion and reward. Neuroimage. 2020;209:116493.
34. Belsky J, de Haan M. Annual research review: parenting and children's brain development: the end of the beginning. J Child Psychol Psychiatry. 2011;52(4):409-428.
35. Brussoni M, Ishikawa T, Brunelle S, Herrington S. Landscapes for play: Effects of an intervention to promote nature-based risky play

in early childhood centres. J Environ Psychol. 2017;54:139-150.

36. Arseneault L. Annual Research Review: The persistent and pervasive impact of being bullied in childhood and adolescence: Implications for policy and practice. J Child Psychol Psychiatry. 2018;59(4):405-421.
37. Holt NL, Neely KC, Slater LG, Camiré M, Côté J, Fraser-Thomas J, et al. A grounded theory of positive youth development through sport based on results from a qualitative meta-study. Int Rev Sport Exerc Psychol. 2017;10(1):1-49.
38. Levy SJL, Williams JF. Substance use screening, brief intervention, and referral to treatment. Pediatrics. 2016;138(1):e20161211.
39. Wang TW, Gentzke AS, Neff LJ, et al. Characteristics of e-cigarette use among US youth, 2020. JAMA. 2020;324(9):903-904.
40. World Health Organization. Global status report on alcohol and health 2018. Geneva: World Health Organization; 2018.
41. Newton NC, Teesson M, Champion KE, et al. A systematic review of combined student- and parent-based programs to prevent alcohol and other drug use among adolescents. Drug Alcohol Rev. 2017;36(3):337-351.

61

Saúde da mulher

Ana Maria Kemp

Pontos-chave

- A Medicina do Estilo de Vida (MEV) é uma abordagem clínica baseada em evidências que se mostra altamente eficaz na promoção da saúde e prevenção de doenças crônicas entre mulheres, com impacto significativo ao longo de todo o ciclo de vida.
- A adesão a múltiplos fatores de estilo de vida saudável está associada a menor risco de multimorbidade, doenças cardiovasculares, disfunções metabólicas, infertilidade, osteoporose, transtornos do humor e distúrbios do ciclo menstrual.
- O estilo de vida exerce influência direta sobre eventos fisiológicos centrais da vida da mulher – como menarca, ciclo menstrual, fertilidade, gestação, puerpério, perimenopausa e menopausa –, modulando fatores hormonais, imunológicos e epigenéticos.
- A aplicação da MEV exige sensibilidade às vulnerabilidades e desigualdades vividas pelas mulheres, considerando aspectos biopsicossociais e promovendo cuidado contínuo, equitativo e centrado na paciente.

INTRODUÇÃO

A Medicina do Estilo de Vida (MEV) tem se consolidado como uma abordagem central para a promoção da saúde e a prevenção de doenças crônicas não transmissíveis[1,2]. Fundamentada em seis pilares, a MEV oferece intervenções seguras, acessíveis e eficazes na modificação dos principais fatores de risco comportamentais[3,4].

No contexto da saúde da mulher, os efeitos da MEV são particularmente relevantes. Mudanças no estilo de vida estão associadas a melhorias significativas em condições prevalentes como obesidade[5,6], síndrome dos ovários policísticos (SOP)[7], infertilidade[8], diabetes gestacional[9] e doenças cardiovasculares[10]. Além disso, há impacto documentado do estilo de vida sobre o ciclo menstrual[11], a gestação[12] e a menopausa[13] – fases fisiológicas que, por sua complexidade hormonal, representam marcos distintos e determinantes no curso da saúde da mulher ao longo da vida.

No cenário atual, em que as mulheres enfrentam múltiplas demandas e desigualdades em saúde, torna-se ainda mais relevante oferecer estratégias que valorizem a promoção da saúde com foco em autocuidado, equidade e protagonismo feminino. Integrar os pilares da MEV à prática clínica cotidiana requer sensibilidade, escuta qualificada e ferramentas adaptadas à realidade de cada paciente. Profissionais capacitados nesse modelo de atenção ampliam seu repertório terapêutico e contribuem ativamente para a transformação do cuidado em saúde, promovendo um olhar preventivo, compassivo e fundamentado na ciência para a saúde da mulher. Um exemplo de abordagem da saúde da mulher integrado aos valores da MEV está esquematizado na Tabela 1[14].

TABELA 1 A abordagem PURER para a Medicina do Estilo de Vida na saúde da mulher

Conceito PURER	Objetivo	Ações recomendadas
P – Prática	Praticar um modelo de Medicina do estilo de vida engajado com a comunidade e sensível ao contexto sociocultural da mulher	Vincular recomendações da Medicina do estilo de vida aos valores pessoais e culturais da paciente. Oferecer formatos de atendimento (como visitas em grupo ou baseadas na comunidade) que promovam conexão social.
U – Compreensão e Empatia	Compreender e demonstrar empatia pelos vieses que contribuem para as disparidades em saúde das mulheres e seu impacto nos comportamentos de estilo de vida	Praticar escuta ativa e investigação empática sobre experiências de discriminação de gênero e raça. Engajar *stakeholders* diversos (ex.: grupos comunitários, abrigos, ONGs) para obter recomendações culturalmente adequadas.
R – Reforma	Promover reformas nos sistemas de saúde em níveis micro e macro para garantir prevenção e equidade no cuidado à saúde da mulher	Defender sistemas de saúde culturalmente responsivos, centrados na comunidade e orientados pela empatia. Envolver mulheres sub-representadas como líderes e agentes de transformação.
E – Empoderamento	Capacitar mulheres diversas no ambiente clínico a adotarem estratégias baseadas em evidências para construir saúde e resiliência	Enfatizar domínios como resiliência, autocuidado, autoconfiança e gratidão, além dos pilares tradicionais (alimentação, atividade física etc.). Apoiar mulheres para enfrentarem efeitos da adversidade e injustiça sobre sua saúde.
R – Saúde Relacional	Abordar a saúde dos relacionamentos e o planejamento reprodutivo	Facilitar escolhas informadas sobre contracepção, incluindo métodos reversíveis de longa duração. Adotar uma postura culturalmente respeitosa e não julgadora em toda a abordagem.

Fonte: Krishnaswami et al., 2019[14].

Este capítulo propõe uma análise crítica e aplicada das principais evidências que fundamentam a MEV como estratégia preventiva e terapêutica no cuidado à saúde da mulher.

IMPACTO DO ESTILO DE VIDA NA SAÚDE DA MULHER

Índice de saúde

Um dos achados mais robustos sobre o impacto do estilo de vida na saúde da mulher é proveniente da coorte *Women's Health Initiative*. Em uma amostra de mais de 62 mil mulheres acompanhadas por uma média de 16,3 anos, aquelas no quintil mais elevado do índice de estilo de vida saudável (*Healthy Lifestyle Index* – Tabela 2) apresentaram um risco 40% menor de desenvolver multimorbidade – definida como a ocorrência de duas ou mais doenças crônicas, como câncer, doenças cardiovasculares, diabetes tipo 2, fraturas, depressão e comprometimento cognitivo – em comparação com aquelas no quintil mais baixo (HR = 0,60; IC 95%: 0,54-0,66).[15]

Saúde cardiovascular

O estilo de vida é um determinante central na prevenção das doenças cardiovasculares (DCV) em mulheres, que continuam sendo a principal causa de morte feminina globalmente. A adesão a um estilo de vida saudável – caracterizado por não fumar, manter peso corporal adequado, praticar atividade física regular, moderar o consumo de álcool e adotar uma alimentação equilibrada — está associada a reduções expressivas no risco de mortalidade cardiovascular e por todas as causas em mulheres de meia-idade

TABELA 2 Componentes do *Healthy Lifestyle Index*

Componente	Categorias	Pontuação atribuída
1. Alimentação	Avaliada pelo *Alternative Healthy Eating Index* (AHEI-2010)	0 (pior quintil) a 4 (melhor quintil)
2. Atividade física	*Metabolic equivalents* (MET-h/semana) em lazer, por quintil	0 (mais baixo) a 4 (mais alto)
3. Tabagismo	Fumante atual (> 15 maços-ano) Fumante atual (≤ 15 maços-ano) Ex-fumante < 10 anos Ex-fumante ≥ 10 anos Nunca fumou	0 a 4 (ordem crescente de risco)
4. Álcool	≥ 2 doses/dia 1 a < 2 doses/dia 0,5 a < 1 dose/dia > 0 a < 0,5 dose/dia 0 dose/dia	0 a 4 (quanto menos, maior pontuação)
5. Sono	Horas de sono por noite: < 6; 6 a < 7; 7 a < 8; 8 a < 9; ≥ 9	0 a 4 (ideal: 7-< 8 horas = 4 pts)
6. Adiposidade	Índice de massa corporal (ou, em análises secundárias, circunferência abdominal)	0 a 4 (normal: 18,5-24,9 kg/m² = 4 pts)

Pontuação: de 0-12 = 1º quintil; de 13-14 = 2º quintil; de 15-16 = 3º quintil; de 17-18 = 4º quintil; de 19-24 = 5º quintil.
Fonte: Peila et al., 2023[15].

e idosas, conforme demonstrado por metanálise de estudos prospectivos[10]. Além disso, evidências recentes demonstram que manter níveis ideais de pressão arterial, glicemia, perfil lipídico e composição corporal, associados à abstenção de tabaco e à prática regular de atividade física, define o conceito de saúde cardiovascular ideal (Tabela 3), o qual está vinculado a maior longevidade, melhor qualidade de vida e redução dos custos em saúde[16].

TABELA 3 Critérios de saúde cardiovascular ideal (AHA)

Componente	Critério para ser considerado "ideal"
Colesterol total	< 200 mg/dL, sem uso de medicação
Pressão arterial	< 120x80 mmHg, sem uso de medicação
Glicemia de jejum	< 100 mg/dL, sem uso de medicação
Índice de massa corporal	< 25 kg/m²
Tabagismo	Nunca fumou ou cessação há mais de 12 meses
Atividade física	≥ 150 min/sem de atividade moderada, ou ≥ 75 min/sem vigorosa
Padrão alimentar saudável	Adesão a padrões como DASH, rica em frutas, vegetais, grãos integrais, e pobre em sódio, açúcar e gordura saturada

Fonte: Mosca et al., 2022[16].

Saúde metabólica

A combinação de múltiplos fatores de estilo de vida saudáveis está associada a uma menor incidência de síndrome metabólica em mulheres[17]. Em particular, a redução do tempo de comportamento sedentário no lazer pode diminuir os riscos de doenças metabólicas, obesidade e hipertensão[18].

No contexto da SOP, intervenções de estilo de vida, incluindo mudanças dietéticas e aumento da atividade física, são recomendadas como primeira linha de tratamento para melhorar os resultados metabólicos e reprodutivos[7,19]. Essas intervenções podem melhorar a sensibilidade à insulina e o equilíbrio hormonal, além de reduzir os riscos em longo prazo de doenças metabólicas e cardiovasculares.

Saúde óssea e muscular

A saúde óssea e muscular da mulher é significativamente modulada por fatores de estilo de vida. A prática regular de atividades físicas com impacto ou carga, como corrida e treinamento de resistência, está associada ao aumento da densidade mineral óssea (DMO) e à preservação da massa muscular, com efeitos particularmente importantes durante a adolescência – fase de consolidação do pico de massa óssea – e na menopausa, período marcado por acentuada perda óssea e risco de sarcopenia. Embora o exercício não reverta totalmente a deterioração óssea induzida pelo hipoestrogenismo, ele contribui para atenuá-la e preservar a funcionalidade[20-22].

A nutrição adequada, com consumo suficiente de cálcio, vitamina D e proteínas, potencializa esses efeitos, e sua combinação com o exercício físico tem demonstrado benefícios sinérgicos na composição corporal e nos marcadores cardiometabólicos[23-25]. Assim, a adoção precoce e sustentada de hábitos saudáveis representa um investimento de longo prazo na prevenção da osteoporose e na manutenção da autonomia funcional da mulher ao longo do envelhecimento.

IMPACTO DO ESTILO DE VIDA NAS FASES FISIOLÓGICAS

Ciclo menstrual e fertilidade

O estilo de vida exerce influência direta sobre a regulação do ciclo menstrual e da fertilidade feminina, desde a adolescência até o final da idade reprodutiva. Fatores como índice de massa corporal (IMC), dieta, atividade física, tabagismo e estresse modulam a regularidade dos ciclos e a função ovulatória[26,27]. A obesidade, por exemplo, está associada a maior risco de ciclos irregulares, anovulação e complicações reprodutivas, incluindo menor número de oócitos em tratamentos de fertilização *in vitro*.

Por outro lado, a adesão a um estilo de vida saudável está associada a redução significativa no risco de infertilidade, chegando a uma diminuição de até 59% na probabilidade de infertilidade em mulheres que adotam múltiplos fatores de proteção[28]. Dietas com padrão mediterrâneo, ricas em fibras, antioxidantes e gorduras saudáveis, demonstram impacto positivo na fertilidade natural e em desfechos de reprodução assistida, reforçando o papel da nutrição como intervenção central na saúde reprodutiva[29].

Além da fertilidade e da função menstrual, o estilo de vida influencia a ocorrência e a gravidade da tensão pré-menstrual (TPM) e do transtorno disfórico pré-menstrual (TDPM). Evidências indicam que dietas pobres em nutrientes, alto consumo de cafeína e baixo controle do estresse estão associados a maior frequência e intensidade de sintomas físicos e emocionais. Em contrapartida, padrões alimentares ricos em vitaminas do complexo B, vitamina D, cálcio, magnésio e ácidos graxos ômega-3 contribuem para a redução da irritabilidade, da fadiga e das alterações de humor relacionadas à fase lútea[30,31].

Estratégias de regulação emocional, como *mindfulness* e reavaliação cognitiva, também têm sido estudadas como abordagens complementares para o manejo do TDPM, podendo modular o humor e os níveis de cortisol, ainda que seus efeitos não sejam universais[32,33]. Esses achados reforçam o papel do estilo de vida não apenas como fator de prevenção, mas também como parte do tratamento clínico dessas condições cíclicas que impactam de forma significativa a saúde física, mental e social das mulheres.

Gestação e puerpério

O estilo de vida materno no período pré-concepcional e durante a gestação tem papel decisivo na saúde da mãe e do feto, influenciando diretamente os desfechos gestacionais. Evidências robustas demonstram que a adesão a múltiplos fatores de estilo de vida saudável está associada a reduções expressivas no risco de complicações como diabetes gestacional, hipertensão gestacional, pré-eclâmpsia, parto prematuro e baixo peso ao nascer[34]. Mulheres que aderem a quatro ou mais dos fatores associados a um estilo de vida saudável podem apresentar até 37% menos risco de desfechos adversos na gestação[34]. Além disso, intervenções voltadas à perda de peso antes da concepção, especialmente em mulheres com sobrepeso ou obesidade, demonstraram eficácia na redução de complicações perinatais, enquanto a nutrição e o estilo de vida saudáveis durante a gravidez favorecem o desenvolvimento placentário e fetal, com implicações epigenéticas e metabólicas de longo prazo[35,36].

No puerpério, o estilo de vida continua a exercer efeitos importantes sobre a saúde física e mental da mulher. Intervenções que combinam alimentação saudável, prática de atividade física e suporte emocional têm se mostrado eficazes na redução da retenção de peso pós-parto, melhora do perfil cardiometabólico e atenuação de sintomas depressivos[37,38]. No entanto, a implementação de comportamentos saudáveis no pós-parto enfrenta desafios como sobrecarga de cuidados, exaustão e falta de suporte, facilitada por intervenções estruturadas, acompanhamento profissional e apoio da rede social[39]. Estratégias que consideram a motivação intrínseca da mulher e a continuidade do cuidado desde a gestação até o pós-parto tendem a apresentar melhores resultados na consolidação de hábitos saudáveis e na promoção da recuperação funcional e emocional nesse período de intensa transição[38].

Perimenopausa e menopausa

A perimenopausa e a menopausa representam períodos de transição fisiológica marcados por profundas alterações hormonais que impactam múltiplos sistemas, com repercussões significativas na saúde cardiometabólica, óssea e emocional da mulher. Durante essa fase, há um aumento da adiposidade abdominal, resistência à insulina, dislipidemia e disfunção endotelial, elevando o risco de doenças cardiovasculares e metabólicas. Esses efeitos são frequentemente agravados por redução na atividade física, comum nesse período da vida[40]. Nesse contexto, intervenções baseadas em estilo de vida ganham destaque como estratégias centrais de cuidado. A prática regular de atividade física está associada à melhora da sensibilidade insulínica, controle do peso corporal, equilíbrio do perfil lipídico e redução do risco de eventos cardiovasculares, especialmente em mulheres que apresentam menopausa precoce ou fatores de risco acumulados[41].

A alimentação equilibrada também exerce papel protetor e modulador durante essa fase. Dietas ricas em nutrientes como cálcio, vitamina D, vitamina C, proteínas e vitaminas do complexo B contribuem para a manutenção da saúde óssea, redução do risco de resistência à insulina, prevenção da sarcopenia e regulação do humor[42]. Além disso, os sintomas vasomotores e o declínio do bem-estar psicossocial podem ser mitigados por um estilo de vida ativo, sugerindo efeitos indiretos sobre os níveis hormonais e o risco de depressão. Fatores sociais e econômicos, como nível educacional e acesso a recursos de saúde, também influenciam a adesão a comportamentos saudáveis, especialmente importantes no delineamento de políticas públicas voltadas à promoção da saúde da mulher[43]. Dessa forma, a abordagem da perimenopausa e da menopausa sob a ótica da MEV permite intervenções preventivas e terapêuticas integradas, com potencial para melhorar a qualidade de vida e reduzir o risco de doenças crônicas nessa fase crítica do envelhecimento feminino.

CONCLUSÃO

A MEV oferece um modelo clínico baseado em evidências, com potencial de atuação transversal nas diferentes fases da vida da mulher. Ao reconhecer a influência contínua de fatores comportamentais – como nutrição, atividade física, sono, estresse, conexões sociais e exposição a substâncias de risco – sobre a saúde metabólica, reprodutiva, cardiovascular, óssea e emocional, esse modelo permite intervenções de alto impacto, custo-efetivas e sustentáveis. Os dados aqui apresentados demonstram que a aplicação sistemática e personalizada da

MEV pode não apenas prevenir e tratar condições crônicas comuns na população feminina, como também promover vitalidade, autonomia funcional e qualidade de vida ao longo do envelhecimento.

Para se aprofundar

Artigo: Krishnaswami J, Del C Colon-Gonzalez M. Reforming women's health care: a call to action for lifestyle medicine practitioners to save lives of mothers and infants. Am J Lifestyle Med. 2019;13(5):495-504.

Discussão contundente sobre os determinantes sociais e estruturais que afetam a saúde materno-infantil nos Estados Unidos. Apresenta o modelo PURER como uma abordagem prática e empática da MEV, voltada para a equidade em saúde e o cuidado centrado na mulher ao longo do ciclo reprodutivo.

Livro: Tollefson M, Eriksen N, Pathak N, editores. Improving women's health across the lifespan. Boca Raton: CRC Press; 2022.

Obra que discute a saúde da mulher em diferentes fases da vida, com abordagem multidisciplinar e foco em prevenção, bem-estar e práticas baseadas em evidência.

REFERÊNCIAS BIBLIOGRÁFICAS

1. Kris-Etherton PM, Petersen KS, Després JP, et al. Strategies for promotion of a healthy lifestyle in clinical settings: pillars of ideal cardiovascular health: a science advisory from the American Heart Association. Circulation. 2021;144(24):e495-e514.
2. Arnett DK, Blumenthal RS, Albert MA, et al. 2019 ACC/AHA Guideline on the primary prevention of cardiovascular disease: a report of the American College of Cardiology/American Heart Association Task Force on Clinical Practice Guidelines [published correction appears in Circulation. 2019;140(11):e649-e650.
3. Mozaffarian D, Afshin A, Benowitz NL, et al. Population approaches to improve diet, physical activity, and smoking habits: a scientific statement from the American Heart Association. Circulation. 2012;126(12):1514-63.
4. Nyberg ST, Singh-Manoux A, Pentti J, et al. Association of healthy lifestyle with years lived without major chronic diseases. JAMA Intern Med. 2020;180(5):760-8.
5. van Dammen L, Wekker V, van Oers AM, et al. Effect of a lifestyle intervention in obese infertile women on cardiometabolic health and quality of life: a randomized controlled trial. PLoS One. 2018;13(1):e0190662.
6. Khandelwal S. Obesity in midlife: lifestyle and dietary strategies. Climacteric. 2020;23(2):140-7.
7. Lim SS, Hutchison SK, Van Ryswyk E, et al. Lifestyle changes in women with polycystic ovary syndrome. Cochrane Database Syst Rev. 2019;3(3):CD007506.
8. Hunter E, Avenell A, Maheshwari A, et al. The effectiveness of weight-loss lifestyle interventions for improving fertility in women and men with overweight or obesity and infertility: A systematic review update of evidence from randomized controlled trials. Obes Rev. 2021;22(12):e13325.
9. Dingena CF, Arofikina D, Campbell MD, et al. Nutritional and exercise-focused lifestyle interventions and glycemic control in women with diabetes in pregnancy: a systematic review and meta-analysis of randomized clinical trials. Nutrients. 2023;15(2):323.
10. Colpani V, Baena CP, Jaspers L, et al. Lifestyle factors, cardiovascular disease and all-cause mortality in middle-aged and elderly women: a systematic review and meta-analysis. Eur J Epidemiol. 2018;33(9):831-45.
11. Rowland AS, Baird DD, Long S, et al. Influence of medical conditions and lifestyle factors on the menstrual cycle. Epidemiology. 2002;13(6):668-74.
12. Wang S, Mitsunami M, Ortiz-Panozo E, et al. Prepregnancy healthy lifestyle and adverse pregnancy outcomes. Obstet Gynecol. 2023;142(6):1278-90.
13. Lankila H, Kekäläinen T, Hietavala EM, et al. A mediating role of visceral adipose tissue on the association of health behaviours and metabolic inflammation in menopause: a po-

pulation-based cross-sectional study. Sci Rep. 2025;15(1):1999.
14. Krishnaswami J, Del C Colon-Gonzalez M. Reforming women's health care: a call to action for lifestyle medicine practitioners to save lives of mothers and infants. Am J Lifestyle Med. 2019;13(5):495-504.
15. Peila R, Xue X, Shadyab AH, et al. Association between the healthy lifestyle index and risk of multimorbidity in the Women's Health Initiative. J Gerontol A Biol Sci Med Sci. 2023;78(12):2282-93.
16. Mosca L, Benjamin EJ, Berra K, et al. Effectiveness-based guidelines for the prevention of cardiovascular disease in women – 2011 update: a guideline from the American Heart Association [published correction appears in J Am Coll Cardiol. 2012;59(18):1663]. J Am Coll Cardiol. 2011;57(12):1404-23.
17. Deng YY, Ngai FW, Qin J, et al. combined influence of eight lifestyle factors on metabolic syndrome incidence: a prospective cohort study from the MECH-HK Study. Nutrients. 2024;16(4):547.
18. Fan J, Ding C, Gong W, et al. The relationship between leisure-time sedentary behaviors and metabolic risks in middle-aged chinese women. Int J Environ Res Public Health. 2020;17(19):7171.
19. Gautam R, Maan P, Jyoti A, et al. The role of lifestyle interventions in PCOS management: a systematic review. Nutrients. 2025;17(2):310.
20. Kopiczko A. Determinants of bone health in adults Polish women: the influence of physical activity, nutrition, sun exposure and biological factors. PLoS One. 2020;15(9):e0238127.
21. Sipilä S, Törmäkangas T, Sillanpää E, et al. Muscle and bone mass in middle-aged women: role of menopausal status and physical activity. J Cachexia Sarcopenia Muscle. 2020;11(3):698-709.
22. Santos L, Elliott-Sale KJ, Sale C. Exercise and bone health across the lifespan. Biogerontology. 2017;18(6):931-46.
23. Agostini D, Zeppa Donati S, Lucertini F, et al. Muscle and bone health in postmenopausal women: role of protein and vitamin D supplementation combined with exercise training. Nutrients. 2018;10(8):1103.
24. Azzolino D, Spolidoro GCI, Saporiti E, et al. Musculoskeletal changes across the lifespan: nutrition and the life-course approach to prevention. Front Med (Lausanne). 2021;8:697954.
25. Dunlop K, Dillon G, Crowley RK, et al. Lifestyle interventions in later reproductive age women to offset cardiometabolic and bone disease: a scoping review. Nutr Metab (Lond). 2025;22(1):15.
26. Rowland AS, Baird DD, Long S, et al. Influence of medical conditions and lifestyle factors on the menstrual cycle. Epidemiology. 2002;13(6):668-74.
27. Dhar S, Mondal KK, Bhattacharjee P. Influence of lifestyle factors with the outcome of menstrual disorders among adolescents and young women in West Bengal, India. Sci Rep. 2023;13(1):12476.
28. Ye X, Song X, Zhou S, et al. Association between combined healthy lifestyles and infertility: a cross-sectional study in US reproductive-aged women. BMC Public Health. 2025;25(1):153.
29. Łakoma K, Kukharuk O, Śliż D. The influence of metabolic factors and diet on fertility. Nutrients. 2023;15(5):1180.
30. Oboza P, Ogarek N, Wójtowicz M, et al. Relationships between premenstrual syndrome (PMS) and diet composition, dietary patterns and eating behaviors. Nutrients. 2024;16(12):1911.
31. Dinh Trieu Ngo V, Bui LP, Hoang LB, et al. Associated factors with premenstrual syndrome and Premenstrual dysphoric disorder among female medical students: a cross-sectional study. PLoS One. 2023;18(1):e0278702.
32. Nayman S, Beddig T, Reinhard I, et al. Effects of cognitive emotion regulation strategies on mood and cortisol in daily life in women with premenstrual dysphoric disorder. Psychol Med. 2023;53(11):5342-52.
33. Nayman S, Schricker IF, Grammatikos IF, et al. Induced ruminative and mindful self-focus in daily life across the menstrual cycle in women with and without premenstrual dysphoric disorder. Behav Res Ther. 2024;183:104630.
34. Wang S, Mitsunami M, Ortiz-Panozo E, et al. Prepregnancy healthy lifestyle and adverse pregnancy outcomes. Obstet Gynecol. 2023;142(6):1278-90.
35. Hoek A, Wang Z, van Oers AM, et al. Effects of preconception weight loss after lifestyle intervention on fertility outcomes and pregnancy complications. Fertil Steril. 2022;118(3):456-62.
36. Reijnders IF, Mulders AGMGJ, van der Windt M, et al. The impact of periconceptional maternal lifestyle on clinical features and biomarkers of

placental development and function: a systematic review. Hum Reprod Update. 2019;25(1):72-94.
37. Van Uytsel H, Ameye L, Devlieger R, et al. Effect of the INTER-ACT lifestyle intervention on maternal mental health during the first year after childbirth: a randomized controlled trial. PLoS One. 2023;18(7):e0284770.
38. Brown SD, Kiernan M, Hedderson MM, et al. Greater intrinsic motivation for engaging in healthy lifestyle behaviors is associated with reduced postpartum weight. Obesity (Silver Spring). 2025;33(5):927-35.
39. Makama M, Awoke MA, Skouteris H, et al. Barriers and facilitators to a healthy lifestyle in postpartum women: a systematic review of qualitative and quantitative studies in postpartum women and healthcare providers. Obes Rev. 2021;22(4):e13167.
40. Hulteen RM, Marlatt KL, Allerton TD, et al. Detrimental changes in health during menopause: the role of physical activity. Int J Sports Med. 2023;44(6):389-96.
41. Hyvärinen M, Juppi HK, Taskinen S, et al. Metabolic health, menopause, and physical activity-a 4-year follow-up study. Int J Obes (Lond). 2022;46(3):544-54.
42. Erdélyi A, Pálfi E, Tűű L, et al. the importance of nutrition in menopause and perimenopause - a review. Nutrients. 2023;16(1):27.
43. Kim S, Ko Y, Yi G. Role of social determinants and lifestyle on women's metabolic risk during the perimenopausal transition: results from a cohort study. Menopause. 2016;23(4):403-9.

62

Cuidados pós-operatórios

Paula de Mello Ribas Borine

Pontos-chave

- Gerenciar o estresse no período pós-operatório é essencial para acelerar a recuperação do paciente, evitar complicações médicas e promover o bem-estar físico e emocional durante todo o processo de reabilitação.
- A confiança do paciente na equipe cirúrgica e nos profissionais envolvidos no pós-operatório ajuda no controle do estresse, permitindo uma melhor cicatrização e redução de riscos de complicação na recuperação.
- Para que de fato a reabilitação aconteça, é fundamental que seja feita com a supervisão de um profissional habilitado para melhorar a funcionalidade e promover a saúde integral do paciente durante todo o processo.
- Uma consulta prévia sobre o que acontecerá no pós-cirúrgico em relação à reabilitação diminui em muito a ansiedade e o receio em relação à dor.
- Crenças antigas e o relato de outras pessoas geram um efeito nocebo no paciente, prejudicando muito a reabilitação no pós-operatório.
- Cada indivíduo tem suas próprias experiências, e faz parte do trabalho da reabilitação desmistificar as dores e ajudar no controle delas.

INTRODUÇÃO

A identificação das principais reações comportamentais e emocionais manifestas em pacientes cirúrgicos na fase do pré-operatório muitas vezes já nos diz como será a recuperação, visto que a experiência subjetiva do paciente nessa fase pode repercutir nas demais[1]. O período pós-operatório e a fase de reabilitação física e mental não apenas envolvem a restauração do corpo, mas também demandam atenção à mente e ao espírito. É nesse momento que o paciente enfrenta a transição do trauma para a reconstrução, lidando com dores, limitações e o impacto emocional do processo[2].

Este capítulo mergulha nas complexidades do processo de reabilitação, com foco nos aspectos físicos, mentais e emocionais que impactam a experiência do paciente. A reabilitação física não se limita à restauração da funcionalidade; ela se expande para abordar questões como a reintegração social, o retorno às atividades cotidianas e a percepção de autossuficiência. Paralelamente, a saúde mental e emocional é um elemento essencial dessa equação, uma vez que eventos de saúde muitas vezes geram ansiedade, medo e até mesmo sintomas de depressão.

DOR MUSCULOESQUELÉTICA

Reações emocionais e comportamentais

Todo adulto já vivenciou um ou mais episódios breves de dor musculoesquelética (DME) associada a lesão ou *overuse*[3]. Dados da Organização Mundial da Saúde (OMS) indicam que de 20 a 33% da população mundial vive com DME, variando de acordo com idade e diagnóstico[4]. Em se tratando de afecções relacionadas ao trabalho, as afecções musculoesqueléticas representam 61%[5]. Todavia, relatos da literatura trazem maior variação dessa estatística, observando que a DME afeta entre 13,5 e 47% da população geral. Já a prevalência de dor crônica (DC) difusa varia entre 11,4%e 24%[6].

Muitas são as patologias decorrentes das dores musculoesqueléticas que levam à cirurgia, por demora em procurar ajuda médica ou por medo da própria intervenção. Dentre as mais comuns, temos fraturas de tornozelo e quadril, lesão do ligamento cruzado anterior, ruptura do menisco, osteoartrite do joelho, capsulite adesiva decorrente de câncer de mama, lesão do manguito rotador do ombro e artrodese da coluna lombar.

A resposta emocional do paciente vai depender da ameaça que ele entende sobre o procedimento. Isso tudo é influenciado por suas experiências que ocorreram ao longo da vida. A partir da percepção surgem comportamentos de ajustes que têm como objetivo enfrentar o estresse e a ansiedade desencadeados por esse momento[7].

A importância da conversa ampla e verdadeira para com o paciente

A relação médico cirurgião-paciente deve ser a mais clara e objetiva possível. O médico deve explicar cada passo do procedimento, o que é esperado e até mesmo as complicações possíveis, além do tempo de recuperação e da reabilitação. A equipe multidisciplinar que inclui um fisioterapeuta deve ser visitada, inclusive, antes da cirurgia, para que também sejam esclarecidas todas as dúvidas.

É natural um estado de ansiedade e medo antes de qualquer intervenção cirúrgica. Segundo Skinner[8], a ansiedade é uma emoção psicofisiológica provocada pela possibilidade potencial de que algo ameaçador/aversivo venha ameaçar a sobrevivência do indivíduo, podendo este emitir reações de luta/fuga, de forma a lidar com a situação potencialmente ameaçadora. Com o fisioterapeuta, o paciente se sente mais à vontade para falar abertamente sobre seus sentimentos.

A relação fisioterapeuta-paciente difere da outra, pois a permanência no tratamento fisioterápico e a quantidade de visitas são bem maiores, criando assim um vínculo mais profundo.

Fisioterapia não é massagem!

Durante essa primeira consulta pré-operatória, o paciente deve ser informado de que não há recuperação das atividades diárias sem exercícios de reabilitação, portanto ele terá de suar a camisa.

Segundo Pam Watts, do American College of Lifestyle Medicine[9], estamos vivendo uma crise que está impactando furtivamente nossa saúde e bem-estar. O estilo de vida sedentário ou a inatividade física têm suas consequências significativas para indivíduos, e uma crise de saúde pública com implicações de longo alcance pode estar se instalando. Muitas dessas patologias poderiam ser evitadas com a atividade física e com fisioterapia preventiva das lesões.

PÓS-OPERATÓRIO, FISIOTERAPIA E MEDICINA DO ESTILO DE VIDA

Fisioterapia

Inicialmente, a fisioterapia no pós-operatório terá o objetivo de controlar o processo inflamatório (Figura 1), manejar a dor e controlar o edema para que não aumentem ainda mais a incapacidade do movimento e as condições emocionais do paciente.

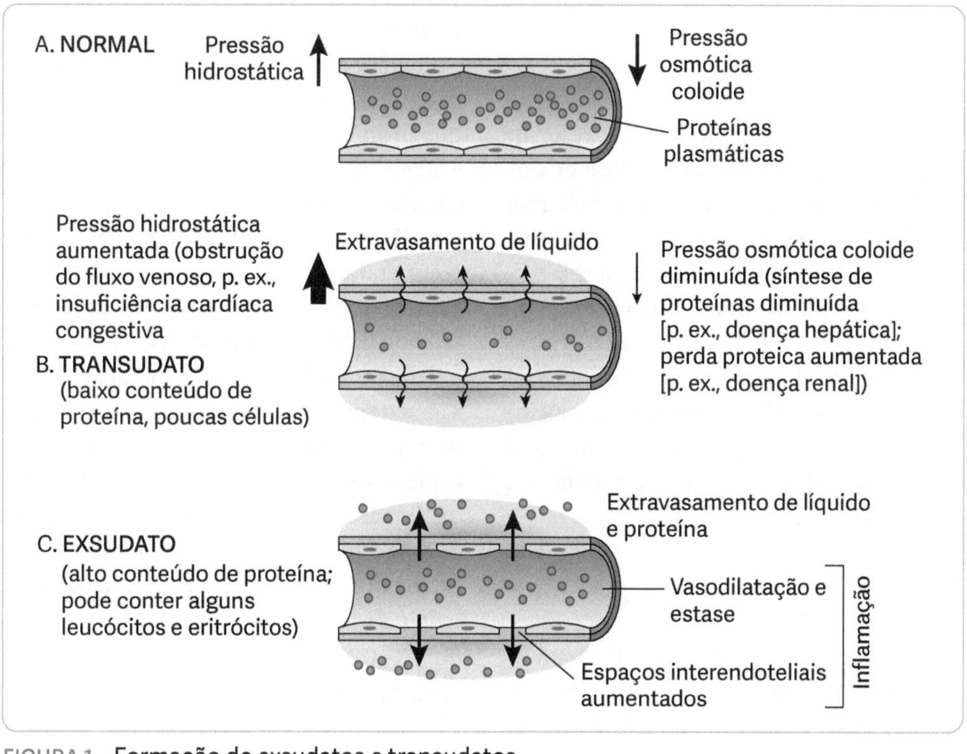

FIGURA 1 Formação de exsudatos e transudatos
Fonte: Kumar et al., 2013[10].

Os sinais da inflamação são[11]:

- Rubor: hiperemia /reflexo axônico pela diminuição de impulsos vasoconstritores.
- Calor: perceptível nas superfícies corporais – pela hiperemia e aumento do metabolismo local.
- "Tumor": decorre do aumento da permeabilidade vascular (edema). Pode determinar aumento do volume hídrico local em até 5 ou 7 vezes.
- Dor: causada pela irritação química nas terminações nervosas e pela compressão mecânica (edema).
- Perda de função: com o progresso da inflamação, há concomitante perda da função do local acometido. Por isso, foi incorporada por Rudolf Virchow em 1858 como sinal cardeal da inflamação.

Educação em dor

Atualmente, o termo "dor" é descrito como "uma experiência sensitiva e emocional desagradável associada, ou semelhante àquela associada, a uma lesão tecidual real ou potencial"[15]. A dor aguda está relacionada à estimulação nociceptiva produzida por uma lesão (fratura, incisão cirúrgica, queimadura). Resulta em um conjunto de experiências sensitivas, cognitivas e emocionais, associadas a respostas autonômicas e comportamentais. Além disso, associa-se a elevado índice de ansiedade[16].

Na prática

Intervenções cognitivo-comportamentais, como técnicas educativas, de relaxamento, distração e imaginação dirigida; uso de agentes físicos, como massagens, aplicação de calor ou frio e eletroanalgesia, através da estimulação elétrica transcutânea (TENS), são usadas com muita frequência e com evidências fortes na ciência.

Depressão

A atividade física altera a neuroquímica do cérebro e melhora os níveis de neurotransmissores e a função neural. Níveis mais altos de neurotransmissores podem ajudar a aliviar os sintomas depressivos, como tristeza, exaustão e falta de desejo. Além disso, o exercício estimula a neuroplasticidade e aumenta a capacidade do cérebro de autoadaptação e reconstrução. Também reduz as reações fisiológicas e psicológicas ao estresse e atua como um amortecedor de estresse; finalmente, reduz os efeitos prejudiciais do estresse crônico na saúde mental, diminuindo os níveis de cortisol e aumentando a calma. Além disso, envolver-se em atividades físicas frequentemente envolve apoio social e conexão, o que promove um senso de pertencimento e atenua os sentimentos de isolamento prevalentes na depressão. No pós-operatório, o indivíduo em estado depressivo pode recuperar um senso de propósito, rotina e satisfação com a vida, definindo objetivos, criando hábitos e colhendo os benefícios do exercício. Problemas de sono geralmente são acompanhados de depressão e podem piorar os sintomas. O exercício melhora a higiene do sono, regulando o padrão e a qualidade do sono (Figura 2)[18]. Claramente podemos perceber todos os pilares da Medicina do estilo de vida sendo melhorados com o exercício físico.

Ansiedade

Um artigo escrito na *Revista Brasileira de Ortopedia*[19] avalia a qualidade de vida

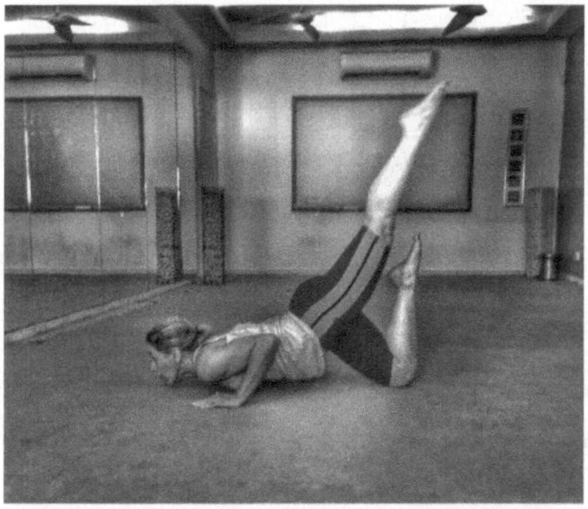

FIGURA 2 Fazendo um exercício de yoga após infiltração nos joelhos devido a condropatia patelar.

Fonte: arquivo pessoal.

relacionada à saúde e à funcionalidade dos pacientes antes e depois do procedimento de artrodese posterolateral de coluna com instrumentação, correlacionando a influência dos sintomas de ansiedade e depressão antes e depois da cirurgia. Entre os pacientes acometidos por essa doença, 16,4-73,3% apresentam depressão, normalmente associada a piores resultados pós-operatórios.

A artrodese de coluna lombar consiste em um procedimento cirúrgico usado para o tratamento de lombalgias e lombociatalgias por doenças degenerativas avançadas e que falharam no tratamento clínico. Esse fato por si só já é o suficiente para que o paciente tenha crenças e experiências nas quais a melhora não foi alcançada, já o colocando em estado de atenção e hipervigilante à dor.

Os pacientes com sintomas de depressão no pré-operatório apresentaram piores resultados na escala EVA, Oswestry e sete dos oito domínios do SF-36. Alguns autores têm sugerido que os sintomas de depressão podem predispor a dor lombar crônica, enquanto outros sugeriram que os problemas emocionais são reações à dor lombar crônica. No pós-operatório, os pacientes com sintomas de depressão apresentaram piores resultados em todos os domínios do SF-36, comparados com os dos grupos sem sintomas de depressão. Katz et al.[20] também observaram que os pacientes depressivos submetidos à cirurgia de descompressão para estenose espinal relataram mais dor, menor satisfação com o tratamento, menor capacidade de caminhada e menor satisfação com a vida após a cirurgia do que o grupo sem sintomas de depressão. Nesse caso, uma abordagem na fisioterapia seria a reeducação postural global (RPG).

Reeducação postural global (RPG)

Souchard diz que abordar o indivíduo globalmente pressupõe uma competência e conhecimentos amplos, assim como meios terapêuticos adequados[21]. De acordo com cada caso, o doente se beneficiará melhor com uma técnica do que com outra. A RPG trata globalmente os problemas musculoarticulares, empregando posturas de alongamento muscular baseadas na normalização da morfologia. Assim, age-se sobre tensões neuromusculares, introduzindo um trabalho essencialmente mais ativo, mais global e mais qualitativo. Nessa técnica, também é empregado o movimento de introspecção e respiração, promovendo um trabalho de autoconhecimento e autopercepção.

A FISIOTERAPIA EM CONDIÇÕES DE SAÚDE MENTAL

Probst et al.[22] definiram a fisioterapia em saúde mental como uma abordagem centrada na pessoa e ao longo do seu ciclo de vida, com base num modelo biopsicossocial e conduzida pela evidência científica. Atua em diferentes ambientes de saúde, desde a

Psiquiatria até a Medicina psicossomática, tentando otimizar o bem-estar e o empoderando à pessoa, através da educação para a saúde, da promoção da consciência do corpo, do movimento, da funcionalidade, do exercício e da atividade física, integrando sempre as dimensões física e mental. A base são alguns modelos de referência, como o modelo SCECS (Queixas Somáticas, Cognitivas, Emocionais, Comportamentais e Sociais), o modelo do movimento dos 4 elementos (amplitude articular, força, energia e controle motor), a Classificação Internacional de Funcionalidade, Incapacidade e Saúde (CIF) e o modelo designado "fisioterapia cognitivo-comportamental".

Segundo Probst[23], os principais objetivos da fisioterapia em condições de saúde mental são:

- Promover o bem-estar e a autonomia das pessoas com problemas de saúde física associados a problemas mentais, doença mental ou com dificuldade de aprendizagem, utilizando abordagens físicas para influenciar a saúde mental.
- Aconselhar e ensinar estratégias de prevenção e de gestão do estresse, assim como dos problemas físicos causados pelo estresse.
- Ensinar temas relacionados com o exercício, relaxamento e comunicação.
- Motivar as pessoas a adotarem hábitos de vida saudáveis.
- Manter (ou recuperar) competências sensoriomotoras, mentais e sociais, no sentido de preservar a capacidade funcional e a qualidade de vida.
- Trabalhar as capacidades sensoriomotoras de crianças com dificuldades corporais e comportamentais.
- Tratar problemas físicos e psicossomáticos.

Medicina do Estilo de Vida e Fisioterapia na saúde mental

Como já referido, nem todas as condições de saúde mental são consideradas uma doença mental. Com base nessa premissa, é importante fazer um enquadramento prévio acerca do âmbito de atuação da fisioterapia em saúde mental que, de acordo com Probst et al.[22], se dividem em três dimensões de atuação:

- Relação entre os problemas psicológicos e as perturbações somáticas (perturbações de sono, medo relacionado com a dor, estresse psicológico e humor deprimido (associado a uma condição clínica).
- Relação entre os problemas mentais ligeiros e as principais doenças crônicas não transmissíveis (ansiedade e depressão moderada associada a doenças cardiovasculares e respiratórias, diabetes e câncer; depressão associada à dor crônica; perturbação de estresse pós-traumático associada à fibromialgia e politraumatismos; a ansiedade associada à doença pulmonar obstrutiva crônica).
- Abordagem especializada das doenças mentais graves (depressão maior, esquizofrenia, perturbações bipolares e comportamentos aditivos e dependências) em unidades/hospitais psiquiátricos e em serviços de apoio a comportamentos aditivos e dependências.

Entrevista Motivacional

A Entrevista Motivacional é definida como uma abordagem focada na mudança de comportamentos, particularmente naqueles em que existe um conflito interno entre duas realidades psicológicas. É um estilo de entrevista direta e centrada na pessoa, aplicando estratégias específicas para estimular a motivação, mas sem rotular ou corrigir, responsabilizando a pessoa pelas estratégias de mudança negociadas em conjunto, envolvendo os familiares ou outros cuidadores[24]. Durante o exame subjetivo, devem ser seguidos os princípios da entrevista motivacional, definidos por Miller e Rollnick[25]:

- Expressar empatia.
- Desenvolver a discrepância entre o comportamento presente e as metas importantes.
- Evitar discussões para não gerar atitudes de defesa.
- Ajudar a pessoa a compreender e trabalhar as suas resistências.
- Incentivar a autoeficácia, pois a crença na possibilidade de mudança é fator motivante importante.

CONCLUSÃO

O pós-operatório é uma fase muito difícil para qualquer paciente que já convive com a dor, seja crônica ou aguda. O fisioterapeuta não deve somente reabilitar o corpo; deve ir além. É sobre resgatar a confiança, a autonomia e a qualidade de vida. Ao integrar corpo e mente no tratamento, reconhecemos o paciente em sua totalidade, valorizando sua resiliência e capacidade de superação. É nesse equilíbrio entre ciência, empatia e cuidado que a fisioterapia pós-operatório se torna uma arte, permitindo que cada indivíduo descubra a força que sempre existiu dentro de si.

Para se aprofundar

Artigo: Hossain MN, Lee J, Choi H, Kwak Y-S, Kim J. The impact of exercise on depression: how moving makes your brain and body feel better Phys Act Nutr. 2024;28(2):43-51.

Documentário: *O retorno de Simone Biles* (4 episódios). Netflix®, 2024.

Livro: Borges SM, Banjai RM, Radanovic M. Fisioterapia clínica: enfoque em cognição e comportamento. Rio de Janeiro: Atheneu; 2019. p. 101-9.

REFERÊNCIAS BIBLIOGRÁFICAS

1. Mendes LMP, Matos VCAS. Emotional and behavioral reactions in preoperative surgical patients: an integrative review. RSD. 2023;12(4):e3912440937.
2. Angerami VA, organizador. Psicologia hospitalar: teoria e prática, 2. ed. Cengage Learning; 2018.
3. International Association for the Study of Pain IASP. 2009-2010 Global Year Against Musculoskeletal Pain.
4. GBD 2016 Disease and Injury Incidence and Prevalence Collaborators. Global, regional, and national incidence, prevalence, and years lived with disability for 328 diseases and injuries for 195 countries, 1990-2016: a systematic analysis for the Global Burden of Disease Study 2016. Lancet. 2017;390(10100):1211-59.
5. Koch P, Schablon A, Latza U, Nienhaus A. Musculoskeletal pain and effort-reward imbalance--a systematic review. BMC Public Health. 2014;15:14:37.
6. Cimmino MA, Ferrone C, Cutolo M. Epidemiology of chronic musculoskeletal pain. Best Pract Res Clin Rheumatol. 2011;25(2):173-83.
7. Juan K. O impacto da cirurgia e os aspectos psicológicos do paciente: uma revisão. PsicolHosp. 2007;5(1):48-59.

8. Skinner BF. Ciência e comportamento humano. Tradução: Todorov JC, Azzi R. São Paulo: Martins Fontes; 2003.
9. Watts P, Tips J. The urgent need to combat physical inactivity. American College of Lifestyle Medicine. 2024.
10. Kumar V, Abbas AK, Aster JC. Robbins: patologia básica. Rio de Janeiro: Elsevier; 2013.
11. Sanar. Resumo sobre inflamação aguda: componentes, sinais e sintomas e mais. 2025.
12. Campos MSB, Feitosa RHF, Mizzaci CC, von Flach MRT, Siqueira BJM, Mastrocola LE. The Benefits of Exercise in Breast Cancer. Arq Bras Cardiol. 2022;119(6):981-90.
13. Pedersen A, Horváth-Puhó, E., Ehrenstein V, Rørth M, Sørensen HT. Frozen shoulder and risk of cancer: a population-based cohort study. Br J Cancer. 2017;117(1):144-7.
14. Ashcraft KA, Peace RM, Betof AS, Dewhirst MW, Jones LW. Efficacy and mechanisms of aerobic exercise on cancer initiation, progression, and metastasis: a critical systematic review of in vivo preclinica data. Cancer Res. 2016;76(14):4032-50.
15. DeSantana JM, Perissinoti DM, Oliveira Júnior JO, Correia LM, Oliveira CM, Fonseca PR. Definição de dor revisada após quatro décadas. BrJP. 2020;3(3):197-8.
16. Pimenta CAM, Santos EMM, Chaves LD, Martins LM, Gutierrez BAO. Postoperative Pain. Rev Esc Enferm. USP. 2001.
17. Tsiarleston G, López-Fernández MD, Pavón--Muñoz R, Aguilera-García I, López-Corchón M, Delgado-Fernández M, et al. Multimodal intervention based on physical exercise, mindfulness, behaviour change and education to improve pain and health in patients with chronic primary low back pain: a study protocol of the HEALTHYBACK randomised controlled trial. BMJ Open Sport Exerc Med. 2024;10(4):e002188.
18. Hossain MN, Lee J, Choi H, Kwak Y-S, Kim J. The impact of exercise on depression: how moving makes your brain and body feel better. Phys Act Nutr. 2024;28(2):43-51.
19. Netto MB, Barranco ABS, Oliveira KWK, Petronilho F. Influence of anxiety and depression symptoms on the quality of life in patients undergoing lumbar spine surgery Rev Bras Ortop. 2018;53(1):38-44.
20. Katz JN, Dalgas M, Stucki G, Katz NP, Bayley J, Fossel AH, et al. Degenerative lumbar spinal stenosis. Diagnostic value of the history and physical examination. Arthritis Rheum. 1995;38(9):1236-41.
21. Souchard PE. Reeducação postural global: método campo fechado. São Paulo: Ícone; 1998. p. 74-5.
22. Probst M, Skjaerven LH. Physiotherapy in Mental Health and Psychiatry: a scientific and clinical. Elsevier; 2018.
23. Probst M, Brunner E, Connaughton J, Sallinen M, Skjaerven L. Educational standards: describing minimal requirements of mental health courses in physiotherapy education. Preparation of the 2020 ER-WCPT Education Conference, in Leuven, Belgium. 2020.
24. Vieira AI, Vilar G, Casaca J, Madureira ML. Fisioterapia em saúde mental: a experiência informa a evidência. Instituto dos Comportamentos Aditivos e Dependências; 2024.
25. Miller WR, Rollnick S. Entrevista motivacional: preparando as pessoas para a mudança de comportamentos adictivos. Porto Alegre: Artes Médicas; 2001.

63

Pessoas idosas

Jéssica Tioma Nakayama

> **Pontos-chave**
>
> - O processo de envelhecimento é heterogêneo e bastante associado a hábitos adotados no decorrer da vida adulta.
> - A Medicina do Estilo de Vida tem papel fundamental na prevenção e tratamento de condições crônicas que influenciam o envelhecimento saudável e a qualidade de vida.
> - Estudos mostram cada vez com mais clareza os benefícios de mudanças de hábitos em idosos no tratamento de doenças crônicas não transmissíveis, inclusive em casos de declínio cognitivo, em que o arsenal medicamentoso é limitado.
> - A população idosa, em geral, se beneficia de um cuidado em saúde com olhar integral e integrado, com condutas terapêuticas condizentes com a condição de saúde do paciente e seus valores.

INTRODUÇÃO

O crescimento da população idosa é uma realidade no Brasil e no mundo. Em 2030, 1 a cada 6 pessoas no mundo terá mais de 60 anos. No Brasil, segundo dados do Instituto Brasileiro de Geografia e Estatística (IBGE), a proporção de idosos no país duplicou de 2000 a 2023, passando de 15,2 milhões para 33 milhões no período (15,6%), e continuará aumentando enquanto a taxa de fecundidade diminui e os avanços da Medicina contribuem com o aumento da expectativa de vida. A projeção prevê que em 2070 a população idosa no Brasil atingirá seu dobro novamente, com 75,3 milhões de pessoas com 60 anos ou mais, o que corresponde a mais de 1/3 da população do país[1].

Dada a importância das doenças crônicas não transmissíveis como a maior causa de morte e incapacidades na população idosa, e o consequente aumento de sua prevalência na população brasileira, é crucial o papel da Medicina do Estilo de Vida na prevenção e no tratamento desses agravos para promover o envelhecimento saudável e melhorar a qualidade de vida de idosos.

Diversos estudos já mostraram que mudanças de hábitos relacionados aos pilares da Medicina do Estilo de Vida (alimentação, atividade física, sono, gestão de estresse, controle de tóxicos e conexões) impactam em redução de mortalidade[2], menor incidência de infarto, acidente vascular cerebral e câncer[3], e mesmo em remissão de condições antes consideradas irreversíveis, como diabetes tipo 2[4]. Na população idosa em específico, as mudanças de comportamento também têm o seu papel no aumento da sobrevida, mesmo em indivíduos com mais de 80 anos e a despeito da presença de comorbidades[5,6]. Ainda, devido a maior carga de doenças, idosos estão mais sujeitos à polifarmácia, eventos adversos de medicamentos e interações medicamentosas, bem como suas potenciais consequências, como hospitalizações e morte.

Sob essa perspectiva, a Medicina do Estilo de Vida reafirma seu papel como abordagem terapêutica de extremo valor nessa população, diante de evidências robustas de tratamentos de doenças crônicas não transmissíveis baseadas na adoção de hábitos saudáveis e seu baixo risco de eventos adversos associados.

ENVELHECIMENTO HETEROGÊNEO E CUIDADO INDIVIDUALIZADO

O envelhecimento natural, chamado senescência, envolve uma série de mudanças fisiológicas do corpo humano exposto ao tempo. Exemplos desse fenômeno são o surgimento de rugas e cabelos brancos, a presbiopia e a redução da massa muscular. Já o envelhecimento patológico (senilidade) pode abranger condições de saúde complexas e prevalentes na população idosa e que por vezes definem a qualidade do envelhecimento de um indivíduo. As chamadas "síndromes geriátricas" são exemplos dessas condições e devem ser reconhecidas e lembradas não só por especialistas em Geriatria, mas por todos os profissionais da saúde que lidam com idosos. Alguns exemplos importantes são os "Is da Geriatria", como a instabilidade postural, imobilidade, incontinência urinária, incapacidade cognitiva e iatrogenia[7].

Essas síndromes em geral são a consequência de múltiplos agravos em saúde acumulados durante a vida adulta e impactam diretamente na qualidade de vida do idoso. Nesse sentido, a adoção de hábitos saudáveis, contribuindo com a redução da incidência de doenças crônicas não transmissíveis, resultará no envelhecimento com melhor saúde física e mental, menor incidência das síndromes geriátricas e consequente menor perda de funcionalidade em idosos[8].

O processo de envelhecimento é heterogêneo e dependente dos hábitos e da carga de comorbidades de cada indivíduo. Tal fato é facilmente constatado ao nos depararmos com duas pessoas de mesma idade, mas funcionalmente muito diferentes em suas capacidades de executar tarefas cotidianas. Isso porque a idade não é o fator determinante da qualidade do envelhecimento de uma pessoa. Portanto, a fim de prestar um bom atendimento a um paciente idoso, deve-se levar em consideração não somente sua idade, mas principalmente sua funcionalidade, grau de autonomia, comorbidades, valores, suporte social, possibilidades terapêuticas e sua visão acerca de qualidade de vida.

SÍNDROMES GERIÁTRICAS E CONDIÇÕES COMUNS NA POPULAÇÃO IDOSA

Tendo em mente algumas síndromes geriátricas de importância para o profissional de saúde que lida com idosos, abordaremos a seguir algumas condições de especial importância na Geriatria e particularidades de alguns pilares da Medicina do Estilo de Vida nessas situações.

Quedas

Quedas são motivo de grande preocupação no cenário geriátrico, por sua elevada prevalência e potencial gravidade. Estima-se que 27% dos idosos brasileiros da comunidade sofram uma queda ao longo de 1 ano[9]. Segundo uma metanálise que avaliou quedas na população idosa, as piores consequências de quedas com lesão são fratura de quadril e lesão cerebral. Mas, mesmo as quedas sem lesões associadas têm impactos negativos, como medo de cair novamente, redução de mobilidade, isolamento, depressão, ansiedade e redução de qualidade de vida[10].

Uma série de fatores se associa ao aumento do risco de quedas, como idade avançada, polifarmácia, fragilidade, desnutrição, tabagismo, etilismo e condições crônicas que geram alteração de mobilidade, redução de flexibilidade, acometimento visual e de equilíbrio[10]. Nesse sentido, o trabalho preventivo associado ao estilo de vida visa reduzir os fatores de riscos modificáveis para quedas já citados. Atenção especial deve ser dada para o pilar da atividade física, já que a baixa força muscular e a perda de equilíbrio são alguns dos principais fatores de risco para quedas[11].

Uma metanálise com mais de 4 mil pessoas, com média de idade de 76 anos, mostrou que programas de exercícios para prevenção de quedas parecem prevenir os danos associados a elas, inclusive as consequências mais graves, além de reduzirem a taxa de quedas com necessidade de atendimento médico. A maioria dos programas de exercícios era multicomponente, envolvendo treino de marcha, equilíbrio e flexibilidade, bem como exercícios para ganho de força[12].

Devido à maior prevalência de quedas e seus riscos na população idosa, a diretriz da Organização Mundial da Saúde (OMS) sobre atividade física para idosos orienta, além das recomendações para a população adulta, que os idosos pratiquem exercícios multicomponentes englobando equilíbrio e flexibilidade. Isso deve ser feito pelo menos 3 vezes na semana, visando preservar a capacidade funcional e prevenção de quedas[13].

A avaliação de risco de quedas na população idosa deve incluir o questionamento sobre queda no ano anterior, pois se trata de importante preditor de quedas futuras. Além disso, durante a consulta, deve-se atentar em especial à marcha e ao equilíbrio do paciente. Uma avaliação prática possível é observar o paciente andando em linha reta com um pé atrás do outro, e avaliar se consegue ficar em apoio unipodal por mais de 30 segundos. Essas avaliações podem ser úteis na prática clínica para conscientização do próprio idoso sobre a necessidade de exercício físico, inclusive de equilíbrio, para a prevenção de quedas.

Sarcopenia

A sarcopenia é caracterizada pela perda de massa e função muscular (força ou desempenho). É uma condição comum na população idosa, podendo ser primária, quando associada exclusivamente ao envelhecimento, ou secundária, quando causada

TABELA 1 Recomendações de atividade física para pessoas de 65 anos ou mais

Atividade física aeróbica: mínimo de 150 minutos/semana em intensidade moderada; ou mínimo de 75 minutos em intensidade vigorosa.
Exercícios para fortalecimento muscular dos principais grupos musculares: mínimo 2 dias da semana em intensidade pelo menos moderada.
Atividades físicas multicomponentes que enfatizem o equilíbrio funcional e o treinamento de força: mínimo 3 dias da semana.
Ajustar o nível de esforço para atividades físicas de acordo com sua capacidade e aptidão.
Limitar o comportamento sedentário. Sempre que possível, substituir o tempo sedentário por atividades de qualquer intensidade.

Fonte: Bull et al., 2020[13].

por outras condições de saúde e normalmente associada a desnutrição e baixa atividade física. Sua prevalência pode chegar a 27% em idosos, a depender do local e dos critérios avaliados[14].

A progressão da sarcopenia se associa a piora de funcionalidade, quedas, alterações osteoarticulares, disfunção cognitiva, sintomas depressivos e morte[15]. Apesar de sua alta prevalência e grande impacto em saúde e qualidade de vida, ainda é uma condição subdiagnosticada e subtratada.

Visando aumentar a identificação de pacientes com alto risco de sarcopenia, foi desenvolvido o questionário SARC-F. Sua realização é recomendada pelo Consenso Europeu de Sarcopenia por ser uma ferramenta prática e simples. Trata-se de um questionário com 4 perguntas, baseadas na percepção do paciente acerca de sua força e desempenho muscular, além da avaliação da ocorrência de quedas[16].

O questionário SARC-F já foi adaptado e validado para a população brasileira, inclusive idosos[17], e sua associação com a medida da circunferência de panturrilha (SARC-CalF) parece ainda aumentar a chance de detecção de sarcopenia em nossa população. Para tal, adotam-se para circunferência da panturrilha os pontos de corte 33 cm e 34 cm, respectivamente, para mulheres e homens[18].

Para a prática clínica, portanto, a Sociedade Brasileira de Geriatria e Gerontologia recomenda prosseguir a investigação de sarcopenia nos pacientes com SARC-CalF positivo (maior ou igual a 11), ou na presença de sintomas suspeitos de sarcopenia (quedas, fraqueza, perda ponderal, dificuldade de levantar-se da cadeira). A avaliação da força muscular pode ser facilmente realizada em consultório através da força de preensão palmar ou do teste de sentar e levantar 5 vezes.

TABELA 2 Valores de corte para avaliação de força muscular

Força de preensão palmar	< 27 kg (homens); < 16 kg (mulheres)
Teste de sentar e levantar 5 vezes	> 15 segundos

Fonte: Sociedade Brasileira de Geriatria e Gerontologia, 2022.

A redução da força já aponta para um quadro de sarcopenia provável. Em termos práticos, tal achado recomenda a busca por doenças associadas e manejo clínico. Já a confirmação do diagnóstico de sarcopenia pode ser feita através da constatação de baixa massa muscular ou pior qualidade muscular (por exemplo, densitometria de corpo inteiro ou ressonância magnética). Posteriormente, pode ser avaliada a gravidade da sarcopenia por meio de testes de desempenho muscular, como velocidade de marcha. Caso esteja reduzida (velocidade menor ou igual a 0,8 m/s), é diagnosticada a sarcopenia grave.

Entre os pilares da Medicina do Estilo de Vida, atividade física e alimentação têm papel de destaque na prevenção e no tratamento da sarcopenia. Estudos já comprovaram o papel de programas de exercícios no ganho de força e desempenho muscular[19,20] e a importância da ingestão de proteínas completas para a manutenção da massa magra e promoção da cascata de sinalização que induz o anabolismo muscular[21]. Em relação à atividade física, a literatura mostra que deve ser recomendada a realização de 1 a 2 exercícios por grandes grupos musculares, com 2 a 3 séries de 5 a 10 repetições, pelo menos 2 a 3 vezes na semana, visando constância e progressão. Recomenda-se um descanso de 2-3 minutos entre as séries e de 48 horas entre as sessões. Idealmente, devem-se visar exercícios resistidos de alta intensidade (80% de 1 repetição máxima), porém o programa de exercícios proposto deve considerar a capacidade física do idoso. Se necessário, orienta-se iniciar com intensidade mais baixa e aumentar o número de séries e repetições para manter o benefício[22,23].

Quanto à alimentação, um ensaio clínico avaliou que a ingesta proteica de 1,5 g/kg/dia teve o maior benefício em prevenção de sarcopenia e fragilidade comparado a 0,8 e 1,2 g/kg/dia em idosos frágeis ou pré-frágeis em risco de desnutrição[24]. Importante lembrar ainda que o aporte calórico também deve estar adequado para melhor aproveitamento proteico e anabolismo muscular. Em algumas condições de saúde, como doença renal crônica avançada não dialítica e obesidade sarcopênica, faz-se necessário ajustar as metas de ingestão proteico-calórica[25].

Uma revisão sistemática com 16 estudos (n = 1.585) constatou que a combinação de exercícios de resistência (5x/semana) com a suplementação diária de aminoácidos essenciais (3 g) ou *whey protein* (22-36 g) melhorou a massa magra total e massa muscular esquelética em idosos com sarcopenia. Os dados sugerem um efeito sinérgico também em desempenho físico, como força de preensão palmar, velocidade de marcha e equilíbrio[26].

Depressão

A depressão na população idosa é uma condição prevalente, porém muitas vezes subdiagnosticada e inadequadamente tratada. A manifestação de sintomas em idosos em geral se apresenta com mais anedonia do que humor deprimido, e mais sintomas somáticos (como perda de peso involuntária e fadiga) e alterações cognitivas (como queixas de concentração e memória), o que pode dificultar e atrasar seu diagnóstico.

Sobre esse assunto, o pilar conexões ganha destaque. Estudos mostraram que se sentir sozinho é um fator de risco para sintomas depressivos, considerado maior do que fatores demográficos, situação conjugal e estresse percebido. Além disso, o isolamento social se associa a maior mortalidade, já sendo comparado ao risco de fumar e ingerir álcool e até maior do que ser sedentário ou obeso[27,28].

Uma pesquisa feita no Brasil (ELSI-Brasil) avaliou a prevalência da solidão e sua associação com alguns indicadores demográficos e de saúde. Uma amostra nacionalmente representativa com quase 8 mil adultos com mais de 50 anos e idosos responderam à pergunta "Com que frequência o(a) senhor(a) se sentiu sozinho(a) ou solitário(a): sempre, algumas vezes ou nunca?". Quase metade da amostra tinha algum grau de sentimento de solidão, e entre os que responderam "sempre" (16,8%) notou-se maior prevalência de sexo feminino, morar só, autoavaliação de saúde ruim/muito ruim, qualidade do sono ruim/muito ruim e também de depressão[29]. Por outro lado, estudos mostram que ser parte de um grupo não só é fator protetor para sintomas depressivos, como também ajuda a reduzir esses sintomas em pessoas previamente diagnosticadas com depressão[30].

Na prática clínica, especialmente na população idosa, convém investigar ativamente o pilar das conexões, tendo em vista sua importância na qualidade de vida e seu impacto na longevidade saudável. Além disso, é válido estimular que o idoso estabeleça conexões sociais e pratique atividades que estimulem seu senso de pertencimento a um grupo, dando a devida atenção que esse pilar merece também no contexto de saúde.

Estresse e insônia

Questões financeiras, problemas de saúde, mudança de papéis sociais, morte de amigos e familiares e discriminação social são alguns dos estressores comuns presentes na população idosa[31].

O estresse crônico, por meio de mecanismos neuroendócrinos, metabólicos e imunológicos, contribui para um estado pró-inflamatório, redução da imunidade e aceleração do envelhecimento celular. Estudos mostram sua associação com maior prevalência de doenças físicas, como as cardiovasculares, e mentais, como os transtornos do humor[32]. Esses mesmos estressores também frequentemente se associam à insônia.

Entre os vários distúrbios do sono, a insônia é o mais comum, especialmente prevalente na população idosa. Ela pode ter causas situacionais com mudanças de rotina, pode ser secundária a condições clínicas e/ou psiquiátricas ou, ainda, relacionada a efeitos adversos de medicamentos.

Atualmente, a primeira linha de tratamento é a terapia cognitivo-comportamental para insônia. Muitas pessoas também se beneficiam de terapêuticas como educação sobre higiene do sono e técnicas de gerenciamento do estresse, como o treinamento de relaxamento e o *mindfulness*[33].

No contexto da população idosa, é importante lembrar que o uso indiscriminado de medicamentos indutores do sono pode ser bastante prejudicial, não só pelo risco de dependência, mas também pelos seus efeitos adversos, como sonolência, confusão mental e aumento de risco de quedas e fraturas. Benzodiazepínicos, por exemplo, são medicamentos que em longo prazo estão associados a declínio cognitivo e estão na lista dos critérios de Beers como potencialmente inapropriados para idosos acima de 65 anos. Nesse sentido, o tratamento não farmacológico para insônia deve ser especialmente utilizado na população idosa.

Estudos mostram que a terapia de redução de estresse baseada em *mindfulness* pode auxiliar não só na insônia, mas também no manejo de uma série de outros agravos à saúde dos idosos, como dor crônica, sintomas ansiosos e depressivos e declínio cognitivo.

Demência

A demência é atualmente uma das principais causas de incapacidade e morte no mundo. Segundo relatório do *Lancet Commission* de 2024, 45% dos casos de demência seriam preveníveis através de 14 fatores de risco modificáveis ao longo da vida (Tabela 3). Dentre estes, a grande maioria se manifesta na vida adulta e está intimamente relacionada ao estilo de vida. Alguns ensaios clínicos já avaliaram o impacto de programas de mudança de estilo de vida no declínio cognitivo e os resultados são promissores.

O estudo FINGER foi um ensaio clínico controlado e randomizado, finalizado em 2014, cujo objetivo foi avaliar o impacto de um programa de mudança de estilo de vida na cognição de idosos com alto risco para desenvolverem demência. Foram avaliadas 1.260 pessoas com idade entre 60 e 77 anos durante o período de 24 meses. O grupo controle recebeu aconselhamento geral em saúde, e o grupo intervenção recebeu orientação nutricional, exercício físico, treino cognitivo e manejo de fatores de risco vasculares. Após o período de 2 anos, constatou-se que o grupo intervenção apresentou benefício na cognição (melhora ou manutenção em uma bateria de testes neuropsicológicos) estatisticamente significativo em relação ao grupo controle[34].

Outro estudo, finalizado em 2022 e liderado por Dean Ornish, avaliou o impacto de um programa de mudança em estilo de vida em pacientes já com diagnóstico de comprometimento cognitivo leve e Alzheimer inicial. 51 pacientes foram acompanhados por 20 semanas (média de idade 73,4). O grupo intervenção realizou mudanças em 4 pilares do estilo de vida (alimentação, atividade física, gestão do estresse e conexão) e apresentou melhora de desempenho cognitivo, mesmo no curto período avaliado, enquanto o grupo controle teve piora nos testes realizados. O grau de impacto em cognição e funcionalidade foi diretamente proporcional à adesão às mudanças no estilo de vida[35].

TABELA 3 Fatores de risco modificáveis para demência ao longo da vida e sua contribuição em porcentagem para casos da doença

Baixa escolaridade (5%)	Tabagismo (2%)
Perda auditiva (7%)	Hipertensão (2%)
Hipercolesterolemia (7%)	Obesidade (1%)
Depressão (3%)	Abuso de álcool (1%)
Trauma cerebral (3%)	Isolamento social (5%)
Sedentarismo (2%)	Poluição do ar (3%)
Diabetes (2%)	Perda visual (2%)

Fonte: Livingston et al., 2024.

Até o momento, os estudos com drogas antiamiloide mostraram no máximo efeito moderado na redução da progressão do Alzheimer e benefício clínico questionável. Enquanto isso, os programas de mudança de estilo de vida multidomínio têm cada vez mais seu efeito comprovado também no campo da cognição, tanto na prevenção como no tratamento. Por seu custo relativamente baixo, boa disponibilidade e pouco potencial de eventos adversos graves, trata-se de uma ferramenta que deve ser mais utilizada.

A identificação de fatores de risco modificáveis no contexto da demência, evidencia que cada um dos pilares da Medicina do Estilo de Vida (alimentação, atividade física, manejo de estresse/saúde mental, sono, conexão e uso de tóxicos) tem o seu papel na prevenção dessa doença. Em relação à alimentação, as dietas *whole food plant-based* têm mais benefício nesse aspecto. Alguns estudos mostraram que a dieta MIND pareceu ser superior a outras baseadas em plantas quanto ao desempenho cognitivo, favorecendo um processo de declínio cognitivo mais lento[36].

A dieta MIND é uma combinação entre a dieta mediterrânea e a dieta DASH para hipertensão e tem como base o consumo de alimentos de origem vegetal, com grãos integrais e vegetais verde-escuros, nozes, frutas vermelhas, peixes e azeite, além de baixo consumo de gordura saturada. Para avaliação do pilar alimentação, a mini avaliação nutricional (MAN) é uma das ferramentas mais utilizadas para triagem nutricional do idoso. Ela favorece um olhar para a alimentação e seu contexto, com perguntas sobre perda ponderal, apetite, mobilidade e alterações neuropsicológicas, além do índice de massa corporal.

CUIDADO INTEGRAL E INTEGRADO NO ENVELHECIMENTO

O cuidado integral da saúde do idoso deve envolver uma anamnese detalhada, que avalie seu estilo de vida e suporte social, além de considerar diagnósticos preestabelecidos e fatores que interferem na qualidade de vida. É importante atuar na prevenção de agravos, por meio do aconselhamento em saúde, vacinação e realização de exames de rastreamento apropriados para cada paciente. Ainda, é necessário considerar o tratamento de doenças e a reabilitação em alguns cenários, sempre considerando o contexto de cada indivíduo.

Como visto, várias condições de saúde em idosos envolvem diferentes pilares do estilo de vida. São hábitos e condições de saúde que interagem entre si, o que muitas vezes faz com que o raciocínio geriátrico e gerontológico não seja linear, mas complexo e multifatorial. Nesse sentido, o cuidado interdisciplinar entre médicos, fisioterapeutas, nutricionistas, psicólogos e outros profissionais de saúde é benéfico para uma abordagem holística e integral nessa população.

QUANDO SOLICITAR AUXÍLIO ESPECIALIZADO

Os 5 "Ms" da Geriatria são um conceito criado em 2017 que descreve cinco aspectos essenciais a considerar no atendimento a idosos. Cada um abrange situações comuns nessa população: mente (demência, *delirium*, depressão), mobilidade (alteração de marcha e equilíbrio, quedas), medicamentos (polifarmácia, desprescrição, efeitos adversos), multicomplexidade (multimorbidades, situações psicossociais complexas) e "mais importa" (valores e objetivos de cuidado de cada paciente). O profissional que está atendendo pessoas idosas deve considerar esses aspectos no momento do atendimento. O paciente deve ser encaminhado a um geriatra quando suas condições de saúde forem complexas – por exemplo, com a presença de mais de uma síndrome geriátrica, ou quando o idoso possa se beneficiar de um cuidado colaborativo com olhar gerontológico.

Para se aprofundar

Artigo: Livingston G, Huntley J, Liu KY, Costafreda SG, Selbæk G, Alladi S, et al. Dementia prevention, intervention, and care: 2024 report of the Lancet standing Commission. Lancet. 2024;404(10452):572-628.

Artigo: Molnar F, Frank CC. Optimizing geriatric care with the GERIATRIC 5Ms. Can Fam Physician. 2019;65(1):39.

Livro: Sociedade Brasileira de Geriatria e Gerontologia. Manual de recomendações para diagnóstico e tratamento da sarcopenia no Brasil. 2022.

Ferramentas práticas (na internet)

- SARC-CalF: para triagem de sarcopenia.
- Escala de depressão geriátrica GDS-15: para avaliação e seguimento de sintomas depressivos.
- Mini avaliação nutricional MAN: para triagem nutricional.

REFERÊNCIAS BIBLIOGRÁFICAS

1. Instituto Brasileiro de Geografia e Estatística. Projeção da população: notas metodológicas 01/2024: Brasil e unidades da federação: estimativas e projeções: revisão 2024. Rio de Janeiro: IBGE; 2024.
2. King DE, Mainous AG 3rd, Geesey ME. Turning back the clock: adopting a healthy lifestyle in middle age. Am J Med. 2007;120(7):598-603.
3. Knoops KT, de Groot LC, Kromhout D, Perrin AE, Moreiras-Varela O, Menotti A, et al. Mediterranean diet, lifestyle factors, and 10-year mortality in elderly European men and women: the HALE project. JAMA. 2004;292(12):1433-9.
4. Ford ES, Bergmann MM, Kröger J, Schienkiewitz A, Weikert C, Boeing H. Healthy living is the best revenge: findings from the European Prospective Investigation Into Cancer and Nutrition-Potsdam Study. Arch Intern Med. 2009;169(15):1355-62.
5. Sakaniwa R, Noguchi M, Imano H, Shirai K, Tamakoshi A, Iso H; JACC Study Group. Impact of modifiable healthy lifestyle adoption on lifetime gain from middle to older age. Age Ageing. 2022;51(5):afac080.
6. Dai Z, Lee SY, Sharma S, Ullah S, Tan ECK, Brodaty H, et al. A systematic review of diet and medication use among centenarians and near-centenarians worldwide. Geroscience. 2024;46(6):6625-39.
7. Gorzoni ML, Fabbri RMA. Os cinco "Is" e outras regras mnemônicas. In: Gorzoni ML, Fabbri RMA, organizadores. Livro de bolso de geriatria, 2. ed. São Paulo: Atheneu; 2023. v. 1. p. 23-8.
8. World Health Organization. Ageing and Health. [acesso em maio de 2025]. Disponível em: https://www.who.int/news-room/fact-sheets/detail/ageing-and-health
9. Elias Filho J, Borel WP, Diz JBM, Barbosa AWC, Britto RR, Felício DC. Prevalence of falls and associated factors in community-dwelling older Brazilians: a systematic review and meta-analysis. Cad Saude Publica. 2019;35(8):e00115718.
10. Xu Q, Ou X, Li J. The risk of falls among the aging population: a systematic review and meta-analysis. Front Public Health. 2022;10:902599.
11. Avin KG, Hanke TA, Kirk-Sanchez N, McDonough CM, Shubert TE, Hardage J, et al. Management of falls in community-dwelling older adults: clinical guidance statement from the Academy of Geriatric Physical Therapy of the American Physical Therapy Association. Phys Ther. 2015;95(6):815-34.
12. El-Khoury F, Cassou B, Charles MA, Dargent-Molina P. The effect of fall prevention exercise programmes on fall induced injuries in community dwelling older adults: systematic review and meta-analysis of randomised controlled trials. BMJ. 2013;347:f6234.
13. Bull FC, Al-Ansari SS, Biddle S, Borodulin K, Buman MP, Cardon G, et al. World Health Organization 2020 guidelines on physical activity and sedentary behaviour. Br J Sports Med. 2020;54(24):1451-62.
14. Petermann-Rocha F, Balntzi V, Gray SR, Lara J, Ho FK, Pell JP, et al. Global prevalence of sarcopenia and severe sarcopenia: a systematic review and meta-analysis. J. Cachexia Sarcopenia Muscle. 2022;13:86-99.
15. Gao Q, Hu K, Yan C, Zhao B, Mei F, Chen F, et al. Associated factors of sarcopenia in community-dwelling older adults: a systematic review and meta-analysis. Nutrients. 2021;13:4291.
16. Cruz-Jentoft AJ, Bahat G, Bauer J, Boirie Y, Bruyère O, Cederholm T, et al. Sarcopenia: revised European consensus on definition and diagnosis. Age Ageing. 2019;48(1):16-31. Erratum in: Age Ageing. 2019;48(4):601.
17. Boteta-Gomes MI, Aibar-Almazán A, Hita-Contreras F, de Loureiro NEM, Brandão-Loureiro VAF. Cross-cultural adaptation and validation of the portuguese version of the sarc-f in community-dwelling older adults. Diagnostics (Basel). 2024;14(11):1096.
18. Barbosa-Silva TG, Menezes AM, Bielemann RM, Malmstrom TK, Gonzalez MC; Grupo de Estudos em Composição Corporal e Nutrição (COCO-

NUT). Enhancing SARC-F: improving sarcopenia screening in the clinical practice. J Am Med Dir Assoc. 2016;17(12):1136-1141.
19. Bao W, Sun Y, Zhang T, Zou L, Wu X, Wang D, et al. Exercise programs for muscle mass, muscle strength and physical performance in older adults with sarcopenia: a systematic review and meta-analysis. Aging Dis. 2020;11(4):863-73.
20. Zhang Y, Zou L, Chen ST, Bae JH, Kim DY, Liu X, et al. Effects and moderators of exercise on sarcopenic components in sarcopenic elderly: a systematic review and meta-analysis. Front Med (Lausanne). 2021;8:649748.
21. Gorissen SHM, Crombag JJR, Senden JMG, Waterval WAH, Bierau J, Verdijk LB, et al. Protein content and amino acid composition of commercially available plant-based protein isolates. Amino Acids. 2018;50(12):1685-95.
22. Rodrigues F, Domingos C, Monteiro D, Morouço P. A review on aging, sarcopenia, falls, and resistance training in community-dwelling older adults. Int J Environ Res Public Health. 2022;19(2):874.
23. Csapo R, Alegre LM. Effects of resistance training with moderate vs heavy loads on muscle mass and strength in the elderly: a meta-analysis. Scand J Med Sci Sports. 2016;26(9):995-1006.
24. Park Y, Choi JE, Hwang HS. Protein supplementation improves muscle mass and physical performance in undernourished prefrail and frail elderly subjects: a randomized, double-blind, placebo-controlled trial. Am J Clin Nutr. 2018;108(5):1026-33.
25. Bauer J, Biolo G, Cederholm T, Cesari M, Cruz-Jentoft AJ, Morley JE, et al. Evidence-based recommendations for optimal dietary protein intake in older people: a position paper from the PROT-AGE Study Group. J Am Med Dir Assoc. 2013;14(8):542-59.
26. Hernández-Lepe MA, Miranda-Gil MI, Valbuena-Gregorio E, Olivas-Aguirre FJ. Exercise programs combined with diet supplementation improve body composition and physical function in older adults with sarcopenia: a systematic review. Nutrients. 2023;15(8):1998.
27. Pantell M, Rehkopf D, Jutte D, Syme SL, Balmes J, Adler N. Social isolation: a predictor of mortality comparable to traditional clinical risk factors. Am J Public Health. 2013;103:2056-60.
28. Holt-Lunstad J, Smith TB, Layton JB. Social relationships and mortality risk: a meta-analytic review. PLoS Med. 2010;7(7):e1000316.
29. Sandy Júnior PA, Borim FSA, Neri AL. Solidão e sua associação com indicadores sociodemográficos e de saúde em adultos e idosos brasileiros: ELSI-Brasil [Loneliness and its association with sociodemographic and health indicators in Brazilian adults and older adults: ELSI-Brazil]. Cad Saúde Pública. 2023;39(7):e00213222.
30. Martino J, Pegg J, Frates EP. The connection prescription: using the power of social interactions and the deep desire for connectedness to empower health and wellness. Am J Lifestyle Med. 2015;11(6):466-75.
31. Luft CD, Sanches SO, Mazo GZ, Andrade A. Versão brasileira da Escala de Estresse Percebido: tradução e validação para idosos [Brazilian version of the Perceived Stress Scale: translation and validation for the elderly]. Rev Saúde Pública. 2007;41(4):606-15.
32. Felsted KF. Mindfulness, stress, and aging. Clin Geriatr Med. 2020;36(4):685-96.
33. Morin CM, Buysse DJ. Management of insomnia. N Engl J Med. 2024;391(3):247-58.
34. Ngandu T, Lehtisalo J, Solomon A, Levälahti E, Ahtiluoto S, Antikainen R, et al. A 2 year multidomain intervention of diet, exercise, cognitive training, and vascular risk monitoring versus control to prevent cognitive decline in at-risk elderly people (FINGER): a randomised controlled trial. Lancet. 2015;385(9984):2255-63.
35. Ornish D, Madison C, Kivipelto M, Kemp C, McCulloch CE, Galasko D, et al. Effects of intensive lifestyle changes on the progression of mild cognitive impairment or early dementia due to Alzheimer's disease: a randomized, controlled clinical trial. Alzheimers Res Ther. 2024;16(1):122.
36. Kheirouri S, Alizadeh M. MIND diet and cognitive performance in older adults: a systematic review. Crit Rev Food Sci Nutr. 2022;62(29):8059-77.

64

Cuidados paliativos

Fernanda Cocolichio

Pontos-chave

- Embora os cuidados paliativos (CP) e a Medicina do Estilo de Vida (MEV) se concentrem em objetivos diferentes, suas práticas podem ser profundamente complementares, especialmente em pacientes com doenças crônicas avançadas. A integração desses cuidados pode trazer benefícios significativos para a qualidade de vida dos pacientes em diversas fases de suas doenças.
- Os CP ainda são subindicados na população brasileira, apesar do grande número de pacientes que se beneficiariam dessa abordagem.
- Os CP são indicados para pacientes com doenças graves e ameaçadoras da vida desde o momento do diagnóstico dessas doenças, visando amenizar sintomas e melhorar a qualidade de vida dessas pessoas.
- Os CP não são exclusivos para pacientes oncológicos e não devem ser indicados apenas na fase de terminalidade.
- Alguns passos fundamentais todo profissional de saúde precisa saber para aplicar CP: anamnese biográfica, avaliação funcional e prognóstica, manejo de sintomas e estruturação de um plano de cuidados dinâmicos que leve em consideração os desejos e as vontades do paciente.

INTRODUÇÃO

Nos últimos anos, tem-se observado um crescente interesse pela MEV como uma abordagem preventiva e terapêutica para diversas doenças. Por outro lado, os CP têm se consolidado como uma prática focada no alívio dos sintomas e no suporte psicossocial de pacientes com doenças graves e avançadas. Embora essas áreas possam parecer distintas à primeira vista, elas compartilham o objetivo comum de melhorar a qualidade de vida dos pacientes, especialmente em contextos de doenças graves[1].

Neste capítulo, discutiremos a interface entre os CP e a MEV, destacando como essas abordagens podem se complementar no manejo de pacientes, proporcionando um cuidado integral que vai além do olhar superficial para a doença. Para profissionais de saúde, compreender essa integração pode ampliar as possibilidades terapêuticas e enriquecer o acompanhamento dos pacientes.

DEFINIÇÃO E PRINCÍPIOS DOS CUIDADOS PALIATIVOS

Os CP são uma abordagem ativa e integral que visa aliviar o sofrimento e melhorar a qualidade de vida de pacientes com doenças graves que ameaçam a vida. Com o envelhecimento da população e o aumento de doenças crônicas, é essencial adotar uma abordagem centrada no paciente que otimize a qualidade de vida por meio de medidas que antecipem, previnam e tratem o sofrimento humano. Os CP consideram as necessidades físicas, emocionais, sociais e espirituais do paciente, além de promover sua autonomia e a tomada de decisões[1]. Podemos observar os principais objetivos dos cuidados paliativos na Tabela 1.

TABELA 1 Objetivos dos cuidados paliativos

Controle impecável de sintomas físicos como dor, náuseas, dispneia e fadiga.
Suporte emocional e psicológico para pacientes e familiares.
Suporte espiritual para pacientes e familiares.
Empoderamento do paciente quanto a tomada de decisões, ajuste de prioridades e apoio em relação à percepção da própria finitude.
Promoção de uma morte digna, se inevitável.
Apoio à equipe de saúde em decisões sobre o fim da vida.
Suporte de luto à família.

O TAMANHO DO NOSSO PROBLEMA

Pela definição da Organização Mundial da Saúde (OMS), todo paciente portador de doença grave, progressiva, incurável e que ameace a continuidade da vida deveria receber a abordagem dos CP no seu diagnóstico. Nessa fase inicial, o foco dos CP é otimizar tratamentos que aliviam os sintomas físicos, proporcionando conforto e bem-estar[1]. É importante ressaltar que essa abordagem não exclui a possibilidade de tratamentos modificadores da doença; pelo contrário, pode ser integrada a esses tratamentos, oferecendo um suporte abrangente ao paciente.

Assim, a implementação precoce de CP é uma estratégia essencial para garantir que os pacientes recebam um cuidado holístico e humanizado ao longo de sua jornada, promovendo dignidade e qualidade de vida em todas as fases da doença[2]. Entretanto, na realidade do nosso país, sabe-se que a minoria desses pacientes recebe essa abordagem, e, na maioria das vezes, só serão avaliados por uma equipe de CP no contexto de terminalidade e na fase ativa de morte. Doenças como demências, doença pulmonar obstrutiva crônica, insuficiência cardíaca, insuficiência renal crônica, doença cerebrovascular e doença hepática avançada se caracterizam por exacerbações frequentes, hospitalizações recorrentes, sofrimento físico e psicológico e declínio funcional progressivo, com evolução para terminalidade apesar do tratamento de base. São comorbidades que se beneficiam muito de uma abordagem de CP em conjunto com outros especialistas. Cuidar dos sofrimentos atrelados à evolução da doença proporciona uma vida mais digna e confortável ao paciente e a sua família[1,2].

Essas doenças crônicas têm uma evolução diferente das neoplasias que apresentam um longo período de estabilidade, com posterior declínio acelerado até a fase final. Entender o padrão de evolução da doença auxilia o médico a prognosticar melhor e oferecer recursos adequados ao paciente em cada etapa[3].

Há dois grandes desafios na implementação de CP. O primeiro é difundir que essa abordagem não se limita a cuidados de fim de vida. Sabe-se que, quando associado ao tratamento modificador da doença de base, há um aumento tanto da qualidade quanto da expectativa de vida desses indivíduos. O segundo desafio é compreender que CP não se limita a pacientes oncológicos.

Dados do DATASUS demonstram que ocorrem 1.200.000 mortes anualmente[4]. Destas, 900 mil são consideradas mortes por doenças crônicas, e apenas 20% são relacionadas a câncer. No Brasil, 86% dos pacientes que recebem CP são pacientes oncológicos. Apenas 14% dos pacientes com indicação de CP têm acesso a esse cuidado em nosso país[5]. Essa realidade nos mostra que o Brasil é um dos piores países para se morrer. Como os indivíduos enfrentam o final da vida reflete não apenas a eficácia dos sistemas de saúde, mas também a cultura, as políticas públicas e a disponibilidade de CP.

Infelizmente, o Brasil enfrenta desafios significativos que resultam em uma qualidade de morte precária para muitos pacientes. A organização The Economist Intelligence Unit (EIU) publicou um relatório que avaliou a qualidade de morte em 80 países, considerando fatores como a disponibilidade de CP, a capacidade do sistema de saúde, a experiência do paciente e o suporte familiar. O Brasil ficou em uma posição preocupante, ocupando o 47º lugar no *ranking* global. Essa classificação revela a necessidade urgente de melhorias nos CP e na abordagem ao final da vida[6].

A INTERFACE ENTRE CUIDADOS PALIATIVOS E MEDICINA DO ESTILO DE VIDA

Embora os CP e a MEV se concentrem em objetivos diferentes, suas práticas podem ser profundamente complementares, especialmente em pacientes com doenças crônicas avançadas. A integração desses cuidados pode trazer benefícios significativos para a qualidade de vida dos pacientes em diversas fases das doenças.

COMO APLICAR OS CUIDADOS PALIATIVOS NA PRÁTICA DIÁRIA DE ATENDIMENTO: CONCEITOS FUNDAMENTAIS QUE TODO PROFISSIONAL DE SAÚDE DEVERIA SABER

Transformar a teoria em prática é o que entregará conforto a nosso paciente e maior tranquilidade a seus familiares. Quando falamos em aplicabilidade de CP, precisamos seguir uma estrutura de atendimento para não se perder na subjetividade do sofrimento. Trabalhar em equipe interdisciplinar é fundamental para conseguirmos abordar as várias dimensões do sofrimento humano.

TABELA 2 Como a Medicina do Estilo de Vida pode ser integrada aos cuidados paliativos

Controle de sintomas	Pacientes em cuidados paliativos muitas vezes enfrentam sintomas persistentes e debilitantes. A Medicina do Estilo de Vida, especialmente intervenções como a modulação da dieta, técnicas de relaxamento e atividades físicas de baixo impacto, pode ajudar a aliviar sintomas como dor, fadiga e insônia, além de melhorar o bem-estar geral.
Gestão do estresse e saúde mental	O estresse e a ansiedade são comuns entre pacientes com doenças graves. A prática de técnicas de relaxamento, como *mindfulness*, yoga e meditação, pode ser integrada ao plano de cuidados paliativos para promover o gerenciamento do estresse e ajudar no processo de aceitação da condição do paciente.
Apoio nutricional	Em muitos casos de pacientes paliativos, a perda de peso e a desnutrição podem agravar os sintomas. A orientação sobre uma alimentação equilibrada e personalizada, respeitando as preferências e limitações do paciente, pode melhorar o estado nutricional e, consequentemente, a qualidade de vida.
Aconselhamento sobre hábitos saudáveis	Embora o foco principal dos cuidados paliativos seja o alívio de sintomas, os profissionais de saúde podem aproveitar a abordagem da Medicina do estilo de vida para aconselhar os pacientes sobre a importância de manter um estilo de vida o mais saudável possível, dentro das limitações de sua condição.

Saber a quem indicar cuidados paliativos

Teoricamente, todo paciente com diagnóstico de doença ameaçadora da vida deveria receber CP desde o momento do seu diagnóstico. O objetivo dessa abordagem precoce seria auxiliar na prevenção e no manejo de sintomas associados ao próprio tratamento da doença. Nessa fase, a abordagem anda em conjunto com tratamentos modificadores de doença[1-3]. Na prática, sabemos que a minoria dos pacientes recebe esse cuidado de forma precoce.

Quem é o paciente que não pode deixar de receber cuidado paliativo

Pacientes com doença avançada, progressiva e ameaçadora da vida. Para objetivar essa indicação, usamos a escala SPICT-BR (*Supportive and Palliative Care Indicators Tool*)[7]. Consideramos SPICT positivo aqueles que pontuam 2 ou mais critérios associados a 1 ou mais indicadores clínicos de doença ameaçadora da vida[8,9].

O começo de tudo: quem é a pessoa que eu estou cuidando

Saber a biografia do seu paciente o ajudará a cuidar de uma forma mais humana e sensível, compreendendo o que de fato faz sentido para ele.

Cronologia da doença e tratamentos realizados

Registrar a doença de base, desde a época do diagnóstico e tratamentos realizados, e também complicações relacionadas à doença aos tratamentos instituídos.

THE UNIVERSITY of EDINBURGH

Supportive and Palliative Care Indicators Tool (SPICT-BR™)

NHS SCOTLAND

O SPICT™ é utilizado para ajudar a identificar pessoas cuja saúde está deteriorando. Avalie quanto às necessidades de suporte e cuidados paliativos não atendidas. Plano de cuidados.

Procure por indicadores gerais de saúde em deterioração.

- Internação(ões) hospitalar(es) não programada(s).
- Declínio funcional progressivo com limitada reversibilidade. (Ex.: A pessoa permanece na cama ou numa cadeira mais da metade do tempo).
- A pessoa depende de outros para cuidados pessoais devido ao aumento de problemas físicos e/ou de saúde mental. O cuidador necessita de mais ajuda e suporte.
- Perda de peso progressiva; permanece abaixo do peso; baixa massa muscular.
- Sintomas persistentes apesar do tratamento otimizado da(s) condição(ões) de base.
- A pessoa (ou a família) solicita cuidados paliativos; opta por reduzir, parar ou não fazer o tratamento; ou deseja focar na qualidade de vida.

Procure por indicadores clínicos de uma ou mais condições de saúde que limitam a vida.

Câncer

Capacidade funcional em declínio devido à progressão do câncer.

Muito debilitado(a) para o tratamento do câncer ou o tratamento tem finalidade de controle dos sintomas.

Demência/ fragilidade

Incapaz de vestir-se, caminhar ou comer sem ajuda.

Comendo e bebendo menos; dificuldade com a deglutição.

Incontinência urinária e fecal.

Incapaz de se comunicar através da fala; pouca interação social.

Quedas frequentes; fratura de fêmur.

Episódios frequentes de febre ou infecções; pneumonia aspirativa.

Doença neurológica

Deterioração progressiva da capacidade física e/ou da função cognitiva mesmo com terapia otimizada.

Problema de fala com dificuldade crescente de comunicação e/ou dificuldade progressiva de deglutição.

Pneumonia aspirativa recorrente; falta de ar ou insuficiência respiratória.

Paralisia persistente após acidente vascular cerebral com perda significativa da funcionalidade e incapacidade contínua.

Doença cardiovascular

Insuficiência cardíaca ou doença arterial coronária extensa, refratárias ao tratamento otimizado; com falta de ar ou dor no peito em repouso ou ao mínimo esforço.

Doença vascular periférica grave, inoperável.

Doença respiratória

Doença pulmonar crônica grave; com falta de ar em repouso ou ao mínimo esforço entre as exacerbações.

Hipóxia persistente que necessita de oxigenioterapia contínua.

Já precisou de ventilação invasiva para insuficiência respiratória ou a intubação orotraqueal é contraindicada.

Doença renal

Estágios 4 ou 5 de doença renal crônica (TFG< 30ml/mi) com deterioração da saúde.

Insuficiência renal como fator complicador para outras condições limitantes ou tratamentos.

Parar ou não iniciar diálise.

Doença hepática

Cirrose com uma ou mais complicações no último ano:

- Ascite refratária a diuréticos;
- Encefalopatia hepática;
- Síndrome hepatorrenal;
- Peritonite bacteriana;
- Sangramentos recorrentes de varizes decorrentes de hipertensão portal.

Transplante de fígado não é possível.

Outras condições

Deterioração com outras condições, múltiplas condições e/ou complicações irreversíveis; o melhor tratamento disponível resulta em um desfecho desfavorável.

Revisar o cuidado atual e o plano de cuidados.

- Revise o tratamento e os medicamentos atuais para garantir que a pessoa receba o cuidado otimizado; diminuir a polifarmácia.
- Considere o encaminhamento para avaliação para uma equipe de Cuidados Paliativos se os sintomas ou problemas forem complexos e difíceis de manejar.
- Elaborar um plano de cuidados para o momento atual e para o futuro com a pessoa e seus familiares/pessoas próximas. Apoiar os cuidadores.
- Planejar com antecedência caso seja provável a perda da capacidade de tomada de decisão.
- Registrar, compartilhar e revisar os planos de cuidados.

Para mais informações e atualizações, cadastre-se no SPICT website (www.spict.org.uk)

FIGURA 1 *Supportive and Palliative Care Indicators Tool – Brazilian version* (SPICT-BR).

TABELA 3 Sugestões de anamnese biográfica

Nome e como gosta de ser chamado	O que sabe sobre a sua doença
Idade	Rede de apoio
Profissão	Tem animais de estimação?
Hobby	Onde mora
Religião e crenças	Recursos financeiros
O que é sagrado para o paciente	Quem seria a pessoa com quem esse paciente gostaria de conversar sobre a sua doença e quem poderia responder por ele no momento em que ele não consiga mais se comunicar

Avaliação funcional e prognóstica: onde estamos na curva de evolução da doença

A avaliação criteriosa da capacidade funcional é a ferramenta que tornará mais objetivo o processo de decisão terapêutica, a fim de evitar obstinação e tratamentos desnecessários que prolongam sofrimento[10-12].

Christakis et al. demonstraram que apenas 20% dos médicos têm a capacidade de prognosticar os próprios pacientes, e 63% são muito otimistas. Uma conclusão interessante desse estudo foi que, quanto maior é o tempo de relação médico-paciente, pior é a acurácia de prognosticar[11]. Dessa forma, é imprescindível o uso de elementos objetivos, como a avaliação de *performance status* para prognosticar os pacientes e indicar CP.

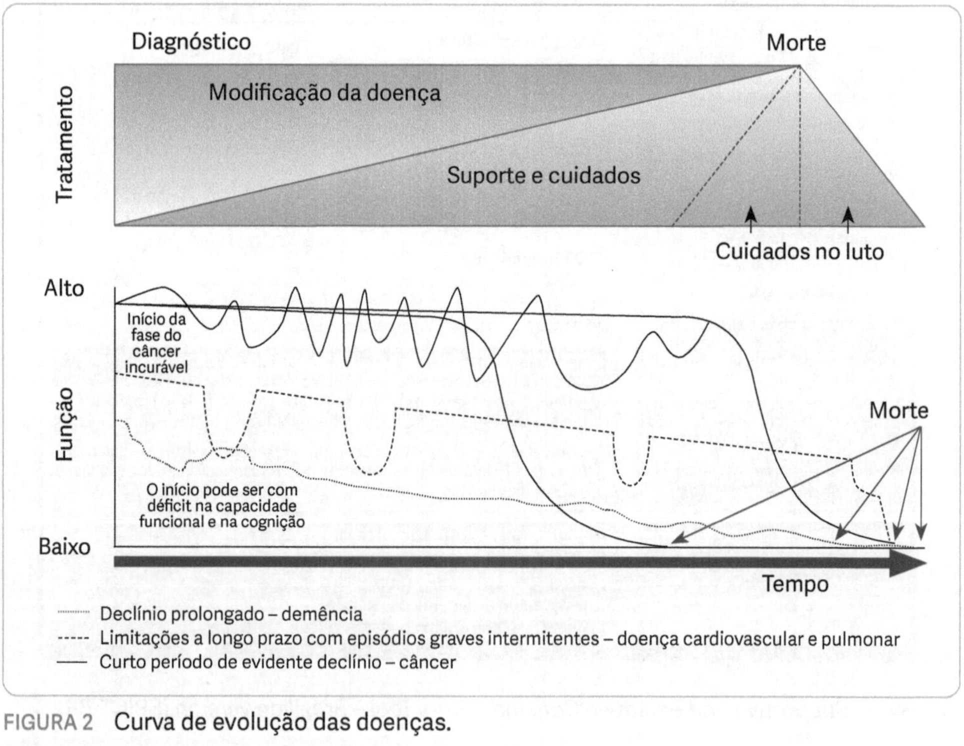

FIGURA 2 Curva de evolução das doenças.
Fonte: adaptada de Knaul et al., 2018[10].

Destaca-se a escala *Palliative Performance Scale* (PPS), desenvolvida para documentar o declínio funcional, condição clínica e prognóstico dos pacientes oncológicos e não oncológicos[10-12]. Pacientes com performance < 50% têm indicação de CP. Declínio de 40% para 30% sugere indicação de cuidados domiciliares ou em *hospices*, enquanto uma queda de 20% para 10% configura terminalidade iminente.

Avaliação dos sintomas

Fazer CP exige *expertise* em controlar sintomas físicos[13]. A avaliação criteriosa de sintomas deve ser feita de forma sistemática a cada avaliação do paciente em CP, seja em âmbito hospitalar, domiciliar ou ambulatorial[13,14]. A escala de avaliação de sintomas de Edmonton é o instrumento mais utilizado pela sua praticidade e facilidade de aplicação[15]. Consiste em um questionário de avaliação de 9 sintomas em que o paciente deve classificar a intensidade desses sintomas de zero a dez – sendo zero a ausência de sintoma e dez sua maior intensidade. Nos casos em que o paciente não consiga se expressar, a escala deve ser preenchida pelo cuidador por meio da sua observação subjetiva.

TABELA 4 Escala *Palliative Performance Scale* (PPS)

%	Deambulação	Atividade e evidência da doença	Autocuidado	Ingestão	Nível de consciência
100	Completa	Normal, sem evidência de doença	Completo	Normal	Completa
90	Completa	Normal, alguma evidência de doença	Completo	Normal	Completa
80	Completa	Com esforço, alguma evidência de doença	Completo	Normal	Completa
70	Reduzida	Incapaz para o trabalho, alguma evidência de doença	Completo	Normal ou reduzida	Completa
60	Reduzida	Incapaz de realizar *hobbies*; doença significativa	Assistência ocasional	Normal ou reduzida	Períodos de confusão ou completa
50	Sentado ou deitado	Incapacidade para qualquer trabalho; doença extensa	Assistência considerável	Normal ou reduzida	Períodos de confusão ou completa
40	Acamado	Idem	Assistência quase completa	Normal ou reduzida	Períodos de confusão ou completa
30	Acamado	Idem	Dependência completa	Reduzida	Períodos de confusão ou completa
20	Acamado	Idem	Idem	Ingestão limitada a colheradas	Períodos de confusão ou completa
10	Acamado	Idem	Idem	Cuidados com a boca	Confuso ou em coma
0	Morte	–	–	–	–

TABELA 5 Escala de avaliação de sintomas de Edmonton

Avaliação de sintomas		
Data: ______________ / Preenchido por: ______________________		
Sem dor =	0 – 1 – 2 – 3 – 4 – 5 – 6 – 7 – 8 – 9 – 10	= Pior dor possível
Sem cansaço =	0 – 1 – 2 – 3 – 4 – 5 – 6 – 7 – 8 – 9 – 10	= Pior cansaço possível
Sem náusea =	0 – 1 – 2 – 3 – 4 – 5 – 6 – 7 – 8 – 9 – 10	= Pior náusea possível
Sem depressão =	0 – 1 – 2 – 3 – 4 – 5 – 6 – 7 – 8 – 9 – 10	= Pior depressão possível
Sem ansiedade =	0 – 1 – 2 – 3 – 4 – 5 – 6 – 7 – 8 – 9 – 10	= Pior ansiedade possível
Sem sonolência =	0 – 1 – 2 – 3 – 4 – 5 – 6 – 7 – 8 – 9 – 10	= Pior sonolência possível
Muito bom apetite =	0 – 1 – 2 – 3 – 4 – 5 – 6 – 7 – 8 – 9 – 10	= Pior apetite possível
Sem falta de ar =	0 – 1 – 2 – 3 – 4 – 5 – 6 – 7 – 8 – 9 – 10	= Pior falta de ar possível
Melhor sensação de bem-estar =	0 – 1 – 2 – 3 – 4 – 5 – 6 – 7 – 8 – 9 – 10	= Pior sensação de bem-estar possível

Fonte: Regional Palliative Care Program, Capital Health, Edmonton, Alberta, 2003. Traduzido e adaptado para o português por Neto IG, 2006.

Controlar os sintomas físicos é a prioridade número 1 para que possamos acessar outras camadas do sofrimento posteriormente[16].

Traçar um plano de cuidados que faça sentido para o paciente: decisão compartilhada

O plano terapêutico é o resultado dessa análise ampla e individualizada que construímos até aqui. É um processo dinâmico, no qual a prioridade de cuidado será baseada na escala de sintomas de Edmonton e na demanda trazida pelo paciente e por sua família[17]. Essa abordagem deve ser individualizada, considerando não só as necessidades físicas, mas também emocionais, psicológicas e espirituais do paciente[18]. A criação de um plano terapêutico eficaz em CP envolve uma avaliação contínua do estado clínico do paciente e um alinhamento das intervenções médicas com as suas prioridades. Isso implica considerar os desejos e o contexto de vida da pessoa, levando em conta sua história, crenças e expectativas para o final da vida, de modo a garantir que as decisões tomadas sejam as mais adequadas ao paciente, respeitando sua autonomia e dignidade[19].

A decisão compartilhada no cenário de doenças graves e ameaçadoras da vida é uma abordagem fundamental para garantir que os cuidados sejam centrados no paciente. Esse processo envolve uma comunicação clara e aberta entre a equipe de saúde, o paciente e seus familiares, permitindo que todas as partes participem ativamente das decisões sobre o tratamento[2]. A decisão compartilhada valoriza a experiência de vida e os valores do paciente, sendo essencial para entender o que realmente importa para ele, como a qualidade de vida, a preservação da dignidade ou a gestão do sofrimento. Ao incorporar essas perspectivas no processo decisional, a equipe médica pode oferecer cuidados mais alinhados aos desejos do paciente, promovendo um cuidado compassivo e respeitoso até o fim da vida. Nesse cenário, é importante frisar que decisões técnicas devem ser tomadas pelo médico que compartilhará com o paciente e a família as razões pelas quais esse é o melhor caminho a seguir. Decisão compartilhada não é sinônimo de transferência de responsabilidade de decisões técnicas para familiares; isso pode levar a obstinação terapêutica e distanásia. A obstinação terapêutica refere-se ao uso inadequado de tratamentos médicos, mesmo quando estes não oferecem mais benefícios significativos ao paciente, especialmente em casos de doenças irreversíveis. No contexto dos CP, a obstinação terapêutica é prejudicial, pois se concentra em prolongar a vida a qualquer custo, sem levar em consideração a qualidade de vida do paciente ou seus desejos. Esse tipo de abordagem pode resultar em intervenções invasivas e dolorosas, que só aumentam o sofrimento e a angústia do paciente, sem contribuir para uma melhoria substancial no seu bem-estar[10]. Além disso, a insistência em tratamentos agressivos pode interferir na possibilidade de uma morte tranquila e digna[20].

A pressão para manter tratamentos invasivos, muitas vezes sem o entendimento completo de que esses procedimentos não trazem benefícios reais, pode gerar confusão e culpa nos familiares, que podem sentir que estão fazendo o melhor para o ente querido, mesmo quando a qualidade de vida já foi comprometida. No cenário de CP, é fundamental que a equipe de saúde apoie os familiares e o paciente na tomada de decisões informadas, ajudando-os a entender que o foco deve ser o conforto, a dignidade e o respeito aos desejos do paciente, ao invés da perpetuação de intervenções que não contribuem para a melhoria do quadro clínico e prolongam sofrimento[21].

TRÊS PERGUNTAS SÃO FUNDAMENTAIS PARA ELABORARMOS UM PLANO DE CUIDADOS

TABELA 6 Perguntas fundamentais para a elaboração de um plano terapêutico em cuidados paliativos

"Como você tem lidado com tudo isto?"	Abre espaço para conversar sobre sofrimentos emocionais e espirituais
"o que é importante para você?"	Abre espaço para conversar sobre prioridades
"o que te traz sofrimento?"	Abre espaço para controle de sintomas físicos, emocionais, espirituais

CONCLUSÃO

A integração entre CP e MEV oferece um modelo de cuidado centrado no paciente, que visa não só prolongar a vida, mas também melhorar a qualidade desse tempo, respeitando os valores e as preferências de cada indivíduo. Profissionais de saúde devem considerar essa abordagem integrada como oportunidade de proporcionar um cuidado mais holístico e humanizado, adaptado às necessidades e condições específicas de cada paciente. Para isso ser eficaz, é necessário treinamento contínuo e uma colaboração multidisciplinar, possibilitando a oferta de um cuidado mais completo e eficaz àqueles que enfrentam doenças graves.

REFERÊNCIAS BIBLIOGRÁFICAS

1. Quinn KL, Shurrab M, Gitau K, et al. Association of receipt of palliative care interventions with health care use, quality of life, and symptom burden among adults with chronic noncancer illness:a systematic review and meta-analysis. JAMA. 2020;324(14):1439-50.
2. Buehler NJ, Frydman JL, Morrison RS, et al. An update: National Institutes of Health Research Funding for Palliative Medicine 2016-2020. J Palliat Med. 2023;26(4):509-16.
3. Sanders JJ, Temin S, Ghoshal A, et al. Palliative care for patients with cancer: ASCO Guideline Update. J Clin Oncol. 2024;42(19):2336-57.
4. Lima C, Dos Santos Neto MF, Costa RFA, et al. Characteristics of palliative care publications by South American authors in the last 20 years: systematic literature review with bibliometric analysis. J Pain Symptom Manage. 2021;62(3):e177-e185.
5. Rozman LM, Campolina AG, López RVM, et al. Early palliative care and its impact on end-of-life care for cancer patients in Brazil. J Palliat Med. 2018;21(5):659-64.
6. The Economist Intelligence Unit (EIU); 2025. Disponível em: https://www.eiu.com/n/.
7. Huang Y, Deng C, Lin H, et al. Adaptation and validation of the Supportive and Palliative Care Indicators Tool (SPICT): a quantitative methodological study. J Adv Nurs. 2025.
8. Hamatani Y, Teramoto K, Ikeyama-Hideshima Y, et al. Validation of a supportive and palliative care indicator tool among patients hospitalized due to heart failure. J Card Fail. 2025;31(1):16-25.
9. De Bock R, Van Den Noortgate N, et al. Validation of the Supportive and Palliative Care Indicators Tool in a Geriatric Population. J Palliat Med. 2018;21(2):220-4.
10. Bischoff KE, Patel K, Boscardin WJ, et al. Prognoses associated with palliative performance scale scores in modern palliative care practice. JAMA Network Open. 2024;7(7):e2420472.
11. Christakis NA, Lamont EB. Extent and determinants of error in doctors' prognoses in terminally ill patients: prospective cohort study. BMJ. 2000;320(7233):469-72.
12. Baik D, Russell D, Jordan L, et al. Using the palliative performance scale to estimate survival for patients at the end of life: a systematic review of the literature. J Palliat Med. 2018;21(11):1651-61.
13. Stone P, Vickerstaff V, Kalpakidou A, et al. Prognostic tools or clinical predictions: which are better in palliative care. PloS One. 2021;16(4):e0249763.
14. Battat M, Omair N, WildAli MA, et al. Factors associated with palliative care symptoms in cancer patients in Palestine. Sci Rep. 2023;13(1):16190.
15. Paiva CE, Manfredini LL, Paiva BS, et al. The Brazilian Version of the Edmonton Symptom Assessment System (ESAS) is a feasible, valid and reliable instrument for the measurement of symptoms in advanced cancer patients. PloS One. 2015;10(7):e0132073.
16. Hui D, Bruera E. The Edmonton Symptom Assessment System 25 years later: past, present, and future developments. J Pain Symptom Manage. 2017;53(3):630-43.
17. Brooks JV, Poague C, Formagini T, et al. The role of a symptom assessment tool in shaping patient-physician communication in palliative care. J Pain Symptom Manage. 2020;59(1):30-8.
18. Goyal UD, Riegert K, Davuluri R, et al. Prospective study of use of Edmonton symptom assessment scale versus routine symptom management during weekly radiation treatment visits. JCO Oncol Pract. 2020;16(9):e1029-e1035.
19. Mercadante S, Adile C, Lanzetta G, et al. Personalized symptom goals and patient global impression on clinical changes in advanced cancer patients. Oncologist. 2019;24(2):239-46.
20. Haupt EC, Sharma I, Nguyen HQ. Symptom burden and survival in patients receiving outpatient and home-based palliative care. J Palliative Medicine. 2023;26(6):843-8.
21. Restivo L, Rochigneux P, Bouhnik AD, et al. Patients' psychosocial attributes and aggressiveness of cancer treatments near the end of life. Oncologist. 2025;30(2):oyae317.

SEÇÃO XI

Profissões da saúde e Medicina do Estilo de Vida

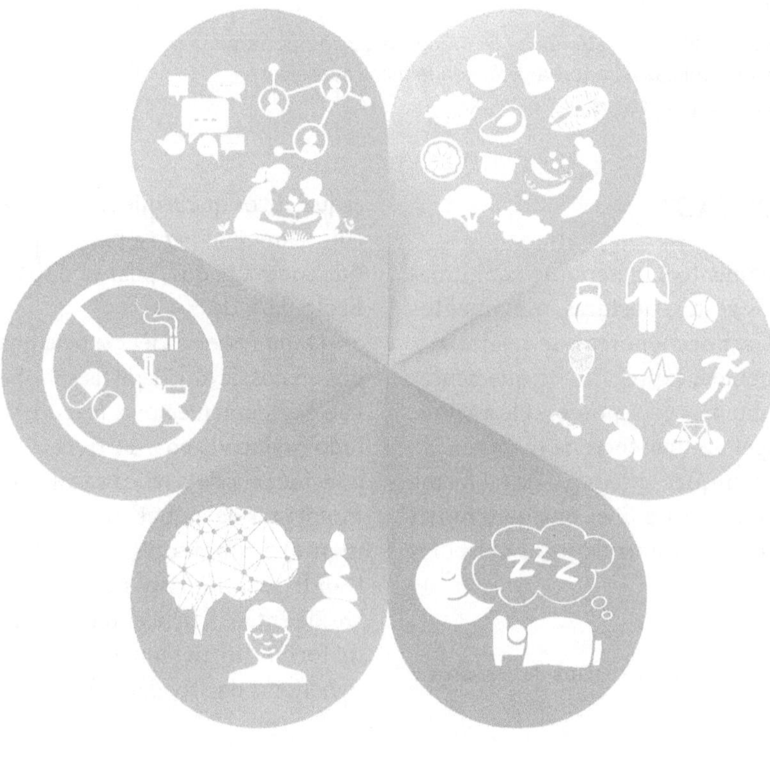

65

Educação Física

Bruno Gualano
Hamilton Roschel
Lucas Porto Santos

Pontos-chave

- A atividade física é fundamental para a saúde, porém a sociedade enfrenta uma pandemia de inatividade. Profissionais da área precisam atuar além do chamado mundo *fitness* para impactar a população geral.
- A cultura *fitness* promove estética e desempenho, muitas vezes ignorando barreiras socioeconômicas e dificultando a inclusão de pessoas menos ativas.
- É essencial integrar estratégias de mudança de comportamento e políticas públicas para tornar a atividade física acessível e sustentável para todos.

INTRODUÇÃO*

O movimento é inerente ao ser humano. Nossos gestos, posturas, movimentos ou atitudes, por menores que sejam, são, em boa medida, expressões do que pensamos, acreditamos ou sentimos. Ele assume, ainda, papel fundamental na manutenção das nossas funções orgânicas, de tal forma que a atividade física (i. e., qualquer movimento corporal produzido pelos músculos esqueléticos que requeira gasto de energia) é fundamental para a promoção da saúde, tida como um dos "pilares" da Medicina do Estilo de Vida.

O interesse da ciência pela investigação dos efeitos da atividade física sobre a saúde não é exatamente novo. Já em 1950, um estudo conduzido por Morris et al.[1] comparou a incidência de doença cardiovascular em motoristas de ônibus (menos ativos fisicamente) e cobradores (mais ativos), mostrando maiores riscos entre os primeiros. Desde então, a ciência vem demonstrando, de forma suficientemente consistente, os benefícios da atividade física em diversos

* Os autores não possuem conflitos de interesse em relação ao assunto.

sistemas fisiológicos, bem como no bem-estar do indivíduo.

Os efeitos de uma vida ativa são plurais, de tal forma que a atividade física (ou sua forma planejada e estruturada, a que chamamos de exercício físico) tem sua recomendação amplamente sustentada pela ciência, tanto para a prevenção como o tratamento de diversas condições de saúde, como doenças cardiovasculares[2], diabetes[3], hipertensão[4], depressão[5], doenças reumatológicas[6], entre outras.

É nesse cenário de muita riqueza técnica que se dá a formação do profissional de Educação Física. No entanto, no contexto da área, infelizmente parece haver uma dissonância entre a atuação profissional (principalmente no contexto de atuação que aqui denominaremos mundo *fitness*) e os níveis cada vez menores de atividade física verificados na sociedade moderna. De fato, podemos afirmar que vivemos uma pandemia de inatividade física[7], mesmo diante do crescente conhecimento que acumulamos acerca dos benefícios da vida ativa sobre a promoção da saúde individual e coletiva.

A EDUCAÇÃO FÍSICA NO CONTEXTO DA MEDICINA DO ESTILO DE VIDA

A importância da atividade física na saúde é historicamente presente em diversos contextos: na Grécia antiga, por exemplo, com os ginásios, locais de exercício de "mente e corpo"; ou nos templos budistas chineses, onde as artes marciais serviam como instrumento dos monges na busca de atingir a iluminação espiritual.

No cenário atual, em que o debate sobre estilo de vida está intrinsecamente ligado aos conceitos de "saúde ideal" e "corpo ideal", torna-se essencial uma compreensão mais aprofundada de tudo o que envolve o movimento humano em seus mais variados aspectos. Isso inclui desde respostas celulares e mecanismos fisiológicos até o impacto psicossocial das práticas corporais, culminando no valor que essas práticas agregam à experiência humana.

Nesse tocante, a Educação Física possui um grande potencial de ação. No entanto, esse potencial parece subaproveitado na sociedade contemporânea. Muitas vezes, isso ocorre devido ao foco excessivo da área em pessoas altamente motivadas e com acesso privilegiado a serviços como academias, treinamento personalizado, clubes e dispositivos tecnológicos.

O mundo *fitness* expandiu-se significativamente com a ascensão dos *influencers fitness*, que utilizam as redes sociais para promover corpos e estilos de vida tidos ideais – embora inalcançáveis –, impulsionando o mercado desse setor. No entanto, dados recentes indicam que um em cada quatro desses influenciadores não possui credenciais acadêmicas, sendo que, quanto pior sua formação, maior tende a ser o número de seguidores. Além disso, suas postagens geralmente contêm informações de baixa qualidade[8]. Esse fenômeno social contemporâneo adiciona mais uma camada de complexidade ao campo profissional da Educação Física, principalmente quando voltado ao estilo de vida.

Exploramos a seguir algumas das problemáticas atuais e discutimos alguns possíveis caminhos que a ciência nos aponta para uma atuação mais assertiva dos profissionais da área do exercício no campo da Medicina do Estilo de Vida.

O mundo *fitness* e a individualização do comportamento

Uma breve análise de alguns lemas e discursos recorrentes do mundo *fitness* revela sua estreita relação com o ideário do individualismo. Tomemos, por exemplo, o famoso *no pain, no gain* [sem dor, sem ganho]. Esse *slogan* é amplamente refutado pela ciência, uma vez que ganhos significativos em saúde e qualidade de vida podem ser alcançados com volumes moderados de atividade física – conforme demonstram as recomendações nacionais e internacionais sobre o tema[9,10].

Ainda assim, esse jargão reforça a ideia de sacrifício: para alcançar o sucesso, o indivíduo deve renunciar a certos prazeres e empregar esforço máximo. O conceito de sacrifício, nesse sentido, se associa a uma ética de autossuficiência e mérito, na qual o sucesso só é legítimo se conquistado por meio do esforço pessoal.

Dentro desse cenário, o mercado se fortalece ao promover uma noção excessiva de responsabilidade individual, frequentemente desconsiderando contextos mais amplos. Para grande parte da população, mudanças no estilo de vida relacionadas à atividade física enfrentam obstáculos como dificuldades de acesso, adesão e manutenção em programas formais de exercício; ausência de infraestrutura para atividades físicas de lazer na região onde vivem; e falta de tempo para incorporar uma rotina consistente de exercícios.

Diante disso, cabe aos profissionais de Educação Física compreenderem que essas barreiras precisam ser analisadas em um contexto mais amplo, levando em conta o ambiente em que cada indivíduo está inserido. Somente assim será possível alcançar um número significativo de pessoas e, de fato, contribuir para a mitigação da pandemia de inatividade física.

Educação Física e estilo de vida: para além do *fitness*

No contexto social contemporâneo, é fundamental que o profissional de Educação Física que atua com estilo de vida compreenda que sua área não pode se restringir à lógica mercadológica do desempenho. Vivemos em uma sociedade altamente performática, na qual se valoriza o "super-resultado" em todas as esferas da vida. No mundo *fitness*, essa mentalidade não apenas se reproduz, mas também se intensifica.

Abordagens baseadas em expressões populares como *no pain, no gain* ou foco, força e fé, que atribuem exclusivamente ao esforço individual a responsabilidade pelos resultados, não apenas carecem de embasamento científico, mas também dificultam o acesso da população à promoção da atividade física.

É urgente transformar essa abordagem, substituindo objetivos inatingíveis por metas realistas e acessíveis. Em uma sociedade amplamente sedentária, pequenas mudanças de comportamento em relação à atividade física podem gerar impactos significativos na saúde daqueles que conseguem se tornar mais ativos. Um exemplo relevante é a iniciativa japonesa "+10", que propõe um ponto de partida baseado no volume semanal usual de atividade física do indivíduo, acrescido de apenas 10 minutos[11]. Esse exemplo reforça uma mudança de perspectiva, que foca em pequenas e palpáveis adições de atividade física.

AS MUDANÇAS DE PARADIGMA

Diante desse cenário, em que a promoção de um estilo de vida ativo enfrenta desafios significativos – especialmente entre as camadas menos favorecidas da sociedade –, enquanto o estilo de vida ideal é supervalorizado por aqueles com condições socioeconômicas privilegiadas, torna-se necessária uma mudança de paradigma na Educação Física voltada ao estilo de vida. É funda-

fundamental refletir sobre o papel do profissional da área, cuja atuação, atualmente, parece direcionada a nichos específicos, compostos por indivíduos altamente motivados e com acesso a diversas alternativas saudáveis. Enquanto isso, a população em geral segue cada vez mais inativa. A Tabela 1 traz um contraponto entre abordagens com um foco em humanização e o paradigma atual do mundo *fitness*.

Sociedade inativa e doente

Atualmente, observa-se uma queda contínua na prática de atividade física incidental e no deslocamento ativo. O uso cada vez mais frequente de escadas rolantes, controles remotos, casas inteligentes e serviços de entrega exemplifica essa tendência. Além disso, muitos indivíduos, por falta de alternativas, passam longos períodos

TABELA 1 Contraponto entre os objetivos humanizados e a abordagem do mundo *fitness* no contexto da Medicina do Estilo de Vida

Aspecto	Objetivos humanizados	Abordagem do mundo *fitness*
Enfoque geral	Promoção de uma saúde integral, priorizando o bem-estar e a qualidade de vida, com objetivos palpáveis e foco na saúde coletiva.	Busca incessante por corpos "sobre-humanos" e desempenho extremo, com ênfase na estética e/ou desempenho, atribuindo exclusivamente ao indivíduo o alcance dos resultados.
Saúde física e mental	Valoriza o equilíbrio entre saúde física e mental, com ênfase na promoção de um estilo de vida alinhado com os valores do indivíduo e sua saúde.	Incentiva práticas que podem resultar em transtornos alimentares, problemas de imagem corporal e abuso de substâncias. Foco exacerbado na comparação.
Abordagem prática	Adota uma prática individualizada, progressiva e sustentável, respeitando os limites do corpo.	Favorece regimes extremos e/ou exageradamente competitivos, muitas vezes sem a supervisão adequada, levando ao *overtraining* e outras complicações.
Atuação profissional e ética	O profissional foca na identificação precoce de riscos e na promoção de um acompanhamento seguro e personalizado.	Pressiona pela obtenção de resultados rápidos e extremos, muitas vezes em detrimento da saúde do indivíduo, visando lucros.
Influência da indústria e da mídia	Propaga informações baseadas em evidências e práticas éticas, visando a um estilo de vida saudável real, sem se deixar guiar pelos modismos da área.	Utiliza marketing agressivo e promessas enganosas para vender produtos e serviços, explorando vulnerabilidades e padrões irreais.
Resultados esperados	Busca melhorias globais na saúde, qualidade de vida e bem-estar em longo prazo.	Promove resultados estéticos e de *performance* imediatos, sem garantias de saúde duradoura ou sustentabilidade do método.

em deslocamento inativo, como horas no trânsito, metrô ou trem.

Uma parcela significativa da população também não dispõe de acesso a estruturas que favoreçam a prática de atividades físicas de lazer, seja por falta de tempo, escassez de investimento público ou outros fatores. Como consequência dessa drástica redução do movimento humano na vida cotidiana, aproximadamente um terço da população adulta não atinge os níveis mínimos recomendados de atividade física[7]. Dessa forma, a inatividade física tornou-se um problema incontestável de saúde pública, com evidências indicando que esse comportamento é responsável por uma fração atribuível à mortalidade por todas as causas no mundo, que varia entre 6 e 10%[12].

Esses dados evidenciam o fracasso da Educação Física e de outras áreas da saúde em modificar, de forma eficaz, o estilo de vida predominantemente inativo da população. Para que haja uma mudança significativa nesse cenário, os profissionais da saúde precisam ampliar seus esforços para alcançar não apenas aqueles que não praticam exercícios, mas também os que não atingem níveis minimamente aceitáveis de movimento.

Tudo isso é fundamental, pois há evidências sólidas no campo da pesquisa em atividade física e saúde indicando que mesmo pequenos aumentos nos níveis de atividade física geram impactos positivos em múltiplos parâmetros de saúde, especialmente entre os indivíduos menos ativos[13,14]. No entanto, essa transformação exige uma abordagem proativa, baseada na identificação e modificação do comportamento desses indivíduos, sempre respeitando seus contextos biopsicossociais e culturais.

Políticas públicas de atividade física e o profissional de Educação Física

Diante desses aspectos, fica evidente que a atuação dos profissionais envolvidos com a promoção da atividade física não pode se restringir a intervenções focadas exclusivamente nos indivíduos. É essencial que haja mudanças estruturais nas políticas públicas ligadas à atividade física em diferentes frentes, como a ampliação do alcance de programas de exercício na atenção primária à saúde, a reformulação da mobilidade urbana e a implementação de políticas que garantam o acesso à atividade física de lazer, entre outras iniciativas. A mudança de paradigma observada nas últimas décadas levou especialistas da área a revisitar a definição de atividade física, incorporando a ideia de que os governos também têm a responsabilidade de assegurar o acesso a práticas físicas prazerosas e seguras para a população[15].

Essa abordagem amplia o entendimento sobre a promoção da atividade física, deslocando o foco exclusivo da responsabilidade individual para uma visão mais sistêmica e inclusiva. Em vez de se limitar à motivação pessoal e ao esforço individual, passa-se a considerar fatores estruturais que podem facilitar ou dificultar a adoção de um estilo de vida mais ativo.

Dessa forma, políticas públicas, planejamento urbano, condições de trabalho e acesso a espaços e equipamentos adequados tornam-se elementos centrais na equação. Ao reconhecer essas variáveis, os profissionais de Educação Física e saúde podem atuar de maneira mais efetiva, criando estratégias que não apenas incentivem a prática da atividade física, mas que também reduzam as barreiras que historicamente impediram grande parte da população de adotá-la.

Além disso, essa perspectiva favorece um olhar mais empático e realista sobre a adesão à atividade física, respeitando as limitações e demandas da vida cotidiana. Assim, o campo da Educação Física tem a oportunidade de se reinventar, deixando de atender apenas nichos específicos e passando a desempenhar um papel mais abrangente e transformador na sociedade.

"Bolhas" superativas e seus riscos

Na contramão da maioria da população, uma minoria de indivíduos extremamente ativos fisicamente, que frequentemente compartilham nas redes sociais suas rotinas exigentes de treinamento e dietas, alimenta um nicho consumidor altamente relevante no mercado *fitness*. Atraídos pelo senso de pertencimento e pela atenção que recebem por seus feitos "atléticos" ou corpos esculpidos, esses indivíduos superativos recebem uma atenção lucrativa da indústria.

Campeonatos, equipamentos, certificações, viagens, suplementos, consultas, cirurgias, medicações, hormônios, aplicativos, massagens, entre outros, fazem parte de um mercado aquecido, onde tudo é válido para alcançar os resultados desejados. No entanto, tudo o que pode ser vendido com a promessa de proporcionar saúde, bem-estar e/ou desempenho – sem necessariamente entregá-los – está dentro do alcance dessa indústria.

Por trás da fachada de "estilo de vida saudável", escondem-se transtornos alimentares, de imagem corporal, abuso de substâncias (e seus efeitos colaterais) e uma série de outros problemas de saúde indesejáveis. Enquanto esse nicho de mercado cresce e oferece oportunidades financeiras, ele também impõe um desafio adicional ao profissional de Educação Física: como manter-se ético em um contexto de busca incessante pelo corpo e desempenho perfeitos?

É crucial que o profissional saiba identificar indivíduos em risco de transtornos de imagem corporal e alimentares (principalmente dismorfismo muscular[16] e ortorexia[17]), abuso de substâncias como esteroides e emagrecedores, além de condições de saúde causadas por excessos de treino ou dieta (como o *overtraining* e a síndrome da deficiência energética relativa no esporte[18]).

RECOMENDAÇÕES DE ATIVIDADE FÍSICA

Dada a ampla quantidade de evidências sobre os efeitos benéficos da atividade física para a saúde, a comunidade científica se posiciona, desde a metade do século passado, sobre os volumes de atividade necessários para que se possam colher esses benefícios. Nesse contexto, é fundamental que o profissional de Educação Física, assim como todos os profissionais da saúde que abordam o estilo de vida, conheçam os documentos que orientam as recomendações de atividade física.

Recomendações gerais

No Brasil, o documento que orienta as diretrizes para a atividade física é o *Guia de Atividade Física para População Brasileira*. De forma geral, o documento estabelece que crianças e adolescentes, com idades entre 6 e 17 anos, devem dedicar pelo menos 60 minutos diários a atividades físicas de intensidade moderada a vigorosa, incorporando exercícios que fortaleçam músculos e ossos, pelo menos três vezes por semana. Para os adultos, a recomendação é de, no mínimo,

150 minutos semanais de atividade aeróbica de intensidade moderada ou 75 minutos de atividade vigorosa, podendo essas atividades ser combinadas, além de incluir práticas de fortalecimento muscular em pelo menos dois dias por semana. Quanto aos idosos (+60 anos), as diretrizes são semelhantes às dos adultos, com um cuidado especial voltado a exercícios que aprimorem o equilíbrio e previnam quedas, sempre adaptados às capacidades individuais[9].

Recomendações possíveis

O profissional responsável pela prescrição do programa precisará, no entanto, avaliar as possibilidades de alcançar a meta estabelecida. Além disso, é essencial verificar se há algum problema de saúde subjacente que exija adaptação do programa, bem como identificar barreiras e/ou facilitadores para a prática. Por fim, também é necessário compreender as vontades e os objetivos do indivíduo em relação àquela prática, a fim de aumentar as chances de adesão em longo prazo.

Com esses aspectos em mente, o profissional pode adotar estratégias de mudança de comportamento para facilitar o engajamento no programa. Para isso, pode basear sua prática em modelos bem estabelecidos na literatura, como o modelo transteórico de mudança[19] e a teoria da autodeterminação[20].

Por exemplo, ao aplicar o modelo transteórico de mudança e identificar o estágio de mudança comportamental em que o indivíduo se encontra – na pré-contemplação, contemplação, preparação, ação ou manutenção –, o profissional pode ajustar as estratégias de intervenção, incentivando a autoconfiança e a motivação intrínseca necessárias para a adoção de comportamentos mais saudáveis, sem negligenciar os fatores clínicos e ambientais que, como amplamente discutido, influenciam o engajamento na atividade física para além da motivação individual. Dessa forma, ao estabelecer metas realistas dentro da rotina do indivíduo e oferecer suporte para a superação de barreiras possíveis de serem transpostas, facilita-se a transição gradual para a prática regular de atividades físicas.

CONCLUSÃO

O cenário atual exige uma mudança de perspectiva na Educação Física, que deve, finalmente, se distanciar da lógica de *performance* e estética e focar na promoção da atividade física como elemento acessível e essencial tanto para o indivíduo quanto para a coletividade. Para isso, é fundamental que o profissional se aproprie de um conhecimento que vá além do biológico, adentrando na investigação do comportamento e seus determinantes, livre das pressões alienantes impostas pelo mundo *fitness*. Para alcançar esse objetivo, os currículos de Educação Física precisam ser revisitados, incorporando conteúdos que aprofundem uma formação mais humanizada, inclusiva e solidária e, consequentemente, menos refém do ideário neoliberal.

REFERÊNCIAS BIBLIOGRÁFICAS

1. Morris JN, Heady JA, Raffle PA, Roberts CG, Parks JW. Coronary heart-disease and physical activity of work. Lancet. 1953;262(6796):1111-20.
2. Bushnell C, Kernan WN, Sharrief AZ, Chaturvedi S, Cole JW, Cornwell WK 3rd, et al. 2024 guideline for the Primary Prevention of stroke: A guideline from the American Heart Association/American stroke association. Stroke. 2024;55(12):e344-424.
3. American Diabetes Association Professional Practice Committee. 5. Facilitating positive health behaviors and well-being to

improve health outcomes: Standards of care in diabetes-2025. Diabetes Care. 2025;48 (Suppl_1):S86-127.

4. Barroso WKS, Rodrigues CIS, Bortolotto LA, Mota-Gomes MA, Brandão AA, Feitosa AD de M, et al. Diretrizes Brasileiras de Hipertensão Arterial – 2020. Diretrizes Brasileiras de Hipertensão Arterial – 2020. 2021;116(3):516-658.
5. Noetel M, Sanders T, Gallardo-Gómez D, Taylor P, Del Pozo Cruz B, van den Hoek D, et al. Effect of exercise for depression: systematic review and network meta-analysis of randomised controlled trials. BMJ. 2024;384:e075847.
6. Gwinnutt JM, Wieczorek M, Balanescu A, Bischoff-Ferrari HA, Boonen A, Cavalli G, et al. 2021 EULAR recommendations regarding lifestyle behaviours and work participation to prevent progression of rheumatic and musculoskeletal diseases. Ann Rheum Dis. 2023;82(1):48-56.
7. Hallal PC, Andersen LB, Bull FC, Guthold R, Haskell W, Ekelund U, et al. Global physical activity levels: surveillance progress, pitfalls, and prospects. Lancet. 2012;380(9838):247-57.
8. Marocolo M, Meireles A, de Souza HLR, Mota GR, Oranchuk DJ, Arriel RA, et al. Is social media spreading misinformation on exercise and health in Brazil? Int J Environ Res Public Health. 2021;18(22).
9. Ritti-Dias R, Trape AA, Farah BQ, Petreça DR, Lemos EC de, Carvalho FFB de, et al. Atividade física para adultos: Guia de Atividade Física para a População Brasileira. Rev Bras Ativ Fis Saúde. 2021;26:1-11.
10. Bull FC, Al-Ansari SS, Biddle S, Borodulin K, Buman MP, Cardon G, et al. World Health Organization 2020 guidelines on physical activity and sedentary behaviour. Br J Sports Med. 2020;54(24):1451-62.
11. Miyachi M, Tripette J, Kawakami R, Murakami H. "+10 min of physical activity per day": Japan is looking for efficient but feasible recommendations for its population. J Nutr Sci Vitaminol (Tokyo). 2015;61 Suppl(Supplement):S7-9.
12. Lee IM, Shiroma EJ, Lobelo F, Puska P, Blair SN, Katzmarzyk PT, et al. Effect of physical inactivity on major non-communicable diseases worldwide: an analysis of burden of disease and life expectancy. Lancet. 2012;380(9838):219-29.
13. Sadarangani KP, Hamer M, Mindell JS, Coombs NA, Stamatakis E. Physical activity and risk of all-cause and cardiovascular disease mortality in diabetic adults from Great Britain: pooled analysis of 10 population-based cohorts. Diabetes Care. 2014;37(4):1016-23.
14. Grandes G, García-Alvarez A, Ansorena M, Sánchez-Pinilla RO, Torcal J, Arietaleanizbeaskoa MS, et al. Any increment in physical activity reduces mortality risk of physically inactive patients: prospective cohort study in primary care. Br J Gen Pract. 2023;73(726):e52-8.
15. Hallal PC, Lee IM, Sarmiento OL, Powell KE. The future of physical activity: from sick individuals to healthy populations. Int J Epidemiol. 2024;53(5).
16. Mitchell L, Murray SB, Cobley S, Hackett D, Gifford J, Capling L, et al. Muscle dysmorphia symptomatology and associated psychological features in bodybuilders and non-bodybuilder resistance trainers: a systematic review and meta-analysis. Sports Med. 2017;47(2):233-59.
17. Pratt VB, Hill AP, Madigan DJ. Multidimensional perfectionism and orthorexia: a systematic review and meta-analysis. Eat Weight Disord. 2024;29(1):67.
18. Gallant TL, Ong LF, Wong L, Sparks M, Wilson E, Puglisi JL, et al. Low energy availability and relative energy deficiency in sport: a systematic review and meta-analysis. Sports Med. 2025;55(2):325-39.
19. Prochaska JO, Velicer WF. The transtheoretical model of health behavior change. Am J Health Promot. 1997;12(1):38-48.
20. Deci EL, Ryan RM. Intrinsic motivation and self-determination in human behavior. New York: Springer; 2013. 372 p. (Perspectives in Social Psychology).

66
Enfermagem

José Gilberto Prates
Jouce Gabriela de Almeida
Rafaela Sales Medeiros

Pontos-chave

- Como os novos estilos de vida são descritos no mundo contemporâneo.
- Papel da enfermagem na apresentação de riscos, planejamento para implantação e intervenções.
- Integração de saúde física e mental.
- Práticas que unem as várias nuances do autocuidado no estilo de vida.

INTRODUÇÃO

Muito se tem falado sobre novos estilos de vida das pessoas no mundo contemporâneo. Conceitos como qualidade de vida (QD) envolvem a condição humana em sua totalidade e são marcados pela subjetividade, ou seja, levam em consideração todas as dimensões que envolvem o ser humano, sejam elas físicas, psíquicas, sociais e espirituais[1].

O processo de globalização e urbanização tem levado a população, em nível mundial, a adotar um estilo de vida sedentário, com consumo de alimentos industrializados e de fácil preparo, ricos em gorduras, açúcares, sal e conservantes, diminuindo e muitas vezes substituindo as principais refeições do dia, contribuindo para o aparecimento das doenças crônicas não transmissíveis (DCNT)[2].

O estilo de vida pode ser considerado um fator social e ambiental da realidade em que a pessoa está inserida. Muitos desses aspectos do estilo de vida individual podem influenciar diretamente a rotina e a vida de cada um, pois se refletem diretamente na saúde e no vigor da pessoa envolvida, restaurando e mantendo a saúde[3].

PAPEL DA ENFERMAGEM NA MUDANÇA DE ESTILO DE VIDA

A enfermagem desempenha um papel crucial na saúde da população, atuando como educadora e motivadora para que os indivíduos adotem cuidados que promovam sua saúde e incentivem mudanças de estilo de vida[4]. Os enfermeiros, como profissionais de referência na atenção primária, secundária e terciária, são responsáveis por desenvolver estratégias que promovam a saúde, utilizando a educação em saúde como ferramenta principal.

Por meio do ensino e da reflexão sobre práticas de autocuidado, os pacientes ganham conhecimento e autonomia em sua assistência[4]. Estudos mostram que os enfermeiros são fundamentais na promoção e prevenção de agravos à saúde, abrangendo aspectos físicos, mentais, sociais e espirituais[5].

A educação em saúde é vista como um campo da saúde pública que visa promover a saúde e prevenir doenças. Segundo Paulo Freire, essa educação é reflexiva, permitindo que os pacientes reavaliem suas vidas e considerem mudanças, assim como os enfermeiros podem revisitar e aprimorar suas práticas[6].

A teoria de Dorothea Orem (1914-2007) destaca que todos têm potencial de desenvolver habilidades de autocuidado, essenciais para manter a saúde e o bem-estar[7]. Quando bem aplicadas, as estratégias de mudança de estilo de vida promovem o autoconhecimento e a autonomia dos pacientes.

Além disso, teóricas como Peplau e Travelbee enfatizam a importância do relacionamento enfermeiro-paciente, inserindo o enfermeiro no papel de terapeuta. Esse cuidado individualizado e humanizado é fundamental no estímulo ao desenvolvimento de habilidades de mudanças de hábitos e podem ser aplicados tanto ao paciente como à família e aos cuidadores. As teorias de enfermagem são norteadores valiosos para a assistência[7].

A comunicação terapêutica é uma ferramenta poderosa que melhora o cuidado em saúde mental, promovendo práticas integradas e humanizadas na Atenção Primária à Saúde (APS) e na Rede de Atenção Psicossocial[8].

Muitos usuários de serviços de saúde mental enfrentam dificuldades em realizar autocuidados básicos, e seus familiares frequentemente também estão sobrecarregados[9]. A qualidade de vida está relacionada a fatores objetivos, como alimentação e higiene, e subjetivos, como relações sociais e integração. Segundo a Organização Mundial da Saúde (OMS), a qualidade de vida é a percepção do indivíduo sobre sua posição na vida, considerando seu contexto cultural e valores.

Portanto, é essencial que os profissionais de saúde se apropriem de oportunidades para melhorar a qualidade de vida dos pacientes, desenvolvendo recursos que atendam suas necessidades[10]. Estudos na saúde primária têm mostrado que práticas educativas fortalecem estilos de vida saudáveis em diversas faixas etárias[11]. Esse diálogo sobre o papel do enfermeiro é fundamental para aprofundar a compreensão de como a enfermagem contribui para a promoção de estilos de vida saudáveis na população.

CONTEXTUALIZAÇÃO E ABORDAGENS PARA IMPLEMENTAÇÃO DA MUDANÇA DO ESTILO DE VIDA

A garantia da qualidade da atenção e gestão é um dos principais desafios do Sistema Único de Saúde (SUS), devendo incorporar os princípios de integralidade, universalidade, equidade e participação social[12].

No acesso e na integralidade da atenção, é fundamental a organização do processo de trabalho. Isso requer profissionais que, além da competência técnica, desenvolvam habilidades políticas e de gestão, representando os pacientes e estimulando mudanças em seus estilos de vida[13].

Desde as décadas de 1960 e 1970, com a Reforma Sanitária Brasileira, a educação em saúde passou a considerar os determinantes sociais da saúde e os fundamentos da educação popular de Paulo Freire, propondo soluções por meio da problematização para transformar a realidade. O acolhimento no atendimento, seja na APS ou em outros contextos, tem mostrado resultados positivos quando se utilizam técnicas de escuta terapêutica e uma abordagem interpessoal entre enfermeiro e usuário.

Uma revisão sistemática de 2022 revelou que intervenções conduzidas por enfermeiros na APS resultaram em melhores desfechos de saúde e bem-estar em comparação com outras intervenções[14]. Os usuários avaliam positivamente a relação com os enfermeiros, destacando sua confiabilidade e empatia, além de um trabalho que vai além da simples redução de sintomas. Os enfermeiros aplicam estratégias de cuidado que incentivam os pacientes a refletirem e adotarem novos estilos de vida, impactando positivamente suas atitudes diárias e sua percepção do sofrimento associado ao adoecimento[15].

Nesse contexto de educação em saúde, os enfermeiros têm conseguido sensibilizar os usuários da APS para a identificação de riscos, como a falta de atividade física, o consumo excessivo de alimentos industrializados e a exposição ao sol sem proteção adequada.

IDENTIFICANDO FATORES DE RISCOS DE AGRAVAMENTO DA SAÚDE

Os fatores de risco são determinantes cruciais para a manutenção da saúde dos indivíduos. No entanto, muitas pessoas com transtornos mentais não compreendem plenamente a complexidade que envolve sua saúde nas esferas física e mental e, frequentemente, negligenciam de forma não percebida aspectos essenciais do seu bem-estar[16].

Esses indivíduos enfrentam riscos que variam desde os mais leves e moderados, como a recusa em tomar vacinas, a ocupação em trabalhos de risco e a habitação em áreas vulneráveis a desastres naturais ou danos causados por ações humanas, até os mais graves, como a dependência de substâncias psicoativas, o uso excessivo de tabaco e álcool e práticas sexuais desprotegidas. Esses fatores dificultam a adoção de hábitos saudáveis, agravados por questões sociais e financeiras que impactam diretamente no cuidado à saúde[16].

Além disso, a ausência de políticas públicas de saúde adequadas para a população é um fator de risco significativo. A participação ativa dos usuários dos serviços de saúde é fundamental para o desenvolvimento dessas políticas, uma vez que elas devem emergir das demandas reais da sociedade[17]. Nesse contexto, o empoderamento dos usuários, promovido pelos profissionais de saúde, especialmente os enfermeiros, desempenha um papel essencial. Por meio do incentivo ao engajamento e à participação ativa no processo de cuidado, é possível fomentar a criação de novos recursos e estratégias de promoção da saúde[17].

PLANEJAMENTO DAS INTERVENÇÕES INTEGRADAS NO CONTEXTO DA MUDANÇA DE ESTILO DE VIDA

No contexto da mudança de estilo de vida, é fundamental que os enfermeiros reflitam sobre a necessidade de repensar os conceitos que fundamentam a busca por um estilo de vida saudável. Entre esses conceitos, destacam-se a promoção da saúde do indivíduo e das comunidades em seu entorno, como o território onde a pessoa reside.

Esse processo envolve uma mudança de paradigma, valorizando os saberes tradicionais e aliados às novas tecnologias de cuidado em saúde, permitindo ao usuário dos serviços de saúde compreender a importância de modificar seus hábitos para uma vida mais saudável. No entanto, observa-se que a prática da enfermagem ainda está fortemente influenciada pelo modelo biomédico, centrado em cuidados curativos e hospitalocêntricos, o que distorce a abordagem voltada para ações básicas de promoção da saúde[18].

Nesse sentido, as intervenções de enfermagem no cuidado à saúde, dada a relevância do papel do enfermeiro, devem ser fundamentadas em estratégias de educação permanente em saúde. Essas estratégias são essenciais para a prática e o acolhimento dos indivíduos que buscam atendimento, seja na APS ou nos diversos serviços da rede de atenção à saúde nos territórios.

EDUCAÇÃO PERMANENTE EM SAÚDE (EPS) COMO ESTRATÉGIA PARA MUDANÇAS

A Política Nacional de Educação Permanente em Saúde (PNEPS) compreende que a transformação nos serviços, no ensino e na gestão do sistema de saúde não deve ser vista apenas como uma questão técnica. Ela envolve mudanças nas relações, nos processos, nos atos de saúde e, especialmente, nas pessoas[19].

A EPS propõe a mudança nas estratégias de organização e no exercício da atenção, gestão, participação e formação. Essa mudança deve ser construída na prática, envolvendo equipes, trabalhadores e parceiros, com o objetivo de implementar um trabalho relevante, de qualidade e resolutivo. As demandas por qualificação ou especialização visam promover um pensamento e ação voltados ao cuidado do usuário dos serviços de saúde[19].

Portanto, é essencial que o enfermeiro, em colaboração com a equipe de saúde, construa uma educação em saúde que possibilite ao usuário o protagonismo no seu cuidado. Esse empoderamento deve ser exercido no cotidiano, envolvendo não apenas o paciente, mas também sua família e comunidade.

Atualmente, um tema central no campo da educação para o trabalho é a interface entre a EPS e a educação interprofissional (EIP). De acordo com a OMS, a EIP é uma prática da EPS, que ocorre quando dois ou mais profissionais aprendem juntos ou com o outro para melhorar a qualidade dos serviços prestados[20].

Diversos serviços de saúde têm adotado cada vez mais um modelo de cuidado centrado no usuário, promovendo a construção de saberes para um estilo de vida mais saudável, além de cuidados curativos. Para alcançar esse objetivo, é necessário investir em tecnologias.

A ATUAÇÃO DA ENFERMAGEM NA MUDANÇA DE ESTILO DE VIDA

O enfermeiro, como agente transformador e educador em saúde, desempenha um papel essencial no apoio à mudança de estilo de vida dos pacientes. Junto ao paciente e seus familiares, o enfermeiro pode estabelecer um plano estruturado para promover essas mudanças, utilizando uma abordagem empática e respeitosa, que considera a individualidade de cada pessoa[21].

- Primeiro: é fundamental iniciar o processo com o autoconhecimento do paciente. O enfermeiro deve incentivá-lo a refletir sobre suas próprias características, como sua visão de si mesmo, a descrição de sua personalidade, seus valores internos e o que deseja ou precisa mudar. Além disso, é importante discutir como o paciente percebe sua saúde atual e como ela influencia sua vida cotidiana[22].
- Segundo: para promover mudanças efetivas no estilo de vida, o enfermeiro deve compreender a rotina diária do paciente, incluindo hábitos relacionados ao sono, repouso, alimentação, atividades físicas, trabalho, lazer, uso de substâncias como álcool, tabaco e drogas, além de avaliar sua saúde física, mental e emocional. A compreensão das relações interpessoais também é crucial, pois essas interações podem influenciar significativamente a adesão às mudanças propostas[22].
- Terceiro: é necessário avaliar as redes de apoio do paciente. O enfermeiro deve identificar as pessoas-chave que podem auxiliar o paciente nas modificações de estilo de vida, como familiares e amigos. Além disso, é importante discutir os recursos disponíveis, bem como os investimentos necessários para implementar as mudanças desejadas[23].

A equipe de enfermagem pode atuar como interlocutora entre o paciente e outras áreas da saúde, facilitando o acesso a diferentes recursos que contribuem para a mudança dos padrões de estilo de vida. Esse processo deve seguir os pilares estabelecidos por Lippmann et al., que incluem: alimentação saudável, atividade física regular, sono restaurador, controle do estresse, evitação de substâncias de risco e conexões sociais positivas[23].

CONCLUSÃO

Os desafios e as perspectivas na assistência de enfermagem voltada à mudança do estilo de vida dos indivíduos em atendimento têm sido uma busca constante. Nesse contexto, capítulos como este se fazem necessários para estimular a reflexão sobre o papel do enfermeiro como agente de transformação, que utiliza novas tecnologias e estratégias no cuidado.

A educação em saúde tem se consolidado como um dos pilares fundamentais para a promoção da autonomia dos indivíduos, indo além da simples transmissão de conhecimento e se configurando como um processo dinâmico e contínuo. Ela não apenas impacta pacientes, familiares e comunidades, mas também os próprios profissionais que, no dia a dia, constroem o cuidado com base na escuta, no acolhimento e na corresponsabilização.

Contudo, ainda nos deparamos com atendimentos, seja em Unidades de Pronto Atendimento (UPA), Serviços de Atenção Primária (SAP) ou em serviços especializados, onde a excelência técnica não é acompanhada pelo acolhimento adequado. O enfermeiro, ao se ater às barreiras institucionais e às exigências burocráticas, pode acabar se distanciando do propósito central de sua atuação: promover saúde e bem-estar.

TABELA 1 Atividades da enfermagem para a mudança no estilo de vida

Alimentação saudável	Junto da nutrição, orientar a importância da alimentação saudável e substituições alimentares. Na Psiquiatria, alguns medicamentos psicotrópicos interferem na saciedade, como o comer excessivo, e como resultado há um aumento de peso em pouco tempo. Daí a importância de estabelecer um diário alimentar, dentro das possibilidades de cada indivíduo, como também salientar a importância da ingesta medicamentosa corretamente para a efetividade do tratamento. Minimizar o consumo de alimentos processados, ingerir mais frutas, vegetais, legumes e grãos integrais e sementes. A hidratação deve ser regular durante todo o dia e não somente quando sentir sede.
Sono e repouso	Junto com os familiares, estabelecer a higiene do sono e o repouso. Tanto a quantidade como a qualidade do sono são importantes para a regulação do humor, disposição e bem-estar, portanto se deve manter um horário regular para dormir e acordar. Muitas pessoas trocam o dia pela noite, então a orientação é criar um ambiente propício ao repouso, evitando o uso de celulares, televisores, eletrônicos, enfim, tudo que possa oferecer estímulos antes de dormir. Outra orientação é limitar a ingestão de cafeína no final do dia, gastar energia durante o dia, recolher-se em um quarto silencioso, em ambiente escuro. Alguns gostam de músicas e técnicas de meditação guiada antes de dormir, outros o maior silêncio possível.
Atividade física regular	Traçar, no plano terapêutico, quais atividades são possíveis e compatíveis para cada pessoa, oferecer caminhadas com horários regulares e frequentes e verificar as atividades oferecidas pela rede de apoio da região, como natação, aulas de danças, academias, jogos em grupo. Na prática clínica da enfermagem, é bem conhecida a falta de interesse pelas atividades oferecidas, preferindo permanecer deitado o tempo todo – isso pode levar a um isolamento social, piorando cada vez mais o seu quadro. Daí o desafio em oferecer atividades gradativamente e de interesse, consideradas mais fáceis para a sua rotina diária.
Controle do estresse (de comportamentos impulsivos e hetero e autoagressivos)	Técnicas de gestão do estresse que podem ser autoaplicáveis: alongamentos, respiração, relaxamento muscular progressivo e meditação. Medidas terapêuticas como manobras de enfrentamento em situação de crise; disponibilizar um profissional como referência para oferecer cuidados e apoio direto; determinar acordos durante o plano estabelecido, abordagens e condutas diante dos possíveis sinais e sintomas que o indivíduo apresente; uso de álcool/tabaco/outras drogas; troca de substâncias por atividades físicas podem proporcionar uma vida mais saudável.
Relacionamentos saudáveis	As medidas terapêuticas adotadas pela equipe de enfermagem são: oferecer apoio; ressaltar suas características positivas com a valorização dos seus progressos e sucessos; demonstrar preocupação e interesse pelo problema apresentado pelo usuário/paciente; expressar a disponibilidade para ajudá-lo; enfim, estabelecer o vínculo paciente-família-enfermagem. Dentro da área de saúde mental, a mudança do estilo de vida pode atingir não só um indivíduo como um grupo – por exemplo, com as mídias sociais atuais, as pessoas estão conectadas o tempo todo, e a divulgação de um comportamento destrutivo, como autolesão, pode levar um grupo a apresentar o mesmo comportamento. Assim como uma mudança de enfrentamento desse comportamento pode influenciar positivamente o mesmo grupo.

Fonte: elaborada pelos autores.

O vínculo e o acolhimento devem ser compreendidos como ferramentas essenciais para impulsionar mudanças no estilo de vida da sociedade. Quando o profissional de enfermagem se apropria dessas estratégias e amplia seu olhar para além das limitações estruturais, ele se torna um facilitador da transformação social, promovendo mudanças sustentáveis na vida das pessoas.

Esperamos que este capítulo tenha contribuído não só para a compreensão técnica do cuidado em enfermagem, mas também para a reflexão sobre como atuar efetivamente na mudança de estilo de vida das novas gerações. Diante do perfil da geração alfa – curiosa, hiperconectada, independente e questionadora, que valoriza a experiência acima de tudo –, cabe ao enfermeiro buscar abordagens inovadoras, flexíveis e interativas. Dessa forma, ele poderá auxiliar na construção de hábitos saudáveis que dialoguem com a realidade desse público, promovendo saúde de maneira eficaz e duradoura.

REFERÊNCIAS BIBLIOGRÁFICAS

1. Fleck MPA. The World Health Organization instrument to evaluate quality of life (WHOQOL-100): characteristics and perspectives. Cienc Saúde Colet. 2019;5(1).
2. Morais HCC, Cavalcante SN, Nascimento LB, Mendes IC, Nascimento KP, Fonseca R. Fatores de risco modificáveis para doenças crônicas não transmissíveis entre estudantes universitários. Rev Rene. 2018;19:e3487.
3. Fernandes L, Silva R, Oliveira M, Souza J, Lima T, Santos P. Fatores sociais e ambientais do estilo de vida e sua influência na saúde. Rev Saúde e Bem-Estar. 2018;12(3):45-52.
4. Bussinguer ECA, Salles SM. Saúde no contexto da inter-relação público-privado: um bem público, um bem de consumo ou um direito humano fundamental com vistas à universalidade?. RDFD. 2018;23(2):104-37.
5. Mota CTM, Gomes Neto MO, Sipauba TS, Coelho ASC, Carvalho LCSS, Barroso ID, Lemos MHS. Intervenções dos enfermeiros da atenção primária à saúde para prevenção das doenças crônicas não transmissíveis. Res Soc Dev. 2022;11(10):e34111032437.
6. Brito CGN, Silva NC, Montenegro L. Metodologia de Paulo Freire no desenvolvimento da educação permanente do enfermeiro intensivista. Enferm Rev. 2023;36(1):e21100.
7. Teston EF, Sales CA, Marcon SS. Perspectivas de indivíduos com diabetes sobre autocuidado: contribuições para assistência. Esc Anna Nery Rev Enferm. 2017;21(2):e20170043.
8. Brasil. Ministério da Saúde. Portaria n. 3.718, de 22 de novembro de 2018. Aprova a Política Nacional de Informação e Informática em Saúde. Brasília: MS; 2018.
9. Stefanelli Júnior M, Oliveira LMM, Silva Júnior JF. Aplicação do processo de enfermagem baseado na teoria de Orem. Rev Latino-Am Enfermagem. 2017;25:e2919.
10. Hannawa AF, Wu AW, Kolyada A, Potemkina A, Donaldson LJ. The aspects of healthcare quality that are important to health professionals and patients: a qualitative study. Patient Educ Couns. 2022;105(6):1561-70.
11. Santos WP, Medeiros Neta OM, Amorim EG. Estratégias de educação em saúde para promoção do autocuidado com um grupo de usuários hipertensos. Práticas Educativas, Memórias e Oralidades. 2024;6:e11138.
12. Brasil. Lei n. 8.080, de 19 de setembro de 1990. Dispõe sobre as condições para a promoção, proteção e recuperação da saúde, a organização e o funcionamento dos serviços correspondentes e dá outras providências. Brasília, DF: Presidência da República; 1990.
13. Galavote HS, Zandonade E, Garcia ACP, Freitas PSS, Seidl H, Contarato PC, et al. O trabalho do enfermeiro na atenção primária à saúde. Esc Anna Nery. 2016;20(1):90-8.
14. Aurizki GE, Wilson I. Nurse-led task-shifting strategies to substitute for mental health specialists in primary care: A systematic review. Int J Nurs Pract. 2022;28(5):e13046.
15. Dávila Pontón Y, Díaz-Narváez VP, Montero Andrade B, López Terán JJ, Reyes-Reyes A, Calzadilla-Núñez A. Working nurses' empathy with patients in public hospitals. Rev. Latino-Am. Enfermagem. 2023;31:e3969.

16. World Health Organization. Management of physical health conditions in adults with severe mental disorders: WHO guidelines. Genebra: WHO; 2018.
17. Equipe Editorial. Editorial. Inter. 2021;22(2). [acesso em junho de 2025]. Disponível em: https://interacoes.ucdb.br/interacoes/article/view/3504
18. Viana Esmeraldo GR, Oliveira L, Esmeraldo Filho CE, Queiroz DM. Tensão entre modelo biomédico e Estratégia Saúde da Família: percepções dos trabalhadores de saúde. Revista de APS. 2017;20(3):1-15.
19. Brasil. Ministério da Saúde. Secretaria de Gestão do Trabalho e da Educação na Saúde. Departamento de Gestão da Educação na Saúde. Política Nacional de Educação Permanente em Saúde: o que se tem produzido para o seu fortalecimento?, 1. ed. rev. Brasília: Ministério da Saúde; 2018. 73 p.
20. Ferreira L, Barbosa JSA, Esposti CDD, Cruz MM. Permanent Health Education in primary care: an integrative review of literature. Saúde Debate. 2019;43(120):223-9.
21. Silva RAN, Medeiros IB, Nascimento TA, Barreto MHBM. Enfermeiro educador. REASE. 2023;9(11):2792-8.
22. Soares JD, Machado LM, Bedin BB, Moreschi C, Silva SO. Nurses' performance in changing the lifestyle of people with hypertension: narrative literature review. Res Soc Dev. 2021;10(11):e20101119152.
23. Laqui VDS, Trevisan FG, Sanches RDCN, Rêgo ADS, Paiano M, Radovanovic CAT. Qualidade de vida de pessoas com hipertensão arterial. Rev Enferm UFPE On Line. 2019;1327-37.

67 Fisioterapia

Deborah Leibel Sant'Anna Stanzani
Isabella de Rezende Pezente

Pontos-chave

- A Medicina do Estilo de Vida complementa as abordagens tradicionais da Fisioterapia ao abordar fatores subjacentes às condições tratadas.
- Mudanças no estilo de vida podem melhorar significativamente os desfechos clínicos em áreas como dor musculoesquelética, zumbido, doenças neurológicas, doenças respiratórias e outras.
- Fisioterapeutas estão bem posicionados para liderar essa integração devido à sua abordagem global centrada no paciente.
- Exemplos práticos mostram que intervenções combinadas são mais eficazes do que tratamentos isolados.
- A adoção dessa visão integrada promove não apenas a recuperação funcional imediata, mas também a prevenção em longo prazo.

INTRODUÇÃO

A Medicina do Estilo de Vida (*lifestyle medicine*) é uma abordagem que utiliza mudanças no comportamento e nos hábitos diários para prevenir, tratar e até reverter doenças crônicas. Seus pilares incluem nutrição saudável, atividade física regular, sono restaurador, manejo do estresse, conexões sociais positivas e a evitação de substâncias nocivas[1]. Na Fisioterapia, a integração dessa abordagem pode potencializar os resultados terapêuticos, promovendo uma visão global do paciente e abordando não apenas os sintomas físicos, mas também os fatores comportamentais e ambientais que influenciam a saúde[2].

A Medicina do Estilo de Vida e a Fisioterapia compartilham um objetivo comum: promover a saúde e melhorar a qualidade de vida dos pacientes. No entanto, muitos fisioterapeutas enfrentam desafios significativos durante os tratamentos devido a fatores relacionados aos hábitos de vida dos pacientes[2].

Comportamentos como tabagismo, dieta inflamatória, sedentarismo, má qualidade do sono e altos níveis de estresse comprometem frequentemente os resultados terapêuticos e dificultam a recuperação funcional[3]. Esses fatores não apenas agravam condições já existentes, mas também reduzem a eficácia das intervenções fisioterapêuticas.

IMPACTO DOS HÁBITOS DE VIDA NOS TRATAMENTOS FISIOTERAPÊUTICOS

Pacientes que mantêm hábitos prejudiciais frequentemente apresentam maior resistência à melhora clínica. Por exemplo:

- Tabagismo: o consumo de cigarro está associado à redução da capacidade pulmonar, aumento da inflamação sistêmica e diminuição da oxigenação tecidual, dificultando a recuperação em tratamentos musculoesqueléticos e respiratórios[4,5].
- Dieta inflamatória: alimentos ultraprocessados e ricos em gorduras trans promovem inflamação crônica, retardando o reparo tecidual e exacerbando dores crônicas[6].
- Sedentarismo: a falta de atividade física contribui para fraqueza muscular, rigidez articular e aumento do risco de doenças metabólicas, limitando os benefícios dos exercícios prescritos na Fisioterapia[7].
- Sono insuficiente: a privação do sono afeta negativamente a regeneração celular, o equilíbrio hormonal e o manejo da dor, prejudicando a adesão ao tratamento[8].
- Estresse crônico: o estresse eleva os níveis de cortisol no organismo, intensificando processos inflamatórios e dificultando a recuperação funcional[3].

Esses fatores não apenas prolongam o tempo de reabilitação, mas também aumentam o risco de recorrência de sintomas. Estudos sugerem que pacientes que adotam mudanças positivas no estilo de vida apresentam melhor resposta ao tratamento fisioterapêutico e maior adesão às intervenções propostas[9].

A Fisioterapia tradicionalmente foca na reabilitação funcional e no alívio de dores musculoesqueléticas. A incorporação da Medicina do Estilo de Vida amplia essa perspectiva ao abordar as causas subjacentes das condições tratadas. Este capítulo explora como essa integração pode ser aplicada em diferentes áreas da Fisioterapia com exemplos práticos que demonstram o impacto positivo das mudanças no estilo de vida nos desfechos clínicos.

FISIOTERAPIA ORTOPÉDICA E OSTEOPATIA: TRATAMENTO DA DOR MUSCULOESQUELÉTICA

A dor musculoesquelética é uma das principais razões para a busca por Fisioterapia[10]. Estudos mostram que fatores como sedentarismo, dieta inflamatória e estresse crônico contribuem para o agravamento dessas condições[6,7,9]. A Medicina do Estilo de Vida oferece intervenções baseadas em evidências que podem complementar técnicas manuais e exercícios terapêuticos.[1]

Exemplo prático: pacientes com lombalgia crônica submetidos a tratamento fisioterapêutico convencional que adotaram um programa combinado de exercícios regulares, dieta anti-inflamatória (rica em alimentos integrais e vegetais) e técnicas de manejo do estresse relataram redução significativa da dor e melhora na funcionalidade[11]. Além disso, práticas como *tai chi* têm mostrado benefícios na redução da dor lombar ao combinar movimento com relaxamento[12].

REABILITAÇÃO DE PACIENTES COM ZUMBIDO

O zumbido é uma condição complexa frequentemente associada a disfunções musculoesqueléticas da região cervical ou mandibular[13]. A Fisioterapia pode desempenhar um papel crucial ao tratar as causas biomecânicas subjacentes enquanto incorpora elementos da Medicina do Estilo de Vida[13].

Exemplo prático: pacientes com zumbido que receberam intervenções baseadas em exercícios posturais, terapia manual para a região cervical e técnicas de relaxamento relataram melhora significativa nos sintomas[13]. Além disso, mudanças no estilo de vida, como redução do consumo de álcool, bem como melhorias no sono, contribuíram para a diminuição da intensidade do zumbido[14,15].

TRATAMENTO FISIOTERAPÊUTICO EM DOENÇAS NEUROLÓGICAS

Condições neurológicas como Parkinson e esclerose múltipla apresentam desafios únicos para a Fisioterapia. A Medicina do Estilo de Vida pode complementar as intervenções tradicionais ao melhorar a neuroplasticidade e reduzir a progressão dos sintomas por meio de mudanças comportamentais[16,17].

Exemplo prático: em pacientes com Parkinson, programas que combinam exercícios físicos regulares (como caminhada ou boxe adaptado), dieta rica em antioxidantes (baseada em vegetais) e estratégias para melhorar o sono mostraram benefícios significativos na mobilidade funcional e na qualidade de vida[18].

FISIOTERAPIA RESPIRATÓRIA: ASMA E DOENÇA PULMONAR OBSTRUTIVA CRÔNICA

Doenças respiratórias crônicas como asma e doença pulmonar obstrutiva crônica (DPOC) podem ser significativamente influenciadas por fatores relacionados ao estilo de vida. Intervenções combinadas têm mostrado eficácia na melhora dos sintomas respiratórios e na qualidade de vida desses pacientes[18,19].

Exemplo prático: pacientes com DPOC que participaram de programas integrados envolvendo reeducação alimentar (para redução do peso corporal), cessação do tabagismo e exercícios aeróbicos supervisionados apresentaram melhorias na capacidade pulmonar funcional e na tolerância ao exercício[20].

FISIOTERAPIA CARDIOVASCULAR

Pacientes com doenças cardiovasculares, como insuficiência cardíaca ou hipertensão, podem se beneficiar significativamente da integração entre a Fisioterapia e a Medicina do Estilo de Vida[21]. A implementação de mudanças, como a cessação do tabagismo, a adoção de uma dieta rica em vegetais e a prática regular de exercícios aeróbicos, é fundamental para melhorar a capacidade funcional e reduzir os sintomas associados a essas condições[22,23].

Exemplo prático: pacientes que participaram de programas de reabilitação cardiovascular, que incluíam orientações sobre nutrição e exercícios personalizados, relataram melhoria notável em sua capacidade de realizar atividades diárias. A combinação de intervenções fisioterapêuticas e mudanças no estilo de vida, como o aumento da atividade física e a melhoria nos hábitos alimentares, resultou em uma redução significativa da pressão arterial e melhor qualidade de vida[24].

FISIOTERAPIA GERIÁTRICA

Na população idosa, fatores como sedentarismo e dieta inadequada frequentemente contribuem para a fragilidade muscular e quedas recorrentes[25]. A combinação de programas de exercícios físicos com orientações nutricionais tem mostrado eficácia na melhoria da força muscular e na prevenção de fraturas[26].

Exemplo prático: idosos que participaram de programas de reabilitação geriátrica, que integraram exercícios de fortalecimento muscular com educação sobre nutrição saudável, relataram um aumento significativo na força e no equilíbrio. Essas intervenções não apenas ajudaram a reduzir a incidência de quedas, mas também promoveram um estilo de vida mais ativo e saudável[26].

FISIOTERAPIA PEDIÁTRICA

A Fisioterapia pediátrica é uma área na qual a integração com a Medicina do Estilo de Vida pode ter um impacto significativo no manejo de condições crônicas em crianças. Em condições como obesidade ou asma, intervenções no estilo de vida podem ser cruciais para reduzir os sintomas e melhorar a qualidade de vida[27].

Exemplo prático: a prática regular de esportes ou atividades ao ar livre aumenta a capacidade pulmonar, além de reduzir a frequência e a gravidade das crises asmáticas. Mudanças na dieta, como a inclusão de alimentos ricos em antioxidantes e a redução do consumo de alimentos processados, podem ajudar a controlar a inflamação e melhorar a saúde geral[28,29].

FISIOTERAPIA UROGINECOLÓGICA

A Fisioterapia uroginecológica é uma área especializada que se beneficia significativamente da integração com a Medicina do Estilo de Vida, especialmente no tratamento de disfunções do assoalho pélvico[30,31]. Pacientes com essas condições frequentemente enfrentam fatores agravantes, como obesidade ou constipação crônica, que podem ser influenciados por uma dieta pobre em fibras[31].

Exemplo prático: a combinação de modificações alimentares com a prática de exercícios específicos para o assoalho pélvico pode acelerar a recuperação funcional. Por exemplo, uma dieta rica em fibras pode ajudar a aliviar a constipação crônica, reduzindo a pressão sobre o assoalho pélvico[31]. Além disso, o treinamento dos músculos do assoalho pélvico na Fisioterapia pélvica pode fortalecer esses músculos, melhorando o controle da bexiga e reduzindo sintomas como incontinência urinária[32].

FISIOTERAPIA ONCOLÓGICA

A Fisioterapia oncológica é uma área especializada que se beneficia significativamente da integração com a Medicina do Estilo de Vida, especialmente na reabilitação pós-tratamento de pacientes oncológicos. Mudanças no estilo de vida são essenciais para combater a fadiga crônica e melhorar o sistema imunológico, comuns após tratamentos contra o câncer[33,34].

Exemplo prático: a combinação de dietas anti-inflamatórias com exercícios leves tem mostrado benefícios significativos para esses pacientes. Por exemplo, uma dieta rica em frutas, vegetais e gorduras saudáveis pode ajudar a reduzir a inflamação no corpo, enquanto exercícios como caminhadas leves ou ioga podem melhorar a mobilidade e reduzir a fadiga. Além disso, o incentivo ao sono adequado e ao gerenciamento do estresse pode contribuir para a recuperação geral[35].

BARREIRAS NA IMPLEMENTAÇÃO DA MEDICINA DO ESTILO DE VIDA NA FISIOTERAPIA

Apesar dos benefícios claros da integração entre Medicina do Estilo de Vida e Fisioterapia, os fisioterapeutas enfrentam diversos desafios ao tentar mudar os hábitos de vida dos pacientes[2]:

- Falta de disposição: muitos pacientes demonstram relutância em modificar hábitos arraigados ou não compreendem a relação entre estilo de vida e desfechos terapêuticos.
- Excesso de demanda: a sobrecarga de pacientes dificulta um atendimento mais individualizado e focado em mudanças comportamentais.
- Falta de tempo nas consultas: muitos fisioterapeutas relatam dificuldade em abordar hábitos de vida durante o tempo limitado das sessões.
- Educação insuficiente dos profissionais: a ausência de treinamento específico sobre promoção da saúde limita a capacidade de orientar mudanças comportamentais eficazes.
- Integração no sistema de saúde: há dificuldades na inserção efetiva da Fisioterapia em programas de saúde pública e na atenção primária.
- Foco na reabilitação: o paradigma tradicional da Fisioterapia centrado na reabilitação dificulta a expansão para práticas preventivas e de promoção da saúde.

Para superar esses desafios, é fundamental que os fisioterapeutas adotem uma abordagem global, integrando princípios da Medicina do Estilo de Vida em sua prática. Isso inclui educação continuada, desenvolvimento de habilidades de comunicação eficaz e colaboração interdisciplinar para promover mudanças sustentáveis nos hábitos de vida dos pacientes.

CONCLUSÃO

A integração da Medicina do Estilo de Vida na Fisioterapia oferece uma oportunidade única para abordar os desafios impostos pelos hábitos prejudiciais dos pacientes. Ao incorporar estratégias baseadas em evidências para promover mudanças comportamentais sustentáveis, fisioterapeutas podem potencializar os resultados clínicos em diversas áreas. Essa visão integrada não só melhora os desfechos clínicos imediatos, como também promove uma mudança cultural em direção à prevenção e à sustentabilidade na saúde.

REFERÊNCIAS BIBLIOGRÁFICAS

1. American College of Lifestyle Medicine. What is lifestyle medicine? ACLM. 2015.
2. Thiyagarajan A, Jeyakumar S, Prakash H, Rao PS, Kumar A. Integrating lifestyle modifications with physiotherapy: Evaluating the role of nutrition and psychological interventions in recovery. IP J Nutr Metab Health Sci. 2024;7(3):100-4.
3. Bosma-den Boer MM, van Wetten ML, Pruimboom L. Chronic inflammatory diseases are

stimulated by current lifestyle: how diet, stress levels and medication prevent our body from recovering. Nutr Metab (Lond). 2012;9(1):32.

4. Forey BA, Thornton AJ, Lee PN. Systematic review with meta-analysis of the epidemiological evidence relating smoking to COPD, chronic bronchitis and emphysema. BMC Pulm Med. 2011;11:36.
5. Lener S, Wipplinger C, Hartmann S, Thomé C, Tschugg A. The impact of obesity and smoking on young individuals suffering from lumbar disc herniation: a retrospective analysis of 97 cases. Neurosurg Rev. 2020;43(5):1297-303.
6. Brain K, Burrows TL, Rollo ME, Chai LK, Clarke ED, Hayes C, et al. A systematic review and meta-analysis of nutrition interventions for chronic noncancer pain. J Hum Nutr Diet. 2019;32(2):198-225.
7. Saunders TJ, McIsaac T, Douillette K, Gaulton N, Hunter S, Rhodes RE, et al. Sedentary behaviour and health in adults: an overview of systematic reviews. Appl Physiol Nutr Metab. 2020;45 (10Suppl. 2):S197-S217.
8. Mathias JL, Cant ML, Burke ALJ. Sleep disturbances and sleep disorders in adults living with chronic pain: a meta-analysis. Sleep Med. 2018;52:198-210.
9. Hilton L, Hempel S, Ewing BA, Apaydin E, Xenakis L, Newberry S, et al. Mindfulness meditation for chronic pain: systematic review and meta--analysis. Ann Behav Med. 2017;51(2):199-213.
10. McRae M, Hancock MJ. Adults attending private physiotherapy practices seek diagnosis, pain relief, improved function, education and prevention: a survey. J Physiother. 2017;63:250-6.
11. Altug Z. Lifestyle medicine for chronic lower back pain: an evidence-based approach. Am J Lifestyle Med. 2021;15(4):425-33.
12. Qin J, Zhang Y, Wu L, He Z, Huang J, Tao J, et al. Effect of tai chi alone or as additional therapy on low back pain. Medicine. 2019;98(36):e17051.
13. Rocha CACB, Sanchez TG, Siqueira JTT. Myofascial trigger points: occurrence and capacity to modulate tinnitus perception. Arq Int Otorrinolaringol. 2008;12(2):163-72.
14. Vanneste S, De Ridder D. The use of alcohol as a moderator for tinnitus-related distress. Brain Topogr. 2012;25:97-105.
15. Koning HM. Sleep disturbances associated with tinnitus: reduce the maximal intensity of tinnitus. Int Tinnitus J. 2019;23(1):64-68.
16. Jaqua E, Biddy E, Moore C, Browne G. The impact of the six pillars of lifestyle medicine on brain health. Cureus. 2023;15(2):e34605.
17. Advocat J, Enticott J, Vandenberg B, Hassed C, Hester J, Russell G. The effects of a mindfulness-based lifestyle program for adults with Parkinson's disease: a mixed methods, wait list controlled randomised control study. BMC Neurol. 2016;16(1):166.
18. Ambrosino N, Bertella E. Lifestyle interventions in prevention and comprehensive management of COPD. Breathe (Sheff). 2018;14(3):186-94.
19. Andersen ZJ, et al. Physical activity, air pollution, and the risk of asthma and chronic obstructive pulmonary disease. Am Respir Crit Care Med. 2016;194(12):1439-46.
20. Born CDC, Bhadra R, D'Souza G, Kremers SPJ, Sambashivaiah S, Schols AMWJ, et al. Combined lifestyle interventions in the prevention and management of asthma and COPD: a systematic review. Nutrients. 2024;16(10):1515.
21. Bennett KG, Sasso T, Hughes M. Digital lifestyle interventions for cardiovascular risk reduction: A systematic review and network meta-analysis. The Lancet Digital Health. 2022;4(11):e769-e778.
22. Janssen V, De Gucht V, Dusseldorp E, Maes S. Lifestyle modification programmes for patients with coronary heart disease: a systematic review and meta-analysis of randomized controlled trials. Eur J Prev Cardiol. 2013;20(4):620-40.
23. Kariuki JK, Imes CC, Engberg SJ, Scott PW, Klem ML, Cortes YI. Impact of lifestyle-based interventions on absolute cardiovascular disease risk: a systematic review and meta-analysis. JBI Evid Synth. 2024;22(1):4-65.
24. Leandro LAB, Araújo GCR, Prado JP, Aquino TN, Silva JP, Galdino G. Effect of a virtual cardiac rehabilitation program on patients with hypertension: a randomized trial. Fisioter Mov. 2021;34:e34126.
25. Priego T, Martín AI, González-Hedström D, Granado M, López-Calderón A. Role of hormones in sarcopenia. Vitam Horm. 2021;115:535-70.
26. Chen LK, Woo J, Assantachai P, et al. Exercise for sarcopenia in older people: a systematic review and meta-analysis. J Cachexia Sarcopenia Muscle. 2023;14(3):598-608.
27. Liu J, Wang Z, Xie L. Efficacy of lifestyle interventions to treat pediatric obesity: a systematic review and multivariate meta-analysis of

randomized controlled trials. Pediatr Obes. 2020;15(3):e12629.

28. Wilfley DE, Tibbs TL, Van Buren DJ, Reach KP, Walker MS, Epstein LH. Lifestyle interventions in the treatment of childhood overweight: a meta-analytic review of randomized controlled trials. Health Psychol. 2007;26(5):521-32.
29. Janicke DM, Steele RG, Gayes LA, Lim CS, Clifford LM, Schneider EM, et al. Systematic review and meta-analysis of comprehensive behavioral family lifestyle interventions addressing pediatric obesity. J Pediatr Psychol. 2014;39(8):809-25.
30. Dumoulin C, Hunter KF, Moore K, Bradley CS, Burgio KL. Self-management in women with stress incontinence. Int Urogynecol J. 2019;30(5):601-14.
31. Markland AD, Richter HE, Burgio KL, et al. High-fiber diet for treatment of constipation in women with pelvic floor disorders. Obstet Gynecol. 2008;111(3):601-8.
32. Dumoulin C, Cacciari LP, Hay-Smith EJC. Pelvic floor muscle training versus no treatment, or inactive control treatments for urinary incontinence in women. Cochrane Database Syst Rev. 2018;10(10):CD005654.
33. Liu Y, Zhao Y, Yang Y, Zhang W, Li X, Zhang J. Impact of lifestyle modifications on cancer mortality: A systematic review and meta-analysis. Medicina (Kaunas). 2025;61(2):307.
34. Smits A, Lopes A, Das N, Bekkers R, Massuger L, Galaal K. The effect of lifestyle interventions on the quality of life of gynaecological cancer survivors: a systematic review and meta-analysis. Gynecol Oncol. 2015;139(3):546-52.
35. Han E, Lee E, Sukhu B, Garcia J, López Castillo H. The relationship between dietary inflammatory potential and cancer outcomes among cancer survivors: A systematic review and meta-analysis of cohort studies. Transl Oncol. 2023;38:101798.

68

Odontologia

Ana Paula da Silva Bornhausen
Queila da Luz Samistraro

Pontos-chave

- O objetivo deste capítulo é compartilhar a experiência de dentistas na integração da Medicina do Estilo de Vida (MEV) na prática clínica.
- Essa abordagem inovadora não só enriquece o trabalho desses profissionais, como também oferece uma nova perspectiva sobre a saúde bucal.
- Essa perspectiva permite que a boca seja considerada um reflexo crucial do estado físico e mental dos pacientes.
- Ao final deste capítulo, os autores esperam inspirar outros profissionais de saúde a reconhecer a MEV como uma ferramenta poderosa para promover a saúde integral, beneficiando tanto a prática clínica como o bem-estar dos pacientes.

IDENTIFICAÇÃO DE SINAIS BUCAIS COMO REFLEXOS DE DESEQUILÍBRIOS SISTÊMICOS

Importância do diagnóstico precoce

Relevância clínica

A presença de sinais na cavidade oral pode ser um indicador precoce de condições sistêmicas, como diabetes, doenças cardiovasculares e até mesmo distúrbios imunológicos. A inflamação gengival, por exemplo, está frequentemente correlacionada com o controle glicêmico deficiente em pacientes com diabetes[1].

Exemplos de sinais bucais indicativos – condicionantes sistêmicos

- Doença periodontal: pode estar associada a doenças cardiovasculares devido à inflamação sistêmica[2].
- Cáries e xerostomia: potencialmente ligadas a síndromes metabólicas e uso de medicação[3].

- Lesões na mucosa bucal: podem indicar deficiências nutricionais e doenças autoimunes.

Colaboração interprofissional na saúde

Integração multidisciplinar – a comunicação entre especialistas

Médicos de diversas especialidades podem beneficiar-se ao entender como sinais bucais refletem condições sistêmicas. O trabalho conjunto entre dentistas e médicos pode otimizar o gerenciamento de doenças crônicas[4]. É de extrema importância que os profissionais ampliem o repertório e percebam a interconexão dos sinais oferecidos pelo corpo, trazendo a escuta ativa para a consulta quando possível.

Benefícios da abordagem integrada

- Melhor monitoramento da saúde geral: uma abordagem interprofissional resulta em diagnósticos mais precoces e tratamento mais eficaz de doenças crônicas.
- Educação continuada: formação contínua sobre a importância da relação entre saúde bucal e saúde sistêmica para todos os profissionais de saúde[5].

A RELEVÂNCIA DA SAÚDE BUCAL NA MEDICINA DO ESTILO DE VIDA

Interconexão entre saúde bucal e saúde sistêmica

A saúde bucal é um componente vital do bem-estar geral e está intrinsecamente ligada a diversas condições sistêmicas, incluindo doenças neurológicas e cardiovasculares. Compreender essas conexões é essencial para a prática odontológica moderna e a MEV.

Saúde bucal e doenças neurológicas

Relação com Alzheimer

Pesquisas recentes apontam que a periodontite crônica pode ser um fator de risco para o Alzheimer. A bactéria *Porphyromonas gingivalis*, comum em infecções periodontais, foi identificada em cérebros de pacientes com a doença, associada à neuroinflamação e neurodegeneração[6].

Mecanismos envolvidos

- Bactérias e mediadores inflamatórios da cavidade oral podem atravessar a barreira hematoencefálica, intensificando disfunções neurológicas.
- A resposta imune cerebral à presença microbiana favorece lesões características do Alzheimer. A inflamação sistêmica gerada pela periodontite pode afetar células da glia e comprometer a depuração de toxinas no cérebro[7].

Saúde bucal e doenças cardiovasculares

Endocardite bacteriana

A ligação entre infecções orais e endocardite bacteriana é bem documentada. Bactérias como *Streptococcus viridans*, frequentemente presentes na cavidade oral, estão associadas a casos de endocardite infecciosa, condição que pode ter consequências graves se não tratada[8].

Doença arterial coronariana

A periodontite é um fator de risco conhecido para a aterosclerose, uma condição cardiovascular prevalente. A inflamação sistêmica iniciada por doenças periodontais pode contribuir para a disfunção endotelial e acelerar a progressão da doença cardiovascular[9].

Doenças no trato digestório

Alterações no trato digestivo muitas vezes se manifestam na cavidade oral, sinalizando desequilíbrios sistêmicos. Erosão dental, halitose, saburra lingual, xerostomia, aftas e gengivite podem indicar condições como refluxo, disbiose, gastrite e má absorção. Aftas recorrentes estão associadas à doença celíaca e de Crohn, por deficiência de ferro e vitaminas do complexo B[10], enquanto a gengivite pode refletir carência de vitamina C e ferro por má absorção[11]. A xerostomia pode decorrer do uso de medicamentos gastrintestinais ou de distúrbios autoimunes[10]. Esses sinais reforçam a importância de uma abordagem integrada entre saúde bucal e digestiva.

SAÚDE BUCAL E ESTILO DE VIDA

Existe uma síndrome pouco conhecida que relaciona estilo de vida moderno ao envelhecimento precoce da boca. Você conhece?

O Prof. Paulo Vinícius Soares e sua equipe[12] identificaram a síndrome do envelhecimento precoce bucal (SEPB), síndrome ligada ao estilo de vida moderno que acelera o envelhecimento das estruturas orais, mesmo diante de boa higiene. Hábitos como estresse crônico, uso de ácidos e respiração oral favorecem seu surgimento. Na MEV, o dentista atua na detecção precoce, e os profissionais da MEV ampliam o cuidado ao correlacionar sinais bucais a desequilíbrios sistêmicos.

OS 6 PILARES DA MEDICINA DO ESTILO DE VIDA

Nutrição

Impacto da interação saúde bucal e alimentação: uma abordagem para profissionais de saúde

A inter-relação entre nutrição e saúde bucal é fundamental no cuidado integral do paciente. Dietas desequilibradas não apenas comprometem a integridade dental, mas também afetam a estrutura óssea e a função do sistema estomatognático. A ausência de elementos dentais ou desequilíbrios na mordida (oclusão) do paciente pode alterar e comprometer a saúde do paciente, independentemente da sua idade. Este texto visa fornecer uma visão abrangente sobre como hábitos alimentares e práticas associadas influenciam a saúde, embasada em evidências científicas recentes.

A digestão inicia-se na cavidade oral

A mastigação é o primeiro estágio do processo digestivo, desempenhando um papel crucial na degradação mecânica dos alimentos e preparação para a digestão química subsequente. Durante a mastigação, os alimentos são triturados em partículas menores, aumentando a área de superfície para a ação das enzimas salivares, como a amilase, que inicia a quebra de carboidratos complexos. Esse processo facilita a deglutição e otimiza a digestão e absorção de nutrientes nos segmentos posteriores do trato gastrintestinal.

Influência da mastigação na absorção de nutrientes

A eficiência da mastigação impacta diretamente a biodisponibilidade de macro e micronutrientes. A fragmentação adequada dos alimentos permite uma exposição mais eficaz a enzimas e ácidos digestivos, promovendo uma absorção otimizada de vitaminas, minerais e outros nutrientes essenciais. Além disso, a mastigação estimula a produção de saliva, que contém enzimas e fatores antimicrobianos que contribuem para a saúde oral e digestiva.

Práticas adequadas durante a mastigação

Para maximizar os benefícios da mastigação, é recomendável que o ato de comer ocorra sem distrações, como o uso de telas de dispositivos eletrônicos. Estudos indicam que a exposição excessiva a telas durante as refeições pode interferir no desenvolvimento infantil saudável, afetando a atenção e o comportamento alimentar. Além disso, a mastigação deve ser lenta e envolver ambos os lados da boca, com os lábios selados (em contato), promovendo uma função mastigatória equilibrada e eficaz.

Atenção plena aos aspectos sensoriais dos alimentos

A atenção às características sensoriais dos alimentos – como textura, aroma, cor e sabor – enriquece a refeição e favorece escolhas mais conscientes. Recusas alimentares muitas vezes se relacionam a essas percepções ou à dificuldade de mastigação. Estimular a mastigação bilateral, com os lábios fechados e respiração nasal, contribui para hábitos alimentares mais saudáveis.

Relação entre dieta e cárie dentária

A cárie dentária, embora apresente diminuição na prevalência no Brasil, continua sendo uma das doenças bucais mais incidentes globalmente. A ingestão frequente de açúcares e alimentos ultraprocessados está diretamente associada ao aumento do risco de cáries. Portanto, é fundamental que os profissionais de saúde orientem seus pacientes sobre a redução desses alimentos na dieta diária.

Deficiências nutricionais e microbiota oral

Além dos macronutrientes, a ingestão adequada de micronutrientes é vital para a manutenção da saúde bucal. Deficiências em vitaminas e minerais podem levar a manifestações orais, como xerostomia, lesões orais e exacerbação de doenças periodontais. Além disso, a composição da microbiota oral pode ser afetada por desequilíbrios nutricionais, influenciando o desenvolvimento de doenças na cavidade oral.

Influência da consistência alimentar no desenvolvimento ósseo e muscular

A mastigação de alimentos fibrosos e de maior consistência desempenha um papel crucial no desenvolvimento e na manutenção da estrutura óssea maxilofacial. A mastigação vigorosa ativa os osteócitos e promove a formação óssea na mandíbula. Além disso, a atividade mastigatória está intimamente ligada ao fortalecimento dos músculos mastigatórios, como masseter, temporal e pterigóideo, essenciais para as funções orais adequadas (respiração, mastigação, fala e deglutição).

Impacto das próteses totais na mastigação e percepção do paladar

Pacientes que usam próteses totais podem apresentar menor eficiência mastigatória e alteração no paladar, levando ao aumento do consumo de sal e açúcar, o que pode contribuir no desequilíbrio de quadros como hipertensão e diabetes.

A exposição contínua a aditivos alimentares, como corantes, conservantes e acidulantes, está associada a efeitos adversos, como alterações no DNA, distúrbios neurológicos e risco aumentado de neoplasias. O ácido fosfórico, por exemplo, pode comprometer dentes e ossos.

Profissionais da saúde devem promover uma alimentação equilibrada, aliando consciência mastigatória e escolhas alimentares saudáveis à prevenção de doenças orais e sistêmicas.

Atividade física

Atividade física e saúde bucal: conexão imunometabólica

A prática regular de atividade física melhora a imunidade, reduz marcadores inflamatórios como PCR e IL-6 e modula o estresse oxidativo. Esses efeitos impactam positivamente a saúde periodontal, condição inflamatória crônica influenciada por fatores sistêmicos. Indivíduos ativos apresentam menor prevalência de periodontite, mesmo após controle de variáveis como tabagismo, idade e índice de massa corpórea[13,14].

Exercício físico e microbiota oral

Outro aspecto relevante está na influência da atividade física sobre o equilíbrio da microbiota oral. Embora ainda sejam incipientes, estudos sugerem que indivíduos com estilo de vida ativo mantêm maior diversidade microbiana benéfica na cavidade oral, com menor colonização de espécies patogênicas associadas à doença periodontal e cárie[15]. A modulação positiva da microbiota pela atividade física reforça o papel do exercício como modulador epigenético e promotor de saúde oral.

Estresse, bruxismo e exercício

O impacto da atividade física sobre o eixo hipotálamo-hipófise-adrenal também repercute em condições como o bruxismo de vigília ou sono, frequentemente associados a estresse crônico e ansiedade. Exercícios regulares, especialmente os de natureza aeróbica ou os que integram atenção plena (como yoga e pilates), ajudam a reduzir os níveis de cortisol e melhoram o equilíbrio emocional, podendo atenuar sintomas de apertamento dentário e suas consequências para a articulação temporomandibular (ATM) e desgaste dentário[16].

Risco em atletas: atenção ao excesso e à alimentação

Apesar dos benefícios da atividade física, atletas intensos têm maior risco de cárie e erosão dental devido ao consumo frequente de isotônicos, suplementos açucarados e respiração bucal, que reduz o fluxo salivar e pode favorecer o bruxismo e a sobrecarga articular[17].

Estresse

Estresse, mastigação e bruxismo: conexões com a saúde bucal

O estresse crônico tem sido amplamente reconhecido como um fator modulador do comportamento alimentar e da saúde bucal. Em momentos de sobrecarga emocional, a atenção plena durante as refeições é frequentemente comprometida, favorecendo a adoção de padrões alimentares disfuncionais. Indivíduos estressados tendem a aumentar o tamanho das porções servidas, a ingerir mordidas maiores e a mastigar de forma apressada – comportamento que reduz o tempo de exposição sensorial ao alimento, prejudica a percepção da saciedade e facilita o consumo alimentar excessivo[18].

Mastigar de forma acelerada ou com porções volumosas afeta diretamente a digestão, uma vez que o processo digestivo se inicia na cavidade oral, por meio da salivação e fragmentação mecânica dos alimentos. A redução desse tempo de mastigação prejudica a absorção eficiente de macro e micronutrientes, além de diminuir o prazer sensorial da alimentação, contribuindo para um ciclo de alimentação automática e pouco nutritiva[19].

Adicionalmente, o estresse atua como um dos principais gatilhos do bruxismo, comportamento parafuncional caracterizado pelo apertamento ou ranger dos dentes, durante o sono (bruxismo do sono) ou em vigília. A prevalência do bruxismo tem aumentado em correlação com os níveis de estresse psicossocial, especialmente em populações adultas e jovens em contexto urbano. Esse hábito, muitas vezes inconsciente, impõe uma carga mecânica significativa sobre os dentes, músculos mastigatórios e a ATM, podendo levar a desgaste dentário, fraturas, retrações gengivais, cefaleias tensionais e disfunção temporomandibular[20].

O ciclo de estresse-bruxismo-sobrecarga dentária se estabelece como um fator de risco importante para a saúde bucal e sistêmica. A sobrecarga constante sobre os dentes e estruturas adjacentes pode comprometer a integridade do esmalte dentário, predispor à sensibilidade, desencadear quadros álgicos musculares e impactar negativamente na rotina de vida do paciente. Dessa forma, o manejo do estresse, por meio de estratégias como técnicas de respiração, *mindfulness*, psicoterapia, atividade física regular e sono reparador, deve ser integrado ao plano de cuidado odontológico, especialmente nos casos com sinais clínicos de bruxismo ou desgaste dental.

Adicionalmente, intervenções como o uso de placas oclusais, aparelhos ortopédicos (miorrelaxantes ou estabilizadoras), associadas ao monitoramento contínuo dos hábitos de vida e da saúde mental do paciente, são fundamentais para prevenir danos estruturais mais severos e promover a homeostase do sistema estomatognático.

Sono

A qualidade do sono impacta diretamente a saúde bucal, e sinais orais podem indicar distúrbios respiratórios do sono.

Distúrbios como bruxismo, ronco e apneia do sono são frequentemente percebidos primeiro pelo dentista, devido a manifestações orais visíveis.

Correlação bucal com o sono

- Bruxismo noturno: desgaste dentário, dor muscular, cefaleia matinal, fraturas dentárias.
- Ronco e apneia do sono (SAHOS): boca seca ao acordar, língua marcada, aumento do palato mole e da úvula, gengivite crônica por respiração bucal.
- Alterações estruturais: retrognatismo mandibular, micrognatia e má oclusão podem contribuir para a obstrução das vias aéreas.
- Placas bacterianas e halitose: comuns em respiradores orais devido à secura bucal.
- Fissuras linguais: associadas à respiração bucal crônica.

Ações clínicas do dentista

- Identificação de sinais orais sugestivos de distúrbios do sono durante exames clínicos.
- Aplicação de escalas de triagem, como STOP-BANG, Epworth, Berlin[21].

- Encaminhamento para médicos especialistas (otorrino ou pneumologista), quando houver suspeita de apneia do sono.

Alternativas de tratamento

Aparelhos de avanço mandibular (AAM)

Esses aparelhos podem ser confeccionados por dentistas e têm como objetivo principal promover a abertura das vias aéreas superiores. São indicados especialmente para:

- Apneia obstrutiva do sono leve a moderada.
- Ronco sem apneia associada.
- Pacientes que não se adaptam ao uso do CPAP.

Educação sobre higiene do sono

Orientar sobre a importância do sono regular e evitar cafeína, álcool e refeições pesadas à noite.

Aconselhamento postural

Incentivar dormir de lado (posição lateral), especialmente em casos de apneia postural dependente.

Controle de substâncias tóxicas

O uso de tabaco, álcool, cigarro eletrônico e drogas ilícitas afeta diretamente os tecidos bucais, favorecendo doenças como gengivite, periodontite e cáries. O tabagismo, inclusive o eletrônico, compromete a vascularização, imunidade local e microbiota, elevando a presença de bactérias patogênicas[22-25]. O álcool reduz o fluxo salivar e altera o pH bucal, agravando inflamações, bruxismo e dificultando a cicatrização[26-28]. Drogas ilícitas causam severa deterioração dentária e mucosa, como na "boca de metanfetamina"[29-31]. Tais substâncias aumentam a falha em implantes, pela inflamação e disbiose oral[32]. A prevenção e o cuidado interdisciplinar são fundamentais.

Conexão

O sorriso é uma expressão facial universal que desempenha papel crucial nas interações sociais e na saúde mental. Estudos recentes destacam seus múltiplos benefícios, desde a melhoria das conexões interpessoais até efeitos neuroquímicos positivos.

Conexão e percepção

Pessoas sorridentes são percebidas como mais confiáveis e atraentes. Um estudo publicado na *Scientific Reports* mostrou que rostos sorridentes geram mais confiança do que expressões neutras ou zangadas[33].

Benefícios neuroquímicos do sorriso

- Sorrir ativa áreas cerebrais ligadas à recompensa, ao prazer e ao vínculo social.
- Estimula a liberação de dopamina (bem-estar e motivação), serotonina (estabilidade emocional e humor) e endorfinas (relaxamento e efeito analgésico).
- Reduz o cortisol, hormônio do estresse, ao regular o eixo hipotálamo-hipófise-adrenal.
- Contribui para o bem-estar emocional, reduz sintomas de ansiedade, melhora o sono e fortalece a imunidade.
- Imagens de ressonância magnética funcional mostram ativação do núcleo *accumbens*, córtex pré-frontal e amígdala, ligados à regulação emocional e comportamentos sociais[34].

Integração com a saúde bucal e medicina do estilo de vida

Ao compreender o sorriso como uma manifestação neurobiológica, social e estética, reforça-se a necessidade de uma abordagem integrada entre Odontologia e os 6 pilares da MEV: alimentação, exercício físico, manejo do estresse, sono, conexão e cessação de substâncias nocivas. O sorriso é um espelho do equilíbrio desses pilares. Por isso, profissionais da saúde devem reconhecer sua importância clínica não só como um indicativo de estética ou função, mas como um marcador ampliado de saúde integral e qualidade de vida.

Impacto na saúde geral

Sorrir facilita interações, reduz o estresse, fortalece a imunidade e favorece a recuperação, segundo o *Journal of Psychosomatic Research*[34]. É uma estratégia simples para promover bem-estar e fortalecer vínculos na equipe de saúde.

SAÚDE BUCAL PARA ALCANÇAR A LONGEVIDADE

Watanabe et al.[35] realizaram uma revisão narrativa sobre a relação entre número de dentes, uso de próteses, oclusão e função oral com a longevidade. O estudo destaca que a manutenção da função oral, além da presença de dentes, está fortemente associada à saúde geral e à expectativa de vida.

O conceito de fragilidade oral, introduzido no Japão, refere-se à perda de função oral acompanhada por declínio físico e mental. Estudos apontam que indivíduos com fragilidade oral têm maior risco de sarcopenia, desnutrição, necessidade de cuidados e mortalidade. Manter uma boa função oral, alimentação e estado nutricional são fatores essenciais para a saúde na terceira idade, com implicações diretas para políticas públicas em saúde bucal.

CONCLUSÃO

Este capítulo buscou evidenciar como a saúde bucal está profundamente conectada à saúde integral, indo além da anatomia e estética para alcançar dimensões emocionais, sociais e comportamentais. O sorriso, nesse contexto, é apenas uma das expressões dessa relação complexa entre corpo e mente.

A MEV oferece ferramentas poderosas para ampliar a compreensão do paciente em sua totalidade, contribuindo de forma significativa para a prática clínica odontológica. Ao integrar pilares como alimentação, sono, manejo do estresse, conexão e bem-estar emocional, o cirurgião-dentista se torna um agente ativo na promoção da saúde global.

Por se tratar de uma obra multidisciplinar, não tivemos espaço para aprofundar todos os conteúdos relevantes. Ainda assim, esperamos que esta introdução inspire o cuidado e a abordagem para a conquista da saúde integral.

A MEV é uma jornada de inovação 24/7, que convida profissionais de saúde e pacientes a estarem sempre em movimento — aprendendo, evoluindo e buscando juntos melhores caminhos para a qualidade de vida. Cuidar da boca é cuidar do corpo. E ampliar esse olhar é expandir as possibilidades do cuidado.

REFERÊNCIAS BIBLIOGRÁFICAS

1. Preshaw PM, et al. Periodontal disease and diabetes. Periodontology 2000.
2. Tonetti MS, Jepsen S, Jin L, et al. Impact of the global burden of periodontal diseases on health, nutrition and wellbeing of mankind: a call for global action. J Clin Periodontol. 2017;44(5):456-62.

3. Ship JA, Pillemer SR, Baum BJ. Xerostomia and the geriatric patient. J Am Geriatr Soc. 2002;50(3):535-43.
4. Watt RG, et al. Integration of oral and general health through health professionals' collaboration: a scoping review. PLOS ONE. 2019.
5. Glick M, et al. The future of oral health care delivery: opportunities for shaping oral and systemic health. J Dental Research. 2021.
6. Dominy SS, Lynch C, Ermini F, et al. Porphyromonas gingivalis in Alzheimer's disease brains: Evidence for disease causation and treatment with small-molecule inhibitors. Sci Adv. 2019;5(1):eaau3333.
7. Kanagasingam S, Chukkapalli SS, Welbury R, et al. Porphyromonas gingivalis is a strong risk factor for Alzheimer's disease. J Alzheimers Dis Rep. 2020;4(1):501-11.
8. Li X., et al. Bacterial complications of cirrhosis. J Clin Gastroenterology. 2010.
9. Bartova J, Sommerova P, Lyuya-Mi Y, et al. Periodontitis as a risk factor of atherosclerosis. J Immunol Res. 2014;2014:636893.
10. Chakraborty A, Anjankar AP. Association of gastroesophageal reflux disease with dental erosion. Cureus. 2022;14(10):e30381.
11. Howard J, Howard L, Geraghty J, et al. Gastrointestinal conditions related to tooth wear. Br Dent J. 2023;234(6):451-4.
12. 16. Soares PV, Zeola LF, Wobido AR, et al. Síndrome do envelhecimento precoce bucal, 2. ed. São Paulo: Santos.
13. Carroll JE, Must A, et al. Physical activity and periodontal disease: a population-based study. J Clin Periodontol. 2022;49(7), 640-649.
14. Gomes-Filho IS, Cruz SS, et al. Association between physical activity and periodontal disease: a systematic review and meta-analysis. Clin Oral Investig. 2023;27:157–166.
15. Kim HN, Yun Y, et al. Impact of exercise on oral microbiota in healthy adults: A cross-sectional study. Sci Rep. 2022;12:8752.
16. Silva RA, Monteiro TS, et al. The effect of physical exercise on bruxism and temporomandibular disorders: A review. J Bodyw Mov Ther. 2021;27:367-374.
17. Moyaho-Bernal A, Araujo-Pizano V, et al. Dental erosion and sports drinks: a growing concern in active individuals. J Oral Health. 2023;15(2):102-8.
18. Burger KS, Fisher JO, Johnson SL. Mechanisms behind the portion size effect: visibility and bite size. Obesity (Silver Spring). 2011;19(3):546-51.
19. Zhou L, et al. Efficacy of sensory integration therapy on food selectivity in ASD. Frontiers in Psychiatry. 2022;13.
20. Manfredini D, Ahlberg J, Aarab G, Bender S, Bracci A, Cistulli PA, et al. Standardised tool for the assessment of bruxism. J Oral Rehabil. 2024;51(1):29-58.
21. Duarte RLM, Fonseca LBM, Magalhães-da--Silveira FJ, et al. Validation of the STOP-Bang questionnaire as a means of screening for obstructive sleep apnea in adults in Brazil. J Bras Pneumol. 2017;43(6):456-63.
22. Leite FRM, Nascimento GG, Scheutz F, et al. Effect of smoking on periodontitis: a systematic review and meta-regression. Am J Prev Med. 2018;54(6):831-41.
23. Costa FO, Cortelli JR, Costa JE, et al. Smoking as a risk factor for periodontal disease. Braz Oral Res. 2020;34(suppl 1):e110.
24. Pushalkar S, Paul B, Li Q, et al. Electronic cigarette aerosol modulates the oral microbiome and increases risk of infection. iScience. 2020;23(3):100884.
25. Tommasi S, Caliri A, Caceres A, et al. Exposure to e-cigarette aerosols increases DNA damage in oral epithelial cells. Sci Rep. 2019;9:14020.
26. Rehm J, Gmel G, Sempos CT, et al. Alcohol--related morbidity and mortality. Alcohol Res Health. 2003;27(1):39-51.
27. Baghaie H, Kisely S, Forbes M, et al. A systematic review and meta-analysis of the association between poor oral health and substance abuse. Addiction. 2017;112(9):1653-64.
28. Dawson L, Broffitt B, Levy SM, et al. Association between alcohol consumption and dental caries in adolescents. Pediatr Dent. 2009;31(1):35-9.
29. Lee HH, Sudhakara P, Desai S, et al. Understanding the Basis of METH mouth using a rodent model of methamphetamine injection, sugar consumption, and Streptococcus mutans infection. mBio. 2021;12(2):e03534-20.
30. Shetty V, Harrell L, Murphy DA, et al. Dental disease patterns in methamphetamine users: Findings in a large urban sample. J Am Dent Assoc. 2011;142(4):369-80.

31. Quaranta A, D'Isidoro O, Piattelli A, et al. Illegal drugs and periodontal conditions. Periodontol. 2000. 2022;90(1):62-87.
32. Kocher T, Lösler K, Pink C, et al. Effect of discontinuation of supportive periodontal therapy on periodontal status: a retrospective study. J Clin Periodontol. 2025;52(1):113-24.
33. Eggleston A, Tsantani M, Over H, et al. Preferential looking studies of trustworthiness detection confound structural and expressive cues to facial trustworthiness. Sci Rep. 2022;12(1):17709.
34. Cross MP, Acevedo AM, Leger KA, et al. How and why could smiling influence physical health? A conceptual review. Health Psychol Rev. 2023;17(2):321-43.
35. 12. Watanabe Y, Okada K, Kondo M, et al. Oral health for achieving longevity. Geriatr Gerontol Int. 2020;20(6):526-38.
36. Brito ACT, Andrade JS. Aditivos alimentares: impacto que pode causar na saúde humana. Res Soc Dev. 2022;11(11):e489111133929.
37. Sanz M, et al. Oral Health and Diabetes: Consensus Report of the Joint International Symposium on Oral Health and Diabetes. J Clin Periodontology. 2018.
38. Bergström J, et al. Periodontal disease and its relation to cardiovascular disease: an update of the evidence. J Clin Periodontology. 2019.
39. Ciantelli NMM, Yoong J, Deschamps J, et al. Exploring the interplay between lifestyle medicine and oral health: a bidirectional relationship. Am J Lifestyle Med. 2023;18(3):425-30.
40. Nagappa B, Thulasingam M, Pandjatcharam J, et al. The need for nicotine de-addiction services among newly diagnosed tobacco-related head and neck cancer patients, South India. Asian Pac J Cancer Prev. 2022;23(9):2901-6.

69

Psicologia

Daniela Panisi de Oliveira

Pontos-chave

- A Psicologia tem ampla atuação e multiplicidade de abordagens.
- Trabalhando para o desenvolvimento humano, a Psicologia perpassa todas as áreas da Medicina do Estilo de Vida (MEV), principalmente na regulação emocional e mudança de comportamento sustentável.
- As abordagens somáticas são pouco exploradas, entretanto demonstram grande potencial para MEV na adoção de hábitos saudáveis.
- A psicoterapia, trabalhando aspectos neurofisiológicos da regulação emocional (*mindfulness*, técnicas de respiração, micromovimentos etc.) em integração com padrões atitudinais, é um espaço facilitador de auto-organização, criando condições para que novas estruturas e padrões possam emergir e ser sustentados ao longo do tempo.

INTRODUÇÃO

A Psicologia por muito tempo foi considerada uma área de tratamento de "patologias da mente". Ainda hoje é considerada como tal na visão popular e, por incrível que parece, na de muitos profissionais, inclusive da área da saúde. Entretanto, tal crença é bem distante da realidade da Psicologia. O campo de atuação do psicólogo é vasto, desde o trabalho com patologias, Psicologia hospitalar, organizacional, saúde, esporte, educação, entre tantos outros. Percebe-se que a Psicologia trabalha muito além do tratamento das patologias; também na análise e intervenção para melhoria de qualidade e estilo de vida.

A Psicologia existe em uma multiplicidade abrangente de atuação e também de abordagens. É importante não confundir práticas baseadas em evidências com abordagens específicas; diferentes abordagens trabalham com práticas baseadas em evidências.

Sendo a MEV uma abordagem multidisciplinar, é de suma importância que os profissionais de Psicologia façam parte desse corpo de atuação. A MEV preconiza melhorar a qualidade de vida por meio de mudanças no estilo de vida, focando em seis áreas: alimentação balanceada, prática de atividade física, gestão de estresse, controle de tabagismo e outras substâncias e sono adequado. A Psicologia, como uma forma de artesanato, debruça-se sobre as questões humanas, tentando compreender a subjetividade humana e trabalhando para o desenvolvimento de cada pessoa, perpassando todas essas áreas da MEV. As ferramentas que a Psicologia pode oferecer ajuda pessoas a modificar padrões emocionais e comportamentos, facilitando a adoção e manutenção de hábitos saudáveis[1,2].

Hoje sabemos que apenas a informação sobre as mudanças de estilo de vida, na maioria das vezes, não é suficiente. A mudança de hábito é um processo complexo e multifatorial. Nesse contexto, as diversas abordagens, em conjunto com o entendimento da neurobiologia das emoções, são fundamentais para as mudanças.

FUNDAMENTOS PARA MUDANÇA DE COMPORTAMENTO

A mudança de comportamento é modulada por uma interação de fatores cognitivos, emocionais e fisiológicos que adaptam a forma como as pessoas lidam com as situações cotidianas, podendo ser um processo desafiador. Existe vasta literatura e ampla variação de teorias e abordagens para a mudança de comportamento. Neste livro, algumas foram exploradas, e, neste item, passaremos brevemente por alguns fundamentos que podem nos servir de orientação.

A teoria da mudança de comportamento, de Prochaska e DiClemente, diz que a mudança envolve várias etapas, desde a pré-contemplação até a manutenção do comportamento saudável. Fatores como motivação, percepção de autoeficácia e crenças pessoais também desempenham papéis em como as pessoas respondem a uma intervenção[3].

Stanley Keleman[4], com sua prática formativa, destaca que comportamentos humanos são baseados em padrões emocionais e corporais que se formam ao longo da vida; não são simplesmente respostas a estímulos externos. Esses padrões corporais formam as bases das reações emocionais e comportamentais.

A teoria da plasticidade neural, de Gerald Edelman, e a teoria de Antonio Damásio sobre as emoções podem acrescentar uma interessante base neurobiológica para entender como as emoções podem ser moduladas. Hoje sabemos que, com a prática contínua, o cérebro pode reconfigurar redes neurais, permitindo que novos hábitos sejam formados[5,6].

É importante ressaltar que, nos últimos anos, o trabalho de Antonio Damásio trouxe novo espaço para a inclusão das abordagens somáticas (métodos que focam no papel do corpo na saúde mental) nas conversas sobre regulação emocional.

ABORDAGENS SOMÁTICAS NA PSICOLOGIA

A hipótese do marcador somático

As pesquisas de Damásio contribuíram significativamente para o avanço no entendimento de como os estados corporais influenciam o processo decisório. A hipótese do marcador somático diz que emoções emergem de estados corporais e têm um papel crucial na maneira como tomamos decisões em nossas vidas. As pesquisas demonstram que uma resposta fisiológica no batimento cardíaco ou em níveis hormonais influenciam experiências emocionais e funções cognitivas. Qualquer perturbação nesses sinais corporais pode prejudicar processos de tomada de decisão[7].

Trauma e Bessel Van der Kolk

As pesquisas de Bessel Van der Kolk transformaram as práticas terapêuticas. Ele argumenta que as experiências traumáticas são armazenadas no corpo e podem se manifestar como sintomas físicos como dor crônica, problemas gastrintestinais e disfunção do sistema imune[8]. Ele enfatiza que as psicoterapias que enfatizam apenas a cognição podem não ser suficientes para endereçar a complexidade somática do trauma. Para ajudar as pessoas a processar experiências traumáticas, ele defende o uso de terapias como yoga, técnicas de consciência corporal, *somatic experiencing*, entre outras, já que essas abordagens focam na reconexão das pessoas com seus corpos, permitindo o desenvolvimento de um senso de segurança e controle sobre seus estados físicos e mentais[8].

EMDR e a resolução de traumas relacionados ao comportamento

A terapia de dessensibilização e reprocessamento por movimentos oculares (EMDR) tem mostrado bons resultados no tratamento de experiências traumáticas, mas também pode ser aplicada em outros contextos, como mudança de hábitos. Muitas vezes, hábitos destrutivos, como comer emocionalmente, uso de substâncias ou até mesmo procrastinação relacionada ao autocuidado têm relação direta com experiências traumáticas passadas[9].

O EMDR reprocessa experiências para que estas não controlem mais os comportamentos dos indivíduos, ajudando a modificar a resposta emocional atrelada às memórias traumáticas. Segundo Solomon e Shapiro[10], o EMDR permite que o paciente desenvolva respostas mais saudáveis a estímulos emocionalmente carregados, facilitando a adaptação do sistema nervoso a novas formas de responder a situações.

A prática formativa e a reorganização somática

Stanley Keleman sugere que a mudança de comportamento envolve uma reorganização da estrutura somática. Isso significa que corpo e emoção não são separados; somos um corpo emocional, e a mudança de hábitos de vida só podem ser sustentadas quando trabalhadas no corpo. Nossas atitudes e comportamentos são emocionais[4,11]. Isso implica que os profissionais devem ajudar seus pacientes a se tornarem mais conscientes das emoções no corpo e como essas atitudes corporais formam comportamentos.

O protocolo da prática formativa consiste em cinco etapas[12]:

- Identificar somaticamente os padrões de como o sujeito dispõe do próprio corpo, suas formas e expressões.
- Aprender como o sujeito sustenta esses padrões muscular e corticalmente.
- Influenciar voluntariamente os atos de organizar e desorganizar a intensidade, duração e intenção da forma corporal.

- Esperar a resposta involuntária do corpo e viver a experiência da configuração/arquitetura corporal alterada.
- Dar suporte e editar a nova atitude formada através do esforço voluntário e recorporificá-las, usá-las no dia a dia como um estilo pessoal de viver.

A prática formativa é o método sugerido por Keleman para trabalhar o aumento da interocepção (consciência dos sinais internos do corpo) e da percepção das atitudes pessoais, contribuindo para a melhora da regulação emocional e dando suporte para a mudança de comportamento. Além disso, estudos demonstram que a consciência corporal pode ser eficiente no controle de estresse, um dos principais fatores que dificultam a adesão a hábitos saudáveis[13,14].

PSICOLOGIA E A ADOÇÃO DE HÁBITOS SAUDÁVEIS

Entendendo o ser humano como um ser de relações intrapessoais e interpessoais, devemos levar em consideração não apenas os contextos externos (como ambientes e relações), mas também o "ambiente interno" (sensações corporais, emoções, atitudes e pensamentos).

Alimentação saudável e regulação emocional

Em acordo com Damásio, as emoções guiam nosso processo decisório, e a escolha alimentar é fortemente influenciada por nossas emoções[7]. Além dos fatores emocionais, temos fatores sociais, culturais e contextuais, entretanto faremos um recorte neste capítulo.

Emoções como tristeza, raiva, tédio, medo, entre outras, levam frequentemente a escolhas alimentares prejudiciais, as conhecidas "comidas de conforto", geralmente alimentos altamente processados ricos em açúcar e gordura. Em um contexto em que as pessoas vivem cada vez mais pressionadas e exigidas por desempenho, o "comer emocional" (sem consciência não apenas da qualidade dos alimentos, mas da própria saciedade) é um dos principais desafios para uma alimentação saudável.

Algumas práticas dentro da Psicologia mostraram-se eficazes no tratamento de transtornos alimentares, como compulsão alimentar, bulimia, anorexia, ortorexia, entre outras. Uma das intervenções mais aplicadas é o *mindful eating* (alimentação consciente). As pessoas são ensinadas a praticar a atenção plena no momento da alimentação, focando na experiência sensorial de comer, no reconhecimento da fome e da saciedade e na redução do comer impulsivo, muitas vezes associado ao estresse ou à busca de conforto emocional[15,16]. Podemos perceber como o *mindful eating* se assemelha às abordagens somáticas, trabalhando o processo de interocepção e consciência da atitude, voltando-se para o corpo como instrumento de trabalho para a mudança de hábito.

Outra ferramenta importante é a psicoeducação alimentar, que promove a mudança por meio de entendimento dos gatilhos emocionais associados às escolhas alimentares e às consequências desadaptativas. Dependendo do caso, o terapeuta pode fazer uso de diários para maior esclarecimento desses pontos.

Todas as abordagens da Psicologia trabalharão com a psicoeducação, mas podemos pensar que esta pode ser potencializada com as práticas somáticas, aumentando a eficácia não apenas na mudança de hábitos, mas na manutenção dos novos hábitos.

Motivação para atividade física

Visto que a adesão à atividade física está profundamente relacionada à motivação, percepção de autoeficácia e fatores emocionais, faz-se essencial considerarmos a teoria da autodeterminação de Deci e Ryan[17]. Esta diz que a motivação para realizar atividades físicas é maior quando as pessoas se sentem competentes, conectadas com os outros e autônomas. Assim, práticas de reconhecimento do próprio valor e de motivação intrínseca participam ativamente do planejamento de um comportamento físico sustentado.

Algumas estratégias psicológicas são mais conhecidas e utilizadas para estimular a prática de atividade física. O estabelecimento de metas SMART de curto, médio e longo prazo; a autoavaliação positiva e o reforço positivo são alguns dos exemplos. Entretanto, estratégias capazes de trazer consciência corporal e das atitudes desenvolvidas em relação à prática de atividade física podem contribuir para a sustentação das estratégias comportamentais.

Quando as pessoas percebem os benefícios da atividade física (como melhora de humor, redução de estresse, melhora do sono), forma-se um ciclo positivo, reforçando a motivação intrínseca. Podemos também trabalhar a autoeficácia, a crença que a pessoa tem em sua capacidade de realizar uma tarefa, por meio da psicoeducação e criando experiências de sucesso para que ela possa continuar a prática da atividade física.

Qualidade de sono e saúde mental

A relação entre qualidade de sono e saúde mental já é bem conhecida. A privação de sono afeta a regulação emocional, aumentando a suscetibilidade ao estresse e aos transtornos de humor. Além de tornar mais desafiantes as mudanças de comportamento.

As estratégias desenvolvidas pela terapia cognitivo-comportamental para insônia (TCC-I) utilizam técnicas de relaxamento, controle de estímulos e melhora dos hábitos de higiene do sono, além de trabalhar comportamentos disfuncionais em relação ao sono e à modificação de crenças[18]. Essas estratégias podem ser usadas dentro de qualquer abordagem dentro da Psicologia. Também temos as técnicas de relaxamento, respiração e *mindfulness* aplicadas para diminuir a ativação do sistema nervoso simpático, essencial para a promoção do sono profundo[19,20].

Controle de estresse e bem-estar emocional

Talvez essa seja a área de atuação em que o papel da Psicologia parece ser o mais óbvio. Podemos observar o estresse e as doenças crônicas relacionadas (cardiovasculares, diabetes tipo 2 e transtornos de humor) aumentando em nossa sociedade. Além disso, o estresse está intimamente ligado à dificuldade de manter hábitos saudáveis.

Mindfulness, meditação, técnicas de respiração e relaxamento são práticas complementares amplamente estudadas e recomendadas que podem ser trabalhadas por diferentes abordagens terapêuticas para reduzir níveis de estresse e melhorar a resiliência emocional. Por exemplo, o *mindfulness* tem se mostrado eficaz para aumentar a percepção corporal e emocional, permitindo que a pessoa reconheça quando está com níveis de estresse elevados e tome decisões mais saudáveis[19,20].

Cessação de tabagismo e controle de substâncias tóxicas

O controle de substâncias tóxicas e a cessação de tabagismo é um dos grandes desafios da saúde pública. As dependências químicas envolvem aspectos fisiológicos e psicológicos, e a Psicologia tem papel fundamental no tratamento. As intervenções ajudam a pessoa a identificar e lidar com gatilhos emocionais que levem ao uso e desenvolvimento de estratégias alternativas para lidar com o impulso[21].

Os programas desenvolvidos geralmente empregam técnicas de motivação, como a entrevista motivacional, com foco em mudança de comportamento, principalmente por meio de intervenções baseadas em TCC[22]. Entretanto, as intervenções baseadas em evidências têm sido utilizadas por diferentes abordagens. Além disso, a psicoeducação deve ser incluída, visto que ensina os pacientes sobre efeitos das substâncias em todos os aspectos da saúde e sobre o funcionamento da regulação de impulso, podendo ser uma ferramenta para aumentar a adesão ao tratamento[23].

CONCLUSÃO

A Psicologia desempenha um papel crucial na MEV, pois perpassa todas as áreas, ajudando pacientes em seus desafios emocionais, comportamentais e cognitivos. Schiepek et al. propõem que as pessoas sejam compreendidas como sistemas dinâmicos complexos em que pensamentos, emoções e comportamentos interagem de maneira não linear e auto-organizada. Então, a psicoterapia seria esse espaço facilitador da auto-organização, criando condições para que novas estruturas e padrões emerjam e possam ser sustentados ao longo do tempo[24].

É importante lembrar que há uma diferença entre metodologia e método que pode esclarecer muitas dúvidas em relação às abordagens dentro da Psicologia. Método refere-se ao conjunto específico de procedimentos e técnicas, as estratégias utilizadas. Podemos dizer que é o caminho para se chegar a um determinado fim[25]. Metodologia é o estudo crítico e sistemático de métodos; é a teoria e análise, ou seja, é a reflexão e suas implicações filosóficas e epistemológicas[26].

Nos últimos anos, existe uma crença crescente de que apenas a TCC trabalha com práticas baseadas em evidências. É verdade que essa abordagem contribuiu muito para a comprovação de métodos. Entretanto, outras abordagens integram os métodos baseados em evidência em suas metodologias. Há algum tempo se fala sobre abordagem integrativa em Psicologia, como forma de reterritorialização do saber clínico. Dentro dessa perspectiva, o terapeuta combina técnicas de diferentes abordagens para criar um espaço terapêutico que seja adaptável às necessidades do paciente[27].

Podemos pensar nas abordagens somáticas que integram as práticas baseadas em evidências como uma linha de trabalho dentro da MEV. Afinal, essas abordagens tendem a trabalhar aspectos neurofisiológicos da regulação emocional (*mindfulness*, técnicas de respiração, micromovimentos etc.) em integração com padrões atitudinais organizados ao longo da história de vida dos pacientes e técnicas para mudança comportamental.

A Psicologia também se atenta ao trabalho cooperativo, integrando os demais profissionais de saúde e implicando a responsabilização paciente na comunicação e continuidade do tratamento. Além disso, existe a preocupação com o cuidado das relações dentro da própria equipe de trabalho.

O trabalho com liderança, comunicação e integração de grupos pode ser fundamental para equipes de trabalho em MEV. Ou seja, a Psicologia, para além de sua contribuição com o tratamento do paciente, também contribui no cuidado da saúde mental dos profissionais de saúde, promovendo reuniões de intervisão (processo de discussão e reflexão de casos) e coesão grupal[28].

REFERÊNCIAS BIBLIOGRÁFICAS

1. Ornish D, Scherwitz LW, Billings JH, Brown SE, Gould KL, Merritt TA, et al. Intensive lifestyle changes for reversal of coronary heart disease. Lancet. 1998;348(9025):69-73.
2. Katz DL, Meller S. Can we say what diet is best for health? An overview of the evidence. JAMA. 2014;312(9):927-28.
3. Prochaska JO, DiClemente CC, Norcross JC. In search of how people change: applications to addictive behaviors. Am Psychol. 1992;47(9):1102-14.
4. Keleman S. Emotional anatomy. Berkeley: Center Press; 1985.
5. Edelman GM. Neural Darwinism: the theory of neuronal group selection. New York: Basic Books; 1987.
6. Damásio AR. The feeling of what happens: body and emotion in the making of consciousness. New York: Harcourt; 1999.
7. Damasio AR. Descartes' error: emotion, reason, and the human brain. New York: Grosset/Putnam; 1994.
8. Van der Kolk BA. The body keeps the score: brain, mind, and body in the healing of trauma. New York: Viking; 2014.
9. Shapiro F. Eye movement desensitization and reprocessing: basic principles, protocols, and procedures. 3. ed. New York: Guilford Press; 2017.
10. Solomon RM, Shapiro F. EMDR and the adaptive information processing model. J Clin Psychol. 2008;64(8):933-46.
11. Bull N. The attitude theory of emotion. Arch Psicol Neurol Psichiatr. 1951;12(2):108-14.
12. Keleman S. Corporificando a experiência: construindo uma vida pessoal. São Paulo: Summus Editorial; 1995.
13. Mehling WE, Price C, Daubenmier J, Acree M, Bartmess E, Stewart A. The Multidimensional Assessment of Interoceptive Awareness (MAIA). PLoS One. 2012;7(11):e48230.
14. Farb NA, Anderson AK, Segal ZV. The mindful brain and emotion regulation in mood disorders. J Abnorm Psychol. 2012;121(4):1014-24.
15. Kabat-Zinn J. Full catastrophe living: using the wisdom of your body and mind to face stress, pain, and illness. New York: Delta; 1990.
16. Kristeller JL, Wolever RQ. Mindful eating. J Diabetes Sci Technol. 2011;5(3):323-32.
17. Deci EL, Ryan RM. Self-determination theory: a macrotheory of human motivation, development, and health. Can Psychol. 2008;49(3):182-5.
18. Morin CM, Benca R. Chronic insomnia. Lancet. 2012;379(9821):1129-41.
19. Hölzel BK, Carmody J, Vangel M, Congleton C, Yerramsetti SM, Gard T, et al. Mindfulness practice leads to increases in regional brain gray matter density. Psychol Sci. 2011;22(7):755-61.
20. Creswell JD, Lindsay EK, Villalba DR, Chin B. Mindfulness meditation and physical health: mechanisms and outcomes. Psychosom Med. 2014;76(3):230-4.
21. Lenz B, Lang T, Mühlan H, et al. Psychological interventions in smoking cessation: a review of the literature. Am J Addict. 2012;21(1):1-13.
22. Borrelli B. The assessment, monitoring, and enhancement of treatment fidelity in public health clinical trials. J Public Health Dent. 2011;71(3):S52-S63.
23. Marianne F, Bulcão TL, Fernandes LRM, Lima AII. Importância da psicoeducação em grupos de dependentes químicos: relato de experiência. Aletheia. 2013;42:175-85.
24. Schiepek G, Hofer A, et al. Complexity science and psychotherapy: conceptualizing the treatment of individuals as complex dynamical systems. Front Psychol. 2013;4:720.
25. Lakatos EM, Marconi MA. Fundamentos de metodologia científica, 5. ed. São Paulo: Atlas; 2003.
26. Minayo MCS. O desafio do conhecimento: pesquisa qualitativa em saúde, 14. ed. São Paulo: Hucitec; 2012.
27. Ferreira T, Bastos M. Abordagem integrativa: reterritorialização do saber clínico? Psic Teor Pesq. 2000;16(3):235-42.
28. Ferreira C, Sousa DN. Supervisão e intervisão na psicologia das organizações e dos recursos humanos. Revista de Psicologia das Organizações e do Trabalho. 2021;21(2):45-56.

SEÇÃO XII

Ensino e Pesquisa em Medicina do Estilo de Vida

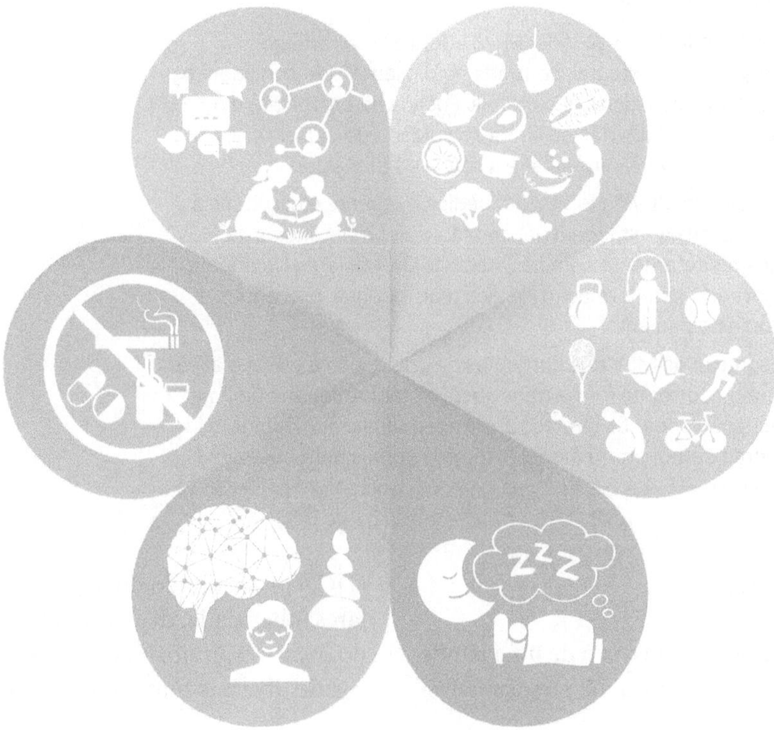

Inserção no currículo de graduação

Marina Cunha Silva Pazolini
Marcelo Rezende Young Blood
Tatiana Marins Farias
Vinícius de Pádua Sanders Medeiros

Pontos-chave

- As doenças crônicas não transmissíveis são a principal causa de morte no mundo e no Brasil, mas a maioria é prevenível por meio de mudanças no estilo de vida.
- O modelo educacional tradicional é centrado na doença e de mostra insuficiente na formação de profissionais de saúde; há necessidade de formar profissionais com habilidades em mudanças de comportamento.
- A Medicina do Estilo de Vida (MEV) adota uma abordagem interdisciplinar e integral, centrada no paciente, que considera os fatores biopsicossociais e culturais. Focada na prevenção e no autocuidado, a MEV não se limita ao cuidado do paciente; também abrange o bem-estar e a saúde do profissional.
- A inserção da MEV na formação médica é urgente e estratégica para transformar o modelo de cuidado. As competências da MEV dialogam diretamente com as Diretrizes Curriculares Nacionais, promovendo uma formação médica mais integral, preventiva e centrada no paciente.
- A integração da MEV nos currículos de graduação é viável e eficaz, podendo ocorrer de forma transversal e prática, desde que haja capacitação docente, infraestrutura adequada e apoio institucional, como demonstram modelos internacionais bem-sucedidos.

INTRODUÇÃO

O mundo está no meio de uma pandemia de doenças crônicas não transmissíveis (DCNT), incluindo doenças cardiovasculares, obesidade, diabetes tipo 2, câncer e doenças respiratórias crônicas. Estimativas de diversas fontes confiáveis indicam que as DCNT são responsáveis por 74% a 80% de toda a morbidade e mortalidade no mundo[1,2].

A maioria das mortes prematuras por DCNT é prevenível, em grande parte por hábitos e ações diárias. Foi claramente demonstrado que o aumento da atividade física, nutrição adequada e manutenção de um peso corporal saudável (IMC $\leq$ 25 kg/m^2) podem reduzir significativamente o risco de DCNT. A Organização Mundial da Saúde (OMS) identificou as DCNT como uma das principais prioridades em saúde global[2,3].

A contribuição que a MEV oferece é sinérgica com os esforços da saúde pública. Isso tem sido reconhecido pela OMS como uma abordagem promissora na prevenção e no tratamento das DCNT. A LMGA (Lifestyle Medicine Global Alliance – Aliança Global de Medicina do Estilo de Vida) foi convidada a se associar à OMS com o objetivo de reduzir em 30% as DCNT até 2030[3].

O modelo de cuidado em saúde ainda predominante no Brasil é centrado na doença, refletindo uma abordagem biomédica tradicional que prioriza o diagnóstico e o tratamento pontual de condições específicas, muitas vezes por meio de medicamentos ou procedimentos[4,5]. Essa lógica fragmentada negligencia a integralidade do cuidado, os determinantes sociais da saúde e o protagonismo do paciente em seu processo de autocuidado. Como consequência, observa-se um sistema com altos custos assistenciais, baixa resolutividade clínica, medicalização excessiva e ênfase limitada na prevenção[4,5].

Em contrapartida, abordagens baseadas nas competências da MEV têm demonstrado maior efetividade, especialmente no enfrentamento das DCNT[3,6]. A crescente prevalência dessas doenças e o modo atual insustentável de manejo delas exigem uma mudança urgente na formação dos profissionais de saúde. Nesse cenário, a inserção estruturada da MEV na graduação surge como uma estratégia fundamental e oportuna para reorientar práticas e transformar o modelo de cuidado da saúde.

CONCEITO E FUNDAMENTAÇÃO DA MEDICINA DO ESTILO DE VIDA

A MEV é uma disciplina clínica, médica e de saúde que fornece cuidados baseados em evidências científicas para promover o bem-estar, prevenir doenças, reverter doenças crônicas e cuidar de indivíduos que sofrem de condições crônicas, empregando intervenções terapêuticas por meio da modificação de comportamentos para melhorar a saúde geral e o bem-estar[6].

Ela abrange seis pilares fundamentais: um padrão alimentar saudável, predominantemente vegetariano e com alimentos integrais; atividade física regular; gerenciamento do estresse; sono restaurador; conexões sociais saudáveis e manejo de substâncias de risco[6,7].

As evidências científicas robustas apoiam a adoção de padrões alimentares saudáveis, como a dieta mediterrânea e a prática regular de atividade física como intervenções-chave para prevenir e controlar o aumento das DCNT[8]. Intervenções de estilo de vida que combinam múltiplos comportamentos têm mostrado benefícios tanto em curto quanto em longo prazo na saúde cardiometabólica[9].

A MEV é uma abordagem sistêmica e interdisciplinar que coloca o paciente no centro, reconhecendo a importância dos fatores sociais, econômicos, culturais e outros que influenciam o processo de saúde e doença. A personalização das modificações de estilo de vida, levando em consideração fatores como disponibilidade de alimentos e localização geográfica, também é crucial para maximizar os benefícios[10].

O modelo tradicional de ensino na área da saúde é centrado na fisiopatologia das doenças, seus fatores de risco, diagnóstico e tratamento[5]. No entanto, diante do cenário atual, é cada vez mais evidente a necessidade de que os futuros profissionais da saúde também estejam capacitados e desenvolvam habilidades para orientar e apoiar mudanças no estilo de vida, promovendo uma abordagem mais efetiva e integral do processo saúde-doença[11].

ALINHAMENTO COM AS DIRETRIZES CURRICULARES NACIONAIS

O perfil do profissional de saúde e as competências atualmente exigidas estão descritos nas Diretrizes Curriculares Nacionais (DCN) para o curso de graduação em Medicina, conforme a Resolução CNE/CES n. 3, de 20 de junho de 2014. Essas diretrizes estabelecem avanços nos princípios, fundamentos e finalidades da formação médica no Brasil, com foco na atenção integral à saúde, na formação humanista, crítica e reflexiva e na capacidade de atuação ética e comprometida com as necessidades da população[12].

De modo complementar, o artigo *Lifestyle Medicine Core Competencies: 2022 Update* apresenta uma atualização significativa das competências essenciais à prática da MEV, inicialmente publicadas em 2010[6,7]. A versão atual reorganiza e expande as competências, passando de 15 para 88, distribuídas em 10 domínios. Esses domínios abrangem áreas como ciência da MEV, liderança e advocacia em saúde, nutrição, atividade física, higiene do sono, uso de substâncias, conexões sociais, saúde mental e bem-estar emocional, *coaching* de saúde, aliança terapêutica e saúde planetária[7].

Observa-se que há convergências importantes entre as DCN e as competências da MEV. Ambos os documentos enfatizam a importância da promoção da saúde e da prevenção de doenças, tanto em nível individual como coletivo, e ressaltam a necessidade de intervenções baseadas em mudanças comportamentais para prevenir e tratar doenças crônicas relacionadas ao estilo de vida, orientando uma abordagem centrada na pessoa em sua integralidade, considerando aspectos biopsicossociais, estimulando um manejo em comum de cuidado, enfatizando a importância da aliança terapêutica e de uma abordagem realista[7,12].

Além disso, ambos valorizam a participação ativa do paciente em seu próprio cuidado, o trabalho colaborativo da equipe multiprofissional e a comunicação clara, empática e motivadora, essencial para o aconselhamento em mudanças de estilo de vida[7]. Destacam ainda a ética, a responsabilidade social e a importância do autocuidado, reconhecido como uma competência essencial pela DCN: "cuidar da própria saúde física e mental e buscar seu bem-estar como cidadão e como médico"[12].

A MEV avança ao detalhar habilidades práticas e atitudes específicas relacionadas à mudança de comportamento, aspectos psicoemocionais e ao cuidado sustentável, dimensões ainda pouco operacionalizadas nas DCN[7]. Ao fazer isso, evidencia a necessidade de uma integração mais clara e formal dessas competências nos currículos de graduação, especialmente em um cenário de reavaliação dos modelos formativos em saúde. Seus fundamentos em mudança de comportamento e comunicação contribuem para reduzir a lacuna entre o conhecimento teórico sobre hábitos saudáveis e sua aplicação prática no cuidado das pessoas[13].

As intervenções comportamentais da MEV contemplam todos os níveis de atenção, apesar de serem frequentemente iniciadas na atenção primária de cuidado[7,14,15]. Elas englobam estratégias baseadas em mudança comportamental para promover hábitos saudáveis de vida e prevenir as DCNT e também atuam na atenção secundária, como complemento aos tratamentos convencionais das DCNT, com benefícios clínicos relevantes, como melhor controle dessas condições, menor uso de medicamentos e redução de complicações[15,16].

Na atenção terciária, a MEV contribui significativamente para a reabilitação e a melhoria da qualidade de vida de pacientes com doenças avançadas ou complicações graves, incluindo cuidados paliativos, reforçando a importância de práticas saudáveis em todas as fases do cuidado em saúde[17].

Além disso, o trabalho significativo está intrinsecamente ligado à saúde e ao bem-estar, sendo essencial para a realização pessoal e profissional[18]. Ao aplicar os princípios da Psicologia Positiva, que engloba Emoções Positivas, Engajamento, Relacionamentos, Significado, Realizações e Vitalidade, os estudantes são incentivados a refletir sobre seus próprios hábitos e valores, promovendo o autocuidado e a resiliência[7,18]. Ao focar no significado e na vitalidade durante a formação médica, os estudantes podem desenvolver uma conexão mais profunda com sua futura profissão, reduzindo o risco de *burnout* e promovendo uma carreira mais satisfatória e equilibrada[19,20].

Apesar de a última atualização das DCN dos cursos de graduação em saúde ter trazido uma abordagem mais integrada, centrada no estudante, com foco em competências, substituindo o modelo disciplinar clássico por algo mais fluido, com maior articulação entre saberes, ainda não incorporam de forma explícita os princípios e práticas da MEV. A atualização das DCN representa um passo estratégico para garantir que a formação em MEV seja adotada em larga escala e com equidade entre as instituições públicas e privadas.

IMPLEMENTAÇÃO PRÁTICA E VIABILIDADE

A implementação da MEV nos currículos de graduação em saúde pode ser abordada sob diversas estratégias, dadas as suas complexas e amplas implicações no cuidado à saúde e na formação dos profissionais. Uma opção à implementação de apenas um módulo, uma prática ou um estágio de forma transversal é a inclusão de módulos específicos ao longo dos componentes curriculares dos cursos de graduação, onde a MEV seja integrada de forma longitudinal nos componentes já existentes[19].

Essa integração longitudinal permite que os princípios da MEV, incluindo nutrição, atividade física, controle de estresse, entre outros, sejam abordados no contexto das doenças crônicas que os estudantes inevitavelmente encontrarão na prática clínica[19].

Os docentes não só precisam estar munidos de conhecimentos atualizados sobre as melhores práticas em estilo de vida e saúde pública, mas também devem estar preparados para incorporar metodologias de ensino que favoreçam a troca de saberes entre os componentes curriculares e a aplicação prática no cotidiano dos estudantes[21]. Isso pode ser facilitado por meio de programas de formação continuada e *workshops* focados em técnicas de ensino interativas e baseadas em problemas. A Certificação

Internacional em Medicina do Estilo de Vida, fornecida pelo International Board of Lifestyle Medicine, é recomendada para capacitação dos docentes.

Uma infraestrutura funcional adequada é muito importante. Recursos como laboratórios para simulações clínicas, áreas para prática de atividades físicas, cozinhas experimentais para demonstrações de habilidades culinárias, e até mesmo espaços de relaxamento e meditação são exemplos de estruturas que podem potencializar o aprendizado dos alunos e a aplicabilidade prática dos conhecimentos adquiridos[22].

O desenvolvimento de parcerias interinstitucionais e o apoio das instituições de saúde são fundamentais para o sucesso da inserção da MEV nos currículos de graduação. Um estudo recente destaca a importância das parcerias com hospitais, centros de saúde comunitários e organizações não governamentais para criar estágios e atividades práticas que favoreçam o contato dos estudantes com a realidade do sistema de saúde e as demandas sociais por saúde preventiva[22]. Além disso, tais parcerias podem facilitar o acesso a recursos financeiros e pedagógicos necessários para o desenvolvimento e sustentação do programa educacional em MEV.

O apoio institucional, tanto acadêmico quanto político, é essencial para a manutenção da MEV nos currículos de saúde. Universidades devem garantir espaço e reconhecimento formal para a MEV dentro do planejamento curricular[19]. Além disso, o suporte de políticas governamentais e setoriais pode assegurar financiamento e suporte contínuo para sua implementação e expansão[19]. Esse suporte institucional assegura a inclusão estruturada e progressiva da MEV como parte integrante das diretrizes curriculares nacionais.

Uma abordagem integrada destaca a importância de uma visão sistêmica para a implementação da MEV em currículos de formação em saúde, que promova sinergia entre conhecimentos interdisciplinares e práticas educativas inovadoras. Estudos apontam que evidências científicas robustas confirmam o impacto positivo da MEV na capacitação de estudantes de saúde e na eficácia do cuidado centrado no paciente, tornando-se uma adição valiosa e necessária à educação em saúde[23].

Nos Estados Unidos, a *Lifestyle Medicine Education* (LMEd) é uma iniciativa de modelo pioneira que oferece recursos como materiais didáticos e modelos curriculares abertos, com o objetivo de capacitar estudantes e profissionais de saúde. Sua proposta é integrar, de forma estruturada, os princípios e pilares da MEV ao currículo das graduações em saúde, promovendo conhecimento, habilidades práticas e defesa de causas da saúde desde a formação inicial[24].

A implementação da MEV nos currículos de graduação em saúde no Brasil ainda enfrenta desafios significativos, dentre eles reconhecimento da MEV pelo Conselho Federal de Medicina (CFM), resistência às mudanças estruturais das atuais instituições formadoras, inclusão da MEV de forma estruturada nas DCN, formação e capacitação docente, uma vez que muitos professores ainda reproduzem o modelo biomédico tradicional centrado na doença e em abordagens curativas.

Em resumo, superar essas barreiras exige liderança acadêmica, advocacia institucional e políticas públicas que incentivem a inovação na formação em saúde. Logo, para que a MEV seja, de fato, incorporada à formação de profissionais de saúde, é necessário que faculdades, universidades e órgãos reguladores assumam a responsabilidade de incluí-la nas DCN, criar espaços formais de ensino-aprendizagem sobre MEV e estimular a integração multiprofissional.

MODELOS DE INSERÇÃO DE MEV NA GRADUAÇÃO

O currículo de MEV implementado na graduação de Medicina na University of South Carolina School of Medicine Greenville foi um modelo pioneiro robusto. Ao longo dos quatro anos do curso, os estudantes são expostos de forma longitudinal e prática aos pilares da MEV, com aprendizado teórico e vivências clínicas reais que promovem o desenvolvimento de competências fundamentais. As Tabelas 1 e 2 apresentam o resumo das atividades e dos componentes curriculares distribuídos por ano do curso[22,25].

Além disso, os estudantes são incentivados a liderar iniciativas como hortas comunitárias, comitês de bem-estar estudantil e eventos de promoção da saúde na comunidade, aplicando na prática o conhecimento adquirido. A avaliação do currículo é feita anualmente por meio de relatórios, desempenho em exames e *feedback* dos alunos, o que permite o aprimoramento contínuo das estratégias educacionais[22,25].

Os objetivos centrais desse currículo foram: educar a si mesmo, colegas, pacien-

TABELA 1 Modelo de implementação da Medicina do Estilo de Vida na graduação médica da University of South Carolina School of Medicine Greenville

Ano	Foco curricular	Conteúdo de MEV integrado	Metodologias utilizadas	Competências desenvolvidas
1º	Fundamentos da anatomia, fisiologia e ciências básicas	Fundamentos bioquímicos e fisiológicos da MEV. Imunologia e inflamação. Sessões como "MEV e Função Imune".	Aulas teóricas integradas. Estudo de casos clínicos baseados em ciência básica. Ensino conjunto com professores da MEV.	Entendimento dos mecanismos fisiológicos. Relação entre estilo de vida e função corporal.
2º	Doenças e sistemas orgânicos (base científica da doença)	MEV na prevenção e tratamento de câncer. Obesidade, dieta e inflamação. Estresse oxidativo e mutagênese.	Aulas integradas nos módulos - Casos clínicos (ex.: "MEV no Câncer"). Discussões em grupo. Simulações clínicas.	Aplicação de MEV no raciocínio diagnóstico e terapêutico.
3º	Internato clínico	Prescrição de exercício e alimentação. Entrevista motivacional. Aplicação de MEV na prática clínica.	*Checklist* de habilidades clínicas. Atendimento real com pacientes. Rodízios em Medicina da Família e Clínica Médica.	Aconselhamento em mudanças de comportamento. Aplicação da MEV em contextos clínicos reais.
4º	Consolidação e preparação para residência	Módulo de intensificação com casos de MEV. Temas como "Higiene do Sono na Residência".	Casos clínicos simulados. Revisão de habilidades de prescrição em MEV.	Competência prática em prescrição de MEV. Preparo para atuação clínica e residência.

TABELA 2 Atividades desenvolvidas durante o curso

Sessões baseadas em casos clínicos
Integram os mecanismos da MEV com a fisiopatologia e a prática médica
Simulações com pacientes padronizados
Treinamento de aconselhamento sobre mudança de comportamento
Rodízios em clínicas de Medicina do Estilo de Vida com atividades como
Entrevistas com pacientes em reabilitação cardíaca
Aulas práticas de culinária com foco em alimentação baseada em vegetais
Observação de aulas em supermercados para aprender a orientar pacientes sobre compras saudáveis
Atendimento a pacientes em clínicas dedicadas à MEV
Atividades interprofissionais
Com nutricionistas e profissionais certificados em MEV, aplicando conhecimentos no tratamento de diabetes tipo 2, hipertensão, dislipidemia
Participação no programa comunitário *Exercise is Medicine Greenville*, integrando o cuidado clínico com intervenções comunitárias em exercício físico e hábitos saudáveis
Tempo reservado semanalmente para autocuidado e bem-estar do estudante
Reforçando a importância da prática pessoal dos pilares da MEV

tes e a comunidade para adotar e sustentar comportamentos saudáveis na prevenção e tratamento das DCNT; aconselhar adequadamente pacientes e suas famílias sobre as doenças crônicas mais comuns relacionadas ao estilo de vida; avaliar e utilizar achados de pesquisas relacionadas à MEV para melhorar os desfechos de saúde dos pacientes; utilizar encaminhamentos apropriados para profissionais de saúde e recursos comunitários em MEV para apoiar a implementação do plano individualizado; criar um plano individualizado de MEV visando saúde, redução de fatores de risco e manejo das DCNT e realizar sistematicamente anamnese e exame físico, desenvolvendo uma avaliação e plano adequados que incorporem os princípios da MEV[22,25].

O American College of Lifestyle Medicine (ACLM) recomenda que a implementação da MEV no currículo tenha uma estruturação pedagógica alinhada às competências esperadas, com pelo menos 100 horas ao longo da graduação (40 teóricas e 60 práticas) adaptadas à realidade institucional, oferecendo também estágios eletivos, jornadas acadêmicas, *workshops*, projetos clínicos e oportunidades de enriquecimento como grupos de interesse, mentoria e projetos de extensão com a comunidade[13,26].

Como resultado, os estudantes não apenas aprendem os fundamentos da MEV, mas também desenvolvem competências essenciais como: prescrição de exercícios físicos e alimentação saudável; entrevista motivacional e tomada de decisão compartilhada; trabalho em equipe interprofissional; promoção de saúde na comunidade e prática pessoal de autocuidado[20,27].

IMPACTO PARA ALUNOS DA GRADUAÇÃO

Os currículos da área da saúde ainda carecem da inclusão estruturada da MEV, tratando o tema de forma pontual e genérica, como orientar 150 minutos de atividade física por semana, ou reduzir a ingesta de alimentos processados, sem entender o indivíduo que necessita daquela intervenção. Um estudo demonstrou que, após um rodízio com abordagem em MEV, os estudantes demonstraram maior capacidade de propor intervenções, entendendo o que era de fato importante para o paciente, considerando seu contexto, valores e utilizando ferramentas como entrevista motivacional e metas compartilhadas[28].

A MEV também promove benefícios significativos para os profissionais de saúde, ao incentivar o autocuidado e a reflexão sobre propósito de vida. Em especial no ambiente das escolas médicas, reconhecidas como fontes intensas de estresse, a aplicação dos princípios da MEV pode contribuir para a prevenção do *burnout* e para a promoção da saúde mental entre os estudantes[19].

CONCLUSÃO

A consolidação da MEV como abordagem cientificamente embasada e reconhecida internacionalmente demanda sua inserção estruturada e intencional nos currículos de graduação em saúde no Brasil. A solidez das evidências, a natureza multidisciplinar de suas intervenções e o impacto significativo na prevenção e no manejo das DCNT justificam sua abordagem precoce, longitudinal ao longo da formação.

Incorporar a MEV desde a graduação contribui para a formação de profissionais mais conectados com o propósito da sua prática, fortalecendo o autocuidado, reduzindo o risco de *burnout* e favorecendo uma carreira mais equilibrada e satisfatória. Essa abordagem prepara os profissionais de saúde para atuarem de forma resolutiva, promotora de saúde e centrada no cuidado integral. Compreender o potencial transformador da MEV é reconhecer sua capacidade de melhorar simultaneamente a experiência do paciente e do profissional de saúde, além de reduzir os custos assistenciais para os sistemas de saúde.

Inserir a MEV na graduação não é apenas uma resposta aos desafios epidemiológicos contemporâneos, mas uma estratégia educativa que capacita estudantes a pensarem de forma crítica, sistêmica e orientada à melhoria da qualidade de suas próprias vidas, da população e do planeta.

Para se aprofundar

Artigo: Lianov LS, Adamson K, Kelly JH, Matthews S, Palma M, Rea BL. Lifestyle medicine core competencies: 2022 update. Am J Lifestyle Med. 2022;16(6):734-9.

Artigo: Trilk JL, Elkhider IA, Asif I, Buchanan A, Emerson J, Kennedy AB, et al. Design and implementation of a lifestyle medicine curriculum in undergraduate medical education. Am J Lifestyle Med. 2019;13(6):574-85.

Artigo: Trilk JL, Worthman S, Shetty P, Studer KR, Wilson A, Wetherill M, et al. Undergraduate medical education: lifestyle medicine curriculum implementation standards. Am J Lifestyle Med. 2021;15(5):526-30.

REFERÊNCIAS BIBLIOGRÁFICAS

1. Leading causes of death and disease burden in the Americas: Noncommunicable diseases and external causes. Pan American Health Organization; 2024.
2. World Health Organization. Nine Major Targets. 2025.
3. Rippe JM, editor. Lifestyle medicine, 3. ed. Boca Raton; 2019. p. 969-77.
4. Demo MLO, Orth LC, Marcon CEM. Brazil's health-care system. Lancet. 2019;394(10213):1992.
5. Roman A. A closer look into Brazil's healthcare system: what can we learn? Cureus. 2023;15(5): e38390.
6. Lianov L, Johnson M. Physician competencies for prescribing lifestyle medicine. JAMA. 2010;304(2):202-3.
7. Lianov LS, Adamson K, Kelly JH, Matthews S, Palma M, Rea BL. Lifestyle medicine core com-

petencies: 2022 update. Am J Lifestyle Med. 2022;16(6):734-9.

8. Caprara G. Mediterranean-type dietary pattern and physical activity: The winning combination to counteract the rising burden of non-communicable diseases (NCDS). Nutrients. 2021;13(2):429.
9. Rutters F, den Braver NR, Lakerveld J, Mackenbach JD, van der Ploeg HP, Griffin S, et al. Lifestyle interventions for cardiometabolic health. Nat Med. 2024;30(12):3455-67.
10. Santos L. The impact of nutrition and lifestyle modification on health. Eur J Intern Med. 2022;97:18-25.
11. Pagliosa FL, Da Ros MA. O relatório Flexner: para o bem e para o mal. Rev Bras Educ Med. 2008;32(4):492-9.
12. Brasil. Ministério da Educação. Conselho Nacional de Educação. Câmara de Educação Superior. Diretrizes Curriculares Nacionais do Curso de Graduação em Medicina e dá outras providências. Resolução CNE/CES n. 3, de 20 de junho de 2014. Brasília: Diário Oficial da União; 2014.
13. Rea B, Worthman S, Shetty P, Alexander M, Trilk JL. Medical education transformation: lifestyle medicine in undergraduate and graduate medical education, fellowship, and continuing medical education. Am J Lifestyle Med. 2021;15(5):514-25.
14. Global Alliance for Lifestyle Medicine. Doha Declaration. Doha: Lifestyle Medicine Global Alliance; 2024.
15. de Faria RR, de Siqueira SF, Haddad FA, Del Monte Silva G, Spaggiari CV, Martinelli M. Os seis pilares da medicina do estilo de vida no manejo de doenças não transmissíveis: as lacunas nas diretrizes atuais. Arq Bras Cardiol. 2023;120(12).
16. Brasil. Ministério da Saúde. Atenção Primária e Atenção Especializada: Conheça os níveis de assistência do maior sistema público de saúde do mundo. 2022. [acesso em maio de 2025]. Disponível em: https://www.gov.br/saude/pt-br/assuntos/noticias/2022/marco/atencao-primaria-e-atencao-especializada-conheca-os-niveis-de-assistencia-do-maior-sistema-publico-de-saude-do-mundo
17. Baron MV, Koepp J, Brandenburg C, Carneiro M. Atenção terciária à saúde: reflexões através de um olhar fisioterápico, médico e de enfermagem. IN: Santana JR, Fialho LMF, Brandenburg C, Santos Júnior FFU, organizadores. Educação e Saúde: um olhar interdisciplinar. Fortaleza: EdUECE; 2014. p. 69-90.
18. Soren A, Ryff CD. Meaningful work, well-being, and health: enacting a eudaimonic vision. Int J Environ Res Public Health. 2023;20(16):6570.
19. Rockfeld J, Koppel J, Buell A, Zucconi R. An Interactive lifestyle medicine curriculum for third-year medical students to promote student and patient wellness. MedEdPORTAL. 2020.
20. Bermejo DI, Stiegmann RA. Inspiring medical students to choose primary care through lifestyle medicine education. Am J Lifestyle Med. 2020;14(6):602-5.
21. Malatskey L, Essa-Hadad J, Eldar R, Filipov I, Eilat-Tsanani S, Rudolf MCJ. Medical student lifestyle counselling for non-communicable disease: impact on students' competence and patients' health behaviors. Isr J Health Policy Res. 2022;11(1):23.
22. Trilk JL, Worthman S, Shetty P, Studer KR, Wilson A, Wetherill M, et al. Undergraduate medical education: lifestyle medicine curriculum implementation standards. Am J Lifestyle Med. 2021;15(5):526-30.
23. Malatskey L, Essa-Hadad J, Eldar R, Filipov I, Eilat-Tsanani S, Rudolf MCJ. Medical student lifestyle counselling for non-communicable disease: impact on students' competence and patients' health behaviors. Isr J Health Policy Res. 2022;11(1):23.
24. Muscato D, Phillips EM, Trilk JL. Lifestyle Medicine Education Collaborative (LMEd): "Champions of Change" Medical School Leaders Workshop. Am J Lifestyle Med. 2018;12(5):382-6.
25. Trilk JL, Elkhider IA, Asif I, Buchanan A, Emerson J, Kennedy AB, et al. Design and Implementation of a lifestyle medicine curriculum in undergraduate medical education. Am J Lifestyle Med. 2019;13(6):574-85.
26. Veazey E. Lifestyle medicine education: medical school to residency. Am J Lifestyle Med. 2023;17(1):54-5.
27. Polak R, Dacey ML, Keenan H, Phillips EM. Bridging the gap: planning lifestyle medicine fellowship curricula: a cross sectional study. BMC Med Educ. 2014;14(1):1045.
28. Stauffer CM, McGlynn SM, Topor DR, Fiore L, Phillips EM. Evaluation of a whole health: lifestyle medicine curriculum for physician assistant students: a mixed methods analysis. Med Sci Educ. 2022;32(1):57-61.

71

Pós-graduação

Sley Tanigawa Guimarães

Pontos-chave

- O currículo deve cobrir integralmente os pilares da Medicina do Estilo de Vida (MEV), mudança comportamental e aplicações práticas.
- O ensino deve seguir princípios andragógicos, respeitando a experiência prévia dos profissionais adultos.
- Atividades práticas como ***role play*** e ***peer coaching*** são fundamentais para o desenvolvimento de habilidades clínicas e relacionais.
- Docentes certificados pelo International Board of Lifestyle Medicine garantem transmissão de conceitos baseados em evidências.
- A pós-graduação em MEV transforma primeiro os próprios alunos, que se tornam seus "pacientes zero" antes de aplicarem os conceitos aos pacientes.

INTRODUÇÃO

A Medicina do Estilo de Vida (MEV) ainda não é reconhecida pelo Conselho Federal de Medicina como uma especialidade médica ou área de atuação no momento da escrita deste capítulo. Assim, os médicos não podem se afirmar "especialistas em Medicina do estilo de vida". Porém, os profissionais da saúde pós-graduados em MEV são especialistas pelo Ministério da Educação e Cultura (MEC).

A MEV tem se consolidado como uma abordagem clínica baseada em evidências para a prevenção, tratamento e, em alguns casos, reversão de doenças crônicas. Ainda assim, observamos falhas na formação de médicos e demais profissionais da área da saúde, seja na graduação, seja na residência médica, em relação à MEV e à mudança de comportamento[1].

A formação em MEV é ampla e complexa. Ela requer não apenas o conhecimento de novas informações teóricas, mas também o desenvolvimento de habilidades para a aplicação dos conteúdos na prática e o amadurecimento de atitudes na execução, na crítica e na capacidade de criar algo a partir das informações adquiridas. Mais do que isso, a MEV bem executada demanda uma mudança na forma como o profissional se relaciona com o paciente, para que o processo de mudança de comportamentos seja possível e sustentável. Isso requer tempo de estudo, de reflexão, de prática supervisionada, de discussões com colegas e profissionais de diversos perfis e de amadurecimento.

EVOLUÇÃO

Conforme a MEV evolui, o conteúdo que compõe a sua formação se adapta às necessidades que surgem. Em 2010, Liana Lianov publicou no *Journal of the American Medical Association* (JAMA) as competências básicas que um médico deve ter para prescrever MEV[2].

Com a popularização do termo *lifestyle medicine*, profissionais não qualificados passaram a utilizá-lo para se referirem a práticas não relacionadas à MEV. Assim, para diferenciar e reconhecer os profissionais capacitados em MEV, foi criada a certificação do IBLM, que aplica a mesma prova em todos os continentes. Essa certificação contempla conhecimentos teóricos sobre os pilares da MEV e seus impactos na prevenção, tratamento, reversão de doenças, artigos científicos seminais, processos clínicos, além de conteúdos relacionados à mudança de comportamento e ferramentas do *coaching* em saúde e bem-estar.

O aumento no número de profissionais certificados e a adoção da MEV em práticas privadas e sistemas de saúde permitiram a evolução da prática da MEV, assim como o número de publicações científicas com seus impactos na saúde dos pacientes. Assim, surgem as intervenções terapêuticas intensivas em Medicina do Estilo de Vida (*intensive therapeutic lifestyle changes* – ITLC). Diante dessa expansão, torna-se necessário definir com clareza o escopo de competências exigidas dos médicos atuantes nessa área. Em 2020, o American College of Lifestyle Medicine (ACLM) publicou as primeiras competências clínicas específicas para os então denominados intensivistas em MEV[3].

A ITLC caracteriza-se por uma abordagem de imersão total, com doses terapêuticas máximas, indicada para estágios mais avançados de doenças relacionadas ao estilo de vida[4,5]. A remissão, definida como o retorno ao estado de não doença segundo critérios diagnósticos vigentes, é um dos objetivos clínicos da ITLC, sendo distinta da reversão completa, que pressupõe a ausência de evidências clínicas da doença[6,7]. A crescente adoção da ITLC e a ampliação da base de evidências científicas motivaram a revisão e atualização das competências clínicas para Intensivistas[8]. A formação em MEV deve idealmente acompanhar essa evolução, assim como outros temas que se relacionam diretamente com a MEV.

CONTEÚDO

O conteúdo básico de uma pós-graduação em MEV deve contemplar, minimamente.

Introdução

Apresentar definição de MEV, o que é e o que não é MEV, seu histórico e suas diferenças em relação à medicina convencional.

Apresentação dos artigos seminais da MEV

Diabetes Prevention Program, Lifestyle Heart Trial, PREDIMED Study, Lyon Heart Study, Framingham Heart Study.

Pilares da MEV

Alimentação

- Epidemiologia e cenário nacional.
- Impactos da alimentação na prevenção e no tratamento de doenças crônicas não transmissíveis, assim como na promoção da saúde e bem-estar.
- Ferramentas de avaliação e acompanhamento.
- Apresentar e discutir criticamente as orientações das principais diretrizes relacionadas à alimentação.
- A importância da alimentação predominantemente baseada em vegetais.
- Comportamento alimentar.
- Relação da alimentação com os demais pilares.

Movimento

- Epidemiologia e cenário nacional.
- Impactos do movimento na prevenção e no tratamento de doenças crônicas não transmissíveis, assim como na promoção da saúde e bem-estar.
- Ferramentas de avaliação e acompanhamento.
- Apresentar e discutir criticamente as orientações das principais diretrizes relacionadas ao movimento.
- Riscos do sedentarismo.
- Estratégias para inserção de movimento na rotina.
- Relação do movimento com os demais pilares.

Sono

- Epidemiologia e cenário nacional.
- Impactos do sono saudável na prevenção e no tratamento de doenças crônicas não transmissíveis, assim como na promoção da saúde e do bem-estar.
- Ferramentas de avaliação e acompanhamento.
- Apresentar e discutir criticamente o que é sono saudável.
- Higiene do sono.
- Estratégias para melhorar a qualidade do sono.
- Relação do sono com os demais pilares.

Gerenciamento do estresse

Epidemiologia e cenário nacional.

- Impactos do estresse nas doenças crônicas não transmissíveis, assim como na saúde mental e no bem-estar.
- Ferramentas de avaliação e acompanhamento.
- Definição de estresse, eustresse, distresse.
- Impactos na saúde mental.
- Sinais de alerta em saúde mental.
- Estratégias para manejo do estresse.
- Psiquiatria do estilo de vida.
- Relação do estresse com os demais pilares.

Manejo no uso de substâncias tóxicas

- Epidemiologia e cenário nacional.
- Impactos do uso de substâncias tóxicas nas doenças crônicas não transmissíveis, assim como na saúde mental e no bem-estar.
- Ferramentas de avaliação e acompanhamento.
- Ênfase em tabaco e álcool.
- Estratégias de manejo do uso de substâncias tóxicas.

- Relação com os demais pilares.

Conexões

- Epidemiologia e cenário nacional.
- Impactos das conexões saudáveis na prevenção e no tratamento de doenças crônicas não transmissíveis, assim como na promoção da saúde e do bem-estar.
- Ferramentas de avaliação e acompanhamento.
- Relacionamentos saudáveis.
- Espiritualidade.
- Natureza.
- Sexualidade.
- Relação das conexões com os demais pilares.

Mudança de comportamento

- Entrevista motivacional.
- Modelo transteórico da mudança.
- Psicologia positiva.
- Teoria de crenças em saúde.
- Teoria da autodeterminação.
- O papel das emoções na mudança de comportamento.
- Terapia cognitivo-comportamental.
- Modelo socioecológico da mudança.
- Competências e ferramentas do *coaching* em saúde e bem-estar.

MEV aplicada

- Nas especialidades médicas, nas principais doenças crônicas não transmissíveis e em saúde mental.
- No ambiente de trabalho.
- Nas escolas.
- Nas comunidades.
- Nos ambientes.
- Nas políticas públicas.

Desenvolver competências profissionais

Competências básicas do profissional da MEV[1]:

- Liderança.
- Conhecimento.
- Habilidades de avaliação.
- Habilidades de manejo.
- Suporte no consultório.
- Suporte na comunidade.

Competências do profissional intensivista da MEV[8]:

- Oferecer cuidado e promover a saúde de maneira apropriada, incorporando a prática médica baseada em evidências, demonstrando bom julgamento clínico e promovendo a tomada de decisão centrada no paciente.
- Ter consciência e responsabilidade em relação à saúde da população e aos sistemas de saúde, ser capaz de utilizar os recursos do sistema de saúde de forma responsável na prestação de cuidados ao paciente (por exemplo, uso adequado de recursos, coordenação do cuidado).
- Relação terapêutica e eticamente adequada; uso de habilidades eficazes de escuta, com comunicação verbal e não verbal; atenção à educação em saúde; e atuação eficaz em equipe, tanto como membro quanto como líder.
- Cuidado compassivo e centrado no paciente, demonstração de humanismo, sensibilidade às diversas populações de pacientes e à diversidade de colaboradores, além de manter sua prática de bem-estar e autocuidado.

Processos clínicos

- Associar os sinais vitais do estilo de vida aos dados da história clínica e do exame físico do paciente.
- Analisar e implementar diretrizes clínicas baseadas em evidências relevantes à MEV para prevenção, tratamento e reversão de doenças crônicas.
- Orientar o tratamento de doenças com base nos pilares da MEV para além da terapia convencional.
- Rastrear, diagnosticar, tratar e acompanhar a evolução de doenças relacionadas ao estilo de vida, além de fornecer orientações preventivas.
- Trabalhar em equipes interprofissionais a fim de melhorar as intervenções voltadas à mudança de comportamento em saúde.
- Criar e utilizar sistemas para decisões clínicas e cuidados ao paciente, incluindo o acompanhamento de frequência de rastreios, resultados de exames, encaminhamentos e seguimentos recomendados.
- Discutir modelos bem-sucedidos de atenção primária e práticas ambulatoriais voltadas à modificação do estilo de vida.
- Ferramentas de avaliação clínica, indicadores.

Métodos e técnicas em pesquisa

Por ser uma prática baseada em evidências científicas, é essencial que o profissional seja capaz de:

- Reconhecer as fases de uma pesquisa científica.
- Identificar os elementos constituintes de um trabalho científico.
- Conhecer e acessar as principais bases de dados de pesquisas na área da saúde.
- Reconhecer métodos de coleta e análise de dados quantitativos e qualitativos.
- Construir referências bibliográficas, segundo normas internacionais de Vancouver.
- Conhecer os aspectos ético-legais que envolvem pesquisas científicas na área da saúde, envolvendo seres humanos.
- Saber avaliar os diferentes desenhos de pesquisa criticamente

EDUCAÇÃO EM SAÚDE

A pós-graduação em MEV não visa apenas transmitir conhecimento aos alunos. Acima de tudo, visa ao desenvolvimento da crítica, do raciocínio, da aplicação dos conhecimentos à realidade de cada profissional para que, através da criação de uma prática adaptada às suas necessidades, seu desempenho e sua satisfação pessoal e profissional se elevem a outro patamar. Sempre é válido pensar nos conteúdos e nas dinâmicas das aulas tendo em mente a taxonomia de Bloom, estrutura amplamente utilizada na educação para classificar os objetivos de aprendizagem em diferentes níveis cognitivos[9]:

- Lembrar: recordar informações previamente aprendidas.
- Compreender: entender o significado das informações.
- Aplicar: usar o conhecimento adquirido em situações novas.
- Analisar: examinar e dividir informações em partes para entender sua estrutura.
- Avaliar: emitir julgamentos baseados em critérios e padrões.
- Criar: combinar elementos para formar um todo coerente ou novo.

Também é imprescindível considerar os preceitos da andragogia, ou seja, como um adulto aprende.

A andragogia, termo cunhado por Malcolm Knowles, refere-se à arte e ciência de ensinar adultos, distinguindo-se da pedagogia por reconhecer que os adultos aprendem de maneira diferente das crianças. Na educação médica, compreender os princípios da andragogia é fundamental para estruturar estratégias eficazes de ensino, tanto em ambientes acadêmicos como na formação continuada de profissionais de saúde.

Knowles propôs seis pressupostos básicos sobre o aprendiz adulto:

- Necessidade de saber: adultos precisam compreender por que estão aprendendo algo antes de se comprometerem com a aprendizagem.
- Autoimagem do aprendiz: adultos tendem a ser autodirigidos e valorizam a autonomia no processo de aprendizagem.
- Experiência prévia: adultos trazem uma bagagem rica de experiências que deve ser valorizada como recurso educacional.
- Prontidão para aprender: está geralmente relacionada a demandas sociais e profissionais, sendo motivada por situações reais.
- Orientação para a aprendizagem: o foco tende a ser na aplicação prática e imediata, mais do que em conhecimentos teóricos abstratos.
- Motivação: adultos são movidos principalmente por motivadores internos, como autoestima, reconhecimento e qualidade de vida profissional.

É interessante ressaltar que praticar a MEV também é exercer a educação em saúde com o paciente. Assim, tanto a taxonomia de Bloom quanto a Andragogia podem ser aplicadas no processo de comunicação com o paciente adulto.

Atividades práticas

Para as atividades práticas, é fundamental que:

- Haja formação prévia dos alunos sobre escuta ativa, confidencialidade e *feedback*.
- O ambiente seja seguro, sem julgamento ou avaliação punitiva.
- Os professores atuem como facilitadores e supervisores reflexivos, e não como avaliadores diretos.
- A atividade seja integrada aos objetivos curriculares e conte com critérios de avaliação formativa.

Uma maneira de iniciar as atividades práticas é o *role play*.

Role play, ou simulação de papéis, é uma técnica de ensino e aprendizagem em que os participantes assumem personagens ou papéis específicos em uma situação simulada, com o objetivo de praticar habilidades, explorar comportamentos ou vivenciar cenários reais de forma controlada e segura. Pode ser utilizado para:

- Desenvolver habilidades de comunicação com pacientes, familiares ou colegas de equipe.
- Treinar a empatia, escuta ativa e resolução de conflitos.
- Simular situações clínicas complexas, como dar más notícias, lidar com pacientes desafiadores ou conduzir entrevistas motivacionais.

- Avaliar competências comportamentais e éticas em contextos clínicos.

Vantagens do *role play*:

- Permite *feedback* imediato.
- Promove aprendizagem ativa e centrada no aluno.
- Reduz riscos ao paciente real, especialmente em etapas iniciais de formação.
- Estimula a reflexão crítica sobre atitudes e condutas profissionais.

É uma estratégia que pode ser usada tanto com atores padronizados quanto entre os próprios alunos ou professores, dependendo do objetivo educacional.

Caso existam recursos necessários, também pode ser empregada a simulação realística: metodologia de ensino que recria situações clínicas reais de forma controlada e segura, utilizando recursos tecnológicos, ambientes físicos realistas e/ou atores padronizados para treinar e avaliar competências profissionais. Características principais:

- Ambiente controlado: permite a prática sem riscos a pacientes reais.
- Cenários clínicos reais ou complexos.
- Equipamentos especializados: salas que simulam hospitais, consultórios ou ambulatórios.
- *Feedback* estruturado: após a simulação, há uma etapa chamada *debriefing*, na qual os participantes refletem sobre o desempenho, decisões tomadas e possíveis melhorias.

Finalidades:

- Desenvolver habilidades técnicas.
- Treinar habilidades não técnicas (liderança, comunicação, trabalho em equipe, gestão do tempo e tomada de decisão).
- Reduzir erros e aumentar a segurança do paciente.
- Preparar o aluno para situações de alta complexidade antes do contato com pacientes reais.

Tipos de simulação:

- Baixa fidelidade: recursos simples usados para treinar habilidades básicas.
- Média fidelidade: recursos com respostas limitadas e mais realismo.
- Alta fidelidade: uso de simuladores avançados, realidade virtual ou ambientes completos simulando contextos reais de saúde.

Essa metodologia é cada vez mais adotada por faculdades de Medicina, Enfermagem e outras áreas da saúde, sendo considerada essencial para o desenvolvimento de competências clínicas e comportamentais. Para atividades práticas com mais autonomia, pode ser utilizado o *peer coaching*.

A atividade de *peer coaching* propõe a construção de uma parceria entre alunos, na qual cada participante atua alternadamente como profissional de saúde e paciente. Essa metodologia tem como objetivo promover o desenvolvimento de competências clínicas, de comunicação e relacionais, além de incentivar a reflexão crítica sobre o próprio desempenho, em um ambiente seguro, colaborativo e de apoio mútuo.

Estrutura da atividade

Os alunos são organizados em duplas fixas, com duração prevista de pelo menos um trimestre letivo. Durante as sessões semanais, cada estudante assume alternadamente os papéis de profissional e paciente. O cenário clínico deve ser real, para avaliação da saúde e do autocuidado. A proposta segue estes passos:

- Primeiro encontro: os alunos estabelecem objetivos da parceria, constroem uma relação de confiança e compartilham informações relevantes de forma ética e voluntária.
- Sessões semanais: cada encontro tem foco em habilidades específicas, como anamnese, exame físico, avaliação de estilo de vida, escuta ativa, empatia, educação em saúde, orientações ou elaboração de plano de cuidado.
- Autoavaliação e *feedback*: após cada sessão, os alunos avaliam o próprio desempenho e oferecem *feedback* construtivo ao colega, baseando-se em critérios previamente definidos.
- Relatório escrito: cada aluno elabora um registro reflexivo da sessão, contendo percepções sobre o processo de atendimento, dificuldades enfrentadas, estratégias e metas para a próxima sessão.
- Apresentação mensal: uma vez por mês, os grupos compartilham suas experiências em rodas de discussão com os demais colegas e professores, promovendo aprendizado coletivo, comparação de estratégias e aprofundamento conceitual.

Objetivos de aprendizagem

- Desenvolver habilidades clínicas básicas (comunicação, escuta, raciocínio clínico, empatia).
- Fomentar o autoconhecimento e a autocrítica profissional.
- Promover a capacidade de dar e receber *feedback* ético e construtivo.
- Estimular o acompanhamento longitudinal do paciente e a continuidade do cuidado.
- Vivenciar como profissional e paciente o processo da MEV.
- Fortalecer a capacidade de adaptação, diálogo e aprendizado colaborativo.

Benefícios esperados:

- Maior engajamento e protagonismo do aluno no processo de aprendizagem.
- Melhoria na confiança e desempenho em atendimentos reais.
- Desenvolvimento da competência relacional e da empatia.
- Prática do cuidado centrado no paciente e da abordagem biopsicossocial.
- Benefícios:
- Promove aprendizagem ativa e colaborativa.
- Desenvolve habilidades de comunicação, escuta e *feedback*.
- Fortalece a autonomia, empatia e reflexão crítica.
- Cria uma cultura de melhoria contínua e apoio mútuo.

Uma vez que os alunos já são profissionais, também podemos fazer supervisão de atendimentos. Os alunos realizam o atendimento de seus pacientes aplicando os conceitos aprendidos e discutem a experiência com os docentes e colegas. Essa atividade tem a vantagem de apresentar o cenário real do aluno e permite aprimorar seu modelo de atendimento em MEV e seu modelo de negócio.

PONTOS DE ATENÇÃO

É desejável que os responsáveis por uma pós-graduação em MEV sejam certificados pelo IBLM ou tenham formação e vivência robustas em MEV, pois muitos profissionais, por não saberem exatamente o que é MEV, julgam que já a praticam e se aventuram na criação de cursos com graves erros conceituais e práticos.

Também é importante atentar para o currículo da pós-graduação em MEV. Os conceitos básicos aqui citados devem estar presentes, inclusive os relativos à mudança de comportamento e conexão com o paciente. E não devem constar conceitos não baseados em evidências, sem respaldo da comunidade científica.

Contar com docentes de diversas profissões na área da saúde enriquece a formação com seus pontos de vista complementares e reflete na prática profissional dos alunos, uma vez que a transdisciplinaridade é essencial na MEV.

A formação em MEV vai além do preparo para a realização de uma prova teórica. Ela leva tempo para que o aluno absorva os conteúdos, vivencie os processos, teste suas formas de praticá-la e crie sua forma de aplicar a MEV em seu contexto profissional. Como em todo aprendizado, em especial os que envolvem novas formas de se relacionar com outros humanos, desconfortos e inseguranças podem ocorrer. Mas entendemos que isso faz parte do processo de crescimento e resulta em melhores resultados e maior satisfação profissional.

Por fim, a mensagem que considero mais importante: a pós-graduação em MEV geralmente tem efeito terapêutico nos alunos. Eles chegam ansiosos para mudarem a prática profissional. Mas, quando entram em contato com todos esses conteúdos e enxergam a construção da saúde sob as lentes firmes e amorosas da MEV, tornam-se seu paciente zero. Eles se analisam e passam a desejar aquelas mudanças para si. Aplicam a MEV em suas vidas pessoais e, por meio do autocuidado, tornam-se pessoas melhores. Se há maneira melhor de aprender, desconheço!

REFERÊNCIAS BIBLIOGRÁFICAS

1. Veazey E. Lifestyle medicine education: medical school to residency. Am J Lifestyle Med. 2022;17(1):54-55.
2. Lianov L, Johnson M. Physician competencies for prescribing lifestyle medicine. JAMA. 2010;304(2):202-3.
3. Kelly JH, Lianov L, Patel P, Shurney D, Guimarães ST, Palma M, et al. Lifestyle medicine intensivist core competencies. Am J Lifestyle Med. 2020;14(6):520-6.
4. Ornish D, Scherwitz LW, Billings JH, Brown SE, Gould KL, Merritt TA, et al. Intensive lifestyle changes for reversal of coronary heart disease. JAMA. 1998;280(23):2001-7.
5. Esposito K, Maiorino MI, Ceriello A, Giugliano D. Lifestyle change for treating type 2 diabetes: a systematic review. BMJ. 2020;369:m144.
6. Buse JB, Wexler DJ, Tsapas A, Rossing P, Mingrone G, Mathieu C, et al. 2019 Update to: management of hyperglycemia in type 2 diabetes. Diabetes Care. 2020;43(2):487-93.
7. Hall KD, Kahan S. Maintenance of lost weight and long-term management of obesity. Med Clin North Am. 2018;102(1):183-97.
8. Kelly JH, Lianov L, Shurney D, Guimarães ST, Palma M, Esselstyn C, et al. Lifestyle medicine intensivist competencies: 2023 expert consensus update. Am J Lifestyle Med. 2024;18(1):141-9.
9. Machado DV. Taxonomia de Bloom como ferramenta para avaliação da aprendizagem em um curso de medicina que utiliza métodos ativos de aprendizagem. 79 f. Dissertação (Mestrado em Educação nas Profissões da Saúde) – Pontifícia Universidade Católica de São Paulo, Sorocaba, 2018.

72

Pesquisa

Nancy Huang

Pontos-chave

- A pesquisa científica é a base que sustenta as práticas da Medicina do estilo de vida.
- A nova avaliação científica foca na qualidade do artigo, e não apenas na revista.
- Fazer pesquisa exige uma pergunta clara, método adequado e uso de boas ferramentas.
- A pesquisa em MEV ainda enfrenta obstáculos como pouco financiamento e dificuldades de aplicação na prática.

INTRODUÇÃO

A pesquisa é feita por pessoas, e as pessoas são movidas por paixão, curiosidade e uma determinação incessante, em busca de respostas. E assim nasce a ciência. A ciência nada mais é que a resposta para satisfazer as curiosidades humanas, contribuindo com a evolução da humanidade e, supostamente, a melhoria de todas as condições que proporcionam o crescimento e bem-estar dela. Nessa busca pela promoção de saúde, prevenção, tratamento e possíveis reversões das doenças, especialmente as doenças crônicas não transmissíveis, nasce a ciência da Medicina do Estilo de Vida (MEV).

Todas as práticas dentro da MEV estão pautadas em evidências científicas robustas. Essa é uma grande premissa para tudo que se refere a tal abordagem. Isso faz com que a ciência e a pesquisa sejam diretrizes e ferramentas fundamentais para uma atuação segura e padronizada nessa área.

Os países que apresentam maiores produções científicas na MEV são, em ordem decrescente, Estados Unidos, Reino Unido, Austrália, Canadá, Europa, Japão e Coreia do Sul. No Brasil, a pesquisa se encontra em estruturação e rápido crescimento impulsionado pelo Colégio Brasileiro de Medicina do Estilo de Vida (CBMEV). A instituição, acreditada pelo International

Board of Lifestyle Medicine (IBLM), fomenta a pesquisa científica através da criação e indexação, em 2023, da revista brasileira de MEV, a *Brazilian Journal of Lifestyle Medicine* (BJLM). O CBMEV também encoraja a produção científica, principalmente dos jovens pesquisadores, acadêmicos de profissionais da área de saúde e da medicina, publicando os trabalhos submetidos e aprovados anualmente em anais do Congresso Brasileiro de Medicina do Estilo de Vida. Tanto as publicações de artigos científicos na BJLM quanto os trabalhos aprovados e apresentados em congressos do CBMEV são indexados e encontrados na plataforma *Publicações CBMEV*, de acesso aberto e gratuito[1].

Até o momento, a maior referência de publicações científicas de qualidade, com foco em MEV, é a *American Journal of Lifestyle Medicine* (AJLM). Fundada em 2007, como o periódico oficial do Colégio Americano de Medicina do Estilo de Vida, a AJLM é considerada hoje um recurso de alto impacto e essencial a profissionais que incorporam a abordagem de MEV na sua prática e pessoal[2].

Tanto na AJLM quanto na BJLM, são aceitos Comentários e Revisões de Pesquisa, Pesquisas Originais, Artigos de Opinião e Relatos de Casos, em diversas seções, como um dos 6 pilares da MEV (Sono, Movimento, Alimentação, Manejo do Estresse, Controle de Substâncias e Conexão Positiva): Ciência do Comportamento, Avaliação Clínica e Diagnóstico em MEV, Cuidado dos Profissionais da Saúde, Psicologia Positiva, Comunicação Não Violenta, Coaching de Saúde e Bem-Estar, Intervenções Multipilares, Modelo de Negócios e Aplicabilidade da Tecnologia em MEV.

QUALIDADE DA PRODUÇÃO CIENTÍFICA

Sobre a avaliação de qualidade da produção científica, a Coordenação de Aperfeiçoamento de Pessoal de Nível Superior (CAPES) anunciou uma mudança significativa nos critérios de avaliação da produção científica para o ciclo 2025-2028. Anteriormente, a classificação era baseada na qualidade dos periódicos onde os artigos eram publicados, por meio do sistema conhecido como Qualis Periódicos. Agora, o novo modelo busca valorizar a qualidade da produção intelectual individual e tornar o sistema mais justo e sensível às especificidades das áreas do conhecimento.

Principais mudanças a serem consideradas

- Avaliação centrada no artigo: a principal mudança é a transição de um modelo focado na classificação dos periódicos para uma avaliação baseada na qualidade individual dos artigos publicados, independentemente do veículo. Essa mudança visa evitar distorções geradas pelo uso exclusivo do fator de impacto e promover uma análise mais equitativa da produção científica nacional[3].
- Três procedimentos de avaliação: o novo Qualis prevê três abordagens complementares para avaliar a produção:
- Indicadores bibliométricos do periódico (como percentil e fator de impacto).
- Combinação de métricas quantitativas e qualitativas (ex.: citações, altimetria, indexação em bases reconhecidas)
- Avaliação qualitativa individual do artigo, levando em conta a originalidade, o

impacto teórico e a contribuição científica de cada artigo[4].

- Nova estrutura de classificação: o modelo anterior (A1, A2, B1, B2 etc.) será substituído por uma estrutura de oito estratos (A1 a A8), com critérios mais sensíveis à realidade das diferentes áreas. A proposta é promover maior granularidade na avaliação e reduzir a rigidez dos antigos estratos[5].

Implicações para pesquisadores ao elaborar projetos

Essas mudanças visam a uma avaliação mais justa e alinhada às particularidades de cada área do conhecimento, incentivando a produção científica de qualidade e com impacto real na sociedade.

Foco na qualidade metodológica e relevância científica

Como a avaliação recai sobre o artigo e não apenas sobre o periódico, torna-se ainda mais essencial investir em projetos com boa fundamentação teórica, metodologia rigorosa e potencial de contribuição inovadora para o campo[6].

Importância do impacto e visibilidade

Mesmo com foco na qualidade, métricas como citações e repercussão em bases científicas continuam influenciando a avaliação. Estratégias de disseminação ética e ampla da produção científica se tornam fundamentais.

Escolha estratégica do periódico

Embora o prestígio da revista não seja mais o único fator determinante, publicar em periódicos indexados em bases reconhecidas, de acesso aberto e com práticas editoriais transparentes ainda é vantajoso para a disseminação e o impacto do artigo[5].

DICAS PARA DESENVOLVER UMA BOA PESQUISA CIENTÍFICA E PUBLICAR UM ARTIGO DE QUALIDADE

Como escolher um bom tema de pesquisa na área da saúde?

Um bom tema de pesquisa surge da interseção entre curiosidade, relevância clínica e viabilidade. Perguntas como "O problema que quero estudar tem impacto real na prática médica ou na saúde pública?", "Existe uma lacuna na literatura sobre o assunto?", "Tenho acesso aos dados ou pacientes necessários para a pesquisa?" são interessantes para direcionar, de forma mais assertiva, o propósito da pesquisa. Recomenda-se usar também *frameworks* como FINER (Factível, Interessante, Novo, Ético, Relevante) para ajudar na escolha do tema[7].

Quais são os principais tipos de estudos em pesquisa médica e como escolher o melhor?

Para definir o tipo de estudo, é extremamente importante entender, primeiramente, qual é a minha pergunta. Tendo definido a pergunta, a escolha do tipo de estudo se torna mais adequada. Os estudos podem ser observacionais (coorte, caso-controle, transversal) quando há necessidade de entender a relação entre fatores; os experimentais (ensaios clínicos randomizados, estudos de intervenção) devem ser adotados quando o objetivo é testar uma hipótese ou um tratamento, e os estudos do tipo revisão (revisão sistemática, metanálise, revisão narrativa) são empregados para sintetizar as evidências já existentes.

Como formular uma pergunta de pesquisa de forma clara e estruturada?

Uma pergunta clara e estruturada direciona a elaboração do restante do projeto de pesquisa. Existem várias ferramentas para ajudar na elaboração de uma pergunta assertiva. Usar a estrutura PICO (Paciente/População, Intervenção, Comparação, *Outcome*/Desfecho) pode facilitar o processo de formulação[8]. Por exemplo: "Em pacientes com hipertensão, o uso de diuréticos é mais eficaz do que betabloqueadores na redução da mortalidade cardiovascular?" Para pesquisas qualitativas, uma das ferramentas bastante usadas é a SPIDER (*Sample, Phenomenon of Interest, Design, Evaluation, Research type*)[9].

O que é necessário para iniciar uma pesquisa clínica?

Para iniciar uma pesquisa clínica, precisa definir uma pergunta de pesquisa clara e relevante como primeiro passo. Baseada na pergunta bem estrutura e clara, deve-se elaborar um protocolo detalhado com uma introdução para contextualizar a necessidade de responder a essa pergunta elaborada inicialmente, a justificativa do(s) objetivo(s) do estudo e listá-los de forma concisa e pontual, a metodologia que explica desde os critérios de inclusão e exclusão dos pacientes até a intervenção e métricas do estudo para obtenção dos resultados e, por fim, ferramentas estatísticas para avaliá-los. O passo seguinte é a submissão para obter a aprovação do Comitê (Comissão Nacional) de Ética em Pesquisa (CEP/CONEP), que merece um parágrafo à parte, logo a seguir, além da elaboração do Termo de Consentimento Livre e Esclarecido (TCLE) para obtenção do consentimento informado dos pacientes. Esse termo será enviado também para o CEP. Por fim, garantir o financiamento e a infraestrutura adequada para todo o processo de execução até a publicação do artigo científico final.

Sobre a obtenção da aprovação do Comitê de Ética: praticamente todos os tipos de estudo necessitam dela. Segundo a Resolução CNS n. 510/2016, que regula as pesquisas em Ciências Humanas e Sociais (mas também orienta práticas mais amplas), casos específicos estão isentos da apreciação ética. Os tipos de pesquisa que não precisam de aprovação pelo CEP são revisões de literatura; trabalhos teóricos ou propostas metodológicas; pesquisas com base de dados de domínio público (por exemplo, IBGE, DATASUS); relatos de experiências ou técnicos/institucionais, sem coleta de dados identificáveis de participantes (por exemplo, a implementação de um programa de saúde); trabalhos jornalísticos ou opinativos.

A seguir, listo os tipos de atividades que não precisam passar pelo CEP, com base nas normativas do Conselho Nacional de Saúde (CNS):

- Mesmo quando a pesquisa não precisa de parecer do CEP, é responsabilidade do pesquisador justificar formalmente essa dispensa, caso solicitado por periódicos, instituições ou comitês avaliadores.
- Alguns comitês institucionais sugerem que o pesquisador envie uma declaração de dispensa de apreciação ética, baseada na Resolução CNS n. 510/2016, artigo 1º, parágrafo único[10].

Quais *softwares* e ferramentas podem ajudar na análise de dados?

Aqui são citados alguns *softwares* ou ferramentas para análise de dados.

- Para cálculos estatísticos: SPSS, R, Stata, Jamovi[11].
- Para gerenciamento de referências: Mendeley, Zotero[12].
- Para redação científica: Overleaf (para LaTeX), Microsoft Word com plugins para formatação[13].
- Para análise qualitativa: NVivo, ATLAS.ti[14].
- Para revisão sistemática: Rayyan, Covidence[15].

Recomenda-se encontrar tutoriais para conhecer cada ferramenta e fazer testes. Devem-se priorizar ferramentas que ofereçam suporte adequado às exigências da pesquisa, sem negligenciar aspectos de usabilidade, praticidade e preferência pessoal.

Como escrever e publicar um artigo científico?

A estrutura de um artigo científico depende do tipo de estudo e do periódico para qual será submetido visando à publicação. Após escolher o periódico adequado para o tema do estudo, leia cuidadosamente e atenda todos os regulamentos definidos para submissão e as diretrizes para autores. Geralmente uma boa estrutura exige tópicos como Introdução, Objetivos, Metodologias, Resultados, Discussão e Conclusão. Mas é de boa prática e mostra a seriedade e idoneidade dos autores incluir tópicos como "Forças e fragilidades do estudo" ou "Limitações do estudo" e "Declaração dos conflitos de interesse". Este último, muitas vezes, é obrigatório.

Antes de submeter, não deixe de fazer cuidadosamente revisões de gramática, clareza e referências. Quanto mais rigorosa a revisão, menor a chance de o artigo ser devolvido para correções, além de mostrar comprometimento com a qualidade e valorização do artigo por partes dos autores.

A prática de *preprints* pode ajudar a dar visibilidade ao estudo antes da publicação oficial. *Preprints* são versões completas de artigos científicos que os autores disponibilizam publicamente antes da revisão por pares e da publicação oficial em uma revista. Essas versões são postadas em servidores especializados, como o bioRxiv (para ciências biológicas) e o medRxiv (para ciências da saúde) – exemplos de servidores de *preprints* confiáveis[16,17].

Quais são os erros mais comuns ao fazer pesquisa na área da saúde?

Os erros mais comuns na elaboração de um projeto de pesquisa são: pergunta de pesquisa mal definida; tamanho amostral inadequado (subestimação/superestimação); viés metodológico (seleção, informação, confusão); estatística mal aplicada; não seguir as normas éticas. Por isso é tão importante o papel de um orientador para a minimização dos erros. O orientador desempenha um papel importante na condução de todo o processo de elaboração do projeto até a publicação do artigo, pois é experiente na área de pesquisa, com passagens pelo treinamento rigoroso, por meio de uma formação acadêmica *stricto sensu* (mestrado e doutorado), e dotado de *expertise* na produção científica.

Como conseguir financiamento para pesquisa médica?

A pesquisa em MEV pode ser financiada por diversas fontes nacionais e internacionais. No Brasil, destacam-se o CNPq, a CAPES, o Ministério da Saúde (DECIT) e as Fundações Estaduais de Amparo à Pesquisa (como FAPESP e FAPERJ), que apoiam estudos voltados à prevenção, saúde coletiva e doenças crônicas[18,19].

Internacionalmente, instituições como o National Institutes of Health (EUA), especialmente via National Center for Complementary and Integrative Health (NCCIH), o Wellcome Trust (Reino Unido) e o programa Horizon Europe oferecem recursos para projetos em saúde preventiva e comportamental[20,21]. O American College of Lifestyle Medicine (ACLM) também oferece bolsas e microfinanciamentos voltados a estudantes e pesquisadores iniciantes na área[22].

Já o International Board of Lifestyle Medicine (IBLM) e a Lifestyle Medicine Global Alliance (LMGA) atuam mais na promoção e certificação, sem foco direto em financiamento. Parcerias interinstitucionais e o alinhamento com temas globais, como os Objetivos de Desenvolvimento Sustentável da Organização das Nações Unidas, ampliam ainda mais as possibilidades de captação de recursos.

Qual a diferença entre revisão sistemática e revisão narrativa?

A revisão sistemática segue um protocolo rígido, busca exaustiva da literatura, avaliação crítica dos estudos e síntese estruturada (muitas vezes com metanálise). Uma revisão sistemática é mais rigorosa e confiável para a tomada de decisão clínica. A revisão narrativa é mais flexível, baseada na experiência do autor, na literatura publicada em um determinado período e/ou em tipos de estudo, usando palavras-chave para o tema investigado, sem metodologia rigorosa.

Além das revisões narrativa e sistemática, outros tipos atendem a finalidades específicas. As revisões integrativas permitem reunir evidências teóricas e empíricas de diferentes abordagens; as revisões de escopo são úteis para mapear temas amplos ou emergentes; as revisões rápidas oferecem sínteses ágeis para apoiar decisões em contextos urgentes; as revisões críticas aprofundam a análise conceitual e propõem novas interpretações. As principais características de cada uma dessas modalidades estão resumidas na Tabela 1, que facilita a comparação e a escolha conforme os objetivos do pesquisador[23].

Como conciliar a prática clínica com a pesquisa científica?

Conciliar a prática clínica com a pesquisa científica é um desafio, mas necessário, pois, sem a perspectiva de uma aplicabilidade clínica, a pesquisa perde a sua relevância aplicada no contexto assistencial. Um caminho eficaz é começar pelas próprias inquietações da rotina assistencial: perguntas que surgem no cuidado com os pacientes podem se transformar em hipóteses investigáveis e relevantes. A participação em grupos de pesquisa interdisciplinares também potencializa a troca de saberes e oferece suporte metodológico e técnico para quem está começando. Para manter uma produção constante, é recomendável reservar, ainda que poucas horas por semana, um tempo exclusivo para a leitura crítica da literatura e escrita científica. O uso de ferramentas como gerenciadores de referência (ex.: Zotero, Mendeley) e recursos de inteligência

TABELA 1 Tipos de revisão científica

Tipo de revisão	Objetivo principal	Metodologia	Quando usar	Vantagens	Limitações
Narrativa (tradicional)	Apresentar uma visão geral sobre um tema	Não sistemática, descritiva, sem protocolo	Quando se deseja introduzir ou refletir sobre um tema	Simples, flexível, contextualiza bem	Alto risco de viés, subjetividade
Sistemática	Responder a uma pergunta específica com rigor	Estruturada, segue protocolos (ex.: PRISMA)	Avaliar eficácia, diagnóstico, prognóstico etc.	Alta confiabilidade e reprodutibilidade	Processo longo, exige critérios rígidos
Sistemática com metanálise	Quantificar resultados combinados de estudos	Revisão sistemática + estatística combinada	Quando há dados homogêneos entre estudos	Evidência quantitativa robusta	Exige dados comparáveis e boa qualidade metodológica
Integrativa	Integrar achados teóricos e empíricos de diferentes métodos	Sistematizada, mas mais flexível que a sistemática	Revisões amplas, multidisciplinares	Permite síntese mais ampla e variada	Pode ter risco de viés se critérios forem pouco claros
De escopo (*scoping review*)	Mapear evidências sobre temas amplos ou emergentes	Busca ampla, segue PRISMA-ScR	Explorar áreas pouco investigadas	Mapeia lacunas, útil para direcionar futuras pesquisas	Não avalia a qualidade dos estudos incluídos
Rápida (*rapid review*)	Síntese ágil da evidência para tomada de decisão	Adapta a sistemática com menos etapas	Contextos de urgência (ex.: pandemias, políticas públicas)	Agilidade com razoável rigor	Menor abrangência e profundidade
Crítica (*critical review*)	Analisar criticamente e propor novas interpretações	Analítica, interpretativa, com foco teórico	Discussões conceituais e desenvolvimento teórico	Estimula inovação e crítica científica	Subjetividade, difícil padronização

artificial pode ajudar a organizar ideias, acelerar buscas e revisar textos com mais eficiência. Por fim, considerar a carreira acadêmica como uma alternativa híbrida – que integra a atuação clínica à pesquisa – pode oferecer uma trajetória profissional mais equilibrada, permitindo que a prática e a ciência se retroalimentem.

DESAFIOS

A pesquisa científica em MEV enfrenta desafios significativos, tanto em nível global quanto no contexto brasileiro. A falta de financiamento específico para estudos que não envolvem medicamentos ou tecnologias de alto custo, por desinteresse da indústria, depende única e exclusivamente do investimento público, o que limita a produção de evidências robustas nessa área. Além disso, ainda há resistência cultural e institucional à mudança de paradigma: a predominância de um modelo médico centrado no tratamento dificulta a incorporação de estratégias preventivas e de promoção da saúde na prática clínica. Outro entrave importante é a integração limitada entre as evidências científicas e a realidade assistencial, especialmente em sistemas públicos sobrecarregados. Globalmente, a sub-representação de populações diversas nos estudos e a carência de um protocolo padronizado e controlado nessas populações são fatores que dificultam a generalização dos resultados. No Brasil, esses desafios se somam à necessidade de adaptar as intervenções de MEV às especificidades socioeconômicas, culturais e regionais da população, de promover o acesso equitativo e estratégias de cuidado baseadas em evidências e, ao mesmo tempo, sensíveis à realidade do país. Avançar nessa agenda requer um esforço conjunto entre pesquisadores, gestores, profissionais de saúde e instituições de ensino, para consolidar a MEV como ciência aplicada à melhoria sustentável da saúde coletiva.

REFERÊNCIAS BIBLIOGRÁFICAS

1. Portal de Publicações do Colégio Brasileiro de Medicina do Estilo de Vida (CBMEV). [acesso em maio de 2025]. Disponível em: https://publicacoes.cbmev.org.br
2. Rippe JM. American journal of lifestyle medicine at ten: challenges and opportunities. Am J Lifestyle Med. 2018;13(1):4-6.
3. Brasil. Ministério da Educação. CAPES. [acesso em maio de 2025]. Disponível em: https://www.gov.br/capes/pt-br
4. CAPES anuncia a substituição do QUALIS por classificação de artigos científicos na Avaliação 2025-2028. Boletim Eletrônico da SBQ. 2024. [acesso em maio de 2025]. Disponível em: https://boletim.sbq.org.br/noticias/2024/n4030.php
5. CAPES. Classificações da Produção Intelectual e Qualis Periódicos. Relatório Final das Atividades do Grupo de Trabalho designado pela Portaria n. 64/2024. Disponível em: https://www.gov.br/capes/pt-br/centrais-de-conteudo/22012025_Relatorio_2529780_20.01.2025___DOI___GT_Qualis.pdf
6. Associação Nacional de Pós-Graduação e Pesquisa em Educação. [acesso em maio de 2025]. Disponível em: https://anped.org.br
7. Hulley SB, Cummings SR, Browner WS, Grady DG, Newman TB, editores. Designing clinical research, 4. ed. LWW; 2013.
8. Richardson WS, Wilson MC, Nishikwa J, Haywood RS. The well-built clinical question: a key to evidence-based decisions. ACP J Club. 1995;123(3):A12-3.
9. Cooke A, Smith D, Booth A. Beyond PICO: The SPIDER tool for qualitative evidence synthesis. Qual Health Res. 2012;22(10):1435-43.
10. Brasil. Ministério da Saúde. Conselho Nacional de Saúde. [acesso em maio de 2025]. Disponível em: https://www.gov.br/conselho-nacional-de-saude/pt-br
11. Moustafa MAM, Mohamed WMA, Lau ACC, Chatanga E, Qiu Y, Hayashi N, et al. R A language and environment for statistical computing, R Foundation for Statistical. Computing. 2020;20.
12. Üstyol A. Overview of advantages and disadvantages of the citation managers RefWorks, Mendeley and Zotero. Sustainability (Switzerland). 2019;11(1).
13. Novotny V. Overleaf, Collaborative Online LaTeX Editor. Zpravodaj Ceskoslovenského sdružení uzivatelu TeXu. 2021.
14. Dhakal K. NVivo. J Med Libr Assoc. 2022;110(2):270-2.
15. Ouzzani M, Hammady H, Fedorowicz Z, Elmagarmid A. Rayyan-a web and mobile app for systematic reviews. Syst Rev. 2016;5(1):1-11.
16. bioRxiv. [acesso em maio de 2025]. Disponível em: https://www.biorxiv.org.
17. medRxiv. [acesso em maio de 2025]. Disponível em: https://www.medrxiv.org.
18. Brasil. Ministério da Saúde. Agenda de Prioridades de Pesquisa do Ministério da Saúde. Brasília: MS; 2018.

19. Brasil. Ministério da Ciência, Tecnologia e Inovações. Conselho Nacional de Desenvolvimento Científico e Tecnológico. [acesso em maio de 2025]. Disponível em: https://www.gov.br/cnpq/pt-br
20. European Commission. Horizon Europe. Disponível em: https://research-and-innovation.ec.europa.eu/funding/funding-opportunities.
21. National Center for Complementary and Integrative Health. Grants and Funding. [acesso em maio de 2025]. Disponível em: https://www.nccih.nih.gov/grants
22. American College of Lifestyle Medicine. ACLM Trainee Research Scholarship and Grants Program. [acesso em maio de 2025]. Disponível em: https://lifestylemedicine.org/project/trainee-research-grant/
23. Silva AR, Padilha MI, Petry S, Silva E Silva V, Woo K, Galica J, et al. Reviews of literature in nursing research: methodological considerations and defining characteristics. ANS Adv Nurs Sci. 2022;45(3):197-208.

73

Medicina translacional

Vania Assaly
Lázaro Batista de Azevedo Medeiros

Pontos-chave

- A medicina translacional é um campo interdisciplinar que busca acelerar a aplicação de descobertas científicas básicas na prática clínica.
- A era pós-genômica impactou a medicina translacional ao fornecer ferramentas e conhecimentos que permitem uma personalização e precisão sem precedentes.
- A medicina contemporânea está passando por uma transformação significativa, reconhecendo a linguagem da individualidade bioquímica e colocando o paciente no centro do atendimento multidisciplinar.
- A análise do estilo de vida pela biologia de sistemas complexos integra dados de diversas fontes para compreender as interações entre componentes biológicos e o impacto do estilo de vida na saúde.

INTRODUÇÃO

A medicina translacional emergiu como um elo entre os avanços científicos e a prática clínica, revolucionando o cuidado de saúde e potencializando o bem-estar em nível populacional. Uma vez aplicada a uma variedade de contextos, essa abordagem visa transformar avanços laboratoriais em tratamentos e intervenções aplicáveis, impactando diretamente a vida dos pacientes.

Neste capítulo, exploraremos como a medicina translacional pode ser uma aliada essencial no desenvolvimento de um estilo de vida saudável. Com o crescente reconhecimento de que fatores como alimentação, atividade física, sono e bem-estar emocional desempenham um papel crítico na saúde geral, é imperativo que as inovações médicas avancem de mãos dadas com mudanças comportamentais cruciais para o ser humano.

MEDICINA TRANSLACIONAL: CONCEITO, PILARES E APLICAÇÕES

A medicina translacional é um campo interdisciplinar que busca acelerar a aplicação de descobertas científicas básicas na prática clínica, visando melhorar a saúde e o bem-estar dos pacientes. Essa vertente ganhou destaque a partir dos anos 2000, que não apenas ampliaram a interpretação dos fenômenos biológicos evolutivos da saúde humana, mas também converteram os dados e pesquisas em estratégias aplicáveis em prescrições preventivas, proativas e personalizadas.

Essa área do conhecimento se baseia na investigação dos mecanismos biológicos e fisiológicos das doenças por meio da pesquisa básica. A etapa seguinte se concentra na aplicação prática das descobertas da pesquisa básica em ensaios clínicos. No contexto de aplicação da pesquisa para avançar em terapias, é observada a interface de transição entre a pesquisa básica e a pesquisa clínica.

A integração de conhecimentos e tecnologias de diferentes áreas torna a colaboração interdisciplinar essencial para o êxito da medicina translacional. Nos últimos anos, temos assistido ao impacto do desenvolvimento de dispositivos médicos inovadores, como biossensores na gestão de saúde, integrando dados para a leitura de variáveis que relatem mudanças quantificáveis, transformando-as em parâmetros que direcionam estratégias para a atuação de profissionais de saúde nos setores público e privado[1-3].

A participação de pacientes e do público para garantir a relevância das pesquisas configura uma etapa importante na consolidação da aplicação prática do conhecimento científico. Isso ocorre, principalmente, através dos projetos de pesquisas participativas em intervenções de saúde[4].

Aplicações na medicina translacional são essenciais para a pesquisa de novos medicamentos, por exemplo, e perpassa pela pesquisa de modelos integrados à Medicina de precisão e à pesquisa avançada, como os inibidores de *checkpoint*, e a utilização de perfis genômicos para pacientes oncológicos avançando no possível e desejado controle da doença ativa[5].

Na área de Medicina do Estilo de Vida (MEV), a medicina translacional pode contribuir para a redução de doenças crônicas não transmissíveis, buscando maior qualidade de vida para pacientes com obesidade, diabetes, hipertensão e doenças cardiovasculares, motivando-os com parâmetros quantificáveis e colaborando com a gestão de saúde pela intersecção de dados epidemiológicos e possível implementação de medidas práticas de forma preventiva proativa e participativa. Com um olhar positivo para a saúde e longevidade populacional, a medicina translacional se soma aos pilares da MEV para compreender os modelos biológicos

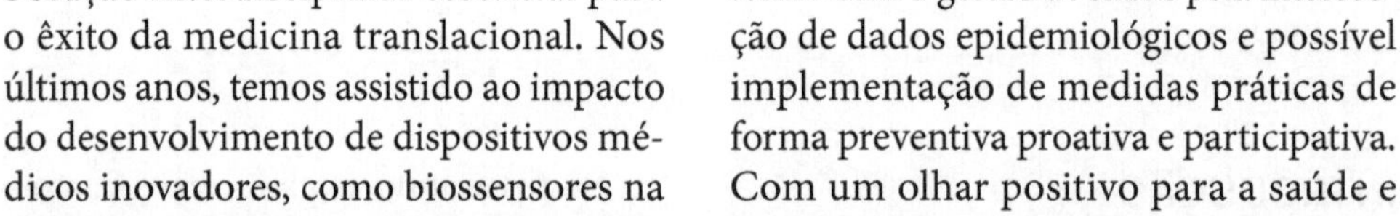

FIGURA 1 Pilares da medicina translacional.

sistêmicos que definem a prevenção de doenças, aumentando seu patrimônio de saúde. Dessa forma, colabora com profissionais e gestores para otimizar recursos para o engajamento de pacientes, motivando-os a realizar mudanças comportamentais construtivas em sua jornada de vida[6-8].

O QUE EVOLUIU NA MEDICINA PÓS-GENÔMICA

A era pós-genômica impactou significativamente a interação da medicina translacional ao fornecer ferramentas e conhecimentos que permitem uma personalização e precisão sem precedentes pelo uso de dados aplicáveis na prática clínica e na gestão de saúde pública e privada. Essa era teve início com a conclusão do Projeto Genoma Humano, permitindo, além da compreensão dos aspectos evolutivos da nossa história ancestral, a análise de dados epidemiológicos com uma visão preditiva e proativa, avançando em abordagens mais preventivas e avançadas. A medicina pós-genômica possibilita avaliar os modelos sistêmicos e singulares da saúde humana e o risco poligênico decorrente de mudanças do estilo de vida e dos diferentes fenômenos ambientais (*exposome risk score*)[9].

Como principal impacto, observa-se o surgimento da medicina personalizada cada vez mais criteriosa e com condutas e decisões cada vez mais assertivas, além do diagnóstico cada vez mais precoce e preciso. A utilização de testes genéticos e alvos moleculares bem selecionados tornou a prática de personalizar estratégias em prevenção e tratamentos com alvos terapêuticos e medicamentos personalizados cada vez mais disponíveis para os pacientes[9].

A utilização de dados genômicos possibilitou a implementação de sistemas de leitura que permitem ajustes rápidos e precisos nos tratamentos, tendo como base os dados genéticos e alvos moleculares lidos na prática da medicina personalizada[9].

Os modelos analíticos da genômica nutricional, assim como as ferramentas de leitura na proteômica, metabolômica, assim como variações do microbioma humano, permitem a realização de diagnósticos mais precoces e tratamentos mais assertivos. Além disso, a vasta informação genômica e molecular possibilita a união de especialistas de diversas áreas para desenvolver soluções integradas centradas no paciente, transformando a prática clínica no século XXI[9].

A era pós-genômica desempenha um papel crucial na evolução da medicina translacional, promovendo uma abordagem 360° que abrange todas as etapas do cuidado à saúde. Esses avanços têm o potencial de transformar a prática médica, tornando-a mais eficiente, precisa e centrada no paciente.

A INTERSECÇÃO DA MEDICINA TRANSLACIONAL NA MEDICINA PÓS-GENÔMICA E NA MEDICINA DO ESTILO DE VIDA

A intersecção dessas práticas busca responder questões que permeiam a ciência desde os primórdios da medicina. Com as ferramentas e a interação com a tecnologia, a ciência pós-genômica nos permite acessar e quantificar o impacto da experiência e trazer essas informações não apenas para falarmos do passado ancestral, mas para planejarmos o futuro. Quem somos nós, como evoluímos e como interagimos com as mudanças do estilo de vida ao longo da nossa história?

Dos aspectos genéticos aos modelos epigenéticos, os pilares da MEV permitem ampliar a visão longitudinal de saúde, não só para uma geração, mas para futuras gerações. Por meio do planejamento gestacional, podemos programar os aspectos metabólicos, imunológicos, neurológicos e psiquiátricos para um saldo de saúde positivo e aumento da expectativa de saúde de cada paciente e da sociedade.

Sabemos que genética não é destino, e a medicina contemporânea vem passando transformações importantes, nas quais o profissional de saúde trabalha de forma integrada a uma equipe multidisciplinar e assistindo ao paciente em gestão de saúde. Ao não apenas tratar doenças, torna-se necessário reconhecer a singularidade humana e a individualidade bioquímica, fundamental para atuarmos com estratégias na MEV personalizada.

Com o apoio das ciências comportamentais, os profissionais que trabalham com a MEV podem utilizar as pesquisas e avanços da medicina translacional e as ferramentas da medicina pós-genômica para motivar equipes multidisciplinares e pacientes a enfrentarem suas dificuldades e ampliar a margem de acertos em sua jornada de transformação[10,11]. Somos únicos, e temos um fenótipo profundo (*deep phenotype*), com reações adaptativas ao ecossistema e ao expossoma, cada experiência traduzida em rotas fisiológicas na nossa grande matriz bioquímica[12,13].

DO PASSADO PARA O FUTURO – A REVOLUÇÃO DA EPIGENÉTICA E CIÊNCIA DA LONGEVIDADE

Da teoria salutogênica de Aaron Antonovsky até as modernas ferramentas de inteligência artificial, observa-se que a MEV não se limita a tratar doenças crônicas; também promove qualidade de vida e prevenção por meio de abordagens integradas[15].

Estudos sobre envelhecimento celular, declínio funcional e propostas como a "juventologia" (proposta por Valter Lon-

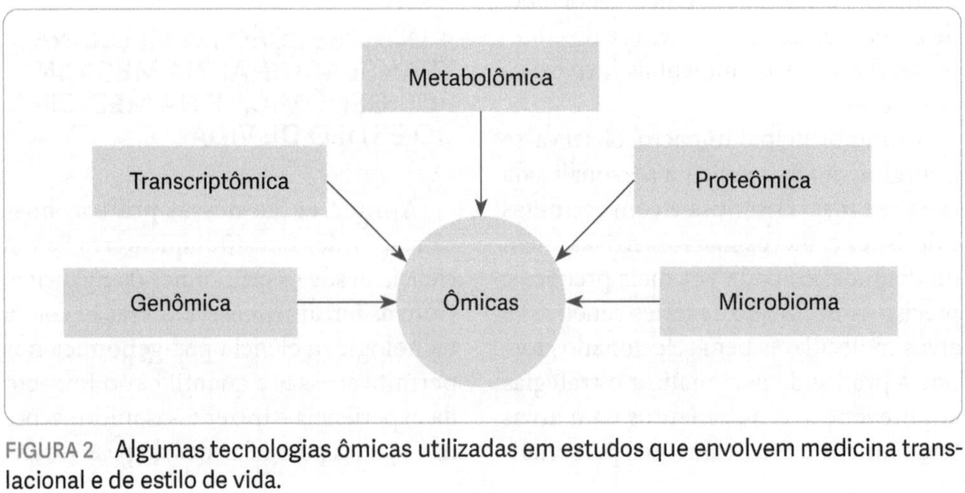

FIGURA 2 Algumas tecnologias ômicas utilizadas em estudos que envolvem medicina translacional e de estilo de vida.

go) refletem uma nova perspectiva para a saúde e longevidade. Uma abordagem preditiva, proativa, participativa e personalizada, conhecida por P4 Medicine, integra informações clínicas e dados das ciências ômicas[16,17].

A rápida evolução da medicina pós-genômica nos permite olhar além dos estudos robustos e dados epidemiológicos para o diferencial da visão longitudinal de intervenções em um paciente para intervenções proativas e personalizadas para a prevenção de doenças crônicas. O "n-de-1 trial" define as melhores escolhas ao considerar a análise de variáveis e biomarcadores que se modificam por diferentes gatilhos do estilo de vida e do ambiente, permitindo atuar para a construção de maior patrimônio de saúde[18].

A REVOLUÇÃO DA EPIGENÉTICA E DA CIÊNCIA DA LONGEVIDADE

O estudo "DO-HEALTH", liderado por Heike Bischoff-Ferrari, com a participação de Steve Horvath, criador dos primeiros relógios epigenéticos, destaca como intervenções em nutrição, suplementação e atividade física podem modular a longevidade celular e reduzir o declínio funcional[19,20].

Os resultados sugerem que o envelhecimento biológico não é um processo fixo, mas adaptável a intervenções, variando sua expressão e velocidade de envelhecimento em diferentes órgãos e tecidos. Da leitura dos principais *hallmarks of aging*, podemos avaliar o envelhecimento celular e traduzir em idade epigenética e idade de cada órgão[21,22].

Na dimensão de pesquisas, iniciativas como o Global Healthspan Extension Consortium demonstra que utilizar biomarcadores epigenéticos e ferramentas de diagnóstico preditivos pode construir uma nova forma para atuar com os pilares da MEV. A leitura da complexidade humana, com seus múltiplos parâmetros, nos permite analisar o impacto do expossoma e do estilo de vida em aspectos de metilação, acentuando ou retardando a velocidade de envelhecimento de cada órgão e comprometendo sistemas que colaborem na queda funcional do envelhecimento de cada um[23].

A MEV e seus pilares sustentam os aspectos epigenéticos e se traduzem na biologia molecular, mostrando que a interação entre genes e ambiente desempenha um papel crucial na expectativa de saúde e na longevidade[24]. A medicina translacional, por sua vez, conecta descobertas científicas à prática clínica, promovendo uma abordagem preditiva, proativa, participativa e personalizada na saúde, conhecida como P4 Medicine. Integrando informações clínicas e dados das ciências ômicas, é possível avaliar riscos e influências genéticas e ambientais.

Com a fundação do Institute for Systems Biology (ISB) em 2000, pelo Dr. Leroy Hood, a integração de disciplinas diversas tem ampliado a visão da saúde humana e permitido a interpretação e aplicação dos dados à saúde dos pacientes. A biologia de sistemas complexos analisa o estilo de vida e integra dados de várias fontes para entender interações biológicas e impactos na saúde, combinando biologia, matemática, física, química e ciência da computação. Essa abordagem foca nas interações sistêmicas e comportamentos emergentes, destacando a importância da colaboração interdisciplinar para desenvolver novas tecnologias e métodos de análise que melhorem a saúde e o bem-estar[27,28].

Modelagem matemática

Utiliza equações matemáticas para descrever a dinâmica das redes de interação biológica.

Simulação computacional

Permite a visualização e análise de processos biológicos complexos, como a regulação gênica e a sinalização celular.

Redes biológicas

Analisa as interações entre diferentes biomoléculas, como genes, proteínas e células, para entender os mecanismos subjacentes aos processos biológicos.

Abordagem holística

Em vez de estudar partes isoladas, busca compreender como essas partes interagem e se organizam para formar sistemas funcionais.

FIGURA 3 Resumo das áreas que compõem a biologia de sistemas complexos.
Fonte: Piening et al., 2018[29].

A MEDICINA TRANSLACIONAL POTENCIALIZA A MEDICINA DO ESTILO DE VIDA

A medicina translacional permite integrar genômica, metabolômica, microbioma e proteômica para entender como fatores genéticos e ambientais influenciam a saúde. Com essa abordagem, é possível criar planos de estilo de vida altamente individualizados, considerando predisposição genética e resposta a intervenções como dieta, exercício e manejo do estresse[30].

A partir da análise de *Big Data* e inteligência artificial (IA), a medicina translacional ajuda a prever risco poligênico para doenças crônicas, permitindo uma intervenção precoce por meio de mudanças no estilo de vida. Isso possibilita que a MEV seja aplicada de forma proativa, prevenindo doenças antes mesmo de seu desenvolvimento clínico[30].

Ensaios clínicos e pesquisas translacionais fortalecem a MEV ao comprovar cientificamente os efeitos de intervenções como dieta anti-inflamatória, exercícios específicos para longevidade e práticas de *mindfulness*. Estudos como o PREDIMED (dieta mediterrânea na prevenção cardiovascular) e pesquisas sobre jejum intermitente e microbiota intestinal são exemplos de como a medicina translacional impulsiona a aplicação da MEV[31].

A integração de dispositivos vestíveis, aplicativos de monitoramento e algoritmos preditivos ajuda a traduzir dados em recomendações personalizadas de saúde. A IA permite ajustes dinâmicos em tempo real para otimizar o estilo de vida com base no monitoramento contínuo de parâmetros como glicemia, variabilidade da frequência cardíaca e qualidade do sono[32].

A epigenética mostra que hábitos saudáveis podem regular a expressão gênica, reduzindo riscos de doenças cardiovasculares, câncer e neurodegeneração. A medicina translacional investiga como escolhas de estilo de vida podem reverter padrões epigenéticos negativos, reforçando a importância de intervenções precoces e consistentes[33].

Transformar escolhas e estilos de vida em dados quantificáveis é fundamental para personalizar intervenções em medicina translacional e promover mudanças comportamentais eficazes. Isso envolve a utilização de ferramentas e metodologias que capturam informações subjetivas de maneira objetiva, proporcionando análises precisas e intervenções direcionadas[34].

FERRAMENTAS DE AVALIAÇÃO DE ESTILO DE VIDA

Uma abordagem comum é o uso de questionários padronizados e validados que avaliam diversos aspectos do comportamento e do estilo de vida dos indivíduos. Um exemplo notável é o questionário "Estilo de Vida Fantástico", desenvolvido para auxiliar profissionais de saúde a compreenderem melhor os hábitos de seus pacientes[35].

A quantificação e qualificação das escolhas de estilo de vida proporcionam a personalização de intervenções, ajudando a desenvolver planos de saúde e bem-estar adaptados às necessidades de cada indivíduo. O monitoramento de progressos avalia a eficácia de intervenções ao longo do tempo, ajustando estratégias conforme necessário. E a identificação de fatores de risco colabora com a detecção de comportamentos que possam predispor indivíduos a certas condições de saúde, permitindo intervenções preventivas.

Dessa forma, traduzir escolhas e estilos de vida em dados quantificáveis é essencial para a medicina personalizada e para a promoção de mudanças comportamentais sustentáveis. A combinação de ferramentas padronizadas e metodologias qualitativas oferece uma compreensão abrangente dos hábitos individuais, facilitando intervenções mais eficazes e direcionadas.

ONDE ESTAMOS E PARA ONDE VAMOS?

A integração dos avanços em medicina translacional, pós-genômica e MEV evidencia a importância de uma abordagem sistêmica da saúde integral não apenas focada na doença; vislumbra maior expectativa de saúde para a população longeva. Reconhecer que cada paciente possui experiências e contextos únicos é essencial para uma abordagem de cuidado centrada na pessoa. Isso implica considerar fatores individuais na tomada de decisões clínicas, garantindo que o tratamento seja alinhado às necessidades e preferências do indivíduo.

O poder dos modelos de análise preditiva na saúde se estende significativamente à personalização do cuidado ao paciente, permitindo abordagens mais proativas, precisas e preventivas. Com o uso de IA, *machine learning* e *Big Data*, esses modelos analisam grandes volumes de informações – como dados genéticos, biométricos e comportamentais – para identificar padrões, riscos e possíveis desfechos de saúde, antes mesmo que as doenças se manifestem clinicamente[36].

Para se aprofundar

Artigo: Bland JS, Minich DM. translational medicine and personalized lifestyle medicine: the next generation of healthcare. J Pers Med. 2019;9(3):1-15.

Capítulo de livro: Shahzad A, editor. Translational medicine: tools and techniques, 1. ed. Academic Press; 2015. Capítulo: Translational medicine: from bench to bedside.

Livro: Brabham C, Dempsey AM, Frates B. The lifestyle medicine pocket guide. Healthy Learning; 2023.

REFERÊNCIAS BIBLIOGRÁFICAS

1. Garon EB, Rizvi NA, Hui R, Leighl N, Balmanoukian AS, Eder JP, et al. Pembrolizumab for the treatment of non-small-cell lung cancer. N Engl J Med. 2015;372(21):2018-28.
2. Hanahan D, Weinberg RA. The hallmarks of cancer. Cell. 2011;144(5):646-74.
3. Kim J, Campbell AS, Ávila BEF, Wang J. Wearable biosensors for healthcare monitoring. Nat Biotechnol. 2019;37(4):389-406.
4. Staniszewska S, Brett J, Simera I, Seers K, Mockford C, Goodlad S, et al. Patient and public involvement in health research: what is it, and why is it important? BMJ Open. 2017;7(2):e012907.
5. Sharma P, Allison JP. Immune checkpoint blockade in cancer therapy. J Clin Investigation. 2015;125(9):33463353.
6. Ries AL. Rehabilitation of patients with chronic obstructive pulmonary disease. Am J Respiratory and Crit Care Med. 2011;183(9), 1157-1163.
7. Robert C. Targeted therapies: BRAF mutations take the stage. Nature Reviews Clin Oncol. 2013;10:625-627.
8. Robinson HL. The next generation of vaccines: DNA vaccines and protective immunity. Nature Reviews Immunology. 2014;14:289-303.
9. Bland JS, Minich DM. Translational medicine and personalized lifestyle medicine: the next generation of healthcare. J Personalized Med. 2019;9(3):1-15.
10. Silva AL, Souza RM. Aplicações das ciências comportamentais na medicina translacional e pós-genômica. Rev Bras Med Translacional. 2023;12(3):45-58.
11. Ferreira JP, Almeida MC. A integração das ciências comportamentais na medicina translacional e pós genômica. J Translational Med. 2022;15(4):123-35.
12. Raimondi L, Traggiai C, Cetica V, et al. Integrating deep phenotyping with genetic analysis: a comprehensive workflow for diagnosis and management of rare bone diseases. Orphanet J Rare Dis. 2023;18:105.
13. Glicksberg BS, Burns JC, Cardenas JA, et al. Deep phenotyping. BMC Med Inform Decis Mak. 2021;21(1):216.
14. Wild CP. Complementing the genome with an "exposome": the outstanding challenge of environmental exposure measurement in molecular epidemiology. Cancer Epidemiol Biomarkers Prev. 2005;14(8):1847-50.
15. Antonovsky A. Health, stress, and coping. San Francisco: Jossey-Bass; 1979.
16. Itiyama AF, Macuch RS, Milani RG. Aaron Antonovsky's salutogenic theory: applications in the context of health promotion. Eur Sci J. 2021;16(5):123-35.
17. Longo V. Programmed longevity, youthspan, and juventology. Aging Cell. 2018;17(5):123-35.
18. Augustine EF, Yu TW, Finkel RS. N-of 1 studies in an era of precision medicine. JAMA. 2024.
19. Bischoff-Ferrari HA, Vellas B, Rizzoli R, Kressig RW, Silva JAP, Blauth M, et al. Effect of vitamin D, omega-3 fatty acids, and a simple home exercise program on health outcomes in older adults: The DO-HEALTH randomized clinical trial. JAMA. 2020;324(18):1855-68.
20. Horvath S. DNA methylation age of human tissues and cell types. Genome Biol. 2013;14(10):R115.
21. Leite ML, Costa FF. Epigenômica, epigenética e câncer. Rev Pan-Amaz Saude. 2017;8(4):6.
22. Waddington CH. The epigenotype. 1942. Int J Epidemiol. 2012;41(1):10-3.
23. Bischoff-Ferrari HA, et al. Global health span extension consortium: a collaborative approach to healthy longevity. Endocr Rev. 2025;46(1):123-45.
24. Freitas-Silva LR, Ortega FJG. A epigenética como nova hipótese etiológica no campo psiquiátrico contemporâneo. Physis. 2014;24(3):765-86.

25. Luz PL. Medicina translacional e ciência da implementação: como transformar o que sabemos no que efetivamente fazemos. Arq Bras Cardiol. 2022;119(2):1029.
26. Hood L, Aderem A, Aebersold R. Institute for Systems Biology. Seattle: ISB; 2000.
27. Chen R, Mias GI, Li-Pook-Than J, Jiang L, Lam HYK, Chen R, et al. Personal omics profiling reveals dynamic molecular and medical phenotypes. Cell. 2012;148(6):1293-307.
28. Piening BD, Zhou W, Contrepois K, Röst H, Urban GJG, Mishra T, et al. Integrative personal omics profiles during periods of weight gain and loss. Cell Syst. 2018;6(2):157-170.e8.
29. Kitano H. Systems biology: a brief overview. Science. 2002;295(5560):1662-4.
30. de Cabo R, et al. Frailomics: the application of omics technologies to the study of frailty in older adults. J Gerontology: Series A. 2013;68(6):629-37.
31. Estruch R, Ros E, Salas-Salvadó J, Covas MI, Corella D, Arós F, et al. Primary prevention of cardiovascular disease with a mediterranean diet supplemented with extra-virgin olive oil or nuts. N Engl J Med. 2018;378(25):e34.
32. Evans M, Welsh Z, Seibold A. Real-world evidence of the effectiveness of FreeStyle Libre in patients with type 2 diabetes. Diabetes Ther. 2019;10(4):1239-49.
33. Bezerra PMV, Stroher AC, Vasconcelos FSK, Cavalcante JIC, Silva LSF. Medicina personalizada: genética, ambiente, estilo de vida e suas influências nas novas abordagens. Editora Inovar; 2024.
34. Rodriguez Añez CR, Reis RS, Petroski EL. Versão brasileira do questionário "Estilo de vida fantástico": tradução e validação para adultos jovens. Arq Bras Cardiol. 2008;91(2):102-9.
35. Hood L, Auffray C, Auffray C, Khoury MJ, et al. P4 medicine: the future of healthcare. Genet Med. 2012;14(3):369-37.

SEÇÃO XIII

Serviços de saúde e estratégias de negócio em Medicina do Estilo de Vida

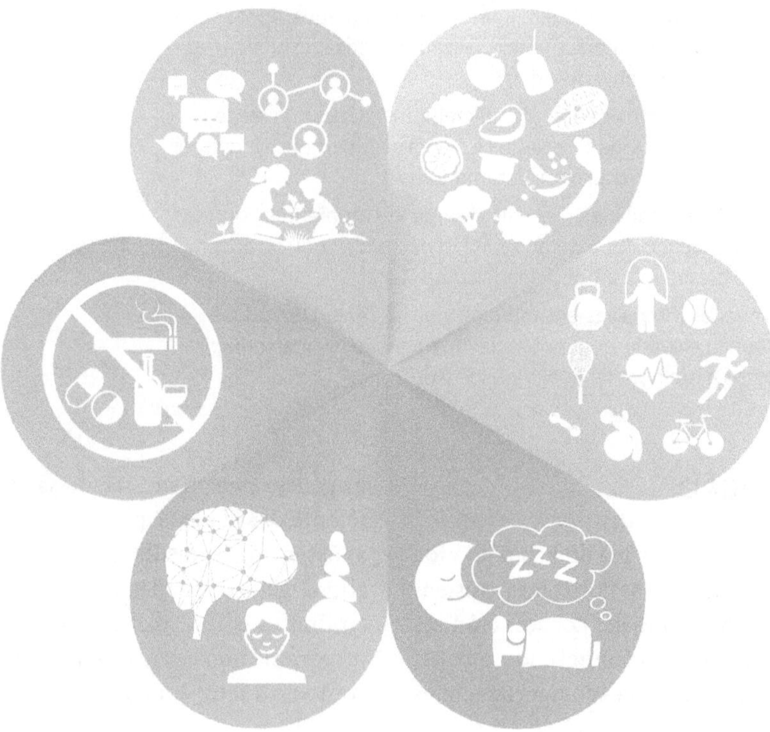

74

Modelos de atendimento

Camila Dias Moretti
Fabrícia Dias Maciel

Pontos-chave

- A adoção de modelos híbridos de cuidado permite maior personalização, adaptando-se às necessidades individuais e a contextos clínicos diversos.
- A consulta individual, baseada no vínculo, na escuta ativa e em técnicas de mudança comportamental, aumenta a efetividade terapêutica e fortalece a adesão.
- Modelos em grupo promovem aprendizagem coletiva, apoio social e senso de pertencimento, potencializando a eficácia clínica das intervenções em estilo de vida.
- O uso estratégico da telemedicina melhora o acesso, garante a continuidade do cuidado e permite o acompanhamento longitudinal com foco em metas comportamentais.
- A aplicação da Medicina do estilo de vida em ambientes corporativos fortalece a cultura organizacional de saúde, reduz o absenteísmo e promove a produtividade sustentável.
- Intervenções intensivas em estilo de vida oferecem uma dose terapêutica elevada, com potencial de reversão clínica, redução de custos e melhora da qualidade de vida.

INTRODUÇÃO

O avanço da Medicina do Estilo de Vida (MEV) tem ampliado os horizontes assistenciais no enfrentamento das doenças crônicas não transmissíveis, reconhecendo o papel central dos determinantes comportamentais na gênese e na progressão dessas condições. Diante desse cenário, emergem modelos assistenciais inovadores, sustentados em abordagens centradas na pessoa, interdisciplinares e baseadas em evidências, que integram intervenções em estilo de vida como eixo terapêutico.

Este capítulo propõe uma análise estruturada dos principais modelos assistenciais em MEV, fundamentada na literatura científica e na prática clínica, com o objetivo de subsidiar a implementação de estratégias mais efetivas, equânimes e sustentáveis no cuidado às condições crônicas.

MODELOS DE ATENDIMENTO

A operacionalização da MEV exige estruturas assistenciais coerentes com seus princípios: tempo adequado, vínculo longitudinal, interdisciplinaridade, foco na mudança comportamental e promoção da autonomia do paciente. Os modelos assistenciais em MEV organizam-se para cuidar da pessoa em sua totalidade, considerando seu contexto, cultura, rede de apoio e capacidade de mudança.

Nos últimos anos, diversos formatos têm emergido e se consolidado, oferecendo alternativas viáveis, adaptadas a diferentes realidades clínicas e perfis populacionais. Cada estrutura apresenta características únicas quanto à forma de entrega, intensidade da intervenção, custo, aplicabilidade e potencial de impacto.

A seguir, apresentamos um quadro-resumo com os principais modelos assistenciais utilizados na prática da MEV. Esse panorama servirá de guia introdutório para os tópicos que se seguem.

Modelo individual: vínculo, personalização e escuta terapêutica

O modelo individual é a base tradicional da Medicina ocidental e permanece essencial na prática da MEV. Nesse contexto, ele é ressignificado como um espaço terapêutico ampliado, centrado na escuta ativa, na construção de vínculo e no reconhecimento dos valores e das motivações do paciente[1].

Essa abordagem permite ao profissional mergulhar na narrativa de vida do paciente, identificar determinantes biopsicossociais e adaptar estratégias com alto grau de personalização[2]. Entre os benefícios estão a aliança terapêutica fortalecida, maior adesão ao plano de cuidado, manejo sensível de temas complexos, acompanhamento de biomarcadores e metas comportamentais, além de intervenções mais responsivas às necessidades individuais[3].

Entretanto, o modelo apresenta limitações: sua escalabilidade populacional é baixa, o custo por paciente é elevado, especialmente em sistemas com alta demanda, e sua efetividade depende fortemente das competências clínicas e de comunicação do profissional.

Modelo *concierge*: personalização, intensidade e valor percebido

O modelo *concierge* oferece cuidado altamente personalizado e contínuo, com uma carteira ativa reduzida de pacientes e tempo clínico ampliado por atendimento. Na MEV, tem se consolidado como uma alternativa eficaz para contextos que demandam intervenções intensivas, como a remissão do diabetes tipo 2, o tratamento da obesidade e a reabilitação do *burnout*[4].

Uma de suas principais características é o acesso próximo e facilitado entre consultas, com possibilidade de contato direto com o profissional via telefone, *e-mail* ou plataformas digitais. Essa presença interconsulta favorece a responsividade, reforça o vínculo terapêutico e permite correções rápidas de rota no plano de cuidado. O modelo também potencializa ações preventivas, monitoramento intensivo de metas com-

TABELA 1 Panorama dos modelos assistenciais em Medicina do Estilo de Vida

Modelo assistencial	Intervenções principais	Intensidade	Aplicabilidade clínica
Consulta individual	Aconselhamento personalizado, entrevista motivacional, plano de ação individualizado	Variável	Ambulatórios, clínicas, consultórios
Medicina *concierge*	Acompanhamento contínuo, *coaching* de saúde, disponibilidade ampliada	Alta	Clínicas privadas de alta renda
Grupos terapêuticos	Educação em saúde, rodas de conversa, plano coletivo, desafios de grupo	Moderada a alta	Doenças crônicas, saúde mental, obesidade
Consulta compartilhada	Atendimento multiprofissional em pequenos grupos, discussão de casos, plano conjunto	Moderada	Especialidades, atenção primária
Telemedicina	Acompanhamento remoto, metas digitais, prescrição comportamental a distância	Variável	Monitoramento longitudinal, áreas remotas
Modelos híbridos	Combinação de consultas presenciais e digitais, *coaching*, automonitoramento	Variável	Programas personalizados e demais modelos
Medicina comunitária	Atividades de grupo locais, parcerias com lideranças, ações intersetoriais de promoção	Moderada	Territórios vulneráveis, atenção primária
Tratamento intensivo	Imersão terapêutica, mudança intensiva de estilo de vida, equipe multiprofissional	Alta	Casos refratários, reabilitação, clínicas integradas
Programas de acompanhamento	Acompanhamento longitudinal estruturado, metas semanais, *coaching*, monitoramento clínico	Moderada a alta	Ideal para manutenção de mudanças, prevenção secundária e reabilitação comportamental
Ambiente corporativo	Avaliação de riscos, programas *in company*, *coaching*, intervenções breves e educação continuada	Moderada	Empresas, instituições públicas e privadas

portamentais, detecção precoce de riscos e redução da fragmentação do cuidado[4,5].

Os resultados clínicos associados incluem melhora de biomarcadores cardiometabólicos, saúde mental, funcionalidade e maior adesão às mudanças de estilo de vida. Apesar do custo elevado e da limitação de acesso, experiências que associam o formato *concierge* a estratégias de responsabilidade social demonstram seu potencial como modelo de inovação em saúde, de excelência clínica, centrado na pessoa e com alto impacto na qualidade de vida, mesmo em populações vulneráveis[6].

Grupos terapêuticos e consultas compartilhadas: a força da coletividade no cuidado

Grupos terapêuticos e consultas compartilhadas são formatos coletivos cada vez mais utilizados na MEV por sua capacidade de ampliar o tempo de cuidado, reduzir o isolamento, promover aprendizado entre pares e melhorar a adesão às mudanças de comportamento[7].

Apesar de ocorrerem em contextos coletivos, são modelos distintos. Os grupos terapêuticos são realizados em espaços presenciais ou virtuais e conduzidos por um ou mais profissionais de saúde (como nutricionistas, psicólogos, educadores físicos ou médicos). Nesses encontros, os participantes compartilham experiências, aprendem juntos sobre temas como alimentação, atividade física, estresse e sono e desenvolvem estratégias práticas de mudança, sem necessidade de prontuário individual ou prescrição clínica. O foco está na educação, no acolhimento e no fortalecimento da autoeficácia[8].

Já as consultas compartilhadas (*shared medical appointments*) são encontros clínicos estruturados, conduzidos por um médico com apoio de uma equipe multiprofissional. Acontecem com grupos de pacientes que compartilham uma mesma condição (como diabetes tipo 2, obesidade ou hipertensão), nos quais cada paciente é atendido individualmente diante do grupo, com escuta coletiva e preservação da confidencialidade. Há prontuário individual, plano terapêutico personalizado e possibilidade de prescrição durante o encontro. O modelo combina cuidado clínico, educação em saúde e suporte entre pares, com maior eficiência assistencial e fortalecimento do vínculo terapêutico[8].

Estudos mostram que ambos os modelos promovem melhor controle clínico, maior engajamento e sentimento de pertencimento. Iniciativas como as do sistema público de Nova York e da Veterans Health Administration (Estados Unidos) evidenciam sua eficácia na redução de marcadores de risco, no uso de serviços de urgência e na melhora da experiência do cuidado[9,10].

Telemedicina e modelos híbridos: flexibilidade, alcance e integração no cuidado em MEV

A telemedicina transformou a MEV em uma prática mais acessível, contínua e responsiva. Com a ampliação do uso durante a pandemia da covid-19, esse modelo consolidou-se como ferramenta essencial para monitoramento comportamental, suporte à mudança de hábitos e educação em saúde, especialmente por meio de atendimentos remotos síncronos ou assíncronos. Aplicativos, plataformas digitais e dispositivos vestíveis permitem rastrear sono, alimentação, estresse e atividade física, facilitando o ajuste terapêutico em tempo real. A experiência do sistema de saúde de Nova York demonstrou benefícios clínicos significativos da telemedicina na gestão de doenças crônicas por MEV, com redução da hemoglobina glicada, melhora de indicadores cardiovasculares e alta satisfação dos pacientes[10].

Os modelos híbridos expandem ainda mais essas possibilidades ao combinar a profundidade relacional do cuidado presencial com a capilaridade do digital. Essa integração permite que um mesmo paciente tenha avaliação inicial presencial, mantenha retornos por vídeo e participe de grupos virtuais, adaptando o plano de cuidado à sua realidade. Essa flexibilidade amplia o engajamento, melhora a experiência do paciente e potencializa os resultados clínicos e comportamentais. Além disso, o uso de indicadores autorreferidos (*patient-reported outcome measures* – PROM) e de experiência (*patient-reported experience measures* – PREM) torna o acompanhamento mais objetivo, retroalimentando decisões clínicas em tempo real[10].

No entanto, tanto a telemedicina quanto os modelos híbridos requerem atenção a desafios estruturais, como conectividade precária, desigualdade digital, interoperabilidade entre sistemas e formação adequada das equipes. Questões éticas, como confidencialidade, privacidade e critérios clínicos de inclusão, também precisam ser rigorosamente observadas. Ainda assim, estudos internacionais e experiências nacionais evidenciam que esses modelos aumentam o valor percebido do cuidado, otimizam recursos institucionais e democratizam o acesso à MEV, especialmente em áreas remotas e populações vulneráveis[5,6,11].

Medicina comunitária: pertencimento como estratégia terapêutica

A MEV reconhece, na abordagem comunitária, uma das ferramentas mais potentes para a promoção da saúde e a redução das iniquidades. Em vez de responsabilizar o indivíduo de forma isolada por suas escolhas, a medicina comunitária amplia o foco para os determinantes sociais, culturais e ambientais que condicionam a capacidade de adoção de hábitos saudáveis. Espaços como praças, feiras, cozinhas coletivas, hortas urbanas e centros comunitários passam a ser compreendidos como legítimos territórios terapêuticos, integrando a vida cotidiana ao cuidado em saúde[12].

Modelos internacionais, como o Community as Medicine, implementado em parceria com academias populares, oficinas culinárias e programas de *coaching*, demonstram aumento do engajamento e redução de barreiras socioeconômicas em populações vulneráveis[12]. Já o modelo holandês LOFIT (*Lifestyle front Office For Integrating lifestyle medicine in the Treatment of patients*) articula o sistema de saúde com recursos comunitários por meio de *lifestyle brokers*, com suporte digital e educação interprofissional, promovendo integração setorial e acompanhamento estruturado das ações[13].

Ao prescrever vínculos, espaços de convivência e experiências compartilhadas, a MEV comunitária promove saúde clínica, pertencimento, cidadania e transformação social. A efetividade dessas ações exige profissionais com competências ampliadas em comunicação empática, justiça social e articulação comunitária[1], além de demandar uma mudança cultural na forma como concebemos o cuidado, ampliando o contexto do consultório para a comunidade[11].

TABELA 2 Exemplos de intervenções baseadas na comunidade

Grupos de caminhada em praças públicas	Oficinas de culinária comunitária
Hortas urbanas coletivas	Meditação guiada em espaços abertos
Ações de vizinhança solidária	Visitas a feiras e eventos culturais locais
Grupos de apoio em igrejas ou centros comunitários	Inserção em academias populares
Rodas de conversa ou oficinas de autocuidado	Voluntariado em projetos comunitários
Encontros de mães, idosos ou cuidadores	Aulas de dança, yoga ou alongamento em espaços públicos
Participação em cozinhas solidárias	Atividades culturais de integração comunitária

Tratamento intensivo em Medicina do Estilo de Vida: remissão como objetivo clínico

O Tratamento Intensivo em Medicina do Estilo de Vida (*Intensive Therapeutic Lifestyle Change* - ITLC) representa uma abordagem avançada para doenças crônicas, com foco explícito na remissão e reversão do processo fisiopatológico. Trata-se de um modelo estruturado, imersivo e interdisciplinar, que busca oferecer uma "dose terapêutica máxima" de intervenções baseadas em estilo de vida, especialmente em casos graves ou refratários[14,15].

Os programas ITLC envolvem múltiplas horas semanais de atendimento por equipe multiprofissional, composta por médicos, nutricionistas, psicólogos, fisioterapeutas, educadores físicos e *health coaches*, com metas clínicas claras, monitoramento intensivo de biomarcadores e ferramentas de adesão, como contratos terapêuticos, diários de comportamento e avaliações periódicas. Na literatura, resultados expressivos têm sido observados em pacientes com diabetes tipo 2, obesidade grau III, esteatose hepática avançada, hipertensão resistente e quadros depressivos crônicos, com melhora funcional, redução do uso de medicamentos e retomada da qualidade de vida[14,15].

Embora seja potente, o modelo exige uma estrutura institucional robusta, equipe qualificada e engajamento ativo do paciente. Em 2023, um painel de especialistas definiu as competências do profissional intensivista em MEV, incluindo liderança de programas interdisciplinares, comunicação compassiva e avaliação de desfechos centrados no paciente[16]. O ITLC não é um modelo universal, mas, quando bem implementado, torna-se uma ferramenta de alta efetividade clínica e custo-efetividade comprovada, inaugurando uma nova era de remissão e reversão em MEV[5].

Programas de acompanhamento estruturado: continuidade e transformação sustentada

Os programas de acompanhamento estruturado representam um modelo assistencial crescente, voltado para o cuidado longitudinal e personalizado de pacientes com condições crônicas. Diferentemente de ações pontuais ou educativas, esses programas envolvem planos terapêuticos individualizados, equipe multiprofissional, monitoramento clínico e comportamental, além de metas progressivas sustentadas ao longo do tempo[5].

Esses modelos operam em formato presencial, digital ou híbrido, com sessões regulares de acompanhamento, suporte entre consultas, utilização de indicadores como PROM e estratégias baseadas em ciência do comportamento[11]. São amplamente utilizados em clínicas privadas, programas corporativos de saúde, instituições acadêmicas e centros de atenção primária[1].

Embora compartilhem características com o modelo *concierge*, como personalização, vínculo e suporte contínuo, diferenciam-se por maior escalabilidade, menor custo por paciente e estrutura de acesso menos exclusiva. Quando bem implementados, oferecem alto valor clínico, custo-efetividade e potencial de transformação sustentável da saúde[1].

MEV nas corporações: saúde sustentável e valor estratégico

A incorporação da MEV em ambientes corporativos configura um modelo assistencial estratégico, com foco na promoção da saúde, prevenção de doenças crônicas e aumento da produtividade. Empresas públicas e privadas têm adotado programas estruturados de MEV como parte de seus sistemas de saúde ocupacional, com ênfase em autocuidado, intervenções comportamentais e suporte multiprofissional[6].

Esses programas geralmente incluem avaliação de risco, planos personalizados, *coaching* de saúde, incentivo à alimentação saudável, prática de atividade física no ambiente laboral e estratégias de manejo do estresse. As intervenções podem ser realizadas *in loco*, de forma híbrida ou 100% digital, com uso de aplicativos, dispositivos vestíveis e plataformas educacionais[11].

Estudos demonstram que a adoção de programas corporativos baseados em MEV contribui para a redução do absenteísmo, presenteísmo, rotatividade e sinistralidade dos planos de saúde, além de melhorar marcadores clínicos e o bem-estar subjetivo dos trabalhadores[1]. Revisões sistemáticas indicam que o retorno sobre investimento (*return on investment* – ROI) pode chegar a 6:1 quando tais programas são bem estruturados[5].

Modelos como o LOFIT (Holanda) e o Community as Medicine (Estados Unidos) oferecem evidências práticas de integração com recursos das comunidades, demonstrando alto impacto na saúde populacional, especialmente entre populações em situação de vulnerabilidade[12,13].

A efetividade desses programas depende de múltiplos fatores: comprometimento das lideranças, formação de profissionais com competências em MEV, uso de métricas clínicas e comportamentais e integração com áreas como Recursos Humanos e Saúde Ocupacional[17-20]. A MEV nas corporações representa um ativo institucional que promove bem-estar, engajamento e sustentabilidade organizacional[17].

CONCLUSÃO

A consolidação dos modelos assistenciais em MEV representa uma virada de paradigma na atenção à saúde: do controle da doença para a promoção ativa da saúde. Ao integrar cuidado centrado na pessoa, ciência comportamental e intervenções baseadas em evidências, esses modelos demonstram eficácia clínica, custo-efetividade e impacto populacional. Investir em sua implementação é um imperativo ético diante das doenças crônicas evitáveis e da crise global de saúde. O futuro da medicina é intensivo, comunitário, híbrido e profundamente humano.

Para se aprofundar

Artigo: Duplantier SC, Barach R, St. John S, et al. Equitable access to lifestyle medicine: FQHCs, YMCAs, trauma-informed health coaching, and "Community as Medicine". Am J Lifestyle Med. 2025;19(2):123-32.

Um trabalho essencial para quem deseja compreender como a abordagem comunitária pode integrar a prática clínica com intervenções locais, promovendo equidade e impacto populacional em MEV.

Artigo: Kelly JH, Lianov L, Shurney D, et al. Core competencies for intensive therapeutic lifestyle medicine providers: expert consensus update 2023. Am J Lifestyle Med. 2024;18(1):89-101.

Documento de referência para compreender o escopo, a metodologia e os critérios de excelência para programas intensivos de mudança de estilo de vida com foco na remissão de doenças crônicas.

Livro: Frates B, Houston M, Comander A, Dysinger W. Physician's guide to lifestyle medicine. Elsevier; 2023.

Um guia abrangente e atualizado, voltado para médicos e profissionais da saúde, com enfoque em modelos de cuidado, competências clínicas, prescrição comportamental e sistemas de entrega baseados em valor. Excelente fonte para quem deseja estruturar serviços de MEV.

REFERÊNCIAS BIBLIOGRÁFICAS

1. Lianov LS, Adamson K, Kelly JH, et al. Lifestyle medicine core competencies: 2022 update. Am J Lifestyle Med. 2022;16(6):734-9.
2. Stewart M, Brown JB, Donner A, et al. The impact of patient-centered care on outcomes. J Fam Pract. 2000;49(9):796-804.
3. Black N. Patient reported outcome measures could help transform healthcare. BMJ. 2013;346:f167.
4. Dysinger WS. Lifestyle medicine practice: exploring workable models. Am J Lifestyle Med. 2016;10(5):345-7.
5. Johnson KS, Patel P. Whole health revolution: value-based care + lifestyle medicine. Am J Lifestyle Med. 2024;18(6):766-78.
6. Pauly K. Delivering high-value whole-person care in today's payment models. Chesterfield: American College of Lifestyle Medicine; 2023.
7. Lacagnina S, Needle R, Lazris J, et al. Lifestyle medicine shared medical appointments: a case-based guide to innovation in care delivery. Am J Lifestyle Med. 2020;14(6):627-37.
8. Booth A, Cantrell A, Preston L, et al. What is the evidence for the effectiveness of group clinics for patients with chronic conditions? A systematic review. Southampton (UK): NIHR Journals Library; 2015.
9. Babich JS, McMacken M, Johnston E, et al. Advancing lifestyle medicine in New York City's public healthcare system. Mayo Clin Proc Innov Qual Outcomes. 2024;8(3):279-92.
10. Nelson KM, Helfrich C, Sun H, et al. Implementation of the patient-centered medical home in the veterans health administration: associations with patient satisfaction, quality of care, staff burnout, and hospital and emergency department use. JAMA Intern Med. 2014;174(8):1350-8.
11. Fallows ES. Lifestyle medicine: a cultural shift in medicine that can drive integration of care. Future Healthc J. 2023;10(3):226-31.
12. Duplantier SC, Barach R, St. John S, et al. Equitable access to lifestyle medicine: FQHCs, YMCAs, trauma-informed health coaching, and "Community as Medicine". Am J Lifestyle Med. 2025;19(2):123-32.
13. van Dijk ML, te Loo LM, Vrijsen J, et al. LOFIT: a novel community-based care model. Am J Lifestyle Med. 2025;19(3):189-200.
14. Ornish D, Scherwitz LW, Billings JH, et al. Intensive lifestyle changes for reversal of coronary heart disease. JAMA. 1998;280(23):2001-7.
15. Esselstyn CB. A way to reverse CAD? Lancet. 1995;345(8955):1045-6.
16. Kelly JH, Lianov L, Shurney D, et al. Core competencies for intensive therapeutic lifestyle medicine providers: expert consensus update 2023. Am J Lifestyle Med. 2024;18(1):89-101.
17. Joo J, Platt R. The promise and challenges of integrating mental and physical health. Int Rev Psychiatry. 2018;30(2):155-6.
18. Pyatak E, King M, Vigen C, et al. Addressing diabetes in primary care: Hybrid effectiveness-implementation study of Lifestyle Redesign® occupational therapy. Am J Occup Ther. 2019;73(5):7305185020p1–12.
19. Phillips AL, Räisänen AM, St. Clair TT. Lifestyle medicine as a curricular thread in occupational therapy education: A scoping review and discussion of feasibility. Am J Lifestyle Med. 2024.
20. Liu E, Huang J. Occupational self-efficacy, organizational commitment, and work engagement. Soc Behav Personal Int J. 2019.

75

Avaliação e acompanhamento da jornada do paciente

Silvia Lagrotta

Pontos-chave

- Implantação de métodos de avaliação e acompanhamento exige métricas claras, sistemas eletrônicos integrados e revisão contínua para ajustes ágeis.
- Mudança cultural e avaliação contínua dependem de um ambiente que estimule inovação, autoavaliação cíclica e revisão incessante dos processos.
- Indústria 5.0 na Medicina do Estilo de Vida integra aplicativos, telemedicina e *wearables* para dados em tempo real e cuidado personalizado multiprofissional.
- Mensuração e análise preditiva aplicam estatística avançada e inteligência artificial para converter dados em estratégias preventivas comparáveis entre serviços.
- Sustentabilidade econômica resulta da comprovação da custo-efetividade das intervenções, gerando economias no médio e longo prazo.
- Impacto na cultura institucional ocorre quando a melhoria contínua é internalizada, valorizando mensuração rigorosa e monitoramento sistemático dos resultados.

"A Medicina do Estilo de Vida é uma abordagem baseada em evidências que enfatiza a prevenção de doenças por meio da adoção e manutenção de comportamentos que melhoram significativamente a saúde e a qualidade de vida dos indivíduos e suas famílias." (Egger et al.)

A Medicina do Estilo de Vida representa um espaço fundamental para o resgate dos conceitos essenciais que muitas vezes são esquecidos após a graduação e durante a rotina da prática clínica[2]. Essa abordagem não só reafirma a importância do entendimento da jornada de cuidado – entendida como a trajetória completa que o paciente percorre em sua relação com o sistema de saúde –, mas também orienta o médico na criação de um caminho personalizado que guia o indivíduo de maneira eficaz em direção à sua saúde plena[6]. Ao relembrar e fortalecer esses princípios, o campo da Medicina do Estilo de Vida estabelece uma base sólida para a implantação de métodos rigorosos de avaliação, intervenção e acompanhamento, integrando a mensuração de dados e o monitoramento contínuo para assegurar intervenções verdadeiramente eficazes. Dessa forma, o resgate desses conceitos fundamentais não só revigora a prática clínica, mas também conecta de maneira coesa as estratégias de avaliação que serão detalhadas neste capítulo, proporcionando um modelo de cuidado que une conhecimento teórico e aplicação prática para transformar os resultados nos serviços de saúde.

A IMPLANTAÇÃO E O ACOMPANHAMENTO

A implantação de métodos para avaliação, intervenção e acompanhamento em serviços de saúde representa um pilar essencial para a transformação dos processos assistenciais e a promoção de resultados clínicos consistentes. Ao contrário de abordagens que se limitam a definir planos de acompanhamento continuado, este capítulo enfatiza a importância de uma metodologia robusta de implantação – que vai além da criação de protocolos – focando na maneira como os dados são metrificados, os métodos aplicados e os resultados efetivamente acompanhados[13]. Essa perspectiva, direcionada a médicos e profissionais diretamente envolvidos na gestão dos serviços de saúde, busca oferecer subsídios para a criação de intervenções que, desde o início, possuam critérios mensuráveis de sucesso, facilitando a identificação dos impactos reais e permitindo ajustes contínuos que promovam mudanças significativas na prática clínica e na experiência dos pacientes.

Ao se pensar na implantação de novos modelos assistenciais, torna-se imperativo definir com clareza os parâmetros de mensuração dos dados[21]. A metrificação adequada não é apenas uma etapa de coleta de informações, mas um processo estratégico que envolve a definição de indicadores de desempenho, a integração de bases de dados e a utilização de sistemas eletrônicos de saúde capazes de fornecer informações em tempo real. Essa abordagem permite que os gestores e profissionais avaliem, de maneira precisa, as áreas de maior impacto e os pontos críticos que demandam intervenções imediatas. Nesse contexto, a utilização de registros eletrônicos integrados e a adoção de modelos analíticos baseados em evidências constituem ferramentas indispensáveis para que os dados gerados sejam convertidos em informações úteis para a tomada de decisão[8].

A aplicação de métodos que garantam a eficácia das intervenções constitui, em si, um desafio que demanda a conjugação entre o rigor científico e a flexibilidade necessária para a adaptação às especificidades de cada serviço de saúde. A metodologia de implantação deve estar centrada na utilização de protocolos validados, que possam ser replicados e ajustados conforme a evolução do cenário assistencial[21]. Para tanto, é fundamental que os profissionais de saúde se familiarizem com as melhores práticas internacionais, adaptando essas diretrizes ao contexto local sem perder a essência das evidências que as sustentam[23]. Essa prática requer, também, o treinamento contínuo das equipes e o estabelecimento de linhas de comunicação claras entre os diversos setores envolvidos, de forma que a aplicação dos métodos seja consistente e as intervenções possam ser avaliadas com base em indicadores previamente estabelecidos.

O acompanhamento dos resultados, por sua vez, assume um papel de destaque nesse processo. A implementação de um sistema de monitoramento contínuo permite que os gestores avaliem a efetividade das intervenções ao longo do tempo, identificando os pontos fortes e as áreas que necessitam de refinamento. Esse acompanhamento deve incluir a definição de indicadores de processo e de desfecho que, juntos, possibilitam a análise do impacto da intervenção tanto do ponto de vista clínico quanto econômico[21]. Por exemplo, indicadores como a redução dos índices de hospitalização, a melhoria dos parâmetros laboratoriais e a elevação da satisfação dos pacientes podem ser associados a medidas que comprovem a eficácia dos métodos aplicados[13]. Essa estratégia de monitoramento contínuo possibilita ajustes rápidos e precisos, garantindo que as ações implementadas mantenham-se alinhadas aos objetivos propostos e às demandas reais do serviço de saúde.

A eficácia dos métodos de implantação está intrinsecamente ligada aos processos de mudança que se operam na prática clínica. A introdução de novos protocolos e metodologias requer uma mudança cultural, que passa pelo reconhecimento da necessidade de revisão dos modelos tradicionais de atendimento e pela disposição para inovar[24]. Essa mudança de paradigma não se restringe apenas ao aspecto técnico, mas envolve também a transformação dos comportamentos individuais e coletivos dos profissionais. A implantação de novas práticas exige a adoção de uma postura proativa, na qual a autoavaliação e a busca por aprimoramento se tornam parte do cotidiano da equipe[24]. Dessa forma, os processos de mudança e avaliação devem ser concebidos como um ciclo contínuo, que parte da identificação dos desafios, passa pela implementação de soluções e culmina na reavaliação dos resultados, fomentando uma cultura de melhoria constante e de aprendizado compartilhado.

A APLICAÇÃO DA MEDICINA DO ESTILO DE VIDA NA INDÚSTRIA 5.0

Neste cenário, a integração de ferramentas digitais desempenha um papel fundamental para a eficácia dos processos de implantação. A utilização de aplicativos, plataformas de telemedicina e dispositivos vestíveis não apenas facilita a coleta e a análise de dados, como também contribui para o engajamento dos pacientes e para a personalização dos cuidados. Ao permitir um monitoramento remoto e a comunicação em tempo real, essas tecnologias possibilitam que os profissionais reajam de forma mais rápida a eventuais desvios dos parâmetros esperados, ajustando os planos de intervenção de maneira dinâmica e alinhada às necessidades individuais dos pacientes[18]. Essa integração tecnológica se apresenta como uma estratégia eficaz para otimizar tanto o processo de avaliação quanto o acompanhamento dos resultados, promovendo uma gestão mais eficiente e uma maior adesão às práticas de Medicina do Estilo de Vida.

A implantação de métodos para a melhoria dos serviços de saúde envolve ainda uma mudança na forma de se estruturar o ambiente clínico e administrativo. A implementação de protocolos baseados em evi-

Avaliação de Medicina do Estilo de Vida Nome: Sobrenome: Data de Nascimento (XX/XX/XXXX): Sexo:
Para cada item, pense nos últimos sete dias e responda "Sim" ou "Não:" se você...
1. Sentiu que sua vida tinha um propósito
2. Usou azeite de oliva como seu óleo principal ou não usou óleo para cozinhar
3. Praticou duas ou mais práticas espirituais ou religiosas (por exemplo, meditação, oração, cultos religiosos etc.)
4. Sentiu que era capaz de gerenciar e lidar com estressores de forma eficaz na maioria dos dias
5. Interagiu com um ou mais clubes ou organizações (por exemplo, grupo esportivo, comunitário, escolar etc.)
6. Fumou, vaporizou ou usou tabaco/cigarros eletrônicos
7. Visitou ou conversou com um amigo próximo ou familiar em três ou mais ocasiões diferentes
8. Acordou se sentindo revigorado e descansado na maioria dos dias
9. Passou pelo menos duas horas na natureza (aproximadamente 20 minutos diários)
10. Sentiu que tinha tempo suficiente para cuidar de si mesmo na maioria dos dias
Para cada item, pense nos últimos sete dias e forneça sua melhor estimativa para cada um:
11. Número total de refeições em restaurantes, seja sentado ou para viagem
12. Número total de treinos de resistência realizados (por exemplo, flexões, agachamentos, barras fixas etc.)
13. Número total de bebidas adoçadas consumidas (por exemplo, suco, café ou chá adoçado, refrigerante, bebidas esportivas)
14. Maior número de bebidas alcoólicas consumidas em um único dia
15. Número médio de lanches embalados por dia (por exemplo, salgadinhos, bolachas, biscoitos, doces, barras de proteína etc.)
16. Número médio de horas dormidas por noite
17. Número médio de porções diárias de frutas
18. Número médio de horas gasto sentado por dia
19. Número médio de bebidas alcoólicas consumidas nos dias em que o álcool foi consumido (selecione menos de um se você não bebeu álcool)
20. Número médio de porções diárias de vegetais
21. Quantidade total de exercícios cardiorrespiratórios durante a semana (por exemplo, caminhada rápida, corrida etc.) (em minutos)

FIGURA 1 **Formulário de avaliação de Medicina do Estilo de Vida.**
Fonte: Bonnet, 2023[21].

dências deve ocorrer de maneira integrada, envolvendo não apenas os médicos, mas toda a equipe multiprofissional – desde enfermeiros e nutricionistas até profissionais de TI e gestores administrativos. Essa abordagem interdisciplinar é essencial para que a implantação dos métodos seja eficaz, visto que a complexidade dos serviços de saúde exige

Pontuação de estilo de vida: 32

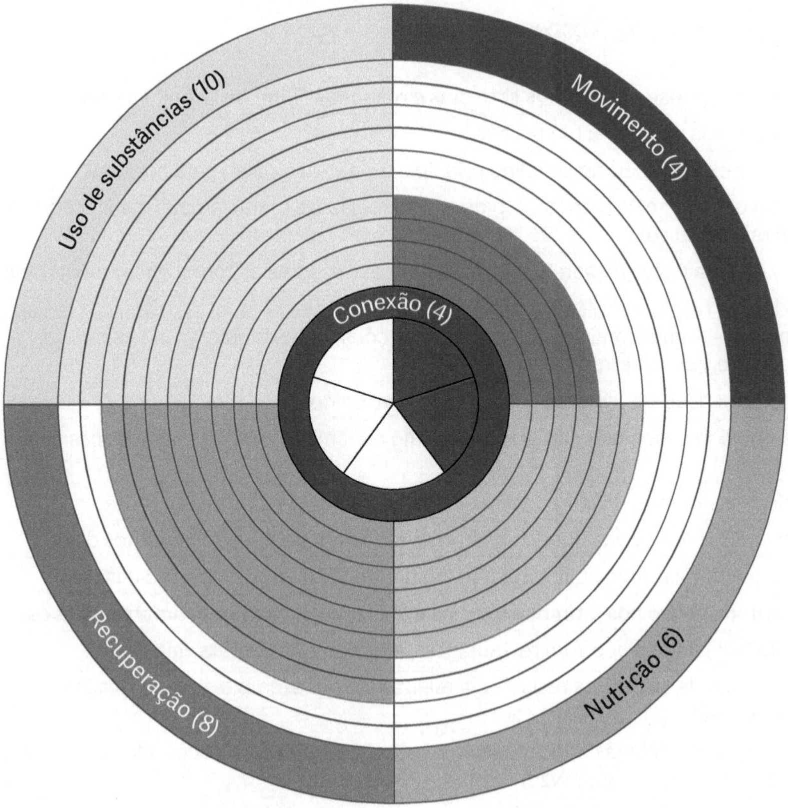

Interpretação da pontuação geral do estilo de vida	Interpretação	Pontuação geral do estilo de vida
Este é um momento oportuno para trabalhar com seu médico para ajudá-lo a adotar hábitos que melhorarão significativamente sua saúde.	Abaixo da média	0-20
Você tem alguns ótimos hábitos de saúde, embora haja muitas oportunidades de melhorar sua saúde e diminuir o risco de doenças.	Média	21-30
Você tem muitos hábitos saudáveis, embora haja algumas áreas em que você deve avaliar seus hábitos para ver se pode melhorá-los.	Muito bom	31-40
Considere pequenos ajustes para um estilo de vida muito saudável no geral.	41-50	Excelente

FIGURA 2 **Exemplo de resultado da avaliação de Medicina do Estilo de Vida.**

Fonte: Bonnet, 2023[21].

uma articulação precisa entre diferentes áreas de conhecimento. Cada membro da equipe desempenha um papel específico na coleta de dados, na execução dos protocolos e na interpretação dos resultados, contribuindo para a criação de um sistema coeso e bem estruturado. Dessa forma, o processo de implantação se torna um esforço colaborativo, no qual a soma de conhecimentos e habilidades individuais resulta na consolidação de práticas que promovem uma real melhoria nos desfechos clínicos[10].

O PROCESSO DE MEDIR E AVALIAR

A mensuração dos resultados, entendida como a capacidade de transformar dados coletados em informações estratégicas, é um elemento crucial nesse processo. Técnicas estatísticas avançadas, associadas à inteligência artificial e à análise preditiva, podem ser utilizadas para identificar padrões de comportamento, prever tendências e mensurar os efeitos das intervenções com maior precisão. Ao aplicar esses métodos, os gestores podem antecipar possíveis desvios e planejar intervenções preventivas antes que os problemas se agravem[7]. Esse nível de detalhamento e precisão na avaliação dos resultados não apenas aumenta a confiabilidade dos dados, como também fortalece a credibilidade dos métodos implantados, evidenciando que as práticas adotadas se baseiam em resultados mensuráveis e replicáveis. Para o médico, essa abordagem representa uma importante ferramenta de apoio à decisão clínica, orientando a escolha por estratégias que realmente impactem a saúde do paciente de forma positiva e sustentável[23].

Outra dimensão essencial da implantação de métodos para avaliação, intervenção e acompanhamento diz respeito à eficiência dos processos organizacionais. A correta integração dos fluxos de trabalho, aliada à automatização de processos burocráticos, permite que os profissionais concentrem seus esforços na atenção clínica e na promoção da saúde. A utilização de sistemas informatizados para a administração dos dados e a implementação de protocolos padronizados contribuem para a redução de erros e para a otimização do tempo dedicado a atividades administrativas, permitindo que a equipe se dedique mais intensamente às demandas diretas dos pacientes. Essa reestruturação dos processos internos, embora desafiadora, é fundamental para a criação de um ambiente de trabalho mais eficiente e focado na melhoria contínua dos serviços prestados. Para o médico, saber que os processos estão bem definidos e que os resultados são acompanhados sistematicamente contribui para a segurança na prática clínica e para a confiança na implementação das novas metodologias.

No campo da avaliação, a adoção de métodos padronizados permite que os resultados obtidos em diferentes unidades ou serviços de saúde sejam comparáveis, possibilitando a identificação de melhores práticas e a promoção de *benchmarkings* que estimulem a melhoria contínua. Essa padronização não somente contribui para a análise individual de cada intervenção, mas também permite a realização de estudos multicêntricos que corroboram a eficácia dos métodos aplicados em diferentes contextos. Essa visão comparativa fortalece a base de evidências que fundamenta a Medicina do Estilo de Vida, demonstrando que os benefícios observados não são fruto do acaso, mas sim do resultado de uma implantação criteriosa e orientada por dados. Assim, a padronização dos métodos de avaliação se apresenta como uma estratégia central para a obtenção de resultados consistentes e para a disseminação de práticas que podem ser replicadas em larga escala[2].

A sustentabilidade econômica dos serviços de saúde é outro fator que se beneficia diretamente da implantação de métodos eficazes de avaliação e intervenção. Ao mensurar com precisão os resultados e ao identificar intervenções que realmente promovem a melhoria dos desfechos clínicos, é possível estabelecer uma relação custo-efetividade robusta[9]. Esse aspecto é especialmente relevante em um contexto em que os recursos financeiros dos sistemas de saúde são limitados e o equilíbrio entre investimento e retorno é crucial para a viabilidade dos serviços. Por meio de uma implantação criteriosa e da análise detalhada dos resultados, os gestores podem demonstrar que a adoção de práticas baseadas em evidências não só melhora a saúde dos pacientes, mas também gera economia a médio e longo prazo, ao reduzir a necessidade de intervenções de alta complexidade e procedimentos hospitalares. Para o médico, essa perspectiva amplia a compreensão de que a eficácia clínica está intrinsecamente ligada à eficiência econômica, estabelecendo uma relação de benefício mútuo que fortalece a sustentabilidade dos sistemas de saúde[13].

Essas ações exigem, portanto, uma articulação complexa que envolve a coleta criteriosa de dados, a aplicação rigorosa de métodos validados e a implementação de processos de monitoramento contínuo. Esse ciclo, que integra etapas de planejamento, execução e reavaliação, é essencial para que as intervenções possam ser ajustadas de forma dinâmica e responder de maneira eficiente aos desafios que surgem no cotidiano da prática clínica. No decorrer desse processo, os profissionais de saúde desenvolvem uma compreensão aprofundada dos mecanismos subjacentes às mudanças comportamentais e aos resultados clínicos, permitindo que as intervenções sejam refinadas e otimizadas de forma progressiva. Essa evolução contínua, impulsionada pela combinação entre o rigor científico e a prática clínica, representa uma das maiores inovações na forma como os serviços de saúde podem ser geridos de maneira eficaz e sustentável.

Finalmente, a implementação de métodos estruturados de avaliação, intervenção e acompanhamento é uma ferramenta poderosa para fomentar a mudança não apenas nos resultados clínicos, mas também na cultura institucional. A adoção de protocolos bem definidos e a utilização de indicadores precisos criam um ambiente em que a melhoria contínua se torna parte intrínseca do cotidiano dos serviços de saúde. Essa transformação cultural exige um engajamento de todos os níveis hierárquicos, desde os gestores até os profissionais que prestam atendimento diretamente aos pacientes. Ao construir um modelo de implantação que valorize a mensuração rigorosa dos dados e o acompanhamento sistemático dos resultados, os serviços de saúde se posicionam na vanguarda da prática clínica, demonstrando que a eficácia das intervenções está intrinsecamente ligada a um processo bem estruturado e a uma gestão orientada por evidências. Para o médico, essa mudança de paradigma reflete a possibilidade de atuar em um ambiente em que as decisões clínicas são respaldadas por dados confiáveis e pela certeza de que cada intervenção foi cuidadosamente planejada para produzir os melhores resultados possíveis.

A partir dessa perspectiva, torna-se evidente que o sucesso de qualquer intervenção depende não apenas da qualidade dos planos formulados, mas sobretudo da capacidade dos gestores em transformar esses planos

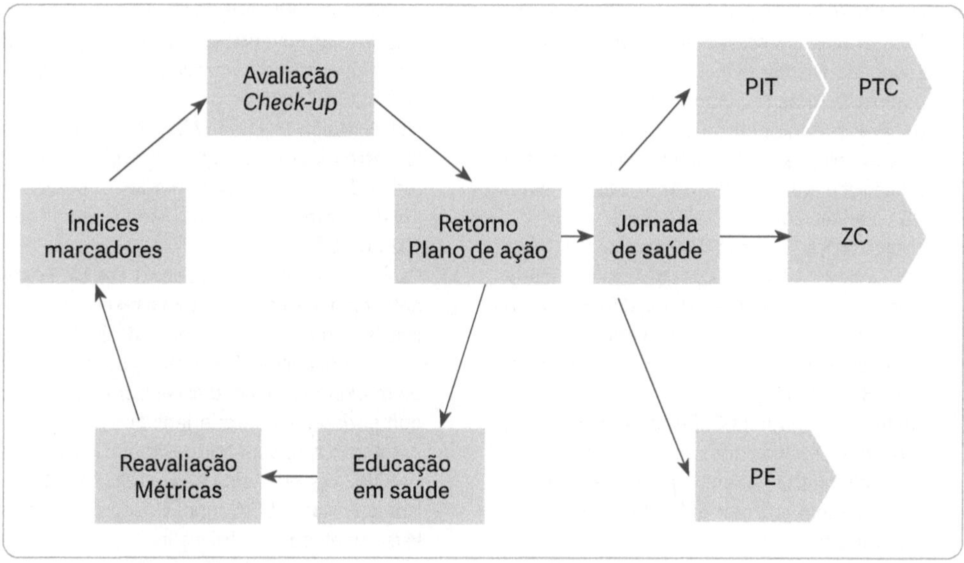

FIGURA 3 **Jornada de saúde.**

PIT: plano individual de tratamento; PTC: programa de tratamento continuado; ZC: zona de controle; PE: programa educacional.

em ações concretas e mensuráveis. Ao adotar uma metodologia que privilegia a metrificação rigorosa dos dados e o acompanhamento contínuo dos resultados, as instituições de saúde podem estabelecer um novo padrão de excelência, em que cada passo dado é fundamentado em evidências e direcionado para a melhoria dos desfechos clínicos. Assim, o enfoque na implantação metodológica, com sua ênfase na medição precisa, na aplicação de métodos testados e no monitoramento ativo dos resultados, proporciona uma base sólida para que as mudanças ocorram de forma consistente e sustentável, reafirmando o papel transformador da Medicina do Estilo de Vida no contexto dos serviços de saúde contemporâneos.

Essa visão integrada, que une tecnologia, capacitação e avaliação sistemática, revela que o processo de implantação vai muito além da implementação de novos protocolos: ele representa a criação de um novo paradigma na gestão clínica, em que a eficácia das intervenções é constantemente validada e aperfeiçoada. Nesse cenário, o médico encontra um ambiente propício não apenas para oferecer cuidados de alta qualidade, mas também para contribuir para o desenvolvimento de práticas que podem redefinir o futuro dos serviços de saúde. Em última análise, a implantação bem-sucedida desses métodos estabelece uma conexão vital entre o conhecimento científico, a prática clínica e a eficiência operacional, ampliando as possibilidades de transformar a realidade assistencial e promover a saúde de maneira abrangente e duradoura.

REFERÊNCIAS BIBLIOGRÁFICAS

1. Conn S, Curtain S. Health coaching as a lifestyle medicine process in primary care. Aust J Gen Pract. 2019;48(10):677-80.
2. Keyes D, Patel NI, Correa KA. Overview of lifestyle medicine. StatPearls [Internet]. Treasure Island: StatPearls Publishing; 2023.

3. Kushner RF, Sorensen KW. Lifestyle medicine: the future of chronic disease management. Curr Opin Endocrinol Diabetes Obes. 2013;20(5):389-95.
4. Bauer UE, Briss PA, Goodman RA, Bowman BA. Prevention of chronic disease in the 21st century: elimination of the leading preventable causes of premature death and disability in the USA. Lancet. 2014;384(9937):45-52.
5. Livingston KA, Freeman KJ, Friedman SM, Stout RW, Lianov LS, Drozek D, et al. Lifestyle medicine and economics: a proposal for research priorities informed by a case series of disease reversal. Int J Environ Res Public Health. 2021;18(21):11364.
6. Gualandi R, Masella C, Piredda M, Ercoli M, Tartaglini D. What does the patient have to say? Valuing the patient experience to improve the patient journey. BMC Health Serv Res. 2021;21(1):347.
7. Poláková M, Suleimanová JH, Madzík P, Copuš L, Molnárová I, Polednová J. Soft skills and their importance in the labour market under the conditions of Industry 5.0. Heliyon. 2023;9(8):e18670.
8. Abraham TH, Stewart GL, Solimeo SL. The importance of soft skills development in a hard data world: learning from interviews with healthcare leaders. BMC Med Educ. 2021;21(1):147.
9. Verhaeghe N, De Maeseneer J, Maes L, Van Heeringen C, Annemans L. Effectiveness and cost-effectiveness of lifestyle interventions on physical activity and eating habits in persons with severe mental disorders: a systematic review. Int J Behav Nutr Phys Act. 2011;8:28.
10. John NA, John J, Tarnikanti M, Kalpana M, Kamble P, Singhal A, et al. Implications of lifestyle medicine in medical practice. J Family Med Prim Care. 2023;12(2):208-12.
11. Glechner A, Keuchel L, Affengruber L, Titscher V, Sommer I, Matyas N, et al. Effects of lifestyle changes on adults with prediabetes: a systematic review and meta-analysis. Prim Care Diabetes. 2018;12(5):393-408.
12. Roberts S, Barry E, Craig D, Airoldi M, Bevan G, Greenhalgh T. Preventing type 2 diabetes: systematic review of studies of cost-effectiveness of lifestyle programmes and metformin, with and without screening, for pre-diabetes. BMJ Open. 2017;7(11):e017184.
13. Jansen MJ, Viechtbauer W, Lenssen AF, Hendriks EJM, de Bie RA, Koke AJA, et al. Effectiveness and cost-effectiveness of a combined lifestyle intervention compared with usual care for patients with early-stage knee osteoarthritis who are overweight or obese: protocol for a randomised controlled trial. BMJ Open. 2022;12(3):e059554.
14. Hall J, Mallin M, Herlihy M, Gelman EJ. A pilot retrospective study of a physician-directed and genomics-based model for precision lifestyle medicine. Front Med (Lausanne). 2023;10:1239737.
15. Park JH, Joo MK, Kim YJ, Lee KJ, Lee BY. Epigenetic biomarkers of metabolic responses to lifestyle interventions. Nutrients. 2023;15(19):4251.
16. Lehallier B, Rychak E, Hornburg D, et al. Blood biomarker profiles and exceptional longevity: comparison of centenarians and non-centenarians in a 35-year follow-up of the Swedish AMORIS cohort. Aging Cell. 2024;23(1):e13952.
17. Horne J, Madill J, O'Connor C. Genetic biomarkers of metabolic detoxification for personalized lifestyle medicine. Nutrients. 2022;14(4):768.
18. Franklin NC, Lavie CJ, Arena R. Personalizing lifestyle medicine: rationale, barriers, and strategies for implementation. Am J Lifestyle Med. 2023;17(5):476-86.
19. Agostinis-Sobrinho C, Gómez-Martínez S, Nova E, Hernandez A, Labayen I, Kafatos A, et al. Lifestyle patterns and endocrine, metabolic, and immunological biomarkers in European adolescents: The HELENA study. Pediatr Diabetes. 2019 Feb;20(1):23–31.
20. Ornish D, Madison C, Kivipelto M, Kemp C, McCulloch CE, Galasko D, et al. Effects of intensive lifestyle changes on the progression of mild cognitive impairment or early dementia due to Alzheimer's disease: a randomized, controlled clinical trial. Alzheimers Res Ther. 2024;16(1):122.
21. Bonnet JP. Content and face validation of the lifestyle medicine assessment. Am J Lifestyle Med. 2023;18(2):252-9.
22. Monti K, Monti JD, Thomas D. Knowledge and attitudes of lifestyle medicine: based care in a military community. Mil Med. 2023;188(3-4):e497-e502.
23. Malatskey L, Bar Zeev Y, Polak R, Tzuk-Onn A, Frank E. A nationwide assessment of lifestyle medicine counseling: knowledge, attitudes, and confidence of Israeli senior family medicine residents. BMC Prim Care. 2020;21:186.
24. Bashir K, Johnson-Gonzalez CB, Dhiman A, Crawford TN, Lee JS. Lifestyle medicine implementation in family medicine clinic. Am J Lifestyle Med. 2024;18(2):252-9.

76

Clínicas especializadas e programas de acompanhamento

Kelly Biancardini Gomes Barbato
Daniel J. M. Medeiros Lima

Pontos-chave

- Os modelos de atendimento especializado para o manejo de doenças crônicas podem ser intensivos (de imersão), ou programas de cuidado contínuo, entregues no formato presencial, digital ou híbrido. O plano de cuidado pode acontecer ainda em sessões em grupo, individuais ou ambas, e de forma presencial, remota ou híbrida.
- Faz parte de um serviço de qualidade uma abordagem centrada no paciente, de preferência com acompanhamento multidisciplinar, e que inclua estratégias de abordagem comportamental para a construção e consolidação de mudanças sustentáveis. O uso de tecnologia pode ser muito favorável para melhorias e escalabilidade do serviço.
- Certamente há barreiras, especialmente em relação à viabilidade financeira e sustentabilidade dos modelos, mas que podem ser encaradas como desafios e oportunidades para a implementação de serviços de Medicina do Estilo de Vida (MEV) no Brasil e no mundo.

INTRODUÇÃO

Estamos em uma era com mais pessoas envelhecendo e vivendo mais anos de vida, porém com diversas doenças crônicas não transmissíveis (DCNT) que muitas vezes se iniciaram ainda na idade adulta. Sem dúvida, isso não apenas sobrecarrega os sistemas de saúde, do Brasil e da maioria dos lugares do mundo, como também nos provoca a refletir e construir soluções para nossa realidade como humanidade nesse milênio, englobando o indivíduo, sua rede de apoio e a produtividade no trabalho. Esses esforços precisam ser especialmente balanceados com ações governamentais de política pública e infraestrutura em nível populacional, que abordem determinantes sociais e comerciais do nosso estilo de vida[1].

A abordagem da Medicina do estilo de vida (MEV) é completamente alinhada com o modelo biopsicossocial de saúde, centrado no paciente e com a consideração da complexidade de fatores envolvidos como determinantes de sua saúde e do *continuum* saúde-doença.

Doenças crônicas não transmissíveis (DCNT) – apenas tratáveis e não reversíveis?

Atualmente, sabemos que as DCNT são a principal causa de mortalidade e incapacidade no mundo, respondendo por 76% das mortes no Brasil e cerca de 70% mundialmente[2,3]. Segundo a Organização Mundial das Saúde (OMS), essas mortes frequentemente estão ligadas a doenças evitáveis, como as cardiovasculares, câncer, doenças respiratórias e diabetes[4]. Nos Estados Unidos, as DCNT são responsáveis por 7 em cada 10 mortes.[5]

Como consequência, as DCNT geram altas taxas de hospitalizações e internações prolongadas, especialmente entre indivíduos com múltiplas condições crônicas e idade avançada[6,7]. Doenças como insuficiência cardíaca, doença pulmonar obstrutiva crônica (DPOC) e doença renal crônica são responsáveis pelas elevadas taxas de internação, enquanto pacientes com diabetes apresentam maiores índices de readmissão hospitalar[8,9].

Nos Estados Unidos, cerca de 90% da população apresenta ao menos uma DCNT e 77% têm múltiplas condições, responsáveis por 86% dos custos com saúde, chegando a U$S 4,1 trilhões anuais[10-12]. A prevalência crescente dessas doenças está diretamente relacionada a fatores modificáveis do estilo de vida, como dieta inadequada, sedentarismo, uso de substâncias tóxicas, estresse crônico e distúrbios do sono[13-18]. Intervenções baseadas no estilo de vida têm demonstrado potencial para reduzir em até 80% o risco dessas doenças[19-22].

A literatura médica atual evidencia que intervenções no estilo de vida não apenas previnem ou controlam, mas também podem reverter as DCNT[20-22]. Apesar disso, esse tópico é pouco explorado na formação médica, e sua incorporação nas diretrizes clínicas brasileiras tem evoluído de forma lenta. Outro aspecto frequentemente questionado é o custo dessas intervenções, especialmente para populações vulneráveis. Contudo, estudos demonstram que intervenções comportamentais são economicamente vantajosas. Na Suécia, intervenções em atenção primária resultaram em economia e ganhos em anos de vida ajustados pela qualidade (*quality-adjusted life year* – QALY)[23]. Além disso, programas intensivos para pacientes coronarianos reduziram hospitalizações e custos no Medicare[24], e intervenções como as do estudo Look AHEAD diminuíram hospitalizações em 11% e o uso de medicamentos em 6% ao longo de 10 anos[25]. Por fim, ressalta-se a importância de abordagens multidisciplinares e personalizadas, integrando medicamentos e estilo de vida conforme necessidades individuais, visando resultados superiores em saúde e qualidade de vida[23,26].

MODELOS DE ATENDIMENTO ESPECIALIZADO PARA O MANEJO DE DOENÇAS CRÔNICAS

Podemos pensar em três grandes modelos de atendimento especializado, conforme a Figura 1.

O atendimento de saúde pode ser síncrono ou assíncrono, em grupo, individuais ou combinando essas estratégias. Os modelos de atendimento especializado compõem uma matriz de atenção viabilizada pela disponibilidade das tecnologias disponíveis, que podem melhorar o cuidado e principalmente impulsionar sua escalabilidade. A Figura 2 mostra alguns exemplos.

Na maioria das vezes, os serviços que usam grupos para o cuidado são oferecidos para populações com determinada condição de saúde, como pacientes com doença coronariana, pacientes sobreviventes ou durante tratamento para câncer, pacientes com excesso de peso, diabetes etc. Isso facilita uma entrega mais específica do conteúdo pelos profissionais, mas principalmente promove o aprendizado pelos pares, que faz parte de diversos fundamentos teóricos de abordagens comportamentais. Além disso, é importante considerar fatores como idade, preferências pessoais e barreiras sociais na formação de grupos de cuidado para que se

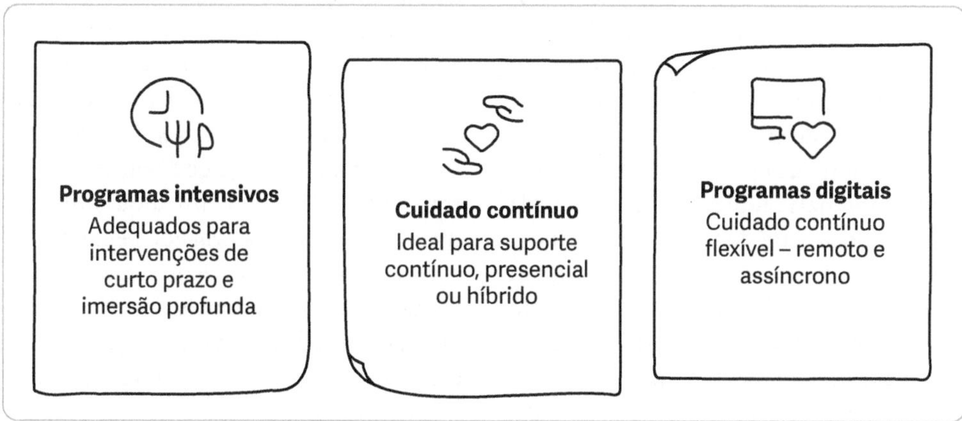

FIGURA 1 Modelos de atendimento especializado.

	Síncronos	**Assíncronos**
Individual	Consulta presencial; teleconsulta; telefonema; telemonitoramento	Mensagem de texto ou de áudio; *e-mail*; carta; cartão postal
Em grupo	*Workshop*, sessão em grupo, atividade de compartilhamento de experiências	Assinatura de serviço online de consultoria em saúde, fórum, sistema de monitoramento e *feedback*, serviço de IA, canal de vídeo

Estado da arte das tecnologias de comunicação Infraestrutura *Front-end* *Back-end*	**Telecom** 5G WiFi Redes	**Dados** Middleware Data Lake Data Ocean Big Data	**Processamento** Inteligência artificial (IA) Aprendizado de máquina Sistemas de processamento de linguagem natural	***Front-end*** Mobile Computação pessoal Smart TVs *Wearables*

FIGURA 2 Exemplos de modelos de atendimento especializado.

obtenham os melhores resultados na adesão e sustentabilidade das mudanças.

Em relação ao manejo da obesidade para perda de peso, por exemplo, sabe-se que o apoio social, especialmente dos pares, contribui para o sucesso tanto na perda de peso como na manutenção do peso perdido[27], além de ser uma abordagem cognitivo-comportamental essencial para o gerenciamento do peso[28]. Empatia, exemplos de comportamento a serem seguidos, compromisso e resolução de problemas fazem parte do apoio social pelos pares oferecido em ambientes de grupo e constituem fatores importantes para a mudança de estilo de vida e a perda de peso[29,30]. Uma revisão sistemática com metanálise mostrou que intervenções de estilo de vida com múltiplos componentes para perda de peso em adultos foi mais efetiva quando realizada em grupos do que de forma individual[31]. Por outro lado, as intervenções individuais oferecem aconselhamento personalizado que se adapta às características do paciente e às suas necessidades de tratamento[32].

Seja qual for o formato desse atendimento especializado, o primeiro desafio é sempre garantir o retorno do paciente! Para a MEV gerar resultados, ela depende da continuidade do cuidado, ou seja, de conseguir adesão, engajamento e retenção de cada paciente que se interessou e se disponibilizou a testar aquela proposta holística e integral de cuidado.

ACOMPANHAMENTO MULTIDISCIPLINAR

A MEV é essencialmente multidisciplinar. Embora todos os profissionais envolvidos devam buscar entender o máximo possível das perspectivas das demais áreas, cada um acaba desenvolvendo sua *expertise* específica, de acordo com seus gostos, preferências e área de atuação. Saber trabalhar em equipe, ou seja, ter competência colaborativa, é um atributo fundamental para o profissional que deseja fazer parte desse tipo de serviço. É mais do que ter conhecimento, é ter habilidades e atitude[33].

Segundo o Colégio Brasileiro de Medicina do Estilo de Vida (CBMEV), os profissionais que podem ser certificados em MEV são: médicos, nutricionistas, psicólogos, educadores físicos, enfermeiros, fisioterapeutas, dentistas, farmacêuticos, quiropatas, assistentes sociais, terapeutas ocupacionais e profissionais de saúde com doutorado ou mestrado na área de saúde. Uma equipe de saúde de atendimento especializado para o manejo de doenças crônicas com a MEV deve ser construída com esses tipos de profissionais. Quando pensamos na construção de um serviço, a equipe ainda contará com profissionais de outras áreas que não da saúde, como profissionais das áreas de comunicação, tecnologia, negócios e finanças, entre outros.

As atuações específicas para alguns dos profissionais dentro da equipe seriam estas, por exemplo:

- Médicos que coordenam o tratamento e acompanham a progressão dos pacientes.
- Nutricionistas que auxiliam na construção de um plano alimentar individualizado, considerando as necessidades e preferências do paciente.
- Psicólogos e/ou *coaches* de saúde que ajudam no desenvolvimento de estratégias para mudança de comportamento.
- Educadores físicos que orientam sobre a prática de exercícios e redução do com-

portamento sedentário de acordo com as condições, gostos e limitações de cada indivíduo.

Idealmente, todos deveriam ter formação e certificação em MEV para atuação nesse modelo de serviço de saúde.

ABORDAGEM CENTRADA NO PACIENTE

Todos os programas especializados no manejo de doenças crônicas possuem o objetivo final de ajudar aquele indivíduo a fazer mudanças comportamentais que se traduzam em mais saúde, que façam sentido para ele naquele momento de vida, mas principalmente que sejam sustentáveis em longo prazo. Mudanças comportamentais desencadeadas por medo ou culpa em geral são transitórias, e as recaídas são mais frequentes do que quando a mudança é motivada por razões relacionadas aos valores, princípios e visões de futuro do indivíduo. Por isso, é muito importante que o profissional de saúde ajude o paciente a refletir e organizar na sua mente o porquê de ele querer entrar em determinado programa; o porquê do porquê, ou seja, por que motivo isso é importante para ele nesse momento; depois, avaliar qual a visão de futuro que o paciente tem como término dessa jornada e, finalmente, como começar a construir esse futuro em ações no presente, em geral por meio da utilização de *SMART goal*[34].

Exemplificando um paciente que deseja entrar num programa de perda de peso. Primeiro porquê: "quero perder peso". O porquê do porquê: "quero poder cuidar e brincar com meus netos". Essa provavelmente é sua visão do futuro, e, nessa longa jornada de perda de peso, é importante esclarecer o que a evidência mostra e alinhar com as expectativas do paciente. Alguns exemplos: "uma perda de peso de 5% já traz benefícios importantes para sua saúde"[35], e, embora o objetivo do paciente provavelmente seja maior que isso, antes de a pessoa perder 20% ela precisa perder 5%, depois 10%, depois 15%, para então alcançar os 20% desejados. Nessa jornada, a vida "continuará acontecendo" e haverá momentos mais difíceis de adesão ao plano terapêutico, como eventos sociais, viagens, festividades, entre outros desafios. Um lapso não é igual à recaída[36], e é fundamental cultivar autocompaixão e resiliência para lidar com esses momentos e voltar ao caminho de saúde. Esclarecer quanto se espera de perda de peso, em média, com o déficit calórico semanal prescrito e individualizado pelo profissional de nutrição, lembrando que cada indivíduo tem suas próprias características e por isso apresenta respostas variáveis, seria outro ponto a ser abordado. A fase da vida também influencia, se é um adolescente, uma mulher entrando na menopausa ou uma pessoa de 70 anos. Auxiliar o paciente a construir suas *SMART goals* e desenvolver sua autoeficácia na jornada faz parte de um processo de maiores chances de sucesso.

A autoeficácia refere-se à confiança do indivíduo em sua capacidade de organizar e executar as ações necessárias para alcançar objetivos específicos. Esse constructo foi introduzido por Bandura em 1977 e desempenha um papel fundamental na mudança de comportamento, pois indivíduos com maior autoeficácia têm mais chances de iniciar e manter os esforços necessários para superar desafios e adotar comportamentos mais saudáveis[37,38].

FERRAMENTAS BÁSICAS

Programas eficazes não apenas fornecem informações e educam em saúde, mas também ensinam habilidades e promovem atividades práticas, como planejamento de refeições saudáveis, oficinas de culinária, técnicas de controle do estresse e exercícios físicos guiados. A presença de mentoria, *coaching* de saúde e suporte social, tanto pelos pares como pelos profissionais da equipe, contribui significativamente para a consolidação de um novo estilo de vida e o sucesso de um programa de cuidado continuado. Algumas ferramentas que podem ser incorporadas no acompanhamento contínuo e ser reavaliadas periodicamente estão descritas a seguir.

Screening do estilo de vida

Algumas ferramentas e questionários podem ser aplicados antes do primeiro contato com o profissional e depois reaplicados para avaliação evolutiva, como a versão brasileira do questionário "estilo de vida fantástico"[39], o pentáculo do bem-estar[40] e uma avaliação ampla, sugerida no livro *Lifestyle Medicine Handbook*, de Beth Frates, ainda não traduzida para o português[41].

Avaliação da qualidade de vida

O conceito de qualidade de vida relacionada à saúde é aceito como multidimensional, abrangendo aspectos emocionais, físicos, sociais e sentimentos subjetivos de bem-estar, que refletem a avaliação e a reação subjetiva de um indivíduo à saúde ou à doença.

Seguindo com o exemplo de pacientes em programas direcionados para a perda de peso, como o ganho de peso corporal ocorre geralmente de forma lenta, muitos pacientes com obesidade não percebem o impacto que seu peso teve na percepção da própria saúde, na vida social e nos níveis de energia. Avaliar o impacto do ganho de peso nessas dimensões por meio da discussão dos resultados de uma avaliação da qualidade de vida relacionada à saúde, por exemplo, permitirá que os médicos personalizem os potenciais benefícios que a perda de peso pode proporcionar. Essa estratégia pode ser valiosa para ajudar os pacientes a redefinirem o sucesso e perceberem que podem melhorar sua qualidade de vida sem necessariamente alcançar um peso corporal ideal[42].

Escala do estágio de mudança ou escala de Prochaska

Entender que a maioria das pessoas falha nas suas tentativas de mudanças, não por falta de motivação ou de vontade, nem por genética ou personalidade desfavorável, nem por falta de autoconfiança, mas simplesmente porque a maioria não sabe como mudar, pode ser disruptivo no entendimento profissional de como atuar em cada estágio de mudança[43,44].

PERGUNTAS ESTRUTURAIS PARA CRIAÇÃO DE UM SERVIÇO DE MEV

A criação e manutenção de uma clínica especializada ou de um programa de acompanhamento crônico em MEV exigem planejamento estratégico detalhado. Além dos aspectos clínicos, é essencial considerar fatores operacionais e financeiros para garantir a viabilidade e a sustentabilidade do modelo. A experiência internacional com a implementação de práticas de MEV mostra que não há um único modelo de sucesso, mas sim princípios fundamentais que devem ser seguidos para garantir a longevidade da clínica e seu impacto positivo na saúde dos pacientes. Antes de estruturar uma clínica ou programa, os profissionais de saúde devem responder a questões-chave que ajudarão a definir o modelo de negócio e a estratégia de atendimento. Joe Raphael, em seu artigo *Applying the Business of Lifestyle Medicine*, organiza algumas perguntas estruturais e fundamentais a serem consideradas na construção de um programa prático de MEV[45], apresentadas graficamente a seguir.

Opções de cobrança e remuneração pelos serviços de MEV

A decisão sobre o modelo financeiro deve levar em conta o público-alvo, a viabilidade econômica e a acessibilidade para os pacientes. Uma das primeiras questões a serem respondidas é como a clínica será financiada e como será feita a remuneração pelos serviços oferecidos. O autor sugere, então, os seguintes tópicos para consideração:

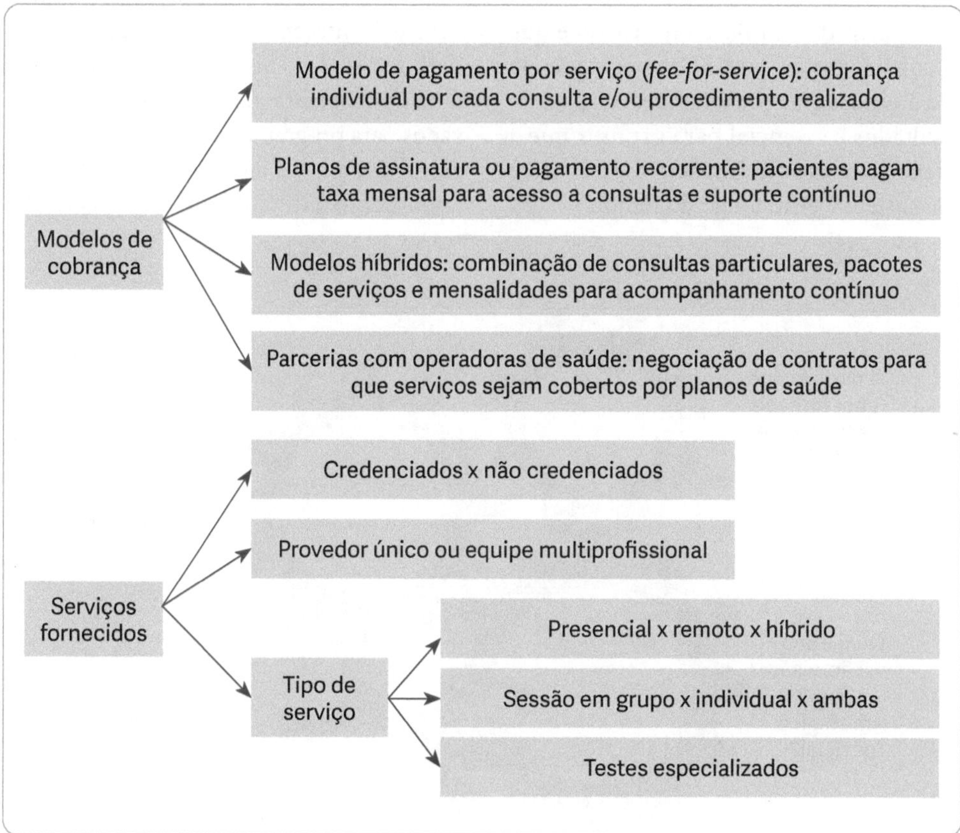
Modelo de pagamento por serviço (fee-for-service): cobrança individual por cada consulta e/ou procedimento realizado
Planos de assinatura ou pagamento recorrente: pacientes pagam taxa mensal para acesso a consultas e suporte contínuo
Modelos de cobrança
Modelos híbridos: combinação de consultas particulares, pacotes de serviços e mensalidades para acompanhamento contínuo
Parcerias com operadoras de saúde: negociação de contratos para que serviços sejam cobertos por planos de saúde
Credenciados x não credenciados
Provedor único ou equipe multiprofissional
Serviços fornecidos
Presencial x remoto x híbrido
Tipo de serviço
Sessão em grupo x individual x ambas
Testes especializados

FIGURA 3 Opções de cobrança e remuneração pelos serviços de Medicina do Estilo de Vida.

Experiências internacionais mostram que modelos multidisciplinares, nos quais médicos trabalham em conjunto com nutricionistas, psicólogos e educadores físicos, aumentam significativamente a adesão dos pacientes e os resultados clínicos.

Propósito de fornecer serviços de MEV

A Figura 4 apresenta o primeiro passo para se construir um negócio.

Definindo sucesso

A partir da definição de sucesso é que se constroem os caminhos para que ele seja alcançado. A constante reavaliação de resultados é essencial para garantir que a iniciativa tenha um impacto duradouro e seja sustentável ao longo do tempo.

DESAFIOS E OPORTUNIDADES NO BRASIL

Apesar de a MEV ainda não ser reconhecida como especialidade ou área de atuação no Brasil até esse momento (ano de 2025), ela completou, em 2024, 20 anos como especialidade para médicos e outros profissionais de saúde nos Estados Unidos. Considerando desafios específicos para implementação da MEV no contexto brasileiro, podemos falar em barreiras de acesso e, ao mesmo tempo, oportunidades para expansão.

Como barreiras de acesso, podemos pensar em: limitação de recursos para programas de MEV no Sistema Único de Saúde; falta de cobertura por planos de saúde privados para programas de acompanhamento crônico (embora já existam iniciativas em andamento); dificuldade na capacitação

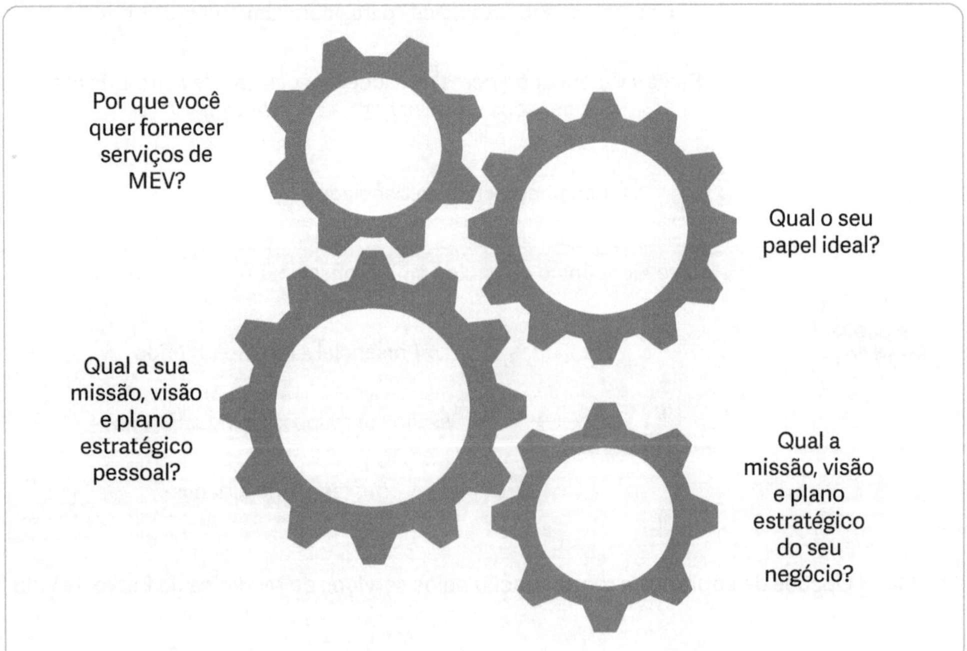

FIGURA 4 Alinhando objetivos pessoais e de negócios.

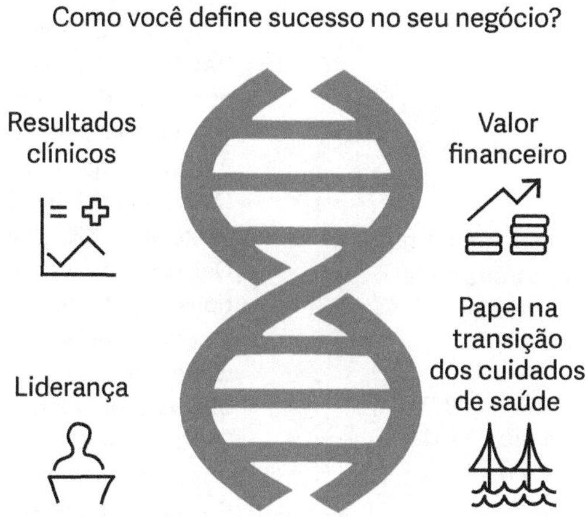

FIGURA 5 **Definindo sucesso.**

de profissionais de saúde para atuar com a abordagem de MEV.

Se você é do grupo que pensa em soluções em vez de focar nos problemas, certamente identifica oportunidades para expansão da MEV. Alguns exemplos são: modelos de baixo custo e escaláveis, como telemonitoramento e programas híbridos com uso de tecnologia; parcerias público-privadas, que podem viabilizar a oferta de serviços de MEV a um número maior de pessoas; maior inclusão da MEV em diretrizes nacionais de saúde, incentivando sua adoção em larga escala; MEV como parte do currículo de cursos de graduação e pós-graduação ou atualização profissional; parcerias com empresas e programas de saúde corporativa, focando na promoção da saúde no ambiente de trabalho.

Concluindo, a criação de clínicas especializadas em MEV ou de programas de acompanhamento crônico requer planejamento cuidadoso, visão estratégica e sustentabilidade financeira. O sucesso dessas iniciativas depende não apenas da qualidade da assistência, mas também da capacidade de adaptação às necessidades do público e da incorporação de modelos inovadores para engajar pacientes e garantir a continuidade do cuidado.

Para se aprofundar

Estudos com programas digitais para o manejo específico de algumas doenças crônicas: pré-diabetes[46], diabetes[47], osteoartrite[48], doença renal crônica[49] e doença de Parkinson[50].

15-Day Whole-Food Plant-Based Jumpstart: Programa intensivo para adotar uma dieta baseada em vegetais. https://www.rochesterlifestylemedicine.org/about-jumpstart

FINGER: Estudo de intervenção por meio de vários domínios de estilo de vida para prevenção de declínio cognitivo. https://fbhi.se/the-finger-study/

Full Plate Living: Programas de nutrição para mudanças sustentáveis no estilo de vida. https://www.fullplateliving.org/share

Nudj: Programa para melhorar a saúde mental e as escolhas de estilo de vida. https://www.nudjhealth.com/

Pivio: Ferramenta para reverter doenças crônicas de forma eficaz. https://www.piviohealth.com/

StrongPeople: Programa de treinamento de força para melhorar a densidade óssea e a massa muscular. www.strongpeopleprogram.org

The Lift Project: Programa de bem-estar mental com foco no estilo de vida. https://www.theliftproject.global/

TrueNorth Health Center: Jejum supervisionado e nutrição para condições crônicas. https://www.healthpromoting.com/

REFERÊNCIAS BIBLIOGRÁFICAS

1. Johansson M, Niklasson A, Albarqouni L, Jørgensen KJ, Guyatt G, Montori VM. Guidelines recommending that clinicians advise patients on lifestyle changes: a popular but questionable approach to improve public health. Ann Intern Med. 2024;177(10):1425-7.
2. World Health Organization. Non communicable diseases [internet]. [acesso em junho de 2025]. Disponível em: https://www.who.int/news-room/fact-sheets/detail/noncommunicable-diseases
3. Schmidt MI, Duncan BB, Azevedo e Silva G, Menezes AM, Monteiro CA, Barreto SM, et al. Chronic non-communicable diseases in Brazil: burden and current challenges. Lancet. 2011;377(9781):1949-61.
4. Hacker K. The burden of chronic disease. Mayo Clin Proc Innov Qual Outcomes. 2024;8(1):112-9.
5. Centers for Disease Control and Prevention (CDC). About - NCCDPHP: Community Health [internet]. [cited 2025 Mar 6]. Disponível em: https://archive.cdc.gov/www_cdc_gov/nccdphp/dch/about/index.htm
6. Rodrigues LP, Vissoci JRN, França DG, Caruzzo NM, Batista SRR, de Oliveira C, et al. Multimorbidity patterns and hospitalisation occurrence in adults and older adults aged 50 years or over. Sci Rep. 2022;12(1):11643.
7. Hernandez C, Jansa M, Vidal M, Nuñez M, Bertran MJ, Garcia-Aymerich J, et al. The burden of chronic disorders on hospital admissions prompts the need for new modalities of care: A cross-sectional analysis in a tertiary hospital. QJM. 2009;102(3):193-202.
8. Jørgensen TSH, Allore H, Elman MR, Nagel C, Quiñones AR. The importance of chronic conditions for potentially avoidable hospitalizations among non-hispanic black and non-hispanic white older adults in the US: a cross-sectional observational study. BMC Health Serv Res. 2022;22(1):468.
9. American Diabetes Association Professional Practice Committee. 10. Cardiovascular disease and risk management: standards of care in diabetes-2025. Diabetes Care. 2025;48(Supplement_1):S207-38.
10. Serag H, Ghulmi L, Sallam HS, Ferguson M, Manakatt B. Addressing chronic conditions and social determinants of health during the COVID-19 pandemic. Adv Exp Med Biol. 2024;1458:335-48.
11. Chang AY, Bryazka D, Dieleman JL. Estimating health spending associated with chronic multimorbidity in 2018: An observational study among adults in the United States. PLoS Med. 2023;20(4):e1004205.
12. Martin AB, Hartman M, Washington B, Catlin A, The National Health Expenditure Accounts Team. National Health Expenditures In 2023: Faster Growth as Insurance Coverage and Utilization Increased: Article examines National Health Expenditures in 2023. Health Affairs. 2025;44(1):12-22.
13. Lane MM, Gamage E, Du S, Ashtree DN, McGuinness AJ, Gauci S, et al. Ultra-processed food exposure and adverse health outcomes: umbrella review of epidemiological meta-analyses. BMJ. 2024;384:e077310.
14. Gao Y, Li Q, Yang L, Zhao H, Wang D, Pesola AJ. Causal association between sedentary behaviors and health outcomes: a systematic review and meta-analysis of mendelian randomization studies. Sports Med. 2024;54(12):3051-67.
15. Julien J, Ayer T, Tapper EB, Chhatwal J. The rising costs of alcohol-associated liver disease in the United States. Am J Gastroenterol. 2024;119(2):270-7.

16. Centers for Disease Control and Prevention (CDC). Smoking-attributable mortality, years of potential life lost, and productivity losses – United States, 2000-2004. MMWR Morb Mortal Wkly Rep. 2008;57(45):1226-8.
17. Sahle BW, Chen W, Melaku YA, Akombi BJ, Rawal LB, Renzaho AMN. Association of psychosocial factors with risk of chronic diseases: a nationwide longitudinal study. Am J Prev Med. 2020;58(2):e39-50.
18. American Diabetes Association Professional Practice Committee. 5. Facilitating positive health behaviors and well-being to improve health outcomes: standards of care in diabetes-2025. Diabetes Care. 2025;48(Supplement_1):S86-127.
19. Zhang Y, Yang Y, Huang Q, Zhang Q, Li M, Wu Y. The effectiveness of lifestyle interventions for diabetes remission on patients with type 2 diabetes mellitus: a systematic review and meta-analysis. Worldviews Evid Based Nurs. 2023;20(1):64-78.
20. Ornish D, Scherwitz LW, Billings JH, Brown SE, Gould KL, Merritt TA, et al. Intensive lifestyle changes for reversal of coronary heart disease. JAMA. 1998;280(23):2001-7.
21. Kelly J, Karlsen M, Steinke G. Type 2 diabetes remission and lifestyle medicine: a position statement from the American College of Lifestyle Medicine. Am J Lifestyle Med. 2020;14(4):406-19.
22. Lean ME, Leslie WS, Barnes AC, Brosnahan N, Thom G, McCombie L, et al. 5-year follow-up of the randomised Diabetes Remission Clinical Trial (DiRECT) of continued support for weight loss maintenance in the UK: an extension study. Lancet Diabetes Endocrinol. 2024;12(4):233-46.
23. Saha S, Carlsson KS, Gerdtham UG, Eriksson MK, Hagberg L, Eliasson M, et al. Are lifestyle interventions in primary care cost-effective? An analysis based on a Markov model, differences-in-differences approach and the Swedish Björknäs study. PLoS One. 2013;8(11):e80672.
24. Zeng W, Stason WB, Fournier S, Razavi M, Ritter G, Strickler GK, et al. Benefits and costs of intensive lifestyle modification programs for symptomatic coronary disease in Medicare beneficiaries. Am Heart J. 2013;165(5):785-92.
25. Huckfeldt PJ, Frenier C, Pajewski NM, Espeland M, Peters A, Casanova R, et al. Associations of intensive lifestyle intervention in type 2 diabetes with health care use, spending, and disability: an ancillary study of the look AHEAD Study. JAMA Netw Open. 2020;3(11):e2025488.
26. Jacobs-van der Bruggen MAM, van Baal PH, Hoogenveen RT, Feenstra TL, Briggs AH, Lawson K, et al. Cost-effectiveness of lifestyle modification in diabetic patients. Diabetes Care. 2009;32(8):1453-8.
27. Ufholz K. Peer support groups for weight loss. Curr Cardiovasc Risk Rep. 2020;14(10):19.
28. Bandura A. Social foundations of thought and action: a social cognitive theory. Englewood Cliffs: Prentice-Hall; 1986. 617 p. (Prentice-Hall series in social learning theory).
29. Christakis NA, Fowler JH. The spread of obesity in a large social network over 32 years. N Engl J Med. 2007;357(4):370-9.
30. Latner JD, Stunkard AJ, Wilson GT, Jackson ML. The perceived effectiveness of continuing care and group support in the long-term self-help treatment of obesity. Obesity. 2006;14(3):464-71.
31. Abbott S, Smith E, Tighe B, Lycett D. Group versus one-to-one multi-component lifestyle interventions for weight management: a systematic review and meta-analysis of randomised controlled trials. J Human Nutrition Diet. 2021;34(3):485-93.
32. NICE. Osteoarthritis in over 16s: diagnosis and management. Londres: National Institute for Health and Care Excellence; 2022.
33. Epstein RM, Hundert EM. Defining and assessing professional competence. JAMA. 2002;287(2):226-35.
34. Hooker S, Punjabi A, Justesen K, Boyle L, Sherman MD. Encouraging health behavior change: eight evidence-based strategies. Fam Pract Manag. 2018;25(2):31-6.
35. Durrer Schutz D, Busetto L, Dicker D, Farpour-Lambert N, Pryke R, Toplak H, et al. European practical and patient-centred guidelines for adult obesity management in primary care. Obes Facts. 2019;12(1):40-66.
36. Middleton KR, Anton SD, Perri MG. Long-term adherence to health behavior change. Am J Lifestyle Med. 2013;7(6):395-404.
37. Bandura A. Self-efficacy: Toward a unifying theory of behavioral change. Psychol Rev. 1977;84(2):191-215.
38. Bandura A. Self-efficacy: the exercise of control. New York: W.H. Freeman; 1997. 604 p.
39. Rodriguez Añez CR, Reis RS, Petroski EL. Versão brasileira do questionário "Estilo de vida

fantástico": tradução e validação para adultos jovens. Arq Bras Cardiol. 2008;91(2).

40. Nahas M, Barros M, Francalacci V. O pentáculo do bem-estar - base conceitual para avaliação do estilo de vida de indivíduos ou grupos. Rev Bras Ativ Fis Saúde. 2012;5(2):48-59.
41. Frates B. Lifestyle medicine handbook: an introduction to the power of healthy habits. Appendix B. Lifestyle Medicine Assessment. Monterey: Healthy Learning; 2019. 441 p.
42. Fontaine KR, Barofsky I. Obesity and health-related quality of life. Obes Rev. 2001;2(3):173-82.
43. Prochaska JO, Prochaska JM. Changing to thrive: using the stages of change to overcome the top threats to your health and happiness. Center City: Hazelden Publishing; 2016. 1 p.
44. Prochaska JO, Velicer WF. The transtheoretical model of health behavior change. Am J Health Promot. 1997;12(1):38-48.
45. Raphael J. Applying the business of lifestyle medicine. Am J Lifestyle Med. 2017;11(3):227-9.
46. Griauzde DH, Kullgren JT, Liestenfeltz B, Richardson C, Heisler M. A mobile phone-based program to promote healthy behaviors among adults with prediabetes: study protocol for a pilot randomized controlled trial. Pilot Feasibility Stud. 2018;4(1):48.
47. Villegas V, Shah A, Manson JE, Tobias DK. Prevention of type 2 diabetes through remotely administered lifestyle programs: A systematic review. Contemp Clin Trials. 2022;119:106817.
48. Hinman RS, Lawford BJ, Nelligan RK, Bennell KL. Virtual tools to enable management of knee osteoarthritis. Curr Treatm Opt Rheumatol. 2023:1-21.
49. Greenwood SA, Young HML, Briggs J, Castle EM, Walklin C, Haggis L, et al. Evaluating the effect of a digital health intervention to enhance physical activity in people with chronic kidney disease (Kidney BEAM): a multicentre, randomised controlled trial in the UK. Lancet Digital Health. 2024;6(1):e23-32.
50. Pinto C, Figueiredo C, Mabilia V, Cruz T, Jeffrey ER, Pagnussat AS. A safe and feasible online dance intervention for older adults with and without Parkinson's disease. J Dance Med Sci. 2023;27(4):253-67.

77

Sistema Único de Saúde (SUS)

Arthur Hirschfeld Danila

Pontos-chave

- A Medicina do Estilo de Vida (MEV) é essencial para a prevenção de doenças crônicas no Sistema Único de Saúde (SUS), focando em mudanças comportamentais em seus 6 pilares.
- Sua aplicação é mais eficaz na Atenção Primária à Saúde (APS), mas também pode ser integrada aos níveis de atenção secundário e terciário do SUS, especialmente para o controle e reabilitação de condições graves.
- A implementação da MEV enfrenta desafios como o subfinanciamento do SUS, a falta de capacitação dos profissionais e barreiras culturais e socioeconômicas que dificultam a adesão das populações.
- As equipes multiprofissionais e os agentes comunitários de saúde são fundamentais na expansão da MEV no SUS.
- O uso de tecnologias digitais pode ampliar o alcance da MEV, especialmente em áreas remotas, facilitando o acompanhamento à distância.
- Transformar espaços do SUS, como as salas de espera das unidades de saúde, pode potencializar o impacto da MEV para a população brasileira

INTRODUÇÃO

A Medicina do Estilo de Vida (MEV) tem ganhado destaque no campo da saúde como uma abordagem integral para a prevenção e o tratamento de doenças crônicas não transmissíveis. Com foco na modificação de comportamentos, a MEV é uma ferramenta custo-efetiva para melhorar a saúde da população e reduzir os custos com tratamentos de saúde. No Brasil, a integração dessa abordagem no Sistema Único de

Saúde (SUS) oferece uma oportunidade única de transformar o cuidado e democratizar o acesso à saúde.

Este capítulo aborda como a Medicina do Estilo de Vida pode ser aplicada de forma eficaz no SUS explorando os diferentes níveis de atenção em saúde, os desafios enfrentados pelo sistema, as oportunidades para adoção de práticas de MEV e as possíveis estratégias para superação das barreiras existentes.

A MEDICINA DO ESTILO DE VIDA NO CONTEXTO DO SUS

Criado pela Constituição Federal de 1988[1], o SUS consagrou a saúde como direito universal e dever do Estado, sustentado pelos princípios da universalidade, integralidade e equidade. Embora disponha de uma rede estruturada em atenção primária, secundária e terciária, o sistema enfrenta hoje o crescente ônus das doenças crônicas não transmissíveis (DCNT), que sobrecarregam serviços, aumentam custos e comprometem a qualidade de vida da população[2].

Para responder a esse cenário, o SUS se organiza em níveis de atenção à saúde complementares: a Atenção Primária à Saúde (APS) – porta de entrada garantida principalmente pelas Unidades Básicas de Saúde – prioriza promoção, prevenção e acompanhamento longitudinal; a atenção secundária oferece cuidados especializados em ambulatórios e policlínicas; e a atenção terciária concentra procedimentos de alta complexidade em hospitais e centros de referência. As Redes de Atenção à Saúde (RAS) integram esses níveis, assegurando coordenação do cuidado ao longo do percurso assistencial[3].

Nesse contexto, a MEV desponta como estratégia fundamental para conter a epidemia de DCNT. Baseada em evidências, ela enfatiza mudanças sustentáveis nos hábitos de alimentação, atividade física, sono, manejo do estresse, relacionamentos e abstinência de substâncias nocivas, podendo reduzir de forma significativa a incidência e a gravidade de condições como diabetes tipo 2, hipertensão e doenças cardiovasculares. Embora encontre sua maior efetividade na APS – onde o vínculo longitudinal favorece intervenções comportamentais – a MEV também agrega valor na atenção secundária e terciária, complementando o cuidado preventivo, clínico e de reabilitação em toda a rede do SUS.

Nos últimos anos, a prática intensiva da Medicina do Estilo de Vida (IMEV), que envolve intervenções mais agressivas e intensivas para mudança de estilo de vida, tem ganhado destaque em países desenvolvidos e mostra-se promissora para ser integrada em sistemas públicos de saúde, como o SUS. A IMEV, conforme as competências definidas em um consenso de especialistas recente[4], enfatiza intervenções em alta intensidade para o tratamento de condições graves, utilizando uma abordagem multidisciplinar e integrando tecnologias digitais. Essa abordagem intensiva se alinha ao modelo do SUS, podendo ser aplicada especialmente nos níveis secundário e terciário, onde o tratamento de doenças crônicas avançadas se beneficia de intervenções mais robustas.

POSSIBILIDADES DE IMPLEMENTAÇÃO DA MEV NOS DIFERENTES NÍVEIS DE ATENÇÃO DO SUS

Atenção Primária à Saúde

A Atenção Primária à Saúde (APS) é a base organizadora do SUS e o nível mais estratégico para a implementação da MEV. Por sua capilaridade e relação direta com a comunidade, oferece condições ideais para intervenções contínuas, personalizadas e baseadas no vínculo entre profissionais e usuários.

Modelos internacionais de MEV destacam a importância de sua incorporação na rotina das equipes da APS, aliando a capacitação clínica à abordagem comportamental integrada ao cuidado cotidiano[5,6]. No Brasil, a Estratégia Saúde da Família (ESF) reúne equipes multiprofissionais – médicos, enfermeiros, técnicos de enfermagem, agentes comunitários de saúde (ACS) e, em muitos casos, nutricionistas, psicólogos e educadores físicos –, configurando uma estrutura favorável à aplicação da MEV[7]. Contudo, para garantir a qualidade do cuidado, é essencial que essas equipes recebam a formação adequada[8].

As ações podem ser realizadas por meio de grupos educativos, consultas individuais com abordagem comportamental, oficinas comunitárias e visitas domiciliares. A Entrevista Motivacional (EM), quando incorporada à prática da APS, tem se mostrado eficaz na promoção do autocuidado e na adesão a mudanças de estilo de vida, especialmente em pessoas tabagistas[9], com hipertensão, diabetes tipo 2 e obesidade[10,11].

Os ACS exercem papel fundamental nesse processo. Sua proximidade com o território e entendimento das especificidades locais os tornam facilitadores na adaptação das intervenções às realidades culturais e sociais[12]. Com capacitação adequada, são capazes de aplicar a EM com boa fidelidade técnica, identificar barreiras contextuais e estimular mudanças comportamentais sustentáveis. Um estudo conduzido em São Paulo demonstrou que ACS treinados em EM contribuíram significativamente para a melhora do autocuidado em pessoas com diabetes tipo 2, refletida em melhores avaliações pelos usuários após seis meses de acompanhamento domiciliar[13].

A eficácia da EM também foi demonstrada em ensaio clínico com adultos com doenças crônicas, que apresentou reduções no índice de massa corporal (IMC), circunferência abdominal e melhora no estilo de vida em apenas seis meses[14]. Além de promover motivação, autocontrole e bem-estar, a EM fortalece o vínculo terapêutico por meio da definição de metas compartilhadas e escuta empática[15].

Tecnologias digitais – como aplicativos, telemonitoramento e suporte remoto – ampliam ainda mais o alcance das ações da MEV na APS, especialmente em áreas remotas, apoiando a continuidade do cuidado[8]. Como coordenadora das Redes de Atenção à Saúde (RAS), a APS também tem papel basilar na integração entre os níveis de atenção. Fortalecer a MEV nesse nível significa ampliar a resolutividade do SUS, melhorar indicadores populacionais e reduzir a carga de doenças crônicas de forma sustentável[16].

Atenção Secundária

A Atenção Secundária do SUS é responsável pelo atendimento especializado de média complexidade, oferecendo suporte à APS por meio de consultas, exames e procedimentos que exigem maior especialização, mas que não requerem internação de alta complexidade.

Para a MEV, esse nível representa terreno fértil: nele convergem equipes multiprofissionais, protocolos específicos e vínculos clínicos suficientemente duradouros para incentivar mudanças comportamentais sustentáveis, especialmente no manejo de condições crônicas como diabetes tipo 2, hipertensão arterial, dislipidemias e transtornos mentais. Programas de estilo de vida voltados à redução de peso, controle do consumo de sal e açúcar, prática de atividade física adaptada, cessação de tabagismo e manejo do estresse têm demonstrado impacto positivo no controle glicêmico, na pressão arterial e na qualidade de vida de pacientes acompanhados nesses níveis de cuidado[17].

Nesse sentido, a prática clínica baseada em MEV, EM e educação em saúde contribui para um acompanhamento humanizado e eficaz, com menor dependência de terapias invasivas e maior engajamento do paciente no seu plano de cuidado[11].

Quatro dispositivos se articulam para ampliar a resolutividade além da APS, cada qual oferecendo janelas próprias de aplicação da MEV:

Ambulatórios multiprofissionais de especialidades (AME)

Concentram consultas, exames e pequenos procedimentos em diversas áreas clínicas. A presença de nutricionistas, fisioterapeutas e psicólogos – além de médicos especialistas – cria um ambiente propício para planos integrados de nutrição, atividade física e manejo do estresse, com monitoramento contínuo mediante retornos programados.

Centros de especialidades altamente resolutivos

Englobam serviços como o Centro de Especialidades Odontológicas (CEO), o Centro Especializado em Reabilitação (CER) e o Serviço de Atenção Especializada em IST/HIV (SAE). Esses locais dispõem de tecnologias e protocolos específicos que podem incorporar educação nutricional para prevenção de doenças periodontais, programas de exercício terapêutico na reabilitação.

Atenção psicossocial especializada

Inclui os Centros de Atenção Psicossocial (CAPS), serviços residenciais terapêuticos e hospital-dia. Intervenções de MEV – como rotinas de sono regulares, práticas de meditação (atenção plena), grupos de atividade física (como caminhadas), oficinas de medicina culinária, intervenções de cessação de tabagismo e consumo de álcool – reforçam a recuperação psiquiátrica e reduzem recaídas, além de estimular autonomia e reinserção social.

Urgência não hospitalar de média complexidade

As Unidades de Pronto Atendimento (UPA) e congêneres oferecem oportunidade singular para intervenções breves de MEV (p. ex., aconselhamento de 3-5 minutos sobre tabagismo, álcool ou dieta) durante a alta, encaminhando o usuário para seguimento na APS ou nos próprios ambulatórios especializados.

Em conjunto, esses serviços – detalhados na Tabela 1 – formam a espinha dorsal da média complexidade do SUS, assegurando fluxo ágil de referência e contrarreferência, continuidade do cuidado e integração das estratégias de MEV nos diferentes pontos da rede.

Atenção Terciária

A Atenção Terciária do SUS, concentrada em hospitais de alta complexidade e centros especializados, é voltada para o tratamento de condições clínicas e cirúrgicas graves, como câncer, doenças cardiovasculares avançadas, transtornos mentais severos e condições agudas que exigem intervenções complexas.

TABELA 1 Dispositivos assistenciais da atenção secundária do SUS: principais características e interfaces

Arranjo da atenção secundária	Principais ofertas assistenciais	Equipe/estrutura típica	Interface com outros níveis do SUS	Potenciais ações de MEV
Ambulatórios multiprofissionais de especialidades (AME)	Consultas em várias especialidades médicas e não médicas, exames diagnósticos (imagem, função), procedimentos ambulatoriais e pequenas cirurgias	Corpo clínico diverso (clínica médica, ortopedia, oftalmologia, nutrição, fisioterapia, enfermagem especializada); apoio diagnóstico (TC, USG, laboratório)	Encaminhamento regulado pela APS; devolução com plano terapêutico e educação ao paciente; evita sobrecarga hospitalar	Plano alimentar individualizado; prescrição de exercício; oficinas de culinária saudável; grupos de autocontrole do estresse
Centros de especialidades altamente resolutivos (CEO, CER, SAE)	Linhas de cuidado que exigem tecnologia e protocolos específicos ▪ Odontologia avançada (CEO) ▪ Reabilitação física/auditiva/visual/intelectual (CER) ▪ Manejo de IST/HIV (SAE)	Equipes multiprofissionais de referência (ex.: endodontistas, fonoaudiólogos, fisiatras, infectologistas) e parque tecnológico (prótese, órtese, exames especializados)	Recebem casos com critérios clínicos definidos; articulam-se com APS e hospitais para continuidade ou alta; distribuem próteses/órteses	Educação nutricional (CEO); exercício terapêutico e treinamento de força (CER);
Atenção psicossocial especializada (CAPS, SRT, hospital-dia)	Cuidado comunitário para transtornos mentais graves e/ou uso de álcool e outras drogas: acompanhamento intensivo (CAPS), residência terapêutica, hospital-dia	Equipes interdisciplinares (psiquiatria, psicologia, enfermagem, serviço social, terapia ocupacional); atividades grupais e oficina terapêutica	Porta aberta ou regulação; matriciamento da APS; articulação com RAPS, assistência social e hospitais gerais para leitos breves	Rotinas de sono; práticas de meditação; hortas terapêuticas; grupos de atividade física; oficinas de medicina culinária; grupos de cessação de tabaco/álcool
Urgência não hospitalar de média complexidade (UPA 24 h)	Atendimento 24 h a agravos agudos de baixa e média complexidade; estabilização, exames básicos, observação ≤ 24 h (UPA 24 h e similares)	Médicos (clínica, pediatria), enfermagem, equipe de apoio (lab, RX), leitos de observação	Acesso livre (SAMU ou demanda espontânea); referência para hospitais se necessário; retroalimenta APS com resumos de alta	Intervenções breves de aconselhamento em tabaco, álcool, alimentação e atividade física; encaminhamento imediato a programas de MEV

Embora a ênfase nesses serviços seja, naturalmente, no tratamento intensivo e especializado, a MEV pode atuar como alavanca terapêutica: intervenções focadas em nutrição, atividade física, cessação do tabagismo, higiene do sono, manejo do estresse e suporte psicossocial, aplicadas antes ou durante a internação, são capazes de reduzir complicações, acelerar a recuperação funcional e melhorar a qualidade de vida dos pacientes após a alta[18].

A integração de competências em IMEV poderia transformar o cuidado de pacientes com doenças crônicas no nível terciário, onde as condições frequentemente são mais graves. Intensivistas especializados poderiam implementar programas intensivos para o controle de doenças como diabetes tipo 2, hipertensão, doenças cardiovasculares e transtornos mentais[4].

A seguir, são apresentados os principais dispositivos de alta complexidade do SUS e as oportunidades de integrar estratégias de MEV nestes serviços.

Hospitais gerais de alta complexidade

Recebem pacientes politraumatizados, pós-cirúrgicos complexos ou com descompensações clínicas graves. Protocolos de pré-habilitação cirúrgica (otimização nutricional, fortalecimento muscular, abandono do tabaco) e de recuperação aprimorada após cirurgia (ERAS) incorporam pilares da MEV e favorecem alta precoce. Nas enfermarias, orientação não farmacológica do sono complementa o cuidado.

Institutos ou centros de especialidades de alta complexidade

Institutos de cardiologia, oncologia ou neurologia podem oferecer reabilitação cardíaca em fases I-III, programas de oncologia do exercício, vigilância nutricional e oficinas de alimentação saudável. Esses componentes diminuem recidivas, prolongam sobrevida e mitigam efeitos adversos de terapias intensivas (por exemplo, oncocirurgia, hemodinâmica, radioterapia ou ECMO).

Centros de reabilitação de alta complexidade

Unidades como a Rede Sarah ou serviços estaduais de reabilitação, focados em lesão medular ou AVC, combinam fisioterapia intensiva, terapia ocupacional e apoio psicológico. A MEV acrescenta educação nutricional, psicologia positiva, prescrição progressiva de exercício resistido e técnicas de redução do estresse, fortalecendo a autogestão do paciente.

Serviços de terapia intensiva e transplante

UTIs gerais, coronarianas e oncológicas, bem como centros de transplante, aplicam estratégias de sedação mínima, mobilização precoce e suporte psicossocial para preservar massa magra, abreviar ventilação mecânica e garantir adesão no pós-transplante. A MEV consolida esses ganhos por meio de planos alimentares individualizados, intervenções de *coping* de estresse e orientação sobre sono durante a internação.

Ensaios clínicos demonstram que programas intensivos de estilo de vida melhoram marcadores metabólicos (glicemia, PA, lipídios) em pacientes com diabetes tipo 2, mesmo sem redução significativa de eventos cardiovasculares em longo prazo (p. ex., estudo Look AHEAD)[19]. Protocolos de intervenção de oito semanas na Eslováquia mostraram benefícios semelhantes em obesos graves[20], e a inclusão de MEV em reabilitação cardíaca resultou em recuperação mais rápida e menor taxa de readmissão hospitalar[21].

Esses achados sustentam a adoção rotineira da MEV em centros de alta complexidade.

Para maximizar resultados, é essencial que equipes cirúrgicas, intensivistas, cardiologistas, nutricionistas, fisioterapeutas e psicólogos planejem conjuntamente o cuidado. Ferramentas como teleconsultas, aplicativos de monitoramento remoto e aulas à beira-leito permitem que recomendações sobre alimentação, exercício, sono e estresse ultrapassem os muros hospitalares, continuando na atenção secundária e na APS[22]. Desse modo, a atenção terciária deixa de ser apenas um polo de alta tecnologia e transforma-se também em um ponto de alta intensidade em promoção da saúde e prevenção de recaídas, alinhado ao modelo de cuidado integral do SUS.

As Redes de Atenção à Saúde

As Redes de Atenção à Saúde (RAS) são arranjos organizativos poliárquicos compostos por serviços de diferentes densidades tecnológicas que atuam de forma integrada, cooperativa e centrada nas necessidades da população, rompendo com o modelo hierárquico e verticalizado tradicional do SUS. Elas visam garantir atenção contínua, integral e de qualidade, coordenada preferencialmente pela APS, com base na interdependência entre os pontos de cuidado e na gestão compartilhada de recursos e responsabilidades. Nesse contexto, a MEV se insere de forma transversal, fortalecendo a atuação da APS por meio de intervenções baseadas em mudanças comportamentais sustentáveis e centradas na pessoa, e longitudinal, favorecendo a integralidade do cuidado em todos os níveis de cuidado da rede. A MEV amplia a resolutividade da APS ao atuar diretamente sobre os determinantes de saúde e pode ser aplicada em todos os níveis da RAS, desde a promoção e prevenção até a reabilitação e cuidados paliativos, respeitando a complexidade e as especificidades de cada ponto da rede. A transição do modelo piramidal para uma estrutura em rede, com múltiplos pontos interligados sob a coordenação da APS, é ilustrada na Figura 1.

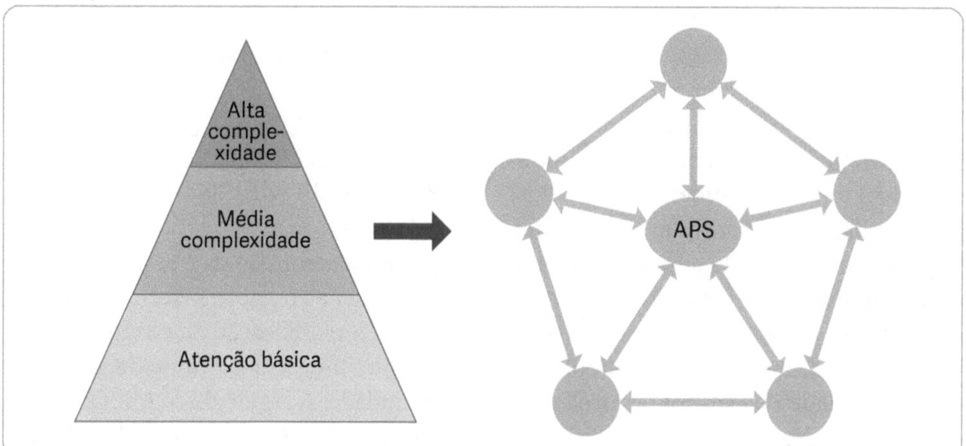

FIGURA 1 A mudança dos sistemas piramidais e hierárquicos para as redes de atenção à saúde[16].

APS: atenção primária à saúde.

DESAFIOS E OPORTUNIDADES PARA A IMPLEMENTAÇÃO DA MEV NO SUS

A incorporação da MEV ao SUS esbarra, antes de tudo, no subfinanciamento crônico do sistema[23]. Recursos limitados se traduzem em sobrecarga das equipes, falta de tempo em consultas e escassez de materiais educativos, dificultando a aplicação consistente de intervenções comportamentais. Essa fragilidade orçamentária se soma às desigualdades regionais: capitais costumam dispor de infraestrutura mais robusta que áreas rurais ou periferias urbanas, comprometendo a oferta homogênea de programas de MEV.

Além disso, grande parte dos trabalhadores de saúde não recebe formação específica em técnicas de mudança de comportamento, resultando em abordagens pouco sistematizadas para incentivar hábitos saudáveis. O ensino de competências para profissionais atuarem na perspectiva da IMEVI no SUS proporcionaria a formação contínua das equipes de saúde, para garantir que as intervenções sejam baseadas em melhores práticas e que os profissionais estejam atualizados com as evidências mais recentes[4].

Outro obstáculo reside nas barreiras culturais, sociais e econômicas enfrentadas pelos usuários. Crenças tradicionais, rotinas laborais extenuantes e renda limitada podem tornar a recomendação de dieta equilibrada, a prática regular de atividade física ou o abandono do tabaco um desafio adicional. Por isso, intervenções de MEV precisam ser adaptadas às especificidades locais, respeitando hábitos alimentares, disponibilidade de espaços seguros para exercício e redes de apoio comunitário – condição essencial para fortalecer a adesão.

Apesar dessas dificuldades, o SUS oferece oportunidades ímpares. A Atenção Primária, capilarizada em todo o território nacional, conta com equipes multiprofissionais que incluem nutricionistas, educadores físicos, assistentes sociais e agentes comunitários de saúde (ACS). Esses profissionais mantêm vínculo direto com as famílias e podem personalizar orientações de estilo de vida, maximizar o acompanhamento longitudinal e atuar como multiplicadores de boas práticas. A experiência do sistema em campanhas de larga escala – como vacinação e rastreamento – demonstra sua capacidade de implementar intervenções massivas e de baixo custo.

Por fim, a rápida expansão de tecnologias digitais (teleconsultas, aplicativos de monitoramento e mensagens instantâneas educativas) permite levar conteúdos de MEV a regiões remotas, reduzir deslocamentos e reforçar a continuidade do cuidado[4]. Com integração cuidadosa dessas ferramentas à rede já existente, o SUS tem condições de transformar a MEV em eixo estruturante da prevenção e do manejo das doenças crônicas, gerando melhora sustentada da saúde coletiva e economia de recursos no longo prazo.

ESTRATÉGIAS DE SUCESSO: EXEMPLOS DE APLICAÇÃO PRÁTICA DA MEV NO SUS

A implementação da MEV no SUS exige não apenas o apoio institucional, mas também a mobilização de estratégias práticas que integrem a equipe de saúde e a comunidade. A seguir, discutimos algumas estratégias eficazes de aplicação da MEV em diferentes contextos dentro do SUS.

Experiência com agentes comunitários de saúde

Os ACS desempenham um papel essencial na promoção da saúde no SUS, sendo responsáveis por acompanhar os pacientes em suas residências e atuar como elo entre os serviços de saúde e as comunidades. Ao integrar a MEV nas ações desses agentes, pode-se promover mudanças de comportamento mais profundas e sustentáveis. Os agentes comunitários, ao conhecerem as realidades locais, têm a capacidade de realizar intervenções personalizadas, como por exemplo, fornecer educação alimentar adaptada ao contexto cultural da comunidade, promover atividades físicas em grupos locais e oferecer apoio contínuo aos pacientes, criando uma rede de apoio social e psicológico.

Estudos indicam que a atenção domiciliar e o monitoramento contínuo por parte dos agentes de saúde têm mostrado resultados promissores, especialmente no controle de doenças como diabetes e hipertensão, onde a adesão ao tratamento e à modificação de estilo de vida são essenciais para o sucesso terapêutico[14].

Integração de Equipes Multidisciplinares no Cuidado da Saúde

A atuação de equipes multidisciplinares tem se mostrado um dos pilares para a efetiva implementação da MEV no SUS. Nas UBS, médicos, enfermeiros, nutricionistas, educadores físicos, psicólogos e outros profissionais podem trabalhar de forma coordenada para promover mudanças sustentáveis no estilo de vida dos pacientes[24]. No nível de atenção secundária, um estudo sobre o apoio matricial na ESF e no NASF (Núcleo de Apoio à Saúde da Família) demonstrou que a colaboração entre esses profissionais facilita a implementação de estratégias de saúde, ampliando a cobertura e eficácia das intervenções, especialmente nas áreas mais vulneráveis[25].

A implementação de programas educativos em saúde, tanto nas consultas quanto em espaços como as salas de espera, pode disseminar informações sobre alimentação saudável, atividade física e manejo do estresse. As salas de espera, por exemplo, poderiam ser transformadas em espaços para atividades físicas. Além disso, oficinas de culinária saudável, onde os pacientes aprendem a preparar refeições equilibradas de acordo com suas realidades socioeconômicas e culturais, podem ser eficazes. A combinação dessas práticas com apoio psicológico e atividades coletivas resulta em mudanças comportamentais significativas. Nesse processo, a integração de nutricionistas, psicólogos e psiquiatras nas equipes da ESF e NASF é fundamental para o sucesso das ações de MEV.

O matriciamento entre a atenção básica e os serviços especializados da atenção secundária tem se mostrado uma ferramenta essencial para melhorar a comunicação e a coordenação do cuidado. Ele facilita a integração entre os profissionais de saúde, proporcionando respostas mais eficazes às necessidades dos pacientes, especialmente no manejo de condições de saúde mental e outras comorbidades associadas às DCNT[26]. Estudos sobre a articulação entre a atenção básica e o CAPS (Centro de Atenção Psicossocial), um equipamento de atenção secundária do SUS, demonstram como o apoio matricial aprimora a qualidade do atendimento e aumenta a resolutividade das intervenções, promovendo um cuidado mais integrado e centrado nas necessidades da população[27].

A importância da educação em saúde e comunicação eficaz com a população

A educação em saúde desempenha um papel essencial na implementação da MEV no SUS. Profissionais de saúde, em particular os médicos, têm um papel fundamental na mudança de comportamento dos pacientes. No entanto, essa mudança só ocorre quando há uma comunicação eficaz e empática. Estudos apontam que a comunicação em saúde vai além da simples transmissão de informações, sendo um processo dinâmico que envolve o desenvolvimento de mensagens claras, respeitosas à diversidade cultural e adaptadas ao nível de letramento do paciente[28].

Modelos de comunicação centrada no paciente, como a Entrevista Motivacional (EM), são ferramentas eficazes para facilitar mudanças comportamentais. A EM ajuda a explorar e resolver a ambivalência do paciente, tornando-o protagonista no processo de mudança. Isso é particularmente importante no SUS, onde muitos pacientes podem se sentir desmotivados devido a fatores como sobrecarga de doenças e dificuldades socioeconômicas. Ao adotar uma abordagem que respeita as necessidades culturais e contextuais dos pacientes, a EM contribui para o fortalecimento da adesão ao tratamento e à promoção de hábitos saudáveis[29]. Além disso, é altamente recomendável que os profissionais utilizem recursos visuais, como infográficos, para facilitar a compreensão e a tomada de decisão do paciente, especialmente em populações com baixo letramento em saúde[30].

A promoção de estratégias de comunicação que levem em consideração a diversidade cultural, as necessidades linguísticas e o contexto socioeconômico dos pacientes é essencial para reduzir barreiras e garantir a efetividade das ações de MEV. A literatura destaca que uma comunicação eficaz, quando alinhada com a promoção de equidade em saúde, pode aumentar a aceitação das recomendações e melhorar a adesão às intervenções propostas[31]. A integração dessas práticas na equipe multiprofissional[32] e na rotina do SUS, aliada ao apoio de profissionais como psiquiatras, psicólogos e nutricionistas é um passo importante para o sucesso das ações de MEV, especialmente em comunidades mais vulneráveis[33].

CONCLUSÃO

A integração da Medicina do Estilo de Vida (MEV) no SUS é uma oportunidade essencial e necessária para melhorar a saúde da população brasileira, especialmente no enfrentamento das DCNT. A MEV, por meio de mudanças comportamentais e apoio contínuo, pode não apenas prevenir doenças, mas também reduzir custos com tratamentos médicos a longo prazo, com potencial para reverter condições críticas como diabetes tipo 2 e hipertensão.

Embora a implementação da MEV enfrente desafios como o subfinanciamento do SUS e a falta de capacitação, a APS, com sua abordagem integral e equipes multiprofissionais, desempenha um papel fundamental para o sucesso dessa estratégia. Além disso, os programas intensivos de MEV nos níveis de atenção terciária, voltados para a reabilitação de pacientes com condições graves, têm mostrado grande eficácia na reabilitação e controle de condições graves, contribuindo para a recuperação mais rápida, prevenção de recidivas e melhoria da qualidade de vida dos pacientes.

Para se aprofundar

Livro: Mendes EV. As Redes de Atenção à Saúde: Modelos de Cuidado e Integração. Brasília: Organização Pan-Americana da Saúde; 2011.

Obra de referência sobre organização do SUS em redes de atenção; descreve princípios de regionalização, integralidade e coordenação do cuidado, oferecendo bases práticas para integrar ações de Medicina do Estilo de Vida à Atenção Primária e aos níveis especializado e hospitalar.

Artigo: Barreto ACO, Rebouças CB de A, Aguiar MIF de, Barbosa RB, Rocha SR, Cordeiro LM, et al. Perception of the Primary Care multiprofessional team on health education. Rev Bras Enferm. 2019;72:266-73.

Estudo qualitativo que revela como equipes multiprofissionais veem a educação em saúde no SUS: destaca potencialidades (proximidade com usuários, ações coletivas) e barreiras (sobrecarga, recursos limitados), apontando caminhos para inserir estratégias de estilo de vida de forma participativa.

Livro: Lima DF, Oliveira JB, Silva CL. Apoio matricial como ferramenta da articulação entre a atenção básica e serviços especializados. São Paulo: Hucitec; 2017.

Apresenta o apoio matricial como mecanismo de compartilhamento de saber entre equipes de referência e especialistas, detalhando fluxos, indicadores e casos práticos; útil para estruturar linhas de cuidado que incluam intervenções de Medicina do Estilo de Vida no SUS.

REFERÊNCIAS BIBLIOGRÁFICAS

1. Brasil. Constituição Federal. Constituição da República Federativa do Brasil. Diário Oficial da República Federativa do Brasil, Brasília, 5 out. 1988.
2. Malta DC, Bernal RTI, Lima MG, Araújo SSC, Silva MMA, Freitas MIF. Doenças crônicas não transmissíveis e a utilização de serviços de saúde: análise da Pesquisa Nacional de Saúde no Brasil. Rev Saúde Pública. 2017;51(suppl 1):4s.
3. Brasil. Ministério da Saúde. Portaria de Consolidação n. 3, de 28 de setembro de 2017. Diário Oficial [da] República Federativa do Brasil, Brasília, 28 set. 2017.
4. Kelly JH, Lianov L, Karlsen MC. Lifestyle medicine intensivist competencies: 2023 expert consensus update. Am J Lifestyle Med. 2023;18(1):1-15.
5. Egger G, Binns A, Rossner S. Lifestyle medicine, 3rd ed. Academic Press; 2020.
6. Grega ML, Shalz JT, Rosenfeld RM, et al. American College of Lifestyle Medicine expert consensus statement: lifestyle medicine for optimal outcomes in primary care. Am J Lifestyle Med. 2023;18(2):269-293.
7. Brasil. Ministério da Saúde. Secretaria de Atenção Primária à Saúde. Portaria n. 2.436, de 21 de setembro de 2017. Política Nacional de Atenção Básica. Brasília: Ministério da Saúde, 2017.
8. Oliveira MPR de, Menezes IHCF, Sousa LM de, Peixoto M do RG. Formação e qualificação de profissionais de saúde: fatores associados à qualidade da atenção primária. Rev Bras Educ Med. 2016;40(4):547–59.
9. Lindson N, Thompson TP, Ferrey A, Lambert JD, Aveyard P. Motivational interviewing for smoking cessation. Cochrane Database Syst Rev. 2019;7(7):CD006936.
10. Rubak S, Sandbæk A, Lauritzen T, Christensen B. Motivational interviewing: a systematic review and meta-analysis. Br J Gen Pract. 2005;55(513):305–12.
11. Steffen PLS, Mendonça CS, Meyer E, Faustino-Silva DD. Motivational interviewing in the management of type 2 diabetes mellitus and

arterial hypertension in primary health care: an RCT. Am J Prev Med. 2021;60(5):e203-e212.

12. Alonso CM do C, Béguin PD, Pueyo V, Duarte FJ de CM. community health agent: a professional world in search of consolidation. Physis. 2021;31(1):e310129.
13. Nascimento TMRV, Heisler M, Nery M. Avaliação do aprendizado e realização de um método de entrevista motivacional pelos agentes comunitários de saúde para melhora do autocuidado em diabetes dos pacientes da estratégia de saúde da família. Arch Med Fam. 2021;23(3):173-9.
14. Sawyer AT, Wheeler J, Jennelle P, Pepe J, Robinson PS. a randomized controlled trial of a motivational interviewing intervention to improve whole-person lifestyle. J Prim Care Community Health. 2020;11:2150132720922714.
15. Rollnick S, Miller WR, Butler CC. Entrevista motivacional no cuidado à saúde: ajudando os pacientes a mudarem comportamento, 2. ed. Porto Alegre: Artmed; 2009.
16. Mendes EV. As redes de atenção à saúde. Brasília: Organização Pan-Americana da Saúde; 2011.
17. Melnick R, Mendonça CS, Meyer E, Faustino-Silva DD. Effectiveness of motivational interviewing in smoking groups in primary healthcare: a community-based randomized cluster trial. Cad Saúde Pública. 2021;37(3):e00038820.
18. Wadden TA, Webb VL, Moran CH, Bailer BA. Lifestyle modification for obesity: new developments in diet, physical activity, and behavior therapy. Circulation. 2012;125(9):1157-1170.
19. Look AHEAD Research Group, Wing RR, Bolin P, et al. Cardiovascular effects of intensive lifestyle intervention in type 2 diabetes [published correction appears in N Engl J Med. 2014;370(19):1866]. N Engl J Med. 2013;369(2):145-154.
20. Bajer B, Rádiková Z, Havranová A, et al. Effect of 8-weeks intensive lifestyle intervention on LDL and HDL subfractions. Obes Res Clin Pract. 2019;13(6):586-593.
21. Piepoli MF, Davos C, Francis DP, Coats AJ; ExTraMATCH Collaborative. Exercise training meta-analysis of trials in patients with chronic heart failure (ExTraMATCH). BMJ. 2004;328(7433):189.
22. Hand LJ. The role of telemedicine in rural mental health care around the globe. Telemed J E Health. 2022;28(3):285-294.
23. Funcia FR. Subfinanciamento e orçamento federal do SUS: referências preliminares para a alocação adicional de recursos. Ciênc Saúde Coletiva. 2019;24(12):4405-15.
24. Lima WL dos S, Torreão PA, Santos JS, Cunha KM, Nascimento R de C de S, Anunciação LL, Coutinho NAS. Percepções sobre a importância da educação interprofissional na formação dos profissionais de saúde: relato de experiência de um grupo do PET–Saúde/Interprofissionalidade. Rev Saúde Col UEFS. 2020;10(1):82-9.
25. Chazan LF, Fortes SLCL, Camargo Junior KR de. Apoio Matricial em Saúde Mental: revisão narrativa do uso dos conceitos horizontalidade e supervisão e suas implicações nas práticas. Ciênc Saúde Coletiva. 2020;25(8):3251-60.
26. Alves SV, Farias IC, Ribeiro FNL, Vieira CAL. Uma revisão narrativa do apoio matricial em saúde mental entre as equipes CAPS-ESF no cenário brasileiro. Physis. 2024;34:e34008.
27. Godoi LP da S, Belotti L, Garcia ÉM, Rosa TE da C, Tanaka OY. Apoio matricial como ferramenta da articulação entre atenção básica e Caps: o que os dados secundários mostram?. Saúde debate. 2020;44(spe3):128-43.
28. Niederdeppe J, Boyd AD, King AJ, Rimal RN. Strategies for effective public health communication in a complex information environment. Annual Review of Public Health. 2025;46(1):411-431.
29. Wallington SF, Noel A. Communicating with community: health disparities and health equity considerations. The Medical Clinics of North America. 2022;106(4):715-726.
30. Agarwala A, Patel J, Stephens J, et al. Implementation of prevention science to eliminate health care inequities in achieving cardiovascular health: a scientific statement from the American Heart Association. Circulation. 2023;148(15):1183-1193.
31. Calanan RM, Bonds ME, Bedrosian SR, et al. CDC's Guiding principles to promote an equity-centered approach to public health communication. Preventing Chronic Disease. 2023;20:E57.
32. Barreto ACO, Rebouças CB de A, Aguiar MIF de, Barbosa RB, Rocha SR, Cordeiro LM, et al.. Perception of the Primary Care multiprofessional team on health education. Rev Bras Enferm. 2019;72:266-73.
33. Wallington SF, Noel A. Communicating with community: health disparities and health equity considerations. The Med Clin North Am. 2022;106(4):715-726.

Tecnologias da informação, inteligência artificial e telessaúde

Marcelo Fiszman

Pontos-chave

- Padrões de dados de interoperabilidade complexos são fundamentais para viabilizar saúde digital em Medicina do Estilo de Vida (MEV).
- A inteligência artificial (IA) começou a ser aplicada na MEV para desvendar mecanismos de promoção da saúde (salutogênese) entre outras aplicações mais estabelecidas.
- A incorporação da telessaúde na MEV requer integração com sistemas de informação em saúde e atenção à regulamentação e à qualidade do atendimento.
- No Brasil, a Estratégia de Saúde Digital 2020-2028 prioriza a interoperabilidade da telessaúde com o SUS, visando à sustentabilidade e expansão desses serviços.
- Algoritmos de IA podem conter vieses, erros, e dados pessoais de saúde demandam rigor em segurança e privacidade, conforme a Lei Geral de Proteção de Dados (LGPD).
- Os profissionais devem saber interpretar a IA e intervir, assegurando que ferramentas agreguem valor real ao paciente e não aumentem disparidades em saúde.

INTRODUÇÃO

A adoção da Medicina do Estilo de Vida (MEV) na saúde gera uma quantidade e variedade consideráveis de dados de cada paciente: desde prontuários eletrônicos (condições, medicamentos) até informações de comportamento e ambiente (hábitos alimentares, nível de atividade, padrão de sono, estresse percebido), dados de dispositivos vestíveis ou aplicativos de saúde, resultados de exames laboratoriais e mesmo dados genéticos. Integrar esses diversos tipos de informação é crucial para possibilitar uma visão abrangente do paciente e personalizar cuidados[1]. Nos últimos anos, tecnologias de IA e telessaúde têm tido papel importante no apoio a intervenções de estilo de vida. No Brasil, essas duas tecnologias ganharam destaque durante a pandemia, impulsionando iniciativas para integrá-las de forma definitiva.

Este capítulo aborda: (1) a necessidade de padrões e interoperabilidade para integrar dados de saúde e estilo de vida; (2) as aplicações atuais e potenciais da IA na MEV; e (3) a telessaúde como ferramenta para ampliar o acesso e a efetividade da MEV.

TECNOLOGIAS DA INFORMAÇÃO (TI) E INTEROPERABILIDADE NA MEV

Implementar a MEV em ambientes informatizados exige capturar e integrar informações de múltiplas fontes. Tecnologias da informação em saúde englobam prontuários eletrônicos do paciente (PEP), aplicativos móveis de saúde (*mHealth*), dispositivos vestíveis (*wearables*), plataformas pessoais de saúde, sistemas de suporte à decisão clínica, entre outros. O compartilhamento de dados entre essas ferramentas – e entre os diversos profissionais da equipe de MEV (médicos, nutricionistas, educadores físicos, psicólogos etc.) – requer interoperabilidade semântica de dados, ou seja, a capacidade de diferentes sistemas de informação trocarem e utilizarem informações de forma integrada e sem ambiguidades.

Prontuários eletrônicos, dados de estilo de vida e interoperabilidade

Os prontuários eletrônicos de saúde evoluíram além da simples digitalização de papel, passando a incorporar campos específicos para documentar determinantes de saúde e aspectos do estilo de vida. Hoje, muitos sistemas permitem registrar hábitos como tabagismo, consumo de álcool, nível de atividade física, indicadores de dieta e medidas caseiras reportadas pelo paciente, como peso, glicemia e pressão arterial. Para que esses dados sejam efetivamente utilizados em cuidado coordenado ou pesquisas, é fundamental que sejam padronizados em sua forma de registro e significado. Terminologias clínicas padronizadas, como SNOMED-CT (*Systematized Nomenclature of Medicine – Clinical Terms*)[2] ou CID-11 (Classificação Internacional de Doenças versão 11)[3], permitem codificar diagnósticos e fatores de risco. Já o LOINC (*Logical Observation Identifiers Names and Codes*)[4] padroniza resultados de exames e observações clínicas. Mensagens entre qualquer documento clínico usam HL7 FHIR (*Health Level Seven – Fast Healthcare Interoperability Resources*), pois eles definem formatos para a troca estruturada de dados entre sistemas distintos[5]. Por exemplo, um aplicativo móvel que monitora passos diários ou qualidade do sono do paciente pode enviar esses dados para o PEP do médico mediante interfaces baseadas em HL7 FHIR. Prontuários eletrônicos modernos já suportam esse tipo de integração. Assim, o profissional de saúde consegue visualizar tendências de atividade física ou sono entre consultas, incorporando essas informações ao plano de cuidado.

No contexto brasileiro, destaca-se a construção da Rede Nacional de Dados em Saúde (RNDS) pelo Ministério da Saúde, a partir de 2020, como infraestrutura nacional de interoperabilidade conectando sistemas de saúde públicos e privados. A RNDS utiliza padrões como HL7 FHIR para compartilhar informações clínicas (resultados de exames laboratoriais, certificados de vacinação, prescrições eletrônicas etc.) de forma segura e padronizada em todo o país[6]. Essa rede também suporta a integração de serviços de telessaúde, possibilitando que dados de atendimentos remotos e monitoramento domiciliar circulem pelos diversos níveis de atenção. A Figura 1 ilustra a RNDS do Ministério da Saúde e sua capacidade de agregar informações.

Privacidade, segurança e qualidade de dados

Com grandes volumes de dados sensíveis compartilhados eletronicamente, surgem preocupações éticas e legais quanto à privacidade e segurança. Garantir confidencialidade e proteção dos dados de saúde do paciente é mandatório. No Brasil, a LGPD

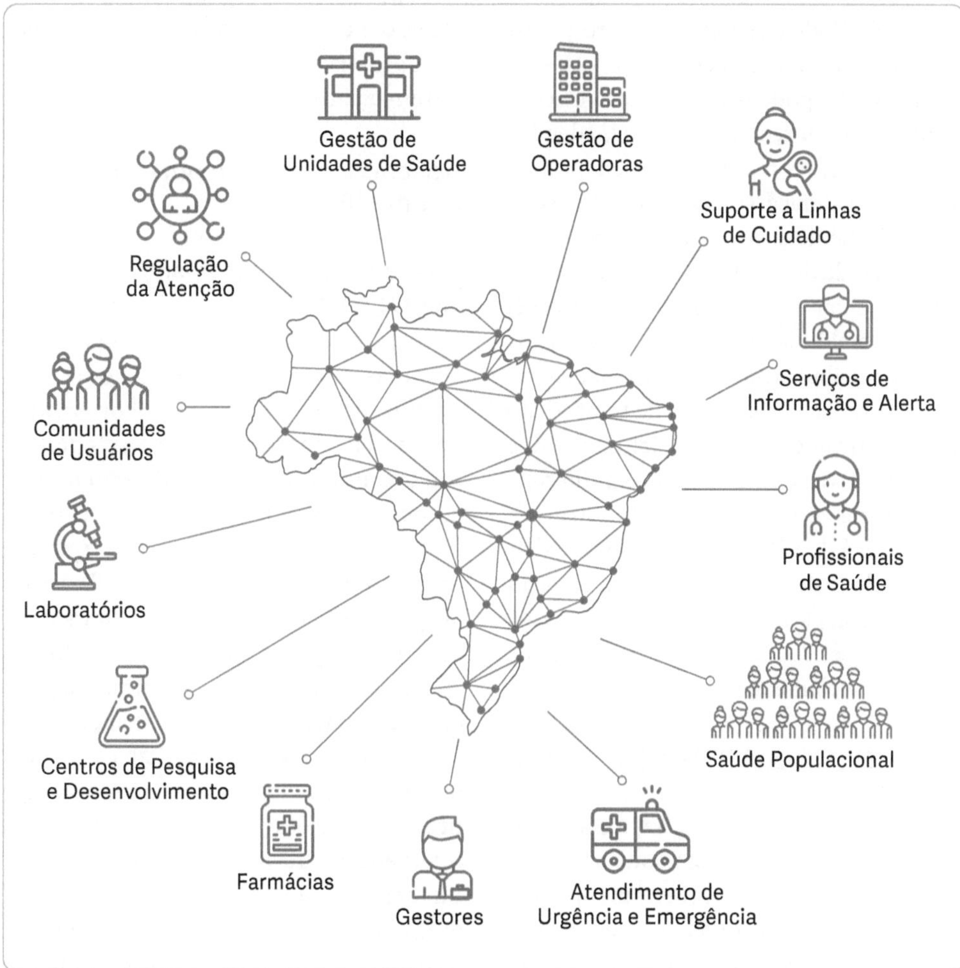

FIGURA 1 Representação esquemática da Rede Nacional de Dados em Saúde (RNDS) como plataforma nacional de inovação, informação e serviços digitais em saúde.

estabelece diretrizes claras para o tratamento de dados pessoais de saúde. Sistemas de informação voltados à MEV devem implementar controle de acesso rigoroso, criptografia de informações e auditoria de uso dos dados. Além disso, é importante fornecer transparência aos pacientes sobre quais dados estão sendo coletados e para que finalidade, obtendo consentimento informado específico para uso de informações de estilo de vida, quando apropriado.

A qualidade dos dados é outro ponto crucial. Dados incompletos, imprecisos ou inconsistentes podem levar a interpretações equivocadas ou recomendações inadequadas. Por isso, protocolos de coleta padronizados e validação das informações (por exemplo, medidas enviadas pelo paciente e calibração de dispositivos) são necessários para aumentar a confiabilidade. Finalmente, a interoperabilidade discutida na seção anterior contribui também para a qualidade: elimina duplicações e erros de transcrição ao permitir que os dados sejam inseridos uma única vez e reutilizados em diferentes sistemas. Em resumo, a infraestrutura tecnológica da MEV deve equilibrar a disponibilidade de informações com atenção à segurança, garantindo que os benefícios do uso desses dados não comprometam os direitos e a confiança dos pacientes.

INTELIGÊNCIA ARTIFICIAL E MEV

A IA em saúde refere-se ao uso de algoritmos e sistemas computacionais capazes de realizar tarefas corriqueiramente executadas por profissionais – como aprendizado, raciocínio ou reconhecimento de padrões. Nos cuidados de estilo de vida, a IA tem ganhado espaço por sua capacidade de analisar dados complexos e heterogêneos (clínicos, comportamentais, ambientais, genéticos) e identificar padrões ou previsões úteis para personalizar intervenções. Apesar de a pesquisa específica em IA aplicada à MEV ainda estar em estágios incipientes, o interesse cresce rapidamente e inúmeras oportunidades já foram identificadas[1]. Em especial, aliar IA à MEV pode ajudar a responder questões como: quais fatores diferenciam pacientes que aderem ou não a uma dieta? Como prever quem está prestes a abandonar um programa de exercícios? Quais os mecanismos biológicos pelos quais certas intervenções de estilo de vida produzem efeitos?

Aplicações atuais e potenciais de IA em MEV

Descoberta de mecanismos de salutogênese

A IA pode auxiliar na pesquisa sobre como as intervenções de estilo de vida produzem seus efeitos benéficos – isto é, desvendar mecanismos de salutogênese (ou promoção da saúde). Recentemente, começamos um estudo usando técnicas de IA neurossimbólicas para extrair automaticamente achados de 38 milhões de artigos científicos da literatura biomédica, construindo gráficos de conhecimento que relacionam intervenções não farmacológicas com vias metabólicas, genéticas, imunológicas, psicossociais, do microbioma, com desfechos clínicos. Além disso, é a intenção fornecer explicações potenciais de como essas intervenções afetam os desfechos clínicos. Em um estudo recente do nosso grupo, esses gráficos de conhecimento, auxiliados por algoritmos de gráficos, demonstraram como intervenções não farmacológicas como psicoterapia interpessoal e fibras alimentares foram preventivas no desenvolvimento da doença de Alzheimer. As intervenções foram validadas no prontuário eletrônico do Hospital da Universidade de Minnesota[7]. A Figura 2 apresenta como esses gráficos do conhecimento conectam uma gama enorme de informações da literatura como dieta, estilo de vida, microbioma, metaboloma, genética, entre outros, para revelar *insights* mecanísticos. Ao tornar visíveis conexões antes ocultas na literatura, a IA neurossimbólica pode oferecer bases científicas fisiopatológicas para as recomendações de MEV.

Sistemas preditivos e de apoio à decisão

Modelos de *machine learning* podem auxiliar profissionais a recomendar intervenções de estilo de vida mais eficaz para cada indivíduo[8]. Por exemplo, algoritmos predi-

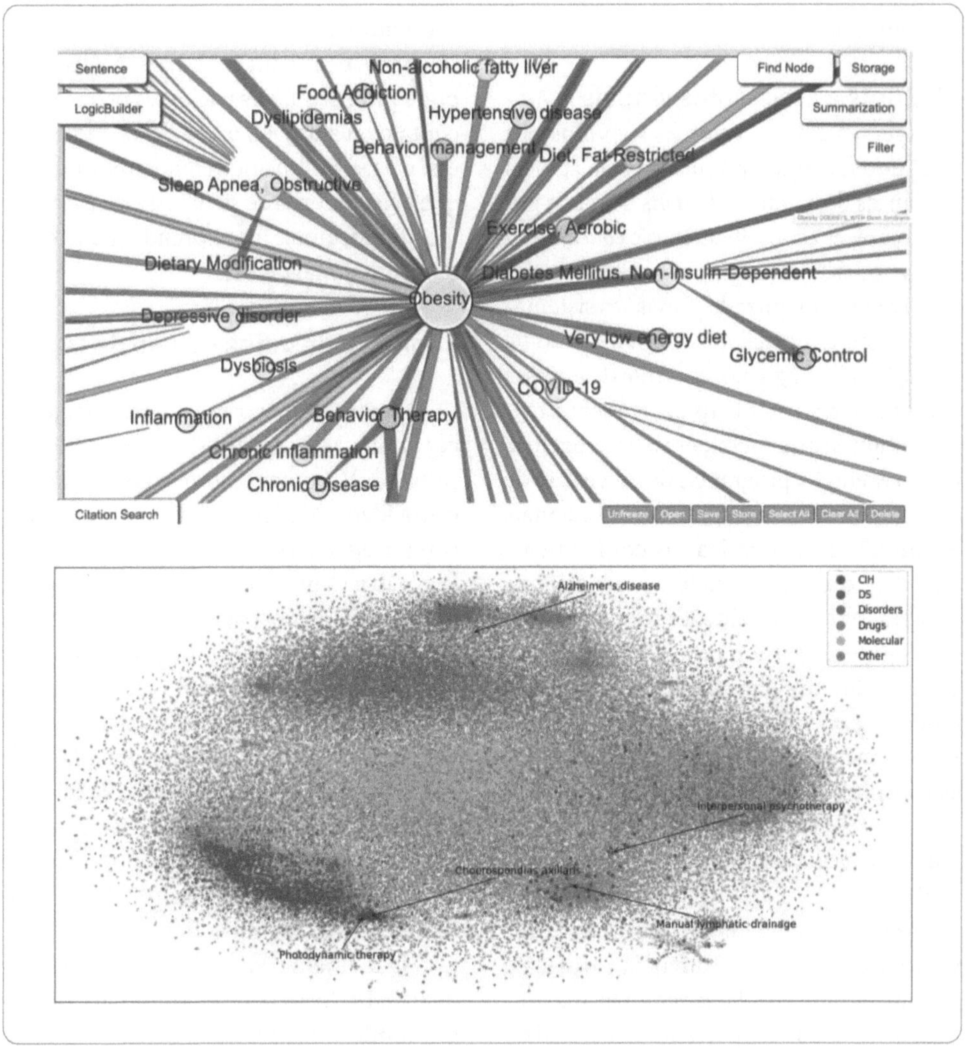

FIGURA 2 Gráficos do conhecimento extraídos da literatura biomédica. Acima, um número menor de artigos sobre Medicina do estilo de vida. Abaixo, de toda a literatura.

tivos conseguem estimar a probabilidade de um paciente aderir a uma determinada dieta ou programa de exercícios, considerando suas características pessoais e histórico. Um estudo recente desenvolveu uma rede neural para prever adesão dietética e alcançou acurácia acima de 90% na identificação de quem seguiria o plano alimentar proposto[8]. Informações assim permitem ao profissional antecipar dificuldades e focar em estratégias de adesão para pacientes com maior risco de abandono.

Chatbots e assistentes virtuais

Agentes conversacionais movidos por IA têm se mostrado promissores no apoio a mudanças de hábitos. *Chatbots* de saúde podem oferecer aconselhamento e *coaching* 24 horas por dia, interagindo via texto ou voz de forma personalizada. Revisões sistemáticas sugerem que *chatbots* têm ajudado na cessação do tabagismo, controle de estresse e incentivo à atividade física, embora a evidência ainda seja incipiente e heterogênea. Como exemplo, programas de prevenção de diabetes enviam mensagens motivacionais e conselhos automatizados conforme os dados de dieta e exercícios que o usuário registra, obtendo reduções modestas, porém significativas em peso e hemoglobina glicada. Embora não substituam o contato humano, podem servir de suporte adicional valioso, mantendo o paciente engajado entre as consultas presenciais.

Dispositivos vestíveis e sensores conectados

Relógios inteligentes, monitores de atividade, sensores de frequência cardíaca e aplicativos de *smartphone* geram fluxos contínuos de dados do paciente em seu dia a dia. A IA permite interpretar esses dados em tempo real e extrair informações acionáveis. Por exemplo, algoritmos podem detectar, via acelerômetro, quando um indivíduo permanece sedentário por longos períodos e enviar um lembrete para que se levante e movimente. Da mesma forma, padrões de variabilidade da frequência cardíaca e de sono detectados por *wearables* podem sinalizar elevações no nível de estresse ou fadiga. Esses *insights* automáticos ajudam a personalizar o *feedback*: o paciente recebe orientações oportunas (como "hoje seu nível de estresse está alto, que tal uma sessão breve de meditação?"), e o profissional pode priorizar quais pacientes precisam de contato ou ajuste no plano de cuidados. Em essência, a IA funciona como um "monitor" que vigia dezenas de sinais e alerta para desvios importantes, melhorando a eficiência do profissional de MEV.

Limites e desafios do uso de IA

Apesar do entusiasmo, é crucial reconhecer limitações e tomar precauções ao adotar IA na MEV. Primeiro, correlação não implica causalidade. Modelos preditivos podem encontrar associações em dados históricos, mas isso não garante que identifiquem a melhor intervenção ou uma relação de causa e efeito. Por exemplo, um algoritmo pode notar que pessoas que acordam muito cedo tendem a aderir melhor a exercícios físicos, mas simplesmente recomendar que alguém acorde cedo não assegura que ele fará exercícios ou terá melhora na saúde – pode haver fatores de confusão. Assim, o discernimento clínico e empático continua essencial para interpretar a IA no contexto individual.

Há também o risco de viés nos algoritmos de IA. Se os dados usados para treinar um modelo não representarem adequadamente certos subgrupos populacionais (por exemplo, minorias étnicas, faixas socioeconômicas mais baixas ou diferenças culturais nos hábitos alimentares), as recomendações geradas podem ser menos efetivas ou até inadequadas para esses grupos. Isso é particularmente relevante em MEV, pois determinantes de estilo de vida são altamente influenciados pelo contexto social e cultural. Um algoritmo desenvolvido apenas com dados de pacientes urbanos, de nível educacional elevado, pode falhar ao sugerir soluções viáveis para pacientes de zonas rurais com menos acesso a academias ou alimentos orgânicos. Mitigar vieses exige incorporar diversidade nos dados de treinamento e avaliar continuamente o desempenho dos modelos em diferentes subgrupos.

Outro desafio é garantir a aderência e engajamento do paciente com as ferramentas de IA. Um *chatbot* ou aplicativo inteligente só faz diferença se o paciente o utilizar corretamente. Problemas de usabilidade, baixa alfabetização digital ou simplesmente desinteresse podem limitar muito o impacto prático, mesmo que a ferramenta seja tecnicamente bem construída. Portanto, projetos de IA em MEV devem adotar princípios de *design* centrado no usuário, envolvendo pacientes no desenvolvimento e realizando pilotos para ajuste antes de ampla implementação.

No tocante à ética e privacidade, reforça-se que sistemas de IA devem operar dentro das normas de confidencialidade vigentes. Dados de estilo de vida podem revelar muito sobre a vida privada de uma pessoa, e é obrigação de desenvolvedores e profissionais assegurar que essas informações não sejam usadas indevidamente – seja por vazamento de dados, seja por uso comercial não autorizado. Todos os cuidados mencionados na seção sobre segurança de dados aplicam-se integralmente aqui.

Por fim, destaca-se o mais importante: a necessidade de capacitação dos profissionais de saúde. No Brasil, assim como foi (e ainda é) essencial treinar profissionais de saúde de forma interdisciplinar para desenvolver e usar saúde digital e IA, agora se torna importante capacitar profissionais de MEV nessas tecnologias. Organizações internacionais já propõem currículos de educação em IA e saúde digital para profissionais de saúde, enfatizando que a IA deve servir apenas como ferramenta no cuidado humanizado.

TELESSAÚDE E TELEMEDICINA NA MEV

A telessaúde – que abrange telemedicina, teleconsultas, teleconsultoria, teleducação, telemonitoramento, entre outros – mostrou-se especialmente alinhada aos objetivos da MEV: ampliação do alcance, continuidade do cuidado e abordagem multidisciplinar. Por meio de tecnologias de comunicação (videoconferência, aplicativos móveis, telefonemas, plataformas da internet), é possível fornecer orientação e acompanhamento remoto aos pacientes em seus próprios contextos de vida, onde as mudanças de hábito efetivamente ocorrem.

Durante a pandemia de covid-19, a telessaúde teve adoção acelerada globalmente e no Brasil, tornando-se indispensável para garantir a continuidade do cuidado em meio ao distanciamento social[10]. Passada a emergência inicial, a telessaúde consolidou-se como parte integrante do sistema de saúde, com regulamentações permanentes definindo quando e como pode ser utilizada de forma ética e segura.

Modalidades de telessaúde na MEV

Entre as modalidades de telessaúde, as teleconsultas individuais são as mais difundidas. Consultas médicas, de nutrição ou de educação física realizadas via videochamada permitem avaliar a evolução do paciente, ajustar planos alimentares, prescrever exercícios ou orientar manejo de estresse – tudo sem a barreira do deslocamento físico. Para muitos pacientes, isso aumenta a adesão às consultas de retorno, o que é crucial em mudanças de estilo de vida que exigem acompanhamento contínuo. Estudos indicam que, para várias condições crônicas, atendimentos virtuais podem alcançar desfechos equivalentes aos presenciais em termos de controle clínico e satisfação dos pacientes. Por exemplo, uma revisão Cochrane mostrou que, em pacientes com insuficiência cardíaca, o acompanhamento remoto produziu resultados de saúde semelhantes ao acompanhamento tradicional presencial, com potencial redução de internações hospitalares[11].

Além das consultas em tempo real, há o telemonitoramento assíncrono – isto é, o paciente envia periodicamente dados de saúde manualmente ou mediante dispositivos conectados, e a equipe revisa e intervém conforme a necessidade. Vários serviços de controle de hipertensão e diabetes empregam esse modelo: o paciente mede em casa sua pressão arterial ou glicemia, e os valores são automaticamente transmitidos a uma central; se houver leituras fora da faixa-alvo, o sistema gera um alerta para que o médico ou enfermeiro contate o paciente. Por exemplo, se um paciente com insuficiência cardíaca acompanhado por programa de MEV apresentar ganho de peso rápido e piora na dispneia reportada via aplicativo, o protocolo de telemonitoramento poderá recomendar uma visita domiciliar ou ajuste de medicação imediatamente, evitando uma descompensação maior.

Outra faceta da telessaúde é a teleconsultoria entre profissionais e a segunda opinião formativa. Plataformas digitais permitem, por exemplo, que um médico da atenção primária discuta o caso de um paciente obeso com múltiplas comorbidades com um especialista em MEV, compartilhando exames e histórico de modo seguro. Essa troca a distância agiliza decisões e difunde conhecimento, fortalecendo a rede de cuidado sem exigir o deslocamento de profissionais ou pacientes.

Implementação e integração da telessaúde no SUS

Para que a telessaúde cumpra todo o seu potencial, é necessário integrá-la completamente aos processos clínicos e ao sistema de saúde, em vez de mantê-la como um acessório isolado. Isso envolve tanto aspectos tecnológicos quanto organizacionais e legais. Do ponto de vista regulatório, o Brasil estabeleceu durante a pandemia bases legais para a telemedicina (Portaria MS 467/2020 e Lei n. 13.989/2020, seguidas pela Resolução CFM n. 2.314/2022, que normatiza a prática). Essas normativas definem em quais situações a teleconsulta é permitida, exigências de armazenamento de dados, responsabilidade profissional e diretrizes de consentimento e segurança da informação. Do ponto de vista organizacional, instituições de saúde precisam incorporar protocolos de telessaúde em seu fluxo de trabalho: por exemplo, garantir que cada atendimento virtual seja registrado no prontuário do paciente e haja continuidade do cuidado.

Mais uma vez é essencial a interoperabilidade dos sistemas de telessaúde com os demais sistemas de informação em saúde, sobretudo os prontuários eletrônicos. Atendimentos virtuais devem ser documentados de modo padronizado (seção 2.1) e acessíveis aos demais profissionais que cuidam do paciente posteriormente. Espera-se que a RNDS, mencionada anteriormente, funcione como espinha dorsal também para integrar a telessaúde no SUS e redes privadas. Por exemplo, uma teleconsulta realizada em um serviço estadual poderia gerar um registro padronizado na RNDS, disponível para consulta na unidade básica de saúde onde o paciente faz acompanhamento presencial[6]. Esse fluxo evita descontinuidade e duplicação de trabalho, além de criar um histórico único do paciente.

Do ponto de vista de resultados em saúde, a literatura de modo geral indica que a telemedicina pode melhorar indicadores de controle de doenças crônicas, com níveis de efetividade semelhantes aos do cuidado tradicional. Revisões sistemáticas e metanálises encontram evidências de redução de desfechos negativos (como hospitalizações) e melhora na adesão terapêutica em condições como diabetes, doença pulmonar obstrutiva crônica, hipertensão e insuficiência cardíaca com o acompanhamento remoto intensificado[12]. Além disso, alguns estudos apontam redução de custos indiretos (por exemplo, menos deslocamentos e absenteísmo) e até redução de custos diretos em determinados cenários, ao evitar complicações onerosas. Ainda assim, a evidência de muito longo prazo é escassa para intervenções totalmente virtuais de estilo de vida, indicando a necessidade de acompanhar se os ganhos iniciais se mantêm ao longo de vários anos.

Por fim, ressalta-se a sinergia possível entre IA e telessaúde. Algoritmos podem ajudar a triar quais pacientes necessitam de contato mais urgente (por exemplo, identificar automaticamente quem não está atingindo metas de atividade física ou cujos níveis de glicemia estão descompensados no telemonitoramento) e assim priorizar atendimentos humanos. Além disso, a IA pode prover assistência direta dentro da telessaúde – como *chatbots* integrados a plataformas de telemedicina para responder dúvidas simples do paciente entre consultas ou para auxiliá-lo a navegar os recursos disponíveis.

CONCLUSÃO

As tecnologias da informação, a IA e a telessaúde estão transformando a prática da MEV, tornando-a mais acessível, personalizada e conectada. Ao integrar dados comportamentais, clínicos e ambientais com sistemas interoperáveis e algoritmos inteligentes, é possível oferecer um cuidado mais proativo e centrado no paciente. No entanto, é fundamental que essas ferramentas sejam aplicadas com senso clínico, crítico, ética, atenção à privacidade e foco na relação humana. Profissionais preparados e conscientes do potencial e dos limites dessas tecnologias são essenciais para garantir que a inovação realmente se traduza em promoção de saúde e bem-estar duradouro e humanizado.

Para se aprofundar

Artigo: Vodovotz Y, Barnard N, Hu FB, Jakicic J, Lianov L, Loveland D, et al. Prioritized research for the prevention, treatment, and reversal of chronic disease: recommendations from the Lifestyle Medicine Research Summit. Front Med. 2020;7:585744.

Revisão abrangente das prioridades de pesquisa em MEV, integrando aspectos biológicos, comportamentais e computacionais.

Livro: Shortliffe EH, Cimino JJ, editores. Biomedical informatics: computer applications in health care and biomedicine, 5. ed. Cham: Springer; 2021.

Livro-texto clássico sobre Informática em Saúde, que aborda padrões de interoperabilidade, telemedicina e aplicações de IA em capítulos dedicados (principalmente o 7 e o 20).

Livro: Topol EJ. Deep medicine: how artificial intelligence can make healthcare human again. New York: Basic Books; 2019.

Livro que explora IA na saúde sob uma perspectiva humana, discutindo implicações futuras.

REFERÊNCIAS BIBLIOGRÁFICAS

1. Vodovotz Y, Barnard N, Hu FB, Jakicic J, Lianov L, Loveland D, et al. Prioritized research for the prevention, treatment, and reversal of chronic disease: recommendations from the Lifestyle Medicine Research Summit. Front Med. 2020;7:585744.
2. SNOMED International. [acesso em junho de 2025]. Disponível em: https://www.snomed.org/
3. World Health Organization (WHO). Classificação Internacional de Doenças, 11ª Revisão. [acesso em junho de 2025]. Disponível em: https://icd.who.int/pt.
4. LOINC. The international standard for identifying health measurements, observations, and documents [acesso em junho de 2025]. Disponível em: https://loinc.org/.
5. HL7 FHIR Foundation. [acesso em junho de 2025]. Disponível em: https://fhir.org/.
6. Brasil. Ministério da Saúde (MS). Estratégia de Saúde Digital para o Brasil 2020-2028. Brasília: MS; 2020. 128 p.
7. Xiao Y, Hou Y, Zhou H, Diallo G, Fiszman M, Wolfson J, et al. Repurposing non-pharmacological interventions for Alzheimer's disease through link prediction on biomedical literature. Sci Rep. 2024;14(1):8693.
8. Char DS, Shah NH, Magnus D. Implementing machine learning in health care: addressing ethical challenges. N Engl J Med. 2018;378(11):981-3.
9. Pascoe MC, Thompson DR, Jenkins ZM, Ski CF. Mindfulness mediates the physiological markers of stress: systematic review and meta-analysis. J Psychiatr Res. 2017;95:156-78.
10. Caetano R, Silva AB, Guedes ACCM, Paiva CCN, Ribeiro GR, Santos DL, et al. Desafios e oportunidades para telessaúde em tempos de pandemia COVID-19: uma análise da produção científica. Cienc Saúde Colet. 2020;25(Supl 1):2459-72.
11. Flodgren G, Rachas A, Farmer AJ, Inzitari M, Shepperd S. Interactive telemedicine for managing chronic illness: a systematic review. Cochrane Database Syst Rev. 2015;(9):CD002098.
12. Bashshur RL, Shannon GW, Smith BR, Alverson DC, Antoniotti N, Barsan WG, et al. The empirical foundations of telemedicine interventions for chronic disease management. Telemed J E Health. 2014;20(9):769-800.

79

Inovação em saúde

Fernanda Maria Barreto Bornhausen

Pontos-chave

- A Medicina do Estilo de Vida (MEV) é uma jornada de inovação.
- Os profissionais de saúde que atuam na MEV são *early adopters*.
- Jornadas de inovação bem-sucedidas dependem de mudanças de modelos mentais.
- Os grandes desafios da MEV são um problema complexo: mudanças de comportamento e criação de hábitos saudáveis duradouros.
- Precisamos de estratégia, planejamento, métodos e ferramentas para inovar na aplicação da MEV.
- Para endereçar os problemas complexos, precisamos nos aprofundar em ciências para além da MEV: neurociência do comportamento, ciência do modelo mental e ciência do hábito – áreas que ampliam nossa compreensão do comportamento humano e potencializam nossas intervenções junto a pacientes, clientes e a nós mesmos.

INTRODUÇÃO: A MEDICINA DO ESTILO DE VIDA COMO JORNADA DE INOVAÇÃO

"A Medicina do Estilo de Vida é uma jornada de inovação contínua – 365 dias por ano, 24 horas por dia, ao longo de toda a vida."

A MEV representa uma abordagem inovadora no cuidado à saúde. Sua estruturação em torno de seis pilares com base científica marca um verdadeiro divisor de águas no entendimento e na prática da saúde integral.

No cenário da saúde pública e privada, a MEV se destaca não apenas por sua proposta preventiva e sustentável, mas também pelo potencial disruptivo que oferece à organização dos serviços e práticas clínicas. Ao colocar o ser humano novamente no centro do cuidado, reforça um conceito essencial e transformador.

Estilo de vida como remédio

A aplicação da MEV demanda mudanças profundas nos modelos mentais dos profissionais de saúde, na cultura organizacional, nas estruturas de atendimento e nos sistemas de remuneração baseados em valor. Essa combinação de ciência e transformação posiciona a MEV como uma jornada contínua de inovação – vivida como um compromisso vitalício com o cuidado em saúde.

PROFISSIONAIS DE SAÚDE COMO *EARLY ADOPTERS* NA MEDICINA DO ESTILO DE VIDA

O conceito de *early adopters*, proposto por Everett Rogers na teoria da difusão da inovação[1], descreve indivíduos que adotam novas ideias, práticas ou tecnologias antes da maioria. Na MEV, esse papel vem sendo ocupado, inicialmente, pelos fundadores do American College of Lifestyle Medicine (2004) e, no Brasil, pelos fundadores do Colégio Brasileiro de Medicina do Estilo de Vida (2017). Esses profissionais foram os primeiros a reconhecer o potencial transformador da abordagem e, desde então, vêm atuando como agentes de mudança nos ambientes clínicos, educacionais, institucionais e comunitários.

Essa adoção precoce exige um perfil profissional inovador, aberto à interdisciplinaridade e disposto a repensar os modelos convencionais centrados exclusivamente na doença.

Profissionais que atuam com MEV trabalham muitas vezes em rede, conectando conhecimentos da medicina, psicologia, nutrição, educação física e outras áreas do cuidado. Essa atuação integrada expande o potencial de inovação e impõe o desafio de romper com a zona de conforto da formação tradicional, que raramente inclui fundamentos de inovação, pensamento estratégico ou empreendedorismo em saúde.

JORNADAS DE INOVAÇÃO BEM-SUCEDIDAS DEPENDEM DE MUDANÇAS DE MODELOS MENTAIS

Inovar em saúde não é apenas adotar novas tecnologias ou aplicar novas ferramentas – é repensar as bases do próprio pensamento, questionar e transformar nossos modelos mentais. Esses modelos são estruturas internas, verdadeiras "lentes cognitivas" que moldam a forma como enxergamos o mundo. Quando se mantêm rígidos ou fixos, tornam-se barreiras à inovação.

A psicóloga Carol Dweck, com o conceito de *growth mindset* (mentalidade de crescimento), demonstrou que indivíduos que acreditam na possibilidade de aprender e evoluir tendem a adotar mudanças com mais eficácia2. No campo da saúde, essa mentalidade é essencial – tanto para os profissionais quanto para os pacientes – e constitui um dos pilares de sustentação de um ecossistema verdadeiramente inovador.

A psicóloga e pesquisadora Dra. Alia Crum, coordenadora do Mind and Body Lab da Stanford University, ampliou esse entendimento para os modelos mentais aplicados ao estilo de vida. Seus estudos demonstram como nossas crenças influenciam diretamente os resultados fisiológicos.

Em um de seus experimentos, Crum estudou camareiras de hotel que, embora se movimentassem intensamente no trabalho, não percebiam suas tarefas como formas válidas de atividade física. Após serem informadas de que sua rotina profissional incluía níveis significativos de atividade física, elas passaram a apresentar perda de peso, redução da pressão arterial e melhora em marcadores metabólicos, apenas pela mudança de percepção sobre o valor do que já realizavam no dia a dia[3].

Em outro estudo, Crum e colaboradores demonstraram que orientar os participantes a enxergarem o estresse como um fator que pode fortalecer, ao invés de prejudicar, levou a melhor desempenho e menor reatividade fisiológica durante tarefas desafiadoras[4]. Esses e outros estudos estão disponíveis no *site* do laboratório da Dra. Crum[5].

Esses achados indicam que, para guiar seus pacientes em processos de mudança, os próprios profissionais de saúde precisam estar abertos a revisar e transformar seus próprios modelos mentais, tornando-os mais flexíveis e positivos em relação à inovação e à mudança de comportamento. Reconhecer e modificar crenças limitantes – como "não sei lidar com ferramentas digitais", "a inovação é coisa para *startups*" ou "estudar inovação é perda de tempo" – é o primeiro passo para criar soluções sustentáveis e transformadoras na prática clínica.

O GRANDE DESAFIO DA MEV: MUDANÇAS COMPORTAMENTAIS, CRIAÇÃO E MANUTENÇÃO DE HÁBITOS SAUDÁVEIS

Apesar de todo o embasamento científico que sustenta a MEV, a mudança de comportamento e a consolidação de hábitos saudáveis permanecem, em minha experiência, como os maiores desafios de implementação na prática clínica.

Trata-se de um problema complexo que exige ser enfrentado com conhecimentos científicos atualizados e o apoio de metodologias contemporâneas de inovação não tecnológica. Essas abordagens, amplamente testadas e validadas em outros setores, têm como premissa colocar o ser humano no centro do processo na busca por soluções inovadoras – que surgem, sobretudo, quando integramos olhares, saberes e práticas interdisciplinares, abrangendo também áreas não tradicionalmente vinculadas ao cuidado em saúde.

Durante a formação dos profissionais em MEV – inclusive nos conteúdos exigidos para a certificação internacional pelo International Board of Lifestyle Medicine (IBLM) – há uma sólida ênfase na robustez das evidências científicas que sustentam os seis pilares. No entanto, considero limitados os recursos e as metodologias disponíveis para orientar o "como" transformar essas evidências em ações concretas e sustentáveis no cotidiano dos pacientes.

Quase duas décadas após a consolidação da MEV, os dados populacionais continuam demonstrando que os resultados na prevenção, controle e reversão das doenças crônicas não transmissíveis (DCNT) não avançaram de forma significativa – basta observar os indicadores históricos tanto no Brasil quanto nos Estados Unidos.

Com base em meus estudos e prática desde 2021, como psicóloga e especialista em neurociência do comportamento, compreendo que é necessário ampliar os referenciais científicos e metodológicos utilizados na MEV. Isso inclui incorporar outros campos do conhecimento, explorar ferramentas que já provaram seu valor em outras áreas. Defendo a integração estratégica de outras ciências e metodologias de inovação à prática da MEV – e tenho me dedicado a aplicar essa perspectiva em minha atuação, assim como a compartilhá-la com colegas da área.

PLANEJAMENTO E ORGANIZAÇÃO: INOVAÇÃO REQUER MÉTODO

Transformar ideias inovadoras em realidade na MEV exige planejamento, organização e método. Isso é ainda mais necessário quando lidamos com problemas complexos. A boa notícia é que ferramentas consagradas de inovação e empreendedorismo podem ser adaptadas para a prática em saúde.

Design Thinking

O *Design Thinking*, desenvolvido por David Kelley e Tim Brown na IDEO e disseminado pela d.school da Stanford University[6,7], é uma abordagem centrada no ser humano – ideal para resolver problemas complexos com criatividade e empatia. A metodologia combina observação profunda, cocriação e prototipagem rápida para desenvolver soluções práticas a partir das reais necessidades das pessoas.

Na MEV, isso significa aplicação para criar jornadas de cuidado personalizadas, que envolvam múltiplas especialidades e levem em conta o contexto biopsicossocial do indivíduo. Também se abre espaço para o desenvolvimento de novos produtos, serviços e experiências em saúde, inclusive com o apoio de dados e tecnologia. No processo, são criados protótipos e MVP (mínimo produto viável), testados e refinados em ciclos iterativos, geralmente combinando com outras metodologias, apresentadas a seguir.

Business Model Canvas e *Canvas* da Proposta de Valor

O *Business Model Canvas*, criado por Alex Osterwalder[8], é uma ferramenta estratégica que ajuda a visualizar, planejar e comunicar modelos de negócio de forma clara e integrada. No contexto da MEV, pode ser usado para redesenhar a atuação em consultórios, construir programas de saúde populacional ou estruturar serviços em instituições públicas ou privadas.

O *Canva* da Proposta de Valor, também criado por Osterwalder[9], foca no entendimento profundo das "dores" e "ganhos" dos pacientes e na construção de "remédios" alinhados aos seus objetivos de vida. Isso amplia o engajamento, a adesão e a eficácia das intervenções.

Customer Development (Steve Blank)

O *Customer Development*, desenvolvido por Steve Blank[10,11], é uma metodologia complementar ao Design Thinking e aos Canvas. Sua proposta é validar continuamente os protótipos e as soluções desenvolvidas, a partir de escuta ativa, interação real com os usuários e ciclos rápidos de aprendizagem. Uma das máximas de Blank é: "*Get out of the building*" – ou seja, saia da sua bolha e vá conhecer o mundo real de quem vai usar o que você está criando.

Participei presencialmente de um curso com Steve Blank na Haas School of Business da UC Berkeley, em 2013. O curso "*Corporate Business Model Innovation*" foi ministrado também por Alex Osterwalder (criador do *Business Model Canvas* e do *Canvas* da Proposta de Valor) e Henry Chesbrough, considerado o pai da Inovação Aberta. Essa experiência transformou minha forma de pensar estratégias na criação de produtos, serviços e modelos de negócio na área empresarial, e em 2020 passei a aplicar esses conhecimentos também na inovação em saúde - especialmente na MEV.

Método NABC

O método NABC foi criado por Curtis Carlson, cientista e ex-CEO do SRI International[12,13]. Carlson foi o líder da criação de inovações disruptivas como a SIRI, posteriormente adquirida pela Apple, sendo também o protagonista da negociação dessa transação histórica. A metodologia NABC estrutura a criação de soluções inovadoras com base em quatro elementos centrais:

- *Need* (necessidade).
- *Approach* (abordagem).
- *Benefits* (benefícios).
- *Competition* (concorrência/alternativas).

Entre 2014 e 2018, tive a oportunidade de estudar e trabalhar com Curtis Carlson no Vale do Silício, ajudando clientes a aplicarem o NABC com resultados expressivos. Essa vivência inspirou adaptações do método à realidade brasileira, e ele foi incorporado às metodologias que desenvolvi com meu time na área de saúde.

Minha jornada de aplicação prática das metodologias de inovação à MEV

Durante meu Trabalho de Conclusão de Curso na pós-graduação em Neurociências e Comportamento da PUCRS[14], desenvolvi o método SEDO - Farmácia da Mente, com base nas neurociências do comportamento, ciência do hábito, ciência dos modelos mentais, metodologias de inovação (*Design Thinking, Customer Development, Business Model Canvas*, Canvas da Proposta de Valor e NABC) e MEV.

Esse método deu origem à ferramenta própria Canva Design de Comportamento e a diversos MVP para aplicação prática da MEV. As soluções foram validadas entre 2020 e 2022. O TCC recebeu nota máxima em 2021, e desde 2023 as soluções desenvolvidas com base na metodologia inovadora têm sido utilizadas por milhares de pessoas em cinco países.

CIÊNCIAS PARA ALÉM DA MEV: NEUROCIÊNCIAS E CIÊNCIA DO HÁBITO

A formação em MEV já contempla uma base sólida em psicologia, motivação e comportamento humano, com abordagens como a psicologia positiva, a terapia cognitivo-comportamental (TCC), entrevista motivacional, entre outras. No entanto, para alcançar resultados ainda mais relevantes e sustentáveis na mudança de comportamento e na adoção e manutenção de hábitos saudáveis - tanto por parte dos pacientes quanto dos profissionais -, considero essencial aprofundar o conhecimento em ciências que têm como base o estudo do sistema nervoso central e do encéfalo.

Isso porque compreendo que o cérebro é o centro de comando dos nossos comportamentos, e entender como ele opera é um diferencial estratégico para todos que atuam com MEV. A seguir, destaco dois campos complementares que recomendo como aprofundamentos para profissionais da área.

Neurociência do comportamento

As neurociências - especialmente a neurociência do comportamento - explicam como o funcionamento do sistema nervoso central, e em particular das diferentes áreas do cérebro, influencia a tomada de decisões e a formação de hábitos e vícios. Com o avanço de tecnologias como neuroimagem e dispositivos portáteis, os estudos têm se aprofundado, abrindo caminhos para compreender com mais precisão as questões relacionadas à saúde mental e ao comportamento humano - aspectos diretamente ligados à qualidade das intervenções na MEV.

Pesquisadores como Matthew Lieberman e Paul Zak exploram o papel da empatia, das conexões sociais e dos neurotransmissores como a ocitocina na regulação dos nossos comportamentos sociais e emocionais[15,16]. No Brasil, o neurocientista Andrei Mayer tem se destacado por sua atuação na neurociência do comportamento, com contribuições relevantes para a tradução do conhecimento neurocientífico para a aplicação nas práticas clínicas.

Acredito que o entendimento aprofundado sobre modulação de áreas do cérebro por meio do comportamento humano, com destaque para a neuroplasticidade e a ação dos neurotransmissores, é um divisor de águas na prática em MEV, especialmente para intervenções individualizadas e eficazes.

Ciência do hábito

As duas últimas décadas trouxeram avanços expressivos na compreensão científica dos hábitos, revelando estruturas comportamentais que ajudam a explicar por que é tão difícil mudar - e também como isso se torna possível com as estratégias certas.

Um dos principais cientistas desse campo é BJ Fogg[17], professor da Universidade de Stanford e criador do *Fogg Behavior Model*, que afirma que o comportamento ocorre quando motivação, habilidade e gatilho convergem no mesmo momento. Ele também é autor do conceito de micro-hábitos (*tiny habits*) - pequenas ações consistentes que, quando praticadas com frequência, transformam comportamentos complexos com mais leveza e sustentabilidade.

Outra pesquisadora fundamental nesse campo é a psicóloga Wendy Wood, autora do livro *Bons hábitos, maus hábitos*[18]. Wood demonstrou, com base em extensa pesquisa, que mais de 40% dos comportamentos diários não são decisões conscientes, mas automatismos contextuais. Ela destaca que o significado e o valor emocional associados a um hábito são determinantes para sua manutenção: quando um hábito está ligado a algo que faz sentido para o indivíduo, ele tende a ser sustentado com mais facilidade e menos esforço. Ela enfatiza o ambiente e o contexto social como fatores-chave para formar, manter e mudar hábitos.

Essas contribuições têm aplicação direta em intervenções da MEV, que visam construir novos estilos de vida baseados em consistência, personalização e adesão de longo prazo.

CONCLUSÃO

A inovação em saúde não se limita a novas tecnologias, *startups* ou equipamentos de ponta. Ela acontece, sobretudo, quando há uma mudança na forma de pensar e agir diante dos desafios complexos do cuidado com a saúde e do comportamento humano - quando desenvolvemos, de fato, um pensamento inovador.

A MEV se consolida como uma das maiores inovações do século XXI na área da saúde. Mas, para que essa abordagem atinja seu real potencial transformador, é essencial que os profissionais de saúde se reconheçam como inovadores – pessoas dispostas a experimentar, adaptar e evoluir junto com seus pacientes, seus contextos de atuação e todo um ecossistema de inovação em transformação. Isso exige coragem para sair da zona de conforto – porque inovar é desconfortável e imprevisível – e requer disposição para estudar novas ciências e utilizar metodologias inovadoras de forma estratégica.

A MEV representa uma revolução silenciosa – fundamentada na ciência, movida por valores e sustentada por profissionais que ousam fazer diferente. Todos, em essência, são inovadores.

Ser um inovador em saúde não é, necessariamente, criar algo novo – mas sim olhar para o que já existe com novas lentes, novos métodos e, principalmente, com novos propósitos. Inovar é cuidar melhor. E, na MEV, inovar é lembrar que, para termos saúde, precisamos democratizar o estilo de vida como remédio.

É lembrar que a MEV é cultura, é mentalidade, é comunicação, é conexão. E que precisa – e merece – ser espalhada para todas as pessoas, em todos os territórios, por todo o planeta. Que este capítulo inspire você a ir além do conteúdo técnico e mergulhar na arte de transformar realidades com ciência, empatia, estratégia e planejamento.

Para se aprofundar

Livro: Brown T. Design Thinking: uma metodologia poderosa para decretar o fim das velhas ideias. Rio de Janeiro: Alta Books; 2010.

Ferramentas: Hasso Plattner Institute of Design at Stanford. Human Centered Design: an integrative design exploration. [acesso em maio de 2025]. Disponível em: https://dschool.stanford.edu/tools/human-centered-design-integrative-design-exploration

Vídeo: Crum AJ. The psychology of mindset and health. TEDMED; 2014. [acesso em maio de 2025]. Disponível em: https://www.youtube.com/watch?v=WcQnSW1wpGA

REFERÊNCIAS BIBLIOGRÁFICAS

1. Rogers EM. Diffusion of innovations. 5. ed. New York: Free Press; 2003.
2. Dweck CS. Mindset: a nova psicologia do sucesso. Rio de Janeiro: Objetiva; 2017.
3. Crum AJ, Langer EJ. Mind-set matters: exercise and the placebo effect. Psychol Sci. 2007;18(2):165-71.
4. Crum AJ, Salovey P, Achor S. Rethinking stress: the role of mindsets in determining the stress response. J Pers Soc Psychol. 2013;104(4):716-33.
5. Stanford University. Mind & Body Lab. Stanford: Stanford University; 2025.
6. Brown T. Design Thinking: uma metodologia poderosa para decretar o fim das velhas ideias. Rio de Janeiro: Alta Books; 2010.
7. Hasso Plattner Institute of Design at Stanford. D School. Stanford: Stanford University. [acesso em maio de 2025]. Disponível em: https://dschool.stanford.edu.
8. Osterwalder A. Business Model Generation: inovação em modelos de negócios. Rio de Janeiro: Alta Books; 2011.
9. Osterwalder A, Pigneur Y, Bernarda G, Smith A. Value Proposition Design: como construir propostas de valor inovadoras. Rio de Janeiro: Alta Books; 2014.
10. Blank S. Do sonho à realização em 4 passos: estratégias para criação de empresas de sucesso. Rio de Janeiro: Alta Books; 2021.
11. Blank S, Dorf B. Startup: manual do empreendedor. Rio de Janeiro: Alta Books; 2014.

12. Carlson C, Wilmot W. Innovation: the five disciplines for creating what customers want. New York: Crown Business; 2006.
13. SRI International. About SRI and NABC Method. [citado em abril de 2025]. Disponível em: https://www.sri.com
14. Bornhausen FMB. SEDO Jornada: construção de produtos e serviços educativos ou lúdicos. Monografia (Pós-graduação em Neurociências e Comportamento) – Pontifícia Universidade Católica do Rio Grande do Sul, Porto Alegre, 2021.
15. Lieberman MD. Social: why our brains are wired to connect. New York: Crown Publishing Group; 2013.
16. Zak PJ. A molécula da moral: por que confiamos nos outros. Rio de Janeiro: Elsevier; 2013.
17. Fogg BJ. Micro-hábitos: pequenas mudanças que mudam tudo. São Paulo: HarperCollins; 2020.
18. Wood W. Bons hábitos, maus hábitos: um método científico para promover mudanças positivas e duradouras. Rio de Janeiro: Sextante; 2021.

Índice remissivo

B

C

D

E

F

G

J

K

L

M

N

Q

R

S

Y

Z